协和医考

2024

全国中医执业医师资格考试
应试习题集

中医执业医师资格考试专家组　编

扫码赠送历年考题

中国协和医科大学出版社
北　京

图书在版编目（CIP）数据

2024全国中医执业医师资格考试应试习题集 / 中医执业医师资格考试专家组编. —北京：中国协和医科大学出版社，2023. 10

（协和医考）

ISBN 978-7-5679-2274-7

Ⅰ. ①2… Ⅱ. ①中… Ⅲ. ①中医师-资格考试-习题集 Ⅳ. ①R2-44

中国国家版本馆 CIP 数据核字（2023）第 189579 号

协和医考

2024全国中医执业医师资格考试应试习题集

编　　者：中医执业医师资格考试专家组
策划编辑：张秋艳
责任编辑：张秋艳
封面设计：邱晓俐
责任校对：张　麓
责任印制：张　岱

出版发行：中国协和医科大学出版社
（北京市东城区东单三条9号　邮编 100730　电话 010-65260431）
网　　址：www. pumcp. com
经　　销：新华书店总店北京发行所
印　　刷：三河市龙大印装有限公司

开　　本：850mm×1168mm　1/16
印　　张：30. 5
字　　数：930千字
版　　次：2023年10月第1版
印　　次：2023年10月第1次印刷
定　　价：97. 00元

ISBN 978-7-5679-2274-7

编者名单

主　编　连雅君　李雪丽

编　者　（按姓氏笔画排序）

王　静　王　磊　王佩佩　付瀚颖　冯　琦　冯迎秋
刘慧珍　孙太欣　李　雪　李雪丽　连雅君　沈无瑕
张　恒　陈敬绵　易路宝　金占国　赵　坤　赵宏照
崔文彩　蒋伯华

出版说明

我国执业医师资格考试已经进入第25个年头，这项政策对于加强我国医师队伍建设，提高执业医师的综合素质，保护医师合法权益，规范医师管理制度，完善医师培养制度，发挥了积极的作用。

根据《医师资格考试大纲（中医、中西医结合）2020年版》相关规定，中医类考试大纲进行了修订。新大纲坚持以中医思维为导向，突出中医药特色，将穿插在各科目的中医经典内容整合成单独的章节；结合中医师岗位胜任力，逐步淡化科目概念，体现知识整合；以解决临床实际问题为原则，根据当前中医临床需求适当调整其结构与测试范围；体现医师职业素养，强调“大医精诚”，注重医患沟通、人文关怀；依据最新修订的法律法规和部门规章，增加和修订相关章节内容。

新大纲规定中医（具有规定学历）执业医师考试的科目包含五大部分。①中医学基础科目：中医基础理论、中医诊断学、中药学和方剂学。②中医经典（执业助理医师不考）。③中医临床科目：中医内科学、中医外科学、中医妇科学、中医儿科学和针灸学。④西医综合科目：诊断学基础、内科学和传染病学。⑤医学人文科目：医学伦理学和卫生法规。

为帮助考生在繁忙的临床实践期间更有效地复习，更方便地了解与掌握执业医师资格考试的要求，提高考生分析问题、解决问题的能力，从而顺利通过考试，中国协和医科大学出版社推出了“协和医考”系列丛书。25年来，中国协和医科大学出版社在本套丛书的出版过程中，以及每年与广大考生读者反馈交流的工作中，摸索出了我国执业医师资格考试的基本规律，积累了丰富的出版应试丛书的经验，为考生提供了不同层次、不同阶段和不同需求的应试参考书。

本套丛书由中国协和医科大学出版社组织相关专业专家编写，并邀请了专职从事执业医师资格考试研究的培训专家进行审定。内容紧扣最新版《医师资格考试大纲》，以规划教材为基础，以临床能力为重点，侧重于理论与实践的综合运用。本套丛书品类齐全，从应试指导、核心考点精讲，到各类习题集和模拟试卷等，能够满足广大考生复习考试的需要。

“当医生就当好医生，当好医生就读协和医书”，拥有25年执业医师资格考试用书出版经验的中国协和医科大学出版社为全国争当好医生的读者，提供这套全面、准确、实用的应试丛书。我们期望能够对广大考生顺利通过执业医师资格考试有所助益，为我国医学教育及医学事业的发展作出积极的贡献。丛书内容如有不当之处，欢迎各位考生和同仁批评指正。如有关于丛书内容及考试的相关问题，请扫描下方二维码，有专属微信客服为你解答。

前　言

医师资格考试的性质是行业的准入考试，是评价申请医师资格者是否具备从事医师工作所必需的专业知识与技能的考试。医师资格考试分实践技能和医学综合笔试两部分。实践技能考试采用多站测试的方式。综合笔试于 8 月下旬举行，执业医师资格考试时间为 2 天，分 4 个单元，总题量为 600 道。

《2024 全国中医执业医师资格考试应试习题集》按照新版大纲进行编写。考试题型包括 A_1 型题、A_2 型题、A_3/A_4 型题及 B_1 型题，每个选择题均由题干和 5 个备选答案组成。全书精选大量经典习题，全面覆盖必考考点，是考生复习的必备用书。广大考生可根据这套习题进行练习，熟悉题型，了解考试的范围及深度。

本书在编写的过程中，紧扣命题规律，力求覆盖大纲中的所有考点，并使试题的难度与实际考试中的难度保持一致，以方便考生掌握最全面的复习要点、难点，使考生能在有限的时间内，做到有的放矢地复习，达到事半功倍的效果。

医学在不断地发展与进步，执业医师考试水平也在不断地提高，我们编写的习题质量也需要不断地改进。尽管力臻完善，但难免有疏漏之处，欢迎广大考生提出宝贵意见。最后，预祝使用本书的读者通过努力取得优异成绩，成为合格的执业医师！

编　者

2023 年 7 月

目　录

第一部分 中医学基础

第一章 中医基础理论

第一单元 中医学理论体系

【A_1 型题】

1. 中医学整体观念的内涵是
   A. 人体是一个有机整体
   B. 自然界是一个整体
   C. 时令晨昏对人体有影响
   D. 五脏与六腑是一个整体
   E. 人体是一个整体，人和自然界相互统一
2. 有机整体的“主宰”是
   A. 脑
   B. 心
   C. 神
   D. 经络
   E. 精
3. 中医学的基本特点是
   A. 阴阳五行与藏象经络
   B. 整体观念与辨证论治
   C. 以五脏为主的整体观
   D. 望闻问切与辨证论治
   E. 辨证求因与审因论治
4. 关于证候的认识，不正确的是
   A. 是疾病过程中某一阶段或某一类型的病理概括
   B. 病机是证候的外在反映
   C. 证候能够揭示病变的机制及发展趋势
   D. 证候可以反映疾病的阶段性本质
   E. 证候具有时相性和空间性特征
5. 有机整体的“中心”是
   A. 脑
   B. 心
   C. 五脏
   D. 经络
   E. 神
6. “证”的基本含义是
   A. 疾病过程的症状总和
   B. 疾病过程的体征总和
   C. 对症状的调查过程
   D. 疾病过程的病因病性
   E. 疾病发展过程中某一阶段的病理概括
7. 属中医学基本特点的确切表述是
   A. 辨症论治
   B. 辨症施治
   C. 异病同治
   D. 防重于治
   E. 辨证论治
8. 下列表述中属于证的是
   A. 水痘
   B. 麻疹
   C. 风寒表证
   D. 头痛
   E. 恶寒
9. 下列表述中不属于症的是
   A. 胸闷
   B. 恶寒
   C. 口苦
   D. 发热
   E. 消渴
10. 中医学的基本特点是
    A. 整体观念和阴阳五行
    B. 四诊八纲和辨证论治
    C. 同病异治和异病同治
    D. 整体观念和辨证论治
    E. 阴阳五行和五运六气

参考答案

【A_1 型题】

1. E 2. B 3. B 4. B 5. C 6. E 7. E 8. C 9. E 10. D

第二单元　精气学说

【A₁型题】

1. “精”概念的产生，源于
   A. 阴阳说
   B. 水地说
   C. 五行说
   D. 元气说
   E. 云气说
2. 天地万物相互联系的中介是
   A. 天气
   B. 地气
   C. 精气
   D. 阴阳
   E. 阳气
3. 以下正确的精气学说概念的是
   A. 精的概念源于“云气说”
   B. 气的概念源于“水地说”
   C. 精是宇宙中无形可见的极细微物质
   D. 气是宇宙中无形不可见的极细微物质
   E. 元气是宇宙的本原

参考答案

【A₁型题】

1. B　2. C　3. E

第三单元　阴阳学说

【A₁型题】

1. “阴损及阳”说明了阴阳之间的何种关系
   A. 阴阳交感
   B. 阴阳互根
   C. 阴阳对立
   D. 阴阳消长
   E. 阴阳转化
2. 阴阳互损引起的病理变化是
   A. 阳偏盛
   B. 阴偏盛
   C. 阳偏衰
   D. 阴偏衰
   E. 阴阳两虚
3. 属“阴中之阴”的时间是
   A. 上午
   B. 中午
   C. 下午
   D. 前半夜
   E. 后半夜
4.《灵枢·顺气一日分为四时》所说疾病随昼夜时间节律而变化，其病“安”的时间是
   A. 旦
   B. 昼
   C. 夕
   D. 夜
   E. 晨
5. 下列阴和阳的概念中，最确切的是
   A. 阴和阳是中国古代的两点论
   B. 阴和阳即是矛盾
   C. 阴和阳代表对立的事物
   D. 阴和阳代表对立又相互关联的事物属性
   E. 阴和阳说明相互关联着的事件
6. 阳中求阴的治法适用于
   A. 实热证
   B. 实寒证
   C. 虚热证
   D. 虚寒证
   E. 阴阳两虚证
7. 肝的阴阳属性是
   A. 阳中之阳
   B. 阳中之阴
   C. 阴中之阴
   D. 阴中之阳
   E. 阴中之至阴
8. 昼夜分阴阳，后半夜为
   A. 阴中之阳
   B. 阳中之阴
   C. 阳中之阳
   D. 阴中之阴
   E. 阴中之至阴
9. 可用阴阳互根互用解释的是
   A. 寒极生热
   B. 阴病治阳
   C. 寒者热之
   D. 重阴必阳
   E. 阴中求阳
10. 心的阴阳属性是
   A. 阴中之阴
   B. 阴中之阳
   C. 阳中之阴
   D. 阳中之阳
   E. 阴中之至阴
11. 阳偏衰引起的病理变化是
   A. 实寒证
   B. 虚寒证
   C. 虚热证
   D. 实热证
   E. 寒热错杂证
12. “寒极生热”主要说明的阴阳关系是
   A. 阴阳交感
   B. 阴阳对立
   C. 阴阳互根
   D. 阴阳消长

E. 阴阳转化

13. 属“阳中之阳”的时间是
A. 上午
B. 下午
C. 前半夜
D. 中午
E. 后半夜

14. “动极镇之以静”，主要说明的阴阳关系是
A. 阴阳相互转化
B. 阴阳互根互用
C. 阴阳相互消长
D. 阴阳对立制约
E. 阴阳相对平衡

15. “阴阳离决，精神乃绝”是指
A. 阴阳平衡关系的破坏
B. 阴阳对立关系的破坏
C. 阴阳互根关系的破坏
D. 阴阳消长关系的破坏
E. 阴阳转化关系的破坏

16. “阴平阳秘，精神乃治”，是阴阳之间什么关系的正常
A. 阴阳对立与制约
B. 阴阳对立与消长
C. 阴阳互根与平衡
D. 阴阳消长与平衡
E. 阴阳消长与转化

17. “天癸”的产生取决于
A. 先天禀赋的充盛
B. 体内元气的充沛
C. 肾中阴阳的平衡
D. 肾中精气的充盈
E. 水谷精微的充养

18. 适合治疗阴偏衰的治法是
A. 阳病治阴
B. 阴病治阳
C. 阴中求阳
D. 阳病治阳
E. 阴病治阴

19. 阴阳转化是
A. 有条件的
B. 无条件的
C. 绝对的
D. 相对的
E. 必然的

20. “重阴必阳”说明了阴阳之间的何种关系
A. 阴阳交感
B. 阴阳互根
C. 阴阳对立
D. 阴阳消长
E. 阴阳转化

21. 在阴阳失调中，最易导致实寒证的是
A. 阳偏盛
B. 阴偏盛
C. 阳盛格阴
D. 阳损及阴
E. 阳胜阴病

22. 言脏腑之阴阳，脾为
A. 阴中之阴
B. 阴中之阳
C. 阴中之至阴
D. 阳中之阳
E. 阳中之阴

23. 事物或现象阴阳属性的征兆是
A. 寒热
B. 上下
C. 水火
D. 晦明
E. 动静

24. “阴胜则阳病”主要说明的阴阳关系是
A. 阴阳转化
B. 阴阳对立
C. 阴阳互根
D. 阴阳消长
E. 阴阳交感

25. “热者寒之”适用的病证是
A. 阳偏盛
B. 阳偏衰
C. 阴偏盛
D. 阴偏衰
E. 阴阳两虚

26. 肺的阴阳属性是
A. 阳中之阳
B. 阳中之阴
C. 阴中之阳
D. 阴中之阴
E. 阴中之至阴

27. “无阴则阳无以化”说明了阴阳之间的何种关系
A. 阴阳交感
B. 阴阳互根
C. 阴阳对立
D. 阴阳消长
E. 阴阳转化

28. 导致虚热证的阴阳失调是
A. 阳偏盛
B. 阳偏衰
C. 阴偏盛
D. 阴偏衰
E. 阴盛阳病

29. “孤阴不生，独阳不长”主要属于何种阴阳关系
A. 对立
B. 互根
C. 消长
D. 转化
E. 平衡

30. 属于阳的事物或现象是
A. 下降
B. 静止
C. 涩脉
D. 洪脉
E. 面色晦暗

31. “阴在内，阳之守也”主要说明的阴阳关系是
A. 阴阳交感关系
B. 阴阳互根关系
C. 阴阳对立关系
D. 阴阳消长关系
E. 阴阳转化关系

【B_1 型题】

（1~2 题共用备选答案）
A. “阴阳相错，而变由生也”
B. “动极镇之以静”
C. “阴在内，阳之守也”
D. “阳胜则阴病，阴胜则阳病”
E. “重阴必阳，重阳必阴”

1. 主要说明“阴阳互根互用”的原文是
2. 主要说明“阴阳对立制约”的原文是

参考答案

【A_1 型题】

1. B	2. E	3. D	4. B	5. D	6. C	7. D	8. A	9. E	10. D
11. B	12. E	13. A	14. D	15. C	16. B	17. D	18. A	19. A	20. E
21. B	22. C	23. C	24. B	25. A	26. B	27. B	28. D	29. B	30. D
31. B									

【B_1 型题】

1. C　2. D

第四单元　五行学说

【A_1 型题】

1. 五行相生关系中，火的“生我”是
A. 金
B. 木
C. 水
D. 土
E. 以上均非

2. 一年季节中，“长夏”所属的是
A. 木
B. 火
C. 土
D. 金
E. 水

3. 五行相乘，下列哪种说法是正确的
A. 母气有余而乘其子
B. 子气有余而乘其母
C. 气有余则乘己所胜
D. 气有余则乘己所不胜
E. 气不及则己所胜侮而乘之

4. 按五行属性分类，五化属土者是
A. 生
B. 长
C. 化
D. 收
E. 藏

5. 肺病及心的五行传变是
A. 相乘传变
B. 相侮传变
C. 母病及子
D. 子病犯母
E. 相克传变

6. 五行调节事物整体动态平衡的机制是
A. 生我
B. 我生
C. 克我
D. 我克
E. 制化

7. 五行之中，其特性为“炎上”的是
A. 木
B. 金
C. 火
D. 水
E. 土

8. 五行中，水是土的
A. 母
B. 子
C. 所胜
D. 所不胜
E. 所生

9. 属于相侮的脏病传变是
A. 肾病及脾
B. 肾病及肝
C. 肾病及肺
D. 肾病及心
E. 以上都不是

10. “甘味”的五行属性是
A. 土
B. 金
C. 水
D. 木
E. 火

11. “青色”的五行属性是
A. 土
B. 金
C. 水
D. 火
E. 木

12. 肺病及脾的五行传变是
A. 相乘传变
B. 子病犯母
C. 相侮传变
D. 母病及子
E. 相克传变

13. 五行中，具有“从革”特性的是
A. 金
B. 木
C. 水
D. 火
E. 土

14. 肺病及肝的五行传变是
A. 母病及子
B. 相乘传变
C. 子病犯母
D. 相侮传变
E. 相克传变

15. 五行中，属火的腑是
A. 胆
B. 胃

C. 小肠
D. 大肠
E. 三焦
16. 属“子盗母气”的脏病相传是
A. 肺病及脾
B. 肺病及肾
C. 肺病及心
D. 肾病及肝
E. 以上都不是
17. 五行学说认为病情较轻浅的脏病传变是
A. 肺病及肾
B. 肺病及脾
C. 肺病及肝
D. 肝病及脾
E. 心病及肝
18. 依据五行相克规律，下列情胜情的是
A. 悲胜恐
B. 悲胜喜
C. 恐胜喜
D. 怒胜喜
E. 恐胜思
19. 五行相克关系中，水的“克我”是
A. 木
B. 火
C. 土
D. 金
E. 以上均非
20. 下列事物，除哪项外都属于五行之“土”
A. 宫音
B. 哕
C. 胃
D. 湿
E. 呼
21. 五行学说认为病情较深重的脏病传变是
A. 肺病及肾
B. 肾病及肺
C. 肺病及肝
D. 肝病及脾
E. 脾病及肺
22. 五行相克关系中，金的“我克”是
A. 木
B. 火
C. 土
D. 水
E. 以上均非
23. 五行中，“水”的“子”是
A. 金
B. 木
C. 土
D. 火
E. 以上均非
24. 属于相乘的脏病传变是
A. 肺病及脾
B. 肺病及肾
C. 肺病及心
D. 肺病及肝
E. 以上都不是
25. 泻南补北法的原理是
A. 五行相生
B. 五行相克
C. 五行制化
D. 五行相乘
E. 五行相侮
26. 属于“母病及子”的脏病相传是
A. 心病及肺
B. 心病及肾
C. 心病及肝
D. 心病及脾
E. 以上都不是
27. “爪”的五行属性是
A. 水
B. 火
C. 木
D. 金
E. 土
28. 肺病及肾的五行传变是
A. 母病及子
B. 子盗母气
C. 相乘传变
D. 相侮传变
E. 相克传变
29. 五行中“土”的特性是
A. 炎上
B. 稼穑
C. 从革
D. 润下
E. 曲直
30. 五行中“木”的“母”行是
A. 水
B. 火
C. 土
D. 金
E. 以上均非
31. 属五行之“火”的音是
A. 宫音
B. 角音
C. 商音
D. 徵音
E. 羽音
32. 五行学说认为病情较重的色脉关系是
A. 色与脉的五行属性相符
B. 色与脉的五行属性相生
C. 客色胜主色
D. 色与脉的五行属性相克
E. 主色胜客色
33. “唾”的五行属性是
A. 水
B. 土
C. 火
D. 木
E. 金
34. “骨”的五行属性是
A. 水
B. 火
C. 土
D. 木
E. 金
35. “怒”的五行属性是
A. 木
B. 火
C. 土
D. 金
E. 水
36. 按五行相生关系确立的治法是
A. 抑木扶土法
B. 佐金平木法
C. 培土制水法
D. 泻南补北法
E. 滋水涵木法

37. 五行相生关系中，木的“我生”是
A. 金
B. 土
C. 火
D. 水
E. 以上均非

38.“暑”的五行属性是
A. 金
B. 木
C. 土
D. 水
E. 火

39. 根据五行学说，五色中属木的是
A. 青
B. 赤
C. 黄
D. 白
E. 黑

40.“耳”的五行属性是
A. 木
B. 火
C. 土
D. 金
E. 水

41. 属于“实则泻其子”治则的治疗是
A. 肝火旺泻心火
B. 肝火旺泻胆火
C. 肝火旺泻脾
D. 肝火旺泻肺
E. 肺热泻大肠

【B_1 型题】

（1~2 题共用备选答案）
A.“曲直”
B.“炎上”
C.“稼穑”
D.“润下”
E.“从革”

1. 五行中“木”的特性是
2. 五行中“水”的特性是

（3~4 题共用备选答案）
A. 角音
B. 羽音
C. 徵音
D. 宫音
E. 商音

3. 属五行中“金”的音是
4. 属五行中“水”的音是

（5~6 题共用备选答案）
A. 木
B. 水
C. 金
D. 火
E. 土

5. 木的“所不胜”之“子”是
6. 木的“母”之“所胜”是

（7~8 题共用备选答案）
A. 母病及子
B. 子病及母
C. 相乘传变
D. 相侮传变
E. 母子同病

7. 土壅木郁，体现的关系是
8. 脾病及肾，体现的关系是

参考答案

【A_1 型题】

1. B	2. C	3. C	4. C	5. B	6. E	7. C	8. C	9. A	10. A
11. E	12. B	13. A	14. B	15. C	16. A	17. A	18. C	19. C	20. E
21. B	22. A	23. B	24. D	25. B	26. D	27. C	28. A	29. B	30. A
31. D	32. D	33. A	34. A	35. A	36. E	37. C	38. E	39. A	40. E
41. A									

【B_1 型题】

1. A	2. D	3. E	4. B	5. B	6. D	7. D	8. C

第五单元 藏象学说

【A_1 型题】

1. 藏象学说认为，人体的中心为
A. 五脏
B. 六腑
C. 奇恒之腑
D. 心
E. 脑

2. 具有“满而不能实”生理特点的是
A. 五脏
B. 六腑
C. 脏腑
D. 奇恒之腑
E. 以上都不是

3.“实而不能满”是以下哪项生理特点的概括
A. 五脏
B. 六腑
C. 脏腑
D. 奇恒之腑

E. 以上都不是

4. 六腑中既属六腑又属奇恒之腑的是
A. 胆
B. 胃
C. 大肠
D. 小肠
E. 膀胱

参考答案

【A_1 型题】

1. A　2. A　3. B　4. A

第六单元　五　　脏

【A_1 型题】

1. “喜条达而恶抑郁”的脏是
A. 肝
B. 心
C. 脾
D. 肺
E. 肾

2. 称为“华盖”的脏是
A. 肝
B. 心
C. 脾
D. 肺
E. 肾

3. 肺在体合
A. 筋
B. 皮
C. 肉
D. 脉
E. 骨

4. 成人牙齿过早松动脱落的主要原因是
A. 肾阳虚衰
B. 肾阴亏虚
C. 肾气不固
D. 肾精气不足
E. 肾不纳气

5. 心主神志的物质基础是
A. 营气
B. 宗气
C. 津液
D. 精液
E. 血液

6. 肺其华为
A. 爪
B. 面
C. 唇
D. 毛
E. 发

7. “肾为气之根”主要是指肾的哪种功能
A. 肾阴为一身阴气之根
B. 肾阳为一身阳气之根
C. 肾中精气为五脏之根
D. 肾主纳气
E. 肾主气化

8. 心的生理功能是
A. 行血
B. 藏血
C. 生血
D. 摄血
E. 统血

9. 五脏与五体关系中哪项说法不正确
A. 心在体合脉
B. 肝在体合筋
C. 肺在体合毛
D. 脾在体合肉
E. 肾在体合骨

10. 肺的“门户”是
A. 鼻
B. 喉
C. 腠理
D. 汗孔
E. 咽

11. 肝的生理功能是
A. 统摄血液
B. 推动血行
C. 调节血量
D. 下纳肺气
E. 治节水液

12. 脾在体合
A. 筋
B. 脉
C. 皮
D. 肉
E. 骨

13. 心其华在
A. 爪
B. 唇
C. 毛
D. 发
E. 面

14. 胆汁生成主要依靠的物质是
A. 肝之余气
B. 肾中精气
C. 水谷之气
D. 肺之宗气
E. 心之营气

15. 下列各项，具有统血功能的是
A. 肾
B. 肺
C. 肝
D. 心
E. 脾

16. “命门之火”是指
A. 肺阳
B. 心阳
C. 肝阳
D. 肾阳
E. 脾阳

17.《素问·水热穴论》中所称的“胃之关”为
A. 肝
B. 心

C. 脾
D. 肺
E. 肾

18. “朝百脉”是哪个脏的功能
A. 肝
B. 肺
C. 心
D. 脾
E. 肾

19. 四肢肌肉强健有力主要取决于
A. 心主血脉
B. 肝主筋
C. 肾主骨
D. 脾主运化
E. 肺主气

20. 与“天癸”产生关系最为密切的物质是
A. 心血
B. 肺气
C. 脾气
D. 肝血
E. 肾精

21. 称“肾之府”的部位是
A. 膝
B. 腰
C. 腹
D. 胸
E. 背

22. 肝其华在
A. 爪
B. 面
C. 唇
D. 毛
E. 发

23. “精血同源”是指下述哪两脏的关系
A. 脾与肝
B. 心与肾
C. 肝与肾
D. 肺与肾
E. 脾与肾

24. 脾在志为
A. 怒
B. 喜
C. 思
D. 悲
E. 恐

25. 心在体合
A. 脉
B. 肉
C. 筋
D. 皮
E. 骨

26. 与生殖功能关系密切的是
A. 肝脾
B. 心肾
C. 脾肾
D. 肺肾
E. 肝肾

27. “水火既济”指的是哪两脏之间的关系
A. 心与肺
B. 心与肾
C. 脾与肾
D. 肝与肾
E. 肺与脾

28. “罢极之本”指的是
A. 肝
B. 心
C. 肺
D. 脾
E. 肾

29. 气血关系指的是下述哪两脏之间的关系
A. 心与肺
B. 心与脾
C. 心与肝
D. 心与肾
E. 肺与肝

30. 在水液代谢中起主宰作用的是
A. 肝
B. 心
C. 脾
D. 肺
E. 肾

31. 肺在志为
A. 喜
B. 怒
C. 思
D. 忧
E. 恐

32. 情志抑郁与下述哪项因素有关
A. 心神不定
B. 肝失疏泄
C. 肺气不足
D. 肝升太过
E. 肝血亏虚

33. “水之上源”指的是
A. 肝
B. 心
C. 肺
D. 脾
E. 肾

34. 两脏同病多表现为气血两虚的是
A. 心与肺
B. 心与肝
C. 心与脾
D. 心与肾
E. 肺与肝

35. “气之根”指的是
A. 心
B. 肝
C. 脾
D. 肺
E. 肾

36. “贮痰之器”指的是
A. 肝
B. 心
C. 脾
D. 肺
E. 肾

37. 肝在志为
A. 怒
B. 喜
C. 思
D. 忧
E. 恐

38. “心为五脏六腑之大主”的理论基础是
A. 心主血
B. 心主脉
C. 心属火
D. 心主神
E. 心为“阳中之阳”

39. 肝在体合
A. 筋
B. 脉

C. 皮
D. 肉
E. 骨

40. 肝在窍为
A. 舌
B. 目
C. 口
D. 鼻
E. 耳

41. 肺主通调水道，主要依赖于肺的哪项功能
A. 主呼吸之气
B. 主一身之气
C. 主治节
D. 朝百脉
E. 主宣发肃降

42.《素问·厥论》所谓“为胃行其津液”的脏是
A. 肝
B. 心
C. 脾
D. 肺
E. 肾

43. 下列各项，与心有关的是
A. 生之本
B. 气之本
C. 后天之本
D. 先天之本
E. 罢极之本

44.“金水相生”指的是
A. 心肺关系
B. 肺肝关系
C. 肝脾关系
D. 肺肾关系
E. 心肾关系

45. 脾为气血生化之源的理论基础是
A. 气能生血
B. 人以水谷为本
C. 脾主升清
D. 脾主运化水谷精微
E. 脾为后天之本

46. 称“君主之官”的脏是
A. 肝
B. 心
C. 脾
D. 肺
E. 肾

47. 具有“喜燥恶湿”特点的脏腑为
A. 肝
B. 心
C. 脾
D. 肺
E. 肾

48. 称为“水脏”的是
A. 肝
B. 心
C. 脾
D. 肺
E. 肾

49. 肝在窍为
A. 目
B. 舌
C. 口
D. 鼻
E. 耳

50. 心在液为
A. 汗
B. 泪
C. 涎
D. 涕
E. 唾

51. 称为“先天之本”的是
A. 肝
B. 心
C. 脾
D. 肺
E. 肾

52. 开窍于二阴的脏为
A. 肝
B. 心
C. 脾
D. 肺
E. 肾

53. 心在窍为
A. 目
B. 舌
C. 口
D. 鼻
E. 耳

54. 指肝而言的“本”是
A. 生之本
B. 气之本
C. 仓廪之本
D. 罢极之本
E. 封藏之本

55. 称为“刚脏”的是
A. 肝
B. 心
C. 脾
D. 肺
E. 肾

56.“生痰之源”指的是
A. 肝
B. 心
C. 脾
D. 肺
E. 肾

57. 主司二便的脏腑是
A. 肝
B. 心
C. 脾
D. 肺
E. 肾

58. 肺为娇脏的主要依据是
A. 肺主一身之气
B. 肺外合皮毛
C. 肺朝百脉
D. 肺为水之上源
E. 肺气通于天，不耐寒热

59.“相傅之官”指
A. 肝
B. 心
C. 脾
D. 肺
E. 肾

60. 气机升降之枢，是指下述哪种升降关系
A. 肺主呼气，肾主纳气
B. 肝主升，肺主降
C. 心火下济，肾水上承
D. 脾气主升，胃气主降
E. 以上都不是

61. 与呼吸运动关系密切的是
A. 心肺
B. 肝肺
C. 脾肺

D. 肾肺
E. 以上都不是

62. 五脏中主“涎”的脏是
A. 心
B. 脾
C. 肝
D. 肺
E. 肾

63. 称“封藏之本”的脏是
A. 肝
B. 心
C. 脾
D. 肺
E. 肾

64. 以调节气机升降为主要关系的两脏为
A. 肺与脾
B. 肺与肝
C. 肺与肾
D. 肺与心
E. 肝与脾

65. 五脏主五液，下述哪个说法不确切
A. 心在液为汗
B. 肝在液为泪
C. 脾在液为涎
D. 肺在液为涕
E. 肾在液为尿

66. 两脏同病出现血虚多见于下述哪两脏
A. 心肺
B. 心脾
C. 心肝
D. 肝肺
E. 肝脾

67. 五脏主五液，则汗为
A. 心之液
B. 肺之液
C. 脾之液
D. 肝之液
E. 肾之液

68. “气之主”指的是
A. 心
B. 肝
C. 脾
D. 肺
E. 肾

69. “主治节”是哪个脏腑的生理功能
A. 肝
B. 心
C. 脾
D. 肺
E. 肾

70. “主升清”是哪一个脏的生理功能
A. 肝
B. 心
C. 脾
D. 肺
E. 肾

【A_2型题】

71. 患者，女，42岁。脘腹隐痛，反复发作5年，饥不欲食，口燥咽干，时而干呕，大便干结，舌红少苔，脉细数。证属
A. 食滞胃脘证
B. 胃热证
C. 胃阴虚证
D. 肝胃不和证
E. 肝气犯脾证

72. 患者，男，30岁。结婚3年不育，腰酸痛，眩晕耳鸣，足痿无力，脱发，舌淡苔薄白，尺脉虚弱。证属
A. 肾气虚
B. 肾精虚
C. 肾阴虚
D. 肾阳虚
E. 肝肾阴虚

73. 患者，男，19岁。近来腰酸梦遗，虚烦不眠，心悸健忘，耳鸣，潮热盗汗，舌红少苔，脉细数。可以诊为
A. 肾阴不足
B. 心血亏虚
C. 肝肾阴虚
D. 心肾不交
E. 心阳浮越

74. 患者，女，50岁。面色不华，倦怠乏力，纳少，食后腹胀，月经先期，量多色淡，舌淡苔薄白，脉细弱。证属
A. 脾气虚
B. 脾阴虚
C. 脾气下陷
D. 脾不统血
E. 脾阳虚

75. 患者，女，50岁。症见面色暗滞，心悸气短，自汗乏力，咳喘，胸闷发憋，舌有瘀斑，脉细弱。辨证为
A. 肺肾气虚
B. 心肾阳虚
C. 心肺气虚血瘀
D. 心血瘀阻
E. 脾肺气虚

【B_1型题】

（1~2题共用备选答案）
A. 心
B. 肝
C. 肺
D. 脾
E. 肾

1. 称为“刚脏”的是
2. 称为“封藏之本”的是

（3~4题共用备选答案）
A. 面
B. 毛
C. 唇
D. 爪
E. 发

3. “筋之余”指的是
4. “血之余”指的是

（5~6题共用备选答案）
A. 心
B. 肝
C. 脾
D. 肺
E. 肾

5. “生痰之源”指的是
6. “贮痰之器”指的是

（7~8题共用备选答案）
A. 肺
B. 肾

C. 肝
D. 心
E. 脾

7. 具有“主行水”生理功能的脏是
8. 具有“主水”生理功能的脏是

（9~10题共用备选答案）

A. 心
B. 肝
C. 脾
D. 肺
E. 肾

9. 五脏主五液则唾属
10. 五脏主五体则皮属

参考答案

【A₁型题】

1. A	2. D	3. B	4. D	5. E	6. D	7. D	8. A	9. C	10. B
11. C	12. D	13. E	14. A	15. E	16. D	17. E	18. B	19. D	20. E
21. B	22. A	23. C	24. C	25. A	26. E	27. B	28. A	29. A	30. E
31. D	32. B	33. C	34. C	35. E	36. D	37. A	38. D	39. A	40. B
41. E	42. C	43. A	44. D	45. D	46. B	47. C	48. E	49. A	50. A
51. E	52. E	53. B	54. D	55. A	56. C	57. E	58. E	59. D	60. D
61. D	62. B	63. E	64. B	65. E	66. C	67. A	68. D	69. D	70. C

【A₂型题】

71. C	72. B	73. D	74. D	75. C

【B₁型题】

1. B	2. E	3. D	4. E	5. C	6. D	7. A	8. B	9. E	10. D

第七单元 六 腑

【A₁型题】

1. 六腑共同的生理特点是
   A. 化生精气
   B. 贮藏精气
   C. 满而不实
   D. 藏而不泻
   E. 受盛传化水谷
2. 肺与大肠的关系体现在
   A. 肺主宣发，布津于大肠
   B. 肺主肃降，输送津液于大肠
   C. 肺主肃降，助大肠传导
   D. 肺主治节，调节大肠功能
   E. 以上都不是
3. “决渎之官”指的是
   A. 胃
   B. 大肠
   C. 小肠
   D. 膀胱
   E. 三焦
4. 与肝相表里的是
   A. 胆
   B. 胃
   C. 大肠
   D. 小肠
   E. 膀胱
5. “七冲门”中，会厌的名称是
   A. 飞门
   B. 户门
   C. 吸门
   D. 贲门
   E. 幽门
6. 称三焦为“孤腑”的依据是
   A. 无表里配合
   B. 形态似腑功能似脏
   C. 有名而无形
   D. 十二脏腑中唯它最大
   E. 总司人体气机与气化
7. “泌别清浊”是下述哪个脏腑的功能
   A. 胃
   B. 小肠
   C. 大肠
   D. 膀胱
   E. 胆
8. 与小肠相表里的是
   A. 心
   B. 肝
   C. 脾
   D. 肺
   E. 肾
9. 与心相表里的是
   A. 胆
   B. 胃
   C. 小肠
   D. 大肠
   E. 膀胱
10. “中精之腑”是指
   A. 胆
   B. 胃
   C. 小肠
   D. 大肠

E. 膀胱

11. 水液代谢的道路是
A. 肺
B. 脾
C. 肝
D. 肾
E. 三焦

12. 被称为“孤腑”的脏腑是
A. 胃
B. 小肠
C. 大肠
D. 膀胱
E. 三焦

13. 称“受盛之官”的腑是
A. 胃
B. 小肠
C. 大肠
D. 膀胱
E. 三焦

14. 与消化功能活动密切相关的脏腑是
A. 肝、胆、小肠、大肠
B. 肺、脾、胃、大肠
C. 脾、胃、肾、膀胱
D. 肝、胆、脾、胃
E. 胃、大肠、小肠、胆

15. 元气运行的通道是
A. 血脉
B. 经脉
C. 三焦
D. 五脏
E. 以上均非

16. “州都之官”指的是
A. 胆
B. 胃
C. 大肠
D. 小肠
E. 膀胱

17. “阑门”指的部位是
A. 唇
B. 齿
C. 会厌
D. 太仓下口
E. 大肠与小肠的交接处

18. “传导之官”指的是
A. 胆
B. 胃
C. 小肠
D. 大肠
E. 膀胱

19. 脏腑关系中，“燥湿相济”指的是哪种关系
A. 心与小肠
B. 肝与胆
C. 脾与胃
D. 肺与大肠
E. 肾与膀胱

【B_1 型题】

（1~3题共用备选答案）
A. 三焦
B. 胃
C. 脾
D. 肝
E. 小肠

1. “太仓”所指的是
2. “水谷气血之海”指的是
3. “原气之别使”指的是

参考答案

【A_1 型题】

1. E　2. C　3. E　4. A　5. C　6. D　7. B　8. A　9. C　10. A
11. E　12. E　13. B　14. D　15. C　16. E　17. E　18. D　19. C

【B_1 型题】

1. B　2. B　3. A

第八单元　奇恒之腑

【A_1 型题】

1. 与脑的生理功能关系最密切的是
A. 心肺肝
B. 心肝脾
C. 肺脾肾
D. 心脾肾
E. 心肝肾

2. 与髓的关系密切的脏腑是
A. 肝
B. 心
C. 脾
D. 肺
E. 肾

3. 月经来潮与下述哪组内容关系密切
A. 心、肝、脾、冲脉、督脉
B. 心、肺、肾、冲脉、带脉
C. 心、肺、肾、冲脉、任脉
D. 心、脾、冲脉、任脉、带脉
E. 心、肝、脾、肾、冲脉、任脉

4. 女子胞的功能与下述何脏关系较不密切
A. 肝
B. 心
C. 脾
D. 肺
E. 肾

5. “髓海”是指
A. 脑
B. 心

C. 肾
D. 肝
E. 头

6. “元神之府”指的是
A. 脑
B. 心
C. 肾
D. 头
E. 以上都不是

参考答案

【A_1 型题】

1. E　2. E　3. E　4. D　5. A　6. A

第九单元　精、气、血、津液、神

【A_1 型题】

1. 具有营养全身和化生血液作用的气是
A. 元气
B. 宗气
C. 营气
D. 卫气
E. 精气

2. 维持血液不逸出脉外是气的
A. 推动作用
B. 温煦作用
C. 防御作用
D. 固摄作用
E. 中介作用

3. “夺血者无汗，夺汗者无血”的理论依据为
A. 气能生血
B. 气能行血
C. 气能生津
D. 气能行津
E. 津血同源

4. 具有推动呼吸和血行功能的气是
A. 心气
B. 肺气
C. 营气
D. 卫气
E. 宗气

5. “吐下之余定无完气”的理论依据为
A. 气能生津
B. 气能行津
C. 气能化津
D. 气能摄津
E. 津能载气

6. 毛发荣枯与哪两种物质关系密切
A. 精与气
B. 津与液
C. 气与血
D. 气与津
E. 精与血

7. 有“悍气”之称的气是
A. 卫气
B. 宗气
C. 营气
D. 元气
E. 脏腑之气

8. 能够化生血液的是
A. 元气
B. 宗气
C. 营气
D. 卫气
E. 心气

9. 能温养脏腑皮毛的是
A. 元气
B. 宗气
C. 营气
D. 卫气
E. 脾气

10. 与尿液排泄关系密切的是气的哪种功能
A. 推动作用
B. 温煦作用
C. 固摄作用
D. 防御作用
E. 以上都不是

11. 与血液运行关系最为密切的脏是
A. 肝
B. 心
C. 脾
D. 肺
E. 肾

12. “气之本”指的是
A. 肝
B. 心
C. 脾
D. 肺
E. 肾

13. 具有滑利关节、补益脑髓作用的是
A. 气
B. 血
C. 津
D. 液
E. 精

14. 具有“慓疾滑利”特点的是
A. 元气
B. 宗气
C. 营气
D. 卫气
E. 清气

15. 自汗、多尿或小便失禁可由气的哪项功能减退引起
A. 推动作用
B. 固摄作用
C. 温煦作用
D. 防御作用
E. 气化作用

16. 与气的生成关系密切的是
A. 心肝肺
B. 肺脾肾
C. 肝肺肾
D. 肝脾肺

E. 肝脾肾
17. 与人体生长发育关系密切的是气的何种功能
A. 推动作用
B. 固摄作用
C. 温煦作用
D. 防御作用
E. 气化作用
18. 积于胸中的气是
A. 元气
B. 宗气
C. 营气
D. 卫气
E. 谷气
19. 与气的生成关系最密切的是
A. 肝
B. 心
C. 脾
D. 肺
E. 肾
20. 能够主管声音、言语的气是
A. 元气
B. 宗气
C. 营气
D. 卫气
E. 清气
21. 脉外之气是
A. 元气
B. 营气
C. 卫气
D. 宗气
E. 精气
22. 肾中精气化生的气是
A. 元气
B. 宗气
C. 营气
D. 卫气
E. 脏腑之气
23. 治疗血虚证时配伍补气药的理论依据是
A. 气能生血
B. 气能行血
C. 气能摄血
D. 血能载气
E. 血能养气
24. 气随血脱的生理基础为
A. 气能生血
B. 气能行血
C. 气能摄血
D. 血能载气
E. 以上均非

【B_1 型题】

（1~2 题共用备选答案）
A. 宗气
B. 水谷之气
C. 营气
D. 清气
E. 元气
1. “贯心脉，行呼吸”之气是指
2. 行于脉中之气是
（3~4 题共用备选答案）
A. 心肺肝脾
B. 心肾肝脾
C. 肺肾心脾
D. 肺肾心肝
E. 肾脾肝肺
3. 与血液生成关系较为密切的脏是
4. 与血液运行关系较为密切的脏是
（5~6 题共用备选答案）
A. 推动作用
B. 温煦作用
C. 防御作用
D. 固摄作用
E. 气化作用
5. “味归形，形归气”是指气的
6. “宗气……贯心脉而行呼吸”是指气的
（7~8 题共用备选答案）
A. 中介作用
B. 防御作用
C. 固摄作用
D. 推动与调控作用
E. 温煦与凉润作用
7. 气的功能中，与激发人体生长发育功能关系密切的是
8. 气的功能中，与维持人体相对恒定体温关系密切的是
（9~10 题共用备选答案）
A. 元气
B. 宗气
C. 营气
D. 卫气
E. 中气
9. 具有“慓疾滑利”特性的气是指
10. 脾胃之气又称之为
（11~12 题共用备选答案）
A. 胃
B. 小肠
C. 大肠
D. 膀胱
E. 三焦
11. 上述各项，具有“主津”功能的是
12. 上述各项，具有“主液”功能的是
（13~14 题共用备选答案）
A. 黄而黏稠，坚而成块
B. 白而清稀
C. 清稀而多泡沫
D. 白滑而量多，易咳
E. 少而黏，难咳
13. 寒痰的特征是
14. 湿痰的特征是

参考答案

【A_1 型题】

1. C　2. D　3. E　4. E　5. E　6. E　7. A　8. C　9. D　10. C
11. B　12. D　13. D　14. D　15. B　16. B　17. A　18. B　19. C　20. B

21. C　22. A　23. A　24. D

【B_1 型题】

1. A　2. C　3. B　4. A　5. E　6. A　7. D　8. E　9. D　10. E
11. C　12. B　13. B　14. D

第十单元　经　　络

【A_1 型题】

1. 十二经脉大多循行于
   A. 体表
   B. 分肉之间
   C. 四肢
   D. 躯干
   E. 头面
2. 下肢外侧中线分布的经脉是
   A. 足阳明胃经
   B. 足太阴脾经
   C. 足少阳胆经
   D. 足厥阴肝经
   E. 足太阳膀胱经
3. 相互衔接的阴经与阴经的循行交接部位是
   A. 头面部
   B. 肘膝部
   C. 胸部
   D. 腹部
   E. 手足末端
4. 手少阳三焦经的走向为
   A. 胸走手
   B. 手走头
   C. 头走足
   D. 足走腹
   E. 手走胸
5. 按十二经脉分布规律，太阳经行于
   A. 面额
   B. 后头
   C. 头侧
   D. 前额
   E. 面部
6. 与足太阴经相表里的经脉是
   A. 足太阳
   B. 足阳明
   C. 足少阳
   D. 手少阳
   E. 手太阳
7. 奇经八脉中与任脉在咽部相会的经脉是
   A. 阳跷脉
   B. 督脉
   C. 阴维脉
   D. 阳维脉
   E. 阴跷脉
8. 足厥阴肝经分布于内踝尖 8 寸以上的
   A. 下肢内侧前缘
   B. 下肢外侧前缘
   C. 下肢内侧后缘
   D. 下肢外侧中线
   E. 下肢内侧中线
9. 手厥阴经络循行于
   A. 胆
   B. 胃
   C. 小肠
   D. 膀胱
   E. 三焦
10. 下列各项，具有司眼睑开合作用的是
    A. 督脉
    B. 冲脉
    C. 任脉
    D. 跷脉
    E. 带脉
11. 十五别络的组成是
    A. 十二经脉别络加上督、冲、任三脉的别络
    B. 十二经脉别络加上脾、胃大络和冲脉别络
    C. 十二经脉别络加上脾之大络和督脉、任脉的别络
    D. 十二经脉别络加上胃之大络和督脉、冲脉的别络
    E. 以上都不是
12. 被称为“一源而三歧”的经脉是
    A. 督、任、冲
    B. 督、冲、带
    C. 任、冲、带
    D. 督、冲、阳维
    E. 带、阳维、阴维
13. 足太阳经分布在
    A. 下肢外侧前缘
    B. 下肢外侧中线
    C. 下肢外侧后缘
    D. 上肢外侧前缘
    E. 上肢外侧后缘
14. 上肢内侧后缘分布的经脉是
    A. 手太阴肺经
    B. 手阳明大肠经
    C. 手厥阴心包经
    D. 手少阳三焦经
    E. 手少阴心经
15. 分布在胸腹部的经脉是
    A. 足少阳胆经
    B. 足阳明胃经
    C. 手太阴肺经
    D. 足太阴脾经
    E. 手少阴心经
16. 经络系统的组成是
    A. 十二经脉、奇经八脉、经筋、皮部
    B. 经脉、络脉、经筋、皮部
    C. 经脉、别络、经筋、皮部
    D. 经脉、经别、经筋、皮部
    E. 正经、奇经、经别、皮部
17. 加强表里两经在体表联系的是
    A. 十五别络

B. 十二经脉
C. 十二经别
D. 十二经筋
E. 奇经八脉

18. 足阳明胃经在何处交于何经
A. 在食指端交手阳明大肠经
B. 在目内眦交足少阳胆经
C. 在足大趾交足厥阴肝经
D. 在足大趾交足太阴脾经
E. 在足小趾交足少阴肾经

19. 手三阴经的走向为
A. 胸走手
B. 手走头
C. 头走足
D. 足走腹
E. 腹走头

20. 循行于上肢外侧中线的经脉是
A. 手少阴心经
B. 手厥阴心包经
C. 手太阳小肠经
D. 手少阳三焦经
E. 手太阴肺经

21. 腹部经脉由内而外排列的顺序为
A. 足厥阴、足少阴、足阳明、足太阳
B. 足少阴、足阳明、足太阳、足太阴
C. 足阳明、足少阴、足太阳、足厥阴
D. 足太阴、足阳明、足少阴、足厥阴
E. 足少阴、足阳明、足太阴、足厥阴

22. 少阴经头痛的特征是
A. 前额连眉棱骨痛
B. 两侧太阳穴处痛
C. 后头部连项痛
D. 头痛连齿
E. 头痛晕沉

23. 足三阳经的走向为
A. 胸走手
B. 手走头
C. 头走足
D. 足走腹
E. 手走胸

【A_2 型题】

24. 患者有耳聋，心胁痛，嗌肿喉痹，汗出，目锐眦痛，颊痛，耳后、肩、臑、肘、臂外皆痛，小指次指不用。属于
A. 手太阳小肠经病证
B. 手少阳三焦经病证
C. 手阳明大肠经病证
D. 手少阴心经病证
E. 足少阳胆经病证

【B_1 型题】

（1~2 题共用备选答案）
A. 胸部
B. 头面部
C. 项背部
D. 下肢末端
E. 上肢末端

1. 依据十二经脉流注规律，手足阳经交接部位是
2. 依据十二经脉流注规律，手足阴经交接部位是

（3~4 题共用备选答案）
A. 戴眼反折瘛疭
B. 耳聋百节皆纵，目瞏绝系
C. 面黑齿长而垢，腹胀闭
D. 腹胀闭不得息，善噫善呕
E. 口目动作，善惊妄言，色黄

3. 太阳之经络气血衰竭，可见
4. 少阴之经络气血衰竭，可见

参考答案

【A_1 型题】

1. B　2. C　3. C　4. B　5. B　6. B　7. C　8. E　9. E　10. D
11. C　12. A　13. C　14. E　15. B　16. B　17. A　18. D　19. A　20. D
21. E　22. D　23. C

【A_2 型题】

24. B

【B_1 型题】

1. B　2. A　3. A　4. C

第十一单元　体　质

【A_1 型题】

1. 后天各种因素使体质具有
A. 可变性
B. 稳定性
C. 全面性
D. 普遍性
E. 复杂性

2. 所谓体质，以下不属于的概念是
A. 形态结构
B. 心理状态

C. 生理功能
D. 遗传特质
E. 以上均不是

参考答案

【A_1 型题】

1. A　2. E

第十二单元　病　因

【A_1 型题】

1. 寒邪的性质和致病特征是
A. 凝滞而主痛
B. 黏滞而病程缠绵
C. 病证善行而数变
D. 病状沉重而酸困
E. 升散而袭阳位

2. 瘀血的病症特点，哪种说法不够准确
A. 刺痛
B. 胀痛
C. 出血
D. 瘀斑
E. 痞块

3. 风邪的致病特点是
A. 黏滞
B. 凝滞
C. 升散
D. 数变
E. 炎热

4. 具有“易夹湿”特性的邪气为
A. 风
B. 寒
C. 暑
D. 湿
E. 燥

5. 最易引起疮疡的邪气是
A. 风
B. 寒
C. 湿
D. 燥
E. 火

6. 房劳过度耗伤
A. 心神
B. 肝血
C. 肺阴
D. 脾气
E. 肾精

7. 致病后可导致肢体屈伸不利，头身疼痛的邪气是
A. 风
B. 寒
C. 湿
D. 燥
E. 火

8.《素问·五脏生成篇》说“多食酸”则
A. 脉凝泣而变色
B. 皮槁而毛拔
C. 筋急而爪枯
D. 肉胝皱而唇揭
E. 骨痛而发落

9. 易于引起出血的邪气是
A. 风
B. 暑
C. 湿
D. 燥
E. 火

10. 七情影响脏腑气机，怒则
A. 气上
B. 气下
C. 气消
D. 气结
E. 气缓

11. 六淫邪气致病出现关节疼痛，游走不定者与哪个邪气关系密切
A. 风
B. 暑
C. 湿
D. 燥
E. 寒

12.《素问·五脏生成篇》说“多食辛”则
A. 脉凝泣而变色
B. 皮槁而毛拔
C. 筋急而爪枯
D. 肉胝皱而唇揭
E. 骨痛而发落

13. 易于生风的邪气是
A. 风
B. 寒
C. 湿
D. 燥
E. 火

14. 劳力过度，则损伤
A. 气
B. 血
C. 津
D. 液
E. 精

15. 劳神过度易伤
A. 心肝
B. 肝肾
C. 脾肾
D. 心脾
E. 脾肺

16. 下列哪一项为暑、燥、火三邪的共同致病特点
A. 开泄
B. 伤津
C. 耗气
D. 动血
E. 生风

17. 六淫邪气侵犯人体最易引起疼痛的邪气是
A. 风
B. 燥
C. 湿
D. 寒

E. 火

18. 饮在胸胁，咳逆引痛者称为
A. 痰饮
B. 支饮
C. 悬饮
D. 溢饮
E. 留饮

19. 火热邪气的致病特点是
A. 炎上
B. 开泄
C. 黏滞
D. 凝滞
E. 升散

20. 肌肤甲错，多见于哪种病证
A. 气滞
B. 血寒
C. 血热
D. 血虚
E. 血瘀

21. 湿邪的致病特点为
A. 善行
B. 凝滞
C. 炎热
D. 重浊
E. 生风

22. 瘀血所导致的出血特点是
A. 血色浅淡
B. 血色暗红，或有血块
C. 血色鲜红
D. 伴有腹部胀痛
E. 以上都不是

23. 除哪项外，下列皆可为血瘀的病因
A. 气虚
B. 气滞
C. 血寒
D. 饮食停滞
E. 外伤

24. 致病后可导致肢体困重，头重如裹的邪气是
A. 风
B. 寒
C. 湿
D. 燥
E. 火

25. 痰停于哪个部位可出现眩晕、昏冒
A. 心
B. 肺
C. 头
D. 咽
E. 胃

26. 暑邪伤人见气短、乏力的表现，是由于
A. 暑为阳邪，其性炎热
B. 暑邪伤人，损伤脾胃
C. 暑易夹湿，气机不畅
D. 暑邪伤人，损伤津液
E. 暑性升散，最易耗气

27. 致病后可见干咳或痰少而黏，不易咳出，或痰中带血的邪气是
A. 风
B. 暑
C. 湿
D. 燥
E. 寒

28. 七情影响脏腑气机，恐则
A. 气上
B. 气下
C. 气结
D. 气乱
E. 气消

29. 风邪致病具有发病急、变化快的特点，主要与其哪种性质相关
A. 风为阳邪
B. 风性轻扬
C. 风性善行
D. 风性数变
E. 风性主动

30. 其性开泄的邪气是
A. 风
B. 寒
C. 湿
D. 燥
E. 火

31. 七情影响脏腑气机，思则
A. 气上
B. 气下
C. 气结
D. 气缓
E. 气乱

32. 七情影响脏腑气机，喜则
A. 气上
B. 气下
C. 气结
D. 气缓
E. 气消

33. 疠气与六淫邪气最主要的区别是
A. 发病与季节有关
B. 发病与地区有关
C. 病情重笃
D. 发病急骤
E. 传染性强

34. 七情影响脏腑气机，悲则
A. 气上
B. 气下
C. 气结
D. 气乱
E. 气消

35. 暑邪的致病特点为
A. 开泄
B. 黏滞
C. 收引
D. 升散
E. 趋下

36. 易于伤肺的邪气是
A. 风
B. 暑
C. 湿
D. 燥
E. 寒

37. 可引起二便失禁、骨酸痿软、遗精等表现的情志异常是
A. 过度悲伤
B. 过度愤怒
C. 突然受惊
D. 喜乐过度
E. 恐惧过度

38. 气滞血瘀多与何脏腑的生理功能异常密切相关
A. 肺
B. 脾
C. 肾
D. 三焦
E. 以上都不是

39. 七情致病最易损伤哪几个脏
A. 心肝肾
B. 肺脾肾
C. 肝脾肾
D. 心肺脾
E. 心肝脾
40. 饮在肠间，沥沥有声者称为
A. 痰饮
B. 悬饮
C. 支饮
D. 溢饮
E. 积饮
41. 瘀血所致的疼痛特点是
A. 疼痛白天加重
B. 疼痛日晡加重
C. 疼痛在午间加重
D. 疼痛在夜间加重
E. 以上都不是
42. 被称作“百病之长”的邪气是
A. 风
B. 暑
C. 湿
D. 燥
E. 寒
43. 易发生风温的季节是
A. 春
B. 夏
C. 长夏
D. 秋
E. 冬
44. 易袭阴位的邪气是
A. 风
B. 寒
C. 暑
D. 湿
E. 燥
45. 六淫致病，其性干涩，易伤津液的是
A. 风邪
B. 寒邪
C. 暑邪
D. 燥邪
E. 火邪
46. 具有“收引”特性的邪气是
A. 风
B. 寒
C. 湿
D. 燥
E. 火
47. 六淫邪气中纯属外邪的是
A. 风
B. 寒
C. 暑
D. 湿
E. 火
48. 湿邪致病，缠绵难愈是因为
A. 湿为阴邪，易阻遏气机
B. 湿为阴邪，伤人阳气
C. 湿性重浊，不易祛除
D. 湿性黏滞，不易祛除
E. 湿性趋下，为病缠绵
49. 致病后引起人体分泌物、排泄物秽浊不清的邪气是
A. 风
B. 寒
C. 暑
D. 湿
E. 火
50. 饮食五味偏嗜，引起“骨痛而发落”的原因是
A. 多食咸
B. 多食苦
C. 多食酸
D. 多食甘
E. 多食辛
51.《素问·举痛论》认为劳力过度可导致的是
A. 气上
B. 气泄
C. 气收
D. 气耗
E. 气下

【B_1 型题】

（1~2 题共用备选答案）
A. 风
B. 寒
C. 暑
D. 湿
E. 火
1. 上述各项，其致病易成“行痹”的是
2. 上述各项，其致病易成“痛痹”的是

（3~4 题共用备选答案）
A. 喜
B. 怒
C. 思
D. 悲
E. 恐
3. 过度刺激可导致二便失禁的是
4. 过度刺激可引起头胀头痛甚则昏厥的是

（5~6 题共用备选答案）
A. 阻遏气机
B. 善行数变
C. 生风动血
D. 耗气伤津
E. 易伤阳气
5. 风邪的性质和致病特点是
6. 暑邪的性质和致病特点是

（7~8 题共用备选答案）
A. 疠气
B. 风邪
C. 火邪
D. 寒邪
E. 湿邪
7. 既有季节特点，而又不受季节限制，又常为外感病先导的邪气是
8. 具有强烈致病性和传染性的邪气是

参考答案

【A_1型题】

1. A	2. B	3. D	4. C	5. E	6. E	7. B	8. D	9. E	10. A
11. A	12. C	13. E	14. A	15. D	16. B	17. D	18. C	19. A	20. E
21. D	22. B	23. D	24. C	25. C	26. E	27. D	28. B	29. D	30. A
31. C	32. D	33. E	34. E	35. D	36. D	37. E	38. E	39. E	40. A
41. D	42. A	43. A	44. D	45. D	46. B	47. C	48. D	49. D	50. D
51. D									

【B_1型题】

1. A	2. B	3. E	4. B	5. B	6. D	7. B	8. A

第十三单元　发　病

【A_1型题】

1. 疾病发生的内在根据是
   A. 邪气偏盛
   B. 正气不足
   C. 邪盛正衰
   D. 正胜邪衰
   E. 正虚邪恋
2. 在导致肾阴亏虚的原因中，较为次要的是
   A. 久病伤阴，累及于肾
   B. 五志过极化火，耗及于肾
   C. 幼年肾气虚弱，老年精气衰退
   D. 他脏为病，累及于肾
   E. 房劳过度，耗伤于肾
3. 结石的致病特点是
   A. 疼痛以刺痛为主
   B. 舌苔多滑腻
   C. 症状位置不固定
   D. 容易阻滞气机，损伤脉络
   E. 致病广泛，变化多端
4. 正气的强弱主要与
   A. 居住的地域条件有关
   B. 工作环境有关
   C. 精神状态有关
   D. 气候变化有关
   E. 以上都不是
5. 下列哪种脏腑气机失调容易导致结石形成
   A. 脾胃气滞
   B. 肝胆气滞
   C. 肾气下泄
   D. 肺气壅塞
   E. 胃肠气滞
6. 体质因素与发病的关系主要体现在
   A. 决定病情的轻重
   B. 决定病变的部位
   C. 决定对某些病邪的易感受性
   D. 决定邪正盛衰变化
   E. 以上都不是
7. 促使疾病向恶化或死亡等不良结局转化的病理因素是
   A. 正邪相争剧烈
   B. 正虚邪恋
   C. 正气衰竭，邪气独盛
   D. 正气不足，邪气亦衰
   E. 邪去而正不复
8. “邪之所凑，其气必虚”的意思主要是指
   A. 邪气伤人，必伤人体的正气
   B. 邪气是发病的重要条件
   C. 正气不足，邪气易于侵犯人体
   D. 正气不足，邪气亢盛
   E. 以上都不是
9. 外感风寒化热，与下列哪种因素密切相关
   A. 居住环境
   B. 气候特点
   C. 饮食不节
   D. 体质因素
   E. 以上都不是
10. 药物中毒，其发病类型多为
   A. 感邪即发
   B. 伏而后发
   C. 徐发
   D. 继发
   E. 复发
11. “正气存内，邪不可干”的意义是
   A. 邪气是发病的重要条件
   B. 邪气伤人，正气必然受损
   C. 正气充足，与邪抗争，驱邪外出
   D. 正气旺盛，邪气难以入侵
   E. 以上都不是

【B_1型题】

（1~2题共用备选答案）
A. 徐发
B. 继发
C. 合病
D. 并病
E. 复发

1. 一经病证未罢又见另一经病证

者称为

2. 两经或三经证候同时出现者称为

（3~4题共用备选答案）

A. 正胜邪退

B. 邪去正虚

C. 邪盛正虚

D. 邪正相持

E. 正虚邪恋

3. 疾病处于迁延状态，多由哪种病理过程所导致

4. 疾病转为慢性，经久不愈，或遗留某些后遗症，多由哪种病理过程所导致

参考答案

【A_1型题】

1. B　2. C　3. D　4. C　5. B　6. C　7. C　8. C　9. D　10. A　11. D

【B_1型题】

1. D　2. C　3. D　4. E

第十四单元　病　　机

【A_1型题】

1. 虚证的概念是

A. 以正气不足，抗病能力低下为主的病理反应

B. 正气不足，邪气亢盛的病理变化

C. 邪气亢盛，正气日衰，脏腑功能减退的病理反应

D. 正虚邪恋的病理反应

E. 以上都不是

2. 导致“至虚有盛候”的病机主要是

A. 正气不足，抗病能力减退，邪气亢盛

B. 脏腑气血虚极，运化无力，外现实象

C. 阴精和阳气衰竭，外邪侵袭

D. 脏腑功能减退，饮食积聚

E. 内生五邪之病理反应

3. 阴阳失调中，阴阳偏衰以哪脏为根本

A. 肝

B. 脾

C. 心

D. 肾

E. 肺

4. 所谓“寒从中生”病机，主要是指

A. 寒邪伤人，影响脏腑功能

B. 寒邪直中脾胃，伤及阳气

C. 阳气虚衰，温煦气化功能减退

D. 恣食生冷，内脏受寒

E. 寒邪从肌表而入，渐侵脏腑

5. 下列关于“实”的病机概念叙述错误的是

A. 外感邪盛

B. 肌肤经络闭塞

C. 气机升降失调

D. 脏腑功能亢进

E. 气血壅滞瘀结

6. 阳偏衰的病机，主要是指

A. 阳气虚损，功能减退，热量不足

B. 阳虚则气衰，阴寒之邪内盛

C. 阴邪侵袭，伤及阳气，阴盛阳衰

D. 阳气虚亏，导致精血津液不足

E. 阴寒内盛，遏抑阳气，阳气不伸

7.“大实有羸状”的病机是

A. 邪气亢盛，正气衰败

B. 脏腑气血虚极

C. 实邪结聚，阻滞经络，气血不能外达

D. 邪热炽盛，煎熬津液，阴精大伤

E. 疾病初期，正邪交争过于激烈

8. 下列哪项为实证的临床表现

A. 二便失禁

B. 神疲体倦

C. 五心烦热

D. 面容憔悴

E. 以上都不是

9. 在正气虚弱基础上，又产生了痰浊或瘀血等病理产物，所形成的病机是

A. 真实假虚

B. 虚中夹实

C. 由虚转实

D. 真虚假实

E. 因实致虚

10. 阳损及阴的病机，主要指

A. 阳气虚损，气化不利，水湿积聚

B. 外感温热阳邪，伤及阴液

C. 阳虚不能制阴，阴寒内盛

D. 阳气虚损，阴液化生不足

E. 阳热遏伏，拒阴于外

【B_1型题】

（1～2题共用备选答案）

A. 实热证

B. 虚热证

C. 实寒证

D. 虚寒证

E. 阴阳两虚证

1. 阴偏盛所致证候是

2. 阴阳互损所致证候是

（3～4题共用备选答案）

A. 阳胜则热

B. 阴虚则热

C. 阴胜则寒

D. 阳虚则寒

E. 阴阳两虚

3. 外感寒邪出现恶寒发热，此为

4. 久病体虚出现畏寒肢冷，多属

（5～6题共用备选答案）

A. 阴盛则内寒

B. 阳虚则外寒

C. 阴胜则阳病

D. 阳虚则阴寒内盛

E. 阴盛格阳

5. 寒湿内袭脾胃，而引起的脘腹冷痛，泄泻清稀时，称为

6. 阴寒内盛，迫阳外越而见面红、烦渴，此属

（7～8题共用备选答案）

A. 实寒证

B. 虚寒证

C. 虚热证

D. 实热证

E. 真寒假热证

7. “阳虚则寒”即出现

8. “阳胜则热”即出现

（9～11题共用备选答案）

A. 元气耗损、脏腑功能衰退，抗病力下降

B. 气机不畅、流通受阻、脏腑经络功能障碍

C. 气机升降失常、脏腑之气逆上

D. 气虚升举无力，脏腑位置下移

E. 气的出入异常，或为闭阻，或为外散

9. 气滞病机，主要是指

10. 气闭、气脱病机，主要是指

11. 气陷的病机是指

（12～14题共用备选答案）

A. 血液不足或濡养功能减退

B. 血液循行迟缓或不畅或瘀血停滞

C. 血分有热，循行加速或迫血妄行

D. 气血失和不荣经脉

E. 血随气逆，咯血或衄血

12. 血虚的病机，主要是指

13. 血瘀的病机，主要是指

14. 血热的病机，主要是指

参考答案

【A_1型题】

1. A　2. B　3. D　4. C　5. C　6. A　7. C　8. E　9. D　10. D

【B_1型题】

1. C　2. E　3. C　4. D　5. C　6. E　7. B　8. D　9. B　10. E

11. D　12. A　13. B　14. C

第十五单元　防治原则

【B_1型题】

（1～2题共用备选答案）

A. 阳中求阴

B. 阳病治阴

C. 阴阳双补

D. 阴病治阳

E. 阴病治阴

1. 据阴阳互根之理确定治阴偏衰的治法是

2. 适用于治阳偏衰的治法是

（3～4题共用备选答案）

A. 气能生血

B. 津血同源

C. 气能行血

D. 气能行津

E. 津能载气

3. 对于血虚患者的治疗，常在补血的同时补气，其理论根据是

4. “亡血家不可发汗”，其理论根据是

（5～7题共用备选答案）

A. 急则治标

B. 缓则治本

C. 逆治

D. 从治

E. 扶正

5. 正气不足的治则为

6. 寒病见寒象，应用

7. 寒病见热象，应用

（8～10题共用备选答案）

A. 热者寒之

B. 寒者热之

C. 热因热用

D. 塞因塞用

E. 通因通用

8. 用消导积滞的方法治疗食积腹泻属

9. 用温热药治疗寒证的方法属

10. 用温热药治疗阴盛格阳的方法属

（11～12题共用备选答案）

A. 壮水之主以制阳光
B. 益火之源以消阴翳
C. 损其有余
D. 补其不足
E. 阴阳双补

11. 阴病治阳的方法即
12. 寒者热之的治法属于

（13～14题共用备选答案）

A. 热因热用
B. 寒因寒用
C. 塞因塞用
D. 通因通用
E. 以上都不适用

13. 真虚假实，治宜
14. 真寒假热，治宜

（15～16题共用备选答案）

A. 用寒远寒
B. 热者寒之
C. 寒因寒用
D. 寒者热之
E. 同病异治

15. 体现因时制宜的是
16. 体现因人制宜的是

参考答案

【B_1型题】

1. A　2. D　3. A　4. B　5. E　6. C　7. D　8. E　9. B　10. C
11. B　12. C　13. C　14. A　15. A　16. E

第二章　中医诊断学

第一单元　绪　　论

【A_1型题】

1.《诸病源候论》是我国第一部论述病源和证候诊断的巨著，其作者是
A. 张仲景
B. 王叔和
C. 钱乙
D. 李时珍
E. 巢元方

2.《备急千金要方》的作者是
A. 张仲景
B. 王叔和
C. 孙思邈
D. 巢元方
E. 钱乙

3. 属于中医诊断基本原理的是
A. 见微知著
B. 四诊合参
C. 辨证论治
D. 整体观念
E. 天人合一

参考答案

【A_1型题】

1. E　2. C　3. A

第二单元　望　　诊

【A_1型题】

1. 形盛气虚者的表现为
A. 肥而食少
B. 胖而能食
C. 形瘦食多
D. 形瘦食少
E. 骨瘦如柴

2. 下列哪项不属于失神的表现
A. 言语失伦
B. 表情淡漠
C. 倦怠乏力
D. 面色晦暗
E. 反应迟钝

3. 痰白而清稀，或有灰黑点者，属
A. 湿痰
B. 寒痰
C. 热痰
D. 燥痰
E. 风痰

4. 以下不属得神表现的为
A. 目光精彩
B. 神志清楚
C. 形丰色荣
D. 颧赤如妆
E. 呼吸调匀

5. 小儿囟门高突，多因
A. 温病火邪上攻
B. 脾胃虚寒
C. 肾气不足
D. 吐泻伤津
E. 气血不足

6. 肌肤甲错，眼眶晦暗，多属
A. 先天不足
B. 后天失养
C. 脏腑精气衰败
D. 内有干血
E. 肾精亏损

7. 以下所列项目不属青色主病范围者为
A. 痛证
B. 惊风
C. 寒证
D. 瘀血
E. 水饮

8. 望神最主要是观察
A. 眼神变化
B. 精神状态
C. 面部表情
D. 反应灵敏
E. 语言气息

9. 以下所列项目不属黑色主病范围者为
A. 寒证
B. 气滞
C. 痛证
D. 瘀血
E. 肾虚

10. 以下不属主死的恶色者为
A. 青如草兹
B. 黄如蟹腹
C. 赤如衃血
D. 白如枯骨
E. 黑如炲

11. 阳黄的病机是
A. 风湿内侵
B. 湿热内阻
C. 寒湿困脾
D. 脾虚湿阻
E. 肝胆火盛

12. 咽喉漫肿、色淡红者的原因多为
A. 肺胃积热
B. 肾阴不足，虚火上炎
C. 阳虚火浮
D. 痰湿凝聚
E. 气阴两虚，虚火上浮

13. 脾在五轮学说中为
A. 水轮
B. 风轮
C. 气轮
D. 血轮
E. 肉轮

14. 望神最主要的是观察
A. 眼神变化
B. 精神状态
C. 面部表情
D. 反应灵敏
E. 语言气息

15. 颈侧颌下肿块如垒，累累如串珠者，称为
A. 瘿瘤
B. 痰核
C. 瘰疬
D. 发颐
E. 梅核气

16. 突然出现片状脱发者为
A. 肾虚
B. 血虚受风
C. 精血不足
D. 阴虚火旺
E. 津液亏损

17. 阴囊肿大而透明者为
A. 狐疝
B. 水疝
C. 阴缩
D. 阴茄
E. 寒疝

18. 青壮年头发稀疏易落者，多属
A. 精血不足
B. 肾虚或血热
C. 血虚受风
D. 疳积
E. 脾胃虚损

19. 小儿指纹色紫黑的主病为
A. 热证
B. 外感表证
C. 风证
D. 虚证
E. 血络闭郁

20. 肝经风热者易出现
A. 眼胞赤烂
B. 目眦红赤
C. 全目赤肿
D. 白睛淡黄
E. 目窠微肿

21. 小儿指纹色鲜红的主病为
A. 内热
B. 外感表证
C. 痛证
D. 虚证
E. 血络闭郁

22. 失神的病人突然神志清醒、语言不休者属
A. 神乱
B. 无神
C. 假神
D. 有神
E. 少神

23. 将目之不同部位分属于五脏之说，源于
A.《重订通俗伤寒论》
B.《灵枢·大惑论》
C.《诸病源候论》
D.《四诊抉微》
E.《龙树眼论》

24. 引起雀目的原因为
A. 肾精不足
B. 心血不足
C. 脾虚
D. 肝虚
E. 肝经风热

25. 午后两颧发红者属于
A. 外感风热
B. 真寒假热
C. 阴虚内热
D. 脏腑实热
E. 虚阳上越

26. 解颅是指
A. 囟门下陷
B. 囟门高突
C. 囟门迟闭
D. 头形过小
E. 头面肿胀

27. 手足软弱无力、行动不灵而无痛者为
   A. 中风后遗症
   B. 痫病
   C. 痹证
   D. 痿证
   E. 瘫痪
28. 咽喉色鲜红娇嫩、肿痛不甚者的原因为
   A. 肺胃积热
   B. 痰湿停滞
   C. 寒凝咽喉
   D. 阴虚火旺
   E. 胃中有热

【B_1 型题】

（1~2 题共用备选答案）
A. 青色、赤色
B. 黑色、青色
C. 黄色、黑色
D. 赤色、白色
E. 赤色、黑色
1. 出现瘀血证时，面部颜色可见
2. 水湿内停时，面部颜色可见

（3~4 题共用备选答案）
A. 痰气郁结
B. 痰火扰心
C. 肝风夹痰
D. 肝风内动
E. 肝阳上亢
3. 痫病的病机为
4. 狂证的病机为

（5~6 题共用备选答案）
A. 目眦赤
B. 白睛赤
C. 白睛变黄
D. 眼睑红肿赤烂
E. 全目赤肿，迎风流泪
5. 黄疸表现为
6. 肺火表现为

（7~8 题共用备选答案）
A. 唇色淡白
B. 唇色红润
C. 唇色深红
D. 唇色青黑
E. 唇色紫暗
7. 血虚证可见
8. 血瘀证可见

（9~10 题共用备选答案）
A. 四肢萎缩
B. 肢体肿胀
C. 膝部肿大
D. 小腿青筋
E. 下肢畸形
9. 寒湿内侵，络脉血瘀所致的临床表现是
10. 气血亏虚，肢体失养所致的临床表现是

（11~12 题共用备选答案）
A. 横目斜视
B. 目睛微定
C. 昏睡露睛
D. 双侧上睑下垂
E. 瞳仁扩大
11. 小儿慢脾风可见
12. 痰热内闭可见

（13~14 题共用备选答案）
A. 外感风热证
B. 肺胃热盛证
C. 肺胃热毒证
D. 肾阴虚证
E. 肺阴虚证
13. 咽痛，红肿，有黄白脓点者多见于
14. 咽痛，红色娇嫩，肿痛不甚者多见于

（15~16 题共用备选答案）
A. 正气不足，神气不旺
B. 正气未伤，精气未衰
C. 精亏气损神衰
D. 阴阳离绝的危候
E. 临终前的预兆
15. 神气不足的临床意义为
16. 失神的临床意义为

（17~18 题共用备选答案）
A. 内热证
B. 外感表证
C. 风证、痛证
D. 虚证
E. 血络郁闭
17. 小儿指纹色鲜红主
18. 小儿指纹色淡主

（19~20 题共用备选答案）
A. 血热证
B. 肾阴虚证
C. 脾不摄血证
D. 胃火亢盛证
E. 肝火上炎证
19. 牙龈出血，不红不肿不痛者多见于
20. 牙龈出血，红肿热痛者多见于

（21~22 题共用备选答案）
A. 邪气在骨髓
B. 邪气深入脏腑
C. 邪气入络
D. 邪气入经
E. 邪气在皮毛
21. 小儿食指络脉显于气关为
22. 小儿食指络脉显于命关为

（23~24 题共用备选答案）
A. 梅核气
B. 瘿瘤
C. 发颐
D. 痰核
E. 乳癖
23. 痰结于颈多见于
24. 痰在肢体多见于

（25~26 题共用备选答案）
A. 花剥而兼腻苔
B. 黄腻苔
C. 薄白苔
D. 黑而燥裂苔
E. 黑而滑润苔
25. 热极津枯可见
26. 痰浊未化，正气已伤者，可见

（27~28 题共用备选答案）
A. 肝阳化风证
B. 热极生风证
C. 血虚生风证
D. 阴虚动风证
E. 太阳中风证
27. 四肢抽搐，甚则角弓反张，多见于
28. 头晕目眩，手足蠕动，多见于

（29~30 题共用备选答案）
A. 目眦赤
B. 白睛赤
C. 白睛变黄

D. 眼睑红肿湿烂
E. 全目赤肿，迎风流泪
29. 脾胃湿热可见
30. 心火可见
（31~32题共用备选答案）
A. 肾精不足证
B. 肾阴虚证
C. 心血虚证
D. 血热证
E. 气血两虚证
31. 头发早白，牙齿脱落，足痿无力多见于
32. 头发稀疏易落，舌红脉数多见于
（33~34题共用备选答案）
A. 脾气虚
B. 脾阳虚
C. 寒湿困脾
D. 中气下陷
E. 湿热蕴脾
33. 阴挺多属
34. 黄疸色晦暗如烟熏者，多属

参考答案

【A_1型题】

1. A	2. A	3. B	4. D	5. A	6. D	7. E	8. A	9. B	10. B
11. B	12. D	13. E	14. A	15. C	16. B	17. A	18. B	19. E	20. C
21. B	22. C	23. B	24. D	25. C	26. C	27. D	28. D		

【B_1型题】

1. B	2. C	3. C	4. B	5. C	6. B	7. A	8. E	9. D	10. A
11. C	12. B	13. C	14. D	15. A	16. C	17. B	18. D	19. C	20. D
21. D	22. B	23. B	24. D	25. D	26. A	27. B	28. D	29. D	30. A
31. A	32. D	33. D	34. C						

第三单元　望　舌

【A_1型题】

1. 腻苔的主要特征为
A. 苔质颗粒细腻致密
B. 苔质颗粒疏松，粗大而厚
C. 舌苔水分过多，扪之湿而滑利
D. 苔质颗粒不清
E. 苔质燥裂如砂石，扪之粗糙
2. 以下项目中不属于望苔质内容者为
A. 真假
B. 润燥
C. 剥落
D. 老嫩
E. 消长
3. 阳热有余，蒸腾胃中腐浊邪气上升可形成
A. 白腻苔
B. 积粉苔
C. 黄腻苔
D. 腐苔
E. 黏腻苔
4. 气血两虚证的舌象是
A. 舌质淡瘦
B. 舌淡齿痕
C. 舌尖芒刺
D. 舌暗瘀点
E. 舌红裂纹
5. 揩舌主要判断的是
A. 是否属于染苔
B. 是否光线影响
C. 是否里有实邪
D. 是否舌质润泽
E. 是否运动灵活
6. 以下项目中不属于异常舌态者为
A. 强硬
B. 痿软
C. 短缩
D. 点刺
E. 歪斜
7. 红绛舌，黄瓣苔，多属
A. 湿遏热伏
B. 胃肠燥热内结
C. 阴虚火旺
D. 邪热入营
E. 痰热内阻
8. 观察舌苔以辨别病邪深浅的主要依据是
A. 舌苔的有无
B. 苔色的黄白
C. 舌苔的有根无根
D. 舌苔的厚薄
E. 舌苔的润燥
9. 以下项目中不属实热证的舌象为
A. 舌鲜红起芒刺
B. 苔黄厚干
C. 舌质粗糙
D. 舌淡有齿痕
E. 苔黑燥裂
10. 黄滑苔的临床意义是
A. 湿热痰热内蕴，食积化腐

B. 阳虚寒湿内盛，痰饮内停
C. 阳虚寒湿之体，痰饮化热
D. 素有湿浊宿食，阻滞气机
E. 气血亏虚之体，痰饮食积

11. 湿浊内蕴，阳气被遏，可形成
A. 灰苔
B. 黑苔
C. 腐苔
D. 腻苔
E. 花剥苔

12. 舌青紫湿润而短缩的主病为
A. 痰浊内阻
B. 寒凝筋脉
C. 肝风内动
D. 热盛伤津动风
E. 风气夹痰

13. 舌淡白胖嫩，边有齿痕而又有裂纹者，多属
A. 热盛伤阴
B. 血虚不润
C. 脾虚湿侵
D. 寒湿壅盛
E. 痰浊内阻

14. 阳虚湿盛的舌象是
A. 舌红苔白滑
B. 舌淡嫩苔白滑
C. 舌边红苔黑润
D. 舌红瘦苔黑
E. 舌绛苔黏腻

15. 舌苔花剥而兼有白腻苔，多属
A. 胃之气阴两亏
B. 外感热病，湿遏热伏
C. 痰浊未化，正气已伤
D. 阳虚水湿不化
E. 湿浊内蕴，阳气被遏

16. 气营两燔的舌象为
A. 绛舌黄润苔
B. 红绛舌类干苔
C. 绛舌黏腻苔
D. 绛舌黄白苔
E. 绛舌薄白苔

17. 舌肿胀而青紫晦暗者，是由于
A. 气血壅滞，将要发斑
B. 心脾有热
C. 湿热痰饮上溢
D. 中毒
E. 热毒炽盛，深入血分

18. 舌淡紫而湿润者主
A. 气滞血瘀
B. 气虚血瘀
C. 寒凝血瘀
D. 热毒极盛
E. 阴液耗竭

19. 舌淡胖嫩而见苔滑润者，其主病为
A. 湿热不化
B. 痰湿内停
C. 内有食积
D. 阳虚水湿不化
E. 脾虚运化无权

20. 下列除哪项外，均是舌颤动的病因
A. 气血两虚
B. 亡阳伤津
C. 热极生风
D. 酒毒所伤
E. 心脾有热

21. 舌菌为
A. 舌下血络肿起，好像又生一层小舌
B. 舌上生痈，色红高起肿大
C. 舌上生出豆粒大的紫色血泡，根脚坚硬
D. 舌生疮疡，如粟米大，散在舌四周上下
E. 舌生恶肉，初如豆大，渐渐头大蒂小，好像“泛莲”

【B_1 型题】

（1~2 题共用备选答案）
A. 气机不畅
B. 脾虚湿侵
C. 药物中毒
D. 阴虚火旺
E. 痰饮内停

1. 舌淡红中泛现青紫，其临床意义是
2. 舌淡白胖嫩，边有齿痕和裂纹，其临床意义是

（3~4 题共用备选答案）
A. 血虚
B. 血寒
C. 阴亏
D. 脾虚
E. 津伤

3. 舌色淡白、有裂纹者主
4. 舌色淡白、舌体胖大有裂纹者主

（5~6 题共用备选答案）
A. 舌尖
B. 舌中
C. 舌边
D. 舌根
E. 舌面

5. 脾胃在舌的分属部位是
6. 肝胆在舌的分属部位是

参考答案

【A_1 型题】

1. A　2. D　3. D　4. A　5. A　6. D　7. B　8. D　9. D　10. C
11. D　12. B　13. C　14. B　15. C　16. D　17. D　18. C　19. D　20. E
21. E

【B_1 型题】

1. C　2. B　3. A　4. D　5. B　6. C

第四单元　闻　诊

【A_1 型题】

1. 嗳气酸腐的原因为
   A. 龋齿
   B. 宿食不化
   C. 中焦湿热
   D. 脾胃虚弱
   E. 胃寒
2. 金破不鸣的病机为
   A. 风寒犯肺
   B. 虚火灼肺
   C. 肺气不足
   D. 风热袭肺
   E. 燥邪犯肺
3. “少气”又称
   A. 上气
   B. 短气
   C. 气微
   D. 噫气
   E. 哕
4. 金实不鸣的原因为
   A. 风寒犯肺
   B. 虚火灼肺
   C. 肺气不足
   D. 肺肾阴虚
   E. 燥邪犯肺
5. 神识不清，语无伦次，声高有力，称为
   A. 谵语
   B. 郑声
   C. 独语
   D. 错语
   E. 夺气
6. 恶心呕吐、呃逆嗳气等症频作，其病机是
   A. 痰浊上壅
   B. 肺气上逆
   C. 肝气上逆
   D. 胃气上逆
   E. 奔豚气逆
7. “太息”的病机是
   A. 肝气郁结
   B. 肝胆湿热
   C. 肝气犯胃
   D. 肝阴不足
   E. 肝火上炎
8. 胃热患者的口气多为
   A. 腥气
   B. 酸气
   C. 臭秽气
   D. 恶臭气
   E. 腐臭气
9. 肝气郁结证患者的闻诊特点多为
   A. 少气
   B. 呃逆
   C. 夺气
   D. 噫气
   E. 太息
10. 燥咳的特点为
    A. 咳声紧闷
    B. 咳声清脆
    C. 咳声重浊
    D. 咳声低微
    E. 咳声如犬吠
11. 嗳气、呃逆、呕吐的病机是
    A. 肺气上逆
    B. 肝气上逆
    C. 胃气上逆
    D. 肝郁气滞
    E. 脾失健运
12. 消渴病患者病室的气味可为
    A. 尸臭味
    B. 腐臭味
    C. 血腥味
    D. 尿臊味
    E. 烂苹果样气味

参考答案

【A_1 型题】

1. B　2. B　3. C　4. A　5. A　6. D　7. A　8. C　9. E　10. B
11. C　12. E

第五单元　问　诊

【A_1 型题】

1. 多食易饥，兼见大便溏泻者属
   A. 脾胃湿热
   B. 胃阴不足
   C. 胃火亢盛
   D. 胃强脾弱
   E. 湿邪困脾
2. 以下项目中不属淋证的特征者为
   A. 尿痛
   B. 尿频
   C. 尿多
   D. 尿有砂石
   E. 尿急
3. 厌食油腻厚味，多见于
   A. 肝脾不调
   B. 肝胃不和
   C. 肝胆湿热
   D. 脾胃虚弱
   E. 脾湿不运

4. 湿温潮热的特点是
   A. 热势较高，日晡为甚
   B. 身热不扬，午后热甚
   C. 午后低热
   D. 夏季长期微热
   E. 骨蒸劳热
5. 突发耳鸣，声大如潮，按之不减的临床意义是
   A. 寒水上泛
   B. 肝胃郁热
   C. 湿热蕴脾
   D. 风邪上袭
   E. 痰湿上蒙
6. 太阳经头痛的特点为
   A. 两侧太阳穴附近痛甚
   B. 前额部连及眉棱骨痛
   C. 巅顶痛
   D. 后头痛连项背
   E. 头痛连齿
7. 两侧头痛属于
   A. 厥阴经
   B. 太阳经
   C. 阳明经
   D. 少阳经
   E. 太阴经
8. 情志郁结不舒所致胸痛的特点是
   A. 胸背彻痛
   B. 胸痛喘促
   C. 胸痛咯血
   D. 胸痛走窜
   E. 胸部刺痛
9. 口甜而黏腻者，常提示
   A. 脾虚湿阻
   B. 痰饮内停
   C. 饮食停滞
   D. 肝胆湿热
   E. 脾胃湿热
10. 蜷卧缩足，喜加衣被的临床意义是
   A. 虚寒证
   B. 实热证
   C. 虚热证
   D. 血虚证
   E. 气虚证
11. 肩背寒见于
   A. 手阳明大肠经病证
   B. 手少阳三焦经病证
   C. 手太阴肺经病证
   D. 手少阴心经病证
   E. 手太阳小肠经病证
12. 小便余沥不尽多属
   A. 膀胱湿热
   B. 肾不纳气
   C. 肾气不固
   D. 肾精不足
   E. 小肠实热
13. 邪犯阳明经所致之头痛部位为
   A. 太阳穴附近
   B. 前额部
   C. 后头部
   D. 巅顶部
   E. 头痛连齿
14. 饥不欲食可见于
   A. 胃火亢盛
   B. 胃强脾弱
   C. 脾胃湿热
   D. 胃阴不足
   E. 肝胃蕴热
15. 肾虚腰痛的特点为
   A. 绵绵作痛，酸软无力
   B. 冷痛沉重，阴雨天加重
   C. 痛如针刺，固定不移
   D. 痛处游走不定
   E. 重痛，活动受限
16. 经常汗出不止，活动后更甚者为
   A. 盗汗
   B. 绝汗
   C. 自汗
   D. 大汗
   E. 战汗
17. 真心痛的临床表现为
   A. 胸部胀痛走窜
   B. 胸痛憋闷，痛引肩臂
   C. 胸痛，壮热，面赤
   D. 胸背彻痛，面色青灰
   E. 胸闷疼痛，咳喘
18. 带下量多色白、清稀如涕者，多属
   A. 脾虚湿注
   B. 湿热下注
   C. 肝经郁热
   D. 冲任亏虚
   E. 肝肾阴虚

【A_2 型题】

19. 患者，女，25 岁。平素食少纳呆，体倦乏力，经常感冒。近日汗出恶风，劳累尤甚，面色少华，舌苔薄白，脉弱。其诊断是
   A. 哮证，肺虚
   B. 喘证，脾虚
   C. 自汗，肺卫不固
   D. 盗汗，阴虚火旺
   E. 胸痹，气阴两虚

【B_1 型题】

（1~2 题共用备选答案）
A. 消渴
B. 水肿
C. 遗尿
D. 闭证
E. 癃证
1. 小便不畅，点滴而出者为
2. 小便不畅，点滴不出者为

（3~4 题共用备选答案）
A. 胸部剧痛，入夜尤甚
B. 胸闷隐痛，时作时止
C. 胸闷如窒，气短喘促
D. 胸闷气短，畏寒肢冷
E. 胸痛彻背，感寒痛甚
3. 胸痹气阴两虚证，其临床特点是
4. 胸痹阴寒凝滞证，其临床特点是

（5~6 题共用备选答案）
A. 头汗
B. 半身汗
C. 手足心汗
D. 阴汗
E. 心胸汗
5. 阴经郁热熏蒸可见的汗是
6. 上焦热盛可见的汗是

（7~8 题共用备选答案）
A. 肝气郁结证
B. 寒滞肝脉证

C. 气滞血瘀证
D. 寒凝血瘀证
E. 肾阳虚证
7. 经期小腹冷痛，经色紫暗有块者多见于
8. 经期小腹胀痛，伴乳胀，胁肋不舒者多见于
（9~10题共用备选答案）
A. 脾阳虚证
B. 寒湿困脾证
C. 湿热蕴脾证
D. 肝胆湿热证
E. 肾气不固证
9. 带下量多，色黄，臭秽，外阴瘙痒多见于
10. 带下量多，色白清稀，腰酸多见于
（11~12题共用备选答案）
A. 厌食
B. 消谷善饥
C. 饥不欲食
D. 除中
E. 虫积
11. 厌恶食物或恶闻食臭者，为
12. 食欲过于旺盛，食后不久即感饥饿者，为
（13~14题共用备选答案）
A. 肝阳上亢证
B. 肝血虚证
C. 肾阴虚证
D. 肾气虚证
E. 中气下陷证
13. 头晕目眩，气短乏力，脘腹坠胀多见于
14. 头晕耳鸣，气短乏力，腰酸膝软多见于
（15~16题共用备选答案）
A. 肝阳上亢证
B. 肾阴虚证
C. 肝阴虚证
D. 肝火上炎证
E. 肝血虚证
15. 耳鸣如蝉，眩晕，腰膝酸软多见于
16. 耳鸣如潮，眩晕，胸胁灼痛多见于
（17~18题共用备选答案）
A. 外感风寒证
B. 外感风湿证
C. 暑湿疫毒证
D. 寒湿困脾证
E. 气血两虚证
17. 周身疼痛，伴恶寒无汗，多见于
18. 周身疼痛，伴面赤发斑，多见于
（19~20题共用备选答案）
A. 口淡乏味
B. 口甜黏腻
C. 口咸
D. 口中泛酸
E. 口苦
19. 肝胃郁热可见的口味是
20. 湿热蕴脾可见的口味是
（21~22题共用备选答案）
A. 胃寒证
B. 胃火证
C. 胃阴虚证
D. 肝胃不和证
E. 食滞胃脘证
21. 胃脘胀痛，嗳腐吞酸多见于
22. 胃脘胀痛，吞酸嘈杂，胸胁闷胀多见于
（23~24题共用备选答案）
A. 肛门重坠
B. 大便时干时稀
C. 肛门灼热
D. 大便先干后溏
E. 便黑如柏油
23. 脾胃气虚可见
24. 肝郁乘脾可见
（25~26题共用备选答案）
A. 咽干口燥
B. 口淡不渴
C. 口渴欲饮，饮后即吐
D. 但欲漱水不欲咽
E. 口渴引饮
25. 瘀血证可表现为
26. 水停胃中可表现为
（27~28题共用备选答案）
A. 脾阳虚证
B. 肾阳虚证
C. 脾气下陷证
D. 肠虚滑泻证
E. 肝脾不调证
27. 久泻不止，五更泄泻者多见于
28. 久泻不止，脱肛，气短不续者多见于
（29~30题共用备选答案）
A. 脾气虚
B. 脾阳虚
C. 脾气下陷
D. 肾气不固
E. 膀胱湿热
29. 小便混浊如米泔，多见于
30. 小便频、急、涩痛，多见于
（31~32题共用备选答案）
A. 大便清稀，完谷不化，腹部喜温
B. 大便色黄褐而臭，泻下急迫，肛门灼热
C. 泻下腹痛，痛势急迫拒按，泻后痛减
D. 大便时溏时泻，完谷不化，腹痛不甚，喜温喜按
E. 每因抑郁恼怒或情绪紧张即发生腹痛泄泻
31. 寒证泄泻的特征是
32. 热证泄泻的特征是
（33~34题共用备选答案）
A. 汗出蒸蒸
B. 动则汗出
C. 睡时汗出
D. 半身汗出
E. 冷汗淋漓
33. 实热证可见
34. 阴虚证可见

参考答案

【A_1 型题】

1. D　2. C　3. C　4. B　5. D　6. D　7. D　8. D　9. E　10. A
11. C　12. C　13. B　14. D　15. A　16. C　17. D　18. A

【A_2 型题】

19. C

【B_1 型题】

1. E　2. D　3. B　4. E　5. C　6. A　7. D　8. A　9. D　10. E
11. A　12. B　13. E　14. D　15. B　16. D　17. A　18. C　19. D　20. B
21. E　22. B　23. D　24. B　25. D　26. C　27. B　28. C　29. C　30. E
31. A　32. B　33. A　34. C

第六单元　脉　诊

【A_1 型题】

1. 受气候的影响，平脉在冬季应
A. 稍弦
B. 稍洪
C. 稍浮
D. 稍沉
E. 稍缓

2. “有根”的脉象是指
A. 不浮不沉
B. 节律一致
C. 不快不慢
D. 和缓有力
E. 尺部沉取应指有力

3. 下列各项不属于弦脉所主的病证是
A. 肝郁
B. 胃热
C. 诸痛
D. 痰饮
E. 疟疾

4. 以下项目中属于细脉的相似脉者为
A. 微、弱、散脉
B. 濡、弱、伏脉
C. 微、濡、虚脉
D. 虚、弱、微脉
E. 微、弱、濡脉

5. 数脉类应除外
A. 数脉
B. 促脉
C. 疾脉
D. 动脉
E. 洪脉

6. 促脉的特征是
A. 脉来数而时一止，止无定数
B. 脉来缓而时一止，止无定数
C. 脉来一止，止有定数，良久方来
D. 脉来急疾，一息七八至
E. 脉形如豆，滑数有力

7. 下列除哪项外，指下均有脉气紧张之感觉
A. 弦
B. 紧
C. 长
D. 革
E. 牢

8. 2~3 岁小儿常脉的脉动至数是
A. 一息五至
B. 一息四至以下
C. 一息六七至
D. 一息八九至
E. 一息十至

9. 气滞血瘀可见
A. 虚脉
B. 革脉
C. 长脉
D. 动脉
E. 涩脉

10. 缓脉的主病为
A. 水饮
B. 痰证
C. 湿证
D. 食积
E. 气滞

11. 下列脉象除哪项外，均主实证
A. 弦
B. 濡
C. 滑
D. 紧
E. 长

12. 以下脉象中不主实证者为
A. 紧脉
B. 革脉
C. 结脉
D. 弦脉
E. 滑脉

13. 以下项目中不属于代脉所主病者为
A. 风证
B. 痛证

C. 脏气衰微
D. 七情惊恐
E. 宿食停滞

14. 以下脉象中不易出现于气血两虚证者为
A. 濡脉
B. 弱脉
C. 细脉
D. 涩脉
E. 虚脉

15.《濒湖脉学》中记载的脉象有
A. 28 种
B. 32 种
C. 24 种
D. 27 种
E. 33 种

16. 洪脉、实脉的共同特征是
A. 来盛去衰
B. 如波涛汹涌
C. 部位表浅
D. 脉体宽大
E. 端直以长

17. 用不轻不重的指力切脉，称为
A. 总按
B. 单按
C. 举
D. 寻
E. 按

18. 具备沉、实、大、弦、长形象特点的脉是
A. 牢脉
B. 紧脉
C. 芤脉
D. 伏脉
E. 革脉

19. 微脉的脉象特征为
A. 沉细而软
B. 浮细而软
C. 举之无力，按之空虚
D. 浮散无根，至数不齐
E. 极细极软，似有似无

20. 解索脉的表现是
A. 脉在筋肉之间，乍疏乍密，如解乱绳状
B. 脉在筋肉间，连连数急，三五不调
C. 脉在皮肤，头定而尾摇
D. 脉在皮肤，如虾游水
E. 脉在皮肤，浮数之极，至数不清

21. 真脏脉的别名应除外
A. 怪脉
B. 斜飞脉
C. 败脉
D. 死脉
E. 绝脉

22. 气分热盛的脉象为
A. 虚数脉
B. 洪数脉
C. 濡数脉
D. 细数脉
E. 浮数脉

23. 沉脉类应除外
A. 沉脉
B. 伏脉
C. 牢脉
D. 弱脉
E. 革脉

【B₁ 型题】

（1~2 题共用备选答案）
A. 洪数脉
B. 浮数脉
C. 滑数脉
D. 濡数脉
E. 弦数脉

1. 肝郁化火多见
2. 食积内热多见

（3~4 题共用备选答案）
A. 脉位的浮沉
B. 脉力的大小
C. 脉形的长短
D. 脉率的快慢
E. 脉律的齐否

3. 濡脉与弱脉的主要不同点，在于
4. 结脉与促脉的主要不同点，在于

（5~6 题共用备选答案）
A. 阴虚
B. 阳虚
C. 寒证
D. 热证
E. 湿困

5. 脉沉细无力而软的临床意义是
6. 脉浮细无力而软的临床意义是

参考答案

【A₁ 型题】

1. D　2. E　3. B　4. E　5. E　6. A　7. C　8. C　9. E　10. C
11. B　12. B　13. E　14. D　15. D　16. D　17. D　18. A　19. E　20. A
21. B　22. B　23. E

【B₁ 型题】

1. E　2. C　3. A　4. D　5. B　6. A

第七单元　按　　诊

【A_1 型题】

1. 虚里是指
   A. 左乳下心尖搏动处
   B. 心下
   C. 胃脘
   D. 少腹
   E. 胁肋
2. 前胸高起，按之气喘者为
   A. 肺胀
   B. 悬饮
   C. 支饮
   D. 痰饮
   E. 肺痈
3. 腹部肿块，痛无定处，而按之无形者，为
   A. 聚
   B. 癥
   C. 积
   D. 虫积
   E. 鼓胀
4. 左少腹作痛，按之累累有硬块者为
   A. 虫积
   B. 肠痈
   C. 肠中有宿粪
   D. 癥积
   E. 痞满

参考答案

【A_1 型题】

1. A　2. A　3. A　4. C

第八单元　八纲辨证

【A_1 型题】

1. “实”的病机最根本的方面是
   A. 邪气亢盛
   B. 正气旺盛
   C. 气血瘀滞
   D. 水液蓄积
   E. 痰浊壅滞
2. 下列哪项不是阴虚证的表现
   A. 低热潮热
   B. 两颧潮红
   C. 无汗或自汗
   D. 口燥咽干
   E. 舌红少苔
3. 下列各项，适用于真寒假热证的治法是
   A. 以热治寒
   B. 以热治热
   C. 以寒治寒
   D. 用寒远寒
   E. 通因通用
4. 表证和里证的主要鉴别要点是
   A. 腹泻与便秘
   B. 头痛与腹痛
   C. 口渴与不渴
   D. 有汗与无汗
   E. “寒热同时出现”与“单纯发热或畏寒”
5. 寒证与热证相互转化的关键因素是
   A. 邪气的性质
   B. 邪气的进退
   C. 邪正的对比
   D. 阴液的盈亏
   E. 阳气的盛衰
6. 阳偏衰所形成的证候性质是
   A. 实热
   B. 实寒
   C. 虚热
   D. 虚寒
   E. 真热假寒
7. 阳虚证最主要的表现是
   A. 舌质淡白苔薄白
   B. 口不渴或少饮
   C. 面色白而无华
   D. 脉沉细无力
   E. 经常畏寒肢凉

【A_2 型题】

8. 患者，男，35 岁。2 日来发热微恶寒，口苦，胁痛，尿短黄，大便黏臭，舌红苔薄白，脉数。其证候是
   A. 表里俱热
   B. 表寒里热
   C. 真寒假热
   D. 真热假寒
   E. 表热里寒
9. 久病患者，纳食减少，疲乏无力，腹部胀满，但时有缓减，腹痛而喜按，舌胖嫩而苔润，脉细弱而无力。其病机是
   A. 真实假虚
   B. 真实病证
   C. 真虚假实
   D. 真虚病证
   E. 虚中夹实
10. 患儿，男，2 岁。高热 3 天，面红目赤，胸腹灼热，四肢逆冷，小便黄少，大便已 3 日未行，舌红绛，苔黄厚而干，脉滑数，指纹紫暗，已达命关。临床诊断最可能是
   A. 表寒里热证
   B. 虚热证

C. 亡阳证
D. 真寒假热证
E. 真热假寒证

11. 患者，男，38 岁。身热，面红，口渴，但饮水不多，下利清谷，舌淡苔白，脉浮大无力。临床诊断最可能是
A. 实热证
B. 真热假寒证
C. 亡阳证
D. 真寒假热证
E. 虚热证

12. 患儿，女，8 岁。平素口燥咽干，溲赤便干，近日受风，发热，微恶寒，头痛，鼻塞流浊涕，舌红苔薄白，脉浮数。临床诊断最可能是
A. 里实热证
B. 外感风热证
C. 表里俱热证
D. 表热里寒证
E. 以上都不是

13. 患者，男，40 岁。长期胃部胀痛，近半年脘胀痞满益甚，胸闷气塞，纳差，大便 3 日一行，但不干燥，伴气短乏力，检查腹部按之软。舌淡，苔少，脉弱。临床诊断最可能是
A. 里实证
B. 里虚证
C. 真实假虚证
D. 真虚假实证
E. 以上都不是

14. 患者，女，42 岁。胸中烦热，口苦咽干，腹痛喜暖，大便稀溏。临床诊断最可能是
A. 真寒假热证
B. 真热假寒证
C. 上热下寒证
D. 表实里虚证
E. 表热里寒证

15. 患者，男，35 岁。长期胃脘隐痛、喜温喜按，面白，神疲乏力，近日伴见鼻流清涕，微热，恶风。临床诊断最可能是
A. 实中夹虚证
B. 虚中夹实证
C. 虚实并重证
D. 里虚证
E. 里实证

16. 患者，男，40 岁。身热不扬，汗出不畅，午后热甚，头身困重，小溲黄浊，舌苔黄腻，脉濡数。其发热属于
A. 阳明经热
B. 阴虚潮热
C. 湿温潮热
D. 阳明潮热
E. 气虚发热

17. 患者，男，65 岁。肝硬化已 3 年，现腹胀如鼓，四肢消瘦，神疲乏力。临床诊断最可能是
A. 虚中夹实证
B. 实中夹虚证
C. 虚实并重证
D. 里实证
E. 里虚证

【B_1 型题】

（1~2 题共用备选答案）
A. 表寒证
B. 真寒假热证
C. 虚寒证
D. 实寒证
E. 亡阳证

1. 脘腹冷痛拒按，大便秘结多见于
2. 脘腹冷痛喜按，大便溏软多见于

（3~4 题共用备选答案）
A. 寒证转热证
B. 热证转寒证
C. 真热假寒证
D. 真寒假热证
E. 寒热错杂证

3. “寒包火”证属于八纲证候间的关系是
4. 寒湿痹过服温燥药物而致局部红肿，属于八纲证候间的关系是

（5~6 题共用备选答案）
A. 表热证
B. 真热假寒证
C. 虚热证
D. 实热证
E. 亡阴证

5. 发热，烦渴，热汗淋漓，脉疾无力多见于
6. 发热，烦渴，大汗出，脉洪数有力多见于

（7~8 题共用备选答案）
A. 表热里寒证
B. 表寒里热证
C. 上热下寒证
D. 上寒下热证
E. 真热假寒证

7. 恶寒，发热，无汗，咳喘，痰黄稠多见于
8. 肢冷，发热，溲赤便干，舌红绛多见于

（9~10 题共用备选答案）
A. 表热证
B. 真热假寒证
C. 虚热证
D. 实热证
E. 亡阴证

9. 发热，烦渴，热汗淋漓，脉疾无力多见于
10. 发热，烦渴，大汗出，脉洪数有力多见于

参考答案

【A_1 型题】

1. A　2. C　3. B　4. E　5. E　6. D　7. E

【A_2 型题】

8. A　9. D　10. E　11. D　12. C　13. D　14. A　15. B　16. C　17. C

【B_1 型题】

1. D　2. C　3. E　4. A　5. E　6. D　7. B　8. E　9. E　10. D

第九单元　病因辨证

【A_1 型题】

1. 神昏暴厥多属于
   A. 忧伤
   B. 恐伤
   C. 惊伤
   D. 怒伤
   E. 思伤

【A_2 型题】

2. 患者，男，43 岁。入冬以后，肢体关节游走酸痛，沉重，苔薄白，脉弦缓。临床诊断最可能是
   A. 表湿证
   B. 里湿证
   C. 风湿证
   D. 寒湿证
   E. 湿热证
3. 患者，男，37 岁。恶热，汗出，口渴，心烦，疲乏，尿黄，舌红苔腻，脉虚数。临床诊断最可能是
   A. 风淫证
   B. 寒淫证
   C. 湿淫证
   D. 火淫证
   E. 暑淫证
4. 患者，女，32 岁。近日头胀痛，身重酸楚，发热，舌苔白滑，脉濡。临床诊断最可能是
   A. 湿淫证
   B. 暑淫证
   C. 风寒证
   D. 风湿证
   E. 暑温证
5. 患者，男，29 岁。身热，恶风汗出，口渴咽痛，鼻唇俱干，干咳无痰，舌苔黄干，脉浮数。临床诊断最可能是
   A. 温燥证
   B. 凉燥证
   C. 风热犯肺证
   D. 热邪壅肺证
   E. 肺阴虚证

【B_1 型题】

（1~2 题共用备选答案）
A. 风淫证
B. 暑淫证
C. 寒淫证
D. 湿淫证
E. 火淫证

1. 发热，汗出，口渴，疲乏，舌红，脉虚数多见于
2. 脘腹冷痛，呕吐腹泻多见于

（3~4 题共用备选答案）
A. 恶风发热，汗出，脉浮缓
B. 肢体关节游走疼痛
C. 肌肤麻木，口眼歪斜
D. 突起面睑浮肿，晨起尤重，伴发热恶寒
E. 咳嗽，咽喉痒痛，鼻塞，流鼻涕

3. 风邪中络证的临床表现是
4. 风邪侵袭肺系的临床表现是

（5~6 题共用备选答案）
A. 风淫证候
B. 湿淫证候
C. 寒淫证候
D. 湿热郁阻证
E. 肝肾阴亏证

5. 膝关节红肿热痛，多见于
6. 膝关节肿痛不红，多见于

参考答案

【A_1 型题】

1. D

【A_2 型题】

2. C　3. E　4. A　5. A

【B_1 型题】

1. B　2. C　3. C　4. E　5. D　6. B

第十单元　气血津液辨证

【A_1 型题】

1. 下列各项，不属于瘀血致病症状特点的是
   A. 痛处固定
   B. 爪甲紫暗
   C. 肌肤甲错
   D. 夜间痛甚
   E. 疼痛胀满
2. 气逆证多与下列哪些脏腑关系密切
   A. 脾、肺、肾
   B. 肝、肺、胃
   C. 肺、胃、肾
   D. 肝、心、肺
   E. 心、肾、肺
3. 气不能内守而大量亡失，以致生命垂危，脏腑功能突然衰竭的病理变化，指的是
   A. 气虚
   B. 气逆
   C. 气陷
   D. 气闭
   E. 气脱

【A_2 型题】

4. 患者，女，21 岁。近 2 个月，每至经期前 1 周即开始两乳胀痛，经期后延 10～12 天，量中等，色暗红有块，经行小腹胀痛，烦躁失眠、舌暗，脉弦有力。临床诊断最可能是
   A. 气滞血瘀证
   B. 肝气郁结证
   C. 气血两虚证
   D. 寒凝血瘀证
   E. 以上全都不是
5. 患者，女，49 岁。心悸，胸闷，气短 3 年，近日心前区刺痛，痛引左肩部、舌紫暗，脉涩。临床诊断最可能是
   A. 气滞血瘀证
   B. 气虚血瘀证
   C. 气虚证
   D. 血瘀证
   E. 气血两虚证
6. 患者，男，36 岁。患胃病多年，今晚突然大量呕血，面唇俱白，冷汗淋漓，呼吸微弱，神志欠清，舌淡，脉浮大而散。临床诊断最可能是
   A. 气不摄血证
   B. 气血两虚证
   C. 气随血脱证
   D. 亡阳证
   E. 亡阴证
7. 患者，女，19 岁。每至经前 1 天开始小腹绞痛，经行第 2 天，下大量紫暗血块后，痛则缓解。舌淡苔白，脉弦迟。临床诊断最可能是
   A. 气滞血瘀证
   B. 寒凝血瘀证
   C. 肾阳虚证
   D. 冲任虚寒证
   E. 血瘀证

【B_1 型题】

（1～2 题共用备选答案）
A. 气血两虚证
B. 气滞血瘀证
C. 气虚血瘀证
D. 气随血脱证
E. 气不摄血证

1. 胸胁胀痛，胁下痞块刺痛多见于
2. 大失血，突然面唇淡白，神志不清、呼吸微弱多见于

（3～4 题共用备选答案）
A. 风水相搏证
B. 寒湿困脾证
C. 脾阳虚证
D. 肾阳虚证
E. 脾肾阳虚证

3. 面目一身水肿，发热恶风多见于
4. 面目一身水肿，小便不利，腰酸，畏寒肢冷多见于

（5～6 题共用备选答案）
A. 湿热蕴脾证
B. 肝胆湿热证
C. 饮停于胃证
D. 血瘀胃脘证
E. 肾阳虚证

5. 口干不欲饮，水入则吐，小便不利多见于
6. 口干不欲饮，浮肿，小便不利多见于

（7～8 题共用备选答案）
A. 气血两虚证
B. 气不摄血证
C. 气虚血瘀证
D. 气随血脱证
E. 气滞血瘀证

7. 表现为长期便血，神疲乏力，舌淡脉弱。其证是
8. 妇女痛经，经血紫暗有块，胸胁胀满疼痛。其证是

参考答案

【A_1 型题】

1. E　2. B　3. E

【A_2 型题】

4. A　5. B　6. C　7. B

【B_1 型题】

1. B　2. D　3. A　4. D　5. C　6. E　7. D　8. E

第十一单元　脏腑辨证

【A_1 型题】

1. 心血虚与心阴虚的共有症状是
   A. 胸闷气短
   B. 头晕目眩，面白无华
   C. 五心烦热，潮热盗汗
   D. 心悸怔忡，失眠多梦
   E. 唇舌淡白，脉细数
2. 湿热蕴脾与寒湿困脾两证均可出现
   A. 身热不扬
   B. 口淡不渴
   C. 肢体浮肿
   D. 带下色黄而臭秽
   E. 面目肌肤发黄
3. 肾气不固的主要症状为
   A. 男子阳痿，妇女经闭
   B. 脘腹胀满，全身肿胀
   C. 五更泄泻，完谷不化
   D. 小便频数，遗尿或失禁
   E. 久病咳喘，动则尤甚
4. 鉴别肝阳上亢证与肝火炽盛证最有意义的临床表现是
   A. 失眠多梦
   B. 急躁易怒
   C. 头重脚轻
   D. 面红耳赤
   E. 头晕胀痛
5. 脾气下陷的特异症状是
   A. 脘腹坠胀
   B. 腹胀纳少
   C. 便溏肢倦
   D. 食少懒言
   E. 面色萎黄
6. 久病咳喘，呼多吸少的临床意义是
   A. 肺气虚
   B. 心肺气虚
   C. 肾不纳气
   D. 脾肺气虚
   E. 肺气阴两虚

【A_2 型题】

7. 患者，男，60 岁。咳逆阵作，痰中带血，时时汗出，胸胁胀痛，口苦咽干，尿黄便秘，舌红苔薄黄，脉弦数。其诊断是
   A. 肺痨，阴虚火旺
   B. 咳血，肝火犯肺
   C. 咳嗽，肝火犯肺
   D. 肺痈，成痈期
   E. 咳嗽，痰热郁肺
8. 患者，女，75 岁。嗜睡，身疲乏力、畏寒肢冷，心悸，夜尿频多，舌淡嫩苔白，脉沉迟无力。临床诊断最可能是
   A. 脾阳虚证
   B. 心阳虚证
   C. 肾阳虚证
   D. 心肾阳虚证
   E. 湿困脾证
9. 患者，男，65 岁。患慢性支气管炎已 20 年。3 天前受凉，恶寒微发热，无汗，咳喘，痰稀色白，舌苔薄白腻，脉浮弦。临床诊断最可能是
   A. 寒邪客肺证
   B. 风寒犯肺证
   C. 外感风寒证
   D. 痰湿阻肺证
   E. 饮停于肺证
10. 患者，男，42 岁。1 个月来由于工作中压力较大，每至黎明即腹痛欲泻，泻后痛减，每晨 2~3 次稀便。服四神丸等无效，舌淡红，苔薄腻，脉弦有力。临床诊断最可能是
    A. 肾阳虚证
    B. 脾阳虚证
    C. 寒湿困脾证
    D. 湿热蕴脾证
    E. 肝气犯脾证
11. 患者，女，65 岁。咳喘 15 年，每至冬季加重，面色淡白，咳声无力，动则气喘，痰清稀色白，四肢轻度浮肿，舌淡苔白，脉弱。临床诊断最可能是
    A. 肾不纳气证
    B. 肺气虚证
    C. 肺肾气虚证
    D. 心肺气虚证
    E. 脾肺气虚证
12. 患者，女，52 岁。患过敏性鼻炎已近 10 年，每遇气温变化即鼻塞流清涕，喷嚏不断，平素怕冷，面白，气短、自汗，舌淡苔白，脉沉细。临床诊断最可能是
    A. 肾阳虚证
    B. 肺气虚证
    C. 肺肾气虚证
    D. 风寒犯肺证
    E. 以上全都不是
13. 患者，男，21 岁。昨日饮食失慎，当晚即腹痛腹泻，日下 8 次，利下黄臭稀水，肛门灼热，舌红苔黄腻，脉濡。临床诊断最可能是

A. 大肠湿热证
B. 湿热蕴脾证
C. 食积胃肠证
D. 肝郁乘脾证
E. 以上都不是

14. 患者，男，29岁。近1个月来失眠多梦，伴头晕耳鸣，胸闷不舒，痰多，烦热，舌红苔黄腻，脉弦数。临床诊断最可能是
A. 心血虚证
B. 心阴虚证
C. 痰火扰心证
D. 胆郁痰扰证
E. 心火亢盛证

15. 患者，女，42岁。4年来月经量多，每次行经7~8天，经色先红后淡，经后小腹隐痛。面色淡白无华，纳少，稍多食即感脘腹胀满，气短，神疲乏力，大便正常，舌淡苔薄白，脉沉细无力。临床诊断最可能是
A. 气血两虚证
B. 脾不摄血证
C. 心脾两虚证
D. 冲任虚寒证
E. 脾肾气虚证

16. 患者，女，26岁，已婚。停经2个月，尿妊娠试验阳性。恶心呕吐10天，加重3天，食入即吐，口淡无味，时时呕吐清涎，倦怠嗜卧，舌淡苔白润，脉缓滑无力。其证候是
A. 脾胃虚弱证
B. 痰湿中阻证
C. 肝胃不和证
D. 肝脾不和证
E. 气阴两伤证

17. 患者，男，25岁。失眠已5年，面唇淡白无华，每晚入睡困难，只能睡5小时左右，噩梦纷纭，心烦心悸，大便干，舌淡苔薄白，脉细无力。临床诊断最可能是
A. 心阴虚证
B. 肝阴虚证
C. 心血虚证
D. 肝血虚证
E. 气血两虚证

18. 患者，女，29岁。1个月来每晚都做噩梦，醒则心悸汗出，再难入睡，胸闷喜太息，纳差恶心，舌苔黄腻，脉滑数。临床诊断最可能是
A. 心气虚证
B. 心血虚证
C. 胆郁痰扰证
D. 肝气郁结证
E. 以上都不是

19. 患者，男，38岁。有慢性肝病史5年，肝功时好时差，纳呆，腹胀，气短，神疲乏力，舌淡苔薄白，脉缓。临床诊断最可能是
A. 肝气郁结证
B. 肝胃不和证
C. 肝脾不调证
D. 脾气虚证
E. 寒湿困脾证

20. 患儿，男，8岁。3天前发热恶风，咽痛，今天面部及眼泡浮肿，小便黄少，苔薄白，脉浮数。临床诊断最可能是
A. 脾虚湿阻证
B. 阴水证
C. 风水相搏证
D. 肾虚水泛证
E. 水湿困脾证

21. 患者，男，58岁。胸胁胀满，咳唾引痛，舌苔白滑，脉弦。临床诊断最可能是
A. 饮停于肺证
B. 饮停胸胁证
C. 痰湿阻肺证
D. 肝气郁结证
E. 寒邪客肺证

22. 患者，男，42岁。干咳1年，未认真治疗，近因参加劳动，咳嗽加剧，并咯血数口，现痰中带血丝，心烦，自感手足心热，睡时常出汗，小便少，大便干，舌红苔少而干，脉细数。临床诊断最可能是
A. 燥邪犯肺证
B. 热邪壅肺证
C. 肝火犯肺证
D. 肺阴虚证
E. 以上都不是

23. 患者，女，42岁。患“慢性胃炎”3年，胃脘隐痛，食后胀满，嗳气呃逆，虽饥而不欲多食，大便干，舌红无苔，脉细无力。临床诊断最可能是
A. 脾气虚证
B. 脾胃气虚证
C. 胃阴虚证
D. 脾阴虚证
E. 肝胃不和证

24. 患者，男，43岁。胃脘胀满，口渴欲饮，水入则吐，胃中有振水声，苔白滑，脉弦。临床诊断最可能是
A. 饮停于胃证
B. 胃寒证
C. 脾阳虚证
D. 脾虚湿阻证
E. 寒湿困脾证

25. 患者，男，37岁。有饮酒史。脘腹胀闷作痛，吐血紫暗，夹有食物残渣，口苦口臭，尿黄便秘，舌红苔黄腻，脉滑数。诊为吐血，其证候是
A. 胃热壅盛证
B. 肝火犯胃证
C. 气虚血溢证
D. 络瘀血溢证
E. 大肠湿热证

26. 患者，男，70岁。患有“冠心病”8年。2小时前突然心痛剧作，面色青灰，冷汗淋漓，四肢厥冷，呼吸微弱，舌淡白，苔白润，脉微欲绝。其证候是
A. 心阳虚证
B. 寒凝心脉证
C. 气滞心脉证
D. 痰阻心脉证

E. 心阳暴脱证

27. 患者，女，28 岁。3 年来妊娠 4 次，均不足 3 个月而流产，伴带下清稀，腰部酸痛，舌淡苔白，脉弱。其证候是
A. 肾气不固证
B. 肾精不足证
C. 肾阳虚证
D. 肝郁脾虚证
E. 脾阳虚证

28. 患者，女，38 岁。慢性腹泻已 5 年余，大便每日 2~3 次，稀便不成形，纳呆，腹胀，周身乏力，消瘦、舌淡苔白、脉缓。临床诊断最可能是
A. 脾阳虚证
B. 脾气虚证
C. 大肠虚寒证
D. 寒湿困脾证
E. 以上都不是

29. 患者，女，18 岁。半年前失恋后精神抑郁，时喃喃自语，哭笑无常，痰多胸闷，舌苔白腻，脉弦滑。临床诊断最有可能是
A. 痰迷心窍证
B. 肝气郁结证
C. 心火亢盛证
D. 痰火扰心证
E. 胆郁痰扰证

30. 患者，男，22 岁。心烦失眠 1 周，近因面临分配工作，心情烦躁，近 1 周入夜难眠，手足心自感发热，入夜咽干欲饮，舌红苔薄而干，脉细数。临床诊断最可能是
A. 心阴虚证
B. 肝阴虚证
C. 肝火上炎证
D. 心血虚证
E. 心火亢盛证

31. 患者，男，65 岁。有“高血压”病史 20 余年。近半个月，常感左侧胸部闷痛，伴有心悸，形体肥胖，舌淡苔白腻，脉沉弦。临床诊断最可能是
A. 心脉痹阻证
B. 痰阻心脉证
C. 肝气郁结证
D. 血瘀心脉证
E. 心阳虚证

32. 患者，男，60 岁。心悸、胸闷、气短已 3 年。近日加剧，面色淡白，神疲乏力，心悸时作，入夜不能安睡，舌淡苔白，脉弱。临床诊断最可能是
A. 心气虚证
B. 心阳虚证
C. 气虚证
D. 血虚证
E. 亡阳证

33. 患者，女，56 岁。心前区疼痛已 5 年，每逢秋冬季加重，近半个月时感心前区刺痛，且放射至左肩背部，伴心悸胸闷，舌质紫暗，脉细涩。临床诊断最可能是
A. 痰迷心窍证
B. 血瘀心脉证
C. 寒凝心脉证
D. 气滞心脉证
E. 痰阻心脉证

34. 患儿，男，3 岁。发热 5 天，T 38.5℃，恶风咳嗽，喉中痰鸣，呼吸气粗，鼻塞流浊涕，大便干，舌红苔薄黄，脉浮数。其最可能的诊断是
A. 外感风热证
B. 风热犯肺证
C. 热邪壅肺证
D. 痰热壅肺证
E. 痰湿阻肺证

35. 患者，男，66 岁。咳喘无力，痰清稀，纳呆，腹胀，气短乏力，舌淡，脉弱。临床诊断最可能是
A. 肺气虚证
B. 脾气虚证
C. 脾肺气虚证
D. 肺肾气虚证
E. 脾肾气虚证

36. 患者，女，45 岁。2 天前食后受凉，腹泻不止，日行六七次，水样便，腹微痛，纳呆恶心，小便短少，舌苔白厚腻，脉缓。临床诊断最可能是
A. 寒湿困脾证
B. 胃寒证
C. 脾阳虚证
D. 外感寒湿证
E. 以上都不是

37. 患儿，男，13 岁。患“乙型脑炎”5 天，现高热 40℃，躁狂谵语，呼吸气粗，喉中痰鸣，大便 5 日未行，舌红苔黄腻，脉滑数有力。临床诊断最可能是
A. 热入营血证
B. 痰火扰神证
C. 心火亢盛证
D. 痰迷心窍证
E. 阳明腑实证

38. 患者，男，45 岁。胸胁胀痛，走窜不定，情绪不佳则加重，胸闷气短，嗳气频作，舌苔薄，脉弦。其证候是
A. 肝胃不和证
B. 肝络瘀阻证
C. 肝气郁结证
D. 肝郁化热证
E. 肝脾不调证

39. 患者，男，35 岁。舌左侧长 1 个黄豆大小的溃疡已 1 周，局部灼痛难耐，烦躁易怒，失眠多梦，溲赤便干，舌红苔黄干，脉滑数。临床诊断最可能是
A. 肝火上炎证
B. 肝胆湿热证
C. 心火亢盛证
D. 胃火亢盛证
E. 心阴虚证

40. 患者，男，58 岁。患“高血压”已近 10 年，头晕胀痛，耳鸣、梦多寐差、腰膝酸软，舌红苔少，脉弦细数。临床诊断最有可能是

A. 肝火上炎证
B. 肝肾阴虚证
C. 肝阳上亢证
D. 肝阴虚证
E. 肾阴虚证

41. 患者，女，58岁。近半个月因工作劳累过度，时感气短乏力，与别人争执后心前区胀痛，且放射到左肩背部，伴心悸失眠，舌淡红苔薄白，脉沉弦。临床诊断最可能是
A. 心气虚证
B. 肝气郁结证
C. 气滞血瘀证
D. 气滞心脉证
E. 气虚血瘀证

42. 患者，男，28岁。结婚3年，女方从未受孕，经化验为"精子数量极少"。性生活正常，无任何不适感，舌脉正常。临床诊断最可能是
A. 肾阳虚证
B. 肾阴虚证
C. 肾精不足证
D. 肾气虚证
E. 肾不纳气证

43. 患者，男，65岁。咳喘无力、痰清稀，心悸，胸闷气短，舌淡苔白，脉弱。临床诊断最可能是
A. 肾不纳气证
B. 肺气虚证
C. 心肾阳虚证
D. 心肺气虚证
E. 心气虚证

44. 患者，男，23岁。面目一身俱黄，色鲜如橘色，纳呆、恶心，脘胀、胁痛、胁下有痞块，小便黄少，大便溏薄，舌红苔黄腻，脉弦数。临床诊断最可能是
A. 湿热蕴脾证
B. 肝胆湿热证
C. 寒湿困脾证
D. 大肠湿热证
E. 以上都不是

45. 患者，男，25岁。前日开始，右胸胁部泛起疱疹，灼热疼痛，口苦咽干，烦躁不安、溲赤便干，舌边红苔黄腻，脉弦数。临床诊断最可能是
A. 血热证
B. 肝胆湿热证
C. 湿热蕴脾证
D. 血热生风证
E. 以上全都不是

46. 患者，女，28岁。1年前流产失血较多，眩晕耳鸣，手足麻木，寐差多梦，面唇淡白，舌淡苔少，脉细无力。临床诊断最可能是
A. 肝阳上亢证
B. 肝血虚证
C. 心血虚证
D. 肝阴虚证
E. 血虚动风证

47. 患者，男，65岁。肛门脱出已近3年，每大便稍用力，肛门即会脱出。面白，神疲、气短、乏力、纳少、大便干，2~3天一行，舌淡苔少，脉沉细无力。临床诊断最可能是
A. 脾气虚证
B. 脾阴虚证
C. 脾气下陷证
D. 气陷证
E. 肺气虚证

48. 患者，男，33岁。咳嗽已1个月余。病起感冒后，咳嗽不止，痰少而黏，时或干咳无痰，心烦，手足心热，小便正常、大便稍干，舌红苔少而干，脉细。临床诊断最可能是
A. 风热犯肺证
B. 肺阴虚证
C. 燥邪犯肺证
D. 肝火犯肺证
E. 热邪壅肺证

49. 患者，男，32岁。牙龈肿痛3天，烦热，口渴饮冷，大便干，3日未行，小便黄少，舌红苔黄脉弦。临床诊断最可能是
A. 心火亢盛证
B. 胃火亢盛证
C. 大肠热结证
D. 阳明腑实证
E. 以上全都不是

50. 患者，女，29岁。2年来月经量多色淡，近半年失眠心悸，头晕目眩，纳少，腹胀，面唇淡白，舌淡苔少，脉弱。临床诊断最可能是
A. 心血虚证
B. 肝血虚证
C. 心肝血虚证
D. 心脾两虚证
E. 心脾气虚证

51. 患者，女，24岁，已婚。闭经7个月，形体肥胖，胸胁满闷，呕恶痰多，面浮肿，舌淡苔白腻，脉沉滑。其证候是
A. 肝肾不足证
B. 气血虚弱证
C. 痰湿阻滞证
D. 肝血不足证
E. 肺肾阴虚证

52. 患者，男，60岁。心前区疼痛多年，每逢秋冬季加重。入冬以来时感心前区刺痛，且放射至左肩背部，经常心悸，胸闷，舌质紫暗，脉沉涩。其证候是
A. 痰迷心窍证
B. 瘀阻心脉证
C. 气滞心脉证
D. 心阳虚证
E. 痰阻心脉证

53. 患者，男，60岁。3天前受凉，突然恶寒发热，无汗，咳嗽，夜间加剧，痰稀色白，舌苔薄白腻，脉浮紧。其证候是
A. 寒邪客肺证
B. 风寒犯肺证
C. 风邪袭卫证
D. 外感风寒证

E. 饮邪停肺证

54. 患者，女，31岁。3年来妊娠3次，均不足3个月而流产，听力减退，带下清稀，腰部酸痛，舌淡苔白，脉弱。其证候是
A. 肾气不固证
B. 肾精不足证
C. 肾阳虚证
D. 脾气下陷证
E. 脾肾阳虚证

55. 患者，男，38岁。患胃病已近10年，每日饭后，即感胃脘隐痛，饭后则胃脘胀闷不适。平素气短、乏力、神疲，大便不成形，每日1次，舌淡苔薄白，脉缓。临床诊断最可能是
A. 胃气虚证
B. 脾胃气虚证
C. 脾阳虚证
D. 胃阴虚证
E. 以上都不是

56. 患者，女，52岁。近半年来经期错乱，经量较多色鲜红，伴腰酸膝软，头晕目眩，失眠盗汗，心悸心烦，舌红苔少，脉细数。临床诊断最可能是
A. 心阴虚证
B. 肝阴虚证
C. 肾阴虚证
D. 血热证
E. 心火亢盛证

57. 患者，男，32岁。咳喘已近半年，胸闷痰多，白滑易出，舌苔白腻，脉滑。临床诊断最可能是
A. 寒邪客肺证
B. 风寒犯肺证
C. 痰湿阻肺证
D. 饮停于肺证
E. 肺气虚证

58. 患者，男，65岁。长期便秘，5~6天一行，大便干结如羊屎，口干喜饮，舌正常，脉弦细。临床诊断最可能是
A. 大肠热结证
B. 肺阴虚证
C. 胃阴虚证
D. 阳明腑实证
E. 大肠液亏证

59. 患儿，男，8岁。每晚遗尿，面白神疲，形体瘦小，舌淡嫩苔少，脉弱。临床诊断最可能是
A. 肾阳虚证
B. 肾阴虚证
C. 肾气不固证
D. 肾不纳气证
E. 肾精不足证

60. 患者，女，26岁。新婚第3天，即发热，腰痛，尿频尿急，尿道灼痛，小便黄少，舌红苔黄，脉数。临床诊断最可能是
A. 小肠实热证
B. 膀胱湿热证
C. 热结膀胱证
D. 湿热下注证
E. 大肠湿热证

61. 患者，男，32岁。阳痿不举近2年，服补肾壮阳之药难以计数，毫无效果，近来又感烦热不眠，口苦咽干，头晕目赤，纳差脘闷，小便黄，大便稀而不爽，舌红苔黄腻，脉弦数。临床诊断最可能是
A. 肾阳虚证
B. 肾精不足证
C. 肝肾阴虚证
D. 肝胆湿热证
E. 肝火上炎证

62. 患者，男，65岁。小便后余沥不尽已数年，西医诊为“前列腺肥大”，伴腰膝冷痛，畏寒肢冷，舌淡苔白，脉沉尺无力。临床诊断最可能是
A. 肾气不固证
B. 肾阳虚证
C. 肾不纳气证
D. 肾精不足证
E. 膀胱湿热证

63. 患者，男，62岁。患咳喘近20年，每至冬季加重，胸闷痰鸣，痰多清稀泡沫，入夜难以平卧，心悸，舌淡苔白滑，脉弦。临床诊断最可能是
A. 痰湿阻肺证
B. 寒邪客肺证
C. 饮停于肺证
D. 肺气虚证
E. 肾不纳气证

64. 患者，男，17岁。失眠近1年，每晚入睡极难，烦热、盗汗、遗精、头晕乏力、腰酸、耳鸣，舌红苔少，脉数。临床诊断最可能是
A. 心阴虚证
B. 肝阴虚证
C. 肾阴虚证
D. 心火亢盛证
E. 心肾不交证

65. 患者，男，68岁。眩晕欲仆，语言謇涩，肢体麻木，舌绛苔少，脉弦数。临床诊断最可能是
A. 肝阳上亢证
B. 肝阳化风证
C. 阴虚动风证
D. 风痰阻络证
E. 肝阴虚证

66. 患者，女，24岁。半个月前感冒后咳嗽至今不愈，阵发性呛咳，痰少而黏，痰中偶有血丝，胸胁胀痛，头晕目赤，溲黄便干，舌苔薄黄，脉弦数。临床诊断最可能是
A. 热邪壅肺证
B. 风热犯肺证
C. 肝火犯肺证
D. 燥邪犯肺证
E. 肺阴虚证

67. 患儿，女，3岁。患“乙脑”病8天，低热不退，颧红盗汗，失语，手足蠕动，舌红绛苔无，脉细数。临床诊断最可能是

A. 肝阴虚证
B. 肾阴虚证
C. 肝肾阴虚证
D. 阴虚动风证
E. 血虚动风证

68. 患者，女，38岁。面目一身浮肿，纳呆恶心，小便黄少，舌红苔黄腻，脉濡数。临床诊断最可能是
A. 脾阳虚证
B. 脾肾阳虚证
C. 寒湿困脾证
D. 湿热蕴脾证
E. 以上全都不是

69. 患者，女，45岁。面浮肢肿，气短神疲，肢体困重，畏寒肢冷，腰酸膝软，纳呆腹胀，小便清长，舌淡胖，苔白滑，脉沉迟无力。临床诊断最可能是
A. 脾阳虚证
B. 肾阳虚证
C. 寒湿困脾证
D. 脾肾阳虚证
E. 肾气虚证

70. 患者，女，32岁。下岗后心情不好，近半月自感胃脘痞满，嗳气时作，纳谷不香，胸闷喜叹息，舌正常，脉弦。临床诊断最可能是
A. 肝气郁结证
B. 肝气横逆证
C. 肝胃不和证
D. 肝郁脾虚证
E. 气滞证

【B_1型题】

（1~2题共用备选答案）
A. 心悸烦躁，善惊痰多
B. 心悸善惊，坐卧不安
C. 惊悸眩晕，胸闷喘憋
D. 心悸怵惕，心痛胸闷
E. 虚烦而悸，耳鸣腰酸

1. 心悸心虚胆怯证的特点是
2. 心悸心血瘀阻证的特点是

（3~4题共用备选答案）
A. 血瘀心脉证
B. 痰阻心脉证
C. 寒凝心脉证
D. 气滞心脉证
E. 气虚血瘀证

3. 胸痛彻背、遇冷加剧，多见于
4. 心胸闷痛、心悸痰多，多见于

（5~6题共用备选答案）
A. 风寒犯肺证
B. 寒邪客肺证
C. 痰湿阻肺证
D. 饮停于肺证
E. 肺气虚证

5. 咳喘无力，气短乏力多见于
6. 咳吐清稀泡沫痰，倚息不得平卧多见于

（7~8题共用备选答案）
A. 心气虚证
B. 心阳虚证
C. 心肾阳虚证
D. 心肺气虚证
E. 心脾两虚证

7. 心悸、咳喘无力、气短多见于
8. 嗜卧、心悸、腰膝冷痛多见于

（9~10题共用备选答案）
A. 肝阴虚证
B. 肝阳上亢证
C. 肝血虚证
D. 肝火上炎证
E. 肝胆湿热证

9. 头晕目眩、耳鸣，腰膝酸软多见于
10. 头晕目眩、耳鸣，面唇淡白多见于

（11~12题共用备选答案）
A. 肾阳虚证
B. 肾阴虚证
C. 肾精不足证
D. 肾气不固证
E. 肾不纳气证

11. 腰膝酸痛，浮肿，小便不利，多见于
12. 腰膝酸痛，小便余沥不尽，多见于

（13~14题共用备选答案）
A. 心血虚证
B. 心火亢盛证
C. 心肾不交证
D. 肝火上炎证
E. 肝阴虚证

13. 心烦失眠、多梦、遗精，多见于
14. 急躁易怒，失眠、多梦，胁肋灼痛，多见于

（15~16题共用备选答案）
A. 风寒束肺证
B. 寒邪客肺证
C. 饮停于肺证
D. 痰湿阻肺证
E. 肺气虚证

15. 咳喘，痰多色白滑、易咳出，多见于
16. 咳喘，痰多色白清稀、多泡沫，多见于

（17~18题共用备选答案）
A. 胃阴虚证
B. 肝胃不和证
C. 食滞胃脘证
D. 胃寒证
E. 胃气虚证

17. 嗳气频作，常随情绪变化者多见于
18. 嗳气频作，伴饥不欲食者多见于

（19~20题共用备选答案）
A. 心肝血虚证
B. 肝肾阴虚证
C. 肾肺阴虚证
D. 心肾不交证
E. 心脾气血虚证

19. 表现为心悸健忘，失眠多梦，头晕目眩，面色苍白，肢体麻木，舌淡，脉细。其证是
20. 表现为腰膝酸软，五心烦热，失眠多梦，耳鸣目涩，遗精盗汗，舌红少苔，脉细数。其证是

参考答案

【A_1 型题】

1. D　2. E　3. D　4. C　5. A　6. C

【A_2 型题】

7. B　8. D　9. B　10. E　11. B　12. B　13. A　14. D　15. B　16. A
17. C　18. C　19. D　20. C　21. B　22. D　23. C　24. A　25. A　26. E
27. A　28. B　29. A　30. A　31. B　32. A　33. B　34. B　35. C　36. A
37. B　38. C　39. C　40. C　41. D　42. C　43. D　44. B　45. B　46. B
47. C　48. B　49. B　50. D　51. C　52. B　53. B　54. A　55. B　56. C
57. C　58. E　59. C　60. B　61. D　62. B　63. C　64. E　65. B　66. C
67. D　68. D　69. D　70. C

【B_1 型题】

1. B　2. D　3. C　4. B　5. E　6. D　7. D　8. C　9. B　10. C
11. A　12. D　13. C　14. D　15. D　16. C　17. B　18. A　19. A　20. B

第十二单元　六经辨证

【A_1 型题】

1. 太阴病证的临床表现有
A. 脉微细
B. 饥不欲食
C. 四肢厥冷
D. 时腹自痛
E. 下利清谷

2. 少阴病的主要病理特征为
A. 心气不足
B. 阴血不足
C. 心肾虚衰
D. 脾肾阳虚
E. 肺肾两虚

3. 合病是指
A. 一经之病治不彻底，又见他经证候
B. 互为表里经相传
C. 这一经的证候转变为另一经的证候
D. 两经或三经同时发病
E. 隔一经或隔二经相传

4. 少阴热化证的心烦、不寐是因
A. 热扰胸膈
B. 热扰心神
C. 内有燥屎
D. 肝阳上扰
E. 水亏火旺

【A_2 型题】

5. 患者，男，38 岁。口苦，胸胁痛而不能转侧，时欲太息、头痛。临床诊断最可能是
A. 足厥阴肝经病证
B. 足少阳胆经病证
C. 手少阳三焦经病证
D. 手厥阴心包经病证
E. 以上都不是

6. 患者，男，40 岁。心烦不得卧，口燥咽干，舌尖红，脉细数。其诊断是
A. 太阴病证
B. 厥阴病证
C. 少阳病证
D. 少阴热化证
E. 少阴寒化证

7. 患者，女，36 岁。饥不欲食，面如漆柴，咳唾有血，善恐，心惕惕如人将捕之。临床诊断最可能是
A. 手少阴心经病证
B. 手太阴肺经病证
C. 手厥阴心包经病证
D. 足少阴肾经病证
E. 足阳明胃经病证

【B_1 型题】

（1~2 题共用备选答案）
A. 腹部胀满，不欲饮食
B. 胸胁苦满，心烦喜呕
C. 腹胀且痛，大便秘结
D. 下利清谷，四肢厥冷
E. 心中疼热，饥不欲食

1. 太阴病证的表现有
2. 少阴病证的表现有

（3~4 题共用备选答案）
A. 手少阴心经病证
B. 足少阴肾经病证
C. 手太阴肺经病证
D. 足太阴脾经病证
E. 足厥阴肝经病证

3. 嗌干、心痛，渴而欲饮，臑臂内后廉痛厥多见于
4. 腰痛不可以俯仰，胸满，呕逆多见于

（5~6题共用备选答案）
A. 手厥阴心包络经病证
B. 足少阳胆经病证
C. 足太阳膀胱经病证
D. 手太阳小肠经病证
E. 足阳明胃经病证
5. 手心热，甚则胸胁支满，喜笑不休多见于
6. 寒热、鼻塞，头痛，脊痛，多见于

参考答案

【A_1 型题】

1. D　2. C　3. D　4. E

【A_2 型题】

5. B　6. D　7. D

【B_1 型题】

1. A　2. D　3. A　4. E　5. A　6. C

第十三单元　卫气营血辨证

【B_1 型题】

（1~4题共用备选答案）
A. 发热，不恶寒，口渴，苔黄
B. 发热微恶寒，口微渴
C. 神昏、肢厥、舌裂纹
D. 斑疹密布，出血，舌质深绛
E. 身热夜甚，心烦谵语，舌质红绛
1.《外感温热篇》营分证辨证要点是
2.《外感温热篇》气分证辨证要点是
3.《外感温热篇》卫分证辨证要点是
4.《外感温热篇》血分证辨证要点是

参考答案

【B_1 型题】

1. E　2. B　3. A　4. D

第十四单元　三焦辨证

【A_1 型题】

下列各项，属中焦病证的临床表现是
A. 身热不扬，烦躁，胸脘痞满
B. 五心烦热，心中憺憺大动，手指蠕动
C. 灼热，神昏，肢厥，舌謇，舌绛
D. 神志昏蒙……舌苔垢腻
E. 手足心热甚于手足背，口燥咽干，消瘦无力

参考答案

【A_1 型题】

A

第十五单元　中医诊断思维与应用

【A_1 型题】

我国最早注意病案的记录的医家为
A. 钱乙
B. 淳于意
C. 张子和
D. 喻嘉言
E. 江瓘

参考答案

【A_1 型题】

B

第三章　中　药　学

第一单元　中药的性能

【A_1 型题】

1. 我国现存的第一部本草专著是
   A.《五十二病方》
   B.《本草经集注》
   C.《本草纲目》
   D.《本草品汇精要》
   E.《开宝本草》
2. 我国第一部炮制学专著是
   A.《本草经集注》
   B.《食疗本草》
   C.《饮膳正要》
   D.《雷公炮炙论》
   E.《珍珠囊》
3. 确定药物寒热、温凉的依据是
   A. 神农氏尝百草的体会
   B.《素问》："寒者热之，热者寒之"
   C.《本经》："疗寒以热药，疗热以寒药"
   D. 药物作用于人体的反应
   E. 诸家本草之源
4. 中药药性中，五味的确定是
   A. 仅从口尝获得
   B. 仅从药物疗效中推导
   C. 以口尝获得为主，从药物疗效中推导为辅
   D. 从药物疗效中推导为主，以口尝获得为辅
   E. 从口尝、鼻嗅中获得
5. 治疗筋脉挛急疼痛的药物，大多是何种药味
   A. 酸
   B. 苦
   C. 甘
   D. 辛
   E. 咸
6. 能治疗瘰疬、痰核、瘿瘕等证的药味是
   A. 辛味
   B. 酸味
   C. 苦味
   D. 咸味
   E. 甘味

参考答案

【A_1 型题】

1. B　2. D　3. D　4. D　5. C　6. D

第二单元　中药的作用

【A_1 型题】

1. 下列各项，不属温热药的作用的是
   A. 温里散寒
   B. 滋阴除蒸
   C. 暖肝散结
   D. 引火归原
   E. 回阳救逆

【A_2 型题】

2. 患者，女，50 岁。体弱多病，形体消瘦，气短乏力，纳食不香，头晕心悸，面色苍白，时嗳气，腹胀，经查诊断为胃下垂。该病在临床治疗上应选哪一类药物
   A. 味辛、升浮药
   B. 味甘、沉降药
   C. 味甘、升浮药
   D. 味酸、沉降药
   E. 味苦、沉降药

参考答案

【A_1 型题】

1. B

【A_2 型题】

2. C

第三单元 中药的配伍

【A_1 型题】

1. 七情配伍中，可以提高药效的配伍是
A. 相杀、相反
B. 相杀、相使
C. 相须、相使
D. 相须、相恶
E. 相恶、相反
2. 半夏与陈皮合用以增强燥湿化痰作用，属于哪种配伍关系
A. 相畏
B. 相杀
C. 相须
D. 相使
E. 相恶
3. 人参与皂荚同用，皂荚可以降低人参的补气作用，人参对皂荚而言。这种配伍关系属
A. 相须
B. 相使
C. 相杀
D. 相畏
E. 相恶
4. 七情配伍中，可以降低药物毒副作用的配伍是
A. 相须、相使
B. 相杀、相反
C. 相须、相恶
D. 相杀、相畏
E. 相畏、相使
5. 七情配伍中，可以降低药物功效的配伍是
A. 相须
B. 相使
C. 相杀
D. 相畏
E. 相恶
6. 治疗热结便秘，大黄与芒硝合用，属于哪种配伍关系
A. 相使
B. 相须
C. 相畏
D. 相杀
E. 相恶

参考答案

【A_1 型题】

1. C 2. C 3. E 4. D 5. E 6. B

第四单元 中药的用药禁忌

【A_1 型题】

1. 下列药物中，不宜与藜芦配伍的是
A. 黄芩
B. 黄连
C. 黄柏
D. 龙胆草
E. 苦参
2. 孕妇忌用的药物是
A. 天花粉
B. 淡竹叶
C. 夏枯草
D. 密蒙花
E. 芦根
3. 脾胃虚寒忌用，反藜芦的药物是
A. 夏枯草
B. 苦参
C. 菊花
D. 龙胆草
E. 知母
4. 孕妇应慎用的药物是
A. 金银花
B. 连翘
C. 牛黄
D. 鱼腥草
E. 蒲公英
5. “十八反”中，与乌头相反的药物是
A. 半夏
B. 甘草
C. 牛黄
D. 人参
E. 陈皮

参考答案

【A_1 型题】

1. E 2. A 3. B 4. C 5. A

第五单元 中药的剂量与用法

【A_1 型题】

1. 胶类药物及黏性大而易溶的药物，入煎剂的用法是
   A. 先煎
   B. 后下
   C. 包煎
   D. 另煎
   E. 溶化
2. 姜汁炮炙药物的目的是
   A. 加强药物的止呕作用
   B. 加强药物的化痰作用
   C. 加强药物的止痛效果
   D. 消除药物的刺激性
   E. 消除药物的腥臭气味
3. 下列药物中，宜煎煮入药的是
   A. 牛黄
   B. 石膏
   C. 芒硝
   D. 青黛
   E. 甘遂
4. 下列除哪项外均可割取地上部分入药
   A. 豨莶草
   B. 灯心草
   C. 泽兰
   D. 龙胆草
   E. 益母草
5. 粉甘草系指
   A. 加工时加入淀粉者
   B. 加工时去皮者
   C. 加工时磨成细粉者
   D. 加工时粉碎成块者
   E. 未进行任何加工者
6. 海金沙入汤剂的用法是
   A. 先煎
   B. 后下
   C. 烊化
   D. 包煎
   E. 冲服

【A_2 型题】

7. 25 岁初孕妇，妊娠 8 周，患病前来就诊，问下列除哪组药外，均是妊娠用药禁忌的
   A. 巴豆、牵牛、商陆
   B. 三棱、莪术、水蛭
   C. 斑蝥、麝香、虻虫
   D. 当归、阿胶、丹参
   E. 附子、干姜、肉桂

【B_1 型题】

（1~5 题共用备选答案）
A. 先煎
B. 后下
C. 研末冲服
D. 包煎
E. 同煎

1. 旋覆花入煎剂宜
2. 石决明入煎剂宜
3. 琥珀的使用宜
4. 海蛤粉的使用宜
5. 杏仁入煎剂宜

参考答案

【A_1 型题】

1. E 2. A 3. B 4. D 5. B 6. D

【A_2 型题】

7. D

【B_1 型题】

1. D 2. A 3. C 4. D 5. B

第六单元 解 表 药

【A_1 型题】

1. 既能治风寒头痛，又能治疗鼻渊的药物是
   A. 细辛
   B. 麻黄
   C. 荆芥
   D. 藿香
   E. 薄荷

2. 紫苏最适合治疗下述哪种病证
   A. 外感风热，麻疹不透
   B. 外感风寒，表虚证
   C. 外感风寒，胸闷咳嗽
   D. 外感风寒兼湿邪头痛
   E. 阳虚外感
3. 治疗外感风热，咽喉肿痛，咯痰不利，兼大便秘结者，宜选用的药物是
   A. 前胡
   B. 牛蒡子
   C. 薄荷
   D. 山豆根
   E. 桔梗
4. 有“呕家圣药”之称的药物是
   A. 香薷
   B. 麻黄
   C. 升麻
   D. 生姜
   E. 竹茹
5. 下列病证除哪项外，均可选用防风治疗
   A. 外感风寒，头身疼痛
   B. 风寒湿痹，肢体疼痛
   C. 肝脾不和，腹痛泄泻
   D. 湿热痹证，痉厥抽搐
   E. 破伤风证，角弓反张
6. 白芷的功能是
   A. 祛风解表，止血
   B. 祛风解表，止痛止带
   C. 发表散寒，行气宽中
   D. 祛风解表，通阳
   E. 散风解表，祛风胜湿
7. 细辛具有的功效是
   A. 回阳救逆
   B. 温肝暖肾
   C. 温中降逆
   D. 宣通鼻窍
   E. 理气和胃
8. 治疗肝经风热，目赤肿痛宜选用的药组是
   A. 柴胡、浮萍
   B. 牛蒡子、葛根
   C. 蝉蜕、升麻
   D. 蔓荆子、木贼
   E. 菊花、白芷
9. 治疗心阳不振、心悸、脉结代者，当选用的药物是
   A. 桂枝配白芍
   B. 桂枝配附子
   C. 桂枝配茯苓
   D. 桂枝配猪苓
   E. 桂枝配甘草
10. 具有祛风胜湿止痛功效的药组是
   A. 防风、荆芥、白芷
   B. 藁本、紫苏、防风
   C. 防风、羌活、藁本
   D. 白芷、紫苏、桂枝
   E. 麻黄、香薷、桂枝
11. 柴胡与薄荷均具有的功效是
   A. 疏肝解郁
   B. 理气调中
   C. 化湿行气
   D. 消积行气
   E. 破血行气
12. 下列药物除哪项外均有止呕作用
   A. 半夏
   B. 藿香
   C. 佩兰
   D. 白豆蔻
   E. 竹茹
13. 素体表虚，复因外感，恶风汗出，发热脉浮缓，当首选的药物是
   A. 薄荷
   B. 荆芥
   C. 香薷
   D. 防风
   E. 桂枝
14. 下列叙述哪一项说法是错误的
   A. 麻黄清表热
   B. 石膏清里热
   C. 柴胡疏散少阳半表半里之邪
   D. 银花透表热，清里热
   E. 丹皮清血热，退虚热
15. 治疗阴暑证宜选用的药物是
   A. 荆芥
   B. 桂枝
   C. 细辛
   D. 薄荷
   E. 香薷
16. 荆芥与蝉蜕的共同功效是
   A. 透疹
   B. 解毒
   C. 消疮
   D. 止血
   E. 平肝
17. 既治风寒表实无汗，又治风寒表虚有汗的药物是
   A. 麻黄
   B. 紫苏
   C. 桂枝
   D. 香薷
   E. 荆芥
18. 既能疏散风热，又能息风止痉的药物是
   A. 薄荷
   B. 蝉蜕
   C. 桑叶
   D. 菊花
   E. 牛蒡子
19. 下列解表药中，兼有化湿功效的是
   A. 紫苏
   B. 香薷
   C. 生姜
   D. 白芷
   E. 防风
20. 下列哪组药物均是辛凉解表药
   A. 薄荷、桑叶、荆芥
   B. 蝉衣、柴胡、菊花
   C. 柴胡、淡豆豉、防风
   D. 牛蒡子、苍耳子、升麻
   E. 蔓荆子、辛夷、葛根
21. 寒痰凝滞，胸阳不宣，胸痹作痛当选用下列何药
   A. 桂枝
   B. 薤白
   C. 丹参
   D. 川芎
   E. 降香
22. 善治阳明经眉棱骨痛的药物是
   A. 藁本
   B. 细辛
   C. 白芷

D. 蔓荆子
E. 柴胡
23. 误服生半夏中毒，能解半夏毒的药物是
A. 甘草
B. 绿豆
C. 黄连
D. 银花
E. 生姜
24. 既能行气安胎，又能发表散寒，解鱼蟹毒的药物是
A. 砂仁
B. 黄芩
C. 紫苏
D. 白术
E. 白豆蔻

【A_2 型题】

25. 患者，女，28岁。1天前不慎感受风寒，出现头痛、发热、恶寒、微汗，脉浮缓而结代。患者素有心悸、胸痛。临床宜选用下列何药治疗
A. 麻黄配桂枝、生姜
B. 荆芥配防风、紫苏
C. 桂枝配白芍、甘草
D. 羌活配藁本、细辛
E. 生姜配葱白、甘草
26. 患者，男，30岁。发热恶寒，头身疼痛，鼻塞，无汗，脉浮紧，且伴咳喘日久，咳痰稀白量多。宜选何药配伍
A. 桂枝
B. 紫苏
C. 麻黄
D. 荆芥
E. 薄荷
27. 患者，女，20岁。中午进食鱼虾、螃蟹等海鲜，傍晚自觉腹痛，恶心欲吐，大便稀溏，呈稀水样。宜选下列何药配伍治疗
A. 香薷
B. 紫苏
C. 薄荷
D. 葛根
E. 延胡索
28. 患者，女，32岁。寒热往来，胸胁苦满，口苦咽干，宜选下列何组配伍使用最好
A. 柴胡配槟榔
B. 柴胡配白芍
C. 柴胡配黄芩
D. 柴胡配葛根
E. 柴胡配枳实
29. 患儿，男，5岁。发热39.5℃，咽喉肿痛，咳嗽，鼻塞流涕，头痛，面部和耳后有针头大小的丘疹，部分融合呈砖红色，或片状斑丘疹。诊断为麻疹初起，属风热外束肌表。宜选下列何组药物治疗
A. 荆芥、防风、桂枝
B. 麻黄、桂枝、荆芥
C. 薄荷、牛蒡子、蝉蜕
D. 葛根、桑叶、蔓荆子
E. 柴胡、升麻、葛根
30. 患者，男，30岁。两目模糊，视物不清，目赤肿痛，多泪，头晕，头痛。宜选下列何组药物治疗
A. 熟地黄、枸杞子、桑椹
B. 菊花、桑叶、蝉蜕
C. 牛蒡子、薄荷、辛夷
D. 羌活、白芷、细辛
E. 荆芥、防风、紫苏
31. 患者，女，30岁。感受风寒，始发热、恶寒、全身不适，头痛，鼻塞、香臭不闻、浊涕常流。查体：鼻窦部位疼痛、压痛、红肿，鼻充血，X线或透照均见鼻窦混浊。本例最恰当的治疗宜选下述何组药物
A. 荆芥、防风、紫苏
B. 藁本、白芷、细辛
C. 柴胡、葛根、升麻
D. 辛夷、细辛、白芷
E. 薄荷、黄芩、麻黄
32. 患者，男，28岁。夜间外出着衣单薄，次日恶寒发热，头身疼痛，后背发凉，无汗，苔薄白，脉浮紧。用药首选
A. 荆芥、防风
B. 麻黄、桂枝
C. 桂枝、白芍
D. 羌活、白芷
E. 紫苏、香薷

【B_1 型题】

（1~5题共用备选答案）
A. 散寒解表，利水消肿
B. 散寒解表，温经通阳
C. 散寒解表，消肿排脓
D. 散寒解表，解鱼蟹毒
E. 散寒解表，温中止呕
1. 生姜具有的功效是
2. 麻黄具有的功效是
3. 紫苏具有的功效是
4. 白芷具有的功效是
5. 桂枝具有的功效是
（6~10题共用备选答案）
A. 疏散风热，清利头目
B. 疏散风热，息风止痉
C. 疏散风热，解毒透疹
D. 疏散风热，清肝明目
E. 疏散风热，疏肝解郁
6. 柴胡具有的功效是
7. 桑叶具有的功效是
8. 蝉蜕具有的功效是
9. 牛蒡子具有的功效是
10. 薄荷具有的功效是
（11~15题共用备选答案）
A. 透疹，利咽消肿
B. 透疹，利咽清利头目
C. 透疹，明目退翳
D. 透疹，解热生津
E. 透疹，清热解毒
11. 蝉蜕具有的功效是
12. 牛蒡子具有的功效是
13. 薄荷具有的功效是
14. 葛根具有的功效是
15. 升麻具有的功效是
（16~20题共用备选答案）
A. 风寒湿痹，外感风寒，喘咳
B. 风寒湿痹，外感风寒，胸痹
C. 风寒湿痹，外感风寒，破

伤风
D. 风寒湿痹，外感风寒，鼻渊
E. 风寒湿痹，外感风寒，上半身疼痛
16. 桂枝应用于治疗的病证是
17. 麻黄应用于治疗的病证是
18. 防风应用于治疗的病证是
19. 苍耳子应用于治疗的病证是
20. 羌活应用于治疗的病证是
（21~25题共用备选答案）
A. 外感风热，麻疹初起，肝经风热，目赤多泪，破伤风证
B. 外感风热，麻疹初起，热毒疮肿
C. 外感风热，麻疹初起，湿热泻痢，热病烦渴
D. 少阳证，肝气郁结，气虚下陷
E. 外感风热，肝经风热，肝阳上亢，头晕头痛
21. 葛根最适宜治疗的病证是
22. 柴胡最适宜治疗的病证是
23. 蝉蜕最适宜治疗的病证是
24. 菊花最适宜治疗的病证是
25. 牛蒡子最适宜治疗的病证是
（26~30题共用备选答案）
A. 清热泻火，除烦止渴
B. 清热泻火，滋阴润燥
C. 清热生津，止呕除烦
D. 清热生津，消肿排脓
E. 泻火除烦，凉血利湿
26. 栀子的功效是
27. 石膏的功效是
28. 天花粉的功效是
29. 芦根的功效是
30. 知母的功效是
（31~35题共用备选答案）
A. 乳痈
B. 肠痈
C. 肺痈
D. 疔毒
E. 大头瘟毒
31. 紫花地丁善于治疗的病证是
32. 板蓝根善于治疗的病证是
33. 蒲公英善于治疗的病证是
34. 鱼腥草善于治疗的病证是
35. 大血藤善于治疗的病证是
（36~37题共用备选答案）
A. 葛根
B. 荆芥
C. 生姜
D. 白芷
E. 淡豆豉
36. 治疗风寒感冒，寒湿带下，应选用的药物是
37. 治疗风寒感冒，肺寒咳嗽，应选用的药物是

参考答案

【A_1 型题】

1. A　2. C　3. B　4. D　5. D　6. B　7. D　8. D　9. E　10. C
11. A　12. C　13. E　14. A　15. E　16. A　17. C　18. B　19. B　20. B
21. B　22. C　23. E　24. C

【A_2 型题】

25. C　26. C　27. B　28. C　29. C　30. B　31. D　32. B

【B_1 型题】

1. E　2. A　3. D　4. C　5. B　6. E　7. D　8. B　9. C　10. A
11. C　12. A　13. B　14. D　15. E　16. B　17. A　18. C　19. D　20. E
21. C　22. D　23. A　24. E　25. B　26. E　27. A　28. D　29. C　30. B
31. D　32. E　33. A　34. C　35. B　36. D　37. C

第七单元　清　热　药

【A_1 型题】

1. 治疗血热妄行，应首选
A. 生地黄
B. 玄参
C. 牡丹皮
D. 赤芍
E. 羚羊角
2. 既能治疗热毒疮疡，又能治疗风热外感的药物是
A. 黄连
B. 蒲公英
C. 牛黄
D. 桑叶
E. 金银花
3. 连翘用治热淋涩痛的机理是
A. 凉血止血
B. 渗湿止痛
C. 利湿去浊
D. 收涩止痛
E. 清心利尿

4. 下列哪项不是栀子的功效
   A. 清热凉血止血
   B. 清热泻火除烦
   C. 清热利湿退黄
   D. 清退虚火消蒸
   E. 清热解毒消肿
5. 治疗口舌生疮、小便短赤，宜首选的药物是
   A. 茯苓
   B. 夏枯草
   C. 竹叶
   D. 芦根
   E. 知母
6. 具有清热凉血，利尿通淋，解毒疗疮功效的药物是
   A. 白薇
   B. 青蒿
   C. 胡黄连
   D. 牡丹皮
   E. 黄柏
7. 赤芍的功效是
   A. 清热凉血，养阴生津
   B. 清热凉血，活血补血
   C. 清热凉血，解毒养阴
   D. 清热凉血，祛瘀止痛
   E. 清热凉血，安神定惊
8. 善去中焦湿热、泻心胃火毒的药物是
   A. 黄连
   B. 栀子
   C. 黄芩
   D. 龙胆草
   E. 黄柏
9. 治疗脾虚便溏尤应慎用的药物是
   A. 石膏
   B. 芦根
   C. 知母
   D. 天花粉
   E. 淡竹叶
10. 治疗阴虚发热，骨蒸盗汗，宜首选的药物是
   A. 栀子
   B. 石膏
   C. 黄柏
   D. 黄连
   E. 玄参
11. 刺蒺藜和菊花的共同功效是
   A. 疏散风热，清热解毒
   B. 疏散风热，平肝明目
   C. 疏肝解郁，平抑肝阳
   D. 疏肝解郁，清热解毒
   E. 疏散风热，凉血止血
12. 石膏的功效是
   A. 清热泻火，滋阴润燥
   B. 清热泻火，除烦止渴
   C. 清热泻火，生津利尿
   D. 清热泻火，消肿生肌
   E. 清热泻火，燥湿解毒
13. 治疗肠痈腹痛，宜首选的药物是
   A. 蒲公英
   B. 鱼腥草
   C. 败酱草
   D. 马齿苋
   E. 板蓝根
14. 蒲公英具有而紫花地丁不具有的功效是
   A. 凉血利咽
   B. 消痈散结
   C. 利湿通淋
   D. 疏散风热
   E. 凉血消斑

【A_2 型题】

15. 患儿，男，7 岁。外感发热、烦渴、出汗、大热、脉洪大，宜选用的药组是
   A. 黄连、黄芩
   B. 竹叶、淡竹叶
   C. 石膏、知母
   D. 知母、黄柏
   E. 丹皮、赤芍
16. 患者，男，56 岁。患咳嗽气喘 5 年，时轻时重，近 1 个月以来，出现晚上低热，自觉手足心发烫，心烦急躁，小便黄。宜用知母配伍的药物是
   A. 石膏
   B. 生地黄
   C. 天花粉
   D. 黄柏
   E. 玄参
17. 患者，男，25 岁。头痛、咽痛 3～4 天，出现心烦郁闷，燥扰不宁，夜不能寐，小便黄，舌尖红，脉数。宜选用的药组是
   A. 栀子、淡豆豉
   B. 黄连、黄芩
   C. 麻黄、石膏
   D. 栀子、黄柏
   E. 淡豆豉、葱白
18. 伤寒邪在少阳，寒热往来、胸胁苦满、口苦、咽干，宜用柴胡配伍的药物是
   A. 栀子
   B. 黄芩
   C. 麻黄
   D. 黄柏
   E. 葛根
19. 治疗温热病后期，阴分伏热，夜热早凉，热退无汗，首选的药物是
   A. 地骨皮
   B. 赤芍
   C. 牡丹皮
   D. 黄柏
   E. 生地黄
20. 治疗小儿惊风，壮热神昏，痉挛抽搐，宜用的药物是
   A. 青黛
   B. 夏枯草
   C. 栀子
   D. 大青叶
   E. 薄荷
21. 患儿，男，3 岁。壮热不退，气急鼻煽，张口抬肩，摇身撷肚，口唇发绀，胸闷腹胀，大便秘结。治疗应在正确选方的基础上加
   A. 黄芩、连翘
   B. 天竺黄、全瓜蒌
   C. 丹参、红花
   D. 牛黄夺命散
   E. 桑白皮、沉香末
22. 患者，女，30 岁。外感发热

10天，经治疗热势已退，现夜热早凉，热退无汗，舌红少苔，脉细数。用药首选
A. 地骨皮
B. 赤芍
C. 牡丹皮
D. 黄柏
E. 生地

23. 患儿，女，12岁。壮热不恶寒3天，体温常午后升高，夜间高于白天，烦躁时有谵语，舌红绛，脉细数滑。宜首选用的药物是
A. 黄芩
B. 石膏
C. 薄荷
D. 羚羊角
E. 柴胡

24. 患者，女，30岁。带下量多，色黄而稠，少腹隐痛，阴部瘙痒，舌苔黄腻，脉滑数。用药首选
A. 清热泻火药
B. 清热凉血药
C. 清热燥湿药
D. 清热解毒药
E. 利水渗湿药

参考答案

【A_1型题】

1. A 2. E 3. E 4. D 5. C 6. A 7. D 8. A 9. A 10. C
11. B 12. B 13. C 14. C

【A_2型题】

15. C 16. D 17. A 18. B 19. C 20. A 21. D 22. C 23. D 24. C

第八单元　泻　下　药

【A_1型题】

1. 甘遂与大戟的共同功效是
A. 泄水逐饮
B. 去积杀虫
C. 峻下冷积
D. 活血化瘀
E. 润燥软坚

2. 欲用大黄攻下，其用法是
A. 先煎
B. 酒制
C. 后下
D. 炒炭
E. 制熟

3. 下列哪项不是大黄的功效
A. 泻下攻积
B. 清热泻火
C. 清热解毒
D. 活血祛瘀
E. 清肺化痰

4. 芒硝的功效是
A. 软坚泻下
B. 泻下攻积
C. 养血润肠
D. 养阴通便
E. 壮阳通便

5. 巴豆内服的用量是
A. 0.1~0.3g
B. 0.5~1.0g
C. 1.5~3.0g
D. 3~5g
E. 5~10g

6. 醋制甘遂的目的是
A. 增强止痛功能
B. 引经入药
C. 便于储存
D. 矫味矫嗅
E. 减低毒性

7. 具有消肿散结功效的药物是
A. 番泻叶
B. 火麻仁
C. 甘遂
D. 郁李仁
E. 芦荟

【A_2型题】

8. 治疗实热积滞，内结肠胃，大便燥结，谵语发狂，宜用大黄配伍的药物是
A. 栀子
B. 黄芩
C. 石膏
D. 芒硝
E. 番泻叶

9. 治疗热结阴伤、大便燥结，宜用大黄配伍的药物是
A. 生地、玄参
B. 芒硝、甘草
C. 附子、干姜
D. 人参、当归
E. 厚朴、枳实

参考答案

【A_1 型题】

1. A　2. C　3. E　4. A　5. A　6. E　7. C

【A_2 型题】

8. D　9. A

第九单元　祛风湿药

【A_1 型题】

1. 尤善治腰以上风寒湿痹的药物是
   A. 羌活
   B. 独活
   C. 桑枝
   D. 桂枝
   E. 威灵仙
2. 祛风湿兼可解表的药物是
   A. 秦艽
   B. 木瓜
   C. 防己
   D. 独活
   E. 威灵仙
3. 治疗寒湿痹痛，以腰疼痛显者，宜选用的药物是
   A. 防己
   B. 威灵仙
   C. 独活
   D. 羌活
   E. 木瓜
4. 能祛风除湿，又可治骨鲠的药物是
   A. 羌活
   B. 独活
   C. 威灵仙
   D. 秦艽
   E. 木瓜
5. 使用注意大苦大寒易伤胃气，胃纳不佳及阴虚体弱者慎服的药物是
   A. 秦艽
   B. 木瓜
   C. 防己
   D. 北五加皮
   E. 桑寄生
6. 治疗风湿痹痛，兼有肝肾不足，宜选用的药物是
   A. 羌活
   B. 独活
   C. 桑寄生
   D. 威灵仙
   E. 秦艽
7. 既能祛风湿，又能强筋骨，还能利水消肿的药物是
   A. 薏苡仁
   B. 威灵仙
   C. 五加皮
   D. 车前子
   E. 桑白皮
8. 独活具有的功效是
   A. 活血
   B. 行气
   C. 化痰
   D. 泻下
   E. 解表
9. 功能活血行气，善治风湿肩臂疼痛的药物是
   A. 羌活
   B. 姜黄
   C. 延胡索
   D. 秦艽
   E. 桂枝

【A_2 型题】

10. 患者，女，35岁。3周前腰腿疼痛，近5天明显，尤其遇寒冷天气则疼痛加重。饮食尚可，二便正常，舌淡苔白，脉沉迟。最佳选药是
    A. 羌活
    B. 威灵仙
    C. 独活
    D. 桑寄生
    E. 秦艽
11. 患者，男，35岁。3周前突患肩臂疼痛，伴有麻木不仁，活动受限，受凉则痛势加重。西医诊断为“颈椎病”。舌淡苔白，脉沉细少力。最佳选药是
    A. 独活
    B. 桑寄生
    C. 羌活
    D. 秦艽
    E. 威灵仙
12. 患者，女，60岁。1个月前患腰腿疼痛，受凉后加重，劳累后加重，休息后可得以缓解。饮食尚可，二便正常，舌淡苔白，尺脉沉迟少力。最佳选药是
    A. 羌活
    B. 独活
    C. 桑寄生
    D. 秦艽
    E. 威灵仙
13. 患者，女，50岁。2周前突发小腿肌肉抽筋（腓肠肌痉挛），近来发作频繁，尤以夜间为重，每因天气寒冷或衣被包裹不严而发作。西医诊断为“缺钙”。舌淡苔白，脉沉迟少力。最佳选药是
    A. 羌活
    B. 木瓜

C. 独活
D. 桑寄生
E. 秦艽

【B_1 型题】

（1~5题共用备选答案）
A. 羚羊角
B. 天南星
C. 天麻
D. 地龙
E. 白芥子

1. 用于痰湿阻滞经络所致的肢体关节疼痛、麻木、阴疽流注，应选用的药物是
2. 用于湿热痹阻经络所致肢体、关节红肿疼痛、屈伸不利，应选用的药物是
3. 用于高热惊厥，手足抽搐者，应选用的药物是
4. 用于中风痰壅、口眼歪斜，破伤风之证者，宜选用的药物是
5. 用于风湿痹痛之肢体麻木、手足不遂者，宜选用的药物是

（6~10题共用备选答案）
A. 羌活
B. 独活
C. 木瓜
D. 防己
E. 五加皮

6. 善治上肢风寒湿痹的药物是
7. 善治下肢风寒湿痹的药物是
8. 善治湿痹、筋脉拘挛、吐泻转筋的药物是
9. 善治风湿热痹的药物是
10. 风湿痹证，肝肾不足两者所致的腰腿疼痛均可应用的药物是

（11~15题共用备选答案）
A. 威灵仙
B. 秦艽
C. 桑寄生
D. 蕲蛇
E. 蚕砂

11. 既祛风湿，又治骨鲠的药物是
12. 既祛风湿，又退虚热的药物是
13. 既祛风湿，又补肝肾的药物是
14. 既祛风湿，又息风定惊的药物是
15. 既祛风湿，又和胃化浊的药物是

（16~17题共用备选答案）
A. 独活
B. 川乌
C. 防己
D. 桑寄生
E. 络石藤

16. 具有祛风湿，利水消肿功效的药物是
17. 具有祛风湿，补肾安胎功效的药物是

参考答案

【A_1 型题】

1. A　2. D　3. C　4. C　5. C　6. C　7. C　8. E　9. D

【A_2 型题】

10. C　11. C　12. C　13. B

【B_1 型题】

1. E　2. D　3. A　4. B　5. C　6. A　7. B　8. C　9. D　10. E
11. A　12. B　13. C　14. D　15. E　16. C　17. D

第十单元　化　湿　药

【A_1 型题】

1. 具有燥湿，健脾功效的药组是
A. 山药、大枣
B. 苍术、白术
C. 藿香、佩兰
D. 砂仁、草果
E. 厚朴、茯苓

2. 砂仁具有的功效是
A. 温肝
B. 暖肾
C. 温肺
D. 温中
E. 回阳

3. 功能燥湿健脾，又可发汗解表的药物是
A. 白术
B. 苍术
C. 香薷
D. 藿香
E. 佩兰

4. 既能化湿，解暑，又能治口中甜腻的药物是
A. 藿香
B. 佩兰
C. 青蒿
D. 砂仁
E. 香薷

5. 砂仁的功效是
A. 补气安胎
B. 清热安胎
C. 理气安胎
D. 补肝肾安胎

E. 止血安胎

6. 肉豆蔻与白豆蔻均具有的功效是
   A. 涩肠止泻，下气平喘
   B. 温中散寒，行气消胀
   C. 温中行气，燥湿止带
   D. 收敛固涩，制酸止痛
   E. 涩肠止泻，敛肺止咳

7. 既能行气除满，又可平喘的药物是
   A. 陈皮
   B. 杏仁
   C. 麻黄
   D. 厚朴
   E. 枳实

【A_2 型题】

8. 患者，女，36 岁。因“先兆流产”前来就诊。已妊娠 2 个半月，近日突然“见红”，并伴有恶心、呕吐、脘腹胀满、不思饮食。望诊：舌淡、苔白，脉滑。最佳选药是
   A. 生姜
   B. 半夏
   C. 砂仁
   D. 桑寄生
   E. 杜仲

参考答案

【A_1 型题】

1. B　2. D　3. B　4. B　5. C　6. B　7. D

【A_2 型题】

8. C

第十一单元　利水渗湿药

【A_1 型题】

1. 茯苓的性味是
   A. 辛、苦、温
   B. 辛、苦、寒
   C. 甘、淡、平
   D. 苦、温
   E. 苦、寒

2. 性微寒，可用治淋证，目赤肿痛的药物是
   A. 薏苡仁
   B. 海金沙
   C. 车前子
   D. 瞿麦
   E. 石韦

3. 既能利水通淋，又能通经下乳的药物是
   A. 车前子
   B. 木通
   C. 麦芽
   D. 肉桂
   E. 泽泻

4. 既能利尿通淋，又治湿热痹痛的药物是
   A. 滑石
   B. 通草
   C. 木通
   D. 地肤子
   E. 生薏苡仁

5. 善治血淋，尿血的药物是
   A. 车前子
   B. 泽泻
   C. 石韦
   D. 萆薢
   E. 木通

6. 既能利尿通淋，又能清热利湿，止痒的药物是
   A. 车前子
   B. 地肤子
   C. 萹蓄
   D. 瞿麦
   E. 泽泻

7. 泽泻具有的功效是
   A. 泻热
   B. 清肝
   C. 健脾
   D. 清肺
   E. 解暑

8. 用治暑湿泄泻，利小便以实大便，宜选用的药物是
   A. 茯苓
   B. 猪苓
   C. 车前子
   D. 泽泻
   E. 木通

9. 茯苓不治下列何证
   A. 水肿，小便不利
   B. 停饮所致头眩、心悸、咳嗽
   C. 脾虚体倦，食少便溏
   D. 热结便秘
   E. 心悸、失眠

10. 既能利水通淋，又能利湿退黄的药是
   A. 车前子
   B. 泽泻
   C. 金钱草
   D. 木通
   E. 茯苓

11. 治疗尿赤心烦、口舌生疮者，宜选用的药物是
   A. 车前子
   B. 泽泻
   C. 茯苓
   D. 木通
   E. 猪苓

12. 治疗湿热黄疸的最佳选药是
   A. 车前子

B. 泽泻
C. 茵陈
D. 木通
E. 石韦

13. 用治寒热虚实各种水肿，为利水消肿要药的药物是
A. 猪苓
B. 茯苓
C. 泽泻
D. 滑石
E. 车前子

14. 善治膏淋的药物是
A. 车前子
B. 滑石
C. 萆薢
D. 石韦
E. 海金沙

【A_2 型题】

15. 患者，女，74岁。近来脘腹胀满，不思饮食，四肢乏力，心悸失眠，且常见下肢水肿，舌体胖大，边有齿痕，舌苔白薄，脉象虚弱。最佳选药是
A. 白术
B. 苍术
C. 茯苓
D. 厚朴
E. 陈皮

16. 患者，女，46岁。近日来口舌生疮，小便短赤，伴烦躁失眠。舌质红，苔薄黄，脉细数。最佳选药是
A. 牛黄
B. 木通
C. 黄连
D. 茯苓
E. 车前子

17. 患者，女，50岁。近期常感腰痛，且有小便不畅症状。尿常规检查，见红细胞（1~2）个/HP。B超检查示：肾盂结石。最佳选药是
A. 连翘
B. 车前子
C. 泽泻
D. 金钱草
E. 木通

18. 患者，女，45岁。以肉眼血尿前来就诊。尿常规检查示：红细胞满视野。并见有尿频、尿急、尿痛症状。肾B超检查未见异常。舌质红，舌苔薄黄，脉弦数。最佳选药是
A. 车前子
B. 泽泻
C. 石韦
D. 木通
E. 金钱草

19. 患者，男，49岁。近来每见小便开始或末尾尿液混浊，色如米泔，且常伴有小便不畅症状。西医诊断为“前列腺炎”。舌质淡，苔薄白，脉象弦滑。最佳选药是
A. 木通
B. 茯苓
C. 萆薢
D. 车前子
E. 泽泻

20. 患者，男，29岁。近日来见全身皮肤发黄前来就诊。伴有发热，头痛，恶心，呕吐。西医诊断为“急性传染性黄疸型肝炎”。舌质红，苔黄腻，脉弦滑。最佳选药是
A. 车前子
B. 茵陈
C. 泽泻
D. 冬瓜皮
E. 地肤子

21. 一孕妇有疲乏倦怠、嗜睡懒言、四肢乏力、胎动不安之症，治疗宜首选的药物是
A. 桑寄生
B. 续断
C. 杜仲
D. 紫苏
E. 白术

参考答案

【A_1 型题】

1. C　2. C　3. B　4. C　5. C　6. B　7. A　8. C　9. D　10. C
11. D　12. C　13. B　14. C

【A_2 型题】

15. C　16. B　17. D　18. C　19. C　20. B　21. E

第十二单元　温　里　药

【A_1 型题】

1. 下列除哪项外，均是附子的主治证
A. 亡阳欲脱，肢冷脉微
B. 寒凝血瘀，经闭阴疽
C. 命门火衰，阳痿早泄
D. 中寒腹痛，阴寒水肿
E. 阳虚外感，寒痹刺痛

2. 常与党参、白术配伍，用治脾胃虚寒腹痛的药物是
A. 干姜

B. 附子
C. 肉桂
D. 生姜
E. 吴茱萸

3. 附子回阳救逆常配伍的药物是
A. 人参
B. 肉桂
C. 鹿茸
D. 干姜
E. 生姜

4. 附子入汤剂的用法是
A. 另煎
B. 后下
C. 先煎
D. 烊化
E. 冲服

5. 称为“回阳救逆第一品药”的药物是
A. 人参
B. 肉桂
C. 鹿茸
D. 附子
E. 干姜

6. 既能温中回阳，又可温肺化饮的药物是
A. 生姜
B. 干姜
C. 肉桂
D. 花椒
E. 丁香

7. 入汤剂宜后下的药物是
A. 附子
B. 肉桂
C. 干姜
D. 吴茱萸
E. 小茴香

8. 既可温中，又能解半夏、南星、鱼蟹之毒的药物是
A. 细辛
B. 干姜
C. 附子
D. 生姜
E. 肉桂

9. 善治厥阴头痛的药物是
A. 藁本
B. 白芷
C. 吴茱萸
D. 细辛
E. 蔓荆子

【A_2 型题】

10. 患者，女，40 岁。近日来见脘腹冷痛，喜温喜按，恶心欲吐，大便溏泻，舌淡苔白，舌体胖大，边有齿痕，脉象沉细。最佳选药是
A. 附子
B. 肉桂
C. 干姜
D. 吴茱萸
E. 小茴香

11. 患者，男，40 岁。近来自觉腰腿怕冷，痿软无力，且有阳痿、早泄、尿频症状。舌淡苔白，脉沉迟少力。最佳选药是
A. 干姜
B. 细辛
C. 肉桂
D. 吴茱萸
E. 小茴香

12. 患者，男，89 岁。久病卧床，近日来冷汗自出，四肢厥逆，面色苍白。检查：血压 60/35mmHg，听诊心音微弱。舌淡苔白，脉微欲绝。最佳选药是
A. 肉桂
B. 干姜
C. 附子
D. 细辛
E. 吴茱萸

13. 患者，男，40 岁。中焦素寒，今不慎误食生冷，遂致胃脘冷痛，泛吐清水，不思饮食，舌苔白腻。宜以何药为主治疗
A. 附子
B. 肉桂
C. 干姜
D. 炮姜
E. 细辛

14. 患者，男，38 岁。病少阴虚寒证数载，今吐泻之后，见四肢逆冷、大汗淋漓、呼吸微弱、脉微欲绝。宜首选何药主治
A. 干姜
B. 附子
C. 肉桂
D. 山萸肉
E. 煅龙骨

参考答案

【A_1 型题】

1. B　2. A　3. D　4. C　5. D　6. B　7. B　8. D　9. C

【A_2 型题】

10. C　11. C　12. C　13. C　14. B

第十三单元　理　气　药

【A_1 型题】

具有行气调中止痛功效的药物是
A. 柿蒂
B. 木香
C. 香附
D. 乌药
E. 薤白

【B_1 型题】

（1~5 题共用备选答案）
A. 陈皮
B. 青皮
C. 香附
D. 沉香
E. 薤白

1. 善行脾胃气滞的药物是
2. 善疏肝胆气滞的药物是
3. 既可行气疏肝，又可调经止痛的药物是
4. 可纳气平喘的药物是
5. 善治胸痹的药物是

参考答案

【A_1 型题】

B

【B_1 型题】

1. A　2. B　3. C　4. D　5. E

第十四单元　消　食　药

【A_1 型题】

1. 治疗饮食积滞，泻痢腹痛，首选药物是
A. 莱菔子
B. 麦芽
C. 神曲
D. 山楂
E. 鸡内金
2. 为消化油腻肉食积滞的要药是
A. 神曲
B. 稻芽
C. 山楂
D. 莱菔子
E. 鸡内金
3. 既可消食化积，又能涩精止遗的药物为
A. 麦芽
B. 山楂
C. 神曲
D. 莱菔子
E. 鸡内金
4. 既能消食化积，又能行气散瘀的药物是
A. 麦芽
B. 番泻叶
C. 谷芽
D. 郁李仁
E. 山楂
5. 麦芽与谷芽的共同主治证是
A. 断乳乳房胀痛
B. 脘腹冷痛
C. 肝胃不和之胁痛
D. 肾虚遗精
E. 米面薯芋食滞证

【A_2 型题】

6. 患者，女，26 岁。产后 20 天，乳房胀痛，乳漏不止，要求回乳。用药宜选用
A. 炒麦芽
B. 炒谷芽
C. 炒山楂
D. 炒神曲
E. 炒槟榔

【B_1 型题】

（1~2 题共用备选答案）
A. 消食健胃，和中止泻
B. 消食化积，化痰除痞
C. 消食和中，回乳消胀
D. 消食除胀，降气化痰
E. 消食健胃，清热解毒

1. 莱菔子的功效是
2. 麦芽的功效是

参考答案

【A_1 型题】

1. D　2. C　3. E　4. E　5. E

【A_2 型题】

6. A

【B_1 型题】

1. D 2. C

第十五单元 驱 虫 药

【A_1 型题】

1. 具有杀虫、消积、行气、利水、截疟功效的药物是
   A. 使君子
   B. 苦楝皮
   C. 南瓜子
   D. 槟榔
   E. 雷丸
2. 下列药物中，最适用于小儿蛔虫病的药物是
   A. 使君子
   B. 苦楝皮
   C. 雷丸
   D. 槟榔
   E. 榧子
3. 具有疗癣作用的药物是
   A. 槟榔
   B. 雷丸
   C. 榧子
   D. 鹤草芽
   E. 苦楝皮
4. 驱虫药中，兼有润肠通便、润肺止咳的药物是
   A. 鹤虱
   B. 雷丸
   C. 榧子
   D. 鹤草芽
   E. 苦楝皮
5. 槟榔治疗绦虫、姜片虫时，其用量为
   A. 5~10g
   B. 10~15g
   C. 15~20g
   D. 20~30g
   E. 30~60g

【B_1 型题】

（1~2 题共用备选答案）
A. 苦楝皮
B. 榧子
C. 雷丸
D. 榧子
E. 使君子
1. 宜入丸散的药物是
2. 有效成分难溶于水，需文火久煎且有毒的药物是

参考答案

【A_1 型题】

1. D 2. A 3. E 4. C 5. E

【B_1 型题】

1. C 2. A

第十六单元 止 血 药

【A_1 型题】

1. 用治怀胎蕴热、胎漏淋沥不止者，宜选用的药物是
   A. 桑寄生
   B. 苎麻根
   C. 苏梗
   D. 续断
   E. 砂仁
2. 治疗咳嗽痰多，痰中带血，伴有月经淋沥不止者，宜选用的药物是
   A. 大蓟
   B. 小蓟
   C. 地榆
   D. 紫珠
   E. 侧柏叶
3. 治疗下焦虚寒、腹中冷痛、经血持续半月未止者，宜选用的药物是
   A. 地榆
   B. 茜草
   C. 艾叶
   D. 干姜
   E. 侧柏叶
4. 有凉血止血散瘀之功，尤宜用于尿血的药物是
   A. 白茅根
   B. 小蓟
   C. 血余炭

D. 地榆
E. 茜草

5. 具有散瘀消痈功效的药物是
A. 大蓟
B. 地榆
C. 槐花
D. 白茅根
E. 侧柏叶

6. 蒲黄入汤剂的用法是
A. 先煎
B. 后下
C. 焗服
D. 布包煎
E. 久煎

7. 性味苦微寒，善清大肠之火热而凉血止血的药物是
A. 地榆
B. 侧柏叶
C. 生地黄
D. 马勃
E. 槐花

8. 对于血热所致的各种出血证兼有瘀滞者，多选用的药物是
A. 三七、白及
B. 蒲黄、茜草
C. 花蕊石、侧柏叶
D. 血余炭、槐花
E. 地榆、藕节

9. 对于出血兼有瘀滞者，应首选的药物是
A. 三七
B. 白及
C. 槐花
D. 地榆
E. 紫珠

【A_2 型题】

10. 患者小便短数，灼热刺痛，色黄赤，舌苔黄腻脉濡数。治疗适用
A. 大蓟
B. 地榆
C. 槐花
D. 白茅根
E. 侧柏叶

【B_1 型题】

（1~2题共用备选答案）
A. 蒲黄
B. 地榆
C. 大蓟
D. 侧柏叶
E. 羊蹄

1. 治尿血、血淋涩痛宜选用的药物是
2. 治下焦血热所致出血证宜选用的药物是

参考答案

【A_1 型题】

1. B　2. E　3. C　4. B　5. A　6. D　7. E　8. B　9. A

【A_2 型题】

10. D

【B_1 型题】

1. A　2. B

第十七单元　活血化瘀药

【A_1 型题】

1. 临床使用活血化瘀药治疗癥瘕痞块，最宜配伍哪种药物
A. 温里祛寒药
B. 清热凉血药
C. 燥湿化痰药
D. 化痰软坚散结药
E. 行气和营药

2. 性平，可治疗经闭、腰膝酸痛、淋证的药物是
A. 牛膝
B. 桃仁
C. 川芎
D. 益母草
E. 鸡血藤

3. 治疗产后瘀滞腹痛，伴身面浮肿、小便不利者，当选用的药物是
A. 当归、泽泻
B. 赤芍、红花
C. 桃仁、王不留行
D. 益母草、泽兰
E. 牛膝、刘寄奴

4. 具有活血、凉血功效的药组是
A. 延胡索、姜黄
B. 土鳖虫、乳香
C. 郁金、丹参
D. 姜黄、红花
E. 水蛭、莪术

5. 为“血中气药”，能“下调经水，中开郁结”的药物是
A. 川芎
B. 延胡索
C. 牛膝
D. 红花
E. 丹参

6. 既可用于热病神昏、癫痫痰闭证，又可用治肝胆湿热黄疸证的药物是
A. 姜黄

B. 茵陈蒿
C. 郁金
D. 丹参
E. 虎杖

7. 牛膝具有善下行之性，但此特点不能用于
A. 腰膝酸痛
B. 口舌生疮
C. 气喘咳嗽
D. 难产、胞衣不下
E. 阴虚阳亢眩晕

8. 能“行血中气滞、气中血滞，专治一身上下诸痛”的药物是
A. 川芎
B. 延胡索
C. 柴胡
D. 丹参
E. 五灵脂

9. 益母草善治的病证是
A. 痰瘀互阻水肿
B. 脾肾阳虚水肿
C. 水瘀互阻水肿
D. 寒湿下注水肿
E. 风水水肿

10. 肺痈、肠痈初起属热邪瘀滞，在使用清热药同时，常佐用的药物是
A. 贝母
B. 桔梗
C. 白及
D. 桃仁
E. 牛膝

11. 醋制延胡索的目的是为了
A. 增强活血作用
B. 增强行气作用
C. 加强止痛之功
D. 减低苦味
E. 降低毒性

12. 既能活血通经，又为妇科经产之要药的是
A. 当归
B. 川芎
C. 香附
D. 益母草
E. 鸡血藤

13. 以下哪种说法是错误的
A. 三棱入汤剂应先煎
B. 五灵脂入汤剂宜包煎
C. 鸡血藤膏入汤剂宜烊化
D. 自然铜煅研细末入散剂
E. 虻虫应研末吞服

14. 下列除哪味药外，均为兼行气作用的活血化瘀药
A. 川芎
B. 郁金
C. 姜黄
D. 延胡索
E. 丹参

15. 兼有消肿生肌功效的活血祛瘀药是
A. 乳香、没药
B. 三棱、莪术
C. 煅石膏、牡丹皮
D. 白芷、丹参
E. 血竭、儿茶

16. 具有活血化瘀、凉血消痈、养血安神等作用的药物是
A. 大蓟
B. 川芎
C. 丹参
D. 远志
E. 磁石

17. 治疗气火上逆所致的妇女倒经，宜选用
A. 鸡血藤
B. 夏天无
C. 郁金
D. 红花
E. 泽兰

【B_1 型题】

（1~2 题共用备选答案）
A. 滋阴潜阳药
B. 清热凉血药
C. 温阳、益气、健脾药
D. 行气和营药
E. 苦寒泻下药

1. 除哪项外，均为止血药的常用配伍
2. 活血化瘀药治疗跌打损伤宜配伍的药物是

（3~6 题共用备选答案）
A. 川芎、延胡索
B. 没药、红花
C. 益母草、牛膝
D. 水蛭、虻虫
E. 血竭、儿茶

3. 皆能活血行气的药组是
4. 皆能活血通经、利水的药组是
5. 既能活血疗伤，又能止血生肌的药组是
6. 具有破血消癥作用的药组是

参考答案

【A_1 型题】

1. D　2. A　3. B　4. C　5. A　6. C　7. C　8. B　9. C　10. D
11. C　12. D　13. A　14. E　15. A　16. C　17. C

【B_1 型题】

1. E　2. D　3. A　4. C　5. E　6. D

第十八单元　化痰止咳平喘药

【A1型题】

1. 功可泻肺平喘，利尿消肿的药物是
   A. 白果
   B. 桑白皮
   C. 黄芩
   D. 麻黄
   E. 泽泻
2. 桑白皮用于治疗的病证是
   A. 肺热咳喘，痰多壅盛
   B. 风寒咳喘，呼吸困难
   C. 寒饮咳喘，胸痛背寒
   D. 燥热伤肺，痰少难咯
   E. 目暗不明，目赤肿痛
3. 可燥湿化痰，降逆止呕的药物是
   A. 陈皮
   B. 半夏
   C. 莱菔子
   D. 芦根
   E. 全瓜蒌
4. 桔梗治疗咳嗽痰多，其机理是
   A. 降气消痰
   B. 燥湿祛痰
   C. 清肺化痰
   D. 宣肺祛痰
   E. 泻肺化痰
5. 旋覆花入汤剂的用法是
   A. 先煎
   B. 包煎
   C. 后下
   D. 冲服
   E. 烊化
6. 内服燥湿化痰，祛风止痉；外用郁结消肿的药物是
   A. 半夏
   B. 竹茹
   C. 前胡
   D. 天南星
   E. 昆布
7. 治疗久咳虚喘之证，宜选用的药物是
   A. 桑白皮
   B. 葶苈子
   C. 白果
   D. 莱菔子
   E. 马兜铃
8. 近年来用治乙脑、流脑之高热、痰迷、呕吐，可频服的药物是
   A. 石菖蒲
   B. 冰片
   C. 半夏
   D. 竹沥
   E. 竹茹
9. 用治肺虚久咳、痰少咽燥之证，宜选用的药物是
   A. 浙贝母
   B. 川贝母
   C. 陈皮
   D. 黄芩
   E. 牛蒡子
10. 百部的主要功效是
    A. 化痰
    B. 止咳
    C. 平喘
    D. 清肺
    E. 泻肺
11. 半夏与天南星的共同主治是
    A. 湿痰
    B. 便秘
    C. 呕吐
    D. 吐血
    E. 中风
12. 治痰浊痹阻、胸阳不振之胸痹，常以全瓜蒌配伍的药物是
    A. 丹参
    B. 桔梗
    C. 薤白
    D. 前胡
    E. 白前
13. 下列具有利尿作用的药物是
    A. 苏子
    B. 莱菔子
    C. 决明子
    D. 白芥子
    E. 葶苈子

【A2型题】

14. 患者，男，70岁。慢性咳喘20年，近来病情加重，胸闷，咳喘，痰多色白，痰浊易咯，大便不畅，舌暗体胖，苔白厚腻，脉滑。宜首选的药物是
    A. 白前、前胡
    B. 杏仁、瓜蒌仁
    C. 苏子、莱菔子
    D. 陈皮、半夏
    E. 紫菀、款冬花
15. 患者，男，28岁。1周前外感表证，引起咳嗽，现无恶寒发热，但咳嗽明显，痰黄稠难咯，胸闷，大便干，小便黄，舌红苔黄腻，脉滑略数。宜首选的药物是
    A. 全瓜蒌、浙贝母、芦根
    B. 半夏、麻黄、五味子
    C. 桔梗、马勃、马兜铃
    D. 川贝、杏仁、白果
    E. 桑叶、杏仁、百部
16. 患者，女，63岁。慢性咳喘30年，近2年加重，常伴心悸怔忡，气不足以息。2天前因受风寒引发咳逆痰多，喘息不得卧，一身面目浮肿，舌暗胖，苔白腻略黄。治疗宜选用的药物是
    A. 葶苈子
    B. 麻黄
    C. 地龙
    D. 旋覆花
    E. 杏仁
17. 女，36岁。发热胸痛5天。见发热，胸痛，咳吐腥臭脓血痰，舌红苔腻，宜选用的药组是
    A. 桔梗、薏苡仁、鱼腥草
    B. 紫菀、款冬花、百部
    C. 桑叶、杏仁、枇杷叶
    D. 麻黄、杏仁、石膏
    E. 白果、川贝、杏仁
18. 用治肺痨见咳嗽痰少，时有咯

血，潮热，自汗盗汗，神疲乏力，舌红少苔，脉细数无力，最宜选用的药组是
A. 川贝、百部、紫菀
B. 陈皮、半夏、白芥子
C. 苏子、莱菔子、白芥子
D. 黄芩、瓜蒌、鱼腥草
E. 麻黄、桑白皮、地龙

【B_1 型题】

（1~5 题共用备选答案）
A. 半夏
B. 瓜蒌
C. 白芥子
D. 川贝母
E. 桔梗
1. 痰湿咳嗽，宜选用的药物是
2. 寒痰壅滞，宜选用的药物是
3. 痰热咳嗽，宜选用的药物是
4. 阴虚燥咳，宜选用的药物是
5. 肺痈吐脓，排脓宜选用的药物是

参考答案

【A_1 型题】

1. B　2. A　3. B　4. D　5. B　6. D　7. C　8. D　9. B　10. B
11. A　12. C　13. E

【A_2 型题】

14. C　15. A　16. A　17. A　18. A

【B_1 型题】

1. A　2. C　3. B　4. D　5. E

第十九单元　安　神　药

【A_1 型题】

1. 平肝降逆宜生用，止血宜煅用的药物是
A. 石决明
B. 牡蛎
C. 磁石
D. 朱砂
E. 代赭石
2. 下列忌火煅的药物是
A. 牡蛎
B. 珍珠
C. 朱砂
D. 磁石
E. 龙骨
3. 关于龙骨，正确的说法是
A. 龙骨是龙的骨骼
B. 龙骨是龙的化石
C. 龙骨为大型哺乳动物骨骼的化石
D. 龙骨是一种贝壳
E. 龙骨是一种铁矿石
4. 具有镇心定惊，清肝除翳，收敛生肌作用的药物是
A. 珍珠
B. 龙骨
C. 牡蛎
D. 石决明
E. 蝉蜕
5. 石菖蒲与远志的共同作用是
A. 开窍宁神
B. 化湿和胃
C. 养心安神
D. 祛痰止咳
E. 消痈散肿
6. 下列不具有润肠通便作用的药物是
A. 桃仁
B. 柏子仁
C. 杏仁
D. 酸枣仁
E. 火麻仁
7. 用治血不养心引起的虚烦不眠、惊悸怔忡之证，宜选用的药组是
A. 酸枣仁、柏子仁
B. 石菖蒲、远志
C. 合欢皮、龙齿
D. 朱砂、磁石
E. 珍珠母、琥珀

【A_2 型题】

8. 患者，男，67 岁。患高血压病 15 年，常有头晕头痛、失眠出现，近 1 个月来，又感耳鸣耳聋、目昏，且渐渐加重，舌暗红有裂纹，苔黄略燥，脉弦有力。宜选用生地、白芍等配伍的药物是
A. 酸枣仁、柏子仁
B. 当归、川芎
C. 胆南星、竹沥
D. 磁石、朱砂
E. 龙胆草、栀子
9. 患者，男，40 岁。心悸失眠或多梦，时伴有梦遗 1 个月余，伴心烦，自觉记忆力下降，舌红少苔，脉细数。治疗梦遗宜选用的药组是
A. 五味子、乌梅
B. 龙骨、牡蛎
C. 石决明、珍珠母

D. 紫贝齿、代赭石　　E. 琥珀、龙齿

参考答案

【A_1 型题】

1. E　2. C　3. C　4. A　5. A　6. D　7. A

【A_2 型题】

8. D　9. B

第二十单元　平肝息风药

【A_1 型题】

1. 不论寒证、热证，惊风抽搐均可选用的药物是
A. 羚羊角
B. 地龙
C. 胆南星
D. 天麻
E. 蜈蚣

2. 性平无毒的息风止痉药物是
A. 牛黄
B. 天麻
C. 全蝎
D. 地龙
E. 羚羊角

3. 白僵蚕具有的功效是
A. 收敛生肌
B. 明目去翳
C. 解毒散结
D. 燥湿化痰
E. 消痰行水

4. 钩藤入煎剂的正确用法是
A. 冲服
B. 包煎
C. 先煎
D. 不宜久煎
E. 另煎

5. 既能用于寒性慢惊，也能用于热性急惊抽搐的药物是
A. 羚羊角
B. 牛黄
C. 天麻
D. 地龙
E. 罗布麻

6. 牡蛎主治证，除外
A. 肝阳上亢证
B. 心神不宁证
C. 瘰疬瘿瘤，癥瘕痞块
D. 肺胃气逆证
E. 滑脱诸证

7. 龙骨与牡蛎的共同功效是
A. 平肝潜阳，清肝明目
B. 平肝潜阳，纳气平喘
C. 平肝潜阳，软坚散结
D. 平肝潜阳，收敛固涩
E. 平肝潜阳，清热利尿

8. 牛黄与天竺黄的共同功效是
A. 清心开窍，清热解毒
B. 生津止渴，润燥除烦
C. 平肝息风，清热利尿
D. 清心除烦，清胃止呕
E. 清心定惊，清热化痰

【A_2 型题】

9. 患者，男，26 岁。喘咳 3 年，每至春天春暖花开时哮喘发作，每伴少量黄稠痰，舌红苔黄，脉弦滑。常以麻黄、杏仁、石膏配伍的药物是
A. 地龙
B. 全蝎
C. 蜈蚣
D. 白僵蚕
E. 白花蛇

10. 用于肝热或肝经风热所致的目赤肿痛、羞明流泪，眵多色黄，首选桑叶、菊花配伍的药物是
A. 决明子
B. 石决明
C. 钩藤
D. 天麻
E. 地龙

11. 用于肝肾阴虚、肝阳上亢致目赤肿痛、翳膜遮睛、视物昏糊等证，宜首选的药物是
A. 决明子
B. 车前草
C. 石决明
D. 牡蛎
E. 琥珀

12. 某患者近日感受风热之邪，咽喉肿痛，头痛面赤，常以荆芥、桑叶、木贼等配伍的药物是
A. 白花蛇
B. 羚羊角
C. 全蝎
D. 白僵蚕
E. 地龙

13. 患者，女，30 岁。皮疹瘙痒 2 周余。皮疹为红色粟粒状，每遇热或在阳光下即发，舌边尖红，苔薄白。治以祛风散热止痒，宜以蝉衣、薄荷等配伍的药物是
A. 苦参
B. 白僵蚕
C. 地肤子
D. 龙胆草
E. 黄连

【B_1 型题】

（1~2 题共用备选答案）

A. 钩藤

B. 熊胆

C. 水牛角

D. 决明子

E. 夏枯草

1. 具有明目、散结消肿功效的药物是

2. 具有明目、息风止痉功效的药物是

参考答案

【A_1 型题】

1. D 2. B 3. D 4. D 5. C 6. D 7. D 8. E

【A_2 型题】

9. A 10. A 11. C 12. D 13. B

【B_1 型题】

1. E 2. A

第二十一单元 开 窍 药

【A_1 型题】

1. 麝香的功效是

A. 开窍醒神，活血止痛

B. 开窍醒神，清热止痛

C. 开窍醒神，辟秽祛浊

D. 开窍宁神，化湿和胃

E. 开窍醒神，清心化痰

2. 具有开窍、辟秽、止痛功效的药物是

A. 麝香

B. 冰片

C. 苏合香

D. 石菖蒲

E. 牛黄

3. 冰片的用量为

A. 0.03~0.10g

B. 0.10~0.15g

C. 0.15~0.30g

D. 0.2~0.3g

E. 0.3~0.6g

参考答案

【A_1 型题】

1. A 2. C 3. C

第二十二单元 补 虚 药

【A_1 型题】

1. 能够滋阴益肾，凉血止血的药物是

A. 桑椹

B. 墨旱莲

C. 女贞子

D. 枸杞子

E. 沙苑子

2. 冬虫夏草的功效是

A. 益肾，补脾，止血，止泻

B. 益肾，养心，止血，安神

C. 益肾，养肝，止血，止痛

D. 益肾，补肺，止血，化痰

E. 益肾，和胃，止血，止呕

3. 能够补精、养血、益气的药物是

A. 紫河车

B. 菟丝子

C. 淫羊藿

D. 蛤蚧

E. 冬虫夏草

4. 黄芪的功效是

A. 补气助阳，益卫固表，托毒生肌，燥湿利水

B. 补气助阳，益卫固表，托毒生肌，利水退肿

C. 补气升阳，益卫固表，托毒生肌，利水退肿

D. 补气升阳，止汗安胎，托毒生肌，利水退肿

E. 补气升阳，固摄安胎，托毒生肌，利水退肿

5. 具有温肾壮阳、祛寒除湿作用的药物是

A. 巴戟天

B. 仙茅

C. 淫羊藿

D. 杜仲

E. 桑寄生

6. 鹿茸的功效是

A. 补肾阴，益精血，强筋骨

B. 补肾阳，益精血，强筋骨
C. 补肾阴，祛风湿，强筋骨
D. 补肾阳，强筋骨，祛风湿
E. 补肾阴，强筋骨，止胎动

7. 麦门冬的功效是
A. 润肺，益肾，养肝
B. 润肺，益胃，养肝
C. 润肺，益肾，清心
D. 润肺，益胃，清心
E. 润肺，益肾，益胃

8. 具有养血、柔肝、平肝功效的药物是
A. 白芍
B. 赤芍
C. 天麻
D. 柴胡
E. 白术

9. 蛤蚧的功效是
A. 补肺气，助肾阳，定喘咳
B. 补肺气，助肾阳，益精血
C. 补肺气，定喘嗽，益精血
D. 助肾阳，定喘嗽，益精血
E. 补肺气，助肾阳，定喘嗽，益精血

10. 能够滋补肝肾，明目，润肺的药物是
A. 石斛
B. 玉竹
C. 黄精
D. 百合
E. 枸杞子

11. 杜仲与续断的共同功效是
A. 补肝肾
B. 续筋骨
C. 清虚热
D. 行血脉
E. 祛风湿

12. 熟地黄的功效是
A. 凉血，滋阴，补精
B. 养血，滋阴，补精
C. 活血，滋阴，补精
D. 滋阴，补精，益髓
E. 凉血，补精，益髓

13. 山药的功效是
A. 益气养阴，补脾肾肺
B. 益气养血，补心肝脾
C. 益气助阳，补肺脾肾
D. 益气升阳，补肺脾肾
E. 益气养阴，补脾肝肾

14. 人参的功效是
A. 大补元气，健脾和胃，滋阴润燥，安神增智
B. 大补元气，健脾益肾，生津止渴，安神增智
C. 大补元气，健脾柔肝，滋阴润燥，安神增智
D. 大补元气，健脾益肺，生津止渴，安神增智
E. 大补元气，健脾养心，滋阴润燥，安神增智

15. 具有补气养阴、清火生津作用的药物是
A. 玄参
B. 苦参
C. 丹参
D. 太子参
E. 西洋参

16. 阿胶的功效是
A. 补血，止血，滋阴，润肺
B. 补血，行血，滋阴，润肺
C. 补血，止血，滋阴，柔肝
D. 补血，行血，滋阴，柔肝
E. 补血，止血，滋阴，温肺

17. 甘草的功效是
A. 补脾，健胃，缓急，和药
B. 补脾，养心，缓急，和药
C. 和胃，补肾，缓急，和药
D. 养心，补肝，缓急，和药
E. 补脾，润肺，缓急，和药

18. 当归的功效是
A. 补血，止血，止痛，止泻
B. 补血，止血，止痛，润肠
C. 补血，活血，止血，止泻
D. 补血，活血，止痛，止泻
E. 补血，活血，止痛，润肠

19. 具有补气健脾、燥湿利水、止汗安胎功效的药物是
A. 砂仁
B. 苍术
C. 白术
D. 山药
E. 大枣

20. 补骨脂的功效是
A. 补肾壮阳，温脾开胃，固精缩尿
B. 补肾壮阳，摄涎止唾，温脾止泻
C. 补肾壮阳，摄涎止唾，固精缩尿
D. 补肾壮阳，固精缩尿，暖肝和胃
E. 补肾壮阳，固精缩尿，温脾止泻

21. 有止血作用的补血滋阴润燥药是
A. 制首乌
B. 桑椹
C. 墨旱莲
D. 阿胶
E. 熟地黄

22. 具有补血、截疟、润肠作用的药物是
A. 生地黄
B. 熟地黄
C. 当归
D. 何首乌
E. 白芍

【A_2 型题】

23. 一大出血患者因元气虚极而出现体虚欲脱，脉微欲绝之症，治疗宜首选的药物是
A. 人参
B. 党参
C. 黄芪
D. 柴胡
E. 附子

24. 一久病患者，见消瘦乏力、面色萎黄、畏寒肢冷、腰酸遗精、眩晕耳鸣。治疗宜首选的用药是
A. 冬虫夏草
B. 胡桃肉
C. 紫河车
D. 菟丝子
E. 沙苑子

25. 患者，女，46岁。见面色萎黄、经期后愆、行经腹痛、痛

处固定、遇温痛减。治疗宜首选的用药是
A. 当归
B. 熟地黄
C. 何首乌
D. 白芍
E. 阿胶

26. 患者，男，75 岁。胸闷气短，少气懒言，舌质淡，脉结代。首选用药
A. 党参
B. 黄芪
C. 山药
D. 白术
E. 炙甘草

27. 患者，女，28 岁。妊娠 3 个月，腰痛如折，小腹下坠。首选用药
A. 川牛膝
B. 杜仲
C. 五加皮
D. 肉苁蓉
E. 独活

28. 患者，男，61 岁。久咳不止，咳声低微，少气乏力，痰少而干，痰中夹有血丝。用药首选
A. 人参
B. 西洋参
C. 黄芪
D. 甘草
E. 山药

【B_1 型题】

（1~2 题共用备选答案）
A. 阴虚劳咳
B. 气虚自汗
C. 胃寒呕吐
D. 湿热泻痢
E. 风寒湿痹

1. 阿胶的主治病证是
2. 黄芪的主治病证是

参考答案

【A_1 型题】

1. B　2. D　3. A　4. C　5. B　6. B　7. D　8. A　9. E　10. E
11. A　12. B　13. A　14. D　15. E　16. A　17. E　18. E　19. C　20. E
21. D　22. D

【A_2 型题】

23. A　24. C　25. A　26. E　27. B　28. B

【B_1 型题】

1. A　2. B

第二十三单元　收　涩　药

【A_1 型题】

1. 龟甲的功效是
A. 滋阴潜阳，软坚散结，养血补心
B. 滋阴潜阳，息风止痉，养血补心
C. 滋阴潜阳，益肾健骨，养血补心
D. 滋阴潜阳，重镇安神，养血补心
E. 滋阴潜阳，降逆止呕，养血补心

2. 能够敛肺、涩肠、敛汗、止遗的药物是
A. 乌梅
B. 浮小麦
C. 麻黄根
D. 金樱子
E. 五味子

3. 乌梅的功效是
A. 敛肺，涩肠，止遗，安蛔
B. 敛肺，止带，止遗，安蛔
C. 敛肺，涩肠，生津，安蛔
D. 敛肺，涩肠，止血，安蛔
E. 敛肺，止带，止血，安蛔

4. 可敛肺、敛汗、止血的药物是
A. 五味子
B. 五倍子
C. 乌梅
D. 椿皮
E. 诃子

5. 具有生津止渴功效的药物是
A. 生地黄
B. 牡丹皮
C. 赤芍
D. 紫草
E. 金银花

6. 莲子与芡实的共同功效是
A. 固崩止带
B. 养心安神
C. 固表止汗
D. 敛肺止咳
E. 益肾固精

7. 能够补肾阴，补肾阳，固肾精的药物是
A. 赤石脂
B. 肉豆蔻

C. 罂粟壳
D. 山茱萸
E. 桑螵蛸

参考答案

【A_1 型题】

1. C 2. E 3. C 4. B 5. A 6. E 7. D

第二十四单元　攻毒杀虫止痒药

【A_1 型题】

1. 雄黄的功效是
   A. 解毒杀虫，燥湿祛痰，截疟
   B. 解毒杀虫，燥湿止痒
   C. 燥湿祛风，温肾壮阳
   D. 攻毒杀虫，祛风止痛
   E. 解毒止痛，开窍醒神
2. 内服壮阳通便，外用杀虫止痒的药物是
   A. 硫黄
   B. 雄黄
   C. 明矾
   D. 蜂房
   E. 硼砂
3. 既能杀虫止痒，又能燥湿，温肾壮阳的药物是
   A. 明矾
   B. 露蜂房
   C. 炉甘石
   D. 硫黄
   E. 蛇床子

【A_2 型题】

4. 一患者腰膝酸软冷痛，小便清长，腹痛便秘。治疗宜首选的药物是
   A. 雄黄
   B. 磁石
   C. 明矾
   D. 硼砂
   E. 硫黄

参考答案

【A_1 型题】

1. A 2. A 3. E

【A_2 型题】

4. E

第二十五单元　拔毒化腐生肌药

【A_1 型题】

具有明目去翳，收湿生肌功效的药物是
A. 硼砂
B. 明矾
C. 炉甘石
D. 芒硝
E. 雄黄

参考答案

【A_1 型题】

C

第四章　方　剂　学

第一单元　总　　论

【A_1 型题】

1. 不宜使用下法治疗的是
   A. 燥屎内结
   B. 停痰留饮
   C. 瘀血积水
   D. 宿食积滞
   E. 痞块癥瘕
2. 下列各项中，不属于“佐药”功用范畴的是
   A. 配合君、臣药加强治疗作用
   B. 消除或减弱君、臣药的毒性
   C. 针对某些次要症状发挥治疗作用
   D. 制约君、臣药的峻烈之性
   E. 针对主病起主要治疗作用
3. 与汗法无关的方剂类别是
   A. 表里双解剂
   B. 治风剂
   C. 祛湿剂
   D. 治燥剂
   E. 消食剂
4. 药味配伍中的“酸甘合化”的主要功用是
   A. 扶助阳气
   B. 滋助阴液
   C. 滋阴养血
   D. 生津止渴
   E. 固表敛汗
5. 我国目前现存最早的古代方书是
   A.《五十二病方》
   B.《千金方》
   C.《成方切用》
   D.《黄帝内经》
   E.《普济方》
6. 属于反佐药功用范畴的是
   A. 减君臣药之毒
   B. 缓和君臣药之峻
   C. 兼制君臣药之偏
   D. 防止病重邪甚拒药
   E. 助君臣药之力
7. 急救稀涎散属于
   A. 开窍剂
   B. 治风剂
   C. 涌吐剂
   D. 祛痰剂
   E. 泻下剂
8. 较多使用反佐药法的方剂是
   A. 补益剂和泻下剂
   B. 清热剂和温里剂
   C. 祛风剂和治燥剂
   D. 涌吐剂和开窍剂
   E. 解表剂和和解剂
9. 判定方中君药的主要依据是
   A. 方中用量最大的药物
   B. 兼有功效最多的药物
   C. 针对方证主要病机的药物
   D. 珍稀或贵重药物
   E. 无毒副作用且用量大的药物
10. 由四逆汤化裁为通脉四逆汤属于
    A. 药味加减的变化
    B. 药量增减的变化
    C. 剂型更换的变化
    D. 药味加减与药量增减变化的联合运用
    E. 药味加减与剂型更换变化的联合运用
11. 与方剂学中“反佐”内容不相关的表述为
    A. 主治病证的病机涉及病重邪甚
    B. 大热病证服用大寒的方药后出现呕吐
    C. 使用与君药药性相反的药味
    D. 针对主治病证中的次要病机
    E. 药味少，药量较小
12. 我国最早由政府组织编撰成的药典是
    A.《金匮要略》
    B.《肘后备急方》
    C.《济生方》
    D.《和剂局方》
    E.《圣济总录》
13. 因药性峻猛，为了使其缓和发挥药效，因此做成丸剂
    A. 抵当丸
    B. 肾气丸
    C. 四生丸
    D. 金锁固金丸
    E. 朱砂安神丸
14. 药味配伍中的“辛甘合化”的主要功用是
    A. 温补阳气
    B. 资助肾阳
    C. 扶助阳气
    D. 温通心阳
    E. 滋阴助阳
15. 下列各项中哪项不是散剂的特点
    A. 不易变质
    B. 服用方便
    C. 吸收缓慢
    D. 节省药材
    E. 制备简便
16. 临床将丸剂变为汤剂运用时，可能引起的变化不包括
    A. 产生新的功效
    B. 失去功效
    C. 作用缓急改变
    D. 功效强度改变
    E. 产生毒性
17. 较少使用丸剂的方剂类别有
    A. 补益剂

B. 开窍剂
C. 清热剂
D. 消食导滞剂
E. 化瘀消癥剂

18. 由逍遥散变化为黑逍遥散，属于
A. 药味加减的变化
B. 药量增减的变化
C. 剂型更换的变化
D. 药味加减和药量增减变化的联合运用
E. 药量增减和剂型更换变化的联合运用

19. 不属于温里剂的方剂是
A. 温脾汤
B. 四逆汤
C. 温胆汤
D. 通脉四逆汤
E. 理中汤

20. 药味配伍中的“苦辛并用”的主要功用是
A. 除湿散满
B. 升降气机
C. 散结化痰
D. 消食化滞
E. 健脾和胃

21. 通常的八法不包括
A. 补法
B. 泻法
C. 汗法
D. 吐法
E. 消法

22. “随证加减”通常是指
A. 根据当前病证病机，对被选方剂中的任何部分进行的加味或减味
B. 以当前病证与被选方方证接近为依据，对原方中的次要部分进行的加味或减味
C. 随病证的变化而选用不同方剂
D. 随病证的变化选配不同的药味
E. 根据不同证情，医生不用成方而自己随机遣药组方

23. 不宜空腹服用的是
A. 泻下方药
B. 补益方药
C. 治疗病在四肢、血脉的方药
D. 治疗病在下焦的方药
E. 对胃肠有刺激的方药

24. 方剂配伍中的“寒热并用”是指
A. 针对病证中的寒热假象采用的反佐药法
B. 针对君臣药的寒热偏性采用的佐制药法
C. 针对病证中的寒热并存的病理采用的寒热兼顾的配伍
D. 根据某些药物的特殊配伍功能而采用的寒热异性配伍
E. 以上都不是

【B_1 型题】

（1~5 题共用备选答案）
A. 温胆汤
B. 平胃散
C. 四逆汤
D. 桂枝茯苓丸
E. 芍药汤

1. 属于温里剂的方剂是
2. 属于祛瘀剂的方剂是
3. 属于清热剂的方剂是
4. 属于祛湿剂的方剂是
5. 属于祛痰剂的方剂是

（6~10 题共用备选答案）
A. 健脾化滞剂
B. 祛瘀消癥剂
C. 温化痰饮剂
D. 清热化痰剂
E. 行气祛痰剂

6. 半夏厚朴汤属于
7. 苓桂术甘汤属于
8. 小陷胸汤属于
9. 枳术丸属于
10. 鳖甲煎丸属于

（11~15 题共用备选答案）
A. 开窍剂
B. 安神剂
C. 补益剂
D. 润下剂
E. 固涩剂

11. 四神丸属于
12. 济川煎属于
13. 复脉汤属于
14. 甘麦大枣汤属于
15. 紫雪属于

（16~20 题共用备选答案）
A. 汗法
B. 下法
C. 温剂
D. 清剂
E. 消法

16. 桃核承气汤属于
17. 杏苏散属于
18. 温胆汤属于
19. 当归四逆汤属于
20. 左金丸属于

（21~25 题共用备选答案）
A. 补中益气汤
B. 朱砂安神丸
C. 真人养脏汤
D. 旋覆代赭汤
E. 桑菊饮

21. 属于涩剂的方剂是
22. 属于升剂的方剂是
23. 属于降剂的方剂是
24. 属于轻剂的方剂是
25. 属于重剂的方剂是

（26~30 题共用备选答案）
A. 君药
B. 臣药
C. 佐助药
D. 佐制药
E. 反佐药

26. 五味子和白芍在小青龙汤中是
27. 生地在一贯煎中是
28. 连翘在保和丸中是
29. 黄芩在黄土汤中是
30. 大黄在桃核承气汤中是

参考答案

【A₁ 型题】

1. E 2. E 3. E 4. B 5. A 6. D 7. C 8. B 9. C 10. B
11. D 12. D 13. A 14. C 15. C 16. B 17. C 18. D 19. C 20. B
21. B 22. A 23. E 24. C

【B₁ 型题】

1. C 2. D 3. E 4. B 5. A 6. E 7. C 8. D 9. A 10. B
11. E 12. D 13. C 14. B 15. A 16. B 17. A 18. E 19. C 20. D
21. C 22. A 23. D 24. E 25. B 26. D 27. A 28. C 29. D 30. A

第二单元 解 表 剂

【A₁ 型题】

1. 解表剂不适用于
   A. 外感风寒
   B. 疮疡初起
   C. 麻疹已透
   D. 风温初起
   E. 水肿而有表证
2. 不具有解表散邪，止咳化痰功用的方剂是
   A. 桑杏汤
   B. 杏苏散
   C. 桑菊饮
   D. 止嗽散
   E. 香薷散
3. 升麻在升麻葛根汤中的作用不涉及
   A. 解肌散邪
   B. 透疹
   C. 清热解毒
   D. 阳明引经
   E. 升阳举陷
4. 麻黄汤证与桂枝汤证的主要区别是
   A. 恶寒与恶风
   B. 喘逆与鼻鸣干呕
   C. 无汗与有汗
   D. 脉浮紧与浮缓
   E. 风寒表实与风寒表虚证
5. 苓甘五味姜辛汤和小青龙汤具有的相同功用是
   A. 解表散寒
   B. 温肺化饮
   C. 宣肺平喘
   D. 健脾利湿
   E. 燥湿化痰
6. 麻黄杏仁甘草石膏汤中用量最大的药味是
   A. 麻黄
   B. 杏仁
   C. 石膏
   D. 甘草
   E. 以上均不是
7. 解表透疹方的结构一般不包括
   A. 透疹药物
   B. 解表散邪
   C. 清热解毒
   D. 养阴生津
   E. 凉血止血
8. 辛凉解表剂中有时配伍少量辛温解表药，其目的在于
   A. 发散风寒
   B. 助透表邪外出
   C. 解肌发汗
   D. 监制方中寒凉，以防凉遏
   E. 通络止痛
9. 桂枝汤中体现“调和营卫”的主要配伍药对是
   A. 桂枝与甘草
   B. 芍药与甘草
   C. 桂枝与芍药
   D. 芍药与大枣
   E. 桂枝与生姜
10. 桑菊饮的主治证候为
    A. 温病邪在卫分的头痛身热，微恶风寒，无汗或有汗不多，口渴咽干，脉浮数
    B. 风温初起，风热犯肺所致但咳，身热不甚，口微渴
    C. 外感风邪，营卫不和所致头痛发热，汗出恶风，脉浮缓
    D. 肺热壅盛所致身热咳逆，气急鼻煽，脉滑数
    E. 以上都不是
11. 桂枝汤的组成药味是
    A. 桂枝、麻黄、杏仁、甘草、生姜
    B. 桂枝、芍药、生姜、大枣、人参
    C. 桂枝、芍药、生姜、大枣、大黄
    D. 桂枝、生姜、大枣、甘草、杏仁
    E. 桂枝、芍药、生姜、大枣、甘草
12. 败毒散中佐用少量人参的意义是
    A. 益气补虚
    B. 益气固表
    C. 扶正祛邪
    D. 补气生津

E. 以上都不是

13. 麻黄杏仁甘草石膏汤的功用是
A. 解表散寒，兼清里热
B. 疏风解表，清肺泻热
C. 辛凉宣泄，清肺平喘
D. 辛凉透表，清热解毒
E. 疏风泻热，宣肺止咳

14. 败毒散中的君药是
A. 羌活、独活
B. 前胡、柴胡
C. 人参、茯苓
D. 桔梗、枳壳
E. 川芎

15. 小青龙汤中主治外寒的主要配伍药味是
A. 麻黄、桂枝、细辛
B. 桂枝、芍药、甘草
C. 芍药、细辛、五味子
D. 干姜、细辛、半夏
E. 干姜、细辛、麻黄

【A_2 型题】

16. 外感风寒，误用泻下剂后，发热头痛，汗出恶风，鼻鸣微喘，舌苔薄白，脉沉缓者，治疗应选用
A. 麻黄汤
B. 桂枝汤
C. 麻黄加术汤
D. 桂枝加厚朴杏子汤
E. 石膏汤

【A_3/A_4 型题】

（17~19 题共用题干）

外感风寒，证候表现为恶寒发热，无汗肢冷，倦怠嗜卧，舌淡苔白，脉沉无力，且用辛温发表药汗不出。

17. 此证应辨为
A. 少阴里寒证
B. 风寒表虚证
C. 风寒表实证
D. 阳虚外感风寒证
E. 气虚外感风寒证

18. 治法应为
A. 温肾散寒
B. 助阳益气，外散风寒
C. 解肌发汗，调和营卫
D. 辛温发汗，宣肺平喘
E. 祛风散寒，益气和中

19. 治宜选用
A. 败毒散
B. 再造散
C. 参苏饮
D. 桂枝汤
E. 葱白七味饮

（20~22 题共用题干）

患者，男，28 岁。正值冬季“流感”流行，突发高热，微恶寒，鼻涩流涕，头痛咽痛，无汗，口渴尿黄，舌尖红，苔薄黄，脉浮数。

20. 此证应辨为
A. 外感风寒，肺经蕴热
B. 外感风热，肺失宣降
C. 外感风热，卫表郁滞
D. 外感风邪，营卫不和
E. 燥热犯肺，肺胃津伤

21. 治法应为
A. 辛凉透表，清热解毒
B. 疏散风热，宣肺止咳
C. 发散风寒，兼清肺热
D. 解肌发汗，调和营卫
E. 清宣燥热，养阴生津

22. 治宜选用
A. 桂枝汤
B. 桑杏汤
C. 大青龙汤
D. 桑菊饮
E. 银翘散

（23~25 题共用题干）

上例患者服用复方阿司匹林并注射青霉素，药后汗出，热度稍减，但次日体温更高，体温 39.7℃，头痛加剧，身热烦躁，咳而时有喘息，汗出不畅，口渴，舌红苔黄，脉浮滑数有力。

23. 此证应辨为
A. 阳明热甚
B. 肺胃津伤
C. 邪热壅肺
D. 营分热甚
E. 肺热痰壅

24. 治法应为
A. 清泻胃热
B. 清养肺胃
C. 清营透热
D. 清肺化痰
E. 宣泄肺热

25. 治宜选用
A. 白虎汤
B. 竹叶石膏汤
C. 清营汤
D. 清气化痰丸
E. 麻黄杏仁甘草石膏汤

（26~28 题共用题干）

患者，女，45 岁。素体虚弱，容易感冒。10 年前因感冒发生咳喘，近 2 年来发作频繁，痰色白清稀多泡沫。昨天遇冷着凉，咳喘又发，痰多稀白，胸闷不舒，发热头痛，恶寒无汗。舌苔白滑，脉浮紧。

26. 此证应辨为
A. 风寒束表，肺失宣降
B. 内停寒饮，外感风寒
C. 外感风寒，痰湿内阻
D. 痰湿壅肺，肺气不降
E. 外感风寒湿，内停痰浊

27. 治法应为
A. 发散风寒，温肺化饮
B. 辛温发汗，宣肺平喘
C. 发散风寒，除湿化痰
D. 燥湿化痰，降肺平喘
E. 散寒除湿，化痰降浊

28. 治宜选用
A. 三拗汤
B. 麻黄汤
C. 苏子降气汤
D. 定喘汤
E. 小青龙汤

【B_1 型题】

（1~5 题共用备选答案）
A. 辛凉宣泄，清肺平喘
B. 辛凉透表，清热解毒
C. 疏散风热，宣肺止咳
D. 辛凉解肌，解毒透疹
E. 清泻肺热，平喘止咳

1. 泻白散的功用是
2. 桑菊饮的功用是
3. 银翘散的功用是
4. 麻黄杏仁甘草石膏汤的功用是
5. 升麻葛根汤的功用是

（6~10 题共用备选答案）

A. 小青龙汤和大青龙汤
B. 地黄饮子和桑螵蛸散
C. 百合固金汤和大秦艽汤
D. 苇茎汤和大黄牡丹汤
E. 炙甘草汤和清燥救肺汤

6. 方中均含有桃仁与冬瓜仁的是
7. 方中均含有阿胶与甘草的是
8. 方中均含有麻黄与桂枝的是
9. 方中均含有菖蒲与远志的是
10. 方中均含有生地与熟地的是

（11~15 题共用备选答案）

A. 解表散寒
B. 温里散寒助阳
C. 温经散寒通脉
D. 助膀胱气化
E. 活血通脉

11. 小建中汤中的桂枝的主要作用是
12. 麻黄汤中的桂枝的主要作用是
13. 五苓散中桂枝的主要作用是
14. 当归四逆汤中的桂枝的主要作用是
15. 桃核承气汤中的桂枝的主要作用是

参考答案

【A_1 型题】

1. C　2. E　3. E　4. E　5. B　6. C　7. E　8. B　9. C　10. B
11. E　12. C　13. C　14. A　15. A

【A_2 型题】

16. D

【A_3/A_4 型题】

17. D　18. B　19. B　20. C　21. A　22. E　23. C　24. E　25. E　26. B
27. A　28. E

【B_1 型题】

1. E　2. C　3. B　4. A　5. D　6. D　7. E　8. A　9. B　10. C
11. B　12. A　13. D　14. C　15. E

第三单元　泻　下　剂

【A_1 型题】

1. 疏凿饮子与舟车丸组方配伍上的相同点是
A. 二方均治阳水实证
B. 二方均有解表攻里的功用
C. 二方均使用了泻下逐水药
D. 二方均配伍了逐水药与行气药
E. 二方均未配伍利水药

2. 温阳通便，泻下寒积的常用配伍药对是
A. 甘草与芒硝
B. 附子与大黄
C. 巴豆与桔梗
D. 大黄与芒硝
E. 桂枝与大黄

3. 配伍中含有“寓补于泻”原理的方剂是
A. 小承气汤
B. 葛根芩连汤
C. 真人养脏汤
D. 痛泻要方
E. 十枣汤

4. 不含有“去性存用”配伍的方剂是
A. 半夏泻心汤
B. 竹叶石膏汤
C. 温脾汤
D. 附子大黄汤
E. 麦门冬汤

5. 麻子仁丸的组成中不含
A. 枳实
B. 厚朴
C. 大黄
D. 芒硝
E. 芍药

6. 使用十枣汤时应
A. 方中诸药味同煎
B. 先煎大枣，再入煎其余药味
C. 先煎大戟、芫花、甘遂，后入大枣
D. 煎大枣取汤，余药味另研散，送服
E. 先煎大戟、芫花，再入大枣，甘遂另研散送服

7. 原方用法中要求服药“自小量始”的是
A. 大承气汤
B. 麻子仁丸

C. 四逆汤
D. 桂枝汤
E. 白虎汤

8. 脾约丸主治阳明燥结便秘证，伴随的特征性症状为
A. 口中燥渴
B. 腹中满痛
C. 小便数多
D. 小便短少
E. 脉浮数

9. 大枣在十枣汤中是
A. 君药
B. 臣药
C. 君药和佐药
D. 佐药
E. 使药

10. 符合大承气汤煎制方法的正确项是
A. 先枳实、厚朴，继大黄，后芒硝
B. 先枳实、厚朴，继芒硝，后大黄
C. 先枳实、大黄，继厚朴，后芒硝
D. 先厚朴、大黄，继芒硝，后枳实
E. 先枳实、芒硝，继厚朴，后大黄

11. 由大黄、芒硝、甘草组成的方剂名为
A. 大承气汤
B. 小承气汤
C. 调胃承气汤
D. 大陷胸汤
E. 凉膈散

12. 具有温肾益精，润肠通便功用的方剂是
A. 增液汤
B. 黄龙汤
C. 麻子仁丸
D. 济川煎
E. 肾气丸

13. 配伍中含有“寓升于降”原理的方剂是
A. 黄龙汤
B. 大承气汤
C. 补中益气汤
D. 苏子降气汤
E. 旋覆代赭汤

【A_3/A_4 型题】

（14~16 题共用题干）

患者，男，50 岁。患慢性痢疾 5 年，继发便秘，腹痛，手足不温，舌淡苔白厚，脉沉弦等证。

14. 此证应诊断为
A. 大肠湿热
B. 阳虚冷积
C. 脾肾寒湿
D. 阳明热结
E. 肝脾不调

15. 治法应为
A. 温阳健脾，攻下冷积
B. 调和气血，清热解毒
C. 温肾暖脾，固肠止泻
D. 泻热通腑，行气导滞
E. 健脾调肝，行气开郁

16. 治疗宜选方剂是
A. 四神丸
B. 温脾汤
C. 芍药汤
D. 小承气汤
E. 四逆散

【B_1 型题】

（1~2 题共用备选答案）
A. 大黄
B. 芒硝
C. 芍药
D. 厚朴
E. 炙甘草

1. 与大承气汤相比，小承气汤少了
2. 调胃承气汤是在大承气汤的基础上减了枳实、厚朴，加了

（3~4 题共用备选答案）
A. 温脾汤
B. 济川煎
C. 黄龙汤
D. 麻子仁丸
E. 新加黄龙汤

3. 阳明腑实，气血不足证，宜选
4. 热结里实，气阴不足证，宜选

参考答案

【A_1 型题】

1. C　2. B　3. E　4. A　5. D　6. D　7. B　8. C　9. D　10. A
11. C　12. D　13. A

【A_3/A_4 型题】

14. B　15. A　16. B

【B_1 型题】

1. B　2. E　3. C　4. E

第四单元　和　解　剂

【A_1 型题】

1. 半夏泻心汤所治心下痞是由何因所致
   A. 太阳病误下
   B. 少阳病误下
   C. 阳明病下之过早
   D. 阳明病应下失下
   E. 太阳病大下后，复发汗
2. 逍遥散中体现治肝“体用兼顾”的药对是
   A. 柴胡与白芍
   B. 白芍与当归
   C. 当归与白术
   D. 白术与茯苓
   E. 茯苓与薄荷
3. 以“辛开苦降、寒热并用”为配伍特征的方剂是
   A. 麻黄汤
   B. 四逆散
   C. 半夏泻心汤
   D. 苓桂术甘汤
   E. 苏子降气汤
4. 痛泻要方的主治证是
   A. 肝郁血虚脾弱证
   B. 伤寒少阳证
   C. 少阳湿热痰浊证
   D. 脾虚肝郁之痛泻
   E. 肝脾不和证
5. 由柴胡、芍药、枳实、甘草组成的方剂名为
   A. 四逆散
   B. 四物汤
   C. 痛泻要方
   D. 柴胡疏肝散
   E. 四逆汤
6. 蒿芩清胆汤的功用是
   A. 透邪解郁，疏肝理脾
   B. 清胆利湿，和胃化痰
   C. 疏肝解郁，养血健脾
   D. 补脾柔肝，祛湿止泻
   E. 寒热平调，散结除痞
7. 由白术、芍药、陈皮、防风组成的方剂名为
   A. 四逆散
   B. 痛泻要方
   C. 芍药汤
   D. 健脾丸
   E. 四物汤

【A_3/A_4 型题】

（8~12 题共用题干）

患者，女，25 岁。患者平素沉默少言，虽有不快，亦郁闷心中。近半年来常感胸胁部隐隐作痛，胸闷，善太息，情志抑郁，饮食减少，脘胀不适，月经量少，时有发热或恶寒，舌淡苔薄白，脉细弦。

8. 此证应辨为
   A. 肝郁气滞，营卫不和
   B. 肝郁脾虚，气滞血瘀
   C. 肝郁血虚，肝脾不调
   D. 肝郁化热，脾虚湿阻
   E. 脾虚不运，肝郁气滞
9. 治法应为
   A. 行气疏肝，调和营卫
   B. 疏肝健脾，行气活血
   C. 疏肝清热，健脾养胃
   D. 健脾助运，行气疏肝
   E. 养血疏肝，健脾和营
10. 治疗应选用
    A. 归脾汤
    B. 四逆散合桂枝汤
    C. 柴胡疏肝散
    D. 小柴胡汤
    E. 逍遥散
11. 如患者兼有急躁易怒，心胸烦热，舌红苔黄，脉细弦数等证。其病机为
    A. 肝郁化火
    B. 肝阳上亢
    C. 心火上炎
    D. 血虚燥热
    E. 阴虚火旺
12. 治疗宜在选方中加用
    A. 地骨皮、青蒿
    B. 丹皮、山栀
    C. 黄芩、黄连
    D. 知母、黄柏
    E. 熟地、鳖甲

【B_1 型题】

（1~2 题共用备选答案）

A. 柴胡与大黄
B. 大黄与山栀
C. 黄芩与黄连
D. 黄连与干姜
E. 柴胡与炙甘草

1. 半夏泻心汤与枳实消痞丸二方中均含有
2. 小柴胡汤与四逆散二方中均含有

（3~4 题共用备选答案）

A. 升清阳
B. 透表邪
C. 疏肝气
D. 散郁火
E. 以上都不是

3. 柴胡在四逆散中的主要作用是
4. 柴胡在小柴胡汤中的主要作用是

参考答案

【A_1 型题】

1. B　2. A　3. C　4. D　5. A　6. B　7. B

【A_3/A_4 型题】

8. C 9. E 10. E 11. A 12. B

【B_1 型题】

1. D 2. E 3. C 4. B

第五单元 清 热 剂

【A_1 型题】

1. 清营汤中具有“透热转气”作用的主要药味是指
   A. 犀角与地黄
   B. 地黄与丹参
   C. 银花与连翘
   D. 黄连与麦冬
   E. 玄参与竹叶
2. 清胃散中具有“升阳散火”作用的药味是
   A. 黄连
   B. 升麻
   C. 丹皮
   D. 当归
   E. 生地
3. 犀角地黄汤中丹皮、赤芍的主要配伍意义是
   A. 清热凉血
   B. 活血散瘀
   C. 凉血散瘀
   D. 凉血解毒
   E. 凉血止血
4. 清营汤证中不应包括
   A. 时有谵语
   B. 身热夜甚
   C. 舌绛苔少
   D. 烦渴引饮
   E. 斑疹隐隐
5. 白头翁汤的功用是
   A. 清热解毒，凉血散瘀
   B. 清热凉血，消肿止痛
   C. 清热泻火，凉血止血
   D. 清热解毒，凉血止痢
   E. 清热化湿，涩肠止痢
6. 由桑皮、地骨皮、粳米、甘草组成的方剂名为
   A. 泻白散
   B. 补肺阿胶汤
   C. 白虎汤
   D. 四君子汤
   E. 四神丸
7. 主治证中以“皮肤蒸热”为特征的方剂为
   A. 麻黄杏仁甘草石膏汤
   B. 清营汤
   C. 银翘散
   D. 泻白散
   E. 青蒿鳖甲汤
8. 与龙胆泻肝汤主治不符的是
   A. 妇女湿热带下
   B. 湿热下注之淋浊阳痿
   C. 肝火上炎之耳鸣耳聋
   D. 肝火内炽的胸胁灼痛
   E. 阴虚阳亢的头痛目眩
9. 龙胆泻肝汤中配用生地、当归的意义是
   A. 滋阴养血
   B. 养血化瘀
   C. 补血止血
   D. 滋肾养肝
   E. 以上都不是
10. 制方中蕴含“滋水泻火”原理的方剂是
   A. 导赤散
   B. 黄连解毒汤
   C. 桑螵蛸散
   D. 百合固金汤
   E. 增液汤
11. 下列方剂中不含栀子的是
   A. 茵陈蒿汤
   B. 八正散
   C. 凉膈散
   D. 龙胆泻肝汤
   E. 仙方活命饮
12. 玉女煎中具有“引火下行”作用的药味是
   A. 熟地
   B. 石膏
   C. 知母
   D. 麦冬
   E. 牛膝
13. 具有“滋阴透热”功用的药对为
   A. 银柴胡与胡黄连
   B. 石膏与知母
   C. 生地与玄参
   D. 丹皮与柴胡
   E. 青蒿与鳖甲
14. 芍药汤与白头翁汤的组成中均含有的药物是
   A. 黄芩
   B. 黄连
   C. 黄柏
   D. 大黄
   E. 秦皮

【A_2 型题】

15. 温热病，低热日久，持续不退，暮热早凉，五心烦热，口干咽燥，斑疹隐隐，舌绛，脉细数。宜选用的方剂是
   A. 黄连阿胶汤
   B. 大定风珠
   C. 加减炙甘草汤
   D. 三甲炙甘草汤
   E. 清营汤

【A_3/A_4 型题】

（16~18 题共用题干）

患者热痢腹痛，里急后重，

便下脓血，赤多白少，身热渴饮，舌红苔黄，脉弦数。

16. 治宜选用
    A. 芍药汤
    B. 白头翁汤
    C. 龙胆泻肝汤
    D. 葛根芩连汤
    E. 半夏泻心汤
17. 该证的病机为
    A. 湿热壅滞大肠
    B. 热毒内陷下焦血分
    C. 肝经湿热下注
    D. 阳明气分肠热
    E. 燥热内结阳明
18. 该证的治法为
    A. 清热化湿，调理气血
    B. 清热解毒，凉血止痢
    C. 清利肝经湿热
    D. 清肠止利
    E. 通腑泻热

（19~21 题共用题干）

已知某方剂的组成为：白芍 20g、黄芩 10g、黄连 10g、枳实 9g、大黄 9g、当归 6g、肉桂 3g、木香 6g、甘草 6g。3 剂，水煎温服，日 1 剂，分上午、下午服。

19. 与该方组成最为接近的古方是
    A. 大柴胡汤
    B. 枳实导滞丸
    C. 小承气汤
    D. 葛根芩连汤
    E. 芍药汤
20. 推测该方的功用为
    A. 和解少阳，清泻阳明
    B. 导滞下积，清热祛湿
    C. 清泻肠热，调和气血
    D. 泻下热结，行气消痞
    E. 调和肝脾，清肠止利
21. 已知本方主治腹痛下利，红白相兼，里急后重，推测其证候病机为
    A. 湿热或热毒壅滞大肠的痢疾
    B. 燥热结滞阳明的下利
    C. 脾虚肝旺的下利
    D. 饮食停积的下利
    E. 疫毒痢

（22~24 题共用题干）

患者，男，32 岁。嗜食辛辣，经常牙龈肿痛，大便秘结。今牙痛又犯，口臭，牙龈红肿连及面颊，心胸烦热，渴喜凉饮，舌质红，苔黄，脉洪数有力。

22. 此证应辨为
    A. 胃中伏火，循经上灼
    B. 少阴不足，阳明火旺
    C. 温病阳明气分热甚
    D. 心脾积热
    E. 脾胃湿热
23. 治法应为
    A. 滋肾壮水，清胃泻火
    B. 清泻心脾积热
    C. 清泻胃火，凉血消肿
    D. 清热泻火，生津除烦
    E. 清热化湿，醒脾和中
24. 治疗宜选用
    A. 玉女煎
    B. 泻黄散
    C. 清胃散
    D. 白虎汤
    E. 甘露消毒丹

（25~27 题共用题干）

患儿，男，8 岁。近日来口舌生疮，并觉心烦，口渴，尿黄，尿道灼热感，舌嫩红，舌苔薄黄，脉数。

25. 此证应辨为
    A. 阴虚火旺
    B. 阳明胃热
    C. 脾胃湿热
    D. 心火亢旺
    E. 下焦湿热
26. 治法应为
    A. 清心利尿
    B. 清泻胃火
    C. 清热化湿
    D. 清利湿热
    E. 滋肾降火
27. 治疗宜选用
    A. 知柏地黄丸
    B. 清胃散
    C. 茵陈蒿汤
    D. 八正散
    E. 导赤散

【B_1 型题】

（1~5 题共用备选答案）

A. 清热生津，益气和胃
B. 清热泻火，生津除烦
C. 清热解毒，疏风散邪
D. 泻火解毒，清上泄下
E. 泻火养阴，退热除蒸

1. 清骨散的功用是
2. 白虎汤的功用是
3. 凉膈散的功用是
4. 竹叶石膏汤的功用是
5. 普济消毒饮的功用是

（6~10 题共用备选答案）

A. 辛寒清气泻火
B. 苦寒直折火热
C. 甘寒清热育阴
D. 甘温益气除热
E. 辛凉解表透热

6. 黄连解毒汤的功用是
7. 银翘散的功用是
8. 白虎汤的功用是
9. 沙参麦冬汤的功用是
10. 补中益气汤的功用是

（11~12 题共用备选答案）

A. 玉女煎
B. 导赤散
C. 六一散
D. 黄连解毒汤
E. 竹叶石膏汤

11. 心胸烦热，口渴面赤，口舌生疮者，治疗应选用
12. 小便短赤，溲时热涩刺痛者，治疗应选用

（13~15 题共用备选答案）

A. 石膏与知母
B. 知母与熟地
C. 熟地与生地
D. 生地与丹皮
E. 丹皮与桃仁

13. 玉女煎与白虎汤二方中均含有
14. 清胃散与青蒿鳖甲汤二方中均含有
15. 大补阴丸与玉女煎二方中均

含有

（16~17题共用备选答案）

A. 清胃散
B. 玉女煎
C. 大补阴丸
D. 左归丸
E. 一贯煎

16. 含有升麻、黄连的方剂是
17. 含有石膏、熟地的方剂是

（18~19题共用备选答案）

A. 茵陈蒿汤
B. 黄连解毒汤
C. 普济消毒饮
D. 小蓟饮子
E. 龙胆泻肝汤

18. 方中不含栀子的是
19. 方中含有竹叶的是

（20~21题共用备选答案）

A. 透表散邪
B. 疏散风热
C. 升阳散火
D. 祛风散结
E. 透营转气

20. 普济消毒饮中升麻和柴胡的配伍意义是
21. 清营汤中银花和连翘的配伍意义是

参考答案

【A_1型题】

1. C　2. B　3. C　4. D　5. D　6. A　7. D　8. E　9. A　10. A
11. E　12. E　13. E　14. B

【A_2型题】

15. E

【A_3/A_4型题】

16. B　17. B　18. B　19. E　20. C　21. A　22. A　23. C　24. C　25. D
26. A　27. E

【B_1型题】

1. E　2. B　3. D　4. A　5. C　6. B　7. E　8. A　9. C　10. D
11. B　12. B　13. A　14. D　15. B　16. A　17. B　18. C　19. D　20. C
21. E

第六单元　祛　暑　剂

【A_2型题】

1. 暑季，身热汗多，咽干口渴，体倦气短，舌红少津，脉虚细。治宜选用
A. 生脉散
B. 白虎汤
C. 白虎加人参汤
D. 清暑益气汤
E. 六一散

2. 恶寒发热，头重身痛，无汗，腹痛吐泻，胸脘痞闷，舌苔白腻，脉浮。治宜选用
A. 白虎汤
B. 藿香正气散
C. 香薷散
D. 柴葛解肌汤
E. 清暑益气汤

3. 六一散中甘草与滑石的比例为
A. 6∶1
B. 1∶6
C. 1∶5
D. 5∶1
E. 7∶1

参考答案

【A_2型题】

1. D　2. C　3. B

第七单元 温 里 剂

【A_1 型题】

1. 吴茱萸汤与小建中汤的组成药物中均含有
   A. 人参
   B. 生姜
   C. 桂枝
   D. 芍药
   E. 炙甘草
2. 由饴糖、桂枝、芍药、甘草、生姜、大枣组成的方剂名为
   A. 桂枝汤
   B. 大建中汤
   C. 小建中汤
   D. 炙甘草汤
   E. 理中汤
3. 暖肝煎的功用是
   A. 温补肝肾，行气止痛
   B. 行气疏肝，散寒止痛
   C. 行气止痛，软坚散结
   D. 温补脾肾，散寒止痛
   E. 滋肾润燥，疏肝行气
4. 由蜀椒、干姜、人参、胶饴组成的方剂名为
   A. 小建中汤
   B. 大建中汤
   C. 四逆汤
   D. 暖肝煎
   E. 理中丸
5. 理中汤中的君药是
   A. 人参
   B. 干姜
   C. 白术
   D. 甘草
   E. 以上均不是
6. 小建中汤中配伍芍药的意义是
   A. 益阴养血，柔肝缓急
   B. 养阴复脉，柔肝缓急
   C. 益气养阴，缓急止痛
   D. 益气养血，复脉定悸
   E. 养阴补血，活血通脉
7. 理中丸除温中散寒外，还具有的功用是
   A. 和中缓急
   B. 降逆止呕
   C. 降逆止痛
   D. 养血通脉
   E. 补气健脾
8. 温里剂组方中，最常与温里药配伍的是
   A. 滋阴药
   B. 解表药
   C. 活血药
   D. 补气药
   E. 固涩药
9. 由生附子、干姜、甘草组成的方剂名为
   A. 四逆散
   B. 温脾汤
   C. 理中汤
   D. 四逆汤
   E. 附子汤
10. 小建中汤的主治为
   A. 中焦虚寒，自利不渴，腹痛呕吐，不欲饮食
   B. 虚劳里急，腹中时痛，喜得温按，舌淡苔白，脉弦细而缓
   C. 阳弱血虚，外受寒邪，手足厥寒，舌淡苔白，脉细欲绝
   D. 中阳虚衰，阴寒内盛，心胸中大寒痛，呕而不能食
   E. 胃中虚冷，食谷欲呕，胸膈满闷，或脘腹疼痛
11. 下列不属于吴茱萸汤的主治证候的是
   A. 胃寒呕吐证
   B. 肾寒上逆证
   C. 干呕吐涎沫
   D. 头痛，巅顶痛甚
   E. 心肾阳衰寒厥证
12. 具有温中补虚，降逆止呕功用的方剂是
   A. 理中丸
   B. 四逆汤
   C. 当归四逆汤
   D. 吴茱萸汤
   E. 小建中汤
13. 理中丸的功用是
   A. 温中补虚，降逆止呕
   B. 温中散寒，补气健脾
   C. 温中补虚，和里缓急
   D. 温经散寒，养血通脉
   E. 温中散寒，降逆止呕
14. 四逆汤的药物组成为
   A. 附子、干姜、生姜
   B. 附子、生姜、炙甘草
   C. 附子、干姜、炙甘草
   D. 附子、人参、蜀椒
   E. 附子、干姜、蜀椒
15. 理中丸的组成药味是
   A. 干姜、白术、人参、甘草
   B. 人参、白术、茯苓、甘草
   C. 干姜、白术、茯苓、甘草
   D. 附子、干姜、白术、甘草
   E. 蜀椒、干姜、人参、饴糖

【A_2 型题】

16. 患者手足厥寒，腰、腿、肩臂疼痛，口不渴，舌淡苔白，脉沉细。治疗应首选
   A. 理中丸
   B. 肾气丸
   C. 四逆散
   D. 当归四逆汤
   E. 回阳救急汤

【A_3/A_4 型题】

（17~19 题共用题干）

某患者虚劳病，症见身形寒热，手心发热，口中燥渴，神疲食少，舌淡脉虚。

17. 首先考虑不被选用的方剂是
   A. 小建中汤
   B. 炙甘草汤
   C. 当归补血汤
   D. 温经汤
   E. 大补阴丸
18. 如患者兼见腹痛喜温喜按，面

色无华，脉虚而细弦等，治宜选用

A. 香砂六君子汤

B. 理中汤

C. 当归补血汤

D. 当归建中汤

E. 大建中汤

19. 如患者兼见久咳不止，咳痰夹血，心悸气短，舌淡苔光等，治宜选用

A. 小建中汤

B. 百合固金汤

C. 泻白散

D. 补肺阿胶汤

E. 炙甘草汤

参考答案

【A_1型题】

1. B 2. C 3. A 4. B 5. B 6. A 7. E 8. D 9. D 10. B
11. E 12. D 13. B 14. C 15. A

【A_2型题】

16. D

【A_3/A_4型题】

17. E 18. D 19. E

第八单元 表里双解剂

【A_1型题】

1. 不具有表里双解功用的方剂是

A. 葛根黄芩黄连汤

B. 五积散

C. 大柴胡汤

D. 防风通圣散

E. 青蒿鳖甲汤

2. 下利兼有表证不宜选用的方剂是

A. 人参败毒散

B. 葛根芩连汤

C. 芍药汤

D. 香薷饮

E. 桂枝人参汤

3. 具有清泻三焦结热功用的方剂为

A. 小承气汤

B. 防风通圣散

C. 石膏汤

D. 葛根芩连汤

E. 普济消毒饮

4. 五积散与防风通圣散二方中含有的相同药物是

A. 麻黄、防风、白芷

B. 荆芥、桔梗、枳壳

C. 白术、厚朴、甘草

D. 当归、川芎、芍药

E. 大黄、干姜、肉桂

【A_2型题】

5. 往来寒热，胸胁苦满，心烦喜呕，心下满痛，大便不解，舌苔黄，脉弦数有力。治宜选用

A. 小柴胡汤

B. 大柴胡汤

C. 小承气汤

D. 蒿芩清胆汤

E. 四逆散

参考答案

【A_1型题】

1. E 2. C 3. B 4. D

【A_2型题】

5. B

第九单元 补 益 剂

【A_1型题】

1. 治疗气虚发热的最佳选方为

A. 小建中汤

B. 当归补血汤

C. 生脉散

D. 补中益气汤

E. 炙甘草汤

2. 制方中蕴含“培土生金”原理

的方剂是
A. 八珍汤
B. 补中益气汤
C. 肾气丸
D. 参苓白术散
E. 咳血方

3. 治疗血虚发热的最佳选方为
A. 四物汤
B. 胶艾汤
C. 当归补血汤
D. 归脾汤
E. 炙甘草汤

4. 当归补血汤中重用黄芪为君，意在
A. 补气健脾
B. 益气固表
C. 补气生血
D. 补气活血
E. 益气升阳

5. 炙甘草汤中用量最大的药味是
A. 炙甘草
B. 桂枝
C. 大枣
D. 地黄
E. 阿胶

6. 制方中蕴含“清金制木”原理的方剂是
A. 左金丸
B. 苇茎汤
C. 补肺阿胶汤
D. 泻白散
E. 一贯煎

7. 具有补气生血功用的方剂是
A. 四君子汤
B. 参苓白术散
C. 当归补血汤
D. 补中益气汤
E. 生脉散

8. 归脾汤与天王补心丹主治证的主要不同点为
A. 食少便溏与舌疮尿赤
B. 心悸失眠与心烦不寐
C. 脾虚与心虚
D. 气血不足与阴虚火旺
E. 心脾两虚与心肾两虚

9. 组成药物中含有熟地、官桂的方剂是
A. 一贯煎
B. 暖肝煎
C. 肾气丸
D. 炙甘草汤
E. 地黄饮子

10. 配伍中含有“寓泻于补”原理的方剂是
A. 新加黄龙汤
B. 六味地黄丸
C. 左归丸
D. 凉膈散
E. 半夏泻心汤

11. 一贯煎中的君药是
A. 枸杞子
B. 地黄
C. 麦冬
D. 沙参
E. 川楝子

12. 补中益气汤中君用黄芪，其作用不涉及
A. 固表止汗
B. 补气升阳
C. 补气散邪
D. 补气行水
E. 补气健脾

13. 一贯煎的功用是
A. 滋补肝肾
B. 滋阴疏肝
C. 滋养肺胃
D. 滋阴降火
E. 温补肝肾

14. 制方涉及“益火之源，以消阴翳”原理的方剂是
A. 四逆汤
B. 理中汤
C. 肾气丸
D. 六味地黄丸
E. 大补阴丸

15. 组成中不含熟地的方剂是
A. 肾气丸
B. 左归丸
C. 右归丸
D. 大补阴丸
E. 六味地黄丸

16. 李东垣所创，主治劳倦伤脾所致的发热，称为“甘温除热法”的方剂是
A. 竹叶石膏汤
B. 小建中汤
C. 补中益气汤
D. 归脾汤
E. 当归补血汤

17. 配伍中含有“寓散于敛”原理的方剂是
A. 生脉散
B. 四神丸
C. 玉屏风散
D. 小青龙汤
E. 金锁固精丸

18. 归脾汤中的君药是
A. 炙甘草
B. 人参
C. 黄芪
D. 当归
E. 陈皮

19. 六味地黄丸中针对少阴的补泻配伍药对是
A. 熟地黄与泽泻
B. 泽泻与山萸肉
C. 山萸肉与丹皮
D. 丹皮与茯苓
E. 茯苓与山药

20. 区别使用六味地黄丸与肾气丸最重要的指征是
A. 腰膝酸软与腰膝冷痛
B. 渴欲凉饮与渴喜温饮
C. 小便短少与小便清长
D. 神疲头晕与阳痿不育
E. 舌红苔少与舌淡苔白

21. 炙甘草汤的功用是
A. 滋阴补肾，益气复脉
B. 滋阴清热，养血复脉
C. 益气养血，敛阴复脉
D. 益气温阳，滋阴复脉
E. 益气温阳，健脾补肺

22. 六味地黄丸配伍涉及的“三阴并治”，其中三阴涉及的脏腑是
A. 肺、脾、肾
B. 脾、肾、肝
C. 肾、肝、心

D. 心、肺、脾
E. 肺、脾、肝

23. 当归补血汤中黄芪与当归的比例是
A. 1∶2
B. 2∶1
C. 5∶1
D. 1∶5
E. 7∶1

24. 下列方剂，组成药物中含有地黄的是
A. 一贯煎
B. 芍药汤
C. 归脾汤
D. 当归补血汤
E. 当归四逆汤

25. 生脉散的功用是
A. 益气生津，养血复脉
B. 益气生津，敛阴止汗
C. 益气固表，敛阴止汗
D. 益气固表，敛肺止咳
E. 益气温阳，滋阴复脉

26. 四物汤的组成药味是
A. 生地、赤芍、当归、川芎
B. 熟地、白芍、当归、川芎
C. 生地、熟地、白芍、当归
D. 熟地、赤芍、当归、川芎
E. 熟地、阿胶、当归、川芎

27. 左归丸与一贯煎相同的功用是
A. 滋阴
B. 疏肝
C. 补脾
D. 降火
E. 养血

【A_2 型题】

28. 患者久病尿血，体倦乏力，气短声低，面色不华，舌质淡，脉弱。治疗应首选
A. 知柏地黄丸
B. 无比山药丸
C. 小蓟饮子
D. 归脾汤
E. 十灰散

29. 汗出恶风，面色㿠白，舌淡苔薄白，脉浮虚者。治宜选用
A. 当归六黄汤
B. 牡蛎散
C. 桂枝汤
D. 玉屏风散
E. 黄芪防己汤

30. 骨蒸潮热，盗汗遗精，咳嗽咯血，心烦易怒，足膝痛热，舌红少苔，尺脉数而有力。治宜选用
A. 清骨散
B. 百合固金汤
C. 大补阴丸
D. 六味地黄丸
E. 咳血方

【A_3/A_4 型题】

（31~33 题共用题干）

患者，男，32 岁。近半个月来，头晕目眩，胃脘灼痛，胁肋隐隐作痛，饮食减少，咽干口燥，大便秘结，舌红苔少，脉细数而弦。

31. 此证应辨为
A. 肝郁脾虚，肝脾不调
B. 胃热伤阴，阴虚肝滞
C. 肝郁化火，肝胃不和
D. 胃阴不足，虚火内炽
E. 胃肠燥热

32. 治法应为
A. 养血疏肝，健脾助运
B. 清泻肝火，降逆和胃
C. 滋阴养胃，清热降火
D. 滋阴润燥，疏肝和胃
E. 清泻阳明燥热

33. 治疗宜选用
A. 调胃承气汤
B. 一贯煎
C. 逍遥散
D. 左金丸
E. 大补阴丸

（34~36 题共用题干）

患儿，男，6 岁。近来口舌生疮，口渴，心烦，尿道灼热感。服用清热泻火药后，舌疮、口渴已解。唯心烦、尿热不除，伴有腰膝酸软，手足心热，夜间尤觉咽干，但不欲多饮，舌红苔少，脉细数。

34. 此证应辨为
A. 肾阴不足，阴虚内热
B. 肝肾两亏，阴虚阳亢
C. 阴分伏火
D. 肺肾两虚，虚火上扰
E. 心肝火旺

35. 治法应为
A. 滋阴透热
B. 滋肾清热
C. 滋阴潜阳
D. 滋养肺肾
E. 清心泻肝

36. 治疗宜选用
A. 青蒿鳖甲汤
B. 六味地黄丸
C. 天麻钩藤饮
D. 黄连解毒汤
E. 杞菊地黄丸

（37~39 题共用题干）

患者，男，65 岁。近日来胸痛心悸，发作频繁。现心中悸动不宁，气短神疲，舌质淡苔少，脉细弱，动而一止，不能复还。

37. 此证应辨为
A. 肺脾不足，气虚血瘀
B. 心阳不足，神失所养
C. 气血不足，心脾失养
D. 心肾两虚，水火失交
E. 阴血不足，气虚阳弱

38. 治法应为
A. 调补心肾，协交水火
B. 温通心阳，宁神定悸
C. 益气健脾，补血养心
D. 健脾补肺，活血散瘀
E. 滋阴养血，益气温阳，复脉定悸

39. 治疗应选用
A. 桑螵蛸散
B. 朱砂安神丸
C. 归脾汤
D. 炙甘草汤
E. 补阳还五汤

（40~42 题共用题干）

患者，女，45 岁。咳喘 3 个

月余，经治疗已好转。现时有咳痰，气短神疲，食少便溏，胸脘胀闷，舌淡苔白腻，脉弱。

40. 辨证当为
　A. 脾气下陷
　B. 肺肾气虚
　C. 脾虚湿阻
　D. 气血两虚
　E. 湿阻气滞

41. 治法应为
　A. 补脾益气，升阳举陷
　B. 健脾益气，补肾温阳
　C. 补脾益气，渗湿化痰
　D. 益气养血，健脾补肺
　E. 理气燥湿，止咳化痰

42. 治宜选用
　A. 肾气丸
　B. 补中益气汤
　C. 参苓白术散
　D. 炙甘草汤
　E. 平胃散

【B_1 型题】

（1~3 题共用备选答案）
　A. 清胃散
　B. 玉女煎
　C. 左归丸
　D. 一贯煎
　E. 大补阴丸

1. 含有沙参、麦冬的方剂是
2. 含有龟胶、鹿胶的方剂是
3. 含有知母、黄柏的方剂是

（4~7 题共用备选答案）
　A. 益气生血
　B. 滋阴养血
　C. 双补气阴
　D. 温阳益气
　E. 双补阴阳

4. 生脉散之主要功用为
5. 归脾汤之主要功用为
6. 黄芪桂枝五物汤之主要功用为
7. 炙甘草汤之主要功用为

（8~12 题共用备选答案）
　A. 滋阴降火
　B. 温补肾阳
　C. 益气补血
　D. 滋肾阴，补肾阳
　E. 滋阴疏肝

8. 地黄饮子的功用涉及
9. 大补阴丸的功用涉及
10. 一贯煎的功用涉及
11. 右归丸的功用涉及
12. 八珍汤的功用涉及

（13~17 题共用备选答案）
　A. 肾气丸
　B. 胶艾汤
　C. 二陈汤
　D. 犀角地黄汤
　E. 复脉汤

13.《千金方》中主治蓄血证的方剂是
14.《和剂局方》中四物汤脱化于
15.《千金方》中主治虚劳肺痿的方剂是
16.《小儿药证直诀》中六味地黄丸源于
17.《内外伤辨惑论》中的半夏白术天麻汤源于

（18~19 题共用备选答案）
　A. 寒热互结
　B. 正虚邪实
　C. 表里互兼
　D. 阴阳俱虚
　E. 气血同病

18. 地黄饮子主治证病机涉及
19. 清胃散主治证病机涉及

（20~21 题共用备选答案）
　A. 脾肾并治
　B. 心脾并治
　C. 心肾并治
　D. 心肝并治
　E. 多脏并调

20. 归脾汤组方涉及
21. 一贯煎组方涉及

（22~26 题共用备选答案）
　A. 小青龙汤
　B. 半夏泻心汤
　C. 黄龙汤
　D. 地黄饮子
　E. 血府逐瘀汤

22. 攻补兼施方是
23. 表里同治方是
24. 气血并调方是
25. 寒热并用方是
26. 阴阳双补方是

（27~31 题共用备选答案）
　A. 逍遥散
　B. 一贯煎
　C. 天台乌药散
　D. 暖肝煎
　E. 当归四逆汤

27. 主治证涉及阴虚燥热的方剂是
28. 主治证涉及血虚寒滞的方剂是
29. 主治证涉及肝肾不足，寒湿内阻的方剂是
30. 主治证涉及气滞寒凝的方剂是
31. 主治证涉及血虚肝郁的方剂是

（32~36 题共用备选答案）
　A. 白喉
　B. 痰气互结的梅核气
　C. 肺胃阴虚燥热的肺痿
　D. 肾虚气弱的女子转胞
　E. 内伤蓄血的如狂发狂

32. 肾气丸可用于
33. 犀角地黄汤可用于
34. 养阴清肺汤主治
35. 半夏厚朴汤主治
36. 麦门冬汤主治

参考答案

【A_1 型题】

1. D　2. D　3. C　4. C　5. D　6. E　7. C　8. D　9. E　10. B

11. B　12. D　13. B　14. C　15. A　16. C　17. C　18. C　19. A　20. E
21. D　22. B　23. C　24. A　25. B　26. B　27. A

【A_2 型题】

28. D　29. D　30. C

【A_3/A_4 型题】

31. B　32. D　33. B　34. A　35. B　36. B　37. E　38. E　39. D　40. C
41. C　42. C

【B_1 型题】

1. D　2. C　3. E　4. C　5. A　6. D　7. B　8. D　9. A　10. E
11. B　12. C　13. D　14. B　15. E　16. A　17. C　18. D　19. E　20. B
21. E　22. C　23. A　24. E　25. B　26. D　27. B　28. E　29. D　30. C
31. A　32. D　33. E　34. A　35. B　36. C

第十单元　固　涩　剂

【A_1 型题】

1. 固涩剂可用于
A. 阳明肠热的下利
B. 热甚迫津的汗多
C. 湿热下注的带下
D. 阴虚血热的崩漏
E. 火扰精室的遗精

2. 桑螵蛸散的功用是
A. 温补脾肾，涩肠止泻
B. 涩肠固脱，温养脾肾
C. 调补心肾，涩精止遗
D. 补脾益气，升阳止泻
E. 补肾填精，缩尿止遗

3. 玉屏风散与牡蛎散相同的功用是
A. 固表
B. 涩肠
C. 止遗
D. 固冲
E. 补肾

4. 固涩剂组方中，最常与固涩药配用的是
A. 清热药
B. 温里药
C. 泻下药
D. 利湿药
E. 补益药

5. 含有罂粟壳的方剂是
A. 止嗽散
B. 四神丸
C. 固冲汤
D. 真人养脏汤
E. 金锁固精丸

6. 由龟板、白芍、黄芩、黄柏、香附、椿根皮组成的方剂名为
A. 大补阴丸
B. 虎潜丸
C. 玉女煎
D. 固冲汤
E. 固经丸

7. 主治脾肾虚寒五更泻的方剂是
A. 参苓白术散
B. 附子理中汤
C. 四神丸
D. 真人养脏汤
E. 补中益气汤

【A_3/A_4 型题】

（8~11 题共用题干）

患者，女，23 岁。3 年来，月经常提前而至，每次行经需10余日才止，量多色淡，皮肤经常出现紫斑，并觉头晕目眩，心悸气短，失眠多梦，食欲减退，精神不振，皮肤枯涩，面色萎黄，身体消瘦，舌淡苔薄，脉细弱。

8. 此证应辨为
A. 心肾两虚，阴虚火旺
B. 肝肾不足，阴虚阳亢
C. 肝阴血虚，心神失养
D. 血虚肝郁，脾虚不运
E. 气不摄血，心脾两虚

9. 治法应为
A. 益气养血，健脾疏肝
B. 滋养心肾，清降虚火
C. 滋养肝肾，平肝潜阳
D. 滋阴养血，清热除烦
E. 益气摄血，补脾养心

10. 治疗宜选用
A. 酸枣仁汤
B. 大定风珠
C. 天王补心丹
D. 归脾汤
E. 逍遥散

11. 如患者月经又至，量多不止，腰膝酸软，脉微细，可选用
A. 固经汤
B. 补中益气汤
C. 固冲汤
D. 大补阴丸

E. 归脾汤

【B_1 型题】

（1~5 题共用备选答案）
A. 涩肠固脱，益气养血
B. 温肾暖脾，涩肠止泻
C. 益气固表，育阴除烦
D. 滋阴泻火，固表止汗
E. 益气生津，敛阴止汗

1. 生脉散的功用是
2. 四神丸的功用是
3. 当归六黄汤的功用是
4. 真人养脏汤的功用是
5. 牡蛎散的功用是

（6~10 题共用备选答案）
A. 陈皮
B. 梨皮
C. 桑白皮
D. 丹皮
E. 椿根皮

6. 桑杏汤含有
7. 普济消毒饮含有
8. 温经汤含有
9. 九仙散含有
10. 固经丸含有

参考答案

【A_1 型题】

1. D　2. C　3. A　4. E　5. D　6. E　7. C

【A_3/A_4 型题】

8. E　9. E　10. D　11. C

【B_1 型题】

1. E　2. B　3. D　4. A　5. C　6. B　7. A　8. D　9. C　10. E

第十一单元　安　神　剂

【A_1 型题】

1. 朱砂安神丸中泻火除烦的药物是
A. 栀子
B. 黄连
C. 石膏
D. 竹叶
E. 知母

2. 酸枣仁汤的功用是
A. 养血安神，清扫除烦
B. 滋阴养血，补心安神
C. 镇心安神，清热养血
D. 重镇安神，交通心肾
E. 补益气血，养心安神

【A_3/A_4 型题】

（3~5 题共用题干）
患者，男，50 岁。近 3 个月来，失眠严重，并出现腰酸腿软，耳鸣遗精，心胸烦热，多梦健忘，大便干，小便短热，舌红苔少，脉细数。

3. 此证应辨为
A. 气血不足，心脾两虚
B. 心火下移小肠
C. 心肝火旺，火扰精室
D. 心肾不足，阴虚火旺
E. 肾虚精亏，膀胱湿热

4. 治法应为
A. 滋肾清热，补心安神
B. 清肝泻火，宁心安神
C. 清心利水
D. 益气生血，健脾养心
E. 补肾填精，清利湿热

5. 治疗宜选用
A. 知柏地黄丸
B. 导赤散
C. 归脾汤
D. 六味地黄丸合猪苓汤
E. 天王补心丹

参考答案

【A_1 型题】

1. B　2. A

【A_3/A_4 型题】

3. D　4. A　5. E

第十二单元 开 窍 剂

【A_1型题】

1. 开窍剂一般适用于
   A. 表邪未解，里热炽甚的神昏
   B. 阳明腑实的神昏谵语
   C. 汗出肤冷，气微遗尿的神昏
   D. 邪气壅盛，内闭心包的神昏
   E. 以上都不是
2. 至宝丹的功用是
   A. 化瘀开窍，解毒辟秽
   B. 豁痰开窍，化浊解毒
   C. 化痰开窍，息风止痉
   D. 芳香开窍，解毒辟秽
   E. 清热开窍，化浊解毒
3. 下列除哪项外，均是至宝丹的功用
   A. 清热
   B. 开窍
   C. 通便
   D. 化浊
   E. 解毒
4. 下列主治邪热内陷心包证的是
   A. 紫雪
   B. 至宝丹
   C. 苏合香丸
   D. 安宫牛黄丸
   E. 玉枢丹
5. 苏合香丸的主治证是
   A. 热盛动风证
   B. 寒闭证
   C. 痰热内闭心包证
   D. 痰热闭窍证
   E. 邪热内陷心包证

【A_2型题】

6. 患者温病，神昏谵语，痰甚气粗，身热烦躁，舌红苔黄腻。治宜选用
   A. 紫雪
   B. 至宝丹
   C. 大承气汤
   D. 羚角钩藤汤
   E. 苏合香丸

参考答案

【A_1型题】

1. D　2. E　3. C　4. D　5. B

【A_2型题】

6. B

第十三单元 理 气 剂

【A_1型题】

1. 越鞠丸中的君药是
   A. 山栀
   B. 川芎
   C. 香附
   D. 神曲
   E. 苍术
2. 脾胃为寒湿所困，气机阻滞者，宜选用
   A. 藿香正气散
   B. 厚朴温中汤
   C. 连朴饮
   D. 天台乌药散
   E. 半夏厚朴汤
3. 枳实薤白桂枝汤中，具有通阳散寒、降逆平冲作用的药用是
   A. 枳实
   B. 薤白
   C. 桂枝
   D. 厚朴
   E. 瓜蒌
4. 旋覆花、代赭石在旋覆代赭汤中的配伍意义是
   A. 温胃化痰止呕
   B. 平冲降逆止呕
   C. 祛痰降逆和胃
   D. 镇冲逆除噫气
   E. 化痰消食和胃
5. 半夏厚朴汤的功用是
   A. 行气解郁，化痰消痞
   B. 降逆化痰，消痞散结
   C. 行气散结，降逆和胃
   D. 温中散寒，除湿散满
   E. 开郁降逆，化痰散结
6. 由半夏、苏叶、茯苓、厚朴、生姜组成的方剂名为
   A. 厚朴温中汤
   B. 二陈汤
   C. 半夏厚朴汤
   D. 平胃散
   E. 实脾散
7. 苏子降气汤与定喘汤主治证的主要不同点为
   A. 有无表证
   B. 痰湿与痰热
   C. 咳嗽与喘逆
   D. 有无下元不足
   E. 舌苔白腻与黄腻
8. 苏子降气汤中配伍当归和肉桂的意义是

A. 温肾纳气
B. 养血补肝
C. 温补下虚
D. 祛痰止咳
E. 温肾祛寒

9. 旋覆代赭汤的主治为
A. 脾虚胃热的食少、呕逆证
B. 中虚痰阻的脘痞、嗳气证
C. 中虚寒热互结的脘痞、呕吐、下利证
D. 阴虚阳亢的头眩、呕吐证
E. 痰涎壅肺的咳嗽喘逆证

10. 旋覆代赭汤中用量不宜大的药味是
A. 旋覆花
B. 代赭石
C. 半夏
D. 人参
E. 大枣

11. 苏子降气汤的功用是
A. 宣肺降气，祛痰平喘
B. 降气平喘，祛痰止咳
C. 行气散结，宽胸散结
D. 降气快膈，化痰消食
E. 温化寒痰，下气消食

12. 旋覆代赭汤的功用是
A. 行气散结，降逆化痰
B. 宣肺降气，祛痰平喘
C. 降逆化痰，益气和胃
D. 益气清热，降逆和胃
E. 行气开郁，化痰散结

13. 不太可能与枳实薤白桂枝汤合用的方剂是
A. 附子理中汤
B. 二陈汤
C. 苓桂术甘汤
D. 清气化痰丸
E. 丹参饮

14. 定喘汤的功用是
A. 清热解表，止咳平喘
B. 宣肺降气，祛痰平喘
C. 解表散寒，温肺化饮
D. 降气平喘，温肺化饮
E. 宣肺降气，清热化痰

15. 旋覆代赭汤与橘皮竹茹汤两方中含有的相同药味是
A. 半夏、茯苓、生姜、大枣
B. 半夏、茯苓、生姜、甘草
C. 半夏、人参、甘草、大枣
D. 人参、甘草、大枣、生姜
E. 半夏、黄芩、甘草、生姜

【A_3/A_4 型题】

（16~18 题共用题干）

患者，男，60 岁。20 多年来，每于冬季即发咳喘，近 3 年来发作频繁，甚至常年不止，痰多而白黏，纳呆脘胀，气短乏力，动则喘促自汗，以致不能参加劳动。昨日又受风寒，咳喘大作，喉中痰鸣，喘息不得卧，痰量多而色黄稠，微恶寒，无汗，苔黄厚腻，脉滑数。

16. 该病例辨证为
A. 内停寒饮，外感风寒
B. 内蕴痰热，外受风寒
C. 外感风寒，肺失宣降
D. 外感风寒，痰湿壅肺
E. 痰热壅肺，肺失宣降

17. 治法宜为
A. 宣肺平喘，清热化痰
B. 外散风寒，内化寒饮
C. 解表散寒，宣肺平喘
D. 清泻肺热，化痰平喘
E. 疏散风寒，燥湿化痰

18. 最佳选用方剂为
A. 清气化痰丸
B. 苏子降气汤
C. 麻黄汤
D. 小青龙汤
E. 定喘汤

（19~21 题共用题干）

上例患者服药 5 剂，已不恶风寒，喘息大减，痰嗽见少，但仍有黄稠痰咳出，心下痞满，舌苔黄而微腻，脉滑数。

19. 此证当辨为
A. 痰湿壅肺
B. 痰热互结
C. 燥痰内结
D. 湿热互结
E. 痰瘀互结

20. 治法应为
A. 清热化痰
B. 燥湿化痰
C. 润燥化痰
D. 清热祛湿
E. 化痰逐瘀

21. 治宜选用
A. 二陈汤
B. 半夏泻心汤
C. 小陷胸汤
D. 止嗽散
E. 瓜蒌贝母散

（22~25 题共用题干）

患者，男，54 岁。患者体胖，1 年来时有胸中憋闷，累则加重，休息得缓解。昨日因天气骤冷，胸痹复发，胸中憋闷而胀痛，舌淡胖，苔白腻，脉弦迟。

22. 此证应辨为
A. 痰浊内结，痹阻胸阳
B. 脾虚不运，痰浊内阻
C. 脾阳不足，寒湿中阻
D. 阳虚血弱，寒滞经脉
E. 心肾阳虚，寒饮犯肺

23. 治法应为
A. 温补阳气，温化寒饮
B. 通阳散结，行气祛痰
C. 温经养血，散寒通脉
D. 温中散寒，益气健脾
E. 健脾助运，化痰降浊

24. 治疗宜选用
A. 四逆汤
B. 当归四逆汤
C. 瓜蒌薤白白酒汤
D. 理中汤
E. 苓桂术甘汤

25. 上例如患者伴有心前区刺痛，舌质紫暗，脉细而涩，治疗宜选配
A. 失笑散
B. 复元活血汤
C. 小活络丹
D. 桂枝茯苓丸
E. 金铃子散

参考答案

【A_1型题】

1. C 2. B 3. C 4. C 5. E 6. C 7. B 8. C 9. B 10. B
11. B 12. C 13. D 14. E 15. D

【A_3/A_4型题】

16. B 17. A 18. E 19. B 20. A 21. C 22. A 23. B 24. C 25. A

第十四单元 理 血 剂

【A_1型题】

1. 小蓟饮子的功用是
   A. 凉血止血，清热利水
   B. 清热解毒，凉血止利
   C. 清肠止血，疏风下气
   D. 清心降火，育阴利水
   E. 清热泻火，凉血止血
2. 柴胡在复元活血汤中的配伍意义不涉及
   A. 散邪透热
   B. 疏利肝胆
   C. 行气止痛
   D. 少阳、厥阴引经药
   E. 升清降浊
3. 地龙在补阳还五汤中主要配伍意义是
   A. 清热平喘
   B. 利水消肿
   C. 活血通络
   D. 止痉息风
   E. 以上均不是
4. 止血剂组方中较少伍用
   A. 理气药
   B. 养血药
   C. 活血药
   D. 清热药
   E. 益气药
5. 由五灵脂、蒲黄组成的方剂名为
   A. 六一散
   B. 左金丸
   C. 失笑散
   D. 二妙散
   E. 二陈汤
6. 补阳还五汤中黄芪与方中其他活血药配伍最接近的比例是
   A. 1∶1
   B. 2∶1
   C. 3∶1
   D. 4∶1
   E. 5∶1
7. 当归用量独重的方剂是
   A. 当归补血汤
   B. 四物汤
   C. 补阳还五汤
   D. 生化汤
   E. 血府逐瘀汤
8. 与胶艾汤方证较为接近的方剂是
   A. 温经汤
   B. 桃核承气汤
   C. 失笑散
   D. 少腹逐瘀汤
   E. 黄芪桂枝五物汤
9. 生化汤中重用当归为君的意义在于
   A. 温经化瘀
   B. 温经止痛
   C. 补血活血
   D. 养血润燥
   E. 活血调经
10. 血府逐瘀汤的组成中不含
    A. 桃仁、红花、川芎
    B. 当归、生地、甘草
    C. 柴胡、赤芍、牛膝
    D. 桔梗、枳壳
    E. 香附、丹皮
11. 复元活血汤的功用是
    A. 活血化瘀，消肿止痛
    B. 活血逐瘀，疏肝通络
    C. 攻下瘀血，荡涤胃肠
    D. 补血活血，化瘀生新
    E. 祛瘀活血，接骨续筋
12. 具有缓消癥块功用的方剂是
    A. 复元活血汤与桃核承气汤
    B. 桃核承气汤与血府逐瘀汤
    C. 血府逐瘀汤与桂枝茯苓丸
    D. 桂枝茯苓丸与鳖甲煎丸
    E. 鳖甲煎丸与一贯煎
13. 补阳还五汤重用黄芪为君的意义在于
    A. 益气固表
    B. 益气补血
    C. 补气活血
    D. 益气固脱
    E. 健脾利水
14. 组方涉及“泻木清金”原理的方剂是
    A. 龙胆泻肝汤
    B. 咳血方
    C. 泻青丸
    D. 四逆散
    E. 黄连解毒汤
15. 温经汤中含有
    A. 干姜、细辛
    B. 炮姜、附子
    C. 吴茱萸、桂枝
    D. 生地、熟地
    E. 桃仁、红花
16. 与黄土汤中的便血症状无关的项是

A. 远血
B. 慢性长期大便隐血
C. 下血色淡
D. 下血色暗
E. 下血色鲜红
17. 补阳还五汤的功用是
A. 温阳益气，散寒通脉
B. 温经活血，行气止痛
C. 行气活血，通络止痛
D. 补气活血，散瘀通络
E. 温补肾阳，强壮筋骨
18. 温经汤的功用是
A. 补血活血，祛瘀调经
B. 活血祛瘀，缓消癥块
C. 温经散寒，祛瘀养血
D. 温经活血，通络止痛
E. 温经化瘀，养血通脉
19. 下列表述中不正确的项是
A. 连翘在保和丸中的配伍意义是泻火解毒
B. 升麻在清胃散中的配伍意义包括升阳散火
C. 五子润肠丸中陈皮的配伍意义是理气行滞
D. 小柴胡汤中人参的配伍意义是实脾祛邪
E. 血府逐瘀汤中的牛膝配伍意义是祛瘀下行
20. 桂枝茯苓丸的功用是
A. 活血化瘀，缓消癥块
B. 活血祛瘀，通络止痛
C. 活血化瘀，温经止痛
D. 活血祛瘀，散结止痛
E. 温经散寒，养血祛瘀
21. 槐花散的功用是
A. 清肠止血，养阴清热
B. 清肠止血，疏风下气
C. 清肠疏风，养血止血
D. 益气健脾，养血止血
E. 养阴清热，凉血解毒
22. 原方黄芪用量约 10 倍于其他药物的方剂为
A. 补中益气汤
B. 补阳还五汤
C. 泰山磐石散
D. 黄芪桂枝五物汤
E. 防己黄芪汤
23. 温经汤中配伍半夏的意义在于
A. 燥湿化痰
B. 和胃止呕
C. 消痞散结
D. 降逆化痰
E. 通降阳明

【A_2 型题】

24. 产后血虚受寒，恶漏不尽，少腹冷痛。治宜选用
A. 少腹逐瘀汤
B. 失笑散
C. 生化汤
D. 当归补血汤
E. 温经汤
25. 胸胁疼痛，痛如针刺，痛处不移，舌边有瘀点，脉弦涩。治宜选用
A. 血府逐瘀汤
B. 桂枝茯苓丸
C. 丹参饮
D. 一贯煎
E. 越鞠丸

【A_3/A_4 型题】

（26~28 题共用题干）

患者大便下血，血色暗淡，时有吐血或衄血，面色萎黄，四肢不温，舌淡苔白，脉沉细无力。

26. 此证的病机应为
A. 湿热蕴结大肠，损伤血络
B. 阳虚不能摄血，气血两虚
C. 脾虚气陷，肠失固摄
D. 中焦虚寒，气不摄血
E. 阴虚火旺，迫血妄行
27. 此证的治法应设为
A. 疏风化湿，清肠止血
B. 健脾益气，升阳举陷
C. 温中散寒，化瘀止血
D. 温阳健脾，养血止血
E. 滋阴降火，凉血止血
28. 该证治疗应选方剂
A. 理中汤
B. 固经汤
C. 黄土汤
D. 四生丸
E. 槐花散

【B_1 型题】

（1~5 题共用备选答案）
A. 健脾温阳，养血止血
B. 健脾养心，益气摄血
C. 补脾固冲，益气摄血
D. 温经散瘀，养血止血
E. 滋阴清热，固经止血
1. 归脾汤的功用
2. 固冲汤的功用
3. 固经丸的功用
4. 温经汤的功用
5. 黄土汤的功用

（6~10 题共用备选答案）
A. 血府逐瘀汤
B. 复元活血汤
C. 桃核承气汤
D. 七厘散
E. 生化汤
6. 具有祛瘀定痛，活血止血功用的方剂是
7. 具有养血活血，祛瘀生新功用的方剂是
8. 具有破血下瘀，荡涤邪热功用的方剂是
9. 具有活血祛瘀，行气止痛功用的方剂是
10. 具有逐瘀行气，通络止痛功用的方剂是

（11~15 题共用备选答案）
A. 枳实、芍药
B. 芍药、大黄
C. 大黄、桂枝
D. 桂枝、吴茱萸
E. 吴茱萸、五味子
11. 温经汤含有
12. 四逆散含有
13. 四神丸含有
14. 桃核承气汤含有
15. 芍药汤含有

（16~19 题共用备选答案）
A. 利湿退黄
B. 活血散瘀
C. 清热泻火

D. 泻下通腑
E. 凉血止血
16. 茵陈蒿汤中大黄的主要作用是
17. 十灰散丸中大黄的主要作用是
18. 复元活血汤中大黄的主要作用是
19. 凉膈散中大黄的主要作用是

参考答案

【A_1 型题】

1. A 2. A 3. C 4. A 5. C 6. E 7. D 8. A 9. C 10. E
11. B 12. D 13. C 14. B 15. C 16. E 17. D 18. C 19. A 20. A
21. B 22. B 23. E

【A_2 型题】

24. C 25. A

【A_3/A_4 型题】

26. B 27. D 28. C

【B_1 型题】

1. B 2. C 3. E 4. D 5. A 6. D 7. E 8. C 9. A 10. B
11. D 12. A 13. E 14. C 15. B 16. A 17. E 18. B 19. C

第十五单元 治 风 剂

【A_1 型题】

1. 制方中蕴含“滋水涵木”原理的方剂是
A. 大补阴丸
B. 右归丸
C. 镇肝熄风汤
D. 天台乌药散
E. 逍遥散
2. 羚角钩藤汤的功用是
A. 平肝息风，滋阴宁神
B. 凉肝息风，增液舒筋
C. 镇肝息风，滋阴潜阳
D. 平肝息风，清热活血
E. 清热凉肝，化痰开窍
3. 组成中含有苦寒清热药的方剂是
A. 羚角钩藤汤
B. 天麻钩藤饮
C. 阿胶鸡子黄汤
D. 大定风珠
E. 紫雪
4. 主治外感风邪头痛的方剂是
A. 镇肝熄风汤
B. 川芎茶调散
C. 玉真散
D. 消风散
E. 桂枝汤
5. 平肝息风方中常用的“柔肝荣筋，缓急解痉”药对是
A. 阿胶与甘草
B. 白芍与甘草
C. 生地与甘草
D. 麦冬与甘草
E. 五味子与甘草
6. 镇肝熄风汤中的君药是
A. 龟板、玄参
B. 天冬、麦冬
C. 牛膝、代赭石
D. 芍药、川楝子
E. 龙骨、牡蛎
7. 镇肝熄风汤组成药味中
A. 全部药味均需要炮制
B. 全部药味均用生品
C. 龟板需炙，代赭石需煅
D. 龙骨和牡蛎需煅
E. 麦芽和川楝子需炒
8. 天麻钩藤饮的功用是
A. 燥湿化痰，平肝息风
B. 滋阴养血，息风止痉
C. 平肝潜阳，息风止眩
D. 平肝息风，清热活血
E. 镇肝息风，滋阴潜阳
9. 组成中含有滋养、镇摄、潜阳、酸敛等多类药的方剂是
A. 大秦艽汤
B. 回阳救急汤
C. 大定风珠
D. 朱砂安神丸
E. 当归六黄汤
10. 牵正散的主治证为
A. 风邪初中经络证
B. 外感风邪头痛
C. 破伤风
D. 风中头面经络
E. 类中风
11. 镇肝熄风汤主治证的病机不涉及
A. 肝肾阴虚
B. 肝阳偏亢
C. 肝风内动
D. 肝气郁结

E. 气血逆乱

【A_2 型题】

12. 风邪初中经络，舌强不能语言，手足不能运动者，治宜选用
   A. 大秦艽汤
   B. 牵正散
   C. 天麻钩藤饮
   D. 地黄饮子
   E. 小活络丹

【A_3/A_4 型题】

（13~15 题共用题干）

患者，女，48 岁。1 年来心烦失眠，每于情绪激动而加重，同时伴有头晕目眩，急躁易怒，胸胁满闷，口燥咽干，舌质红，苔薄黄少津，脉弦细数。

13. 此证应辨为
   A. 肝经湿热
   B. 肝经郁火，肝火上炎
   C. 阴虚肝旺，肝阳上亢
   D. 肝肾不足，心肝火旺
   E. 血虚肝郁，脾失健运
14. 治法应为
   A. 平肝潜阳
   B. 疏肝泻火
   C. 清肝利湿
   D. 滋阴降火
   E. 疏肝健脾
15. 治疗宜选用
   A. 天麻钩藤饮
   B. 龙胆泻肝汤
   C. 六味地黄丸
   D. 泻青丸
   E. 丹栀逍遥散

【B_1 型题】

（1~5 题共用备选答案）
   A. 镇肝熄风汤
   B. 大定风珠
   C. 羚角钩藤汤
   D. 阿胶鸡子黄汤
   E. 地黄饮子
1. 主治血虚生风证的方剂是
2. 主治肝热动风证的方剂是
3. 主治阴虚风动证的方剂是
4. 主治阳亢化风证的方剂是
5. 主治肾虚内风证的方剂是

参考答案

【A_1 型题】

1. C　2. B　3. B　4. B　5. B　6. C　7. B　8. D　9. C　10. D
11. D

【A_2 型题】

12. A

【A_3/A_4 型题】

13. C　14. A　15. A

【B_1 型题】

1. D　2. C　3. B　4. A　5. E

第十六单元　治　燥　剂

【A_1 型题】

1. 清燥救肺汤的功用是
   A. 清燥养阴，益气补肺
   B. 滋肾润肺，清热化痰
   C. 益气养阴，敛肺止咳
   D. 养阴润肺，化痰止咳
   E. 清宣温燥，止咳化痰
2. 杏苏散的主治证是
   A. 外感温燥证
   B. 气阴两虚证
   C. 虚火上炎证
   D. 温燥伤肺证
   E. 外感凉燥证
3. 麦门冬汤中麦冬与半夏的配伍比例为
   A. 1∶1
   B. 2∶1
   C. 5∶1
   D. 7∶1
   E. 10∶1
4. 麦门冬汤中配伍半夏的意义在于
   A. 和胃降逆
   B. 降逆化痰
   C. 化痰散结
   D. 散结除痞
   E. 燥湿化痰
5. 玉液汤主治消渴病，其病机为
   A. 肺胃阴虚燥热
   B. 肾阳不足，蒸化无能
   C. 肺脾肾气虚，不能生布固摄津液
   D. 阳明胃热灼津
   E. 肝肾不足，阴虚火旺
6. 增液汤的药物组成有

A. 玄参、沙参、麦冬
B. 玄参、麦冬、细生地
C. 沙参、麦冬、生地
D. 白芍、生地、麦冬
E. 沙参、白芍、粳米

7. 百合固金汤的主治证候中常见
A. 咳痰带血
B. 干咳无痰
C. 咳痰黄稠
D. 咳痰不爽
E. 咳喘不利

【A_2 型题】

8. 肺肾阴虚，咳痰带血，咽喉燥痛，手足心热，骨蒸盗汗，舌红少苔，脉细数者。治宜选用
A. 咳血方
B. 清燥救肺汤
C. 百合固金汤
D. 养阴清肺汤
E. 六味地黄汤

【B_1 型题】

（1~5题共用备选答案）
A. 气血阴阳俱不足的虚劳肺痿
B. 脾虚湿阻、土不生金的肺痿
C. 虚劳久咳、气阴不足的肺痿
D. 阴虚火旺、金水不能相生的肺痿
E. 温燥犯肺、气阴二伤的肺痿

1. 百合固金汤主治
2. 生脉散主治
3. 参苓白术散主治
4. 清燥救肺汤主治
5. 炙甘草汤主治

（6~10题共用备选答案）
A. 风邪犯肺的咳嗽证
B. 凉燥犯肺的咳嗽证
C. 温燥犯肺的咳嗽证
D. 风热犯肺的咳嗽证
E. 风寒犯肺的咳喘证

6. 桑杏汤主治
7. 桑菊饮主治
8. 止嗽散主治
9. 三拗汤主治
10. 杏苏散主治

参考答案

【A_1 型题】

1. A　2. E　3. D　4. B　5. C　6. B　7. A

【A_2 型题】

8. C

【B_1 型题】

1. D　2. C　3. B　4. E　5. A　6. C　7. D　8. A　9. E　10. B

第十七单元　祛　湿　剂

【A_1 型题】

1. 藿香正气散的功用是
A. 宣畅气机，清热利湿
B. 解表化湿，理气和中
C. 温阳化气，利水渗湿
D. 祛暑解表，清热化湿
E. 以上都不是

2. 具有清利三焦湿热功用的方剂是
A. 五苓散
B. 猪苓汤
C. 八正散
D. 连朴饮
E. 黄连解毒汤

3. 具有“温阳化气行水”功用的药对是
A. 附子与白术
B. 白术与桂枝
C. 桂枝与茯苓
D. 茯苓与泽泻
E. 泽泻与生姜

4. 具有“温化痰饮”功用的方剂是
A. 苓桂术甘汤
B. 二陈汤
C. 温胆汤
D. 瓜蒌薤白白酒汤
E. 小陷胸汤

5. 五苓散的组成药味是
A. 五加皮、茯苓、白术、陈皮、大腹皮
B. 茯苓、猪苓、白术、泽泻、桂枝
C. 茯苓、猪苓、泽泻、滑石、阿胶
D. 猪苓、泽泻、白术、桂枝、甘草
E. 泽泻、白术、猪苓、茯苓、茵陈

6. 具有宣畅气机，清利湿热功用的方剂是
A. 平胃散
B. 二妙散
C. 三仁汤
D. 八正散
E. 五苓散

7. 苓桂术甘汤与真武汤主治的主

要不同点为
A. 痰饮与水气
B. 胸胁支满与小便不利
C. 中阳不足与肾阳不足
D. 脉弦滑与脉沉
E. 心悸与肢冷

8. 具有“健脾益气，祛风利水”功用的药对是
A. 黄芪与白术
B. 白术与茯苓
C. 茯苓与桂枝
D. 桂枝与防己
E. 防己与黄芪

9. 完带汤的功用是
A. 健脾养血，收涩止带
B. 补脾疏肝，化湿止带
C. 健脾补肾，收涩止带
D. 健脾燥湿，清热止带
E. 温养冲任，固经止带

10. 真武汤中白芍的主要作用是
A. 缓急，利小便
B. 滋阴，养血
C. 调和营卫
D. 敛阴止汗
E. 柔肝，息风

11. 与五苓散中桂枝配伍作用不相关的选项是
A. 解表散邪
B. 平冲降逆
C. 温阳化气
D. 活血通脉
E. 温经止痛

12. 实脾散的功用是
A. 利水渗湿，温阳化气
B. 温阳健脾，行气利水
C. 解表化湿，理气和中
D. 温阳利水
E. 温中散寒，行气散满

【A_2 型题】

13. 患者一身面目俱黄，黄色鲜明，腹微满，口渴，小便不利，舌苔黄腻，脉沉数。治疗应选用
A. 三仁汤
B. 茵陈蒿汤
C. 萆薢分清饮
D. 蒿芩清胆汤
E. 甘露消毒丹

14. 患者久患水肿，水邪郁而化热伤阴，出现水邪潴留与津液亏耗并见之象。治疗应首选
A. 五苓散
B. 五皮散
C. 胃苓汤
D. 猪苓汤
E. 生脉散

15. 风寒感冒兼胸脘痞闷，食少纳呆，脉濡者，治疗应首选
A. 荆防败毒散
B. 香苏散
C. 杏苏散
D. 羌活胜湿汤
E. 三仁汤

【A_3/A_4 型题】

（16~20 题共用题干）

患者，女，28 岁。白带量多已 2 年。带下色白清稀，无味，连绵不断，口淡食少，腹胀便溏，身疲乏力，面色萎黄，舌淡苔白，脉弱左关部微弦。

16. 该患者证候病机当为
A. 脾虚肝郁，湿浊下注
B. 脾肾两虚，冲任不固
C. 肝脾不调，湿热下注
D. 脾虚气弱，清阳下陷
E. 血虚肝郁，脾虚不运

17. 治法应为
A. 调和肝脾，清利湿热
B. 健脾舒肝，祛湿止带
C. 健脾益气，升阳举陷
D. 温阳脾肾，固摄冲任
E. 养血疏肝，健脾助运

18. 治疗本证最无可能被选的方剂是
A. 补中益气汤
B. 参苓白术散
C. 五苓散
D. 四物汤
E. 香砂六君子汤

19. 治疗最宜选用的方剂是
A. 固冲汤
B. 易黄汤
C. 补中益气汤
D. 完带汤
E. 逍遥散

20. 如患者兼有腰膝酸软，随证方剂中则不宜加用
A. 菟丝子和枸杞子
B. 杜仲和牛膝
C. 龟板和知母
D. 桑寄生和狗脊
E. 桑螵蛸和莲子

【B_1 型题】

（1~5 题共用备选答案）
A. 益气利水
B. 温阳利水
C. 滋阴利水
D. 行气利水
E. 清热利水

1. 五皮饮的功用是
2. 猪苓汤的功用是
3. 真武汤的功用是
4. 防己黄芪汤的功用是
5. 六一散的功用是

（6~10 题共用备选答案）
A. 燥湿和胃
B. 清热祛湿
C. 温阳化湿
D. 祛湿化浊
E. 利水渗湿

6. 实脾散的功用是
7. 五苓散的功用是
8. 平胃散的功用是
9. 三仁汤的功用是
10. 朱氏萆薢分清饮的功用是

（11~15 题共用备选答案）
A. 益肾滋阴，清心利水
B. 清热泻火，利湿通淋
C. 凉血止血，利水通淋
D. 清热育阴利水
E. 健脾祛湿，化气行水

11. 小蓟饮子的功用是
12. 五苓散的功用是
13. 猪苓汤的功用是

14. 导赤散的功用是
15. 八正散的功用是

（16~20题共用备选答案）
A. 防己黄芪汤
B. 二妙散
C. 鸡鸣散
D. 肾气丸
E. 萆薢分清饮

16. 寒湿脚气可选用
17. 风湿脚气可选用
18. 肾虚脚气可选用
19. 湿热脚气可选用
20. 寒湿脚气膏淋可选用

参考答案

【A_1型题】

1. B 2. C 3. C 4. A 5. B 6. C 7. C 8. E 9. B 10. A
11. D 12. B

【A_2型题】

13. B 14. D 15. D

【A_3/A_4型题】

16. A 17. B 18. D 19. D 20. C

【B_1型题】

1. D 2. C 3. B 4. A 5. E 6. C 7. E 8. A 9. B 10. D
11. C 12. E 13. D 14. A 15. B 16. C 17. A 18. D 19. B 20. E

第十八单元 祛痰剂

【A_1型题】

1. 二陈汤的功用是
A. 燥湿化痰，理气和中
B. 清热化痰，理气止咳
C. 理气化痰，清胆和胃
D. 润肺清热，理气化痰
E. 温肺化痰，健脾祛湿

2. 温胆汤的主治证是
A. 湿痰证
B. 风痰上扰证
C. 胆胃不和，痰热内扰证
D. 中阳不足之痰饮
E. 湿滞脾胃证

3. 小陷胸汤的药物组成有
A. 黄连、半夏、天花粉
B. 黄连、半夏、瓜蒌实
C. 黄连、桔梗、贝母
D. 枳实、杏仁、瓜蒌实
E. 杏仁、桔梗、瓜蒌实

4. 三子养亲汤的药物组成有
A. 紫苏子、白芥子、决明子
B. 紫苏子、莱菔子、牵牛子
C. 白芥子、莱菔子、五味子
D. 紫苏子、白芥子、莱菔子
E. 紫苏子、五味子、五倍子

5. 二陈汤的组成药味是
A. 半夏、茯苓、陈皮、甘草、生姜、乌梅
B. 人参、白术、茯苓、甘草、半夏、陈皮
C. 半夏、茯苓、陈皮、甘草、枳实、竹茹
D. 苍术、厚朴、陈皮、甘草、半夏、茯苓
E. 半夏、厚朴、苏叶、生姜、茯苓

6. 祛痰剂组方中较少配用
A. 补益药
B. 祛湿药
C. 理气药
D. 清热药
E. 温里药

7. 半夏白术天麻汤中主治风痰眩晕头痛的核心药对是
A. 半夏、白术
B. 半夏、天麻
C. 天麻、白术
D. 半夏、橘红
E. 白术、茯苓

8. 温胆汤与酸枣仁汤主治证中相同的症状有
A. 胸脘满闷
B. 虚烦不寐
C. 呕吐痰涎
D. 舌苔黄腻
E. 脉细数

9. 与温胆汤在主治和配伍用药上较为接近的方剂是
A. 蒿芩清胆汤
B. 橘皮竹茹汤
C. 左金丸
D. 小柴胡汤
E. 半夏泻心汤

【B_1型题】

（1~3题共用备选答案）
A. 苏子降气汤
B. 小青龙汤

C. 六君子汤
D. 参苓白术散
E. 二陈汤
1. 痰浊壅肺型肺胀首选方
2. 痰湿蕴肺型咳嗽首选方
3. 痰浊壅肺型肺胀缓解期选方

参考答案

【A_1 型题】

1. A　2. C　3. B　4. D　5. A　6. A　7. B　8. B　9. A

【B_1 型题】

1. A　2. E　3. C

第十九单元　消　食　剂

【A_1 型题】

1. 具有消食化滞，理气和胃功用的方剂是
   A. 保和丸
   B. 肥儿丸
   C. 枳术丸
   D. 健脾丸
   E. 乌梅丸
2. 常用于脾虚食积证的是
   A. 保和丸
   B. 健脾丸
   C. 枳术丸
   D. 木香槟榔丸
   E. 葛花解酲汤
3. 保和丸不宜用于
   A. 饮食停滞的胃脘痛
   B. 饮食停滞的泄泻
   C. 饮食停滞的恶心呕吐
   D. 脾虚食滞的脘痞不食
   E. 饮食不节的嗳腐厌食
4. 症见脘腹胀痛，下痢泄泻，或大便秘结，小便短赤，舌苔黄腻，脉沉有力。宜选用
   A. 保和丸
   B. 健脾丸
   C. 枳实导滞丸
   D. 木香导滞丸
   E. 木香槟榔丸

参考答案

【A_1 型题】

1. A　2. B　3. D　4. C

第二十单元　驱　虫　剂

【A_1 型题】

1. 乌梅丸的组成中不含
   A. 黄连、黄柏
   B. 细辛、干姜
   C. 使君子、槟榔
   D. 附子、桂枝
   E. 川椒、当归
2. 乌梅丸中体现“安蛔”法的配伍特征为
   A. 温清互用
   B. 补泻并用
   C. 以驱虫药为君
   D. “酸苦辛”并用
   E. 佐用散寒止痛药

参考答案

【A_1 型题】

1. C　2. D

第二十一单元　治痈疡剂

【A_1 型题】

1. 治疗痈疡肿毒阳证的代表方剂是
   A. 犀黄丸
   B. 阳和汤
   C. 小金丹
   D. 仙方活命饮
   E. 透脓散
2. 仙方活命饮中用量大的药味是
   A. 白芷与防风
   B. 乳香与没药
   C. 银花与陈皮
   D. 赤芍与当归尾
   E. 穿山甲与皂角刺
3. 苇茎在苇茎汤中的主要作用是
   A. 清泻肺热
   B. 生津止渴
   C. 化瘀排脓
   D. 利湿祛痰
   E. 和胃止呕
4. 阳和汤中配伍麻黄的意义在于
   A. 发散风寒
   B. 宣通阳气
   C. 宣肺平喘
   D. 利水
   E. 止汗

【A_3/A_4 型题】

（5~7 题共用题干）

患者，男，45 岁。右手及足趾坏死剧痛约 2 个月。就诊前 8 个多月，右足因脚气破溃感染，经久不愈。近 2 个月来右足 1、2 趾均发黑坏死，右拇指甲下红肿溃烂，且有死骨外露，疼痛日益加剧，甚则痛不可忍。检查：双手 1、2、3 指尖溃烂腐臭，右拇指甲下红肿灼热，末节指骨外露，双侧桡动脉波动消失，右侧脚趾近跖趾关节处可见坏死溃疡，延及 2 趾外侧，右足背，胫后动脉搏动亦消失。舌质红绛，舌苔黄燥，脉滑数。中医诊断为“脱疽”，西医诊为“血栓闭塞性脉管炎，四肢性坏死溃疡期”。

5. 此证中医病机应辨为
   A. 湿毒内蕴，气血两伤
   B. 火毒内炽，气滞血瘀
   C. 毒热蕴结，阴液耗伤
   D. 热入营血，血热瘀滞
   E. 痰湿瘀结，脉络痹阻
6. 治法应为
   A. 祛湿解毒，益气养血
   B. 泻火解毒，行气活血
   C. 清热解毒，滋阴活血
   D. 清营凉血，散瘀止痛
   E. 化痰除湿，祛瘀通络
7. 治疗宜选用
   A. 黄连解毒汤合当归补血汤
   B. 五味消毒饮合复元活血汤
   C. 四妙勇安汤合五味消毒饮
   D. 犀角地黄汤合仙方活命饮
   E. 阳和汤合犀黄丸

【B_1 型题】

（1~2 题共用备选答案）

A. 大黄牡丹汤
B. 阳和汤
C. 仙方活命饮
D. 苇茎汤
E. 五味消毒饮

1. 痈疡肿毒初起选用
2. 肠痈初起，湿热瘀滞证选用
3. 阴疽选用

参考答案

【A_1 型题】

1. D　　2. C　　3. A　　4. B

【A_3/A_4 型题】

5. C　　6. C　　7. C

【B_1 型题】

1. C　　2. A　　3. B

第二部分 中医经典

第五章　中医经典各科

第一单元　内　　经

【A_1 型题】

1.《素问·阴阳应象大论》记载"治病必求于本"，其中"本"的意思是
A. 基础
B. 根本
C. 阴阳
D. 生长
E. 初始

2.《素问·阴阳应象大论》"气虚宜掣引之"是一个重要的治疗思路，以下不属于
A. 上气虚升而举
B. 中气虚温而补
C. 下气虚纳而归
D. 上气虚纳而归
E. 下气虚温而补

3. 根据《素问·至真要大论》论述，下列不属于反治法的是
A. 热的症状者用四逆汤
B. 寒的症状者用白虎汤
C. 腹胀用四君子汤
D. 火旺用知柏地黄丸
E. 热结旁流用承气汤

4. 根据《素问·热论》，病已满三日，可用
A. 汗法
B. 吐法
C. 泄法
D. 补法
E. 攻法

5.《素问·阴阳应象大论》记载了"因势导利"原则，以下不属于的是
A. 实者散而泻之
B. 衰而导之
C. 衰而彰之
D. 衰而补之
E. 气虚掣引

6.《素问·阴阳应象大论》中不是药食气味的阴阳之分的是
A. 味薄者阴中之阳
B. 气薄者阳中之阴
C. 味厚者阴中之阳
D. 味厚者阴中之阴
E. 气厚者阳中之阳

7.《素问·阴阳应象大论》记载了"因势导利"原则，以下不属于因病之顺势治疗的是
A. 高者越之
B. 下者引而竭之
C. 中满者而导上
D. 有邪者渍形以为汗
E. 在皮者汗而发之

8. 据《素问·咳论》，"非其时"指的是
A. 非肝所生时令
B. 非心所生时令
C. 非脾所生时令
D. 非肺所生时令
E. 非肾所生时令

9.《素问·至真要大论》对病机的论述，皆属于火的是
A. 诸热瞀瘛
B. 诸转反戾，水液混浊
C. 诸呕吐酸，暴注下迫
D. 诸病有声，鼓之如鼓
E. 诸胀腹大

10.《素问·阴阳应象大论》中描述了"壮火""少火"，以下认识错误的是
A. 壮火之气微
B. 少火之气壮
C. 壮火食气
D. 壮火散气
E. 少火散气

11.《素问·经脉别论》"毛脉合精，行气于府"之"府"是指
A. 六腑
B. 神明之府
C. 经脉
D. 膻中
E. 五脏

12. 据《素问·异法方宜论》，"一病而治各不同，皆愈"的原因是
A. 情志使然
B. 地势使然
C. 病因使然
D. 饮食使然
E. 外感使然

13. 以下不属于《内经》基于阴阳理论指导中医诊法
A. 察色按脉
B. 审清浊
C. 闻喘息
D. 听音色
E. 观权衡规矩

14.《素问·阴阳应象大论》指出诊治疾病应当推求阴阳的盛

衰，以下不属于阴阳盛衰主要调整范围的是
A. 脏腑经络气血
B. 外感六淫
C. 内伤七情
D. 四诊八纲
E. 宇宙洪荒

15.《素问·举痛论》“百病生于气”中，“气”是指
A. 精气不足
B. 气机失常
C. 经气逆乱
D. 邪气侵袭
E. 卫气不固

16.《素问·汤液醪醴》中“开鬼门”是指
A. 利小便
B. 通大便
C. 发汗
D. 刺络放血
E. 催吐法

17.《素问·上古天真论》中言：“今时之人不然也，以酒为浆，以妄想为常，醉以如房，以欲竭其精，以耗散其真……”中的“耗”作何解释
A. 嗜好
B. 消耗
C. 损耗
D. 耗费
E. 散布

18. 据《素问·咳论》，“乘冬”则
A. 肝先受邪
B. 心先受邪
C. 脾先受邪
D. 肾先受邪
E. 肺先受邪

19. 下列哪一项是《素问·上古天真论》提出的养生方法
A. 食饮有节
B. 起居有常
C. 不妄作劳
D. 尽终其天年
E. 以上均是

20. 与《素问·太阴阳明论》“脾病而四肢不用”机理无关的是
A. 脾病不能为胃行其津液
B. 四支不得禀水谷气
C. 筋骨肌肉，无气以生
D. 补肾健脾
E. 脉道不利

21.《素问·评热病论》中“精神三日，中年者五日，不精者七日”中的日是指
A. 既病缓解期
B. 既病加重期
C. 未病潜伏期
D. 病类改变之日
E. 未病加重期

22. 根据《素问·热论》，病未满三日，可以
A. 攻下
B. 发汗
C. 逐瘀
D. 泻热
E. 止汗

23. 根据《灵枢·百病始生》论述，不属于百病皆生原因的是
A. 风雨
B. 寒热
C. 暴雨
D. 身虚
E. 情志

24. 据《素问·咳论》，“肺之合”指的是
A. 皮毛
B. 血脉
C. 肌肉
D. 筋脉
E. 骨髓

25.《素问·标本病传》中“小大不利”治其
A. 气
B. 血
C. 津液
D. 标
E. 本

26. 根据《素问·至真要大论》论述，下列不属于正治法的是
A. 寒者热之
B. 虚者补之
C. 甚者从之
D. 客者除之
E. 实则泻之

27.《素问·痹论》“肺痹”的症状是
A. 脉不通，烦则心下鼓
B. 夜卧则惊，多饮数小便
C. 烦满喘而呕
D. 四肢解堕，发咳呕汁
E. 中气喘争

28.《素问·评热病论》“劳风”的病变部位是
A. 肝
B. 心
C. 肺
D. 肾
E. 脾

29.《素问·至真要大论》病机19条提示了审查病机的原则与方法，以下不属于的是
A. 谨守病机各司其职
B. 有者求之，无者求之
C. 有者无求，无者求之
D. 无失气宜
E. 虚者责之

30. 以下属于《素问·太阴阳明论》“脾不主时”观点的是
A. 脾主四时
B. 脾不主春
C. 脾不主夏
D. 脾不主秋
E. 脾分主四季之末

31.《素问·至真要大论》对病机的论述，与火无关的病机是
A. 诸热瞀瘛
B. 诸痛疮疡
C. 诸逆冲上
D. 诸躁狂越
E. 诸病胕肿，疼酸惊骇

32. 对《灵枢·决气》中“六气”的错误描述是
A. 两神相搏，合而成形，常先身生，是谓精
B. 中焦受气取汁，变化而赤，是谓血
C. 腠理发泄，汗出溱溱，是谓津

D. 骨属屈伸，泄泽补益脑髓，皮肤润泽，是谓气
E. 壅遏营气，令无所避，是谓脉

33.《素问·生气通天论》中“阴者，藏精而起亟也；阳者，卫外而为固也。”中体现的关系是
A. 交感互藏
B. 对立制约
C. 互根互用
D. 阴阳转化
E. 阴阳自和

34.《素问·至真要大论》对病机的论述，与湿有关的病机原文是
A. 诸逆冲上
B. 诸痉项强
C. 诸转反戾，水液混浊
D. 诸禁鼓栗，如丧神守
E. 诸呕吐酸，暴注下迫

35.《素问·痿论》中“宗筋弛纵”，其“宗筋”指
A. 泛指全身筋膜
B. 男子前阴
C. 十二经筋
D. 胃之大络
E. 阳明脉

36.《灵枢·决气》指出“一气化六气”，此“一气”指的是
A. 肾气
B. 营气
C. 卫气
D. 水谷精微之气
E. 元气

37. 根据《素问·至真要大论》论述，下列不属于反治法的是
A. 通因通用
B. 塞因塞用
C. 热因热用
D. 甚者从之
E. 微者逆之

38.《素问·经脉别论》中提出：“故春秋冬夏，四时阴阳，生病起于过用，此为常也。”中“生病起于过用”理解有误的是
A. 四时之气太过
B. 精神情志太过
C. 饮食五味太过
D. 逆气留着太过
E. 劳逸太过

39. 据《灵枢·决气》，属于气的功能是
A. 淖泽注于骨，骨属屈伸，泄泽补益脑髓，皮肤润泽
B. 上焦开发，宣五谷味，熏肤，充身，泽毛，若雾路之溉
C. 中焦受气取汁，变化而赤
D. 腠理发泄，汗出溱溱
E. 壅遏营气，令无所避

【B_1 型题】

（1~5 题共用备选答案）
A. 知部分
B. 先别阴阳
C. 知所苦
D. 知病所主
E. 知病所生

1.《素问·阴阳应象大论》中，察色按脉而
2.《素问·阴阳应象大论》中，听音色而
3.《素问·阴阳应象大论》中，权衡规矩而
4.《素问·阴阳应象大论》中，审清浊而
5.《素问·阴阳应象大论》中，按尺寸，观浮沉滑涩而

（6~10 题共用备选答案）
A. 泻之于内
B. 按而收之
C. 汗而发之
D. 引而竭之
E. 因而越之

6.《素问·阴阳应象大论》中，中满者
7.《素问·阴阳应象大论》中，其下者
8.《素问·阴阳应象大论》中，其高者
9.《素问·阴阳应象大论》中，其慓悍者
10.《素问·阴阳应象大论》中，其在皮者

（11~15 题共用备选答案）
A. 谓之心
B. 谓之思
C. 谓之志
D. 谓之虑
E. 谓之意

11.《灵枢·本神》中，因志而存变
12.《灵枢·本神》中，心之所忆
13.《灵枢·本神》中，任物者
14.《灵枢·本神》中，意之所存
15.《灵枢·本神》中，因思而远慕

（16~19 题共用备选答案）
A. 精
B. 神
C. 气
D. 魂
E. 魄

16.《灵枢·本神》中，两精相搏谓之
17.《灵枢·本神》中，生之来谓之
18.《灵枢·本神》中，并精而出入者谓之
19.《灵枢·本神》中，随神往来者谓之

（20~23 题共用备选答案）
A. 诸风掉眩
B. 诸湿肿满
C. 诸气膹郁
D. 诸热瞀瘛
E. 诸寒收引

20.《素问·至真要大论》中，皆属于肾的是
21.《素问·至真要大论》中，皆属于肺的是
22.《素问·至真要大论》中，皆属于肝的是
23.《素问·至真要大论》中，皆属于脾的是

（24~26 题共用备选答案）
A. 肝先受邪

B. 心先受邪
C. 脾先受邪
D. 肾先受邪
E. 肺先受邪

24. 据《素问·咳论》，“乘夏”则
25. 据《素问·咳论》，“乘春”则
26. 据《素问·咳论》，“乘至阴”则

（27~30题共用备选答案）
A. 烦满喘而呕
B. 夜卧则惊，多饮数小便
C. 脉不通，烦则心下鼓
D. 四肢解堕，发咳呕汁
E. 中气喘争

27.《素问·痹论》“肝痹”的症状是
28.《素问·痹论》“肠痹”的症状是
29.《素问·痹论》“脾痹”的症状是
30.《素问·痹论》“心痹”的症状是

（31~35题共用备选答案）
A. 发汗
B. 利小便
C. 温暖形体
D. 活动四肢
E. 缪刺络脉

31.《素问·汤液醪醴论》中“去菀陈莝”是指
32.《素问·汤液醪醴论》中“洁净府”是指
33.《素问·汤液醪醴论》中“温衣”是指
34.《素问·汤液醪醴论》中“微动四极”是指
35.《素问·汤液醪醴论》中“缪刺其处”是指

（36~39题共用备选答案）
A. 淖泽注于骨，骨属屈伸，泄泽补益脑髓，皮肤润泽
B. 上焦开发，宣五谷味，熏肤，充身，泽毛，若雾露之溉
C. 中焦受气取汁，变化而赤
D. 腠理发泄，汗出溱溱
E. 壅遏营气，令无所避

36. 据《灵枢·决气》，属于津的功能是
37. 据《灵枢·决气》，属于液的功能是
38. 据《灵枢·决气》，属于血的功能是
39. 据《灵枢·决气》，属于脉的功能是

参考答案

【A_1型题】

1. C	2. B	3. D	4. C	5. B	6. C	7. C	8. D	9. A	10. E
11. C	12. B	13. C	14. E	15. B	16. C	17. A	18. D	19. E	20. D
21. A	22. B	23. E	24. A	25. D	26. C	27. C	28. C	29. C	30. E
31. B	32. D	33. C	34. B	35. A	36. D	37. E	38. D	39. B	

【B_1型题】

1. B	2. C	3. D	4. A	5. E	6. A	7. D	8. E	9. B	10. C
11. B	12. E	13. A	14. C	15. D	16. B	17. A	18. E	19. D	20. E
21. C	22. A	23. B	24. B	25. A	26. D	27. B	28. E	29. D	30. C
31. D	32. B	33. C	34. D	35. E	36. D	37. A	38. C	39. E	

第二单元　伤　寒　论

【A_1型题】

1. 厥阴病的提纲证不包括
A. 气上撞心
B. 饥而不欲食
C. 厥逆
D. 消渴
E. 心中疼热

2. 不属于太阳中风证脉证提纲的是
A. 发热
B. 恶风
C. 无汗
D. 头痛
E. 脉浮

3. 旋覆代赭汤的主治病证是
A. 痰饮呕吐证
B. 胃气虚寒证
C. 胃虚痰阻气逆证
D. 上实下虚喘咳证
E. 胃虚有热之呃逆

4. 四逆散证见有腹痛，当加入
A. 芍药
B. 薤白
C. 葱白
D. 附子
E. 茯苓

5. 以下不属于“柴胡四症”的是
A. 心下悸
B. 往来寒热
C. 胸胁苦满
D. 嘿嘿不欲饮食
E. 心烦

6. 小柴胡汤证的主要发热特点是
A. 日晡潮热
B. 傍晚发热
C. 午后身热
D. 夜热早凉
E. 以上都不是

7. 少阴病篇论及的少阴病咽痛包括
A. 以少阴阴虚为主的病证
B. 以少阴阳虚为主的病证
C. 少阴阴虚为主的病证和少阴阳虚为主的病证均论及
D. 风热证
E. 风寒证

8. 旋覆代赭汤的主治证病机是
A. 胃气虚弱，痰浊内阻
B. 脾虚气滞，寒热互结
C. 脾胃虚寒，胃失和降
D. 胃虚气逆，痰气互结
E. 肝脾不和，胆热犯胃，升降失司

9. 下列除哪项外均为白头翁汤的适应证
A. 下利便脓血，血色鲜红
B. 滑泄失禁
C. 肛门灼热
D. 渴欲饮水
E. 舌红苔黄

10. 太阳中风证的发热特点为
A. 蒸蒸发热
B. 翕翕发热
C. 时发热
D. 微微发热
E. 往来寒热

11. 太阳中风证汗出机理为
A. 肺气虚弱，皮毛不固
B. 风邪伤卫，卫外不固，营卫失调
C. 风寒化热，邪热内蕴，津液外泄
D. 阳虚不固，肌腠疏松
E. 风寒袭肺，营阴内弱

12. 以下除哪项外，均是心下痞为主症
A. 大黄黄连泻心汤证
B. 附子泻心汤证
C. 五苓散证
D. 半夏泻心汤证
E. 甘草泻心汤证

13. 下列关于白通加猪胆汁汤的病机描述最确切的是
A. 阴寒内盛，格拒阳药
B. 阴寒内盛，阳不外达
C. 阴寒内盛，虚阳上浮
D. 阳脱阴竭，寒热格拒
E. 阴寒内盛，正气拂郁

14. 以下不是太阳病初起症状为
A. 恶寒
B. 发热
C. 脉浮
D. 头痛
E. 项痛

15. 真武汤证的主要病机是
A. 脾肾阳虚，关门不利
B. 下元亏虚，气化不利
C. 邪侵少阴，肾失所主
D. 肾阳虚衰，寒湿内盛
E. 肾阳亏虚，水气泛滥

16. 白虎汤证与白虎加人参汤证区别的关键是
A. 身发热的高低
B. 汗出的多少
C. 恶寒的有无
D. 津伤气耗的轻重
E. 脉象

17. 葛根芩连汤中喘而汗出的机理是
A. 兼太阳病不解，肺气不宣
B. 大肠热盛，上蒸于肺，外蒸于体表
C. 邪热内传阳明，大肠传导失职
D. 表邪内陷，肺热壅盛
E. 太阳病误下，邪陷胸中，正气尚能抗邪外出

18. 小青龙汤证与大青龙汤证的主要区别是
A. 表虚兼里热与表虚兼水饮
B. 表实兼里热与表实兼水饮
C. 表虚兼水饮与表虚兼里热
D. 表实兼水饮与表实兼里热
E. 表虚兼水饮与表实兼里热

19. 四逆散证中“四逆”的原因是
A. 阳气虚不能温煦四肢
B. 寒凝血脉
C. 血虚不能濡养之故
D. 阳气郁不得至于四肢
E. 以上皆不是

20. 桂枝在小建中汤、黄芪建中汤中的主要作用是
A. 调和营卫
B. 宣通阳气
C. 健运中气
D. 发汗解表
E 温阳利水

21.《伤寒论》小建中汤主治证是
A. 虚劳里急证
B. 虚人外感证
C. 虚寒腹痛证
D. 脾胃气虚证
E. 虚寒呕吐证

22. 厥阴病基本病机特点是
A. 肾阳虚衰
B. 寒热错杂
C. 阴阳两虚
D. 邪热伤阴
E. 营卫不和

23. 炙甘草汤证的脉症见
A. 心下悸，头眩，身瞤动
B. 伤寒脉结代，心动悸
C. 伤寒脉浮，自汗出，小便数
D. 发汗，病不解，反恶寒者
E. 太阳病发汗，汗出不解

24. 下列各项，不属小柴胡汤证的是
A. 身热夜甚
B. 胸胁苦满
C. 不欲饮食
D. 往来寒热
E. 心烦喜呕

25. 小建中汤证中，心中悸而烦的机理是
A. 心之阴阳两虚，血气不足
B. 中焦阳虚，水饮上逆
C. 脾胃虚弱，水停心下
D. 心脾不足，气血双亏，复被邪扰
E. 以上均不是
26. 大承气汤证的发热特征是
A. 夜热早凉
B. 入暮潮热
C. 日晡潮热
D. 午后低热
E. 壮热
27. 太阴病“脏有寒”的意思是
A. 寒邪直中脏腑
B. 脾阳不足，寒湿内盛
C. 脾肾阳虚，寒湿内盛
D. 寒邪损伤脾胃
E. 以上都不是
28. 小青龙汤证中“服汤已渴者”的机理是
A. 水饮未化，不能上润
B. 温解之余，津液一时不足
C. 津液已伤，不能上润
D. 余邪化热，灼伤津液
E. 温解过度，津液受损
29. 宜用小柴胡汤的是
A. 干噫食臭，心下痞硬而满，腹中雷鸣，下利者
B. 呕而微热，脉弱，手足厥冷者
C. 不欲食，胁下硬满，往来寒热者
D. 腹满而吐，下利，食不下，时腹自痛者
E. 发热，恶寒，汗出，鼻鸣干呕者
30. 不属于太阴病提纲证的是
A. 自利益甚
B. 时腹自痛
C. 腹满而吐
D. 食不下
E. 胸下结硬
31. 五苓散中桂枝的功用是
A. 温经止痛
B. 温经和营
C. 温阳化气
D. 温健中阳
E. 通行血脉
32. 葛根黄芩黄连汤证不具有
A. 身热，不恶寒，反恶热
B. 心烦口渴，喘而汗出
C. 大便泄泻，色黄热臭
D. 苔黄焦燥，脉沉弱
E. 肛门灼热
33. 茵陈蒿汤的主治证中不包括
A. 但头汗出
B. 小便频数
C. 一身面目俱黄
D. 舌苔黄腻
E. 脉滑数
34. 患者下利不止，身热汗出，气喘，恶寒发热，脉促的治法是
A. 攻下实热，荡涤燥结
B. 调和营卫，清宣郁热
C. 清热止利，表里双解
D. 清宣郁热，宣肺平喘
E. 清热止利，宣肺平喘
35. 下列关于少阴病提纲脉证机理的描述是
A. 心肾阳虚，阴血不足，神失所养
B. 邪入少阴，心肾虚衰，水火失济
C. 心肾阳虚，阴寒内盛，水气不化
D. 心肾阳虚，阴寒内盛，阳不外达
E. 心肾阳虚，阴寒内盛，浊阴上蒙
36. 太阳伤寒证的代表方剂是
A. 麻黄汤
B. 桂枝汤
C. 麻黄杏仁甘草石膏汤
D. 栀子豉汤
E. 桂枝麻黄各半汤
37. 四逆散证下利的特点是
A. 下利清谷，完谷不化
B. 腹中痛，泄利下重
C. 脓血夹杂，色暗腥冷
D. 自利清水，色纯青
E. 热利下重，欲饮水
38. 属于厥阴病提纲证的症状为
A. 心下逆满，气上冲胸
B. 心下悸，气从少腹上冲心
C. 心动悸，脉结代
D. 消渴，气上撞心
E. 心下悸，欲得按
39. 下列哪项不属于五苓散的适应证
A. 少腹胀满
B. 小便不利
C. 烦渴
D. 小便过多
E. 呕吐涎沫
40. 太阳蓄水证五苓散证的治法是
A. 健脾除湿，兼以解表
B. 健脾和胃，调和营卫
C. 化气行水，兼以解表
D. 温阳化气，健脾利湿
E. 外解风寒，内蠲水饮
41. 不属炙甘草汤治证病机的是
A. 血少
B. 阴亏
C. 阳弱
D. 气虚
E. 以上都不是
42. 小结胸证的治疗原则
A. 泻热逐水破结
B. 涌吐痰实，逐水破结
C. 温下寒实，涤痰破结
D. 清热化痰开结
E. 以上都不是
43. 太阳中风的主要脉证为
A. 发热，恶风寒，头痛，汗出不止，脉浮
B. 发热，恶风，头痛，汗出，脉浮缓
C. 发热，恶风寒，项背强几几，脉浮缓
D. 发热恶寒，头项强痛，脉浮
E. 发热恶寒，喘而汗出，头痛，脉浮
44. “胃家实”中的“胃家”，其病位是指
A. 胃

B. 脾与胃
C. 胃与大肠、小肠
D. 大肠
E. 脾胃与大肠

45. 以下哪项不属于太阳伤寒证必见之症
A. 发热
B. 恶寒
C. 体痛
D. 呕逆
E. 脉缓

46. 小建中汤证的主症是
A. 心动悸，脉结代
B. 心中烦，不得卧
C. 心中悸而烦
D. 心下悸，欲得按
E. 虚烦不得眠

47. 少阴病不会出现下列哪项脉象
A. 脉阴阳俱紧
B. 脉浮虚而涩
C. 脉浮而沉
D. 脉细沉数
E. 脉微涩

48. 太阳伤寒证的治法是
A. 调和营卫，祛风解肌
B. 调和营卫，宣肺平喘
C. 解表发汗，固护卫阳
D. 益气和营，祛风解肌
E. 发汗解表，宣肺平喘

49. 以下不见于白虎汤证的症状是
A. 身重
B. 手足逆冷
C. 腹满
D. 下利
E. 谵语

50. 心下痞，按之濡，关上脉浮者，治疗用
A. 大黄黄连泻心汤
B. 附子泻心汤
C. 半夏泻心汤
D. 生姜泻心汤
E. 甘草泻心汤

51. 小柴胡汤证兼口渴的机制是
A. 血分有热
B. 热伤津液
C. 气不化津
D. 津液亏乏
E. 寒凝津液

52. 少阴病的辨证要点是
A. 脉微细，但欲寐
B. 腹满而吐，食不下，自利益甚，时腹自痛
C. 气上撞心，心中疼热，饥而不欲食，食则吐蛔，下之利不止
D. 口苦，咽干，目眩
E. 胃家实

53.“若其人内有久寒者”中的“内有久寒”是指
A. 腹中素有寒湿
B. 胸中素有寒饮
C. 肝胃的沉寒痼疾
D. 血虚寒凝日久
E. 寒邪凝滞经脉

54. 少阳病病机是
A. 邪犯少阳，胆热犯胃
B. 邪犯少阳，胆火内郁
C. 邪犯少阳，三焦壅滞
D. 邪犯少阳，枢机不利
E. 邪犯少阳，胆腑不利

55. 茯苓甘草汤证与五苓散证的鉴别要点在于
A. 腹胀与否
B. 发热与否
C. 小便利否
D. 饮停部位
E. 口渴与否

56. 少阴病中出现“自利而渴”的机理是
A. 少阴下利，阴津受伤
B. 少阴热化，伤津耗液
C. 少阴病阴阳俱虚，阴津不足
D. 寒侵少阴，真阳受困，津不上承
E. 以上皆不是

57. 五苓散主治的病证是
A. 表邪未尽，膀胱气化不利
B. 胃寒食少，寒湿困脾
C. 风湿痹痛
D. 外感风寒，内伤湿滞
E. 湿热下注引起的热淋、石淋

58. 葛根汤证与葛根芩连汤证中，治疗相同点是
A. 阳明下利
B. 太阴下利
C. 太阳下利
D. 表里同病下利
E. 挟湿下利

59. 除那项外，均为少阴病虚阳外越的指征
A. 面红如妆
B. 汗出
C. 下利清谷
D. 烦躁
E. 身反不恶寒

60. 下列哪项不是小柴胡汤证的或然证
A. 胸中烦而不呕
B. 胁下痞硬
C. 腹中痛
D. 心下悸，小便不利
E. 喘

61. 太阳中风之脉“缓”是指
A. 迟缓
B. 脉沉弱
C. 松弛
D. 柔缓不紧急
E. 脉细弱

62.“胃家实”是指
A. 胃肠实证热证
B. 胃肠邪气盛实
C. 胃肠燥实证
D. 胃肠燥热亢盛

63. 旋覆代赭汤证与生姜泻心汤证的相同点为
A. 按之濡，关上脉浮
B. 干噫食臭，腹中雷鸣下利
C. 心下痞硬，嗳气
D. 呕而发热
E. 肠鸣下利

64. 茵陈蒿汤主治
A. 阳明湿热黄疸
B. 阳明湿热淋证
C. 湿温初起及暑温夹湿，湿重于热
D. 湿温时疫，湿热并重

E. 阳明湿热霍乱

65. 小结胸证的主脉是
A. 沉紧
B. 浮数
C. 浮大
D. 沉结
E. 浮滑

66. 太阴病误下所致“胸下结硬”，其病机是
A. 脾虚失运，寒湿中阻，气机不畅
B. 脾阳愈虚，表邪乘虚内陷，气机不通
C. 寒邪结于胸膈，气机不通
D. 水饮结于胸膈，气机不通
E. 以上都不是

67. 下列何项不是小青龙汤主治证中的症状
A. 恶寒发热，无汗
B. 干咳、咳喘
C. 小便不利，少腹满
D. 脉沉弱
E. 痰白色清

68. 葛根黄芩黄连汤的主治是
A. 肝郁痛泻
B. 协热下利
C. 热毒血痢
D. 阴虚痢疾
E. 虚寒痢疾

69. 三阳合病，腹满身重，难以转侧，口不仁面垢，谵语遗尿，若自汗出，治宜
A. 白虎汤
B. 白虎加人参汤
C. 大承气汤
D. 大柴胡汤
E. 以上均不是

70. 太阳中风证与太阳伤寒证的鉴别要点是
A. 发热的有无
B. 恶寒的有无
C. 恶风的有无
D. 汗出的有无
E. 头痛的有无

71. 通脉四逆汤证的病机是
A. 少阴阳衰，阴寒内盛
B. 阴寒内盛，格阳于外
C. 少阴阳衰，水泛周身
D. 少阴阳衰，寒湿内盛
E. 阴寒内盛，戴阳于上

72. 小青龙汤证的病机是
A. 风寒束表，阳郁化热
B. 风寒束表，水饮内停
C. 风寒犯表，卫闭营郁
D. 风寒袭表，卫强营弱
E. 素有郁热，复感风寒

73. 白头翁汤治疗的下利是
A. 太阴下利
B. 厥阴下利
C. 少阳下利
D. 少阴下利
E. 阳明下利

74. 下列除哪一项外，均为大黄黄连泻心汤证的主证脉之一
A. 心烦
B. 口渴
C. 心下痞
D. 腹中雷鸣
E. 关上脉浮

75. 猪苓汤证与五苓散证共有的表现是
A. 汗出而渴
B. 脉浮，小便不利
C. 水入即吐
D. 心烦不得眠
E. 咳而呕渴

76. 小柴胡汤证，若病人咳嗽，其加减法为
A. 去大枣、生姜，加五味子、干姜
B. 去人参、大枣、生姜，加五味子、干姜
C. 去半夏，加五味子
D. 去人参、黄芩，加五味子、干姜
E. 去人参、生姜，加五味子、茯苓

77. 白虎汤证的主脉是
A. 脉浮滑
B. 脉滑疾
C. 脉洪大
D. 脉浮大
E. 脉浮数

78. 所称噫气为
A. 呃逆
B. 嗳气
C. 少气
D. 呵气
E. 矢气

79. 葛根黄芩黄连汤中，葛根的煎煮法是
A. 先煎
B. 后下
C. 包煎
D. 另煎兑服
E. 冲服

80. 桂枝汤中桂枝芍药配伍比例为
A. 1：1
B. 1：2
C. 2：1
D. 1：3
E. 3：1

81. “饥而不欲食，食则吐蛔”的症状机理机制是
A. 胃中实热
B. 胃中有热，脾虚肠寒
C. 胃中虚寒
D. 心阳虚，肾水上凌
E. 脾阳虚，水停中焦

82. 太阳伤寒与太阳中风相同的基本证候有
A. 恶风，发热，脉浮
B. 大热，大汗，大渴，脉洪大
C. 口苦，咽干，目眩，往来寒热
D. 无热恶寒，但欲寐，四肢厥冷，下利清谷
E. 心烦不得眠，心中懊憹，反复颠倒

83. 小青龙汤证中咳、喘、呕主要有关的是
A. 风寒郁闭
B. 表证不解
C. 卫气闭郁
D. 饮邪内停
E. 营阴凝滞

84. 辨证关键为“身反不恶寒，

其人面色赤”的是
A. 四逆汤证
B. 四逆加人参汤证
C. 茯苓四逆汤证
D. 通脉四逆汤证
E. 当归四逆汤证

85. 五苓散证“消渴”的机理是
A. 发汗太过，耗伤津液，胃中干燥
B. 外邪入里化热，耗伤津液
C. 水热互结，热伤津液
D. 水饮内停，气不化津，津不上承
E. 气阴两伤，水饮内停

86. 当归四逆汤之“手足寒”其病机是
A. 血虚寒凝，寒盛阳虚
B. 气虚生寒，血脉不畅
C. 血液不足，血脉不畅
D. 气滞血瘀，血脉不畅
E. 阳虚有寒，四肢不温

87. 麻黄汤证“无汗而喘”的机理是
A. 风寒束表，腠理闭塞，肺气不宣
B. 外寒内饮，壅塞于肺，肺失清肃
C. 风寒束表，卫强营弱，肺气上逆
D. 素有喘疾，外感风寒，引动宿疾
E. 风寒束表，久郁化热，肺气上逆

88. 以下不属于少阳病的“半表半里”理解的是
A. 少阳居于太阳阳明间
B. 病邪在太阳之表
C. 表里之间
D. 不表不里
E. 未达阳明之里

89. 太阳病提纲证的总病机
A. 风邪袭表，肌腠疏松，卫外不固，营阴内弱
B. 风寒袭表，正气卫外，营阴内弱
C. 风寒伤于营卫，营卫失调
D. 外邪袭表，正气向外抗邪，正邪交争于表，卫外不固
E. 寒邪束表，肌腠致密，卫阳闭遏，经输不利

90. 葛根黄芩黄连汤证的辨证要点是
A. 下利不止，身热汗出，气喘
B. 心悸，头晕，身体站立不稳，发热
C. 下利不止，心悸，头晕
D. 身热，汗出，气喘，咳嗽，咳痰
E. 下利不止，气喘，咳嗽，咳痰

91. 茵陈蒿汤证“身必发黄”的病机是
A. 邪热肝胆疏泄失调
B. 火毒内攻，肝胆疏泄失调
C. 湿热熏蒸，肝胆疏泄失调
D. 瘀热互结，肝胆疏泄失调
E. 寒湿中阻，肝胆疏泄失调

92. 以下不属于小承气汤证临床表现的是
A. 大便硬
B. 下利
C. 谵语
D. 腹大满不通
E. 脉浮大

【A_2型题】

93. 患者，女，68岁。自觉心前区疼痛，有气上冲咽喉，周身冷汗，心电图显示陈旧性心肌梗死，脉弦，舌淡苔白。治宜
A. 茯苓桂枝白术甘草汤
B. 茯苓桂枝甘草大枣汤
C. 桂枝加桂汤
D. 柴胡剂加龙骨牡蛎汤
E. 桂枝甘草龙骨牡蛎汤

94. 患者，男，42岁。1周来口苦，恶心，纳差，身目发黄，尿黄，大便干，舌苔黄腻，脉象弦滑，肝大，于胁肋弓下2cm，且有压痛。临床辨证当是
A. 栀子柏皮汤证
B. 麻黄连翘赤小豆汤证
C. 茵陈蒿汤证
D. 大陷胸汤证
E. 小陷胸汤证

95. 患者，男，24岁。咳嗽已2个月余，无汗，鼻塞清涕，偶感胸痛，咳而微喘，痰白色稀，量多，口干而喜热饮，舌苔薄白而滑，脉浮弦。宜选用
A. 麻黄汤
B. 桂枝汤
C. 葛根汤
D. 小青龙汤
E. 大青龙汤

96. 患者，男，75岁。伤寒，发汗后，仍发热，心悸头眩，筋肉跳动，身体颤抖，不能自主，舌淡，苔白滑，脉沉弱。处方应为
A. 真武汤
B. 黄连阿胶汤
C. 四逆汤
D. 四逆散
E. 栀子豉汤

97. 患者，男，40岁。身体骨节疼痛，背微恶寒，手足发凉，口淡不渴，脉沉。临床最佳辨证为
A. 麻黄汤证
B. 桂枝新加汤证
C. 桂枝附子汤证
D. 甘草附子汤证
E. 附子汤证

98. 患者，男，70岁。好饮酒，六月湿暑当令，又饮酒过量，致有黄疸重症，壮热不退，面目遍身色黄，口渴思饮，大小便秘，脉沉实而数，舌苔黄燥。临床辨证
A. 栀子柏皮汤证
B. 茵陈蒿汤证
C. 麻黄连翘赤小豆汤证
D. 大陷胸汤证

E. 小陷胸汤证

99. 患者，男，40岁。心下痞塞不适，按之濡软不痛，复见恶寒汗出。治宜
A. 桂枝汤
B. 半夏泻心汤
C. 附子泻心汤
D. 生姜泻心汤
E. 甘草泻心汤

100. 患者，男，35岁。初患感冒，五六日后，胸腹疼痛，发热，午后甚，大便从发病未解，小便短赤，时有谵语，皮肤亢热，腹肌板硬，拒按，苔黄厚，脉沉紧。治用
A. 大柴胡汤
B. 大承气汤
C. 大陷胸汤
D. 三物白散
E. 十枣汤

101. 患者，女，38岁。患有心脏病数年，近日心慌，心中悸动不安，舌苔薄白，脉结代。治疗宜选
A. 炙甘草汤
B. 芍药甘草附子汤
C. 芍药甘草汤
D. 甘草干姜汤
E. 干姜附子汤

102. 患者，女，50岁。患感冒后自服牛黄解毒丸后，见心下痞硬而满，干呕心烦不得安，下利频作，日十余次，见不消化食物，肠鸣增加，舌苔微黄腻，脉濡。方选
A. 大黄黄连泻心汤
B. 附子泻心汤
C. 半夏泻心汤
D. 生姜泻心汤
E. 甘草泻心汤

103. 患者，男，22岁。睾丸肿胀坠痛2天，伴四肢发冷青紫，面色苍白，舌淡，脉沉细。临床最佳辨证当是
A. 四逆散证
B. 四逆汤证
C. 当归四逆汤证
D. 当归四逆加吴茱萸生姜汤证
E. 通脉四逆汤证

104. 患者，男，50岁。平素体虚，眩晕欲倒，今日感冒，治疗2天，继之心悸不安，烦躁不宁，头晕目眩，四肢麻木，面色晦暗，眼青唇紫白，神疲寡言，便难纳呆，舌淡苔白，脉沉迟。治疗宜选
A. 大建中汤
B. 小建中汤
C. 桂枝甘草龙骨牡蛎汤
D. 干姜附子汤
E. 真武汤

105. 患者，男，50岁。身热目赤，不欲饮水，食后腹泻，完谷不化，烦躁，四肢厥冷，脉微欲绝。临床辨证为
A. 四逆汤证
B. 白通加猪胆汁汤证
C. 桃花汤证
D. 白虎汤证
E. 通脉四逆汤证

106. 患者，女，28岁。经前或行经时少腹冷痛已3年。经量少而色暗有块，痛甚则呕吐。肢冷，面色苍白，舌质淡，边有齿痕，苔薄白，脉弦细。临床最佳辨证当是
A. 四逆散证
B. 当归四逆汤证
C. 当归四逆加吴茱萸生姜汤证
D. 通脉四逆汤证
E. 四逆汤证

107. 患者心下痞满，烦渴，小便不利，口干舌燥，苔白，脉浮数。临床宜用
A. 猪苓汤
B. 五苓散
C. 真武汤
D. 旋覆代赭汤
E. 大黄黄连泻心汤

108. 患者，男，68岁。恶寒发热1周，自服“维生素C银翘片”，病不解，仍恶寒发热，头痛身痛，无汗，烦躁不安，胸闷气急，口干，脉浮紧。临床当辨
A. 麻黄汤证
B. 桂枝汤证
C. 大青龙汤证
D. 麻黄杏仁甘草石膏汤证
E. 桂枝麻黄各半汤证

109. 患者，男，40岁。时发热汗出3年余，无特别不适症状，体检未发现异常，二便调，胃口尚可，口中和，舌脉如常。临床辨证为
A. 桂枝汤证
B. 桂枝加附子汤证
C. 桂枝新加汤证
D. 附子汤证
E. 麻黄附子细辛汤证

110. 患者，女，37岁。心烦少寐，尤以夜为甚，心中烦躁，常欲四处奔走，舌红脉细数。临床最佳辨证为
A. 猪苓汤证
B. 真武汤证
C. 黄连阿胶汤证
D. 栀子豉汤证
E. 四逆散证

111. 患者，男，50岁。心下痞满不适，大便日泻3次，其人消瘦，肠间碌碌有声，厌食欲吐，神倦困重，舌淡胖，苔白滑，脉沉弦。宜选用
A. 猪苓汤
B. 真武汤
C. 旋覆代赭汤
D. 五苓散
E. 大黄黄连泻心汤

112. 患儿，女，8岁。发热，夜寐不安，心中躁扰，小便不利，时有下利，舌红少苔，脉浮数。临床最佳辨证为
A. 五苓散证
B. 猪苓汤证
C. 真武汤证

D. 茯苓甘草汤证
E. 黄连汤证

113. 患者，女，48岁。平素容易感冒，此次低热3日，伴有恶风，汗出，鼻塞，干呕，口和，二便调，舌淡，苔薄，脉弱。临床辨证为
A. 桂枝芍药汤证
B. 桂枝汤证
C. 桂枝新加汤证
D. 麻黄汤证
E. 桂枝麻黄各半汤证

114. 患者，男，50岁。患阿米巴痢疾达15年之久，每次发作均见腹胀，纳差，食后胀甚，里急后重，排黏液性血便，伴见低热，心烦，口干欲饮，舌质红，苔黄略腻，脉濡数。临床最佳辨证是
A. 葛根芩连汤证
B. 黄芩汤证
C. 白头翁汤证
D. 乌梅丸证
E. 芍药汤证

115. 患者，男，30岁。面黄，身体浮肿而发黄，宛如橘子色，小编赤如柏汁，心胸苦闷，烦热，腹满不能饮食。临床辨证当是
A. 栀子柏皮汤证
B. 麻黄连翘赤小豆汤证
C. 茵陈蒿汤证
D. 大陷胸汤证
E. 小陷胸汤证

116. 患者，男，48岁。3日前突发右下腹疼痛，时作时止，并感有气在腹中窜动，曾服用大黄牡丹皮汤不效，食欲不振，口干口苦，四肢末端冰凉，舌质红，苔薄黄，脉弦数，重举乏力。辨证当是
A. 四逆散证
B. 桂枝加芍药汤证
C. 大承气汤证
D. 小建中汤证
E. 小承气汤证

117. 患者，女，40岁。患感冒发热，在治疗中身热逐渐上升，曾多次使用西药退热剂，8天后仍发热39℃，口燥渴不解，多汗出，咽微痛，背微恶风寒，脉象洪大，舌红苔薄黄。治疗选用
A. 白虎加人参汤
B. 白虎汤
C. 大青龙汤
D. 小青龙汤
E. 以上皆不是

118. 患者，女，26岁。右上腹阵发性绞痛3天，伴有肢冷、呕吐、心烦。舌淡红，苔白，脉滑数。既往有蛔虫病史。临床最佳辨证当是
A. 大陷胸汤证
B. 大承气汤证
C. 乌梅丸证
D. 白头翁汤证
E. 理中丸证

119. 患儿，女，6岁。感冒3日而热不退，体温40℃，周身汗出，而热不为汗减，烦渴欲饮，口唇干燥，小便黄，大便尚可，舌苔黄，脉洪大。宜选用
A. 桂枝汤
B. 栀子豉汤
C. 白虎汤
D. 大承气汤
E. 小承气汤

120. 患者，男，30岁。因多尿，在当地医院检查尿比重为1.007，诊断为“尿崩症”，治疗无效，诊见深色，脉象无异常，唯舌色淡有白滑苔，像刷一层薄薄不匀的浆糊一般。临床可选
A. 麻黄汤
B. 黄芩汤
C. 五苓散
D. 猪苓汤
E. 五皮饮

121. 患者，男，45岁。素有慢性胃炎病史，患有感冒发热3天余，经过解表发汗等治疗后，热退表解，但继而出现胃脘胀满痞塞不适症状，嗳气连连，呕吐，胃口差，舌苔白腻，脉滑。治疗宜选方
A. 生姜泻心汤
B. 半夏泻心汤
C. 大黄黄连泻心汤
D. 旋覆代赭汤
E. 竹叶石膏汤

122. 患者，男，45岁。自诉病因端午节多食粽子，次日便觉腹中不舒，大便日行五六次，而排甚少，现不大便已三日，腹痛阵阵发作，疼痛剧烈时，上自胸膈，下连少腹，如绞如刺，手足微冷而腹部热甚，且脐周拒按，舌黄燥，脉沉有力。临床辨证为
A. 大承气汤证
B. 小承气汤证
C. 调胃承气汤证
D. 大陷胸汤证
E. 抵当汤证

123. 患者，女，30岁。暑期汗出太多，贪凉饮，几天后自觉心下悸，触诊则心下跳动应手，胃中振水音，小便利，脉弦，苔滑。治宜选用
A. 茯苓桂枝甘草大枣汤
B. 茯苓桂枝甘草汤
C. 茯苓甘草汤
D. 五苓散
E. 猪苓汤

124. 患者，男，35岁。素好饮酒，平时大便七八日一行，今十六七日大便不通，心中烦热，腹中胀满，用灌肠法下燥屎少许，而胀满烦热依旧，口燥渴，舌质干苔黄，脉沉实有力。临床辨证为
A. 大承气汤证
B. 栀子豉汤证
C. 大陷胸汤证

D. 调味承气汤证
E. 麻黄汤证

125. 患者，男，20岁。冬季发病，手足肢端冰冷，疼痛，青紫或苍白，月经衍期，血少色暗，痛经，遇寒加重，得温稍减，苔薄白，脉沉细。临床最佳辨证当是
A. 四逆汤证
B. 四逆散证
C. 附子汤证
D. 茯苓四逆汤证
E. 当归四逆汤证

126. 患者，女，30岁。暑期汗出过多，贪凉饮，几天后自觉心下悸，触诊则心下跳动应手，胃中振水音，小便利，弦脉，苔滑。治宜
A. 茯苓桂枝甘草大枣汤
B. 茯苓桂枝白术甘草汤
C. 茯苓甘草汤
D. 五苓散
E. 猪苓汤

127. 患者，女，45岁。症见心下痞满，按诊濡而不痛，伴心悸，口渴，小便黄赤，舌红苔黄，脉关上浮。治疗用
A. 栀子豉汤
B. 白虎汤
C. 黄连汤
D. 竹叶石膏汤
E. 大黄黄连泻心汤

128. 患者，男，30岁。外感咳嗽后，精神萎靡，食欲不振，微怕冷，偶感四肢腰背酸痛，面色苍白，舌滑无苔，脉象沉细。临床辩证为
A. 麻黄汤证
B. 附子汤证
C. 甘草附子汤证
D. 桂枝新加汤证
E. 桂枝附子汤证

129. 患者，男，40岁。近来呕吐，腹痛，大便每日两三次而不成形，脉弦滑，舌尖红，舌苔白。治疗宜
A. 葛根汤
B. 理中汤
C. 黄连汤
D. 半夏泻心汤
E. 桂枝人参汤

130. 患者，女，38岁。腹泻10余年，四肢不温，脚底一凉即腹痛肠鸣，小便清冷。常咽部红肿，口干，脉沉数。本病宜用
A. 四逆汤
B. 乌梅丸
C. 葛根汤
D. 理中汤
E. 黄连汤

131. 患者，女，40岁。发热2天，呕吐纳呆，尿黄便溏，一身橘黄，脉弦数，苔黄腻，肝大，右胁下3cm，质软轻压痛，肝功能异常。临床辨证当是
A. 栀子柏皮汤证
B. 麻黄连翘赤小豆汤证
C. 茵陈蒿汤证
D. 大陷胸汤证
E. 小陷胸汤证

132. 患者，男，23岁。发热1周余，前“青霉素”肌内注射后，热不退，伴恶寒，全身疼痛，头痛，无汗，舌淡苔薄白，脉浮紧。临床当辨证
A. 麻黄汤证
B. 桂枝汤证
C. 桂枝麻黄各半汤证
D. 葛根汤证
E. 麻黄杏仁甘草石膏汤证

133. 患者，男，37岁。初患外感，服解表药后，上证已除，但见上腹脘部痞塞不舒，恶心，肠鸣似欲大便，便溏量少，脉濡，苔薄白。辨证为
A. 葛根汤证
B. 黄连汤证
C. 葛根黄芩黄连汤证
D. 半夏泻心汤证
E. 桂枝人参汤证

134. 患者，女，40岁。1年前因冬天未注意防寒，受冻着凉好转后，现常见头晕，全身湿冷，四肢厥逆，表情淡漠，苔白滑，脉沉细。临床最佳辨证为
A. 四逆汤证
B. 茯苓四逆汤证
C. 当归四逆汤证
D. 四逆散证
E. 甘草干姜汤

【A_3/A_4 型题】

（135~137题共用题干）

患者，女，40岁。素有十二指肠溃疡病史，常觉胃脘部痞满，嗳气冲逆频作，进食后痞满更甚，必待嗳气而后安。大便细软，食纳稍差，舌质胖嫩苔白，脉象弦滑。

135. 最佳辨证为
A. 胃虚痰阻气逆
B. 脾胃中虚，寒热错杂，水谷不化
C. 邪热积聚，气机阻滞，阳虚不固
D. 寒热错杂，水饮食滞
E. 寒热错杂，胃虚痞利俱甚

136. 最佳治法为
A. 降逆和胃消痞
B. 降逆和胃化痰
C. 扶阳和胃消痞
D. 散水和胃消痞
E. 泻热和胃消痞

137. 最宜选方为
A. 大黄黄连泻心汤
B. 附子泻心汤
C. 半夏泻心汤
D. 生姜泻心汤
E. 甘草泻心汤

（138~140题共用题干）

患者，男，50岁。患有头痛病，夏天开车闷热，休息时大饮冰水或啤酒，每日如此，至秋即觉头痛，每在夜间发作，疼痛剧烈，必以拳击头缓解，双目视物有时黑花缭乱，面色黧黑，舌淡

质嫩，苔水滑，脉沉弦而缓。

138. 临床病机为
A. 肾阳虚衰，寒湿内盛
B. 脾肾阳虚，关门不利
C. 肾阳亏虚，水气泛滥
D. 下元亏虚，气化不利
E. 邪犯少阴，肾气失司

139. 最佳治法为
A. 祛湿止痛，温补元阳
B. 清热祛湿，泻火除烦
C. 滋阴清热，交通心肾
D. 温阳化气行水
E. 泻火养阴生津

140. 临床宜选方
A. 真武汤
B. 白通四逆汤
C. 茯苓桂枝白术甘草汤
D. 白通汤
E. 猪苓汤

(141~143 题共用题干)

患者，女，35 岁。3 天前因为感冒而致咳嗽，咽痛，头痛，浑身酸痛，经治疗感冒基本痊愈而咳嗽不止，曾服用止咳药，咳嗽仍然不止。现发热口渴，咳嗽不止，舌苔黄，脉浮数，胸部 X 线片显示两侧肺纹理增强；血常规：白细胞 11.5×10^9/L。

141. 该病例辨证为
A. 胃虚痰阻气逆
B. 阳明邪热
C. 阳明热盛伤津
D. 痰热互结心下
E. 少阳热盛伤津

142. 治法宜为
A. 清热益气生津
B. 清热祛邪
C. 降气化痰
D. 益气和胃
E. 清热化痰止咳

143. 宜选用
A. 清肺化痰方
B. 清金化痰丸
C. 白虎汤
D. 白虎加人参汤
E. 旋覆代赭汤

(144~146 题共用题干)

患者，女，58 岁。胃脘作痛，按之则痛甚，其疼痛之处向外鼓起一个大包，大如鸡卵，濡软不硬，患者恐癌变，急到医院做 X 线钡餐透视，因需排队等候，心急如焚，乃请中医治疗，问其饮食、二便，皆为正常，舌苔白中带滑，切其脉弦滑有力。

144. 该病病机为
A. 邪热积聚，气机阻滞，阳虚不固
B. 脾胃中虚，寒热错杂，水谷不化
C. 胃虚痰阻，胃气不和，虚气上逆
D. 脾胃升降失常，寒热错杂于中
E. 脾胃不和，寒热错杂，水饮食滞

145. 治法为
A. 降逆和胃消痞
B. 扶阳和胃消痞
C. 泻热和胃消痞
D. 补中和胃消痞
E. 散水和胃消痞

146. 选方为
A. 大柴胡汤
B. 小柴胡汤
C. 小承气汤
D. 半夏泻心汤
E. 生姜泻心汤

(147~149 题共用题干)

患者，男，50 岁。因受凉发热，前医以黄连、黄芩、栀子等未效，现见面红，心烦不得眠，口渴，小便短赤，舌红，苔黄而无津，脉沉细而数，体温 38.5℃。双肺听诊未闻及干、湿啰音。

147. 临床病机为
A. 脾肾阳虚，关门不利
B. 肾阳虚衰，寒湿阻滞
C. 肾阴亏虚，心火亢盛
D. 下元亏虚，气化不利
E. 邪犯少阴，心肾阳郁

148. 最佳治法为
A. 清热养阴利水
B. 祛湿止痛，温补元阳
C. 滋阴清热，交通心肾
D. 疏肝解郁，透达郁阳
E. 泻火养阴生津

149. 临床宜选方
A. 真武汤
B. 四逆散
C. 黄连阿胶汤
D. 栀子豉汤
E. 猪苓汤

(150~152 题共用题干)

患者，女，24 岁。于 6 个月前无明显诱因出现吞咽梗阻，食后呕吐，时轻时重，轻则吞咽食物困难，重则流汁难以咽下，伴胸胁疼痛，失眠易怒，经某医院诊断，为“贲门失弛缓症”。症见面色苍白，语声低微，倦怠乏力，烦躁易怒，舌质淡嫩，苔少而干，脉细弱。

150. 最佳辨证为
A. 脾胃阳虚
B. 脾虚水停
C. 中焦气血两虚
D. 温中补虚
E. 脾失健运，水饮内停

151. 最佳治法为
A. 温中补虚，调理中焦
B. 温中化饮，通阳利水
C. 温中复阳
D. 温阳健脾，利水降冲
E. 健脾利水，调和营卫

152. 最宜选方为
A. 真武汤
B. 小建中汤
C. 茯苓甘草汤
D. 茯苓桂枝白术甘草汤
E. 茯苓四逆汤

(153~155 题共用题干)

患者，男，70 岁。患有心脏病，今日不慎受凉，出现心悸，心电图显示 ST 段低平，诊断为冠心病心肌缺血，舌淡而胖，有齿痕，脉律不齐。

153. 该病辨证为

A. 心阴虚，心失所养
B. 心阳虚，心失所养
C. 心阴阳两虚，心失所养
D. 脾阳虚，心脾不和
E. 脾阴虚，心脾不和

154. 治法为
A. 滋阴补血，养心安神
B. 通阳复脉，养血滋阴
C. 健脾温阳，调和心脾
D. 补心健脾，温中补阳
E. 温脾建中，调理心脾

155. 选方为
A. 芍药甘草附子汤
B. 芍药甘草汤
C. 甘草干姜汤
D. 干姜附子汤
E. 炙甘草汤

（156~158 题共用题干）

患者，男，47 岁。面目及全身发黄 2 天。患者 1 周前恶寒，发热，身痒，无汗，头身疼痛，体倦乏力，食欲不振，进食欲呕，面目及全身肌肤发黄，小便黄赤如浓茶，舌苔薄黄，脉浮滑数。

156. 临床辨证为
A. 火毒发黄
B. 湿热发黄兼表证
C. 寒湿发黄
D. 阳明蓄血发黄
E. 血虚发黄

157. 临床治疗方法为
A. 清热解表利湿退黄
B. 清热解毒利湿退黄
C. 解表退黄
D. 清热扶正利湿退黄
E. 解毒利湿退黄

158. 临床宜选方
A. 栀子柏皮汤
B. 麻黄连翘赤小豆汤
C. 茵陈蒿汤
D. 大陷胸汤
E. 小陷胸汤

（159~161 题共用题干）

患者，女，50 岁。自述上腹部胀满不适，入夜加重，大便稀溏，面色萎黄，舌质淡，苔薄白腻。

159. 该病辨证为
A. 中焦虚损，气虚血少，心失所养
B. 气机壅滞，脾虚不运
C. 脾阳损伤，表邪未解
D. 胃阳不足，水停中焦
E. 中焦虚损，心失所养

160. 治法为
A. 温阳健脾，兼化水气
B. 理气行滞，消食导滞
C. 调和脾胃，辛升苦降
D. 温中健脾，调和气血
E. 脾虚寒湿兼表邪不解

161. 选方为
A. 小建中汤
B. 厚朴生姜半夏甘草人参汤
C. 茯苓桂枝白术甘草汤
D. 茯苓甘草汤
E. 枳实栀子豉汤

（162~164 题共用题干）

患者，男，67 岁。素体畏寒怕冷，近 3 日外感风寒后，恶寒，背部尤甚，手足发凉，全身关节疼痛，舌淡，脉沉紧。

162. 临床病机为
A. 脾肾阳虚，关门不利
B. 肾阳虚衰，寒湿阻滞
C. 少阴阳虚水泛
D. 下元亏虚，气化不利
E. 邪犯少阴，肾气失司

163. 最佳治法为
A. 清热养阴利水
B. 祛湿止痛，温补元阳
C. 滋阴清热，交通心肾
D. 温阳化气行水
E. 泻火养阴生津

164. 临床宜选方
A. 真武汤
B. 白通四逆汤
C. 茯苓桂枝白术甘草汤
D. 附子汤
E. 猪苓汤

（165~167 题共用题干）

患者，男，50 岁。手术后食纳渐佳，因多食肥甘厚味，又感风寒之邪，始恶寒继而渐热，口燥渴，腹胀满，不大便，舌苔黄，脉滑数。

165. 临床病机为
A. 阳明水热互结，燥结不下
B. 阳明燥实内阻，燥坚偏甚
C. 阳明燥实内阻，痞满偏甚
D. 阳明燥实内阻，痞满燥坚偏甚
E. 胃中燥热约束脾，肠燥失润

166. 治疗方法为
A. 泻热和胃，润燥软坚
B. 泻热通便，消滞除满
C. 益气生津，润肠通便
D. 攻下实热，荡涤燥结
E. 润肠滋燥，缓通大便

167. 宜选方为
A. 小陷胸汤证
B. 大陷胸汤证
C. 小承气汤证
D. 大承气汤证
E. 栀子豉汤证

（168~170 题共用题干）

患者，女，31 岁。患阴水 3 年余，现症状可见周身水肿，以下肢为甚，小便不利，周身疼痛，头眩，站立不稳，舌淡，脉沉。

168. 临床病机为
A. 肾阳虚衰，寒湿内盛
B. 脾肾阳虚，关门不利
C. 肾阳亏虚，水气泛滥
D. 下元亏虚，气化不利
E. 邪犯少阴，肾气失司

169. 最佳治法为
A. 温阳化气行水
B. 清热祛湿，泻火除烦
C. 祛湿止痛，温补元阳
D. 清热养阴利水
E. 泻火养阴生津

170. 临床宜选方
A. 白通汤
B. 四逆汤
C. 茯苓桂枝白术甘草汤
D. 真武汤
E. 猪苓汤

（171~173 题共用题干）

患者，男，50岁。初病表现为手足不温，身易恶寒，指尖发青，继而发展为面色苍白，唇甲色淡，小腹冷痛，手足冷凉，脉细欲绝。

171. 临床病机为
A. 胃热脾寒，寒热相格
B. 肝胃有热，脾肠有寒
C. 阳气内郁，肺热脾寒
D. 厥阴血虚，寒凝经脉
E. 肝寒犯胃，浊阴上逆

172. 最佳治法为
A. 温中降逆，活血散寒
B. 养血散寒，温通经脉
C. 凉肝解毒，清热燥湿
D. 通阳散寒复脉
E. 温中祛寒

173. 选用方剂为
A. 通脉四逆汤
B. 通脉四逆加猪胆汁汤
C. 当归四逆汤
D. 四逆加人参汤
E. 白通汤

（174~176题共用题干）
患者，女，47岁。心胸满闷，自觉有气上冲咽喉胸膈，心悸，站立时头眩，纳呆便溏，舌淡，苔白，脉弦而结。

174. 该病辨证为
A. 肾阳虚，水气泛滥
B. 脾虚失运，寒湿中阻
C. 温阳化饮，健脾利湿
D. 肾阳不足，水停中焦
E. 肺肾气虚，三焦失其决渎

175. 治疗为
A. 温阳健脾，利水降冲
B. 温肾利水
C. 健脾化湿
D. 温肾助阳，健脾化湿
E. 补肾纳气

176. 选方为
A. 茯苓四逆汤
B. 桂枝甘草汤
C. 桂枝去芍药加蜀漆牡蛎龙骨救逆汤
D. 桂枝甘草龙骨牡蛎汤
E. 茯苓桂枝白术甘草汤

（177~179题共用题干）
患者，男，40岁。因生气后，胸胁胀满，心悸心烦，小便不利，腹中胀痛，手足逆冷，大便不爽，舌淡苔薄，脉弦。

177. 临床病机为
A. 脾肾阳虚，关门不利
B. 肾阳虚衰，寒湿阻滞
C. 少阴阳虚水泛
D. 下元亏虚，气化不利
E. 邪犯少阴，心肾阳郁

178. 最佳治法为
A. 清热养阴利水
B. 祛湿止痛，温补元阳
C. 滋阴清热，交通心肾
D. 疏肝解郁，透达郁阳
E. 泻火养阴生津

179. 临床宜选方
A. 真武汤
B. 四逆散
C. 四逆汤
D. 附子汤
E. 猪苓汤

（180~182题共用题干）
患者，女，35岁。发病第6日，症见呕吐，肠鸣，下利，心下痞满不痛，纳呆，微渴，舌色稍淡，苔白腻，脉弦细数。

180. 该病辨证为
A. 邪热积聚，气机阻滞，阳虚不固
B. 脾胃中虚，寒热错杂，水谷不化
C. 胃虚痰阻，胃气不和，虚气上逆
D. 脾胃升降失常，寒热错杂于中
E. 脾胃不和，寒热错杂，水饮食滞

181. 治法为
A. 散水和胃消痞
B. 降逆和胃消痞
C. 补中和胃消痞
D. 扶阳和胃消痞
E. 泻热和胃消痞

182. 选方为
A. 大柴胡汤
B. 小结胸汤
C. 半夏泻心汤
D. 生姜泻心汤
E. 甘草泻心汤

（183~185题共用题干）
患者，女，48岁。不大便5日，伴发热，午后热甚，从心下至少腹硬满疼痛拒按，口渴，舌红，苔黄厚而干燥。

183. 该病辨证为
A. 水热互结证
B. 痰热互结证
C. 阳明腑实证
D. 下焦蓄水证
E. 水饮内停证

184. 治法为
A. 缓下热结，润燥软坚
B. 利水渗湿
C. 清热涤痰开结
D. 泻热逐水破结
E. 温阳化气

185. 选方为
A. 小承气汤
B. 大承气汤
C. 大陷胸汤
D. 大柴胡汤
E. 抵当汤

（186~188题共用题干）
患者，女，43岁。黄带质稠味秽，外阴痒甚，伴少腹胀痛，舌质红，苔黄腻，脉弦滑。

186. 临床辨证是
A. 厥阴热利
B. 阳明下利
C. 太阳下利
D. 太阳阳明下利
E. 虚寒下利

187. 最佳治法为
A. 解表清热泻下
B. 泻下里实
C. 凉肝解毒，清热燥湿
D. 温里解表
E. 温中祛寒，涩肠止泻

188. 选用方剂为
A. 葛根芩连汤

B. 白头翁汤
C. 茵陈蒿汤
D. 栀子柏皮汤
E. 黄连汤

（189~191题共用题干）

患者，男，26岁。初患外感，发热头痛，微咳，服解表药后，上证已除，但大便稀烂，日五六次，胸闷欲吐，腹胀不痛，投以藿香正气散3剂未效。来诊时，症见胸中烦闷，上腹脘部痞塞不舒，嗳气有食臭味，肠鸣即欲大便，水样便夹杂不消化食物残渣，无异臭，日五六次，量不多，脉濡数，苔薄白。

189. 最佳辨证为
A. 脾胃不和，寒热错杂，水饮食滞
B. 胃虚痰阻，胃气不和，虚气上逆
C. 脾胃中虚，寒热错杂，水谷不化
D. 邪热积聚，气机阻滞，阳虚不固
E. 脾胃升降失常，寒热错杂于中

190. 最佳治疗为
A. 降逆和胃消痞
B. 补中和胃消痞
C. 扶阳和胃消痞
D. 散水和胃消痞
E. 泻热和胃消痞

191. 最适宜选方为
A. 大黄黄连泻心汤
B. 附子泻心汤
C. 半夏泻心汤
D. 生姜泻心汤
E. 甘草泻心汤

【B_1 型题】

（1~3题共用备选答案）
A. 发热恶寒，无汗，脉浮紧
B. 发热恶风，汗出，脉浮缓
C. 小腹胀满，小便不利
D. 小腹胀满，小便自利
E. 腹痛拒按，大便秘结

1. 太阳伤寒证可见
2. 太阳中风证可见
3. 太阳蓄水证可见

（4~6题共用备选答案）
A. 葛根黄芩黄连汤
B. 小陷胸汤
C. 麻黄杏仁甘草石膏汤
D. 大青龙汤
E. 五苓散

4. 喘而汗出伴利遂不止，脉促者，选用
5. 脉浮，小便不利，微热消渴者，选用
6. 正在心下，按之则痛，选用

（7~10题共用备选答案）
A. 血弱气尽，腠理开
B. 邪郁少阳，经气郁滞
C. 气机郁而不畅，胆火内扰，胆胃气逆
D. 正邪分争于半表半里
E. 胆失疏泄，克犯脾胃

7. 小柴胡汤证“嘿嘿不欲饮食”的产生机制是
8. 小柴胡汤证“心烦喜呕”的产生机制是
9. 小柴胡汤证“胸胁苦满”的产生机制是
10. 小柴胡汤证“往来寒热”的产生机制是

（11~12题共用备选答案）
A. 发汗吐下后，虚烦不得眠，心中懊憹
B. 阳明病下之，心中懊憹而烦，胃中有燥屎
C. 下之后，膈内拒痛，短气躁烦，心中懊憹，心下硬
D. 伤寒二三日，心中悸而烦
E. 发汗后，心下悸，欲得按

11. 大陷胸汤主治
12. 小建中汤主治

（13~14题共用备选答案）
A. 水热互结
B. 水寒互结
C. 痰热互结
D. 瘀热互结
E. 燥热互结

13. 大陷胸汤证的病机是
14. 小陷胸汤证的病机是

（15~17题共用备选答案）
A. 邪热内陷，聚结心下，气机阻滞
B. 脾胃中虚，寒热错杂，水谷不化
C. 脾胃不和，寒热错杂，水饮食滞
D. 胃虚痰阻，胃气不和，虚气上逆
E. 脾胃升降失常，寒热错杂于中

15. 大黄黄连泻心汤证出现心下痞的机理是
16. 半夏泻心汤证出现心下痞的机理是
17. 生姜泻心汤证出现心下痞的机理是

（18~22题共用备选答案）
A. 心下痞，按之濡，关上脉浮
B. 心下痞，恶寒汗出
C. 心下痞，呕而发热，肠鸣下利
D. 心下痞，干噫食臭，腹中雷鸣下利
E. 心下痞硬而满，干呕心烦不得安，下利频作，谷不化，腹中雷鸣

18. 附子泻心汤证主症是
19. 生姜泻心汤证主症是
20. 甘草泻心汤证主症是
21. 半夏泻心汤证主症是
22. 附子泻心汤证主症是

（23~24题共用备选答案）
A. 痰气痞
B. 水痞
C. 寒热错杂痞
D. 热痞
E. 食痞

23. 半夏泻心汤证见心下痞，是属
24. 旋覆代赭汤证见心下痞，是属

（25~28题共用备选答案）
A. 里热炽盛，迫津外越
B. 热盛气阴两伤，不胜风寒

C. 肠胃实热，迫津外越
D. 热伤气津，卫气损伤
E. 胃燥伤津，津不上承
25. 白虎加人参汤证汗出的病机是
26. 白虎加人参汤证口干舌燥的病机是
27. 白虎加人参汤证时时恶风的病机是
28. 白虎加人参汤证恶寒的病机是
（29~30 题共用备选答案）
A. 茵陈蒿汤主之
B. 栀子柏皮汤主之
C. 麻黄连翘赤小豆汤
D. 茵陈术附汤主之
E. 栀子豉汤主之
29. 伤寒六七日，身黄如橘子色，小便不利，腹微满者
30. 伤寒，瘀热在里，身必黄
（31~33 题共用备选答案）
A. 阳明病，大便初硬后溏，不能食，小便不利，手足濈然汗出
B. 腹满便秘，心烦谵语，蒸蒸发热
C. 潮热，心烦谵语，腹大满不通，脉滑而疾
D. 腹满痛，心烦谵语，潮热，手足濈然汗出，便秘，脉沉迟
E. 阳明病，脉浮而紧，咽燥口苦，腹满而喘，发热汗出，不恶寒反恶热
31. 小承气汤证为
32. 大承气汤证为
33. 调胃承气汤证为
A. 心烦不得眠，小便不利，或见下利，咳而呕渴
B. 虚烦不得眠，若剧者必反复颠倒，心中懊侬
C. 心中烦，不得卧，口干咽燥
D. 烦躁不得卧，汗出，自利，自欲吐，脉微细沉
E. 昼日烦躁不得眠，或见夜而安静，不呕，不渴，无表证，脉沉微
（34~36 题共用备选答案）
34. 猪苓汤证是
35. 黄连阿胶汤证是
36. 栀子豉汤证
（37~38 题共用备选答案）
A. 少阴病，自利清水，色纯青，心下必痛，口干燥
B. 伤寒发热，汗出不解，心中痞硬，呕吐而下利
C. 少阴病，欲吐不吐，心烦，但欲寐，五六日自利而渴，小便色白
D. 下利，谵语，有燥屎
E. 少阴病，下利六七日，咳而呕渴，心烦不得眠
37. 机理属少阴阴虚从阳化热，水亏土燥热结旁流而下利的是
38. 机理属少阴阴虚从阳化热，水热互结下焦，水气偏渗大肠而下利的是
（39~41 题共用备选答案）
A. 阴寒内盛，格阳于外
B. 阴寒内盛，格阳于上
C. 肾阳虚衰，阴寒内盛
D. 阳脱阴竭，寒热格拒
E. 肾阳虚衰，寒湿阻滞
39. 四逆汤证的病机是
40. 白通汤证的病机是
41. 通脉四逆汤证的病机是
（42~43 题共用备选答案）
A. 阳虚水停，气不化津，津不上承
B. 阳虚阴盛，不能蒸腾津液上润
C. 水热互结下焦，津液难以上润
D. 阴虚阳亢，津液枯涸无以上润
E. 胃中热炽，津液被伤，无以上润
42. “少阴病，下利六七日，咳而呕渴，心烦不得眠”，其渴的机理是
43. “少阴病，欲吐不吐，心烦，但欲寐，五六日自利而渴，小便色白者”其渴的机理是
（44~46 题共用备选答案）
A. 理中汤
B. 四逆汤
C. 桂枝人参汤
D. 吴茱萸汤
E. 四逆散
44. 少阴病，见吐利，手足逆冷，烦躁者，宜选用
45. 少阴病，见脉微细，但欲寐，恶寒蜷卧，下利清谷者，宜选用
46. 少阴病见四肢逆冷，腹中痛，泄利下重者，宜选用
（47~48 题共用备选答案）
A. 破阴回阳，通达上下
B. 急救回阳
C. 回阳救逆
D. 破阴回阳，通达内外
E. 温阳化湿，镇痛祛寒
47. 通脉四逆汤证的治法是
48. 附子汤证的治法是
（49~53 题共用备选答案）
A. 寒厥
B. 热厥
C. 蛔厥
D. 血厥
E. 水厥
49. 白虎汤主治
50. 茯苓甘草汤主之
51. 当归四逆汤主之
52. 乌梅丸主之
53. 四逆汤主之
（54~55 题共用备选答案）
A. 寒厥
B. 热厥
C. 蛔厥
D. 气厥
E. 下焦冷结致厥
54. 四逆散主之
55. 当归四逆加吴茱萸生姜汤主之
（56~58 题共用备选答案）
A. 下利清谷，里寒外热，汗出而厥者
B. 呕而脉弱，小便复利，身有微热，见厥者
C. 大汗出，热不去，内拘急，四肢疼，又下利厥逆

而恶寒者
D. 手足厥寒，脉细欲厥者
E. 下利后脉绝，手足厥冷，脉不还者
56. 当归四逆汤主治
57. 通脉四逆汤主治
58. 四逆汤主治
（59~60题共用备选答案）
A. 热利下重者
B. 下利谵语者
C. 五六日自利而渴者
D. 腹痛，小便不利，下利不止，便脓血者
E. 下利清谷，里寒外热，汗出而厥者
59. 白头翁汤可治
60. 小承气汤可治

参考答案

【A_1 型题】

1. C	2. D	3. C	4. D	5. A	6. E	7. C	8. D	9. B	10. B
11. B	12. C	13. A	14. B	15. E	16. E	17. B	18. D	19. D	20. B
21. B	22. B	23. B	24. A	25. D	26. C	27. B	28. B	29. C	30. E
31. C	32. D	33. B	34. C	35. A	36. A	37. B	38. D	39. D	40. C
41. E	42. D	43. B	44. C	45. E	46. C	47. B	48. E	49. D	50. A
51. B	52. A	53. C	54. D	55. D	56. D	57. A	58. D	59. C	60. E
61. D	62. C	63. C	64. A	65. E	66. A	67. D	68. B	69. A	70. D
71. B	72. B	73. B	74. E	75. B	76. B	77. C	78. B	79. A	80. A
81. B	82. A	83. D	84. D	85. D	86. A	87. A	88. B	89. D	90. A
91. C	92. E								

【A_2 型题】

93. A	94. C	95. D	96. A	97. E	98. B	99. C	100. C	101. A	102. E
103. C	104. B	105. E	106. C	107. B	108. C	109. A	110. C	111. D	112. D
113. B	114. C	115. C	116. A	117. A	118. C	119. C	120. C	121. D	122. A
123. C	124. D	125. E	126. C	127. E	128. B	129. C	130. B	131. A	132. A
133. D	134. D								

【A_3/A_4 型题】

135. A	136. B	137. E	138. C	139. D	140. A	141. C	142. A	143. D	144. D
145. A	146. B	147. C	148. C	149. C	150. C	151. A	152. B	153. C	154. B
155. E	156. B	157. A	158. B	159. A	160. D	161. A	162. B	163. B	164. D
165. C	166. B	167. C	168. C	169. A	170. D	171. D	172. B	173. C	174. C
175. A	176. E	177. E	178. D	179. B	180. D	181. B	182. C	183. A	184. D
185. C	186. A	187. C	188. C	189. A	190. D	191. D			

【B_1 型题】

1. B	2. A	3. C	4. A	5. E	6. B	7. E	8. C	9. B	10. D
11. C	12. D	13. A	14. C	15. A	16. E	17. C	18. A	19. D	20. E
21. C	22. B	23. C	24. A	25. A	26. E	27. B	28. D	29. A	30. C
31. C	32. D	33. B	34. A	35. C	36. B	37. A	38. E	39. C	40. B
41. A	42. C	43. B	44. D	45. B	46. E	47. D	48. E	49. B	50. E
51. D	52. C	53. A	54. D	55. E	56. D	57. A	58. C	59. A	60. B

第三单元 金匮要略

【A₁型题】

1. 不属于厚朴七物汤组成的药物有哪些
A. 芍药
B. 大黄
C. 枳实
D. 桂枝
E. 生姜

2.《金匮要略》胸痹病机"阳微阴弦"的含义为
A. 阳微指心阳虚衰，上焦阳气不足
B. 阴弦指中下二焦阴寒邪气太盛
C. 病机特点为本虚标实，虚实夹杂
D. 阳微与阴弦互为因果
E. 以上均是

3. 血痹的成因是
A. 营卫虚弱，腠理不固，外感风邪，痹于肌肤血络
B. 气血虚弱，感受风寒湿邪，血行不畅
C. 肝肾不足，感受风寒之邪，阳气不行
D. 气血虚弱，血行不畅
E. 感受风邪，血行痹阻

4.《金匮要略》中桂枝加龙骨牡蛎汤的病机是
A. 阴阳两虚
B. 肝肾阴虚
C. 心肾阳虚
D. 心脾气虚
E. 脾肾亏虚

5. 桂枝芍药知母汤证临床症见
A. 身体烦疼，不能转侧，脉浮虚而涩
B. 风湿脉浮身重，汗出恶风
C. 一身烦疼，发热
D. 身体烦痛，发热，恶寒，无汗
E. 诸肢节疼痛，身体魁羸脚肿如脱，头眩短气，温温欲吐

6.《金匮要略》中风历节病的病因病机是
A. 重感于邪，兼有肝肾不足
B. 外感风寒湿之气
C. 阳气亏虚，血行不利
D. 肝肾亏虚，筋骨失养
E. 肝肾气血亏虚，外邪诱发

7. 下列除哪项外均为血痹症状
A. 寸口关上微
B. 尺中小紧
C. 肢体游走性疼痛
D. 身体不仁
E. 舌质淡红，苔薄白

8. 血痹虚劳病篇中，治疗虚劳里急，诸不足的用方是
A. 薯蓣丸
B. 大黄䗪虫丸
C. 八味肾气丸
D. 小建中汤
E. 黄芪建中汤

9. 根据《金匮要略》原文，桂枝加龙骨牡蛎汤不可治疗
A. 男子失精
B. 女子梦交
C. 下利清谷
D. 亡血
E. 惊悸

10. 首次服用治疗风湿的防己黄芪汤后，可出现哪种反应
A. 如冒状
B. 如虫行皮中
C. 身痹
D. 如酒状
E. 晕眩

11. 肾着的病机是
A. 肾中寒湿
B. 腰中寒湿
C. 腰中风邪
D. 肾中风邪
E. 腰中瘀血

12. 胸痹之病，喘息咳唾，胸背痛，短气，治宜
A. 瓜蒌薤白半夏汤
B. 枳实薤白桂枝汤
C. 瓜蒌薤白白酒汤
D. 橘枳姜汤
E. 桂枝生姜枳实汤

13. 患者腰以下冷痛，腰重如带五千钱，病属肾着，方用
A. 旋覆花汤
B. 麻子仁丸
C. 甘草甘姜汤
D. 甘姜苓术汤
E. 苓桂术甘汤

14. 百合病的内服诸方，多用下列哪种水煎煮
A. 浆水
B. 甘澜水
C. 泉水
D. 米泔水
E. 河水

15. 妇人宿有癥病，经断未及三月，而得漏不止，治疗宜选
A. 桂枝茯苓丸
B. 胶艾汤
C. 当归散
D. 当归芍药散
E. 白术散

16. 病腹满，发热十日，脉浮而数，饮食如故，治宜
A. 厚朴三物汤
B. 厚朴七物汤
C. 厚朴大黄汤
D. 小承气汤
E. 大柴胡汤

17. 防己黄芪汤的主症是
A. 脉浮，身烦疼
B. 脉浮，身重而痛，无汗，恶寒
C. 脉浮，身重，汗出，恶风
D. 身疼发热，面黄而喘，头痛鼻塞而烦，脉大
E. 骨节疼痛掣痛，不得屈伸，汗出短气，恶风不欲

去衣，身微肿

18. 产后三病时应强调
    A. 固护阳气
    B. 调补脾肾
    C. 固护津液
    D. 祛除瘀血
    E. 养血补血
19. 《金匮要略》当归芍药散所治病证的病机为
    A. 肝血不足
    B. 肝气郁滞
    C. 肝脾不调，气滞血瘀湿阻
    D. 肝血不足，湿热内生
    E. 肝郁化火
20. 麦门冬汤中麦冬与半夏的比例是
    A. 4∶1
    B. 2∶1
    C. 7∶1
    D. 6∶1
    E. 1∶1
21. 甘姜苓术汤中没有下列哪味药物
    A. 茯苓
    B. 白术
    C. 甘草
    D. 干姜
    E. 生姜
22. 脉沉迟，身发热，胸满，四肢头面肿，久不愈是哪种水气病的主要脉证
    A. 风水
    B. 黄汗
    C. 正水
    D. 石水
    E. 皮水
23. 《金匮要略》中治疗黄疸最基本的原则
    A. 清热燥湿
    B. 利水化湿
    C. 活血化瘀
    D. 补虚泻实
    E. 以上均不是
24. 治疗百合病的主方是
    A. 百合滑石散
    B. 百合鸡子汤
    C. 百合知母汤
    D. 百合地黄汤
    E. 滑石代赭汤
25. “上工治未病”，体现的原则是
    A. 已病防变
    B. 治病求本
    C. 因人制宜
    D. 因地制宜
    E. 未病先防
26. 风水病，其肿势
    A. 由上而下
    B. 由下而上
    C. 由表及里
    D. 由里及表
    E. 由腑及脏
27. 《金匮要略》中杂病发生的主要因素在于
    A. 客气邪风中人
    B. 五脏元真失于通畅
    C. 七情失调
    D. 饮食失宜
    E. 房室、金刃、虫兽所伤
28. 以下不属于《金匮要略》肾气丸治疗特点的是
    A. 助阳化水
    B. 脾肾同治
    C. 补泻兼施
    D. 凉血清热
    E. 滋阴生气
29. 瓜蒌薤白白酒汤的功效是
    A. 豁痰开窍，行气止痛
    B. 温养益气，活血通痹
    C. 宣痹通阳，豁痰利气
    D. 宣肺化饮，理气散结
    E. 宣痹通阳，降逆除满
30. 新产妇人有三病，其病因均为
    A. 亡血伤津
    B. 感受外邪
    C. 瘀血内阻
    D. 津枯肠燥
    E. 外感风邪
31. 金匮辨证的基本理论是
    A. 四诊八纲为理论，脏腑经络辨证的方法
    B. 整体观为指导思想，营卫气血辨证的方法
    C. 整体观为指导思想，脏腑经络学说为中心
    D. 整体观为指导思想，辨证论治为中心
    E. 四诊八纲为理论，辨证论治为中心
32. 《金匮要略》血痹虚劳病篇言：“脉大为劳。”其机理是
    A. 阴虚阳浮
    B. 阴虚火旺
    C. 阴竭阳脱
    D. 阴盛格阳
    E. 精气内损
33. 《金匮要略》治疗“大逆上气，咽喉不利”的主治方主治的脏腑是
    A. 心脾
    B. 心肺
    C. 肺肾
    D. 肺胃
    E. 肝肾
34. 恶风，一身悉肿，脉浮不渴，续自汗出，无大热，治宜选
    A. 越婢加术汤
    B. 越婢汤
    C. 甘草麻黄汤
    D. 防己黄芪汤
    E. 防己茯苓汤
35. 症见心下有痰饮，胸胁支满，目眩，宜选用
    A. 肾气丸
    B. 小半夏加茯苓汤
    C. 小青龙汤
    D. 泽泻汤
    E. 以上均不是
36. 根据《金匮要略》原文，痰饮病呈现的主症为
    A. 其人素盛今瘦，水走肠间，沥沥有声
    B. 饮后水流在胁下，咳唾引痛
    C. 咳逆倚息，短气不得卧，其形如肿
    D. 咳唾引痛，痛引缺盆，咳嗽则辄已
    E. 饮归四肢，身体疼重，当

汗出不汗出

37. 厚朴七物汤所治腹满证为
   A. 里实兼少阳证
   B. 里实胀重于积
   C. 里实积胀俱重
   D. 里实兼太阳表证
   E. 寒实内结
38. 《金匮要略》所论虚劳病，系指
   A. 慢性疾病
   B. 慢性衰弱性疾患
   C. 肺痨病
   D. 一切虚证的概括
   E. 阳气亏虚证
39. 百合病的病机是
   A. 肝肾阴虚
   B. 心脾两虚
   C. 心肾不交
   D. 心肺阴虚内热
   E. 心肝血虚
40. 在“夫病痼疾，加以卒病，当先治其卒病，后乃治其痼疾也”中，痼疾之义为
   A. 新患病
   B. 死症
   C. 突发病
   D. 表证
   E. 慢性病
41. 血痹病的主要症状是
   A. 关节疼痛
   B. 周身或局部肌肤麻木不仁
   C. 半身不遂
   D. 肢体重痛
   E. 周身关节游走性疼痛
42. 呕而肠鸣，心下痞，用何方治疗
   A. 小半夏汤
   B. 小半夏加茯苓汤
   C. 吴茱萸汤
   D. 半夏泻心汤
   E. 大半夏汤
43. 水气病预后不佳的脉象表现为
   A. 沉伏
   B. 沉细
   C. 沉绝
   D. 沉迟
   E. 暴出
44. 《金匮要略》辨证方法是
   A. 八纲辨证
   B. 六经辨证
   C. 卫、气、营、血辨证
   D. 脏腑经络辨证
   E. 三焦辨证
45. 根据《金匮要略》原文，支饮病呈现的主症为
   A. 其人素盛今瘦，水走肠间，沥沥有声
   B. 饮后水流在胁下，咳唾引痛
   C. 咳逆倚息，短气不得卧，其形如肿
   D. 咳唾引痛，痛引缺盆，咳嗽则辄已
   E. 饮归四肢，身体疼重，当汗出不汗出
46. 《金匮要略》中中风病的典型症状为
   A. 半身不遂
   B. 肢体麻木
   C. 直接疼痛
   D. 昏不识人
   E. 但臂不遂
47. 皮水的病机是
   A. 风邪外袭，肺失宣降
   B. 肾阳不足，停水泛滥
   C. 湿犯肌表，郁而化热
   D. 脾虚不运，肺气不宣，水溢肌肤
   E. 肾阳虚衰，寒水凝滞

【A_2 型题】

48. 患者，女，55 岁。四肢关节肿痛 3 年余，加重 2 周，伴形体消瘦，四肢关节屈伸不利，且有灼热感，时恶心欲吐，苔微黄，脉弦。治方宜选
   A. 乌头汤
   B. 桂枝芍药知母汤
   C. 白虎加桂枝汤
   D. 白虎加人参汤
   E. 四妙散
49. 患者，女，30 岁，已婚。因失眠，多梦，头晕，乏力 3 年余，诊断为重症衰弱，梦中与人交已近 2 年，服用中西药不效，伴梦后翕翕发热，微汗，察舌淡红，苔薄白，脉芤动微紧。治方宜选
   A. 柴胡桂枝汤
   B. 桂枝加龙骨牡蛎汤
   C. 小建中汤
   D. 桂枝汤
   E. 肾气丸
50. 患者，女，57 岁。8 年高血糖病史，手足麻木 1 个月余。诊见：口渴喜饮但量不多，疲乏，手足麻木，时有刺痛，下肢发凉，舌淡红，苔薄黄少津，脉缓细。治宜选
   A. 黄芪桂枝五物汤
   B. 桂枝芍药知母汤
   C. 小建中汤
   D. 桂枝加龙骨牡蛎汤
   E. 大建中汤
51. 患者，男，50 岁。患遗精滑泄近 20 年。频频遗泄，每三至五夜或二三夜，即遗精 1 次，甚或一夜 2 次，有梦或无梦，手足心热，易汗出，汗出恶寒，少腹拘急，脉弦而大，按之似觉中空。舌苔白，质淡红，口不渴。治宜选
   A. 黄芪桂枝五物汤
   B. 桂枝芍药知母汤
   C. 小建中汤
   D. 桂枝加龙骨牡蛎汤
   E. 大建中汤
52. 患者，男，48 岁。食管癌放疗后，口干、咽痛、动则气逆，乏力，舌红少津，脉细数。治宜选
   A. 射干麻黄汤
   B. 麦门冬汤
   C. 甘草干姜汤
   D. 越婢加半夏汤
   E. 小青龙汤
53. 患者，女，31 岁。感冒后引起咳喘已半个月，经服汤药，

咳喘向愈，近3日又受凉致咳喘加重，吐白痰多，头痛恶寒，时胸闷心烦，口干不思饮，苔白根腻，脉浮弦。治宜选
A. 射干麻黄汤
B. 麦门冬汤
C. 甘草干姜汤
D. 越婢加半夏汤
E. 小青龙加石膏汤

54. 患者，女，32岁。10天前外感风邪，近日便秘日久，每4~5天大便1次，脐下胀痛腹满，饮食如故，眠差易醒梦多，无心悸，脉浮而数。治疗宜选
A. 厚朴七物汤
B. 厚朴三物汤
C. 厚朴大黄汤
D. 大承气汤
E. 大柴胡汤

55. 患者，女，37岁。病已半个月，患腰部酸楚疼痛，白带淋漓，饮食正常，口不渴，其人形体虽肥但气怯乏力，面色淡白无华，舌质淡，舌体胖大而嫩，苔白腻，脉沉缓无力，尺部脉弱。治疗宜选
A. 甘姜苓术汤
B. 越鞠丸
C. 旋覆花汤
D. 甘草甘姜汤
E. 苓桂术甘汤

56. 患者，男，53岁。发病3个月余，口渴多饮，逐渐加重，渴饮无度，小便清长而频数，每日10余行，每次400~500ml，身体逐渐消瘦，精神倦怠，腰酸腹冷，阳痿，舌淡苔少乏津，脉沉细无，治疗宜选
A. 白虎汤
B. 白虎加人参汤
C. 猪苓汤
D. 肾气丸
E. 五苓散

57. 患者，男，40岁。1周前发热数日后，出现全身浮肿，症见头面四肢浮肿，眼肿尤甚，发热汗出，恶风口渴，心烦溲赤，舌质红，苔薄黄，脉浮数。治疗宜选
A. 越婢加白术汤
B. 越婢汤
C. 防己黄芪汤
D. 防己茯苓汤
E. 桂枝加黄芪汤

58. 患者，女，30岁。右下腹疼痛反复半年余，加重10余天，疼痛拒按，月经淋沥不尽。舌质淡红，边有瘀点，舌苔薄白，脉沉涩。治疗宜选
A. 胶艾汤
B. 当归芍药散
C. 白术散
D. 当归散
E. 桂枝茯苓丸

59. 患者，女，35岁。近半年来，喉似物梗，咯之不出，咽之不下，胸闷不舒，时有嗳气，疑为咽喉部有物，经西医诊治，未见实质性病变，遂求治于中医，苔薄白，脉细弦。治疗宜选
A. 五苓散
B. 半夏厚朴汤
C. 肾气丸
D. 小建中汤
E. 当归芍药散

60. 患者，女，24岁。心烦失眠，喜悲无常半年，患者情绪郁闷，头昏，心烦失眠，或时有多梦，怔忡惊悸，甚而常有自哭自笑，望其面色潮红，舌质红，苔薄黄，脉弦细数。方选
A. 当归芍药散
B. 甘麦大枣汤
C. 小柴胡汤
D. 猪膏发煎
E. 半夏厚朴汤

【A_3/A_4型题】

（61~64题共用题干）

患者，女，37岁。素体虚弱，易感冒，时至初冬，因雨淋衣襟，归后发热恶寒，周身疼痛而重，汗出，恶风，脉浮，苔白而滑。

61. 患者定为何病
A. 痉病
B. 湿病
C. 暍病
D. 狐惑病
E. 百合病

62. 该证发生的病机是
A. 风湿在表，兼里阳虚
B. 风湿在表，气滞血瘀
C. 风湿在表，素体气虚
D. 风湿在表，兼表里阳虚
E. 风寒湿邪在表，郁遏卫阳

63. 该证最适宜的治法是
A. 发汗解表，除湿散寒
B. 温经散寒，疏风解肌
C. 益气固表，祛风除湿
D. 轻清宣化，解表祛湿
E. 温经助阳，祛风化湿

64. 治疗该证的最佳选方
A. 防己黄芪汤
B. 桂枝附子汤
C. 麻黄加术汤
D. 甘草附子汤
E. 麻黄杏仁薏苡甘草汤

（65~68题共用题干）

患者，男，50岁。患者心慌不安，劳动中情绪不定，欲动不能动，欲行不能行，心神涣散，情绪低落，烦躁易怒，卧不安，不耐劳动，口苦，口渴，小便黄，舌甚红赤少苔，脉弦略数。

65. 患者定为合病
A. 百合病
B. 狐惑病
C. 阴阳毒
D. 疟病
E. 中风

66. 该证的发生病机为
A. 心脾两虚

B. 心肺阴虚内热
C. 心肝血虚
D. 心肾不交
E. 滑石代赭汤

67. 该证适宜的治法为
A. 清养肺胃
B. 润养心肺
C. 滋养心肾
D. 调补脾胃
E. 滋养心脾

68. 治疗该证的最佳选方
A. 百合鸡子汤
B. 百合知母汤
C. 百合滑石散
D. 百合地黄汤
E. 滑石代赭汤

（69~73 题共用题干）

患者，男，55 岁。汗出入水，怕冷恶风，周身关节游走疼痛，不能屈伸，且苔腻脉濡，足膝关节肿大，身体逐渐消瘦，脉沉细，头眩气短，食欲减退，患病 1 年余。

69. 本病诊断为
A. 百合病
B. 狐惑病
C. 阴阳毒
D. 疟病
E. 中风

70. 诊断辨证为
A. 风湿历节
B. 湿热历节
C. 寒湿历节
D. 阴虚历节
E. 血虚历节

71. 该证病机为
A. 湿热痹阻经络，脾胃湿困，胃失和降
B. 风寒湿痹阻经脉骨节
C. 湿郁化热，热灼津伤，筋脉失养
D. 寒湿痹阻经脉筋骨，化热伤阴
E. 阴虚夹湿，气血瘀滞，血行不利

72. 该证适宜的治法为
A. 养阴清热，健脾燥湿，和胃降逆
B. 祛风散寒，宣痹通络，清热泻火
C. 祛风除湿，益气养血，和胃止呕
D. 祛风除湿，温经散寒，兼滋阴清热
E. 活血通络，清热凉血，除湿止痛

73. 本病宜选方为
A. 乌头汤
B. 桂枝汤
C. 桂枝芍药知母汤
D. 白虎汤
E. 白虎加人参汤

（74~77 题共用题干）

患者，男，50 岁。两手指及右下肢麻木怕冷，偶有刺痛 2 年，每遇阴冷加重，少事活动反觉舒服，但过劳则麻木更重，伴面色不华，脉弦细而涩，舌质淡红，苔白滑，舌下络脉淡紫略粗。

74. 本例病名诊断为
A. 风痹
B. 寒痹
C. 中风历节
D. 狐惑病
E. 血痹

75. 本例病机
A. 风寒侵袭
B. 营卫虚弱，外受风邪，痹于肌肤血络
C. 寒湿痹阻
D. 血虚有寒
E. 阴血亏虚，失于濡养

76. 本例治法
A. 益气通阳，和营行滞
B. 补益气血，祛风散邪
C. 益气养血，散寒祛湿
D. 滋阴养血，祛风散寒
E. 益气扶阳，实卫固表

77. 本例用下列何方治疗最适当
A. 小建中汤
B. 黄芪桂枝五物汤
C. 黄芪建中汤
D. 指迷茯苓丸
E. 肾气丸

（78~81 题共用题干）

患者，女，27 岁。患者产后半个月，全身肢体麻木 10 天，如虫行蚁爬之感，有时全身肌肉疼痛不适，伴纳差，乏力，面色无华，大小便尚调，舌质淡红，苔薄白，脉细。

78. 本例为何病
A. 风痹
B. 血痹
C. 寒痹
D. 中风历节
E. 狐惑病

79. 本病病机为
A. 风寒袭表
B. 寒凝气滞
C. 寒湿痹阻
D. 阴血亏虚，失于濡养
E. 营卫虚弱，外受风邪，痹于肌肤血络

80. 本病治法最佳为
A. 补益气血，祛风散邪
B. 滋阴养血，祛风散寒
C. 扶阳固表，益气和卫
D. 益气通阳，和营行滞
E. 补益气血，散寒祛湿

81. 本病宜选用下列何方
A. 桂枝芍药汤
B. 补中益气汤
C. 小建中汤
D. 黄芪桂枝五物汤
E. 肾气丸

（82~84 题共用题干）

患者，男，70 岁。素有咳嗽史，形体消瘦，皮肤干燥，咽干，痰黏难咳，舌红少苔，脉象细数。

82. 本病病机为
A. 肺热壅盛，肺气上逆
B. 肺阴不足
C. 肺胃阴虚，虚火上炎
D. 肾不纳气
E. 心肺阴虚内热

83. 该病治法为
A. 化痰止咳

B. 宣肺平喘，止咳下气
C. 清热泻肺止咳
D. 养阴润肺，清热下气
E. 疏风清热，宣肺止咳
84. 本病治疗方宜选
A. 射干麻黄汤
B. 麦门冬汤
C. 甘草干姜汤
D. 越婢加半夏汤
E. 小青龙汤
（85~88 题共用题干）
患者，男，56 岁。左上胸阵发性疼痛 3 年，曾诊断为冠心病心绞痛。今因天气寒冷而胸中憋闷加重，左上胸时有疼痛，其痛牵引到背部，短气，喘息咳唾，脉沉迟，舌质淡胖，苔白。
85. 此证诊断为
A. 心痛
B. 短气
C. 胸痹
D. 肺胀
E. 瘀血
86. 此证病机
A. 心阳不振
B. 痰涎壅塞，胸中痹阻
C. 胸阳不振，水饮邪气上乘
D. 饮邪上乘，胸中气滞
E. 寒饮内停，逆而上冲
87. 根据病机治疗方法为
A. 宣痹通阳，降逆除满
B. 豁痰开窍，行气止痛
C. 温养益气，活血通痹
D. 宣痹通阳，豁痰利气
E. 宣肺化饮，理气散结
88. 选用下列何方最适宜
A. 瓜蒌薤白白酒汤
B. 瓜蒌薤白半夏汤
C. 人参汤
D. 枳实薤白桂枝汤
E. 乌头赤石脂丸
（89~92 题共用题干）
患者，男，30 岁。已浮肿半年，下肢尤甚，腰部发冷重坠感，腹胀腹满，平素时常淋雨，加吃干菜较多，大便时溏，全身无力，观其面色皖白，舌苔白腻，脉象濡滑。腰以下均有浮肿，腹部膨大而无明显腹水征。
89. 此证最准确的诊断为
A. 脏躁
B. 百合病
C. 肝着
D. 胸痹
E. 胁痛
90. 此证病机为
A. 肾中寒湿
B. 肾中风邪
C. 腰中风邪
D. 腰中寒湿
E. 腰中瘀血
91. 此证治法宜
A. 清热健脾利湿
B. 健脾散寒化湿
C. 散寒温通经络
D. 活血化瘀散寒
E. 祛风通络散寒
92. 此证治宜选
A. 甘草干姜汤
B. 苓桂术甘汤
C. 甘姜苓术汤
D. 肾气丸
E. 苓桂甘枣汤
（93~96 题共用题干）
患者，男，20 岁。10 日前恶寒发热，咳引胸痛，在院外作感冒治，寒热减轻，而咳嗽胸痛加重，患者形体壮实，咳嗽气短，右胸胁痛，口干不饮，大便干结，苔薄白，脉弦滑。
93. 此病属于痰饮病之
A. 痰饮
B. 悬饮
C. 支饮
D. 溢饮
E. 伏饮
94. 本病主要的病机为
A. 饮盛上泛，蒙闭清阳
B. 心肾阳虚，素有水饮
C. 脾胃阳虚，饮停心下
D. 脾肾阳虚，饮溢胸膈
E. 心脾阳虚，饮邪逆心
95. 本病最宜治法
A. 温阳蠲饮，健脾利水
B. 健脾益气，利水化痰
C. 散寒宣肺，温化里饮
D. 温肾化气，利水祛邪
E. 化水利气，导饮下行
96. 本病最佳方剂为
A. 五苓散
B. 肾气丸
C. 茯苓饮
D. 苓桂术甘汤
E. 小青龙汤
（97~100 题共用题干）
患者，男，30 岁。多食善饥，渴喜热饮，日夜无度，小便反多，形体消瘦，精神倦怠，下肢欠温，关节酸痛，舌淡苔白，脉沉细。
97. 本病中医诊断首先考虑
A. 消渴
B. 小便不利
C. 水肿
D. 肾着
E. 以上皆不是
98. 本病病机属
A. 脾阳虚弱
B. 肾阳虚衰
C. 肾气虚衰
D. 肾阴虚衰
E. 肺胃热盛
99. 本病的病机为
A. 温阳健脾，补中益气
B. 温肾壮阳，补水制土
C. 滋补肾阴，润燥生津
D. 清热泻火，益胃生津
E. 滋阴补阳，温化肾气
100. 本病宜选方为
A. 肾气丸
B. 五苓散
C. 猪苓散
D. 栝楼瞿麦丸
E. 白虎加人参
（101~104 题共用题干）
患者，男，40 岁。时当仲夏，头面周身悉肿，目不能启，腹膨如瓮，肤色光亮，恶风发热，口微渴，纳呆，溲少，咳嗽痰多，气逆喘促，不能平卧，倚壁而坐，脉浮数，舌淡苔薄黄。

101. 根据上述症状，该病可诊断为
A. 风水
B. 皮水
C. 正水
D. 石水
E. 黄汉

102. 该病病机为
A. 肺失宣降
B. 脾失健运
C. 脾肾亏虚，水液停聚
D. 风水相搏，肺失宣降
E. 风水夹热

103. 根据病机，治法宜
A. 健脾除湿，利水消肿
B. 解表散邪，降逆止咳
C. 健脾补肾，利水消肿
D. 发越水气，清透郁热
E. 益气固表，疏风散邪

104. 下列何方最适宜
A. 越婢加白术汤
B. 越婢汤
C. 防己黄芪汤汤
D. 防己茯苓汤
E. 麻黄附子细辛汤

（105～108 题共用题干）

患者，女，31 岁。妊娠 6 个月，时感腹中拘急作痛双踝关节浮肿，按之凹陷不起，胃纳不佳，时觉头昏，舌淡苔白润，脉弦滑。

105. 此病属何证
A. 胞阻
B. 妊娠腹痛
C. 子肿
D. 子痫
E. 半产

106. 此证病机为
A. 脾阳不足
B. 气血亏虚
C. 血虚里寒
D. 瘀血内阻
E. 血虚湿滞，肝脾不和

107. 根据病机，治宜
A. 养血调肝，渗湿健脾
B. 甘温健脾，益气扶阳
C. 活血化瘀
D. 养血散寒，温中止痛
E. 益气养血，缓急止痛

108. 选何方加味最宜
A. 胶艾汤
B. 白术散
C. 当归芍药散
D. 当归散
E. 当归生姜羊肉汤

【B_1 型题】

（1～4 题共用备选答案）
A. 加麻黄半两
B. 加芍药三分
C. 加桂枝三分
D. 加细辛三分
E. 加生姜半两

1.《金匮要略》防己黄芪汤治疗风湿，喘者
2.《金匮要略》防己黄芪汤治疗风湿，气上冲者
3.《金匮要略》防己黄芪汤治疗风湿，下有陈寒者
4.《金匮要略》防己黄芪汤治疗风湿，胃中不和者

（5～8 题共用备选答案）
A. 肌肤不仁
B. 舌即难言
C. 即重不胜
D. 即不识人
E. 口吐涎

5.《金匮要略》中邪在于脏
6.《金匮要略》中邪在于腑
7.《金匮要略》中邪在于经
8.《金匮要略》中邪在于络

（9～10 题共用备选答案）
A. 气虚
B. 血虚
C. 阴虚
D. 阳虚
E. 阴阳两虚

9.《金匮要略》血痹虚劳病篇中小建中汤
10.《金匮要略》血痹虚劳病篇中黄芪建中汤

（11～12 题共用备选答案）
A. 越婢加半夏汤
B. 小青龙加石膏汤
C. 厚朴麻黄汤
D. 麦门冬汤
E. 葶苈大枣泻肺汤

11. 肺胀，咳而上气，烦躁而喘，脉浮者，心下有水，治用
12. 大逆上气，咽喉不利，止逆下气，治用

（13～16 题共用备选答案）
A. 胁下
B. 胃肠
C. 肌表
D. 胸膈
E. 少腹

13. 悬饮是指水饮停聚在
14. 支饮是指水饮停聚在
15. 溢饮是指水饮停聚在
16. 狭义痰饮是指水饮停聚在

（17～18 题共用备选答案）
A. 其人素盛今瘦，水走肠间，沥沥有声
B. 饮后水流在胁下，咳唾引痛
C. 咳逆倚息，短气不得卧，其形如肿
D. 咳唾引痛，痛引缺盆，咳嗽则辄已
E. 饮归四肢，身体疼重，当汗出不汗出

17.《金匮要略》中所述悬饮的主症为
18.《金匮要略》中所述溢饮的主症为

（19～20 题共用备选答案）
A. 猪苓散
B. 五苓散
C. 肾气丸
D. 白虎加人参汤
E. 栝楼瞿麦丸

19. 虚劳腰痛，少腹拘急，小便不利者，治宜
20. 男子消渴，小便反多，以饮一斗，小便一斗，治宜

（21~24题共用备选答案）

A. 脉自浮，恶风

B. 脉浮，不恶风，腹如鼓，不渴

C. 脉沉迟，自喘

D. 脉沉，腹满不喘

E. 脉沉迟，胸满，身发热，头面肿

21.《金匮要略》水气病篇风水可见

22.《金匮要略》水气病篇正水可见

23.《金匮要略》水气病篇皮水可见

24.《金匮要略》水气病篇石水可见

（25~27题共用备选答案）

A. 妇人新产，血虚，多出汗，喜中风

B. 妇人新产，血复汗，寒多

C. 妇人新产，妊娠疼痛

D. 妇人新产，便秘

E. 妇人新产，亡津液，胃燥

25. 妇人新产三大病症病痉

26. 妇人新产三大病症病郁冒

27. 妇人新产三大病症大便难

（28~29题共用备选答案）

A. 小柴胡汤

B. 半夏厚朴汤

C. 猪膏发煎

D. 甘麦大枣汤

E. 土瓜根散

28. 治疗梅核气的主方是

29. 治疗脏躁的主方是

参考答案

【A_1型题】

1. A　2. E　3. A　4. A　5. E　6. E　7. C　8. E　9. E　10. B
11. B　12. C　13. D　14. C　15. A　16. B　17. C　18. C　19. C　20. C
21. E　22. B　23. C　24. D　25. A　26. A　27. B　28. D　29. C　30. A
31. C　32. A　33. D　34. B　35. E　36. A　37. D　38. B　39. D　40. E
41. B　42. D　43. E　44. D　45. C　46. B　47. D

【A_2型题】

48. B　49. B　50. A　51. D　52. B　53. E　54. A　55. A　56. D　57. B
58. E　59. B　60. B

【A_3/A_4型题】

61. B　62. C　63. C　64. A　65. A　66. B　67. B　68. D　69. E　70. A
71. D　72. D　73. C　74. E　75. B　76. A　77. B　78. B　79. E　80. D
81. D　82. C　83. D　84. B　85. C　86. C　87. A　88. A　89. C　90. D
91. B　92. C　93. A　94. C　95. A　96. D　97. A　98. C　99. E　100. A
101. A　102. E　103. D　104. B　105. B　106. E　107. A　108. C

【B_1型题】

1. A　2. C　3. D　4. B　5. A　6. B　7. D　8. C　9. E　10. E
11. B　12. D　13. A　14. D　15. C　16. B　17. B　18. E　19. C　20. C
21. A　22. C　23. B　24. D　25. A　26. B　27. E　28. B　29. D

第四单元　温　病　学

【A_1型题】

1. 温病后期，夜热早凉，热退无汗，热自阴来，治宜用

A. 六味地黄丸

B. 左归丸

C. 大定风珠

D. 青蒿鳖甲汤

E. 复脉汤

2. 下焦温病，壮火复炽，可用

A. 黄连阿胶汤

B. 青蒿鳖甲汤

C. 大定风珠

D. 加减复脉汤

E. 复脉汤

3. 吴鞠通以恶风寒、不恶寒作为温邪犯卫分的治疗依据，以下属于此类温邪的是
   A. 温毒
   B. 暑温
   C. 瘟疫
   D. 湿温
   E. 温疟
4. 湿热里结与伤寒里结均用下法但仍有不同，以下不属于不同点的是
   A. 伤寒下后大便溏不可再下
   B. 湿热下之宜轻
   C. 伤寒下之宜猛
   D. 湿热下后大便硬可再下
   E. 湿热下后大便溏可再下
5. 下焦温病，脉虚大，手足心热于手足背，治用
   A. 六味地黄丸
   B. 左归丸
   C. 大定风珠
   D. 加减复脉汤
   E. 复脉汤
6. 阳明温病，下之不通，《温病条辨》中未选用的方药为
   A. 新加黄龙汤
   B. 宣白承气汤
   C. 导赤承气汤
   D. 增液汤
   E. 牛黄承气汤
7.《温热论》中，在阳旺之躯，胃湿恒多，其病机为
   A. 热重于湿
   B. 湿重于热
   C. 湿热并重
   D. 湿阻脾胃
   E. 以上都不是
8.《温热论》中“逆传心包”是指
   A. 邪热从心包传入肺卫
   B. 邪热从营分传入心包
   C. 邪热从肺卫传入心包
   D. 邪热从心包传入营分
   E. 邪热从心包传入卫分
9.《温热论》认为，湿热病而面色苍者，应注意
   A. 利小便
   B. 固护津液
   C. 固护阳气
   D. 滋阴养血
   E. 防止过汗
10.《温热论》中斑出热不解的原因是
   A. 肺津亡
   B. 肠津亡
   C. 胃津亡
   D. 肾津亡
   E. 脾津亡
11.《温热论》中温病首先发病初起先犯
   A. 气分
   B. 肺卫
   C. 脾胃
   D. 阳明
   E. 营分
12.《温热论》湿邪致病的地域性特点与下列哪项无关
   A. 地理环境
   B. 气候条件
   C. 人的体质
   D. 生产水平
   E. 生活习惯
13.《湿热病篇》中阴湿伤表的症状为
   A. 恶寒发热，腹痛呕吐
   B. 恶寒发热汗出
   C. 恶寒无汗，身重头痛
   D. 恶寒发热，身重关节疼痛，不为汗解
   E. 恶寒发热，汗出胸痞
14.《温热论》温病邪热与痰湿阻遏三焦证，治宜
   A. 分消走泄
   B. 分利湿邪
   C. 燥湿泻热
   D. 开达膜原
   E. 宣气化湿
15.《温病条辨》上焦篇中所述温病概念中，不包括
   A. 风温
   B. 瘟疫
   C. 温毒
   D. 温疟
   E. 伏暑
16.《温热论》中，温病与伤寒不同点在于
   A. 外感热病
   B. 由表入里的传变
   C. 由浅入深的传变
   D. 具体治法
   E. 以上均不是
17.《温热论》战汗后，肤冷一昼夜是由于
   A. 腠理闭塞
   B. 汗后复感寒邪
   C. 胃气空虚
   D. 津液不足
   E. 气机不调
18.《温热论》中，以下不属于温热夹湿特征的是
   A. 浊邪害清
   B. 两阳相搏
   C. 灼蒸上焦
   D. 蒙蔽清窍
   E. 一经不移
19.《温热论》中，属于热入营分特点的是
   A. 心神不安
   B. 夜寐不宁
   C. 斑点隐隐
   D. 血液受劫
   E. 以上均是
20. 以下不符合《温热论》中救阴、通阳规律的是
   A. 救阴不在血
   B. 救阴在津与汗
   C. 救阴在滋养
   D. 通阳不在温
   E. 通阳在利小便

【B_1 型题】

（1~2 题共用备选答案）
   A. 温邪逆传入心包
   B. 温邪在表夹风邪
   C. 温邪在表夹湿邪
   D. 伤寒在表夹风邪
   E. 伤寒在表夹湿邪
1.《温热论》辛凉轻剂中加薄荷、

牛蒡用于治疗

2.《温热论》辛凉轻剂中加芦根、滑石用于治疗

（3~4题共用备选答案）

A. 营分受热从风热陷入
B. 营分受热者老年或平素有寒
C. 营分受热从湿热陷入
D. 营分受热加烦躁
E. 营分受热加大便不通

3.《温热论》用犀角、竹叶之属为

4.《温热论》用凉血清热方加犀角、花露之品为

（5~6题共用备选答案）

A. 玉女煎
B. 白虎汤
C. 温胆汤
D. 蒿芩清胆汤
E. 大柴胡汤

5.《温热论》中斑点出热不解宜用

6.《温热论》中湿热阻遏三焦宜用

（7~10题共用备选答案）

A. 发汗
B. 泻下
C. 清气
D. 凉血散血
E. 透热转气

7.《温热论》温病传变在卫的治疗方法

8.《温热论》温病传变在气的治疗方法

9.《温热论》温病传变在营的治疗方法

10.《温热论》温病传变在血的治疗方法

（11~12题共用备选答案）

A. 恶寒发热，身重，关节疼痛，湿在肌肉，不为汗解
B. 汗出胸痞，舌白，口渴不欲饮
C. 恶寒发热，腹痛吐泄
D. 恶寒无汗，身重头痛
E. 恶寒发热，肌肉微疼，始终无汗

11.《湿热病篇》中所说湿热病初起症状为

12.《湿热病篇》中所说阳湿伤表的症状为

（13~15题共用备选答案）

A. 吴又可
B. 吴鞠通
C. 叶天士
D. 王安道
E. 薛生白

13.《温病条辨》的作者为

14.《湿热病篇》的作者为

15.《温热论》的作者为

（16~19题共用备选答案）

A. 藿香叶、薄荷叶、鲜荷叶、枇杷叶、枇杷叶、佩兰叶、芦尖、冬瓜仁等味
B. 柴胡、厚朴、槟榔、草果、藿香、苍术、半夏、六一散等味
C. 藿梗、蔻仁、杏仁、枳壳、桔梗、郁金、苍术、厚朴、草果、半夏、干菖蒲、佩兰叶、六一散等味
D. 蔻仁、半夏、干菖蒲、大豆黄卷、连翘、绿豆衣、六一散等味
E. 滑石、茯苓、猪苓、泽泻、萆薢、通草等味

16.《湿热病篇》中，湿热证，寒热如疟，湿热阻遏膜原治宜

17.《湿热病篇》中，湿热证，数日后脘中微闷，知饥不食

18.《湿热病篇》中，湿热证，初起发热，汗出胸痞，口渴舌白

19.《湿热病篇》中，湿热证，舌根白，舌尖红，湿渐化热

（20~22题共用备选答案）

A. 犀角地黄汤合银翘散
B. 清营汤去黄连
C. 牛黄丸
D. 紫雪
E. 三仁汤

20. 太阴温病，寸脉大，舌脉而干，不渴治宜选

21. 太阴温病，血从上溢治宜选

22. 头痛恶寒，身重疼痛，舌白不渴，脉弦细而濡，面色淡黄，胸闷不饥，午后身热治宜选

参考答案

【A_1型题】

1. D	2. A	3. C	4. D	5. D	6. D	7. A	8. C	9. B	10. C
11. B	12. D	13. C	14. A	15. E	16. D	17. C	18. B	19. E	20. C

【B_1型题】

1. B	2. C	3. A	4. C	5. A	6. C	7. A	8. C	9. E	10. D
11. B	12. A	13. B	14. E	15. C	16. B	17. A	18. C	19. D	20. B
21. A	22. E								

第三部分

中医临床

第六章 中医内科学

第一单元 肺系病证

（一）感冒

【A_1型题】

1. 感冒病证多发季节
   A. 春夏
   B. 夏秋
   C. 秋冬
   D. 冬春
   E. 四季
2. 导致感冒的主要病因是
   A. 风邪
   B. 寒邪
   C. 暑邪
   D. 燥邪
   E. 湿邪
3. 感冒的病机以何为主
   A. 肺失宣降
   B. 肺气失宣
   C. 卫表不和
   D. 营卫不和
   E. 肺卫不固
4. 下列哪项不是时行感冒的特点
   A. 为非时之气夹时行病毒伤人
   B. 全身症状明显
   C. 可化热入里，变生他病
   D. 相互传染，呈流行性
   E. 发病季节性强
5. 时行感冒与感冒风热证的区别点，关键在于
   A. 恶寒的轻与重
   B. 发热的轻与重
   C. 咽喉肿痛与否
   D. 有无传染性
   E. 脉数与否
6. 感冒的病程是
   A. 1~3天
   B. 3~5天
   C. 3~7天
   D. 7~10天
   E. 长短不定
7. 感冒一般不会出现下列哪项症状
   A. 鼻塞
   B. 咽痛
   C. 神志昏迷
   D. 喷嚏
   E. 周身酸痛
8. 对于气虚感冒，忌用
   A. 甘草
   B. 茯苓
   C. 半夏
   D. 麻黄
   E. 桔梗

【A_2型题】

9. 患者，男，42岁。发热恶寒，肢节酸痛，头痛，鼻塞声重，咳嗽轻微，咳吐白稀痰，苔薄白，脉浮。临床上最可能诊断
   A. 风寒感冒
   B. 风热感冒
   C. 时行感冒
   D. 气虚感冒
   E. 阴虚感冒
10. 患者，男，27岁。恶寒重，发热轻，头痛，鼻塞流清涕，周身酸楚疼痛，舌苔薄白而润，脉浮紧。治疗应首选
    A. 三拗汤
    B. 藿香正气散
    C. 小青龙汤
    D. 荆防败毒散
    E. 新加香薷饮
11. 患者，女，28岁。身热，微恶风寒，头昏，少汗，口渴咽干，心烦，干咳少痰，舌红苔少，脉细数。治法宜
    A. 辛温解表
    B. 辛凉解表
    C. 清暑祛湿解表
    D. 益气解表
    E. 滋阴解表
12. 患儿，男，6岁。发热，头痛，鼻塞，流脓涕，咳嗽，喷嚏，咽红，口干而渴，舌红苔薄白，脉浮数。其治法是
    A. 疏风肃肺
    B. 疏风宣肺
    C. 辛凉解表
    D. 辛温解表
    E. 清暑解表
13. 患者，女，38岁。身热，汗

少，肢体酸重，头昏重胀，心烦口黏，苔薄黄腻，脉濡数。治宜选用
A. 荆防败毒散
B. 藿香正气散
C. 玉屏风散
D. 新加香薷饮
E. 参苏饮

14. 患者，男，70岁。恶寒重，发热，无汗，身倦，咳嗽，咳痰无力，苔淡白，脉浮无力。治宜选用
A. 荆防败毒散
B. 藿香正气散
C. 玉屏风散
D. 新加香薷饮
E. 参苏饮

【A_3/A_4 型题】

（15~17题共用题干）

患者，男，18岁。昨天淋雨后出现恶寒，发热，无汗，头痛，四肢酸痛，流大量清涕，咳嗽，咳吐白稀痰，舌苔薄白润，脉浮紧。

15. 此证诊断为
A. 痹证
B. 感冒
C. 咳嗽
D. 头痛
E. 鼻渊

16. 治法宜
A. 辛温解表
B. 辛凉解表
C. 清暑解表
D. 益气解表
E. 滋阴解表

17. 方宜选用
A. 桂枝汤
B. 芎芷石膏汤
C. 银翘散
D. 参苏饮
E. 荆防败毒散

（18~20题共用题干）

患者，女，23岁。身热恶风，汗出不畅，咳嗽咳吐黄黏痰，咽喉肿痛，口渴，舌苔微黄，脉浮数。

18. 此诊断为感冒之
A. 暑湿证
B. 风寒证
C. 风热证
D. 气虚感冒
E. 阴虚感冒

19. 治法宜
A. 辛凉解表
B. 辛温解表
C. 祛暑解表
D. 滋阴解表
E. 益气解表

20. 方宜选用
A. 桑菊饮
B. 香薷饮
C. 葳蕤汤
D. 银翘散
E. 止嗽散

（21~26题共用题干）

患者，男，43岁。身热，微恶风，汗少，肢体酸重，头昏重胀而痛，心烦口渴，胸闷恶心，小便短赤，舌苔薄黄腻，脉濡数。

21. 此患者应诊为
A. 感冒风寒
B. 感冒风热
C. 感冒暑湿
D. 时行感冒
E. 体虚感冒

22. 治法宜
A. 清热利尿
B. 清热祛湿
C. 清暑利尿
D. 清暑化湿解表
E. 清热解表利尿

23. 方宜选用
A. 藿香正气散
B. 银翘散
C. 新加香薷饮
D. 清暑益气汤
E. 竹叶石膏汤

24. 若暑热偏盛者，酌加
A. 黄连
B. 藿香
C. 白豆蔻
D. 六一散
E. 黄豆卷

25. 若里湿偏重者，可加
A. 黄连
B. 苍术
C. 赤苓
D. 银花
E. 藿香

26. 下列哪味鲜药不可用于治疗此病
A. 鲜藿香
B. 鲜薄荷
C. 鲜荷叶
D. 鲜芦根
E. 鲜菊花

【B_1 型题】

（1~5题共用备选答案）
A. 银翘散
B. 加减葳蕤汤
C. 新加香薷饮加减
D. 荆防败毒散
E. 参苏饮

1. 风热感冒宜选用
2. 暑湿感冒宜选用
3. 风寒感冒宜选用
4. 气虚感冒宜选用
5. 阴虚感冒宜选用

（6~7题共用备选答案）
A. 恶寒重，发热轻，鼻涕、痰液清稀色白，咽不痛，脉浮紧
B. 恶寒轻，发热重，鼻涕痰液稠厚色黄，咽痛，脉浮数
C. 病势急骤，寒战发热，甚至高热，汗出后热虽暂降，但脉数不静
D. 恶寒较甚，发热，无汗，头痛身楚，咳嗽，痰白，神疲体弱，气短懒言，舌淡苔白，脉浮而无力
E. 身扬不适，恶风少汗，头昏身重，胸闷纳呆，苔

腻，脉濡

6. 风寒感冒的特点

7. 暑湿感冒的特点

（二）咳　嗽

【A_1 型题】

1. 咳嗽按病程分为急性咳嗽、亚急性咳嗽和慢性咳嗽，慢性咳嗽病程
   A. >6 周
   B. >3 周
   C. >8 周
   D. 3~8 周
   E. 以上均不正确
2. 下列关于咳嗽与喘证、咳嗽与肺痨的鉴别诊断说法不正确的是
   A. 咳嗽与喘证均为肺气上逆之病证
   B. 咳嗽与肺痨均可有咳嗽、咳痰症状
   C. 咳嗽可有咳痰症状，而肺痨无咳痰症状
   D. 咳嗽以气逆有声，咳吐痰液为主；喘证以呼吸困难为临床特征
   E. 肺痨具有传染性，而咳嗽一般无传染性
3. 患者咳嗽，少痰难咳，微有发热恶寒，其辨证是
   A. 风热犯肺证
   B. 风寒束肺证
   C. 肺阴亏虚证
   D. 燥邪犯肺证
   E. 肺热炽盛证
4. 关于咳嗽的转归和预后，说法不正确的是
   A. 外感咳嗽与内伤咳嗽可相互转化，咳嗽的不同证候之间也可以相互转化
   B. 一般外感咳嗽其病尚浅而易治，但寒、湿二者较为缠绵
   C. 部分痰湿咳嗽的老年患者，可出现痰从寒化为饮，病延及肾的转归
   D. 久咳自汗出者，可酌选玉屏风散、生脉饮服用
   E. 咳嗽缓解期应坚持“缓则治本”的原则，补虚固本以图根治
5. 在外感咳嗽中，病程缠绵，久则导致肺阴亏耗的是
   A. 风寒
   B. 风热
   C. 暑湿
   D. 风燥
   E. 风湿
6. 治疗咳嗽，除以治肺为主外，还应注意治
   A. 肝、脾、肾
   B. 心、肝、肾
   C. 心、脾、肾
   D. 心、肝、脾
   E. 肝、胃、肾
7. 外感咳嗽属于
   A. 邪实正虚
   B. 邪实
   C. 正虚
   D. 邪实正不虚
   E. 邪不实正虚
8. 外感咳嗽与内伤咳嗽，下列哪项无鉴别诊断意义
   A. 感邪的不同
   B. 起病的缓急
   C. 病程的长短
   D. 属实属虚的不同
   E. 咳痰的多少
9. 咳嗽的辨证要点正确的是
   A. 外感咳嗽以风寒、风热、风燥为主，一般为虚实夹杂
   B. 夜卧咳嗽较剧，持续不已，少气或伴气喘者，一般属肺燥阴虚型
   C. 咳嗽应首先辨证候虚实
   D. 外感咳嗽多为新病，起病急，病程较长，常伴肺卫表证
   E. 咳痰有热腥味或腥臭气者为痰热，味甜者属痰湿，味咸者属肾虚
10. 咳嗽初起，最易“闭门留寇”的是哪类药
    A. 苦寒药
    B. 温补药
    C. 收涩药
    D. 镇咳药
    E. 通下药

【A_2 型题】

11. 患者，女，25 岁。咳嗽少痰，鼻干咽燥，喉痒时连声作呛，头痛微寒，身热，舌苔薄黄。其治法宜
    A. 养阴清肺，化痰止咳
    B. 清润肺燥，化痰止咳
    C. 散寒宣肺，润燥止咳
    D. 疏风清肺，润燥止咳
    E. 清肺泻肝，化痰止咳
12. 某患者系肺虚久咳患者，兼有倦怠乏力之证，医生用六君子汤治疗后好转。此法符合中医哪种治则
    A. 急则治其标，缓则治其本
    B. 益火消阴
    C. 开通表里
    D. 通因通用
    E. 虚补其母
13. 患者，男，25 岁。咳嗽气粗，或喉中有痰声，痰多质黏腻或黄稠，咳吐不爽，或有热腥味，舌质红，舌苔黄腻，脉滑数。辨证为
    A. 咳嗽之肺阴亏耗证
    B. 咳嗽之风燥伤肺证
    C. 咳嗽之痰热郁肺证
    D. 咳嗽之痰湿蕴肺证
    E. 咳嗽之肝火犯肺证
14. 患者，男，42 岁。咳嗽 1 个

月，迁延不愈，喉痒，咳痰不畅，仍伴鼻塞，流清涕。此时选用何方
A. 荆防败毒散
B. 三拗汤
C. 三子养亲汤
D. 清金化痰汤
E. 止嗽散

15. 患者，女，35岁。干咳无痰，咽干鼻燥，伴恶寒发热，头痛无汗，苔薄白而干。此时宜选用
A. 桑杏汤
B. 清金化痰汤
C. 止嗽散
D. 杏苏散
E. 泻白散

16. 患者，女，48岁。咳逆阵作，面赤咽干，痰滞咽喉，咳之难出，咳引胸胁痛，舌苔薄黄少津，脉象弦数。治法宜采用
A. 清肺平肝，顺气降火
B. 养阴清肝，化痰止咳
C. 清肺化痰，宜肃肺气
D. 疏风清热，润燥止咳
E. 疏风清热，肃肺化痰

【A_3/A_4 型题】

（17~18 题共用题干）

患者，男，18岁。咳嗽，痰黄稠，咳时汗出，口渴身热，恶风肢楚，舌苔薄黄，脉浮数。

17. 治法宜采用
A. 疏风散寒，宣肺止咳
B. 健脾燥湿，化痰止咳
C. 清肺化痰，肃肺降气
D. 疏风清热，宣肺化痰
E. 疏风清热，润燥止咳

18. 方药宜用
A. 银翘散
B. 桑杏汤
C. 麻黄杏仁甘草石膏汤
D. 越婢加术汤
E. 桑菊饮

（19~20 题共用题干）

患者，男，32岁。咳嗽气粗，咳大量白黏痰，胸胁胀满而痛，面赤身热，口干欲饮，舌苔黄厚腻，舌质红，脉数。

19. 治法宜选用
A. 清肺平肝降火
B. 清热化痰肃肺
C. 疏风清热肃肺
D. 健脾燥湿化痰
E. 温化痰湿宣肺

20. 方宜选用
A. 麻黄杏仁甘草石膏汤
B. 泻白散
C. 清金化痰汤
D. 竹叶石膏汤
E. 黛蛤散

（21~22 题共用题干）

患者，女，56岁。干咳，少痰色白，声哑，口咽干燥，神疲渐瘦，舌红少苔，脉细数。

21. 此咳嗽宜选用
A. 清肺润燥，化痰止咳
B. 疏风清肺，润燥止咳
C. 滋阴润肺，止咳化痰
D. 养阴清肺，化痰止咳
E. 清肺泻肝，化痰止咳

22. 方药宜选用
A. 百合固金汤
B. 清燥救肺汤
C. 竹叶石膏汤
D. 麦门冬汤
E. 沙参麦冬汤

（23~25 题共用题干）

患者，女，47岁。反复咳嗽7年，咳声重浊，痰色白量多质稠，胸闷，脘痞，食少，体倦，苔白腻脉滑。

23. 此患者宜选用
A. 二陈汤
B. 除湿丸
C. 麻杏蒌石汤
D. 麻黄杏仁甘草石膏汤
E. 清金化痰汤

24. 若寒痰较重，痰黏白如沫，怕冷者，加
A. 附子
B. 白术
C. 干姜
D. 生姜
E. 党参

25. 症情平稳后，服下列何药以资调理
A. 补中益气汤
B. 参苓白术散
C. 枳术丸
D. 玉屏风散
E. 六君子丸

（26~28 题共用题干）

患者，女，20岁。干咳日久，痰少黏白，痰中夹血，声哑，口干咽燥，潮热盗汗，日渐消瘦，舌红少苔，脉细数。

26. 此病证属
A. 肺痨之阴虚火旺型
B. 咳嗽之肺阴亏耗型
C. 血证咳血之阴虚火旺型
D. 内伤发热之阴虚内热型
E. 肺痨之肺阴亏损型

27. 若出现咳而气促，可酌加
A. 五味子
B. 功劳叶
C. 胡黄连
D. 银柴胡
E. 海蛤粉

28. 此类病证应注意
A. 忌敛涩留邪
B. 禁温补化燥
C. 宜见咳镇咳
D. 防宣散伤正
E. 可峻下通里

【B_1 型题】

（1~3 题共用备选答案）
A. 久咳，干咳少痰或痰中带血，午后潮热
B. 久咳气逆，干咳少痰，咳引胸胁痛
C. 久咳痰多，痰白易出，胸脘痞闷
D. 咳嗽新起，咽干鼻燥，咳声嘶哑，痰少稠黏，难以咳出
E. 咳嗽新起，咳声粗亢，痰

稠色黄

1. 痰热咳嗽主证为
2. 痰湿咳嗽主证为
3. 风燥咳嗽主证为

（4~8 题共用备选答案）

A. 黛蛤散
B. 三拗汤
C. 沙参麦冬汤
D. 桑杏汤
E. 桑菊饮

4. 风寒咳嗽宜选用
5. 风热咳嗽宜选用
6. 风燥咳嗽宜选用
7. 肝火咳嗽宜选用
8. 阴亏咳嗽宜选用

（三）哮　　病

【A_1 型题】

1. 首先提出哮喘之名的医家是
   A. 华佗
   B. 张仲景
   C. 李东垣
   D. 朱丹溪
   E. 刘完素
2. 哮证发作的主要因素是
   A. 伏痰
   B. 外感
   C. 饮食
   D. 情志
   E. 劳倦
3. “哮即痰喘之久而常发者，因内有壅塞之气，外有非时之感，膈有胶固之痰，三者相合，闭拒气道，搏击有声，发为哮病。”此言出自
   A.《临证指南医案》
   B.《类证治裁》
   C.《证治汇补》
   D.《医学正传》
   E.《医学入门》
4. 下列哪项对哮与喘鉴别诊断无意义
   A. 有无宿根
   B. 喉中有无水鸣声
   C. 哮必兼喘
   D. 喘未必兼哮
   E. 呼吸急促
5. 哮证发作的病理关键是
   A. 宿痰内伏于肺
   B. 外邪侵袭，触动伏痰
   C. 痰气相击，气道被阻
   D. 邪袭于肺，肺气不利
   E. 肺脏虚弱，气失所主
6. 哮证病性总属于
   A. 邪实
   B. 正虚
   C. 邪实正虚
   D. 邪不实正虚
   E. 邪实正不虚
7. 治疗哮病之虚哮证，应首选
   A. 三子养亲汤
   B. 六君子汤
   C. 平喘固本汤
   D. 金水六君煎
   E. 金匮肾气丸
8. 治疗热哮发作期，应首选
   A. 桑白皮汤
   B. 麻黄杏仁甘草石膏汤
   C. 苏子降气汤
   D. 定喘汤
   E. 泻白散

【A_2 型题】

9. 患者，男，42 岁。呼吸气促，喉中哮鸣有声，胸闷如窒，口不渴，形寒肢冷，面色晦暗，舌苔白滑，脉弦紧。治疗应首选
   A. 二陈汤
   B. 麻黄汤
   C. 定喘汤
   D. 射干麻黄汤
   E. 平喘固本汤
10. 患者，女，27 岁。既往为冷哮患者，用小青龙汤治疗后，表解而哮喘渐平，现喘则面白汗出，四肢不温，疲惫无神，气短难续，舌质淡胖，脉沉弱。其治疗的主方是
    A. 小青龙汤
    B. 射干麻黄汤
    C. 定喘汤
    D. 苏子降气汤
    E. 三子养亲汤
11. 患者，女，40 岁。气粗息涌，喉中痰鸣如吼，胸高胁胀，呛咳阵作，舌红苔黄腻，脉滑。此证诊为
    A. 咳嗽
    B. 哮证
    C. 喘证
    D. 肺胀
    E. 肺痈
12. 患者，女，40 岁。形体肥胖，呛咳阵作，喉中痰鸣气粗，胸高胁胀，痰黄质稠，烦闷不安，汗出面赤，舌红苔黄腻，脉弦滑。方宜选用
    A. 苏子降气汤
    B. 三子养亲汤
    C. 麻黄杏仁甘草石膏汤
    D. 麻杏蒌石汤
    E. 定喘汤
13. 患者，男，62 岁。哮证日久，气急难续，咳呛，痰少质黏，口燥咽干，舌红少苔，脉细数者。治宜选用
    A. 玉屏风散
    B. 生脉散
    C. 六君子汤
    D. 七味都气丸
    E. 金匮肾气丸
14. 患者，男，58 岁。喘咳胸满，但坐不得卧，痰涎涌盛，喉如曳锯，咳痰黏腻难出，苔厚浊，脉滑实者，治宜
    A. 温肺散寒，化痰平喘
    B. 清热宣肺，化痰定喘
    C. 涤痰利窍，降气平喘
    D. 温阳补虚，降气化痰
    E. 清热肃肺，化痰降逆

15. 患者，男，75岁。哮喘多年，气短息弱，自汗畏风，面色白，咳嗽痰稀，舌淡苔白，脉弱。其诊断是
A. 哮证缓解期，肺虚
B. 哮证缓解期，脾虚
C. 哮证缓解期，肾虚
D. 虚喘，肺虚
E. 虚喘，肾虚
16. 患者，男，15岁。受寒后出现呼吸急促，喉中哮鸣，痰白而黏，胸膈满闷如窒，面色晦滞带青，发热，恶寒，无汗，舌苔白滑，脉象浮紧。其治疗主方为
A. 射干麻黄汤
B. 小青龙汤
C. 苏子降气汤
D. 杏苏散
E. 定喘汤

【A_3/A_4 型题】

（17~18 题共用题干）

患者，女，72岁。自汗，怕风，常易感冒，哮证发作前打喷嚏，气短声低，咳痰色白质稀，舌苔薄白，质淡，脉虚大。

17. 治宜选用
A. 益气固表
B. 补肺固卫
C. 益气健脾
D. 补益肺脾
E. 健脾补肺
18. 方药宜选用
A. 香砂六君子汤
B. 生脉饮
C. 四君子汤
D. 玉屏风散
E. 补中益气汤

（19~20 题共用题干）

患者，男，66岁。平素食少脘痞，大便不实，每于饮食不当时引发哮证，倦怠，气短语怯，舌质淡苔白滑，脉细软。

19. 治法宜用
A. 补中益气
B. 健脾补肺
C. 健脾化痰
D. 益气养阴
E. 温肺化饮
20. 方药宜选用
A. 生脉散
B. 四君子汤
C. 六君子汤
D. 香砂六君子汤
E. 补中益气汤

（21~23 题共用题干）

患者，男，62岁。呼吸急促，喉间哮鸣有声，胸膈满闷如塞，面色晦滞带青，口不渴，形寒怕冷，舌苔白滑，脉弦紧。

21. 若表寒里饮，寒象较甚者，可用
A. 射干麻黄汤
B. 小青龙汤
C. 苏子降气汤
D. 定喘汤
E. 三子养亲汤
22. 若哮证剧甚者，治以祛痰定喘，选用
A. 黑锡丹
B. 桔梗白散
C. 玉涎丹
D. 控涎丹
E. 紫金丹
23. 若病久，阴盛阳虚，发作频繁，可选用
A. 定喘汤
B. 三子养亲汤
C. 苏子降气汤
D. 射干麻黄汤
E. 小青龙汤

（24~27 题共用题干）

患者，男，52岁。气粗息涌，喉间痰鸣如吼，痰白质黏，难以咳出，烦闷不安，口苦，口渴喜饮，舌红苔黄，脉滑数。

24. 此时应选用何方治疗
A. 射干麻黄汤
B. 定喘汤
C. 小青龙汤
D. 苏子降气汤
E. 麦门冬汤
25. 若寒邪外束，肺热内盛，可加
A. 葶苈子
B. 大黄
C. 陈皮
D. 生石膏
E. 知母
26. 若表寒重者，可加
A. 麻黄
B. 荆芥
C. 桂枝
D. 干姜
E. 射干
27. 若哮证发作时以痰气壅实为主，寒热俱不显著者，必要时可采用下列何方以泻其壅痰
A. 控涎丹
B. 黑锡丹
C. 参蛤散
D. 紫金丹
E. 紫雪

【B_1 型题】

（1~3 题共用备选答案）

A. 痰脓腥臭
B. 痰稠黄胶结
C. 痰稀薄多沫或痰白而黏
D. 痰少黏稠难出
E. 痰如白沫量多

1. 冷哮之痰是
2. 饮犯胸肺之痰是
3. 肺痈之痰是

（4~6 题共用备选答案）

A. 二陈汤
B. 理中丸
C. 归脾丸
D. 六君子汤
E. 补中益气汤

4. 哮证缓解期脾虚型首选
5. 哮证缓解期兼形寒肢冷、便溏者宜用
6. 哮证缓解期兼少腹下坠、脱肛者宜用

(四)喘 证

【A_1 型题】

1. 喘证的病变部位主要在
   A. 心、肺
   B. 肺、肾
   C. 心、肾
   D. 脾、肾
   E. 肺、脾
2. 下列除哪一项外均为喘证的特征
   A. 呼吸困难
   B. 张口抬肩
   C. 胸高胀满
   D. 鼻翼煽动
   E. 不能平卧
3. 喘证的发病机制主要在
   A. 肺气虚
   B. 肺脾气虚
   C. 肺肾出纳失常
   D. 脾肾亏虚
   E. 肾不纳气
4. “在肺为实,在肾为虚”之说出自
   A.《诸病源候论》
   B.《丹溪心法》
   C.《临证指南医案》
   D.《医宗金鉴》
   E.《景岳全书》
5. 实喘和虚喘的鉴别,下列何项是错误的
   A. 呼吸深长有余与短促难续
   B. 呼出为快与深吸为快
   C. 气粗声高与气怯声低
   D. 病势急骤与徐缓
   E. 痰多与痰少
6. 肺气欲竭,心肾阳衰的喘脱危象,急救时应用参附汤送服
   A. 黑锡丹
   B. 紫雪
   C. 玉涎丹
   D. 玉枢丹
   E. 枕中丹
7. 喘证的辨证,首先应审其
   A. 表里
   B. 寒热
   C. 虚实
   D. 阴阳
   E. 标本
8. 下列除哪项外,均为喘证的病因
   A. 外邪侵袭
   B. 饮食不当
   C. 情志所伤
   D. 痰热素盛
   E. 劳欲久病
9. 治疗喘证肺气郁痹证,应首选
   A. 桑白皮汤
   B. 麻黄杏仁甘草石膏汤
   C. 五磨饮子
   D. 定喘汤
   E. 泻白散

【A_2 型题】

10. 患者,女,80 岁。久患咳喘,现咳逆上气,痰多胸闷,喘息加剧,下肢浮肿。应诊断为
    A. 咳嗽
    B. 实喘
    C. 虚喘
    D. 肺胀
    E. 水肿
11. 患者,男,46 岁。2 天前突然喘急胸闷,咳嗽,咳痰稀薄而白,恶寒,头痛,无汗,舌苔薄白,脉象浮紧。其诊断为
    A. 风寒咳嗽
    B. 风寒袭肺型喘证
    C. 饮犯胸肺型饮证
    D. 虚寒型肺痿
    E. 表寒里热之喘证
12. 患者,女,36 岁。昨日淋雨后出现喘逆上气,胸胀而痛,气粗鼻煽,咳而不爽,痰黄质黏,伴形寒无汗,舌红苔薄黄,脉滑而浮数。治法宜用
    A. 宣肺泻热
    B. 清泻痰热
    C. 清热化痰
    D. 化痰平喘
    E. 泻壅平喘
13. 患者,男,44 岁。喘咳气涌,胸部胀痛,痰多色黄质稠,胸中烦热,有汗,面红尿赤,苔黄脉滑数。选方用
    A. 麻黄杏仁甘草石膏汤
    B. 定喘汤
    C. 麻杏蒌石汤
    D. 桑白皮汤
    E. 小青龙汤
14. 患者,女,51 岁。形肥之人,喘而胸满闷窒,甚则胸盈仰息,痰多色白质黏腻,伴纳呆口黏苔白厚腻,脉滑。治宜用二陈汤合
    A. 平胃散
    B. 三子养亲汤
    C. 桑杏汤
    D. 苏子降气汤
    E. 小青龙汤
15. 患者,女,42 岁。每于情绪刺激而诱发,发时突然呼吸短促,但喉中痰鸣不著,胸闷而痛,失眠心悸,苔薄,脉弦。宜用下列何治法
    A. 宣肺散寒
    B. 宣肺泻热
    C. 清泻痰热
    D. 化痰降气
    E. 开郁降气

【A_3/A_4 型题】

(16~18 题共用题干)

患者,女,23 岁。2 日前不慎感寒后出现喘逆上气,胸胀而痛,鼻煽,咳吐黄稠痰,恶寒无汗,身痛口渴,苔黄质红,脉浮数。

16. 诊断为
A. 风热型咳嗽
B. 痰热型咳嗽
C. 痰热郁肺型喘证
D. 表寒里热型喘证
E. 热哮
17. 治法宜用
A. 宣肺散寒
B. 宣肺泻热
C. 疏风解表
D. 清肺化痰
E. 清热化痰
18. 方药宜用
A. 定喘汤
B. 麻杏蒌石汤
C. 麻黄杏仁甘草石膏汤
D. 苏子降气汤
E. 清金化痰汤
(19~21题共用题干)
患者，女，63岁。久喘之人，现喘促短气，气怯声低，喉有鼾声，咳声低弱，痰吐稀薄，自汗畏风，舌淡脉弱。
19. 治法用
A. 补肺益气
B. 益气养阴
C. 补脾益肺
D. 益气健脾
E. 益气固表
20. 方药宜用生脉散合
A. 玉屏风散
B. 养阴清肺汤
C. 沙参麦冬汤
D. 补中益气汤
E. 补肺汤
21. 治疗上证应注意适时加用
A. 益气养阴药
B. 补肾纳气药
C. 温补肾阳药
D. 益气健脾药
E. 化痰定喘药
(22~23题共用题干)
患者，女，72岁。久喘不愈，平素短气息促，动则为甚，吸气不利，心悸，脑转耳鸣，腰酸膝软，劳累后喘哮易发。
22. 治宜
A. 温补肾阳
B. 健脾益肾
C. 滋阴益肾
D. 益肾纳气
E. 补益精血
23. 方药宜用
A. 金匮肾气丸
B. 六味地黄丸
C. 左归丸
D. 七味都气丸
E. 右归丸
(24~29题共用题干)
患者，男，78岁。喘促日久，动则喘甚，呼多吸少，气不得续，形瘦神疲，跗肿，汗出肢冷，面青唇紫，舌淡苔白脉沉弱。
24. 此时选方宜
A. 六味地黄丸
B. 左归丸
C. 右归丸
D. 金匮肾气丸
E. 十全大补丸
25. 若冲气上逆，脐下筑动，气从小腹上奔者加
A. 桂枝
B. 肉桂
C. 沉香
D. 黄芪
E. 胡桃肉
26. 若见喘息面红，咽干烦躁，足冷，汗出如油等症，可加
A. 龙骨、牡蛎
B. 磁石
C. 紫石英
D. 紫河车
E. 人参
27. 若兼标实，痰浊壅肺，喘咳痰多，气急，胸闷，苔腻之上实下虚证，可用
A. 二陈汤
B. 定喘汤
C. 苏子降气汤
D. 小青龙汤
E. 三子养亲汤
28. 若阳虚水泛，上凌心肺之证，可用
A. 真武汤
B. 桂枝龙牡汤
C. 参附汤
D. 大补元煎
E. 金匮肾气丸
29. 若出现肺气欲竭，心肾阳衰的喘脱危象，可用参附汤送服黑锡丹和
A. 紫河车粉
B. 沉香粉
C. 肉桂粉
D. 西洋参粉
E. 蛤蚧粉

【B_1型题】

(1~3题共用备选答案)
A. 喘急胸闷，伴有咳嗽
B. 喘急气促，伴有鼻翼煽动
C. 喘咳痰多而黏，咳出不爽
D. 喘促，呼多吸少，动则更甚
E. 喘促短气，言语无力
1. 痰浊阻肺型喘证的临床表现是
2. 肺虚喘证的临床表现是
3. 肾虚喘证的临床表现是
(4~7题共用备选答案)
A. 呼吸急促，喉间痰鸣
B. 气短息促，胸胁胀痛，咳唾转侧，呼吸时加剧
C. 咳吐浊唾涎沫，咳声不扬，气急喘促
D. 咳嗽气急，咳吐脓痰，其味腥臭，壮热汗出
E. 呼吸困难，甚则张口抬肩，鼻翼煽动不能平卧
4. 喘证的特征
5. 哮证的特征
6. 肺痿的特征
7. 悬饮的特征

（五）肺　　痈

【A_1 型题】

1. 患者咳嗽发热，胸痛，咳时尤甚，吐痰腥臭，咯吐脓血，应诊断为
   A. 风热咳嗽
   B. 痰热咳嗽
   C. 肝火犯肺咳嗽
   D. 肺痈
   E. 虚热肺痿
2. 肺痈之成痈期的主要病理是
   A. 热伤肺气
   B. 热壅血瘀
   C. 肉腐血败
   D. 热毒留恋
   E. 痰热内盛
3. 肺痈之溃脓期的主要病理是
   A. 风邪伤表，内壅于肺
   B. 热毒壅肺，热壅血瘀
   C. 热毒炽盛，血败肉腐
   D. 阴伤气耗，邪去正虚
   E. 邪气入里，正邪交争
4. 下列成痈期肺痈的主症中，哪一项是错误的
   A. 胸部疼痛
   B. 寒战壮热
   C. 咳嗽气急
   D. 咳吐腥臭脓血痰
   E. 舌苔黄腻脉滑数
5. 下列哪项不是肺痈溃脓期的主症
   A. 胸中烦满疼痛
   B. 气喘不能平卧
   C. 咳吐腥臭脓血痰
   D. 身热面赤
   E. 烦渴喜饮
6. 肺痈一名首见于
   A.《金匮要略》
   B.《张氏医通》
   C.《医门法律》
   D.《杂病源流犀烛》
   E.《备急千金方》

【A_2 型题】

7. 患者，男，35 岁。近 2 日来恶寒发热，咳嗽痰少而黏，胸痛，咳时尤甚，呼吸不利，苔薄黄脉浮滑而数。应诊断为
   A. 燥热咳嗽
   B. 风热咳嗽
   C. 风热感冒
   D. 肺痿初期
   E. 肺痈初期
8. 患者，男，30 岁。咳嗽气急，咳吐腥臭脓痰，壮热烦躁，胸闷疼痛，苔黄腻，脉滑数。此为肺痈哪一期
   A. 初期
   B. 成痈期
   C. 溃脓期
   D. 恢复期
   E. 慢性期
9. 患者，男，32 岁。素日嗜酒，外出着凉后，始见时时阵寒，发热，继而壮热汗出，烦躁不宁，咳嗽气急，咳吐腥臭浊痰，胸满作痛，口干苦，便秘，舌红苔黄腻，脉滑数。治疗应首选
   A. 清金化痰汤
   B. 如金解毒散
   C. 桑白皮汤
   D. 加味泻白散
   E.《济生方》桔梗汤
10. 患者，男，45 岁。咳吐大量脓血痰，腥臭异常，胸中烦满疼痛，身热烦渴，舌红苔黄腻，脉实。此为肺痈哪一期
   A. 初期
   B. 成痈期
   C. 溃脓期
   D. 恢复期
   E. 慢性期
11. 患者，男，42 岁。肺痈后期见脓痰渐少，午后潮热，五心烦热，口燥咽干，盗汗自汗，气短乏力，形体消瘦，舌瘦红，脉虚数。治宜选用
   A. 桔梗杏仁煎
   B. 养阴清肺汤
   C. 清燥救肺汤
   D. 百合固金汤
   E. 千金苇茎汤
12. 患者，男，52 岁。肺痈后期，身热渐退，咳嗽减轻，脓血渐少，臭味亦减。此时治宜
   A. 养阴清肺
   B. 滋阴润肺
   C. 清肺化痰
   D. 益气养阴
   E. 养阴补肺

【A_3/A_4 型题】

（13~15 题共用题干）

患者，男，28 岁，农民。患者发热恶寒，咳嗽，咳白黏痰，痰量由少渐多，胸痛剧烈，呼吸不利，苔薄黄，脉浮滑数。

13. 此证诊为
   A. 风热咳嗽
   B. 痰热咳嗽
   C. 肺痈成痈期
   D. 肺痈初期
   E. 肺痈恢复期
14. 治法宜用
   A. 清肺散邪
   B. 清热解毒
   C. 清热排脓
   D. 清肺化瘀
   E. 排脓解毒
15. 方药宜选用
   A. 桑菊饮
   B. 银翘散
   C. 千金苇茎汤
   D. 如金解毒散
   E. 加味桔梗汤

（16~18 题共用题干）

患者，男，27 岁。阵寒，继

而壮热，咳嗽气急，咳吐黄绿色浊痰，腥臭味，胸痛不得转侧，口干咽燥，苔黄腻，脉滑数。

16. 此属何证
  A. 外感发热
  B. 痰热咳嗽
  C. 胸痹
  D. 肺痈
  E. 喘证

17. 治宜
  A. 清肺解表
  B. 清热化痰
  C. 清肺化瘀
  D. 清热排脓
  E. 清肺化痰

18. 方药宜选用
  A. 如金解毒散
  B. 加味桔梗汤
  C. 薏苡仁汤
  D. 二陈汤
  E. 麻黄杏仁甘草石膏汤

（19~23题共用题干）

患者，男，35岁。咳嗽，咳吐大量脓血臭痰，胸痛而满，身热烦渴，舌红苔黄腻脉实。

19. 此证诊为
  A. 咳嗽
  B. 胸痹
  C. 外感发热
  D. 肺痈
  E. 肺胀

20. 此证治疗时应重用下列哪一味药
  A. 银花
  B. 桔梗
  C. 芦根
  D. 薏苡仁
  E. 冬瓜仁

21. 若患者烦渴严重加用
  A. 芦根
  B. 沙参
  C. 麦冬
  D. 花粉
  E. 山栀

22. 若患者气虚不能托毒外出，可加用
  A. 沙参
  B. 太子参
  C. 白术
  D. 党参
  E. 生黄芪

23. 若患者兼有喘不得卧，大便秘结，脉实有力，可用以下何方治疗
  A. 加味桔梗汤
  B. 桔梗杏仁煎
  C. 桔梗白散
  D. 桔梗甘草汤
  E. 桔梗汤

【B_1型题】

（1~2题共用备选答案）
  A. 肺虚津气亏损，失之濡养之虚热证
  B. 气滞血瘀之实证
  C. 痰热壅滞之实热证
  D. 阳微阴盛之虚实夹杂证
  E. 本虚标实之证

1. 从病理性质上讲，肺痈是
2. 从病理性质上讲，肺痿是

（3~7题共用备选答案）
  A. 热伤肺气
  B. 热壅血瘀
  C. 肉腐血败
  D. 热毒留恋
  E. 正邪交争

3. 肺痈初期的主要病理是
4. 肺痈成痈期的主要病理是
5. 肺痈溃脓期的主要病理是
6. 肺痈恢复期的主要病理是
7. 肺痈主要病理基础是

（六）肺　　痨

【A_1型题】

1. 肺痨的病理性质基本以下列哪项为主
  A. 阴虚
  B. 气阴两虚
  C. 肺肾两虚
  D. 阴阳两虚
  E. 阴虚肺燥

2. 肺痨发病的主要关键是
  A. 痨虫传染
  B. 正气虚弱
  C. 与肺痨患者有密切接触
  D. 内伤久病
  E. 营养不良

3. 肺痨的病变部位主要在
  A. 肺脾肾
  B. 肺脾
  C. 肺肾
  D. 肺
  E. 心肝肺肾

4. 以下哪一项不是肺痨的主要常见症状
  A. 咳嗽
  B. 胸痛
  C. 咯血
  D. 潮热
  E. 盗汗

【A_2型题】

5. 患者，男，27岁。干咳少痰，咳声短促，痰中带血，五心烦热，时有盗汗，形体消瘦，胸部闷痛隐隐，舌红少苔，脉细数。其诊断是
  A. 内伤咳嗽，肺阴亏耗
  B. 肺痨，肺阴亏损
  C. 哮证，肺虚
  D. 喘证，肺虚
  E. 虚劳，肺阴虚

6. 患者，女，30岁。干咳，咳声短促，痰中有时带血，色鲜红，午后手足心热，皮肤干灼，口干咽燥，胸部隐隐闷痛。舌边尖红，苔薄，脉细数。应诊为何型肺痨
  A. 阴虚火旺
  B. 气阴两虚

C. 肺阴亏损
D. 肺肾同病
E. 阴阳两虚

【A_3/A_4 型题】

（7~9 题共用题干）

患者，女，30 岁。咯血反复发作 1 个月，血色鲜红，咳呛气急，痰少质黏色黄，午后潮热，五心烦热，盗汗，口干多饮，颧红，消瘦，月经不调。舌红绛少津液，苔薄黄，脉细数。

7. 应诊为何病
A. 肺痿
B. 肺痨
C. 虚劳
D. 咳血
E. 咳嗽

8. 应辨证为
A. 阴虚火旺
B. 肺阴亏虚
C. 肺肾阴亏
D. 血热妄行
E. 痰热壅肺

9. 应治以何方
A. 保真汤
B. 麦门冬汤合清燥救肺汤
C. 清气化痰丸
D. 咳血方
E. 百合固金丸合秦艽鳖甲散

（10~15 题共用题干）

患者，男，56 岁。患肺痨 5 年，刻下症见咳嗽无力、声低懒言，痰中夹血，血色淡红，午后低热，面皖白颧红。舌嫩红有齿痕，苔薄白，脉细弱数。

10. 应辨证为
A. 肺脾同病，气阴耗伤
B. 肺阴亏损
C. 阴虚火旺
D. 肺肾阴虚
E. 脾肾不足

11. 治以何方
A. 百合固金丸
B. 月华丸
C. 十灰散
D. 养阴清肺丸
E. 保真汤

12. 关于该患者的治疗，下列哪一条不对
A. 戒酒色，节起居
B. 可以适当进行太极拳等锻炼
C. 可进食百合、枇杷、牛奶
D. 忌食葱、姜、辣椒
E. 不宜用甘淡实脾之药而纯以滋阴为法

13. 如果该患者咳嗽加重成为主症，可选用
A. 海藏紫菀汤
B. 养阴清肺丸
C. 白及枇杷丸
D. 大补元煎
E. 黛蛤散

14. 咳嗽为主偏于气虚应选用
A. 牡蛎散
B. 四君子汤
C. 补肺汤
D. 补中益气汤
E. 玉屏风散

15. 如果该患者日久不愈，出现咳喘气短，痰中夹血，其色暗淡，自汗，盗汗，面浮肢肿，心悸、唇紫、形寒肢冷，大肉尽脱，口舌生糜，阳痿。舌光质红少津，胖大有齿痕，脉细数无力。应治以
A. 十全大补丸
B. 补天大造丸
C. 前方合葶苈大枣泻肺汤
D. 定喘汤
E. 加味百花膏

【B_1 型题】

（1~2 题共用备选答案）
A. 保真汤
B. 月华丸
C. 八珍汤
D. 补天大造丸
E. 补肺汤

1. 肺痨之气阴耗伤证最佳方为
2. 肺痨之阴阳虚损证最佳方为

（七）肺　　胀

【A_1 型题】

1. 肺胀的特点除下列哪一项外均是
A. 病程长
B. 时轻时重
C. 反复性
D. 发作性
E. 病久累及多脏器

2. 肺胀的发病基础
A. 肺虚
B. 脾虚
C. 肾虚
D. 肺脾两虚
E. 肺肾两虚

3. 下列除哪一项外均是肺胀常见的病位
A. 肝
B. 心
C. 脾
D. 肺
E. 肾

4. 肺胀的病理性质为
A. 虚证
B. 实证
C. 虚实夹杂
D. 寒热错杂
E. 标实本虚

5. 肺胀早期的主要病理因素
A. 血瘀
B. 水饮
C. 痰浊
D. 痰瘀
E. 气滞

【A_2 型题】

6. 患者，女，68岁。久患咳喘，现咳逆上气，痰多胸闷，喘息加剧，下肢浮肿。应诊断为
   A. 咳嗽
   B. 实喘
   C. 虚喘
   D. 肺胀
   E. 水肿
7. 患者，女，50岁。咳喘日久，咳嗽痰多，色白黏腻，短气喘息，稍劳即著，怕风易汗，脘痞纳少，舌淡苔浊腻，脉小滑。病情稳定时可选用
   A. 苏子降气汤
   B. 二陈汤
   C. 三子养亲汤
   D. 蛤蚧定喘丸
   E. 六君子汤
8. 肺胀患者，神志恍惚，烦躁不宁，咳逆喘促，咳痰不爽，舌暗苔黄而腻，脉滑数。治疗应首选
   A. 涤痰汤合苏合香丸
   B. 涤痰汤合至宝丹
   C. 玉枢丹
   D. 菖蒲郁金汤
   E. 通窍活血汤
9. 患者，男，82岁。咳喘病史40余年，现呼吸浅短难续，声低气怯，甚则张口抬肩，倚息不能平卧，咳嗽，痰白如沫，胸闷汗出，舌淡脉沉细无力。此应诊为
   A. 肺脾气虚
   B. 脾肾阳虚
   C. 肺脾肾俱虚
   D. 肺肾阴虚
   E. 肺肾气虚
10. 患者，女，57岁。有15年肺胀病史。1周前，劳累后出现面浮肢肿，呼吸浅促难续，心悸，胸脘痞闷，尿少，畏寒，食少纳呆，舌苔白滑，脉沉细。治疗应首选
   A. 济生肾气丸
   B. 真武汤
   C. 实脾饮
   D. 参附汤
   E. 金匮肾气丸
11. 患者，女，90岁。喘咳60余年，逐年加重，此次发病于1个月前，3天前出现神昏不识人，烦躁，撮空理线，咳逆喘促，咳痰不爽，苔黄腻，舌淡紫，脉细滑数。诊为
   A. 痰迷心窍
   B. 肝风内动
   C. 痰蒙神窍
   D. 痰瘀阻络
   E. 瘀血阻络

【A_3/A_4 型题】

（12~14题共用题干）

患者，男，61岁。咳喘气粗，烦躁，胸满，痰黄或白，黏稠难咳，小便黄，大便干，口渴舌红，苔黄腻，脉滑数。

12. 此时可诊断
   A. 痰热咳嗽
   B. 风热咳嗽
   C. 热哮
   D. 痰热喘证
   E. 痰热肺胀
13. 治以选用
   A. 桑白皮汤
   B. 麻黄杏仁甘草石膏汤
   C. 葶苈大枣泻肺汤
   D. 大承气汤
   E. 三仁汤
14. 此病预后与下列哪项无关
   A. 年龄
   B. 体质
   C. 情绪
   D. 病程
   E. 治疗是否及时

（15~17题共用题干）

患者，男，72岁。咳喘，咳痰清稀，面浮肢肿，脘痞，纳差，尿少，怕冷，口唇青紫，舌暗，苔白滑，脉沉细。

15. 此病可诊断
   A. 肾虚之喘证
   B. 脾肾阳虚之喘证
   C. 阳虚水泛之肺胀
   D. 肺肾两虚之肺胀
   E. 肾气衰微之水肿
16. 治法宜用
   A. 温肾助阳，化气行水
   B. 温肾健脾，化饮利水
   C. 补肺纳肾，降气平喘
   D. 温补脾肾，利气平喘
   E. 补肾纳气，化痰降气
17. 主方用
   A. 金匮肾气丸
   B. 参附汤
   C. 参蛤散
   D. 真武汤
   E. 济生肾气丸

（18~23题共用题干）

患者，女，45岁。咳嗽痰多，色白泡沫状，短气喘息，不能平卧，稍劳即重，汗出怕风，纳少脘痞，舌淡脉滑。

18. 此时选方宜用
   A. 三子养亲汤
   B. 苏子降气汤
   C. 桑白皮汤
   D. 定喘汤
   E. 射干麻黄汤
19. 此病在症情平稳时用
   A. 四君子汤
   B. 香砂六君子汤
   C. 六君子汤
   D. 升阳举陷汤
   E. 参苓白术散
20. 若痰多胸满不能平卧者，可加
   A. 海蛤壳
   B. 浙贝母
   C. 广地龙
   D. 葶苈子
   E. 枳壳
21. 若痰多、易汗，短气乏力者，不能加
   A. 党参
   B. 黄芪
   C. 白术

D. 甘草
E. 五味子
22. 若复外感风寒，痰从寒化，治宜
A. 射干麻黄汤
B. 三子养亲汤
C. 小青龙汤
D. 苏子降气汤
E. 麻黄汤
23. 若饮郁化热，烦躁而喘，脉浮者，选用
A. 小青龙汤
B. 小青龙加石膏汤
C. 麻黄杏仁甘草石膏汤
D. 桑白皮汤
E. 定喘汤

【B_1 型题】

（1~3 题共用备选答案）
A. 苏子降气汤
B. 小青龙汤
C. 六君子汤
D. 参苓白术散
E. 二陈汤
1. 痰浊壅肺型肺胀首选方
2. 痰湿蕴肺型咳嗽首选方
3. 痰浊壅肺型肺胀缓解期选方

（八）肺　痿

【A_1 型题】

1. 从病理性质上讲，肺痿是
A. 肺虚津气亏损，失之濡养之虚热证
B. 气滞血瘀之实证
C. 痰热壅滞之实热证
D. 阳微阴盛之虚实夹杂证
E. 本虚标实之证
2. 治疗肺胃阴虚之肺痿，宜用
A. 玉液汤
B. 小青龙汤
C. 麦门冬汤
D. 麻黄杏仁甘草石膏汤
E. 清燥救肺汤
3. 治疗气阴两亏之肺痿，宜用
A. 二陈汤
B. 炙甘草汤
C. 麦门冬汤
D. 养阴清肺汤
E. 清燥救肺汤

【B_1 型题】

（1~2 题共用备选答案）
A. 咳吐涎沫，咽干，下利泄泻，形寒肢凉
B. 咳吐涎沫，短气，呼多吸少，动辄尤甚
C. 咳吐黏稠涎沫，口渴咽燥，午后潮热，皮毛干枯
D. 咳吐涎沫，神疲体弱，气短懒言，唇面发绀
E. 咳吐清稀涎沫，形寒，小便频数或遗尿
1. 肺痿虚寒证的特点是
2. 肺痿虚热证的特点是

参考答案

（一）

【A_1 型题】

1. D　2. A　3. C　4. E　5. D　6. C　7. C　8. D

【A_2 型题】

9. A　10. D　11. E　12. C　13. D　14. E

【A_3/A_4 型题】

15. B　16. A　17. E　18. C　19. A　20. D　21. C　22. D　23. C　24. A
25. B　26. E

【B_1 型题】

1. A　2. C　3. D　4. E　5. B　6. A　7. E

（二）

【A_1 型题】

1. C　2. C　3. D　4. B　5. D　6. A　7. B　8. E　9. E　10. C

【A_2 型题】

11. D　12. E　13. C　14. E　15. D　16. A

【A_3/A_4 型题】

17. D 18. E 19. B 20. C 21. C 22. E 23. A 24. C 25. E 26. B
27. A 28. B

【B_1 型题】

1. E 2. C 3. D 4. B 5. E 6. D 7. A 8. C

（三）

【A_1 型题】

1. D 2. A 3. C 4. E 5. B 6. C 7. C 8. D

【A_2 型题】

9. D 10. D 11. B 12. E 13. B 14. C 15. A 16. A

【A_3/A_4 型题】

17. B 18. D 19. C 20. C 21. B 22. E 23. C 24. B 25. D 26. C
27. A

【B_1 型题】

1. C 2. E 3. A 4. D 5. B 6. E

（四）

【A_1 型题】

1. B 2. C 3. C 4. C 5. E 6. A 7. C 8. D 9. C

【A_2 型题】

10. C 11. B 12. A 13. D 14. B 15. E

【A_3/A_4 型题】

16. D 17. B 18. C 19. A 20. E 21. B 22. D 23. D 24. D 25. C
26. A 27. C 28. A 29. E

【B_1 型题】

1. C 2. E 3. D 4. E 5. A 6. C 7. B

（五）

【A_1 型题】

1. D 2. B 3. C 4. D 5. B 6. A

【A_2 型题】

7. E 8. B 9. B 10. C 11. A 12. A

【A_3/A_4 型题】

13. D 14. A 15. B 16. D 17. C 18. A 19. D 20. B 21. D 22. E
23. C

【B_1 型题】

1. C 2. A 3. A 4. B 5. C 6. D 7. B

(六)

【A_1 型题】

1. A 2. B 3. D 4. B

【A_2 型题】

5. B 6. C

【A_3/A_4 型题】

7. B 8. A 9. E 10. A 11. E 12. E 13. A 14. C 15. B

【B_1 型题】

1. A 2. D

(七)

【A_1 型题】

1. D 2. A 3. A 4. E 5. C

【A_2 型题】

6. D 7. E 8. B 9. E 10. B 11. C

【A_3/A_4 型题】

12. E 13. A 14. C 15. C 16. B 17. D 18. B 19. C 20. D 21. E 22. C 23. B

【B_1 型题】

1. A 2. E 3. C

(八)

【A_1 型题】

1. A 2. C 3. B

【B_1 型题】

1. E 2. C

第二单元 心系病证

(一)心 悸

【A_1 型题】

1. 关于惊悸和怔忡叙述不正确的是
   A. 怔忡每由内因引起，惊悸常由外因而成
   B. 惊悸日久可发展为怔忡
   C. 怔忡常自觉心中惕惕，病来虽渐，但全身情况较差
   D. 怔忡患者，又易受外惊所扰，使动悸加重
   E. 惊悸以虚证为多，发则悸跃不能自控
2. 痹证日久引起心悸，其主要病机是
   A. 心阳不振
   B. 瘀血阻络
   C. 水饮凌心
   D. 心血不足
   E. 阴虚火旺
3. 怔忡虚证的治疗大法当以下列哪项为主
   A. 滋补肝肾
   B. 培土生金
   C. 养血安神
   D. 补益心脾
   E. 温补脾肾

4. 治疗心悸心阳不振证，应首选
   A. 温胆汤
   B. 二陈汤
   C. 苓桂术甘汤
   D. 金匮肾气丸
   E. 桂枝甘草龙骨牡蛎汤
5. 下列哪项为阴虚火旺型心悸的主证之一
   A. 胸脘痞闷
   B. 善惊易恐
   C. 心烦少寐
   D. 形寒肢冷
   E. 面色不华
6. 阴虚而火不旺之心悸，最佳方剂可选
   A. 天王补心丹加减
   B. 朱砂安神丸加减
   C. 甘麦大枣汤加减
   D. 知柏地黄丸加减
   E. 生脉散加减

【A_2 型题】

7. 患者，男，45 岁。近日心悸，头晕，面色不华，倦怠，舌质淡红，脉象细弱。此治疗方法当
   A. 温补心阳，安神定悸
   B. 滋阴清火，养心安神
   C. 镇惊定志，以安心神
   D. 补血养心，益气安神
   E. 活血化瘀，理气通络
8. 患者，女，50 岁。有风湿性关节炎史，现心悸不安，胸闷不舒，心痛时作，舌质紫暗，脉涩。其治疗应选用
   A. 朱砂安神丸
   B. 桃红四物汤
   C. 通窍活血汤
   D. 桃仁红花煎
   E. 酸枣仁汤
9. 患者，女，54 岁。心悸，善惊易恐，坐卧不安，舌苔薄白，脉象虚弦。属下列何种证候
   A. 心血不足
   B. 心虚胆怯
   C. 饮邪上犯
   D. 心阴不足
   E. 心阳衰弱
10. 患者，女，38 岁。平素体健，3 日前突受惊吓，现心悸易惊，坐卧不宁，少寐多梦，舌苔薄白，脉弦。治疗宜选
   A. 朱砂安神丸
   B. 归脾汤
   C. 天王补心丹
   D. 安神定志丸加琥珀、磁石、朱砂
   E. 桂甘龙牡汤

【A_3/A_4 型题】

（11~13 题共用题干）

患者，男，57 岁。形体肥胖，1 周来心悸善惊，烦躁痰多，食少泛恶，舌苔黄腻，脉象滑数。

11. 此病例应辨证为
   A. 水饮凌心
   B. 痰热内扰
   C. 心阳虚衰
   D. 阴虚火旺
   E. 心神不宁
12. 治疗方法以下列何者为宜
   A. 清化痰热，以安心神
   B. 补血养心，益气安神
   C. 健脾化痰，定惊安神
   D. 滋阴清火，养心安神
   E. 振奋心阳，化气行水
13. 最佳方剂为
   A. 酸枣仁汤
   B. 甘麦大枣汤
   C. 黄连温胆汤
   D. 朱砂安神丸
   E. 苓桂术甘汤

（14~16 题共用题干）

患者，男，70 岁。2 日来心中悸动不安，头眩，畏寒肢冷，下肢浮肿，渴不欲饮，恶心吐涎，舌质淡胖苔水滑，脉弦。

14. 该患者辨证属
   A. 痰湿中阻
   B. 水饮凌心
   C. 痰热扰心
   D. 心阳不足
   E. 心血不足
15. 治疗方法宜选
   A. 健脾化湿，安神定悸
   B. 温补心阳，安神定悸
   C. 补血养心，益气安神
   D. 振奋心阳，化气行水
   E. 清热化痰，以安心神
16. 治疗方药最宜选择
   A. 桂枝甘草龙骨牡蛎汤
   B. 苓桂术甘汤
   C. 胃苓汤
   D. 归脾汤
   E. 炙甘草汤

（17~19 题共用题干）

患者，女，21 岁。平素胆怯，前日晚间突闻惊雷之声后，常有心悸不安，善惊易恐，晚间多梦，舌苔薄白，脉象弦。

17. 该患者辨证当属
   A. 心虚胆怯
   B. 心阳不足
   C. 阴虚火旺
   D. 肝火上炎
   E. 水饮凌心
18. 如患者失治日久，出现心中悸动，不能自控，面色不华，体倦乏力，舌淡红苔薄白，脉细弱无力，治疗方药宜选
   A. 炙甘草汤
   B. 归脾汤
   C. 安神定志丸
   D. 真武汤
   E. 桂枝甘草龙骨牡蛎汤
19. 若患者过服温燥补剂，出现心悸不宁，心烦少寐，口干，五心烦热，梦遗腰酸，治疗方剂最宜选用
   A. 归脾汤
   B. 朱砂安神丸
   C. 知柏地黄丸
   D. 沙参麦冬汤
   E. 六味地黄丸

（20~22 题共用题干）

患者，男，61 岁。去年曾患有“急性广泛前壁心肌梗死”，近日心悸不安，胸闷气短，四肢发

凉，面色苍白，舌淡苔白，脉象沉弱。

20. 此病例治疗当
 A. 温阳行水
 B. 补血养心
 C. 滋阴补肾
 D. 温补心阳
 E. 健脾益气

21. 假设患者迁延失治，而症见心悸头眩，形寒肢冷，脘痞纳呆，渴不欲饮，小便短少，舌淡苔水滑，脉弦滑，治疗方剂宜选
 A. 桃红四物汤加味
 B. 桂枝甘草龙骨牡蛎汤加味
 C. 炙甘草汤加减
 D. 归脾汤加减
 E. 苓桂术甘汤加减

22. 若病情未及诊治，出现心悸喘咳，不能平卧，小便不利，下肢浮肿，畏寒肢冷，舌淡苔水滑，脉弦滑，此当为
 A. 心脾两虚，血不养心
 B. 肾阳虚衰不能制水，水气凌心
 C. 脾气虚弱，健运失司
 D. 肺气不足，通调水道失司
 E. 心阳不足，心失温养

【B_1 型题】

（1~5 题共用备选答案）
 A. 桃仁红花煎加减
 B. 安神定志丸加琥珀、磁石、朱砂
 C. 归脾汤加减
 D. 苓桂术甘汤加减
 E. 桂枝甘草龙骨牡蛎汤加味

1. 心虚胆怯型心悸宜选
2. 心血不足型心悸治宜
3. 水饮凌心型心悸治宜
4. 瘀血阻络型心悸方选
5. 心阳不振型心悸治宜

（6~8 题共用备选答案）
 A. 朱砂安神丸
 B. 炙甘草汤
 C. 真武汤
 D. 天王补心丹
 E. 知柏地黄丸

6. 阴虚火旺型心悸，若见虚烦咽燥，口干、口苦等热象较著者，方宜选
7. 阴虚火旺型心悸，若兼见五心烦热，梦遗腰酸者，方宜选
8. 阴虚而火不旺之心悸，方宜选

（二）胸　痹

【A_1 型题】

1. 胸痹重证，阴寒极盛者，其治法是
 A. 散寒化痰通络
 B. 理气通阳化瘀
 C. 芳香温通止痛
 D. 益气温阳散寒
 E. 回阳救逆固脱

2. 胸痛，若瘀血、痰浊、寒凝祛除后，其治疗方法当着重
 A. 培补阳气
 B. 补益心血
 C. 气血双补
 D. 滋阴养血
 E. 脾肾双补

3. 胸痹总属本虚标实之证，其标实常见为下列哪项除外
 A. 气滞
 B. 血瘀
 C. 痰浊
 D. 阴寒
 E. 火邪

4. “胸痹，心中痞气。气结在胸，胸满，胁下逆抢心……”治宜何方
 A. 乌头赤石脂丸
 B. 瓜蒌薤白白酒汤
 C. 瓜蒌薤白半夏汤
 D. 枳实薤白桂枝汤
 E. 人参养营汤

5. 胸痹之病因，多与下列哪项除外有关
 A. 寒邪内侵
 B. 心虚胆怯
 C. 饮食不当
 D. 情志失调
 E. 年迈体虚

6. 丹参饮治疗胸痹，适用于下列何证型
 A. 血瘀重型
 B. 血瘀轻型
 C. 阴寒盛型
 D. 痰浊盛型
 E. 阳气虚衰

【A_2 型题】

7. 患者，男，55 岁。胸痛反复发作 2 个月，现胸部刺痛，夜间尤甚，持续 10 分钟左右，病处固定，多因生气及受寒后加重，时有心悸，舌质紫暗，脉象沉涩。首选方为
 A. 瓜蒌薤白半夏汤
 B. 参附汤合右归饮
 C. 血府逐瘀汤
 D. 乌头赤石脂丸
 E. 瓜蒌薤白白酒汤

8. 患者，男，60 岁。胸闷痛反复发作 7 年余，现胸闷隐痛，心烦少寐，时有心悸，腰酸痛，夜间盗汗，大便略干，舌暗红，脉细数。首选何方
 A. 生脉散加减
 B. 左归饮加减
 C. 人参养营汤加减
 D. 右归饮加减
 E. 参附汤加减

9. 患者，女，62 岁。胸痛发作 3 小时，现以胸闷痛为主，气短喘促，痰黄黏，形体肥胖，舌暗红，苔黄厚腻，脉滑数。治疗首选下列何方
 A. 瓜蒌薤白半夏汤
 B. 小陷胸汤

C. 瓜蒌薤白白酒汤
D. 丹参饮
E. 苏合香丸

10. 患者，男，70岁。左侧胸部剧烈疼痛3小时，过劳后诱发，疼痛向左肩放射，伴心悸，气短，头晕，乏力，大汗出，四肢厥冷，舌淡紫，苔白腻，脉沉细弦。其治则宜
A. 益气温阳，活血通络
B. 宣通胸阳，散寒化浊
C. 补益心气，活血化瘀
D. 益气养阴，活血化瘀
E. 通阳泄浊，豁痰开结

11. 患者，女，60岁。反复发作胸痛2年，近日胸痛发作频繁，痛剧，心痛彻背，感寒尤甚，伴身寒肢冷，喘息不得卧，舌苔白，脉沉紧。其治疗方剂首选
A. 真武汤
B. 参附龙牡汤
C. 乌头赤石脂丸合苏合香丸
D. 瓜蒌薤白桂枝汤
E. 瓜蒌薤白白酒汤

【A_3/A_4 型题】

（12~14题共用题干）

患者，男，68岁。因胸闷痛反复发作3年，近日加重，现胸闷如窒，气短喘促，肢体沉重，头晕沉如裹，咳白痰，苔腻，脉沉滑。

12. 其辨证分型为
A. 阴寒凝滞
B. 痰浊壅塞
C. 气滞血瘀
D. 痰热中阻
E. 心脾两虚

13. 其治法何者为宜
A. 辛温通阳，开痹散寒
B. 理气活血，通络止痛
C. 通阳泄浊，豁痰开结
D. 清热化痰，理气止痛
E. 补益心脾，通阳止痛

14. 其最佳方剂应选
A. 瓜蒌薤白半夏汤
B. 小陷胸汤
C. 丹参饮
D. 瓜蒌薤白白酒汤
E. 归脾汤

（15~17题共用题干）

患者，男，68岁。胸闷痛反复发作10年，加重半小时，现胸闷痛彻背，心悸，大汗出，四肢厥冷，面色唇甲青紫，脉沉微欲绝。

15. 此时其辨证分型为
A. 气阴两虚
B. 阴寒凝滞
C. 胸阳虚衰
D. 心阳欲脱
E. 心肾阳虚

16. 其最佳方剂为
A. 参附龙牡汤
B. 参附汤合右归饮
C. 参附汤合左归饮
D. 生脉散
E. 乌头赤石脂丸

17. 其治法宜选用
A. 益气养阴
B. 辛温通阳
C. 补益心肾
D. 通阳豁痰
E. 回阳救逆固脱

（18~23题共用题干）

患者，男，58岁。胸闷痛反复发作2年，加重1日，现胸闷如窒而痛，气短，喘憋，心烦易怒，咳黄痰，头昏沉，大便干，夜寐不安，舌暗红苔黄腻，脉滑数弦。

18. 此辨证分型属
A. 痰热瘀阻
B. 痰浊壅塞
C. 气滞血瘀
D. 肝胆火盛
E. 阴虚阳亢

19. 其治法宜为
A. 理气活血清热
B. 滋阴潜阳活血
C. 清肝泻火活血
D. 清热化痰活血
E. 理气化痰通络

20. 其最佳方剂为
A. 龙胆泻肝汤合丹参饮
B. 镇肝熄风汤合丹参饮
C. 小陷胸汤合失笑散
D. 血府逐瘀汤
E. 柴胡疏肝散

21. 经治疗后2周，症状缓解，胸闷隐痛，时作时止，气短乏力，面色少华，头晕目眩，遇劳甚，舌偏红，脉细弱无力。此时辨证为
A. 气阴两虚
B. 心肾阴虚
C. 阳气虚衰
D. 痰浊壅塞
E. 气滞血瘀

22. 此时最佳方剂为
A. 左归饮加减
B. 参附汤加减
C. 右归饮加减
D. 生脉散合人参养营汤加减
E. 瓜蒌薤白半夏汤合丹参饮加减

23. 若病情迁延不愈，并出现心悸，喘促，不能平卧，动则甚，肢体浮肿，畏寒肢冷，舌淡，苔白滑，脉沉细。此时最佳方剂为
A. 参附汤加减
B. 右归饮加减
C. 左归饮加减
D. 生脉散加减
E. 真武汤加减

【B_1 型题】

（1~5题共用备选答案）
A. 血府逐瘀汤
B. 丹参饮
C. 乌头赤石脂丸合苏合香丸
D. 瓜蒌薤白半夏汤
E. 瓜蒌薤白白酒汤

1. 胸痹血瘀轻证治宜
2. 胸痹血瘀重证治宜

3. 胸痹痰浊壅塞证治宜
4. 胸痹阴寒凝滞轻证治宜
5. 胸痹阴寒凝滞重证治宜
(6~10 题共用备选答案)
A. 胸部刺痛，固定不移
B. 胸痛彻背，感寒痛甚
C. 心痛彻背，背痛彻心，痛剧而无休止
D. 胸闷如窒而痛，肢体沉重
E. 胸闷隐痛，时作时止
6. 阴寒凝滞型胸痹的症状特点是
7. 心血瘀阻型胸痹的症状特点是
8. 阴寒极盛时胸痹的症状特点是
9. 气阴两虚型胸痹的症状特点是
10. 痰浊壅塞型胸痹的症状特点是

(三) 心衰

【A_1 型题】

1. 心衰的最根本病机为
A. 心气不足，心阳亏虚
B. 心脉痹阻
C. 气血阴阳亏虚
D. 阳盛阴衰，阴阳失交
E. 瘀血阻络
2. 心衰的中心病理环节为
A. 血瘀
B. 痰浊
C. 水饮
D. 心气亏虚
E. 心阳亏虚
3. 心衰多见于
A. 儿童
B. 中老年人
C. 青壮年
D. 孕妇
E. 男性
4. 下列除哪项外，均为心衰的病因
A. 久病耗伤
B. 感受外邪
C. 七情所伤
D. 劳倦内伤
E. 饮食失调
5. 心衰阳虚水泛证，若兼肋下痞块坚硬，可加
A. 芪参益气滴丸
B. 防己黄芪汤
C. 鳖甲煎丸
D. 二至丸
E. 清金化痰汤

【A_2 型题】

6. 患者，男，63 岁。既往患慢性心衰，症见面色晦暗，喘悸不休，烦躁不安，额汗如油，四肢厥冷，尿少肢肿，脉疾数无力，宜用药
A. 真武汤
B. 血府逐瘀汤
C. 清金化痰汤
D. 参附龙骨牡蛎汤
E. 保元汤
7. 患者，女，44 岁。胸闷气短，心悸，活动后加剧，神疲乏力，自汗，面色皖白，口唇发绀，喘息不得卧，舌淡胖，脉沉细。治法
A. 补益心肺
B. 益气养阴
C. 益气温阳
D. 回阳固脱
E. 滋阴清火

【B_1 型题】

(1~5 题共用备选答案)
A. 保元汤
B. 生脉散
C. 真武汤
D. 参附龙骨牡蛎汤
E. 防己黄芪汤
1. 心衰气虚血瘀证，宜用
2. 心衰气虚血瘀证，若兼肢肿尿少，则在气虚血瘀证代表方基础上，可合用
3. 心衰气阴两虚证，宜用
4. 心衰喘脱危证，宜用
5. 心衰阳虚水泛证，宜用

(四) 不寐

【A_1 型题】

1. 不寐的基本病机是
A. 本虚标实，气血失调
B. 阳盛阴衰，阴阳失调
C. 阳气不足，阴寒内盛
D. 气血凝滞，心脉痹阻
E. 气机逆乱，升降失常
2. 不寐实证其病位多在
A. 心、脾、肝、肾及阴血不足
B. 心、肝、小肠
C. 心、肝、大肠
D. 心、脾、肝、胃
E. 肝、胃、大肠
3. 下列哪项不是引起不寐的原因
A. 胃中不和，痰热内扰
B. 思虑劳倦，内伤心脾
C. 心虚胆怯，心神不安
D. 阴虚火旺，肝阳扰动
E. 气郁痰结，阻闭神明
4. 下列除哪项外均为不寐的病因
A. 情志所伤
B. 饮食不节
C. 外邪侵袭
D. 素体虚弱
E. 心虚胆怯
5. 肝郁化火型不寐者，宜首选
A. 安神定志丸
B. 龙胆泻肝汤
C. 朱砂安神丸
D. 柴胡疏肝散

E. 黄连阿胶汤

6. 多寐的病理主要是
A. 阳盛阴衰
B. 阴盛阳衰
C. 心肾不交
D. 阴阳失交
E. 阳不入阴

7. 多寐的病因多责之于
A. 心虚胆怯
B. 肾精亏耗
C. 心肾不交
D. 脾虚湿盛
E. 阴虚火旺

8. 病后血虚肝热而不寐者，宜用
A. 琥珀多寐丸
B. 安神定志丸
C. 黄连阿胶汤
D. 交泰丸
E. 朱砂安神丸

9. 不寐属心肾不交，虚阳上扰者，宜用
A. 琥珀多寐丸
B. 安神定志丸
C. 黄连阿胶汤
D. 交泰丸
E. 酸枣仁汤

【A_2 型题】

10. 患者，男，22岁。心烦失眠1周，近因面临分配工作，心情烦躁，近1周入夜难眠，手足心自感发热，入夜咽干欲饮，舌红苔薄而干，脉细数。临床诊断最可能是
A. 心阴虚证
B. 肝阴虚证
C. 肝火上炎证
D. 心血虚证
E. 心火亢盛证

11. 患者，男，36岁。平日性情急躁易怒，近日因工作不顺致失眠，不思饮食，口渴喜饮，口苦目赤，小便黄，大便秘结，舌红苔黄，脉弦数。其最佳治疗方剂为
A. 龙胆泻肝汤
B. 丹栀逍遥散
C. 滋水清肝饮
D. 柴胡疏肝散
E. 黄连温胆汤

12. 患者，女，26岁。近2个月来因工作压力较大，精神紧张，夜间经常失眠，入睡困难，入睡后易惊醒，心烦不安，心悸，头晕健忘，偶有耳鸣，腰酸，口干咽燥，舌质红，脉细数。其治疗宜用
A. 安神定志丸
B. 交泰丸
C. 丹栀逍遥丸
D. 黄连阿胶汤
E. 归脾汤

13. 患者，男，70岁。多种慢性病迁延难愈，现虚烦不寐，形体消瘦，易疲劳，头晕健忘，纳少，面色㿠白，舌淡，脉细弱。其治疗宜用
A. 酸枣仁汤
B. 天王补心丹
C. 归脾汤
D. 安神定志丸
E. 朱砂安神丸

14. 患者，男，50岁。因失眠多梦半个月余就诊。现不寐，入睡困难，心烦口苦，头重如裹，胸闷，舌红苔黄腻，脉滑数。其治法是
A. 滋阴清热，镇心安神
B. 疏肝泻热，佐以安神
C. 补养心脾，以生气血
D. 化痰清热，和中安神
E. 益气镇惊，安神定志

【A_3/A_4 型题】

（15~17题共用题干）

患者，女，18岁。2个月来因学习紧张，压力较大，夜间经常难以入睡，有时眠中多梦，伴心悸健忘，肢倦乏力，纳少，面色少华，舌质淡，苔薄白，脉细弱。

15. 其辨证属
A. 心胆气虚
B. 心脾两虚
C. 阴虚火旺
D. 血虚肝热
E. 心肾不交

16. 其治法为
A. 交通心肾，引火归原
B. 滋阴降火，养心安神
C. 补养心脾，以生气血
D. 养血清肝，镇惊安神
E. 益气镇惊，安神定志

17. 其最佳方剂为
A. 黄连阿胶汤
B. 朱砂安神丸
C. 酸枣仁汤
D. 归脾汤
E. 安神定志丸

（18~23题共用题干）

患者，男，57岁。因失眠多梦2周就诊，现夜难入眠，兼头重如裹，胸脘满闷，心烦口苦，头晕目眩，痰多质黏，大便不爽，舌红苔黄腻，脉滑。

18. 其辨证为
A. 痰热内扰
B. 肝火上炎
C. 阴虚火旺
D. 痰浊壅塞
E. 心脾两虚

19. 其治法为
A. 疏肝泻热，佐以安神
B. 补养心脾，以生气血
C. 化痰清热，和中安神
D. 化痰理气，宁心安神
E. 滋阴降火，养心安神

20. 其方剂最佳选择为
A. 归脾汤
B. 黄连阿胶汤
C. 半夏秫米汤
D. 龙胆泻肝汤
E. 黄连温胆汤

21. 患者经治疗后2周，症状有所缓解，头重胸闷消失，痰少而黏，仍有心烦不安，有时头晕耳鸣，手足心热，口干津少，大便干，舌红苔少，脉细数，

此时治疗宜
A. 化痰清热，和中安神
B. 滋阴降火，养心安神
C. 疏肝泻热，佐以安神
D. 益气镇惊，安神定志
E. 补养心脾，以生气血
22. 此时方剂宜
A. 黄连阿胶汤
B. 归脾汤
C. 交泰丸
D. 琥珀多寐丸
E. 安神定志丸
23. 亦可选用
A. 交泰丸
B. 琥珀多寐丸
C. 温胆汤
D. 半夏秫米汤
E. 朱砂安神丸

【B_1 型题】

（1~5 题共用备选答案）
A. 黄连温胆汤
B. 半夏秫米汤
C. 黄连阿胶汤
D. 天王补心丹
E. 交泰丸
1. 治疗阴虚火旺及热病后之心烦失眠者，宜选用
2. 治疗阴虚而火不太旺之失眠者，宜选用
3. 痰热重而大便不通之失眠者，宜选用
4. 治疗痰食阻滞，胃中不和之失眠者，宜选用
5. 治疗心肾不交，虚阳上扰之失眠者，宜选用
（6~8 题共用备选答案）
A. 枕中丹
B. 归脾汤
C. 六君子汤
D. 交泰丸
E. 黄连阿胶汤
6. 脾虚型多寐首选方为
7. 劳心过度型健忘首选方为
8. 心脾两虚型不寐首选方为

参考答案

（一）

【A_1 型题】

1. E 2. B 3. C 4. E 5. C 6. A

【A_2 型题】

7. D 8. D 9. B 10. D

【A_3/A_4 型题】

11. B 12. A 13. C 14. B 15. D 16. B 17. A 18. B 19. C 20. D
21. E 22. B

【B_1 型题】

1. B 2. C 3. D 4. A 5. E 6. A 7. E 8. D

（二）

【A_1 型题】

1. D 2. A 3. E 4. D 5. B 6. B

【A_2 型题】

7. C 8. B 9. A 10. A 11. C

【A_3/A_4 型题】

12. B 13. C 14. A 15. D 16. A 17. E 18. A 19. D 20. C 21. A
22. D 23. E

【B_1 型题】

1. B 2. A 3. D 4. E 5. C 6. B 7. A 8. C 9. E 10. D

（三）

【A_1 型题】

1. A 2. A 3. B 4. E 5. C

【A_2型题】

6. D　7. A

【B_1型题】

1. A　2. E　3. B　4. D　5. C

(四)

【A_1型题】

1. B　2. A　3. E　4. C　5. B　6. B　7. D　8. A　9. D

【A_2型题】

10. A　11. A　12. D　13. C　14. D

【A_3/A_4型题】

15. B　16. C　17. D　18. A　19. C　20. E　21. B　22. A　23. E

【B_1型题】

1. C　2. D　3. A　4. B　5. E　6. C　7. A　8. B

第三单元　脑系病证

(一) 头　痛

【A_1型题】

1. 少阳经头痛的部位是
   A. 头后部，下连于项
   B. 前额部及眉棱处
   C. 头之两侧，并连及耳部
   D. 巅顶部位，或连于目系
   E. 巅顶部连及两耳
2. 阳明经头痛的部位是
   A. 头后部，下连于项
   B. 前额部及眉棱处
   C. 头之两侧，并连及耳部
   D. 巅顶部位，或连于目系
   E. 前额部
3. 内伤头痛的诊断要点，下列何者是错误的
   A. 痛势较缓
   B. 起病较缓
   C. 痛无休止
   D. 多表现为隐痛、空痛、昏痛
   E. 劳累痛甚
4. 头后部疼痛，痛引项背者多为
   A. 太阳头痛
   B. 阳明头痛
   C. 少阳头痛
   D. 厥阴头痛
   E. 太阴头痛
5. 除下列哪项外，均为外感头痛的表现
   A. 掣痛
   B. 跳痛
   C. 灼痛
   D. 胀痛
   E. 空痛
6. 下列哪项不是头痛的病因病机
   A. 外感六淫
   B. 气郁化火
   C. 痰浊内生
   D. 气血亏虚
   E. 肺气上逆
7. 内伤头痛的主要病位在
   A. 肝、脾、胃
   B. 肝、心、脾
   C. 肝、脾、肾
   D. 心、肝、肾
   E. 胆、肝、脾
8. 阳明头痛的“引经药”应首选
   A. 葛根、白芷、知母
   B. 羌活、川芎、蔓荆子
   C. 柴胡、黄芩、川芎
   D. 藁本、吴茱萸、钩藤
   E. 细辛、白芷、羌活
9. 痰浊头痛的特征是
   A. 头痛如裹
   B. 头痛如裂
   C. 头痛且空
   D. 头痛且晕
   E. 头痛昏蒙
10. 厥阴经头痛的部位是
    A. 头后部及两侧
    B. 枕部及项部
    C. 前额部及眉棱处
    D. 头两侧及耳部
    E. 巅顶或连丁目系

【A_2型题】

11. 患者，女，21岁。近日气候骤冷，调摄不慎，出现恶风

畏寒，头痛时作，痛连项背，遇风尤剧，不渴，苔薄白，脉浮。证属
A. 风湿头痛
B. 风寒头痛
C. 风热头痛
D. 肝阳头痛
E. 痰浊头痛

12. 患者，男，18 岁。近日天气炎热，调摄不慎，而出现头痛而胀，甚则头痛如裂，发热恶风，面红目赤，口渴欲饮，便秘溲黄，舌质红，苔黄，脉浮数。选方宜
A. 川芎茶调散
B. 芎芷石膏汤
C. 羌活胜湿汤
D. 天麻钩藤饮
E. 银翘散

13. 患者，女，46 岁。近日洗头后渐出现头痛如裹，肢体困重，纳呆胸闷，小便不利，大便溏泻，苔白腻，脉濡。治则宜
A. 疏散风寒
B. 疏风清热
C. 祛风胜湿
D. 化痰降逆
E. 清热化湿

【A_3/A_4 型题】

（14~16 题共用题干）

患者，男，53 岁。有高血压病史 2 年，近日情志不遂头痛而眩，心烦易怒，夜眠不宁，两胁胀痛，面红口苦，苔薄黄，脉弦有力。

14. 证属
A. 风热头痛
B. 风湿头痛
C. 肝阳头痛
D. 痰浊头痛
E. 肾虚头痛

15. 治法宜
A. 疏散风热
B. 平肝潜阳
C. 养阴补肾
D. 化痰降逆
E. 疏肝理气

16. 方药宜选
A. 芎芷石膏汤
B. 天麻钩藤饮
C. 大补元煎
D. 半夏白术天麻汤
E. 通窍活血汤

（17~19 题共用题干）

患者，男，56 岁。平素咳嗽咳痰，刻下症见头痛，昏蒙，胸脘满闷，呕恶痰涎，苔白腻，脉滑。

17. 证属
A. 肝阳头痛
B. 痰浊头痛
C. 肾虚头痛
D. 血虚头痛
E. 瘀血头痛

18. 治则宜
A. 平肝潜阳
B. 化痰降逆
C. 养血为主
D. 养阴补肾
E. 活血化瘀

19. 方药宜选
A. 半夏白术天麻汤
B. 天麻钩藤饮
C. 大补元煎
D. 加味四物汤
E. 通窍活血汤

（20~22 题共用题干）

患者，女，29 岁。头部外伤后出现头痛经久不愈，痛处固定不移，痛如锥刺，舌质紫，苔薄白，脉细涩。

20. 证属
A. 肝阳头痛
B. 痰浊头痛
C. 瘀血头痛
D. 肾虚头痛
E. 血虚头痛

21. 治宜
A. 活血化瘀
B. 化痰降逆
C. 养阴补肾
D. 平肝潜阳
E. 滋阴养血

22. 方药选用
A. 天麻钩藤饮
B. 通窍活血汤
C. 半夏白术天麻汤
D. 大补元煎
E. 四物汤

（23~25 题共用题干）

患者，男，72 岁。刻下症见头痛且空，眩晕，腰痛酸软，神疲乏力，遗精，耳鸣少寐，舌红少苔，脉细无力。

23. 证属
A. 肝阳头痛
B. 痰浊头痛
C. 肾虚头痛
D. 瘀血头痛
E. 血虚头痛

24. 若见头痛而畏寒，面白，四肢不温，舌淡，脉沉细而缓，可用
A. 左归丸
B. 右归丸
C. 大补元煎
D. 六味地黄丸
E. 半夏白术天麻汤

25. 若兼有外感寒邪，侵犯少阴经脉可用
A. 麻黄汤
B. 桂枝汤
C. 荆防败毒散
D. 麻黄附子细辛汤
E. 银翘散

【B_1 型题】

（1~4 题共用备选答案）
A. 黄芩、蔓荆子
B. 柴胡、川芎
C. 吴茱萸、藁本
D. 葛根、白芷
E. 羌活、川芎

1. 太阳经的引经药为
2. 阳明经的引经药为
3. 少阳经的引经药为
4. 厥阴经的引经药为

（二）眩　晕

【A_1 型题】

1. 眩晕证与哪些脏腑有关
   A. 肺、脾、肾
   B. 心、肝、肾
   C. 肝、脾、肾
   D. 肺、胃、肾
   E. 肺、肝、肾
2. 下列哪项概括了眩晕发生的病机
   A. 痰、热、风、湿
   B. 风、火、痰、虚
   C. 火、气、血、虚
   D. 风、痰、气、血
   E. 风、火、血、虚
3. 下列关于眩晕的论述哪项不正确
   A. 眩是眼花，晕是头晕，两者并见为之
   B. 轻者闭目即止
   C. 重者如坐车船
   D. 甚则昏倒
   E. 本病实者居多
4. 眩晕的病机，除哪项以外皆是
   A. 肝阳上亢
   B. 气血亏虚
   C. 肾精不足
   D. 痰浊中阻
   E. 外邪阻窍
5. 下列哪项非属眩晕治本之法
   A. 健脾
   B. 养血
   C. 益肾
   D. 养肝
   E. 潜阳
6. 下列除哪项外，均为眩晕的治法
   A. 平肝潜阳，清火息风
   B. 补养气血，健运脾胃
   C. 活血化瘀，养心安神
   D. 燥湿祛痰，健脾和胃
   E. 补肾滋阴或补肾助阳
7. 下列哪一项不是眩晕治标之法
   A. 息风
   B. 清火
   C. 化痰
   D. 疏散外邪
   E. 潜阳

【A_2 型题】

8. 患者，男，50岁。眩晕欲仆，头摇而痛，项强肢颤，腰膝酸软，舌红苔薄白，脉弦有力。其病机是
   A. 肝阳上亢
   B. 肝肾阴虚
   C. 肝阳化风
   D. 阴虚风动
   E. 肝血不足
9. 患者，男，56岁。刻下眩晕而见精神萎靡，少寐多梦，健忘，腰膝酸软，遗精耳鸣，五心烦热，舌质红，脉弦细数。选方宜
   A. 天麻钩藤饮
   B. 归脾汤
   C. 左归丸
   D. 右归丸
   E. 八味肾气丸

【A_3/A_4 型题】

（10~12题共用题干）

患者，男，54岁。刻下眩晕耳鸣，头痛且胀，每因烦劳或恼怒而头晕、头痛加剧，面时潮红，急躁易怒，少寐多梦，口苦，舌质红，苔黄，脉弦。

10. 证属
   A. 肾阴虚
   B. 肾阳虚
   C. 肝阳上亢
   D. 气血亏虚
   E. 痰浊中阻
11. 治法宜
   A. 补养气血，健运脾胃
   B. 平肝潜阳，滋养肝肾
   C. 补肾滋阴
   D. 补肾助阳
   E. 阴阳双补
12. 方药宜选
   A. 天麻钩藤饮
   B. 归脾汤
   C. 左归丸
   D. 右归丸
   E. 十全大补丸

（13~15题共用题干）

患者，男，46岁。刻下眩晕而见头重如蒙，胸闷恶心，食少多寐，苔白腻，脉濡滑。

13. 证属
   A. 肝阳上亢
   B. 气血亏虚
   C. 肾精不足
   D. 痰浊中阻
   E. 阴虚阳亢
14. 治法宜选
   A. 燥湿祛痰，健脾和胃
   B. 补肾滋阴
   C. 补肾助阳
   D. 补养气血，健运脾胃
   E. 平肝潜阳，滋养肝肾
15. 方药宜选
   A. 右归丸
   B. 左归丸
   C. 半夏白术天麻汤
   D. 归脾汤
   E. 天麻钩藤饮

（16~20题共用题干）

患者，男，65岁。刻下眩晕而见精神萎靡，少寐多梦，健忘，腰膝酸软，遗精耳鸣，四肢不温，形寒怯冷，舌质淡，脉沉细无力。

16. 证属
   A. 肝阳上亢
   B. 气血亏虚
   C. 肾阳虚
   D. 肾阴虚
   E. 痰浊中阻
17. 治法宜选

A. 平肝潜阳，滋养肝肾
B. 补养气血，健运脾胃
C. 补肾滋阴
D. 补肾助阳
E. 燥湿祛痰，健脾和胃
18. 方药宜选
A. 天麻钩藤饮
B. 归脾汤
C. 右归丸
D. 左归丸
E. 半夏白术天麻汤
19. 若心肾不交出现失眠、多梦、健忘者宜加
A. 夜交藤、阿胶、酸枣仁、柏子仁
B. 鳖甲、知母、黄柏、丹皮
C. 沙参、麦冬、玉竹、熟地
D. 黄芪、党参、白术、茯苓
E. 五味子、当归、熟地、何首乌
20. 若眩晕较甚，阴虚阳浮，应注意预防下列哪种病的发生
A. 头痛
B. 中风
C. 感冒
D. 心悸
E. 水肿

【B_1 型题】

（1~4 题共用备选答案）
A. 眩晕头重如蒙
B. 眩晕动则加剧
C. 眩晕耳鸣，头痛且胀
D. 眩晕而见精神萎靡
E. 眩晕头痛
1. 痰浊中阻型“眩晕”的特点为
2. 气血亏虚型“眩晕”的特点为
3. 肝阳上亢型“眩晕”的特点为
4. 肾精不足型“眩晕”的特点为

（三）中 风

【A_1 型题】

1. 中风之中经络与中脏腑之分在于
A. 有无神志不清
B. 有无后遗症
C. 外风与内风
D. 夹痰与夹瘀
E. 邪浅与邪深
2. 下列除哪项外，均为中风闭证的主症之一
A. 目合
B. 口噤不开
C. 两手握固
D. 大小便闭
E. 肢体强痉
3. 中风闭证的病机是
A. 热入心包
B. 热结胃肠
C. 邪实内闭
D. 热动肝风
E. 痰湿内阻
4. 中风病位在脑，与哪些脏腑密切相关
A. 心肺脾肝
B. 心脾肾肺
C. 肝脾肺肾
D. 心肺肾肝
E. 心肝脾肾
5. 下列哪一项不属于中风的主症
A. 猝然昏仆，不省人事
B. 口眼歪斜
C. 语言不利
D. 半身不遂
E. 醒后如常人
6. 辨别阳闭、阴闭二证除下列哪项外是主要根据
A. 颜面潮红与面白唇暗
B. 躁动不安与静而不烦
C. 舌苔白腻与舌苔黄腻
D. 脉沉滑缓与脉弦滑数
E. 肢体软瘫与肢体强痉
7. 中风病之阳闭，应具备闭证的主要症状，其兼症除下列哪项以外均是
A. 颜面潮红
B. 呼吸气粗
C. 口臭身热
D. 躁动不安
E. 痰涎壅盛
8. 中风病机与下列哪些因素无关
A. 肝火、肝风、心火
B. 风寒、风热、风湿
C. 风痰、湿痰、痰热
D. 气逆、血瘀
E. 阴虚、气虚、血虚
9. 中风病之阴闭，应具备闭证的主要症状，其兼证除下列哪项外均是
A. 面白唇暗
B. 痰涎壅盛
C. 呼吸气粗
D. 静而不烦
E. 四肢欠温
10. 中风属阳闭者，治法除辛凉开窍外，宜并用下列哪一治法
A. 镇肝息风
B. 清肝息风
C. 豁痰息风
D. 通络息风
E. 益气回阳
11. 某翁年过七旬，素体丰盛，眩晕常作，近日眩晕加重，头胀痛，烦躁，神志清楚，面时潮红，手足有轻微震颤，舌红少苔，脉弦。首先应考虑
A. 眩晕
B. 风中经络
C. 肝阳头痛
D. 中风先兆
E. 中风阳闭
12. 中风之发生，病理复杂，其根本在于
A. 气逆、血滞
B. 肝火、心火
C. 风痰、湿痰
D. 肝肾、阴虚
E. 肝风、外风
13. 阴闭可用何法治疗
A. 益气回阳，扶正固脱

B. 辛温开窍，豁痰息风
C. 祛风通络，养血和营
D. 育阴潜阳，镇肝息风
E. 辛凉开窍，清肝息风

14. 辨别中风闭脱二证主要在于下列除哪项外的几点根据
A. 目合口开与口噤不开
B. 手撒肢冷与两手握固
C. 二便自遗与大小便闭
D. 肢体软瘫与肢体强痉
E. 躁动不安与静而不烦

15. 中风脱证的临床表现除下列哪项外均是
A. 突然昏仆，不省人事
B. 目合口开，汗多不止
C. 手撒肢冷，二便自遗
D. 肢体强痉
E. 舌痿，脉微欲绝

【A_2 型题】

16. 患者，男，65岁。突然昏仆，不省人事，牙关紧闭，两手握固，大小便闭，肢体强痉，伴有静卧不烦，四肢不温，痰涎壅盛，舌苔白腻，脉沉滑缓。其诊断是
A. 中风——阳闭证
B. 中风——阴闭证
C. 中风——脱证
D. 中风——中经络
E. 中风——后遗症

17. 患者，女，51岁。平素头晕头痛，耳鸣目眩，少寐多梦，突然发生口眼歪斜，舌强语謇，半身不遂，舌质红脉弦细数。治疗方剂宜选
A. 大秦艽汤
B. 镇肝熄风汤
C. 安宫牛黄丸
D. 至宝丹
E. 涤痰汤

【A_3/A_4 型题】

（18~20题共用题干）

患者，男，57岁。中风后经治遗留音喑失语，心悸，气短及腰膝酸软。

18. 证属
A. 肾阳不足型语言不利
B. 肾阴不足型语言不利
C. 肾虚精亏型语言不利
D. 肾阴阳两虚型语言不利
E. 气血亏虚型语言不利

19. 治法为
A. 补肾阳
B. 滋肾阴
C. 滋阴补肾利窍
D. 阴阳双补
E. 气血双补

20. 方药宜选
A. 左归丸
B. 右归丸
C. 镇肝熄风汤
D. 地黄饮子
E. 八珍汤

（21~23题共用题干）

患者，男，67岁。生气后突然昏倒，不省人事，牙关紧闭，口噤不开，两手握固，大小便闭，肢体强痉。

21. 若见症还有面赤身热，气粗口臭，躁扰不宁，苔黄腻，脉弦滑而数，治宜
A. 祛风养血通络
B. 滋阴潜阳，息风通络
C. 清肝息风，辛凉开窍
D. 豁痰息风，辛温开窍
E. 益气回阳，救阴固脱

22. 若见症还有面白唇暗，静卧不烦，四肢不温，痰涎壅盛，苔白腻脉沉滑缓，方药宜选
A. 急用苏合香丸并用涤痰汤
B. 急用安宫牛黄丸，并用羚羊角汤
C. 急用局方至宝丹，并用羚羊角汤
D. 急用苏合香丸，并用温胆汤
E. 急用参附汤，并用四逆汤

23. 若病情进一步发展而出现目合口张，鼻鼾息微，手撒肢冷，汗多，大小便自遗，肢体软瘫，舌痿，脉微欲绝，此时治宜
A. 清肝息风，辛凉开窍
B. 益气回阳，救阴固脱
C. 豁痰息风，辛温开窍
D. 滋阴潜阳，息风通络
E. 开窍醒神，活血化瘀

【B_1 型题】

（1~5题共用备选答案）
A. 天麻钩藤饮
B. 生脉散
C. 补阳还五汤
D. 半夏白术天麻汤
E. 解语丹

1. 中风急性期中经络风痰瘀阻证，宜用方药
2. 中风急性期中经络风阳上扰证，宜用方药
3. 中风急性期中脏腑脱证，宜用方药
4. 中风恢复期和后遗症期气虚络瘀证，宜用方药
5. 中风恢复期和后遗症期风痰瘀阻证，宜用方药

（四）癫　狂

【A_1 型题】

1. 下列各项哪一项不是癫狂病发病的主要因素
A. 阴阳失调
B. 情志抑郁
C. 痰气上扰
D. 气血凝滞
E. 醇酒厚味

2. 下列哪项不是癫证的治法
A. 疏肝理气
B. 化痰开窍

C. 涤痰泻火
D. 补养心脾
E. 养血安神

3. 下列哪项不是狂证的治法
A. 镇心祛痰
B. 清肝泻火
C. 滋阴降火
D. 养心健脾
E. 安神定志

【A_2 型题】

4. 患者，男，45岁。神思恍惚，梦魂颠倒，心悸易惊，善悲欲哭，肢体困乏，饮食减少，舌质淡，脉细无力。其治法是
A. 健脾养心，益气活血
B. 健脾养心，化痰解郁
C. 益气养血，化浊祛痰
D. 健脾养心，益气安神
E. 益气和胃，养心安神

5. 患癫病日久不愈，神思恍惚，善悲欲哭，心悸易惊，神倦体惰，食少纳呆，舌淡，苔薄白，脉细弱。宜辨证为
A. 痰气郁结
B. 心脾两虚
C. 气郁
D. 痰阻
E. 脾虚

6. 狂证初发，狂乱无知，呼号怒骂，不避亲疏，舌质红绛，苔黄腻，脉弦大滑数。应选方
A. 黄连温胆汤
B. 生铁落饮
C. 龙胆泻肝汤
D. 清营汤
E. 镇肝熄风汤

7. 癫证若不寐易惊，烦躁不安，舌红苔黄，脉滑数。应选方
A. 百合地黄汤
B. 百合鸡子黄汤
C. 甘麦大枣汤
D. 温胆汤加黄连合白金丸
E. 半夏厚朴汤

【A_3/A_4 型题】

（8～10题共用题干）

患者，女，41岁。以长期忧郁诱发本病。表情淡漠，神识呆钝；喃喃独语，喜怒无常，言语有头无尾，污秽不避，终日不思饮食，舌苔腻，脉象弦滑。

8. 该病例中医诊断应为
A. 郁证
B. 脏躁证
C. 百合病
D. 痴呆
E. 癫证

9. 该病例中医辨证应为
A. 痰湿内阻
B. 肝气郁结
C. 痰气郁结
D. 心脾不足
E. 脾虚痰阻

10. 该病例中医治法应为
A. 化痰醒神
B. 疏肝解郁
C. 养心宁神
D. 解郁化痰
E. 健脾化痰

（11～13题共用题干）

患者，女，50岁。患狂病日久，心中烦躁，多言善惊，失眠多梦，形体瘦削，面色潮红，舌暗红，脉细而数。

11. 该病例中医辨证应为
A. 痰火内扰
B. 阴虚火旺
C. 气阴两虚
D. 肾阴不足
E. 心火扰动

12. 该病例中医治法应为
A. 清心涤痰
B. 益气养阴
C. 滋阴降火
D. 滋肾养阴
E. 清心安神

13. 该病例中医方剂宜选用
A. 生铁落饮
B. 牛黄清心丸
C. 温胆汤
D. 二阴煎
E. 黄连阿胶汤

（14～17题共用题干）

患者，女，47岁。抑郁成疾，神志痴呆，语无伦次，喜怒无常，舌苔白腻，脉象弦滑，系痰气郁结之癫证。

14. 本病例与郁证鉴别之关键在于
A. 有无胸胁胀满、疼痛症状
B. 有无精神抑郁、情绪不宁
C. 有无神识迷乱、精神失常症状
D. 有无梅核气症状
E. 是中青年患者，还是老年患者

15. 痰气郁结重症、实证，痰浊壅盛，胸膈瞀闷，口多痰涎，脉象滑大有力，可暂用
A. 十枣汤
B. 控涎丹、三圣散
C. 至宝丹
D. 龙虎丸
E. 礞石滚痰丸

16. 癫证患者，表情呆钝，言语错乱，目瞪不瞬，舌苔白腻，为痰迷心窍，治宜
A. 先用苏合香丸芳香开窍，继用四七汤加味
B. 用顺气导痰汤加远志、郁金、菖蒲等
C. 先用至宝丹，继用二陈汤加味
D. 用礞石滚痰丸
E. 先用苏合香丸芳香开窍，继用养心汤化裁

17. 癫证日久，神思恍惚，心烦不宁，失眠多梦，舌暗红，苔黄腻，脉弦滑数，其中医辨证应为
A. 痰气互阻
B. 气郁化热，痰热交阻
C. 久病伤肾，阴虚火旺
D. 久病伤脾，湿热内生
E. 久病伤心，心神不宁

（18～20题共用题干）

患者，男，50岁。性情急躁，因郁怒不解，诱发狂证发作，狂乱无知，逾垣上屋，骂詈叫号，不食不眠，气力逾常，舌质红绛，苔黄腻，脉弦滑数。

18. 该病例中医治法应选用
  A. 镇心涤痰，泻肝清火
  B. 化痰除湿，清心宁神
  C. 清肝泻火，息风定惊
  D. 平肝息风，清心安神
  E. 清心泻火，醒神开窍

19. 狂躁不安，大便燥结，数日不行，舌苔转黄糙，脉实大有力者，方剂可选
  A. 白虎汤
  B. 加减承气汤
  C. 当归龙荟丸
  D. 麻子仁丸
  E. 导赤散

20. 狂证恢复期，神识转清，心烦不寐，舌红，苔黄腻，脉滑数者，宜选方
  A. 温胆汤合朱砂安神丸
  B. 黄连阿胶汤
  C. 知柏地黄丸
  D. 二阴煎
  E. 二陈汤合五磨饮子

【B_1 型题】

（1~4题共用备选答案）
  A. 二阴煎
  B. 顺气导痰汤
  C. 生铁落饮
  D. 镇肝熄风汤
  E. 养心汤

1. 癫证痰气郁结证主方
2. 癫证日久，心脾两虚证主方
3. 狂证痰火蕴结证主方
4. 狂证日久，阴虚火旺证主方

（五）痫　病

【A_1 型题】

1. 痫病的病位
  A. 心
  B. 脑
  C. 肝
  D. 脾
  E. 肾

2. 痫病最重要的病理因素是
  A. 寒
  B. 风
  C. 火
  D. 痰
  E. 瘀

3. 痫病发生以下列何项最为重要
  A. 脏腑失调
  B. 气机逆乱
  C. 气滞血瘀
  D. 痰邪作祟
  E. 风阳内动

4. 风痰闭阻之痫病的治法是
  A. 涤痰息风，开窍定痫
  B. 清肝泻火，化痰开窍
  C. 涤痰开窍，化瘀通络
  D. 息风开窍，化痰定志
  E. 化痰通络，镇心安神

5. 痫病痰火内盛证主方是
  A. 龙胆泻肝汤合涤痰汤
  B. 大补元煎合六君子汤
  C. 朱砂安神丸
  D. 龙胆泻肝汤
  E. 导痰汤

6. 痫病心肾亏虚证下列何方不常用
  A. 大补元煎
  B. 六君子汤
  C. 天王补心丹
  D. 河车大造丸
  E. 甘麦大枣汤

【A_2 型题】

7. 患者常轻叫一声，突然跌倒，口吐涎沫或血沫，牙关紧闭，甚则尖叫，短暂即清醒。曾将牙齿咬断，每月平均发作10多次，甚时日发2次，历经中西医治疗效果不佳。平时头昏目眩，大便不畅，痰多，苔薄滑，舌根腻，脉弦滑。属何病
  A. 癫证
  B. 狂证
  C. 郁证
  D. 厥证
  E. 痫病

8. 患者，男，40岁。因脑部外伤诱发成疾，头晕健忘，时发头痛，常有一时性神志丧失，伴见四肢抽动，舌质暗，苔薄白，脉弦。中医辨证以下列哪项为主
  A. 心肾亏虚
  B. 气滞血瘀
  C. 肝风内动
  D. 肝郁气滞
  E. 肾虚血瘀

9. 患者，女，35岁。平素性情急躁，每因情志刺激诱发痫病发作，发则昏仆不省人事，伴有四肢抽动，口吐涎沫，口苦咽干，尿赤便干，舌暗红，苔黄腻，脉弦滑数。其中医辨证当为
  A. 痰火内盛
  B. 心火扰动
  C. 肝火内郁
  D. 肝风内动
  E. 风痰扰动

10. 痫病久治不愈，头晕目眩，神疲乏力，心悸健忘，眠差多梦，舌苔薄腻，脉细弱无力。中医辨证当为
  A. 肾元亏虚
  B. 心血不足
  C. 脾气不足
  D. 心肾亏虚
  E. 脾肾不足

【A_3/A_4 型题】

（11~13题共用题干）

患者，男，16岁。煤气中毒后1个月，突发昏仆，肢体抽搐，

口吐涎沫，约5分钟后神志转清，自述疲乏，舌苔白腻，脉象弦滑。

11. 此时的中医诊断为
    A. 厥证
    B. 痫病
    C. 中风
    D. 痉证
    E. 郁证
12. 该病例中医病机为
    A. 痰气交阻
    B. 风痰扰动
    C. 风阳扰动
    D. 痰蒙神窍
    E. 痰饮内停
13. 该病例中医治法应为
    A. 理气化痰
    B. 涤痰息风
    C. 平肝息风
    D. 化痰开窍
    E. 化痰消饮

（14~16题共用题干）

患者，男，24岁。有痫病史近10年。平素性急易怒，心烦失眠，夜梦纷纭，发则昏不知人，四肢抽动，喉中痰鸣，口吐涎沫，舌红，苔黄腻，脉弦滑数。

14. 该病例中医辨证当为
    A. 肝火化风
    B. 心火扰动
    C. 痰火内盛
    D. 气逆痰阻
    E. 湿热阻滞
15. 目前中医治法应选
    A. 清心泻火，开窍定痫
    B. 清肝泻火，开窍定痫
    C. 息风化痰，开窍定痫
    D. 清肝泻火，化痰开窍
    E. 化痰理气，开窍定痫
16. 目前中医治疗方剂应选用
    A. 龙胆泻肝汤
    B. 涤痰汤
    C. 定痫丸
    D. 龙胆泻肝汤合涤痰汤
    E. 牛黄清心丸

（17~21题共用题干）

患者，女，34岁。有痫病史16年。近1年来，痫病发作日益频繁，自觉发作后神疲乏力，平素头晕目眩，心悸，健忘，腰膝酸软，查舌苔腻，脉细弱无力。

17. 该病例中医辨证当为
    A. 心血不足
    B. 脾气不足
    C. 肾精不足
    D. 心脾肾不足
    E. 肝脾肾不足
18. 该病例中医治法当为
    A. 补益心脾，益气养血
    B. 补益心肾，健脾化痰
    C. 健脾补肾，健脑宁神
    D. 平肝健脾，补肾宁神
    E. 平肝息风，健脾补肾
19. 该病例治疗方剂可选用
    A. 大补元煎合六君子汤
    B. 归脾汤
    C. 养心汤
    D. 天王补心丹
    E. 定痫丹
20. 痫病日久，肾虚症状突出者，宜选方
    A. 六味地黄丸
    B. 大补元煎
    C. 左归丸
    D. 右归丸
    E. 河车大造丸
21. 痫病日久不愈，神志恍惚，时时惊悸，或喜悲哭，宜选方
    A. 百合地黄汤
    B. 甘麦大枣汤
    C. 天王补心丹
    D. 六味地黄丸
    E. 河车大造丸

（22~28题共用题干）

患者，男，18岁。平时性情急躁，患痫病，时有发作，昏仆不知人，伴有肢体抽动，口吐涎沫，喉中痰鸣，发作后一如常人。舌红苔黄腻，脉象弦滑而数。乃痰火内盛的痫病。

22. 该病例诊断为痫病，与厥证的鉴别要点为
    A. 厥证有四肢厥冷症状
    B. 厥证有气机逆乱病机
    C. 痫病突然昏仆，常伴有肢体抽动，吐涎沫，喉中有声等症状
    D. 厥证可一厥不回
    E. 痫病有发作性
23. 痫病与中风鉴别的要点
    A. 有无神识丧失
    B. 是否突然发作
    C. 是否有痰浊壅塞病机
    D. 发作后是否留有后遗症
    E. 是否有血瘀病机
24. 痫病与痉证鉴别要点
    A. 有无神识丧失
    B. 是否突然发作
    C. 发作后有无后遗症
    D. 有无项背强急、角弓反张症状
    E. 是不是发作性神志异常疾病
25. 痫病的主要病理基础是
    A. 心脾肾损伤
    B. 肝脾肾损伤
    C. 心肝肾损伤
    D. 心脾损伤
    E. 脾肾损伤
26. 痫病的基本病理因素
    A. 风阳痰浊，蒙闭心窍，流窜经络
    B. 风火扰动，蒙闭心窍，流窜经络
    C. 心肝火盛，热闭清窍，流窜经络
    D. 气滞血瘀，神机失用
    E. 气机逆乱，风阳内动
27. 痫病频繁发作期，治疗应该
    A. 治标，不治本
    B. 治本，不治标
    C. 先治标为主，后治本
    D. 先治本为主，后治标
    E. 标本并重
28. 痰火内盛痫病，痰火壅实，大便干结者，可选方
    A. 黄连温胆汤
    B. 龙胆泻肝汤
    C. 涤痰汤

D. 竹沥达痰丸
E. 大承气汤

【B_1 型题】

（1~4题共用备选答案）
A. 定痫丸
B. 龙胆泻肝汤合涤痰汤
C. 大补元煎合六君子汤
D. 竹沥达痰丸
E. 天王补心丹
1. 痫病风痰扰动证主方
2. 痫病心肾亏虚证主方
3. 痫病痰火内盛证主方
4. 痫病痰火壅实，大便秘结，方可选
（5~7题共用备选答案）
A. 情志抑郁
B. 惊恐
C. 悲伤
D. 大喜
E. 思虑过度
5. 痫病发生密切相关的病因是
6. 癫证发生密切相关的病因是
7. 郁证发生密切相关的病因是

（六）痴　呆

【A_1 型题】

1. 痴呆的基本病机为
A. 心气虚衰，心血不足
B. 肾精亏损，痰蒙清窍
C. 气机不畅，血行瘀滞
D. 以虚为本，虚实夹杂
E. 髓减脑消，神机失用
2. 痴呆的病位在
A. 肝
B. 心
C. 脑
D. 脾
E. 肾
3. 痴呆与健忘的鉴别关键是痴呆有
A. 善忘前事
B. 沉默寡言
C. 善忘后事
D. 神志障碍
E. 表情呆滞
4. 由于髓减脑消，神机失用而致的以呆傻愚笨为主要临床表现的神志疾病是
A. 郁证
B. 癫证
C. 狐惑
D. 痴呆
E. 健忘
5. 脾肾两虚型痴呆的治法是
A. 补肾健脾，益气生精
B. 健脾化浊，豁痰开窍
C. 活血化瘀，开窍醒脑
D. 补肾益髓，填精养神
E. 益气养血，清心宣窍
6. 痴呆瘀血内阻证的治疗主方宜选
A. 还少丹
B. 通窍活血汤
C. 洗心汤
D. 转呆丹
E. 七福饮
7. 还少丹用于哪一型痴呆的治疗
A. 瘀血内阻
B. 痰浊蒙窍
C. 脾肾两虚
D. 髓海不足
E. 痰瘀痹阻

【A_2 型题】

8. 症见表情呆钝，沉默寡言，记忆减退，失认失算，口齿含糊，词不达意，食少纳呆，口涎外溢，腰膝酸软，舌质淡，苔薄白，脉沉细。方药宜用
A. 七福饮
B. 涤痰汤
C. 洗心汤
D. 通窍活血汤
E. 还少丹
9. 症见表情呆钝，智力衰退，哭笑无常，喃喃自语，脘腹胀满不适，口多涎沫，头重如裹，舌质淡，苔白腻，脉滑。方药宜用
A. 涤痰汤
B. 七福饮
C. 还少丹
D. 通窍活血汤
E. 知柏地黄丸
10. 症见表情呆钝，智力衰退，头晕耳鸣，懈怠思卧，齿枯发焦，腰膝酸软，步履艰难，舌瘦色淡，苔薄白，脉沉细。方药宜用
A. 七福饮
B. 涤痰汤
C. 还少丹
D. 通窍活血汤
E. 洗心汤
11. 痰浊蒙窍型痴呆患者，伴有心烦躁动，言语颠倒，歌笑不休，甚至反喜污秽，舌红脉滑数。主方当用
A. 洗心汤
B. 转呆丹
C. 还少丹
D. 七福饮
E. 肾气丸

【B_1 型题】

（1~2题共用备选答案）
A. 痴呆
B. 癫证
C. 郁证
D. 狂证
E. 健忘
1. 由于髓减脑消，神机失用所致的以呆傻愚笨为主要临床表现的疾病是
2. 记忆力差，遇事善忘为
（3~4题共用备选答案）
A. 脾肾两虚
B. 肝肾阴虚
C. 髓海不足

D. 瘀血内阻
E. 痰浊蒙窍

3. 患者表情呆滞，沉默寡言，记忆减退，失认失算，词不达意，腰膝酸软，颧红盗汗，耳鸣如蝉，舌红少苔，脉细弦数。证属

4. 患者表情呆滞，沉默寡言，记忆减退，失认失算，口齿含糊，词不达意，伴有腰膝酸软，肌肉萎缩，食少纳呆，气短乏力，口涎外溢，四肢不温，腹痛喜按，鸡鸣泄泻，舌淡苔白，脉沉细弱。证属

参考答案

（一）

【A_1 型题】

1. C　2. B　3. C　4. A　5. E　6. E　7. C　8. A　9. E　10. E

【A_2 型题】

11. B　12. B　13. C

【A_3/A_4 型题】

14. C　15. B　16. B　17. B　18. B　19. A　20. C　21. A　22. B　23. C
24. B　25. D

【B_1 型题】

1. E　2. D　3. B　4. C

（二）

【A_1 型题】

1. C　2. B　3. E　4. E　5. E　6. C　7. D

【A_2 型题】

8. C　9. C

【A_3/A_4 型题】

10. C　11. B　12. A　13. D　14. A　15. C　16. C　17. D　18. C　19. A
20. B

【B_1 型题】

1. A　2. B　3. C　4. D

（三）

【A_1 型题】

1. A　2. A　3. C　4. E　5. E　6. E　7. E　8. B　9. C　10. B
11. D　12. D　13. B　14. E　15. D

【A_2 型题】

16. B　17. B

【A_3/A_4 型题】

18. C　19. C　20. D　21. C　22. A　23. B

【B_1 型题】

1. D　2. A　3. B　4. C　5. E

（四）

【A_1型题】

1. E　2. C　3. D

【A_2型题】

4. D　5. B　6. B　7. D

【A_3/A_4型题】

8. E　9. C　10. D　11. B　12. C　13. D　14. C　15. B　16. A　17. B
18. A　19. B　20. A

【B_1型题】

1. B　2. E　3. C　4. A

（五）

【A_1型题】

1. B　2. D　3. D　4. A　5. A　6. C

【A_2型题】

7. E　8. B　9. A　10. D

【A_3/A_4型题】

11. B　12. B　13. B　14. C　15. D　16. D　17. D　18. B　19. A　20. E
21. B　22. C　23. D　24. E　25. B　26. A　27. C　28. D

【B_1型题】

1. A　2. C　3. B　4. D　5. B　6. A　7. A

（六）

【A_1型题】

1. E　2. C　3. E　4. D　5. A　6. B　7. C

【A_2型题】

8. E　9. A　10. A　11. B

【B_1型题】

1. A　2. E　3. B　4. A

第四单元　脾胃病证

（一）胃　　痛

【A_1型题】

1. 吐酸属寒证者，治疗方剂是
A. 良附丸
B. 香砂六君子汤
C. 黄芪健中汤
D. 香苏散
E. 理中丸

2. 胃痛属寒邪客胃者，治法是
A. 散寒止痛
B. 消食导滞
C. 疏肝理气
D. 活血化瘀
E. 温中健脾

3. 以下哪项不是阴虚胃痛的主证
A. 胃痛隐隐
B. 口燥咽干
C. 口不渴

D. 舌红少苔
E. 脉弦细
4. 吐酸一证，虽有寒热之分，总以治何脏为根本
A. 胃
B. 肝
C. 脾
D. 肺
E. 肾
5. 下列哪项不是胃痛脾胃虚寒证的表现
A. 胃痛隐隐，喜温喜按
B. 空腹痛甚，得食痛减
C. 手足不温
D. 遇寒痛增，暴作
E. 泛吐清水
6. 与胃痛关系最为密切的脏腑是
A. 肝、脾、胆
B. 肝、脾、胃
C. 肝、脾、肾
D. 肺、脾、胃
E. 肺、肝、胃
7. 吐酸属热证者，治疗方剂是
A. 温胆汤
B. 化肝煎
C. 左金丸
D. 丹栀逍遥散
E. 四逆散
8. 瘀血停滞兼阴血不足胃痛的主方是
A. 调营敛肝饮
B. 复元活血汤
C. 加味四物汤
D. 当归补血汤
E. 桃仁红花煎
9. 保和丸可用于下列除哪项以外的病证
A. 饮食停滞型胃痛
B. 饮食积滞型腹痛
C. 食滞痰阻型聚证
D. 食滞肠胃型泄泻
E. 饮食停滞型呕吐
10. 胃痛的病机是
A. 肝胃不和，胃气郁滞
B. 胃气上逆，失于和降
C. 胃气郁滞，失于和降
D. 肝郁化火，胃气郁滞
E. 脾胃不和，气机郁滞
11. 治疗肝胃郁热胃痛的主方是
A. 保和丸
B. 柴胡疏肝散
C. 化肝煎
D. 一贯煎
E. 丹参饮
12. 下列除哪项外，均为肝气犯胃型胃痛的主证
A. 胃脘胀满，攻撑作痛，脘痛连胁
B. 每因情志因素而痛作
C. 嗳气频繁
D. 舌苔薄白
E. 脉象弦数
13. 胃痛的治疗，以下何者为主
A. 疏肝和胃止痛
B. 调和脾胃止痛
C. 理气和胃止痛
D. 理气活血止痛
E. 益气健脾止痛

【A_2 型题】

14. 患者，女，35 岁。胃痛，脘腹胀满，嗳腐吞酸，吐不消化食物，舌苔厚腻，脉滑。治疗应首选
A. 保和丸
B. 枳实导滞丸
C. 调胃承气汤
D. 小承气汤
E. 越鞠丸
15. 患者，女，40 岁。近 4 天来胃脘胀痛，攻撑作痛，连及两胁，嗳气频频，舌苔薄白，脉弦。此属何型胃痛
A. 肝胃郁热
B. 肝气犯胃
C. 气滞血瘀
D. 饮食停滞
E. 肝郁化火
16. 患者，男，50 岁。胃脘疼痛反复发作 20 年，近 2 天因饮食生冷后胃脘疼痛加剧，疼痛隐隐，进食后缓解，喜抚按和温熨。治疗最佳方剂为
A. 大建中汤
B. 养胃汤
C. 化肝煎
D. 黄芪建中汤
E. 香砂六君子汤
17. 患者，男，26 岁。昨晚突然出现胃脘疼痛，胸脘痞闷，畏寒喜暖，不思饮食，嗳气频频，形寒，身热，舌淡苔白，脉弦紧。治宜选用
A. 良附丸
B. 生姜汤
C. 香苏散
D. 良附丸合生姜汤
E. 良附丸合香苏散
18. 患者，男，45 岁。胃痛反复发作 30 年，近 2 天因饮酒后出现胃脘隐痛，口渴不欲饮，大便干结难解，舌质红，苔少，脉细。治疗最佳方剂是
A. 黄芪建中汤
B. 一贯煎合芍药甘草汤
C. 益胃汤
D. 归脾汤
E. 增液承气汤

【A_3/A_4 型题】

（19~21 题共用题干）

患者，男，29 岁。近 3 天因生气后出现胃脘胀痛，攻窜不定，嗳气频作，大便不畅，舌苔薄白，脉弦。

19. 此时辨证属于
A. 肝气犯胃
B. 瘀血停滞
C. 肝胃郁热
D. 饮食停滞
E. 寒邪客胃
20. 治法以下列何者最宜
A. 疏肝理气
B. 调和脾胃
C. 理气和胃
D. 理气活血
E. 益气健脾
21. 最佳方剂为

A. 逍遥散
B. 化肝煎
C. 柴胡疏肝散
D. 大柴胡汤
E. 左金丸

（22~24题共用题干）

患者，男，16岁。近日因饮酒饱食后，出现胃脘胀满疼痛，嗳腐吞酸，大便不通，舌苔厚腻，脉滑。

22. 此时辨证属于
A. 肝气郁结，气郁化火
B. 肝气郁结，气滞血瘀
C. 饮食停滞，腑气不通
D. 外有风寒，内有食滞
E. 脾胃虚寒，痰湿内生

23. 治法宜用
A. 疏肝理气，清热泻火
B. 疏肝理气，理气活血
C. 消食导滞，通里攻下
D. 疏散风寒，消食导滞
E. 温运脾阳，化痰除湿

24. 前医予保和丸无效，现最佳方剂为
A. 大承气汤
B. 小承气汤
C. 保和丸
D. 大柴胡汤
E. 凉膈散

（25~27题共用题干）

患者，男，45岁。胃脘疼痛日久，痛有定处而拒按，食后痛甚，舌质紫暗，脉涩。

25. 此时辨证为何型胃痛
A. 肝气犯胃
B. 肝胃郁热
C. 瘀血停滞
D. 饮食停滞
E. 胃阴不足

26. 若见吐血便黑，面色萎黄，四肢不温，舌淡，脉弱无力，治疗选用
A. 四君子汤
B. 六君子汤
C. 黄土汤
D. 补中益气汤
E. 四物汤

27. 若失血日久，症见心悸少气，多梦少寐，体倦纳差，唇白舌淡，脉虚弱者，可选用
A. 六君子汤
B. 香砂六君子汤
C. 四物汤
D. 归脾汤
E. 酸枣仁汤

（28~30题共用题干）

患者，男，50岁。胃部隐隐作痛，遇寒、饥饿、饮食生冷则疼痛加重，按之则舒，温熨、进食可使疼痛缓解。

28. 此时治疗应用何法
A. 温中健脾
B. 养阴益胃
C. 散寒止痛
D. 消食导滞
E. 化瘀止痛

29. 若上证失治或误治，寒邪偏甚，症见胃脘疼痛加剧，呕吐肢冷，可选用何方治疗
A. 大建中汤
B. 香砂六君子汤
C. 黄芪建中汤
D. 六君子汤
E. 失笑散合丹参饮

30. 若经治疗后，疼痛消失，可用
A. 四君子汤
B. 六君子汤
C. 香砂六君子汤
D. 补中益气汤
E. 八珍汤

（31~34题共用题干）

患者，男，40岁。因胃脘胀满，攻撑作痛，脘痛连胁，嗳气频繁，大便不畅，每因情志因素而痛作，苔薄白，脉弦。

31. 此时辨证属于
A. 肝气犯胃
B. 肝胃郁热
C. 瘀血停滞
D. 饮食停滞
E. 肝气犯脾

32. 若经治疗后未见好转，而见胃脘灼痛，痛势急迫，烦躁而怒，泛酸嘈杂，口干口苦，舌红苔黄，脉弦数。治疗宜
A. 柴胡疏肝散
B. 大柴胡汤
C. 逍遥散
D. 养胃汤
E. 化肝煎

33. 若治疗后仍不见好转，症见吐血，面赤舌红，心烦便秘，脉弦数有力等，治疗宜
A. 黄土汤
B. 归脾汤
C. 泻心汤
D. 半夏泻心汤
E. 白虎汤

34. 若治疗后，症状有所好转，症见胃脘隐痛，口燥咽干，大便干结，舌红少津，脉细数，治疗宜
A. 益胃汤
B. 理中汤
C. 化肝煎
D. 一贯煎合芍药甘草汤
E. 沙参麦冬汤

【B_1型题】

（1~4题共用备选答案）
A. 柴胡疏肝散
B. 逍遥散
C. 木香顺气丸
D. 半夏厚朴汤合左金丸
E. 化肝煎

1. 肝气犯胃型胃痛治宜
2. 气滞型腹痛治宜
3. 肝气犯胃型呕吐治宜
4. 肝胃郁热型胃痛治宜

（5~7题共用备选答案）
A. 血府逐瘀汤
B. 膈下逐瘀汤
C. 少腹逐瘀汤
D. 旋覆花汤
E. 失笑散合丹参饮

5. 胃痛瘀血停滞型主方是
6. 腹痛瘀血为主者主方是

7. 积聚瘀血内结型主方是

（8~9 题共用备选答案）

A. 心下硬满而痛，拒按

B. 胃脘痞塞满闷，病势较缓，压无痛感

C. 胸闷胸痛，气短，偶兼脘腹不舒

D. 胃脘疼痛，病势多急，压之可有痛感

E. 胃中嘈杂，饥不欲食

8. 痞满临床表现特点是

9. 胃痛临床表现特点是

（二）胃 痞

【A_1 型题】

1. 痞满的基本病位在

A. 脾

B. 脾胃

C. 胃

D. 肝脾

E. 肝胆

2. 痞满的基本病机是

A. 食滞肠胃，痞塞不通

B. 中焦气机不利，脾胃升降失职

C. 外邪内陷，阻塞气机

D. 湿盛脾虚，气机阻滞

E. 肝气郁滞，横逆犯脾

3. 痞满以下列何项症状为主症

A. 胃脘满闷

B. 胃脘疼痛

C. 胸脘痞闷

D. 脘闷不舒

E. 胸脘闷痛

4. 痞满与鼓胀的相同症状是

A. 外有胀大之形

B. 按之无痛

C. 触之无形

D. 胀满之苦

E. 心下痞塞

5. 下列情况对痞满和胸痹的鉴别诊断最具有价值者为

A. 起病

B. 病程

C. 转归

D. 诱因

E. 病位

6. 脾胃虚弱，痞满反复发作者，治法宜首选

A. 清热化湿，和胃消痞

B. 理气宽胸，补泻并用

C. 疏肝解郁，和胃消痞

D. 补气健脾，升清降浊

E. 和胃降气，消痞开结

7. 痞满的治疗基本法则是

A. 理气宽胸止呕，补泻升降并用

B. 清热化湿行气，健脾和胃消痞

C. 疏肝解郁行气，化湿和胃消痞

D. 补气健脾化湿，升清降浊和胃

E. 调理脾胃升降，行气除痞消满

8. 痞满痰湿中阻证治的主方是

A. 枳实消痞丸加减

B. 二陈汤合平胃散加减

C. 泻心汤合连朴饮加减

D. 越鞠丸合枳术丸加减

E. 保和丸加减

【A_2 型题】

9. 脘腹满闷，时轻时重，喜温喜按，纳呆便溏，神疲乏力，舌质淡，苔薄白，脉细弱。其辨证为

A. 脾胃虚弱

B. 饮食内停

C. 胃阴不足

D. 肝胃不和

E. 湿热阻胃

10. 脘腹痞闷，嘈杂不舒，恶心呕吐，口干不欲饮，口苦，纳少，舌红苔黄腻，脉滑数。治疗方剂应首选

A. 枳实消痞丸加减

B. 二陈汤合平胃散加减

C. 泻心汤合连朴饮加减

D. 木香顺气丸加减

E. 越鞠丸合枳术丸加减

11. 痞满病久郁而化热，致患者出现寒热错杂，虚实并见证候者。应首选下列何方

A. 二陈汤加减

B. 枳实消痞丸加减

C. 保和丸加减

D. 越鞠丸加减

E. 泻心汤加减

【B_1 型题】

（1~3 题共用备选答案）

A. 痞满饮食内停证

B. 痞满湿热阻胃证

C. 痞满肝胃不和证

D. 痞满痰湿中阻证

E. 痞满胃阴不足证

1. 脘腹痞满不舒，胸膈满闷，头晕目眩，身重困倦，呕恶纳呆，口淡不渴，小便不利，舌苔白厚腻，脉沉滑。证属

2. 脘腹痞闷，嘈杂，饥不欲食，恶心嗳气，口燥咽干，大便秘结，舌红少苔，脉细数。证属

3. 脘腹痞闷，或嘈杂不舒，恶心呕吐，口干不欲饮，口苦，纳少，舌红苔黄腻，脉滑数。证属

（4~6 题共用备选答案）

A. 越鞠丸合枳术丸加减

B. 二陈汤合平胃散加减

C. 木香顺气丸加减

D. 枳实消痞丸加减

E. 泻心汤合连朴饮加减

4. 痞满湿热阻胃证的代表方是

5. 痞满痰湿中阻证的代表方是

6. 痞满肝胃不和证的代表方是

（三）呕　吐

【A_1 型题】

1. 下列哪项不是肝气犯胃型呕吐的主证
A. 呕吐吞酸
B. 嗳气频繁
C. 胸胁满痛
D. 舌边红苔薄腻
E. 脉沉细

2. 呕吐与呃逆在病理上主要相同点为
A. 脾胃受损，湿浊中阻
B. 胃失和降，气逆于上
C. 痰饮内停，胃失和降
D. 清浊相干，乱于胃肠
E. 邪气壅滞，传导失司

3. 下列除哪项外，均为胃阴不足型呕吐的主症
A. 呕吐反复或时作干呕
B. 似饥而不欲食
C. 嗳气吞酸
D. 口干咽燥
E. 舌红少津脉细

4. 治疗外邪犯胃呕吐的主方是
A. 保和丸
B. 藿香正气散
C. 新加香薷饮
D. 六一散
E. 胃苓汤

5. 反胃的最佳治法是
A. 温补肾阳，降逆和胃
B. 健脾益气，降逆和胃
C. 消食导滞，降逆和胃
D. 温中健脾，降逆和胃
E. 疏肝行气，降逆和胃

6. 呕吐实证，因邪气犯胃，浊气上逆所致者，其治法是
A. 和胃理气，降逆止呕
B. 理气疏肝，和胃降逆
C. 祛邪化浊，和胃降逆
D. 和胃降逆，消食导滞
E. 理气化痰，和胃降逆

7. 治疗肝气犯胃呕吐的主方是
A. 四七汤
B. 柴胡疏肝散
C. 越鞠丸
D. 启膈散
E. 温胆汤

8. 呕吐的病位在
A. 脾、胃
B. 胃
C. 脾
D. 肺、胃
E. 肝、胃

9. 下列关于痰饮内阻型呕吐的症状，哪项是错误的
A. 呕吐清水痰涎
B. 脘闷不食
C. 头眩心悸
D. 苔黄腻
E. 脉滑

10. 下列哪项不是引起呕吐的主要原因
A. 外邪侵袭
B. 湿邪困脾
C. 饮食不节
D. 情志失调
E. 脾胃虚弱

11. 下列哪项不是脾胃虚寒型呕吐的症状
A. 饮食稍不慎即呕吐
B. 朝食暮吐
C. 面色㿠白
D. 四肢不温
E. 呕吐时作时止

【A_2 型题】

12. 患者，男，40 岁。呕吐时作时止已 1 年，现每因劳累之后，即眩晕作呕，喜暖畏寒，四肢不温，面色㿠白，大便稀溏，舌质淡，脉濡弱。应诊断为下列何种病证
A. 脾胃虚寒型眩晕
B. 脾胃虚寒型胃痛
C. 脾胃虚寒型呕吐
D. 脾气虚型虚劳
E. 痰湿内停型呕吐

13. 患者，男，34 岁。昨日出现呕吐酸腐，脘腹胀满，嗳气厌食，得食愈甚，吐后反畅，大便秽臭或溏泻，舌苔厚腻，脉滑数。应诊断为何种病证
A. 脾胃虚寒型呕吐
B. 饮食停滞型呕吐
C. 痰饮内停型呕吐
D. 肝气犯胃型呕吐
E. 外邪犯胃型呕吐

14. 患者，女，26 岁。2 天前晨起突然出现呕吐清水痰涎，脘闷不食，头眩心悸，舌苔白滑，脉滑。应诊断为何种病证
A. 外邪犯胃型呕吐
B. 饮食停滞型呕吐
C. 痰饮内停型呕吐
D. 肝气犯胃型呕吐
E. 胃阴不足型呕吐

15. 患者，男，41 岁。呕吐吞酸，嗳气频繁，胸胁满痛，舌边红，苔薄腻，脉弦。治法宜用
A. 消食化滞，和胃降逆
B. 燥湿祛痰，健脾和胃
C. 疏肝和胃，降逆止呕
D. 温养脾胃，降逆止呕
E. 清肝泻热，降逆止呕

16. 患者，女，30 岁。呕吐反复发作 2 年。每因饮食不慎即发呕吐，或劳倦之后，困惫乏力，眩晕作呕，口干不欲饮，喜暖恶寒，面色㿠白，甚则四肢不温，大便溏薄，舌质淡，脉象濡弱。其治法应是
A. 滋阴养胃，降逆止呕
B. 疏肝和胃，降逆止呕
C. 消食化滞，和胃降逆
D. 温化痰饮，和胃降逆
E. 温中健脾，和胃降逆

17. 一胃病患者，食后脘腹胀满，朝食暮吐，暮食朝吐，吐出宿

食不化，吐后即觉舒适，神疲乏力，面色少华，舌淡苔薄，脉象细缓无力。治疗的主方为
A. 理中汤
B. 大半夏汤
C. 小半夏汤
D. 苓桂术甘汤
E. 丁香透膈散

【A_3/A_4 型题】

（18~20 题共用题干）

患者，女，30 岁。昨晚不慎受凉，突然出现呕吐，呕吐胃内容物及清水，伴有恶寒发热，头身疼痛，无汗，口不渴，胸脘满闷，舌苔白腻，脉濡缓。

18. 此时应诊断为何种病证
A. 脾胃虚寒型呕吐
B. 饮食停滞型呕吐
C. 痰饮内停型呕吐
D. 外邪犯胃型呕吐
E. 肝气犯胃型呕吐

19. 治法宜选用
A. 疏邪解表，芳香化浊
B. 消食化滞，和胃降逆
C. 燥湿化痰，健脾和胃
D. 温养脾胃，降逆止呕
E. 疏肝和胃，降逆止呕

20. 最佳方剂为
A. 藿香正气散
B. 苓桂术甘汤
C. 小半夏汤
D. 温胆汤
E. 香砂六君子丸

（21~23 题共用题干）

一农妇患胃疾多年，呕吐反复发作，时作干呕，口燥咽干，似饥而不欲食，舌红苔少，脉细数。

21. 此时辨证属于何种病证
A. 脾胃虚寒型呕吐
B. 饮食停滞型呕吐
C. 痰饮内停型呕吐
D. 胃阴不足型呕吐
E. 肝气犯胃型呕吐

22. 治法宜选用
A. 疏肝和胃，降逆止呕
B. 滋养胃阴，降逆止呕
C. 温中健脾，和胃降逆
D. 消食导滞，和胃降逆
E. 温化痰饮，和胃降逆

23. 最佳治疗方剂为
A. 麦门冬汤
B. 益胃汤
C. 一贯煎
D. 玉女煎
E. 沙参麦冬汤

（24~27 题共用题干）

患者，男，40 岁，工人。午休后突然出现呕吐，呕吐多为清水痰涎，胸闷脘胀，不思饮食，舌质淡，苔白腻，脉滑。

24. 此时最佳治疗方剂为
A. 香砂六君子汤
B. 小半夏汤合苓桂术甘汤
C. 小半夏加茯苓汤
D. 砂半理中汤
E. 温脾汤

25. 若出现心烦失眠，舌红苔黄腻，治疗宜选用
A. 小半夏汤
B. 苓桂术甘汤
C. 小半夏加茯苓汤
D. 温胆汤
E. 左金丸

26. 假若眩晕症状明显，治疗最宜用
A. 天麻钩藤饮
B. 镇肝熄风汤
C. 羚羊钩藤汤
D. 半夏白术天麻汤
E. 通窍活血汤

27. 如心悸症状明显，宜选用
A. 小半夏汤
B. 大半夏汤
C. 苓桂术甘汤
D. 温脾汤
E. 归脾汤

（28~30 题共用题干）

患者，女，55 岁。既往有胃病 20 余年。每次均因饮食不慎，出现呕吐，时作时止，面色㿠白，倦怠乏力，口干不欲饮，四肢不温，大便溏薄，舌质淡，脉濡弱。

28. 此时最佳治疗方剂为
A. 理中丸
B. 小半夏汤
C. 苓桂术甘汤
D. 大半夏汤
E. 藿香正气散

29. 如此次饮食过多，出现呕吐酸腐，脘腹胀满，嗳气厌食，治疗应改用何方
A. 木香顺气散
B. 柴胡疏肝散
C. 保和丸
D. 理中丸
E. 麦门冬汤

30. 此病例呕吐日久，肝肾俱虚，冲气上逆，应选用何方
A. 纯阳正气丸
B. 周氏回生丹
C. 益元散
D. 祛暑丸
E. 来复丹

【B_1 型题】

（1~2 题共用备选答案）
A. 泻热清肝
B. 泻热和胃
C. 温养脾胃
D. 调和脾胃
E. 补益心脾

1. 吐酸热证的治疗宜用
2. 吐酸寒证的治疗宜用

（3~4 题共用备选答案）
A. 脾胃虚寒，胃中无火
B. 脾胃虚寒，胃气上逆
C. 邪气干扰，胃虚失和
D. 肝气犯胃，胃失和降
E. 饮食停滞，浊气上逆

3. 呕吐的病因主要是
4. 反胃的病因主要是

（5~6 题共用备选答案）
A. 藿香正气散加银花、连翘
B. 藿香正气散加荆芥、防风
C. 藿香正气散去甘温之品，加黄连、佩兰、荷叶

D. 藿香正气散去甘温之品，加麦冬、玉竹
E. 藿香正气散去白术、大枣、甘草，加鸡内金、神曲
5. 外邪犯胃之呕吐，若兼有宿滞，胸闷腹胀，其治疗方宜
6. 夏季感受暑湿，呕吐而兼心烦口渴，其治疗方宜

（四）噎　膈

【A_1 型题】

1. 治疗痰气交阻噎膈的主方是
A. 半夏厚朴汤
B. 柴胡疏肝散
C. 越鞠丸
D. 启膈散
E. 温胆汤
2. 治疗瘀血内结噎膈的主方是
A. 血府逐瘀汤
B. 丹参饮
C. 身痛逐瘀汤
D. 膈下逐瘀汤
E. 通幽汤
3. 噎膈的产生除与食管、胃有关外，还与哪些脏腑有关
A. 心、脾、肾
B. 肝、脾、肾
C. 肝、脾、肺
D. 肺、脾、肾
E. 心、肝、肺
4. 指出噎膈的基本病理改变是食管狭窄的医家是
A. 张仲景
B. 李东垣
C. 朱丹溪
D. 张景岳
E. 叶天士
5. 噎膈气虚阳微型的病机是
A. 阳损及阴
B. 阴损及阳
C. 阴寒内盛
D. 气血虚弱
E. 痰瘀互结
6. 噎膈，在下列何期治疗时需少佐滋阴养血润燥之品
A. 初期
B. 中期
C. 后期
D. 恢复期
E. 晚期
7. 在治疗噎膈时，时刻都要考虑的因素是
A. 气滞不畅
B. 瘀血内结
C. 阴血不足
D. 痰气交阻
E. 脾肾阳虚
8. 噎膈津亏热结型的舌质是
A. 舌质偏红
B. 舌质紫暗
C. 舌质红绛
D. 舌质红干
E. 舌质淡红
9. 噎膈津亏热结的治法是
A. 滋养津液
B. 温补脾肾
C. 理气化痰
D. 破结行瘀
E. 滋阴养血

【A_2 型题】

10. 患者，女，48 岁。近日吞咽梗阻，胸膈痞闷，情志舒畅时可稍减轻，口干咽燥，舌质偏红，苔薄腻，脉弦。诊断属于
A. 梅核气
B. 噎膈
C. 郁证
D. 反胃
E. 痞满
11. 患者，男，60 岁。长期饮食不下，面色㿠白，精神疲惫，形寒气短，泛吐清涎，面浮足肿，腹胀，舌淡苔白，脉细弱。应诊断为
A. 脾胃虚寒型呕吐
B. 脾阳不振型水肿
C. 胃阴不足型呕吐
D. 中虚有寒型反胃
E. 气虚阳微型噎膈
12. 患者，男，55 岁。胃脘胀满而痛，嗳腐吞酸，拒按，呕吐不消化食物，吐后痛减，或大便不爽，舌苔厚腻，脉滑。治疗代表方宜首选
A. 柴胡疏肝散加减
B. 黄芪建中汤
C. 一贯煎合芍药甘草汤
D. 保和丸加减
E. 良附丸加味
13. 患者，女，54 岁。吞咽困难 2 个月余。现食不得下而复吐出，甚至水饮难下，伴胸膈疼痛，大便坚如羊粪，或吐出物如赤豆汁，形体消瘦，肌肤枯燥，舌质红少津，或带青紫，脉细涩。其治法宜
A. 滋养阴津
B. 温补脾肾
C. 开郁、润燥、化痰
D. 滋阴养血，破结行瘀
E. 泻热散结

【A_3/A_4 型题】

（14~16 题共用题干）

患者，女，70 岁。近 1 周来，出现吞咽之时哽噎不顺，不能进食固体食物，食入即吐，伴有胸膈痞塞满闷，情志不畅时更甚，口干咽燥，舌质偏红，苔薄腻，脉弦滑。

14. 此时应诊断为
A. 痞满
B. 梅核气
C. 噎膈
D. 郁证
E. 呕吐
15. 辨证属于哪一型

A. 痰气交阻
B. 津亏热结
C. 瘀血内结
D. 气虚阳微
E. 痰瘀互结
16. 治疗最佳方剂为
A. 启膈散
B. 五汁安中饮
C. 通幽汤
D. 补气运脾汤
E. 右归丸
(17~19 题共用题干)
患者，男，59 岁。吞咽困难 4 个月余，开始不能进食固体食物，后发展至水饮难入，出现面色皖白，精神疲惫，形寒肢冷，面浮足肿，脘腹胀满，舌质淡，苔白，脉沉细而弱。
17. 此时辨证属于
A. 痰气交阻型噎膈
B. 津亏热结型噎膈
C. 瘀血内结型噎膈
D. 气虚阳微型噎膈
E. 阴血亏虚型噎膈
18. 下列治法何者最宜
A. 开郁、化痰、润燥
B. 滋养津液
C. 滋阴养血，破结行瘀
D. 温补脾肾
E. 养血润燥
19. 最佳治疗方剂为
A. 启膈散
B. 五汁安中饮
C. 通幽汤
D. 右归丸
E. 旋覆代赭汤
(20~23 题共用题干)
患者，男，50 岁。平素喜食辛辣香燥之品，近 10 天出现吞咽梗涩而痛，固体食物难入，汤水可下，形体逐渐消瘦，口干咽燥，五心烦热，舌质红干，有裂纹，脉弦细数。
20. 此时辨证为何型噎膈
A. 痰气交阻
B. 津亏热结
C. 瘀血内结
D. 气虚阳微
E. 阴血亏虚
21. 若用五汁安中饮治疗后效果不佳，可加用何种药物，以增加疗效
A. 清热化湿药
B. 淡渗利湿药
C. 健脾益气药
D. 温中助阳药
E. 滋补胃肾药
22. 如肠中燥结，大便不通，可酌加何种方药
A. 大黄甘草汤
B. 大承气汤
C. 小承气汤
D. 调胃承气汤
E. 麻子仁丸
23. 假如病情进一步发展，由于长期饮食不下，出现面色皖白，精神疲惫，形寒气短，泛吐清涎，面浮足肿，腹胀，舌淡苔白，脉细弱。治疗选用何方
A. 四君子汤
B. 六君子汤
C. 香砂六君子汤
D. 右归丸
E. 归脾汤
(24~27 题共用题干)
患者，女，45 岁。近 5 天来自觉吞咽梗阻，胸膈痞闷，情志舒畅时可稍减轻，口干咽燥，舌质偏红，苔薄腻，脉弦滑。
24. 此时应选用何方治疗
A. 启膈散
B. 大七气汤
C. 通幽汤
D. 补气运脾汤
E. 血府逐瘀汤
25. 如津伤便秘，可配合何方治疗
A. 大承气汤
B. 小承气汤
C. 调胃承气汤
D. 增液汤
E. 润肠丸
26. 假若该病例病情加重，出现胸膈疼痛，食不得下而复吐出，甚至水饮难下，大便坚如羊屎，或吐出物如赤豆汁，面色晦滞，形体更为消瘦，肌肤枯燥，舌红少津，带有青紫，脉细涩。治疗选用何方
A. 桃红四物汤
B. 血府逐瘀汤
C. 少腹逐瘀汤
D. 膈下逐瘀汤
E. 通幽汤
27. 如该患者服药即吐，难于下咽，可先服
A. 黑锡丹
B. 苏合香丸
C. 急救稀涎散
D. 玉枢丹
E. 安宫牛黄丸

【B_1 型题】

(1~3 题共用备选答案)
A. 反胃
B. 梅核气
C. 噎膈
D. 噫气
E. 呃逆
1. 自觉咽中如物梗塞不适，吐之不出，吞之不下，但不妨碍进食的病证是
2. 饮食吞咽梗阻疼痛，甚则饮食不下，或食入即吐的病证是
3. 食入之后，停留胃中，朝食暮吐，暮食朝吐，吐出物皆为未经消化的食物，其病证是
(4~5 题共用备选答案)
A. 滋阴养血，润燥生津
B. 开郁、润燥、化痰
C. 疏肝解郁，理气化痰
D. 滋阴养血，破结行瘀
E. 益气健脾，滋养津液
4. 以通幽汤治疗噎膈，其功效是
5. 以启膈散治疗噎膈，其功效是

（五）呃　逆

【A_1 型题】

1. 呕吐、反胃、呃逆三者在病机上的共同点是
   A. 升降失司
   B. 肺胃气逆
   C. 肝胃气逆
   D. 饮邪上逆
   E. 胃气上逆
2. 呃逆与干呕、嗳气在病机上的共同点是
   A. 胃气上逆
   B. 寒气上逆
   C. 肝胃气逆
   D. 肺胃气逆
   E. 气逆上冲
3. 呃逆由胃气上逆动膈而成，下列除哪项外，均为呃逆的病因病理
   A. 寒气蕴蓄
   B. 气郁痰阻
   C. 瘀血阻滞
   D. 燥热内盛
   E. 气血亏虚
4. 呃逆的发生，除了缘于胃气上逆动膈以外，与哪一脏关系最密切
   A. 心
   B. 脑
   C. 肝
   D. 肺
   E. 肾
5. 呃逆，古代称为
   A. 噫
   B. 哕
   C. 噎
   D. 干呕
   E. 嗳气
6. 下列哪项除外，均是胃火上逆型呃逆的主证
   A. 呃逆连声，胸胁胀闷
   B. 呃声洪亮，冲逆而出
   C. 口臭烦渴，喜冷饮
   D. 小便短赤，大便秘结
   E. 舌苔黄，脉滑数
7. 以呃逆的声音辨证，下列何者为胃火上逆型呃逆
   A. 呃声沉缓
   B. 呃逆连声
   C. 呃逆低沉，气不得续
   D. 呃逆洪亮，冲逆而出
   E. 呃逆急促而不连续
8. 治疗胃阴不足呃逆的主方是
   A. 麦门冬汤
   B. 一贯煎
   C. 增液汤
   D. 益胃汤
   E. 理中丸
9. 温中散寒止呃法适用于呃逆何证型
   A. 脾胃阳虚
   B. 肾阳亏损
   C. 胃中寒冷
   D. 气血亏损
   E. 气滞痰阻
10. 呃逆的病机主要是
   A. 肝气逆乘犯胃
   B. 胃气上逆动膈
   C. 胃失和降，气逆于上
   D. 阳明腑实，气不顺行
   E. 耗伤中气，胃失和降

【A_2 型题】

11. 患者，女，56岁。呃声沉缓有力，得热减得寒甚，脘膈不舒，纳少，口不渴，舌苔白润。应诊断为
   A. 胃中寒冷型呃逆
   B. 胃火上逆型呃逆
   C. 气机郁滞型呃逆
   D. 脾胃阳虚型呃逆
   E. 胃阴不足型呃逆
12. 一呃逆患者，呃声洪亮，烦渴喜冷饮，便秘溲赤，舌苔黄，脉数。辨证为何型呃逆
   A. 胃中寒冷
   B. 胃火上逆
   C. 气逆痰阻
   D. 中气不足
   E. 肝火犯胃
13. 患者，男，73岁。患病呃逆，呃声急促而不连续，口干舌燥，烦躁不安，舌红而干，脉细数。其治法宜
   A. 清胃泻火
   B. 养胃生津
   C. 泻热和胃
   D. 温补脾胃
   E. 清肝泻火
14. 一呃逆患者，呃声低弱无力，气不得续，面色苍白，手足不温，食少困倦，舌淡苔白，脉沉细弱。其治法宜
   A. 温中祛寒，降逆止呃
   B. 清热和胃，降逆止呃
   C. 疏肝理气，降逆止呃
   D. 温补脾胃，和中降逆
   E. 益气养阴，和胃止呃

【A_3/A_4 型题】

（15~17题共用题干）

患者，女，20岁。昨日过食冰水后，出现呃逆，声音沉缓有力，膈间及胃脘不舒，喜热饮，纳食减少，舌苔白润，脉象迟缓。

15. 此时辨证属于呃逆哪一型
   A. 胃火上逆
   B. 气机郁滞
   C. 气逆痰阻
   D. 胃中寒冷
   E. 脾胃阳虚
16. 下列治法何者最宜
   A. 温中祛寒止呃
   B. 清降泻热止呃
   C. 生津养胃止呃
   D. 温补脾胃，和中降逆
   E. 理气化痰，降逆止呃
17. 治疗方剂宜用
   A. 丁香散

B. 理中丸
C. 益胃汤
D. 丁香透膈散
E. 竹叶石膏汤

（18~21 题共用题干）

患者，男，40 岁。平素嗜好烟酒，近日过服辛辣炙煿之品后，出现喉间呃声洪亮，冲逆而出，口臭烦渴，喜冷饮，大便秘结，小便短赤，舌苔黄，脉滑数。

18. 此时应诊断为
A. 嗳气
B. 干呕
C. 呃逆
D. 便秘
E. 反胃

19. 辨证属于哪一型
A. 胃中寒冷
B. 胃火上逆
C. 胃阴不足
D. 肝郁化火
E. 痰热内扰

20. 下列治法何者最宜
A. 温中祛寒止呃
B. 泻肝和胃止呃
C. 生津养胃止呃
D. 清降泻热止呃
E. 清热化痰止呃

21. 治疗方剂宜用
A. 大承气汤
B. 小承气汤
C. 丹栀逍遥散
D. 竹叶石膏汤
E. 小陷胸汤

（22~24 题共用题干）

患者，女，37 岁。患病多年，常因情绪不畅出现呃逆连声，声频而短，伴有胸闷胁胀，纳食减少，肠鸣矢气，舌苔薄白，脉象弦。

22. 此时辨证为何型呃逆
A. 胃火上逆
B. 胃阴不足
C. 气机郁滞
D. 肝火上炎
E. 气逆痰阻

23. 此病例若出现心烦口苦，大便秘结，舌红，脉弦数者，用五磨饮子加用何药治疗
A. 左金丸
B. 保和丸
C. 枳实、白术
D. 黄连、山栀
E. 吴萸、肉桂

24. 若又出现头目昏眩，恶心呕吐，舌苔薄腻，脉象弦滑。应合用何方
A. 五磨饮子合左金丸
B. 竹叶石膏汤合小承气汤
C. 旋覆代赭汤合二陈汤
D. 柴胡疏肝散合二陈汤
E. 丁香散合二陈汤

（25~28 题共用题干）

患者，男，60 岁。患病呃逆，呃声低弱无力，伴面色苍白，手足不温，纳食减少，神疲乏力，舌淡苔白，脉沉细弱。

25. 此时临床最恰当的处置是
A. 温中祛寒止呃——丁香散为主
B. 补中益气止呃——补中益气汤为主
C. 温补脾胃止呃——理中丸加味
D. 生津养胃止呃——益胃汤加味
E. 理气化痰止呃——旋覆代赭汤

26. 若治疗无效，又出现形寒肢冷，腰膝酸软，舌质胖嫩，脉沉迟。可加用何药
A. 山楂、神曲
B. 生地、山药
C. 茯苓、扁豆
D. 附子、肉桂
E. 黄芪、当归

27. 假若此病例进一步发展，出现呃声低弱难续，食少便溏，体倦乏力，脉虚，治疗宜合用
A. 四君子汤
B. 六君子汤
C. 香砂六君子汤
D. 补中益气汤
E. 益胃汤

28. 假若此病例呃逆不止，心下痞硬，可合用何方
A. 旋覆花汤
B. 旋覆代赭汤
C. 半夏泻心汤
D. 甘草泻心汤
E. 生姜泻心汤

【B_1 型题】

（1~2 题共用备选答案）
A. 旋覆代赭汤加减
B. 温胆汤
C. 二陈汤
D. 小半夏汤合苓桂术甘汤
E. 小陷胸汤

1. 气逆痰阻型呃逆治疗最佳方剂是
2. 痰饮内停型呕吐治疗最佳方剂是

（3~4 题共用备选答案）
A. 胃火上冲
B. 胃中寒冷
C. 胃阴不足
D. 肝气犯胃
E. 气逆痰阻

3. 呃逆声怯，急促而不连续，口干舌燥，知饥不能食，舌红而干，脉细数。此证属
4. 呃逆连声，胃脘连及胸胁胀闷，时有恶心，不思饮食，舌苔薄腻，脉弦滑。此证属

（5~6 题共用备选答案）
A. 麦门冬汤加柿蒂
B. 竹叶石膏汤加柿蒂
C. 小承气汤加柿蒂
D. 益胃汤加柿蒂
E. 润肠丸加柿蒂

5. 呃声洪亮，冲逆而出，烦躁口臭，渴喜冷饮，大便秘结，苔黄厚而干，脉滑数。治疗最佳选方为
6. 呃声洪亮，冲逆而出，烦躁口臭，渴喜冷饮，小便短赤，苔黄而干，脉滑数。治疗最佳选方为

（六）腹　痛

【A_1型题】

1. 下列哪项不是腹痛的病因
   A. 外感时邪
   B. 饮食不节
   C. 情志失调
   D. 阳气素虚
   E. 痰热素盛
2. 少腹拘急冷痛，苔白，脉沉紧，方选用
   A. 通脉四逆汤
   B. 大建中汤
   C. 乌头桂枝汤
   D. 暖肝煎
   E. 附子粳米汤
3. 下列何者为寒性腹痛的疼痛特点
   A. 腹部胀痛，攻窜不定
   B. 腹痛绵绵，时作时止
   C. 腹部胀满，疼痛拒按
   D. 腹痛急暴，得温痛减
   E. 饥则痛甚，得食稍减
4. 脐腹疼痛，时作时止，饥饿时发作者为
   A. 气痛
   B. 虚痛
   C. 寒痛
   D. 虫痛
   E. 热痛
5. 腹痛的发生与下列哪项无关
   A. 手三阴经
   B. 足三阴经
   C. 手少阳经
   D. 足少阳经
   E. 足阳明经
6. 血瘀腹痛宜选方
   A. 血府逐瘀汤
   B. 少腹逐瘀汤
   C. 复元活血汤
   D. 失笑散
   E. 桃红四物汤
7. 气滞腹痛宜选方
   A. 柴胡疏肝散
   B. 半夏厚朴汤
   C. 大四七汤
   D. 金铃子散
   E. 香连丸
8. 湿热腹痛证宜选方
   A. 大承气汤
   B. 玉女煎
   C. 龙胆泻肝汤
   D. 大黄黄连泻心汤
   E. 泻青丸
9. 肾阳不足，寒邪内侵的腹痛特点是
   A. 少腹拘急冷痛
   B. 腹中冷痛
   C. 脐中痛不可忍
   D. 腹中雷鸣切痛
   E. 脘腹胀满疼痛

【A_2型题】

10. 患者，女，36岁。腹部胀满疼痛，攻窜不定，痛引少腹，每于情绪不良时加重，得矢气后疼痛可减，舌苔薄白，脉弦。该病例中医辨证为
    A. 气滞血瘀
    B. 气机郁滞
    C. 寒阻气滞
    D. 气滞化热
    E. 食阻气滞
11. 患者，女，42岁。有腹痛病史3年。腹痛较剧，痛处不移，伴有月经不调，舌质紫暗，脉弦。该病例中医辨证为
    A. 肝气郁滞
    B. 气滞血瘀
    C. 瘀热互结
    D. 寒凝血瘀
    E. 血瘀夹虚
12. 患者，男，37岁。素体壮实，3天来出现腹痛胀满，按之痛甚，自述烦热口渴，大便秘结，舌质红苔黄厚，脉滑实有力。中医辨证为
    A. 实热证
    B. 虚寒证
    C. 食滞证
    D. 气滞证
    E. 寒实证
13. 患者，男，17岁。猝发腹痛，拒按恶食，嗳腐吞酸，腹痛泻后痛减，舌苔厚，脉滑实有力。应诊断为
    A. 饮食积滞型胃脘痛
    B. 饮食积滞型腹痛
    C. 湿热壅滞型腹痛
    D. 湿热泄泻
    E. 气机郁滞型腹痛

【A_3/A_4型题】

（14~16题共用题干）

患者，男，17岁。因暴饮暴食诱发腹痛，脘腹胀满，按之不舒，嗳腐吞酸，大便夹有不消化食物，苔厚腻，脉滑实。

14. 中医辨证为
    A. 饮食积滞
    B. 气滞食阻
    C. 寒积食阻
    D. 热结食滞
    E. 食滞痰阻
15. 中医治法为
    A. 理气消食
    B. 消食导滞
    C. 散寒消食
    D. 泻热消食
    E. 消食化痰
16. 中医方剂宜选用
    A. 保和丸、枳实导滞丸
    B. 人参健脾丸
    C. 神术散
    D. 小承气汤
    E. 瓜蒂散

（17~19题共用题干）

患者，男，20岁。小便时受寒诱发腹痛，以少腹疼痛为主，拘急而痛，得温可减，舌苔薄白，

脉沉紧。

17. 其中医病机为
    A. 寒邪直中少阴
    B. 寒邪直中太阴
    C. 厥阴经受寒
    D. 寒凝气滞
    E. 寒凝血瘀
18. 其中医治法当选用
    A. 温中散寒
    B. 温肾散寒
    C. 温肝散寒
    D. 散寒理气
    E. 散寒祛瘀
19. 其最佳方剂是
    A. 通脉四逆汤
    B. 乌头桂枝汤
    C. 当归四逆汤
    D. 暖肝煎
    E. 吴茱萸汤

（20~25 题共用题干）

患者，男，36 岁。因天寒受风诱发腹痛，腹冷痛，得热稍减，小便清利，大便自可，舌苔白，脉沉紧。

20. 腹痛的临床辨证，应明辨
    A. 阴阳气血虚实邪正
    B. 阴阳表里寒热虚实
    C. 标本邪正寒热虚实
    D. 寒热虚实，在气在血，在脏在腑
    E. 标本邪正，在气在血，在表在里
21. 该病例中医辨证为
    A. 中脏虚寒腹痛
    B. 寒邪内阻腹痛
    C. 表里俱寒
    D. 脾肾阳虚腹痛
    E. 寒实内结腹痛
22. 该病例中医方剂为
    A. 黄芪建中汤
    B. 附子理中丸
    C. 良附丸合正气天香散
    D. 乌头桂枝汤
    E. 通脉四逆汤
23. 该类型腹痛，如见脐中痛不可忍，喜温喜按，手足厥逆，脉微欲绝者，方可选用
    A. 通脉四逆汤
    B. 附子理中丸
    C. 良附丸合正气天香散
    D. 乌头桂枝汤
    E. 当归四逆汤
24. 该类型腹痛，手足逆冷，又兼身体疼痛，方可选用
    A. 通脉四逆汤
    B. 当归四逆汤
    C. 桂枝加芍药汤
    D. 附子粳米汤
    E. 乌头桂枝汤
25. 该类型腹痛，腹中雷鸣切痛，胸胁逆满，呕吐，方可选用
    A. 小半夏加茯苓汤
    B. 附子粳米汤
    C. 大建中汤
    D. 人参汤
    E. 良附丸合正气天香散

（26~31 题共用题干）

患者，女，65 岁。形体消瘦，久病腹痛，喜温喜按，常在进食生冷后加重，伴有神疲乏力，畏寒肢冷，舌淡苔白，脉象沉细。

26. 腹痛病因病机与下列各项何项无关
    A. 外感时邪
    B. 饮食不节
    C. 情志失调
    D. 阳气素虚
    E. 高年体虚
27. 该病例腹痛属于
    A. 寒邪中阻腹痛
    B. 寒实积滞腹痛
    C. 中脏虚寒腹痛
    D. 寒积食滞腹痛
    E. 脾肾阳虚腹痛
28. 该病例中医治法当用
    A. 温中散寒止痛
    B. 散寒破结止痛
    C. 温中补虚，缓急止痛
    D. 散寒消食，化滞止痛
    E. 温补脾肾，散寒止痛
29. 该病例中医方剂当用
    A. 良附丸合正气天香散
    B. 大黄附子汤
    C. 小建中汤
    D. 附子理中丸
    E. 保和丸合良附丸
30. 该类型腹痛，腹冷痛剧烈，攻冲不定，上下有头足，或有呕吐，畏寒肢冷者，方可选用
    A. 大建中汤
    B. 小建中汤
    C. 乌头桂枝汤
    D. 良附丸合正气天香散
    E. 附子理中汤
31. 该类型腹痛，腹痛自利，畏寒肢冷，脉沉迟者，则属脾肾阳虚，方可选用
    A. 小建中汤
    B. 通脉四逆汤
    C. 附子理中汤
    D. 乌头桂枝汤
    E. 正气天香散

【B_1 型题】

（1~5 题共用备选答案）
A. 半夏厚朴汤
B. 六磨饮子
C. 柴胡疏肝散
D. 香苏散
E. 枳实导滞丸

1. 肝气犯胃胃脘痛可选方
2. 肝气郁结胁痛可选方
3. 治疗气滞腹痛的主方是
4. 治疗食滞腹痛的方剂是
5. 治疗食滞泄泻的方剂是

（6~10 题共用备选答案）
A. 遇寒痛甚，得温痛减
B. 腹痛拒按，胀满不舒
C. 腹痛畏寒，喜温喜按
D. 腹痛胀满，攻窜不定
E. 腹部刺痛，固定不移

6. 气滞腹痛的证候特点是
7. 血瘀腹痛的证候特点是
8. 虚寒腹痛的证候特点是
9. 实热腹痛的证候特点是
10. 寒邪内阻腹痛的证候特点是

（七）泄　　泻

【A_1 型题】

1. 泄泻的主要病变在于
   A. 肺、脾、肾
   B. 肝、脾、肾
   C. 肝、脾、胃
   D. 脾、胃、大小肠
   E. 肝、脾、大小肠
2. 治疗湿热泄泻的主方是
   A. 藿香正气散
   B. 胃苓汤
   C. 葛根芩连汤
   D. 参苓白术散
   E. 保和丸
3. 肝气乘脾泄泻的治法为
   A. 抑肝扶脾
   B. 清热利湿
   C. 消食导滞
   D. 健脾益胃
   E. 解表化湿
4. 导致泄泻发生的重要因素在于
   A. 脾胃虚弱
   B. 肾阳虚衰
   C. 感受外邪
   D. 食滞肠胃
   E. 脾虚湿盛
5. 治疗泄泻初起不宜
   A. 分利
   B. 消导
   C. 疏解
   D. 清化
   E. 固涩
6. 治疗久泻，不宜过用
   A. 分利
   B. 健脾
   C. 补肾
   D. 升提
   E. 固涩
7. 泄泻与痢疾的鉴别点，下列何项无鉴别意义
   A. 泻下爽利与否
   B. 泻下有无脓血
   C. 泻下次数之多少
   D. 里急后重之有无
   E. 泻下稀薄或赤白黏冻
8. 下列泄下粪便中何者为湿热泄泻的特点
   A. 泄泻清稀
   B. 泻下如水样便
   C. 泻下粪色黄褐而臭
   D. 泻下粪便臭如败卵
   E. 时溏时泄，水谷不化

【A_2 型题】

9. 患者，男，26岁。2天前出现腹痛泄泻，经治无效。现泄泻清稀，甚者如水样，腹痛肠鸣，脘闷纳少，苔薄白或白腻，脉濡数。应诊断为
   A. 湿热泄泻
   B. 寒湿泄泻
   C. 食滞泄泻
   D. 脾虚泄泻
   E. 肾虚泄泻
10. 患者，女，43岁。每因抑郁、恼怒或情绪紧张时出现腹痛泄泻，且多伴有胸胁胀闷，嗳气少食，舌淡红，脉弦。治当
    A. 调和脾胃
    B. 疏肝和胃
    C. 抑肝扶脾
    D. 解郁舒肝
    E. 疏肝除湿
11. 患者，男，16岁。昨日饱食后出现腹痛肠鸣，泻下粪便臭如败卵，泻后痛减，伴有不消化食物，脘腹痞满，嗳腐酸臭，不思饮食，舌苔垢浊，脉滑。诊断属于
    A. 饮食停滞型呕吐
    B. 饮食停滞型胃痛
    C. 食滞肠胃型泄泻
    D. 饮食停滞型腹痛
    E. 湿热泄泻
12. 患者，男，30岁。2天前出现腹痛泄泻，经治无效。现泄泻清稀，甚者如水样，腹痛肠鸣，脘闷纳少，苔薄白或白腻，脉濡数。应诊断为
    A. 湿热泄泻
    B. 寒湿泄泻
    C. 食滞泄泻
    D. 脾虚泄泻
    E. 肾虚泄泻

【A_3/A_4 型题】

（13~15题共用题干）

患者，男，24岁。夏秋季因饮食不慎出现泄泻腹痛，泻而不爽，胸腹满闷，口干不欲饮，舌苔微黄而腻，脉濡缓。

13. 此时应诊断为
    A. 寒湿型泄泻
    B. 食滞型泄泻
    C. 湿重于热泄泻
    D. 热重于湿泄泻
    E. 虚寒泄泻
14. 下列治法何者最宜
    A. 清热利湿，分利小便
    B. 清热燥湿，理气宽中
    C. 解表散寒，芳香化湿
    D. 清暑化湿
    E. 健脾化湿
15. 治疗最佳方剂为
    A. 藿香正气散
    B. 参苓白术散
    C. 新加香薷饮
    D. 葛根芩连汤合五苓散
    E. 葛根芩连汤合平胃散

（16~18题共用题干）

患者，男，41岁。腹痛肠鸣，泻下粪便臭如败卵，泻后痛减，泻而不爽，伴有不消化食物，脘腹胀满，嗳气酸腐，不思饮食，舌苔黄厚腻，脉滑。

16. 此时应诊断为
    A. 寒湿泄泻
    B. 湿热泄泻
    C. 暑湿泄泻

D. 食滞肠胃泄泻
E. 肝气乘脾泄泻

17. 下列治法何者最宜
A. 清热利湿
B. 清暑化湿
C. 燥湿宽中
D. 消食导滞
E. 消导积滞，清热化湿

18. 最佳选方为
A. 保和丸
B. 白头翁汤
C. 枳实导滞丸
D. 葛根芩连汤
E. 芍药汤

（19～22 题共用题干）

患者，女，56 岁。泄泻 20 余年，稍进油腻或生冷之品，大便次数增多，水谷不化，脘腹胀闷不舒，面色萎黄，肢倦乏力，纳食减少，舌淡苔白，脉细弱。

19. 此时选用何方最为适宜
A. 附子理中汤
B. 参苓白术散
C. 胃苓汤
D. 六君子汤
E. 藿香正气散

20. 此病例若见有腹中冷痛，手足不温，治疗宜用
A. 附子理中汤
B. 补中益气汤
C. 温脾汤
D. 实脾饮
E. 桃花汤

21. 若治疗无效，症见黎明之前腹部作痛，肠鸣即泻，泻后则安，形寒肢冷，腰膝酸软，治宜合用
A. 温脾汤
B. 实脾饮
C. 四神丸
D. 驻车丸
E. 理中丸

22. 若该患者久泻不愈，出现脱肛，宜选用何方
A. 葛根芩连汤
B. 补中益气汤
C. 枳实导滞丸
D. 金匮肾气丸
E. 温脾汤

（23～25 题共用题干）

患者，男，28 岁。昨晚贪凉后出现泄泻，大便如水样，伴腹痛肠鸣，脘闷纳呆，鼻塞流涕，头身疼痛，舌苔薄白，脉濡缓。

23. 此时辨证属于
A. 寒湿泄泻
B. 湿热泄泻
C. 暑湿泄泻
D. 食滞泄泻
E. 脾虚泄泻

24. 若此病例出现恶寒发热，体温 37.8℃，鼻塞流清涕，头身疼痛明显，治疗宜用
A. 藿香正气散
B. 藿香正气散加银花、连翘
C. 藿香正气散加荆芥、防风
D. 藿香正气散加香薷、佩兰
E. 藿香正气散加桑叶、菊花

25. 若此病例症见胸闷腹胀，尿少，纳呆，肢体倦怠，苔白腻，治宜
A. 痛泻要方
B. 柴胡疏肝散
C. 附子理中汤
D. 胃苓汤
E. 温脾汤

【B_1 型题】

（1～2 题共用备选答案）
A. 葛根芩连汤
B. 藿香正气散
C. 芍药汤
D. 柴胡疏肝散
E. 痛泻要方

1. 湿热泄泻的主方是
2. 湿热痢初起兼有表证，若表邪未解而里热已盛，治疗宜用

（3～5 题共用备选答案）
A. 香苏饮
B. 不换金正气散
C. 羌活胜湿汤
D. 参苓白术散
E. 藿香正气散

3. 外感风寒致呕吐的治疗宜选用
4. 外感寒湿而致泄泻的治疗宜选用
5. 外感寒湿而致痢疾的治疗宜选用

（6～9 题共用备选答案）
A. 大便清稀，完谷不化，腹部喜温
B. 大便色黄褐而臭，泻下急迫，肛门灼热
C. 泻下腹痛，痛势急迫拒按，泻后痛减
D. 大便时溏时泻，完谷不化，腹痛不甚，喜温喜按
E. 每因抑郁恼怒或情绪紧张时，即发生腹痛泄泻

6. 寒证泄泻的特征是
7. 热证泄泻的特征是
8. 虚证泄泻的特征是
9. 实证泄泻的特征是

（八）痢　疾

【A_1 型题】

1. 下列哪项不是湿热痢的主症
A. 腹痛
B. 里急后重
C. 下痢赤白相杂
D. 肛门灼热
E. 神昏痉厥

2. 下列哪项不是寒湿痢的主症
A. 痢下白多赤少
B. 胃脘饱闷
C. 腰酸怕冷

D. 头身困重
E. 里急后重
3. 痢疾的病位在
A. 胃
B. 肠
C. 脾
D. 肾
E. 肝
4. 下列哪项不是痢疾的主要病理变化
A. 脾虚湿盛
B. 湿热壅滞肠中
C. 肠道传导失司
D. 气血壅滞肠中
E. 寒湿滞留肠中
5. 下列哪项不是痢疾的必有症状
A. 里急后重
B. 腹痛
C. 下痢赤白脓血
D. 痢下白冻
E. 肛门灼热
6. 治疗疫毒痢的主方是
A. 芍药汤
B. 白头翁汤
C. 葛根芩连汤
D. 香连丸
E. 枳实导滞丸
7. 痢疾初起，用药当忌
A. 疏散表邪之品
B. 清热凉血之品
C. 调气行血之品
D. 理气化滞之品
E. 收敛止泻之品
8. 下列除哪项外均为痢疾的治法
A. 湿盛则分利
B. 初痢宜通
C. 久痢宜涩
D. 赤多重用血药
E. 白多重用气药
9. 以行血调气治疗痢疾，常选用下列何组药物
A. 木香、川楝子、乳香、没药
B. 槟榔、木香、芍药、当归
C. 川楝子、郁金、丹参、赤芍
D. 香附、柴胡、桃仁、红花
E. 香附、乌药、蒲黄、五灵脂

【A_2 型题】

10. 患者，男，55岁。痢下赤白黏冻，白多赤少，腹痛，里急后重，饮食乏味，胃脘饱闷，头身困重，舌淡苔白腻，脉濡缓。其证候是
A. 寒湿痢
B. 虚寒痢
C. 休息痢
D. 噤口痢
E. 湿热痢
11. 患者，女，44岁。今日上午突然出现壮热口渴，头痛烦躁，随之昏迷，腹痛，里急后重，痢下鲜紫脓血，舌质红绛，苔黄燥，脉滑数。诊断为
A. 湿热痢
B. 寒湿痢
C. 噤口痢
D. 疫毒痢
E. 休息痢
12. 患者，男，40岁。患痢疾10年余。痢下赤白脓血，腹痛隐隐，心中烦热，咽干口燥，午后潮热，体虚乏力，舌红苔少，脉细数。辨证属于
A. 湿热痢
B. 休息痢
C. 虚寒痢
D. 寒湿痢
E. 阴虚痢
13. 患者，男，30岁。患者3天前出现腹痛，里急后重，下痢赤白黏冻，肛门灼热，小便赤涩，苔黄腻，脉滑数。其治法为
A. 清热和中，化湿止泻
B. 消食导滞，调和脾胃
C. 清热除湿，调气行血
D. 清热除湿，凉血解毒
E. 清热除湿，健脾和中

【A_3/A_4 型题】

（14~16题共用题干）

患者，男，40岁。初秋患痢，症见下痢，赤多白少，高热，腹痛较甚，里急后重，口渴饮冷，舌红苔黄，脉滑数

14. 此时辨证属于
A. 疫毒痢
B. 湿热痢
C. 寒湿痢
D. 噤口痢
E. 阴虚痢
15. 下列治法何者最宜
A. 清热除湿，健脾和中
B. 清热和中，化湿止泻
C. 消食导滞，调和脾胃
D. 清热除湿，凉血解毒
E. 解表清里，燥湿止痢
16. 治疗方剂最宜
A. 芍药汤
B. 葛根芩连汤
C. 连理汤
D. 胃苓汤
E. 白头翁汤

（17~19题共用题干）

患者，男，56岁。痢下已月余不愈。现下痢稀薄，带有白冻，甚则滑脱不禁，腹部隐痛，口淡不渴，食少神疲，腰酸肢冷，舌质淡，苔薄白，脉沉细弱。

17. 此时辨证属于
A. 虚寒痢
B. 寒湿痢
C. 休息痢
D. 噤口痢
E. 湿热痢
18. 治法宜用
A. 清热解毒，调气行血
B. 清热除湿，凉血解毒
C. 清热除湿，养阴和血
D. 温补脾肾，收敛固涩
E. 温中清肠，调气化滞
19. 最佳治疗方剂为
A. 胃苓汤

B. 理中汤
C. 补中益气汤
D. 真人养脏汤
E. 苓桂术甘汤

（20～23 题共用题干）

患者，女，28 岁。下痢 2 天，现下痢赤白黏冻，腹痛，里急后重，肛门灼热，小便短赤，舌红苔黄腻，脉滑数。

20. 首选治疗方为
A. 葛根芩连汤
B. 白头翁汤
C. 连理汤
D. 芍药汤
E. 胃苓汤

21. 此病例初起见有发热恶寒，头身重痛，宜选用
A. 藿香正气散
B. 荆防败毒散
C. 白头翁汤
D. 芍药汤
E. 黄连香薷饮

22. 若身热汗出，脉象急促，主方为
A. 葛根芩连汤
B. 荆防败毒散
C. 藿香正气散
D. 参苓白术散
E. 半夏泻心汤

23. 若表证已减，痢犹未止，可加用
A. 连理汤
B. 枳术丸
C. 香连丸
D. 左金丸
E. 失笑散

（24～26 题共用题干）

患者，女，47 岁。下痢反复发作 4 年余。3 天前因食海鲜后，出现腹痛腹泻，大便每日 3～4 次，大便为黏液血便，纳食减少，倦怠怯冷，舌质淡苔白腻，脉虚数。

24. 首选治疗方为
A. 连理汤
B. 理中汤
C. 桃花汤
D. 补中益气汤
E. 真人养脏汤

25. 若此患者遇寒即发，症见下痢白冻，倦怠少食，舌淡苔白，脉沉。治疗宜用
A. 连理汤
B. 温脾汤
C. 理中汤
D. 胃苓汤
E. 芍药汤

26. 若此患者，久痢顽固不愈，症见心烦失眠，口干口苦，腹痛隐隐，喜温喜按，舌质淡，苔黄腻，脉沉细。治疗宜选用
A. 半夏泻心汤
B. 葛根芩连汤
C. 附子理中汤
D. 乌梅丸
E. 四神丸

【B_1 型题】

（1～4 题共用备选答案）
A. 不换金正气散
B. 桃花汤
C. 驻车丸
D. 开噤散
E. 六君子汤加味

1. 治疗寒湿痢的主方是
2. 治疗阴虚痢的主方是
3. 治疗噤口痢实证的主方是
4. 治疗噤口痢虚证的主方是

（5～8 题共用备选答案）
A. 清热化湿解毒
B. 清热凉血解毒
C. 散寒燥湿化浊
D. 温中理脾
E. 温补固涩

5. 湿热型痢疾的治法是
6. 疫毒型痢疾的治法是
7. 下痢日久，脾阳不振，治宜
8. 久痢不止，大肠虚弱，脾肾不固治宜

（九）便　　秘

【A_1 型题】

1. 以下哪项不是便秘的主要病因病机
A. 阳虚体弱，阴寒内生
B. 素体阳盛，肠胃积热
C. 情志失和，气机郁滞
D. 肺气不宣，气化不行
E. 气血不足，下元亏损

2. 便秘的病理关键是
A. 热盛伤津，肠道津枯
B. 大肠传导功能失常
C. 气机阻滞，胃肠障碍
D. 气血亏虚，大肠无力
E. 阴寒内生，胃肠凝滞

3. 燥热便秘的治法为
A. 顺气导滞
B. 益气润肠
C. 养血润燥
D. 清热润下
E. 温阳通便

4. 气虚便秘的治法为
A. 行气通便
B. 润肠通便
C. 益气润肠
D. 温阳通便
E. 理气导滞

5. 用麻子仁丸治疗的是
A. 气秘
B. 热秘
C. 冷秘
D. 气虚秘
E. 血虚秘

6. 治疗冷秘的主方是
A. 温脾汤
B. 黄芪汤
C. 六磨汤
D. 麻子仁丸
E. 五仁丸

【A_2型题】

7. 患者，男，60岁。大便秘结，欲便不得，嗳气频作，胸胁痞满，重则腹中胀痛，纳食减少，舌苔薄腻，脉弦。治疗应首选
   A. 四磨汤
   B. 五磨饮子
   C. 六磨汤
   D. 四七汤
   E. 柴胡疏肝散
8. 患者，女，45岁。久病崩漏，大便秘结，数日一行，面色无华，唇甲色淡，头晕心悸，舌淡，脉细。最佳方剂为
   A. 麻子仁丸
   B. 更衣丸
   C. 归脾汤
   D. 润肠丸
   E. 五仁丸
9. 患者，男，42岁，机关职员。大便数日不行，欲便不得，伴有胸胁胀满，腹中胀痛，善太息，食后腹胀尤甚，嗳气频作，舌苔略腻，脉弦。证属
   A. 热秘
   B. 气秘
   C. 湿秘
   D. 气虚便秘
   E. 阳虚便秘
10. 患者，男，39岁。平素性情急躁。近期因郁怒不解诱发便秘，大便干燥，数日一行，心烦易怒，目赤口苦，舌质红，苔黄，脉弦数。宜选方
   A. 麻子仁丸
   B. 更衣丸
   C. 调胃承气汤
   D. 六磨汤
   E. 丹栀逍遥散

【A_3/A_4型题】

（11~13题共用题干）

患者，男，39岁。性情素喜抑郁。久患便秘，欲便不得，伴胸胁胀满，脘腹胀闷，食后尤甚，嗳气频作，舌苔略腻，脉弦。

11. 其中医辨证为
   A. 肝脾气滞
   B. 胃肠气滞
   C. 肝脾胃肠气滞
   D. 气滞食阻
   E. 气滞湿阻
12. 其中医治法为
   A. 疏肝理脾，通便
   B. 和胃宽肠，通便
   C. 行气化滞，消食
   D. 行气化滞，除湿
   E. 顺气行滞，通便
13. 其常用方剂为
   A. 柴胡疏肝散
   B. 四逆散
   C. 六磨汤
   D. 大承气汤
   E. 木香顺气丸

（14~16题共用题干）

患者，男，80岁。久患便秘，屡用番泻叶治疗，疗效欠佳。主诉虽有便意，而临厕努挣乏力，甚至汗出淋漓，而大便并不干硬，面色㿠白，神疲气怯，舌淡，苔薄，脉虚无力。

14. 中医辨证当为
   A. 气虚便秘
   B. 阳虚便秘
   C. 气滞便秘
   D. 血虚便秘
   E. 气血两虚便秘
15. 中医治法当为
   A. 益气润肠
   B. 温阳通便
   C. 行气导滞
   D. 养血润肠
   E. 益气养血，润肠通便
16. 中医方剂当选
   A. 六磨汤
   B. 济川煎
   C. 黄芪汤
   D. 润肠丸
   E. 五仁丸

（17~21题共用题干）

患者，男，28岁。平素体壮，食欲良好，大便偏干，近期因感冒初愈，大便干结加重，数日一行，伴有腹中胀满，面红烦热，口干口臭，唇焦色红，舌红苔黄，脉滑数。

17. 该病例中医辨证当为
   A. 阴亏津枯，肠道不濡
   B. 胃肠积热，耗伤津液
   C. 阴血亏虚，无水舟停
   D. 热结气滞，胃肠壅实
   E. 热结食滞，胃肠壅实
18. 其中医治法当为
   A. 清热润肠
   B. 增液行舟
   C. 滋阴养血
   D. 泻热行气
   E. 泻热消食
19. 其治疗主方为
   A. 麻子仁丸
   B. 调胃承气汤
   C. 增液汤
   D. 润肠丸
   E. 六磨汤
20. 若津液更伤，无水舟停，可选方
   A. 五汁安中饮
   B. 增液汤
   C. 润肠丸
   D. 五仁丸
   E. 益胃汤
21. 用药后，便秘通而不爽，欲巩固疗效，方可选
   A. 更衣丸
   B. 青麟丸
   C. 五仁丸
   D. 当归龙荟丸
   E. 润肠丸

（22~26题共用题干）

患者，男，75岁。素有胃疾。大便秘结，质干燥，数日一行，面色无华，头晕目眩，心悸失眠，爪甲色淡，唇舌淡，脉细。

22. 该病例中医辨证当为
   A. 血虚便秘
   B. 气虚便秘

C. 阳虚便秘
D. 气血两虚便秘
E. 气滞便秘

23. 该病例中医治法为
A. 益气润肠
B. 养血润燥
C. 温阳通便
D. 理气通便
E. 益气养血润肠

24. 该病例方剂宜选用
A. 黄芪汤
B. 润肠丸
C. 五仁丸
D. 麻子仁丸
E. 八珍汤

25. 若气虚明显，气虚下陷，肛门坠胀，汗出气短者，可选用
A. 八珍汤
B. 十全大补汤
C. 补中益气汤
D. 升陷汤
E. 参苓白术散

26. 老年下元亏虚，大便虽数日不解，但无所苦，形体消瘦，神疲乏力，腰膝酸软，肌肤欠润泽者，治当
A. 大补元气，用人参、黄芪之类
B. 补肾培元，用熟地、枸杞子、首乌之类
C. 温润通便，用肉苁蓉、麻仁、黄芪、当归之类
D. 健脾补肾，用人参、黄芪、熟地、枸杞子之类
E. 攻补兼施，用大黄、芒硝、人参、熟地之类

【B_1 型题】

（1~5 题共用备选答案）
A. 面赤身热，口臭唇焦，尿赤，苔黄燥，脉滑实
B. 嗳气频作，胸胁痞满，腹胀，苔薄腻，脉弦
C. 神疲气短，临厕努挣乏力，大便不燥，脉虚
D. 面色无华，头晕心悸，舌淡，脉细
E. 面色㿠白，畏寒肢冷，尿清，舌苔白，脉沉迟

1. 热秘的辨证特点是
2. 气虚便秘的辨证特点是
3. 血虚便秘的辨证特点是
4. 阳虚便秘的辨证特点是
5. 气滞便秘的辨证特点是

（6~8 题共用备选答案）
A. 半硫丸
B. 五仁丸
C. 麻子仁丸
D. 增液汤
E. 蜜煎导法

6. 张仲景用治脾约的方剂是
7. 能治疗冷秘的方剂是
8. 血虚便秘恢复期可用

参考答案

（一）

【A_1 型题】

1. B　2. A　3. C　4. B　5. D　6. B　7. C　8. A　9. C　10. C
11. C　12. E　13. C

【A_2 型题】

14. A　15. B　16. D　17. E　18. B

【A_3/A_4 型题】

19. A　20. A　21. C　22. C　23. C　24. B　25. C　26. C　27. D　28. A
29. A　30. C　31. A　32. E　33. C　34. D

【B_1 型题】

1. A　2. A　3. D　4. E　5. E　6. C　7. B　8. B　9. D

（二）

【A_1 型题】

1. C　2. B　3. A　4. D　5. E　6. D　7. E　8. B

【A_2 型题】

9. A　10. C　11. E

【B_1 型题】

1. D　2. E　3. B　4. E　5. B　6. A

（三）

【A_1 型题】

1. E 2. B 3. C 4. B 5. D 6. C 7. A 8. B 9. D 10. B
11. B

【A_2 型题】

12. C 13. B 14. C 15. C 16. E 17. E

【A_3/A_4 型题】

18. D 19. A 20. A 21. D 22. B 23. A 24. B 25. D 26. D 27. C
28. A 29. C 30. E

【B_1 型题】

1. A 2. C 3. C 4. A 5. E 6. C

（四）

【A_1 型题】

1. D 2. E 3. B 4. E 5. B 6. A 7. C 8. D 9. A

【A_2 型题】

10. B 11. E 12. D 13. D

【A_3/A_4 型题】

14. C 15. A 16. A 17. D 18. D 19. D 20. B 21. E 22. A 23. D
24. A 25. D 26. E 27. D

【B_1 型题】

1. B 2. C 3. A 4. D 5. B

（五）

【A_1 型题】

1. E 2. A 3. C 4. D 5. B 6. A 7. D 8. D 9. C 10. B

【A_2 型题】

11. A 12. B 13. B 14. D

【A_3/A_4 型题】

15. D 16. A 17. A 18. C 19. B 20. D 21. D 22. C 23. D 24. C
25. C 26. D 27. D 28. B

【B_1 型题】

1. A 2. D 3. C 4. E 5. C 6. B

（六）

【A_1 型题】

1. E 2. D 3. D 4. B 5. C 6. D 7. A 8. A 9. C

【A_2 型题】

10. B 11. B 12. A 13. B

【A_3/A_4 型题】

14. A 15. B 16. A 17. C 18. C 19. D 20. D 21. B 22. C 23. A
24. E 25. B 26. E 27. C 28. C 29. C 30. A 31. C

【B_1 型题】

1. C 2. C 3. C 4. E 5. E 6. D 7. E 8. C 9. B 10. A

（七）

【A_1 型题】

1. D 2. C 3. A 4. E 5. E 6. A 7. C 8. C

【A_2 型题】

9. B 10. C 11. C 12. B

【A_3/A_4 型题】

13. C 14. B 15. E 16. D 17. E 18. C 19. B 20. A 21. C 22. B
23. A 24. C 25. D

【B_1 型题】

1. A 2. A 3. E 4. E 5. B 6. A 7. B 8. D 9. C

（八）

【A_1 型题】

1. E 2. C 3. B 4. A 5. E 6. B 7. E 8. A 9. B

【A_2 型题】

10. A 11. D 12. E 13. C

【A_3/A_4 型题】

14. A 15. D 16. E 17. A 18. D 19. D 20. D 21. B 22. A 23. C
24. A 25. B 26. D

【B_1 型题】

1. A 2. C 3. D 4. E 5. A 6. B 7. D 8. E

（九）

【A_1 型题】

1. D 2. B 3. D 4. C 5. B 6. A

【A_2 型题】

7. C 8. D 9. B 10. B

【A_3/A_4 型题】

11. C 12. E 13. C 14. A 15. A 16. C 17. B 18. A 19. A 20. B
21. B 22. A 23. B 24. B 25. C 26. C

【B_1 型题】

1. A 2. C 3. D 4. E 5. B 6. C 7. A 8. B

第五单元 肝胆病证

(一) 胁 痛

【A_1型题】

1. 胁痛的治疗，可选下列哪一种治法
   A. 理气和胃止痛
   B. 调和脾胃止痛
   C. 疏肝理气止痛
   D. 理气健脾止痛
   E. 养阴清热止痛
2. 肝气郁结胁痛的治法是
   A. 养阴柔肝
   B. 疏肝理气
   C. 祛瘀通络
   D. 清热利湿
   E. 理气导滞
3. 下列胁痛的病机哪一项是错误的
   A. 肝气郁结
   B. 肝气上逆
   C. 瘀血停着
   D. 肝胆湿热
   E. 肝阴不足
4. 龙胆泻肝汤适用于以下除哪项以外的病证
   A. 肝郁化火型不寐
   B. 肝胆湿热型胁痛
   C. 肝火上炎型鼻衄
   D. 肝郁气滞型聚证
   E. 肝火犯胃型吐血
5. 胁痛的病理特点是
   A. 肝胃不和，胃气郁滞
   B. 肝气郁结，胃失和降
   C. 肝胆湿热，络脉不和
   D. 饮停胁下，肝肺失司
   E. 肝失疏泄，络脉不和
6. 胁痛虽有虚实之分，但其病变主要涉及
   A. 气与血
   B. 寒与热
   C. 肝与胆
   D. 肝与肺
   E. 阴与阳
7. 肝阴不足而致胁痛的发病机制是
   A. 络脉失养
   B. 肝络不和
   C. 气阻络痹
   D. 胁络不畅
   E. 瘀血阻络
8. 胁痛的辨证，当以何者为主
   A. 气血
   B. 寒热
   C. 表里
   D. 虚实
   E. 脏腑
9. 下列哪项不是肝阴不足型胁痛的主症
   A. 胁肋胀痛
   B. 头晕目眩
   C. 胁肋隐痛
   D. 心中烦热
   E. 舌红少苔
10. 能治肝气郁滞所致胸闷胁痛的药是
    A. 薄荷
    B. 紫苏
    C. 荆芥
    D. 防风
    E. 升麻

【A_2型题】

11. 患者，女，44岁。胁痛口苦，目黄，小便短赤，胸闷纳呆，恶心呕吐，舌苔黄腻，脉弦滑数。其诊断是
    A. 黄疸，湿重于热
    B. 黄疸，热重于湿
    C. 黄疸，湿热并重
    D. 胁痛，肝胆湿热
    E. 胁痛，肝郁化热
12. 患者，女，56岁。胁肋胀痛，走窜不定，疼痛随情志的变化而增减，胸闷不舒，饮食减少，嗳气频作，苔薄，脉弦。辨证属何类型
    A. 瘀血停着胁痛
    B. 肝胆湿热胁痛
    C. 肝气郁结胁痛
    D. 肝郁化火胁痛
    E. 肝阴不足胁痛
13. 患者，男，47岁。右胁下癥块，疼痛如刺，痛处不移，入夜更甚，舌质紫暗，脉沉涩。此证最佳治疗方剂是
    A. 硝石矾石散
    B. 丹参饮合失笑散
    C. 复元活血汤
    D. 少腹逐瘀汤
    E. 柴胡疏肝散
14. 患者，男，45岁。既往有胆结石病史。昨日胁肋剧痛，连及肩背，恶心呕吐，纳食减退，舌红苔黄，脉弦。此时最佳治疗方剂是
    A. 硝石矾石散
    B. 失笑散
    C. 乌梅丸
    D. 柴胡疏肝散
    E. 少腹逐瘀汤

【A_3/A_4型题】

（15~17题共用题干）

患者，女，28岁。平素形体消瘦，性情急躁，急病胁痛口苦，纳呆泛恶，目黄溲赤，苔黄而腻，脉弦数。

15. 此证辨证属于
    A. 肝胆湿热型胁痛
    B. 肝阴不足型胁痛
    C. 肝气郁结型胁痛

D. 瘀血停着型胁痛
E. 胆腑郁热型胁痛
16. 治法宜选用
A. 疏肝理气
B. 祛瘀通络
C. 清热利湿
D. 养阴柔肝
E. 清热利胆
17. 前医用大柴胡汤治疗未效，应改用何方
A. 柴胡疏肝散
B. 血府逐瘀汤
C. 滋水清肝饮
D. 丹栀逍遥丸
E. 龙胆泻肝汤
（18~20 题共用题干）
患者，男，52 岁。近来胁肋隐痛，悠悠不休，遇劳加重，口干咽燥，心中烦热，头晕目眩，舌红少苔，脉细弦而数。
18. 辨证属于胁痛哪一型
A. 肝气郁结
B. 肝胆湿热
C. 肝阴不足
D. 瘀血停着
E. 胆腑郁热
19. 治法宜选用
A. 疏肝理气
B. 祛瘀通络
C. 清热利湿
D. 养阴柔肝
E. 清肝泻火
20. 最佳治疗方剂是
A. 柴胡疏肝散
B. 滋水清肝饮
C. 化肝煎
D. 一贯煎
E. 龙胆泻肝汤
（21~25 题共用题干）
患者，女，47 岁。平素情绪不畅。2 天前生气后出现胁肋胀痛，走窜不定，胸闷喜太息，纳食减少，嗳气频作，舌苔薄白，脉弦。
21. 此证应选用
A. 疏肝理气法——柴胡疏肝散
B. 祛瘀通络法——血府逐瘀汤
C. 清热利湿法——龙胆泻肝汤
D. 养阴柔肝法——一贯煎
E. 清热利胆法——清胆汤
22. 若此病例出现胁肋掣痛，心急烦躁，口干口苦，溺黄便秘，舌红苔黄，脉弦数。治法宜选用
A. 疏肝理气，活血止痛
B. 清肝理气，活血止痛
C. 清热利湿，理气止痛
D. 祛瘀通络止痛
E. 养阴柔肝止痛
23. 若病情进一步发展，症见胁肋隐痛，遇劳加重，心烦头晕，睡眠欠佳，舌红苔薄，少津，脉弦细。治宜加用
A. 平肝潜阳药
B. 清热泻火药
C. 滋阴清热药
D. 清热利湿药
E. 活血化瘀药
24. 若此病例症见胁痛肠鸣腹泻，治宜加用
A. 健脾止泻药
B. 健脾升清药
C. 和胃通降药
D. 芳香化湿药
E. 温补脾肾药
25. 若此病例症见恶心呕吐，治宜加用
A. 健脾止泻药
B. 健脾和胃药
C. 和胃止呕药
D. 芳香化湿药
E. 消食导滞药

【B_1 型题】

（1~3 题共用备选答案）
A. 胁肋胀痛，游走不定
B. 胁肋刺痛，痛有定处
C. 胁肋隐痛，其痛不休
D. 胁肋剧痛，口苦目黄
E. 右上腹痛，嗳气泛酸
1. 肝气郁结型胁痛的主症之一是
2. 肝胆湿热型胁痛的主症之一是
3. 肝阴不足型胁痛的主症之一是
（4~6 题共用备选答案）
A. 柴胡疏肝散加青皮、白芥子、郁金
B. 柴胡疏肝散加金铃子散、左金丸、丹皮、山栀
C. 柴胡疏肝散加茯苓、白术
D. 柴胡疏肝散加旋覆花、代赭石、半夏、生姜
E. 柴胡疏肝散加桃仁、红花
4. 胁肋掣痛，烦热口干，二便不畅，舌红苔黄，脉弦数。其治疗方选
5. 胁肋胀痛，走窜不定，恶心呕吐。其治疗方选
6. 胁肋胀痛，纳食减少，嗳气频繁，肠鸣腹泻，苔白，脉弦。其治疗方选

（二）黄　　疸

【A_1 型题】

1. 黄疸的发生，以下列何邪为主
A. 风
B. 寒
C. 暑
D. 湿
E. 火
2. 黄疸的治疗大法是
A. 清热化湿
B. 通利腑气
C. 清热解毒

D. 化湿邪，利小便
E. 温中化湿

3. 下列哪项不属于阳黄与阴黄的鉴别要点
A. 小便黄与不黄
B. 病程较长与较短
C. 黄疸鲜明与晦暗
D. 热证与寒证
E. 虚证与实证

4. 急黄的最主要病机是
A. 湿热熏蒸，湿遏热伏
B. 湿热内蕴，蒙蔽心包
C. 湿热夹毒，热毒炽盛
D. 瘀阻肝脾，水气内聚
E. 肝胆郁热，气机阻滞

5. 阳黄初起见表证者，治宜选用
A. 小柴胡汤
B. 甘露消毒丹
C. 大柴胡汤
D. 麻黄连翘赤小豆汤
E. 茵陈蒿汤

6. 黄疸与萎黄的区别在于
A. 身黄
B. 尿黄
C. 目黄
D. 苔黄
E. 乏力

7. 下列哪一项为阳黄中热重于湿型的黄色
A. 黄疸急速加深呈深黄色
B. 掉黄或染衣着色
C. 黄色不泽
D. 黄色晦暗
E. 黄色鲜明

8. 下列哪项不属于寒湿阻遏型黄疸的主症
A. 黄色晦暗
B. 大便不实，脘闷腹胀
C. 食少纳呆，神疲畏寒
D. 舌质淡，苔白腻
E. 脉弦

9. 黄疸的辨证，当以何者为纲
A. 肝胆
B. 气血
C. 虚实
D. 表里
E. 阴阳

10. 下列哪项为诊断黄疸的最重要依据
A. 齿垢黄
B. 爪甲上黄
C. 小便黄
D. 目黄
E. 身黄

11. 阴黄的治法是
A. 健脾和胃，温化寒湿
B. 清热利湿，和胃醒神
C. 清热解毒，利湿化浊
D. 清热解毒，凉血安神
E. 清热解毒，凉营开窍

12. 下列除哪项外均与黄疸的发生关系密切
A. 肝
B. 胆
C. 脾
D. 胃
E. 膀胱

13. 下列除哪项外均为急黄的主症
A. 突然高热
B. 神昏谵语
C. 黄疸迅速加深
D. 舌质淡，苔白腻
E. 衄血，大便黑，小便短赤

14. 下列何法为治疗黄疸的重要治则
A. 清泻热邪
B. 通便泻热
C. 温化寒湿
D. 清热解毒
E. 祛湿利小便

【A_2 型题】

15. 患者，男，18岁。4天前突然出现目黄身黄，黄色鲜明，发热口渴，心中烦躁，恶心欲吐，小便短少而黄，大便秘结，舌苔黄腻，脉弦数。属于何种病型
A. 湿热并重型黄疸
B. 寒湿阻遏型黄疸
C. 湿热蕴蒸，湿重于热型的黄疸
D. 湿热蕴蒸，热重于湿型的黄疸
E. 脾亏血虚型黄疸

16. 患者，男，30岁。劳累过后，加之饮食不慎，突然出现身目俱黄，其色如金，高热口渴，小便深黄，腹胀胁痛，烦躁不安，随之神昏谵语，舌质红绛，苔黄燥，脉弦滑数。应该诊断以下何种病证
A. 湿热并重型黄疸
B. 胆道阻滞型黄疸
C. 热毒炽盛型黄疸
D. 湿热蕴蒸，热重于湿型黄疸
E. 湿热蕴蒸，湿重于热型黄疸

17. 患者，男，61岁，农民。患钩虫病，症见周身肌肤呈染黄色，但两目不黄，小便通畅而色不黄，倦怠乏力，心悸少寐，眩晕耳鸣，大便溏薄，舌质淡，苔薄白，脉濡细。治疗最宜用
A. 小建中汤
B. 黄芪建中汤
C. 理中汤
D. 四君子汤
E. 六君子汤

18. 患者，男，45岁。因劳累后受寒，出现发热恶寒，胸闷脘胀，继而身目皆黄，小便黄赤，舌苔白腻，脉浮。治疗的最佳方剂为
A. 桑菊饮
B. 银翘散
C. 杏苏散
D. 荆防败毒散
E. 麻黄连翘赤小豆汤

【A_3/A_4 型题】

（19~21题共用题干）

患者，男，50岁。1个月前因劳累过度，出现形体倦怠，头晕泛恶，纳食不佳，厌食油腻，过1周后两目黄染，随后皮肤亦黄，黄色尚鲜明，伴胁痛，脘胀，

头重如裹，小便短黄，大便稀溏，舌苔黄腻，脉濡数。

19. 此时诊断为
    A. 湿热蕴蒸，热重于湿之黄疸
    B. 湿热蕴蒸，湿重于热之黄疸
    C. 寒湿阻遏型黄疸
    D. 热毒炽盛型黄疸
    E. 脾亏血虚型黄疸
20. 治法宜用
    A. 清热解毒化湿
    B. 清热凉血解毒
    C. 清热利湿，佐以通便
    D. 利湿化浊，佐以清热
    E. 疏肝利胆，清热导滞
21. 最佳治疗方剂是
    A. 茵陈五苓散
    B. 栀子柏皮汤
    C. 大黄硝石汤
    D. 茵陈蒿汤
    E. 麻黄连翘赤小豆汤

（22~24 题共用题干）

患者，男，36 岁。黄疸迁延日久，久治不效，症见身目俱黄，黄色晦暗，食少纳呆，脘闷腹胀，大便不实，神疲畏寒，口淡不渴，舌质淡，苔白腻，脉濡缓。

22. 辨证属于
    A. 湿热并重型黄疸
    B. 寒湿阻遏型黄疸
    C. 脾亏血虚型黄疸
    D. 胆道阻滞型黄疸
    E. 热毒炽盛型黄疸
23. 治法宜用
    A. 清热利湿，佐以通便
    B. 利湿化浊，佐以清热
    C. 健脾和胃，温化寒湿
    D. 调理脾胃，益气补血
    E. 清热解毒，凉血开窍
24. 最佳治疗方剂是
    A. 茵陈蒿汤
    B. 茵陈五苓散
    C. 茵陈术附汤
    D. 黄芪建中汤
    E. 小建中汤

（25~30 题共用题干）

患者，男，29 岁。平素身体壮实，3 天前出现纳食不佳，厌食油腻，形疲乏力，发热口渴，随后身目俱黄，黄色鲜明，腹部胀满，口苦，恶心欲吐，大便秘结，小便短少黄赤，舌质红苔黄腻，脉弦数。

25. 此时最佳治疗的方剂是
    A. 茵陈蒿汤
    B. 茵陈五苓散
    C. 茵陈术附汤
    D. 甘露消毒丹
    E. 犀角散
26. 若该患者既往有胆结石病史，突然右胁疼痛，牵引肩背，身目黄染，恶寒发热，大便色淡灰白。治疗当用
    A. 小柴胡汤
    B. 大柴胡汤
    C. 柴芩温胆汤
    D. 黄连温胆汤
    E. 清胆汤
27. 若因虫体阻滞胆道，突然出现身目黄染，胁痛时发时止，痛而有钻顶感，治疗当用
    A. 柴胡疏肝散
    B. 龙胆泻肝汤
    C. 大柴胡汤
    D. 小柴胡汤
    E. 乌梅丸
28. 若患者一开始出现发热恶寒，胸闷脘胀，继而身目皆黄，小便黄赤，舌苔白腻，脉浮。治疗宜用
    A. 桑菊饮
    B. 杏苏散
    C. 银翘散
    D. 荆防败毒散
    E. 麻黄连翘赤小豆汤
29. 若此病例失治误治，黄疸日久，症见胁下癥积胀痛，固定不移，肤色暗黄，舌暗红，脉弦细。治疗宜用
    A. 四逆散
    B. 逍遥散
    C. 硝石矾石散
    D. 滋水清肝饮
    E. 栀子柏皮汤
30. 假若此病例经治黄疸消退后，症见脘腹作胀，胁肋隐痛，不思饮食，肢体困倦，大便时秘时溏，脉弦细。治疗宜用
    A. 香苏散
    B. 四逆散
    C. 逍遥散
    D. 柴胡疏肝散
    E. 四逆散

【B_1 型题】

（1~2 题共用备选答案）
A. 疏肝利胆
B. 健脾化湿
C. 利湿化浊
D. 逐瘀退黄
E. 清热利湿

1. 阳黄的主要治法是
2. 阴黄的主要治法是

（3~4 题共用备选答案）
A. 清热利湿，佐以泻下
B. 利湿化浊，佐以清热
C. 清热解毒，凉营开窍
D. 健脾和胃，温化寒湿
E. 解毒清热利湿

3. 急黄神昏舌绛者，其治法是
4. 阳黄初起见表证者，其治法是

（5~6 题共用备选答案）
A. 茵陈蒿汤
B. 茵陈术附汤
C. 茵陈五苓散
D. 犀角散
E. 逍遥散

5. 治疗阳黄热重于湿的主方为
6. 治疗阳黄湿重于热的主方为

（7~8 题共用备选答案）
A. 阳黄迁延失治
B. 素体脾阳不足
C. 过用利湿药
D. 重感外邪
E. 虫体阻滞

7. 阳黄转为阴黄的条件是
8. 阴黄转为阳黄的条件是

（三）积 证

【A_1 型题】

1. 患者自觉脘腹痞塞不通，胀满难受而无块状物可及，应诊为
   A. 痞块
   B. 痞满
   C. 食积
   D. 积聚
   E. 癥瘕
2. 指出下面哪项是错误的治疗积聚法则
   A. 晚期邪深，专攻病邪
   B. 坚者削之，结者散之
   C. 善治者当先补虚
   D. 养正积自除
   E. 大积大聚，其可犯也，衰期大半而止
3. 下列哪一项对积与聚无鉴别意义
   A. 积属血，聚属气
   B. 积属脏病，聚属腑病
   C. 积的病程长，聚的病程短
   D. 积为固定不移，聚为聚散无常
   E. 积的病位在大腹，聚的病位在小腹
4. 治疗瘀血内结积证的主方是
   A. 血府逐瘀汤
   B. 丹参饮
   C. 身痛逐瘀汤
   D. 膈下逐瘀汤
   E. 旋覆花汤
5. 积聚的主要病位在
   A. 脾胃
   B. 肝脾
   C. 脾肾
   D. 肝肾
   E. 肺肝
6. 下列除哪项外均为积聚的发病原因
   A. 情志失调
   B. 感受寒湿
   C. 饮食所伤
   D. 它病转移
   E. 外感湿热

【A_2 型题】

7. 患者，女，50岁。症见积块坚硬，疼痛渐重，面色萎黄或黧黑，肌肉瘦削，饮食锐减，舌淡紫，无苔，脉弦细。其治法为
   A. 理气活血，通络消积
   B. 理气活血，软坚散结
   C. 理气活血，祛瘀软坚
   D. 大补气血，活血化瘀
   E. 通滞去积，活血化瘀

【A_3/A_4 型题】

（8~10题共用题干）

患者，女，47岁。腹中积块，按之觉硬，痛处不移，面暗消瘦，体倦乏力，纳食减少，时有寒热，经闭不行，舌质青紫，脉弦滑。

8. 辨证属于
   A. 肝郁气滞型聚证
   B. 食滞痰阻型聚证
   C. 气郁血阻型积证
   D. 气结血瘀型积证
   E. 正虚瘀结型积证
9. 治法宜选用
   A. 理气活血，通络消积
   B. 理气活血，祛瘀软坚
   C. 导滞通便，理气化痰
   D. 大补气血，活血化瘀
   E. 行气化痰，导滞通腑
10. 最佳治疗方剂为
   A. 大七气汤
   B. 七积丸
   C. 六磨汤
   D. 木香顺气汤
   E. 膈下逐瘀汤

（11~14题共用题干）

患者，男，38岁。症见腹中积块，胀满疼痛，按之软而不坚，固定不移，舌苔薄白，脉弦。

11. 最佳选方是
   A. 六磨汤
   B. 逍遥散
   C. 膈下逐瘀汤
   D. 少腹逐瘀汤
   E. 金铃子散合失笑散
12. 若患者兼见恶寒发热，头身酸痛，舌苔白腻，脉浮弦大，治疗应予
   A. 失笑散
   B. 逍遥散
   C. 五积散
   D. 柴胡疏肝散
   E. 羌活胜湿汤
13. 若患者积块硬痛不移，舌质瘀点、瘀斑，脉涩，宜选用
   A. 大七气汤
   B. 六磨汤
   C. 八珍汤
   D. 化积丸
   E. 膈下逐瘀汤
14. 若积块坚硬疼痛逐渐加剧，面色萎黄，消瘦脱形，饮食大减，舌质淡紫，无苔，脉细数或弦细，治疗应用
   A. 八珍汤
   B. 化积丸
   C. 膈下逐瘀汤
   D. 八珍汤合化积丸
   E. 膈下逐瘀汤合八珍汤

【B_1 型题】

（1~2题共用备选答案）

A. 气滞湿阻
B. 气滞痰阻
C. 气滞饮聚
D. 气滞血瘀
E. 气滞水停

1. 积聚的基本病理为
2. “梅核气”的基本病理为

（3~4题共用备选答案）

A. 疏肝解郁，行气消聚

B. 导滞通便，理气化痰
C. 软坚破瘀，行气活血
D. 祛瘀软坚，兼调脾胃
E. 行气消积，和血通络
3. 气滞血阻型积证的治法是
4. 瘀血内结型积证的治法是

（四）聚　　证

【A_1型题】

1. 聚证的基本病机是
A. 湿热蕴结
B. 肝络失和
C. 气机阻滞
D. 津凝痰聚
E. 脏腑功能受损
2. 聚证的主要病理因素
A. 痰浊
B. 虫积
C. 食滞
D. 气滞
E. 寒湿
3. 若大便秘结，排便困难，腹痛拒按，则聚证结块的成因主要是
A. 痰湿
B. 燥屎内结
C. 气滞
D. 食积
E. 以上均不正确
4. 聚证若反复发作，宜用方药
A. 香砂六君子汤
B. 逍遥散
C. 六磨汤
D. 木香顺气散
E. 八珍汤
5. 肝气郁结聚证的治法是
A. 导滞通便，理气化痰
B. 理气活血，通络消积
C. 疏肝解郁，行气消聚
D. 祛瘀软坚，兼调脾胃
E. 大补气血，活血化瘀

【A_2型题】

6. 聚证患者，食滞痰阻，痰湿较重，服六磨汤后腑气虽通，但症状未减，舌苔腻而不化。治疗应首选
A. 二陈汤
B. 藿朴夏苓汤
C. 平胃散
D. 五苓散
E. 香苏散
7. 患者，男，34岁。近日腹胀或痛，时有如条状物聚起在腹部，按之则胀痛更甚，纳食减退，大便秘结，舌苔腻，脉弦滑。证属
A. 气滞血阻型积证
B. 气结血瘀型积证
C. 肝郁气滞型聚证
D. 食滞痰阻型聚证
E. 肝气挟痰型聚证
8. 患者，女，63岁。病由抑郁而起，症见腹部结块，或左或右，走窜不定，按之略痛，脘胁不舒，嗳气频频，便艰纳呆，苔薄，脉弦。证属
A. 聚证——肝郁气滞
B. 聚证——食滞痰阻
C. 积证——气结血瘀
D. 积证——气郁血阻
E. 积证——正虚瘀结

【A_3/A_4型题】

（9~11题共用题干）

患者，女，50岁。症见腹中气聚，攻窜胀痛，时聚时散，脘闷纳呆，舌苔白腻，脉象弦缓。

9. 辨证属于何型积聚
A. 肝气郁滞
B. 寒湿中阻
C. 食滞痰阻
D. 气滞血阻
E. 正虚瘀结
10. 治法宜用
A. 疏肝解郁，行气消聚
B. 导滞通便，理气化痰
C. 温中散寒，行气化湿
D. 理气活血，通络消积
E. 大补气血，活血化瘀
11. 最佳治疗方剂是
A. 逍遥散
B. 金铃子散
C. 失笑散
D. 木香顺气散
E. 柴胡疏肝散

【B_1型题】

（1~3题共用备选答案）
A. 理气化痰
B. 疏肝解郁
C. 活血化瘀
D. 理气止痛
E. 健脾燥湿
1. 肝气郁结型聚证，治法主要为
2. 食滞痰阻型聚证，治法主要为
3. 食滞痰阻型聚证，但痰湿较重，兼有食滞，腑气虽通，苔腻不化者，治法主要为

（五）鼓　　胀

【A_1型题】

1. 鼓胀病变过程中，可出现下列除哪项以外的病证
A. 昏迷
B. 血证
C. 癃闭
D. 痰证
E. 瘀证

2. 鼓胀的病位在
   A. 肺、脾、肾
   B. 心、脾、肾
   C. 肝、脾、肾
   D. 心、肝、肾
   E. 心、肺、肾
3. 用攻下逐水法治疗鼓胀是
   A. 本证初期使用的方法
   B. 本证末期使用的方法
   C. 治疗本证的唯一方法
   D. 自始至终都应使用的方法
   E. 水邪难退，正虚不甚时使用的方法
4. 鼓胀后期，其证表现为肝肾阴虚时，当禁用
   A. 养阴之品
   B. 滋阴之品
   C. 活血之品
   D. 止血之品
   E. 峻下之品
5. 服用十枣汤或舟车丸治疗鼓胀，药后会出现除下列哪项外的副作用
   A. 泛恶
   B. 呕吐
   C. 泻下
   D. 腹痛
   E. 头晕
6. 治疗寒湿困脾鼓胀的主方是
   A. 胃苓汤
   B. 舟车丸
   C. 实脾饮
   D. 附子理中丸
   E. 六味地黄丸
7. 下列哪项不属鼓胀的病因病机
   A. 情志郁结，气失调畅
   B. 水湿内浸，脾不健运
   C. 黄疸、积聚等病，迁延日久
   D. 嗜酒过度，饮食不节，滋生湿热，损伤脾胃
   E. 捕鱼摸蟹或洗澡、游泳于血吸虫疫区之河流中，感染致病
8. 鼓胀的主症是
   A. 全身水肿
   B. 单腹胀大
   C. 下肢水肿
   D. 头面四肢水肿
   E. 腹壁青筋暴露
9. 下列除哪项外，均为鼓胀的病理特点
   A. 气滞
   B. 血瘀
   C. 痰凝
   D. 水停
   E. 正虚
10. 下列哪项除外，均为鼓胀的主要特征
   A. 腹大如鼓
   B. 四肢枯瘦
   C. 皮色苍黄
   D. 胁下或腹部痞块
   E. 下肢水肿
11. 鼓胀的病机是
   A. 气滞血瘀
   B. 气滞血瘀水停
   C. 气滞湿阻血瘀
   D. 气滞痰凝血瘀
   E. 气虚饮停血瘀
12. 柴胡疏肝散可用于下列除哪项以外的病证
   A. 肝气郁结胁痛
   B. 胆道阻滞型黄疸
   C. 肝气犯胃型胃痛
   D. 气滞血瘀型腹痛
   E. 气滞湿阻型鼓胀
13. 下列哪项不是鼓胀后期的常见并发症
   A. 吐血
   B. 黄疸
   C. 昏迷
   D. 水肿
   E. 中风
14. 哪一项不属于水肿与鼓胀的鉴别要点
   A. 肿胀部位
   B. 肿胀的先后顺序
   C. 肿处皮肤的色泽
   D. 小便通利与否
   E. 腹壁青筋有无暴露

【A_2 型题】

15. 患者，男，70岁。腹部胀大3个月余，胁下胀痛不适，纳食欠佳，食后腹胀，小便短少，下肢微肿。检查示：面色晦暗，周身皮肤发黄，腹胀大，胁下可触及癥块，双下肢按之微肿，苔白腻，脉弦细。应诊断为
   A. 水肿
   B. 胁痛
   C. 黄疸
   D. 积聚
   E. 鼓胀
16. 患者，男，65岁。患肝病多年，近1周出现腹大按之不坚，胁下胀满，时有疼痛，纳食欠佳，小便短少，嗳气不爽，食后作胀，舌苔白腻，脉弦。此属何病证
   A. 水湿浸渍型水肿
   B. 寒湿困脾型鼓胀
   C. 气滞湿阻型鼓胀
   D. 肝郁气滞型鼓胀
   E. 肝气郁结型胁痛
17. 患者，男，52岁。患肝病多年而不愈，近月来腹大坚满，脘腹撑急难忍，烦热口苦，渴而不欲饮，小便短赤，大便溏垢，舌边尖红，苔黄腻，脉弦数。属何病证
   A. 气滞湿阻型鼓胀
   B. 寒湿困脾型鼓胀
   C. 水湿浸渍型水肿
   D. 湿热蕴结型鼓胀
   E. 肝脾血瘀型鼓胀
18. 患者腹大胀满，按之如囊裹水，胸脘胀闷，得热稍舒，精神困倦，怯寒懒动，大便稀溏，小便短少，舌苔白腻，脉缓。其治疗的主方为
   A. 胃苓汤
   B. 实脾饮
   C. 调营饮
   D. 柴胡疏肝散

E. 中满分消丸

【A_3/A_4 型题】

（19~21 题共用题干）

患者，男，45 岁。平素嗜酒 10 余年，每日饮酒 8 两，近半个月来腹大坚满，脉络怒张，胁腹刺痛，面色暗黑，面颈胸臂有多个血痣，呈丝纹状，手掌赤痕，口渴不欲饮，舌质紫红，脉细涩。

19. 此证属于
  A. 气滞湿阻型鼓胀
  B. 寒湿困脾型鼓胀
  C. 湿热蕴结型鼓胀
  D. 肝脾血瘀型鼓胀
  E. 肝肾阴虚型鼓胀
20. 治法宜选用
  A. 疏肝理气，行湿散满
  B. 温中健脾，行气利水
  C. 清热利湿，攻下逐水
  D. 活血化瘀，化气利水
  E. 温补脾肾，化气利水
21. 最佳治疗方剂为
  A. 代抵当汤
  B. 调营饮
  C. 抵当汤
  D. 膈下逐瘀汤
  E. 中满分消丸

（22~24 题共用题干）

患者，男，56 岁。患鼓胀病多年，现腹大胀满，青筋显露，形体消瘦，面色晦暗，唇紫，头昏目眩，腰膝酸软，心烦口干，午后潮热，舌质红绛，少津，脉弦细数。

22. 此属于何型鼓胀
  A. 肝脾血瘀
  B. 湿热蕴结
  C. 肝肾阴虚
  D. 脾肾阳虚
  E. 气滞血瘀
23. 治法宜用
  A. 活血化瘀，行气利水
  B. 凉血化瘀，滋养肝肾
  C. 温中健脾，行气利水
  D. 温补脾肾，化气行水
  E. 扶正行气，活血化瘀
24. 最佳治疗方剂为
  A. 调营饮
  B. 一贯煎
  C. 中满分消丸
  D. 六味地黄丸
  E. 六味地黄丸合膈下逐瘀汤

（25~27 题共用题干）

患者，男，42 岁。患慢性肝炎 10 余年。近 1 周来出现腹胀大，按之不坚，胁下胀满疼痛，纳食减少，食后作胀，嗳气不爽，小便短少，苔白腻，脉弦。

25. 此时治疗宜用
  A. 柴胡疏肝散
  B. 五苓散
  C. 胃苓汤
  D. 调营饮
  E. 中满分消丸
26. 若患者食少腹胀甚，小便短少，舌质淡体胖，苔腻，脉弦滑，宜改用何方
  A. 五苓散
  B. 平胃散
  C. 胃苓汤
  D. 实脾饮
  E. 逍遥散
27. 若经治效果不佳，出现腹大胀满，按之如囊裹水，脘腹痞胀，下肢浮肿，精神困倦，怯寒懒动，大便稀溏，小便短少，舌苔白腻，脉缓，治疗宜用
  A. 胃苓汤
  B. 调营饮
  C. 实脾饮
  D. 中满分消丸
  E. 五苓散

（28~31 题共用题干）

患者，女，39 岁。患肝炎多年，近 20 天来腹胀大如鼓，脘腹撑急，烦热口苦，渴不欲饮，面目皮肤发黄，大便秘结，小便黄赤，舌边尖红，苔黄腻，脉弦数。

28. 此时辨证属于
  A. 湿热并重型黄疸
  B. 湿热蕴结型鼓胀
  C. 寒湿困脾型鼓胀
  D. 胃肠积热型便秘
  E. 湿重于热型黄疸
29. 前医若予中满分消丸治疗，效果不佳，出现烦躁失眠，狂叫不安，逐渐转入昏迷，治宜选用
  A. 安宫牛黄丸
  B. 苏合香丸
  C. 大承气汤
  D. 紫雪
  E. 至宝丹
30. 假如此病例突然大量吐血、便血，可予
  A. 归脾汤加减
  B. 黄土汤加减
  C. 龙胆泻肝汤加减
  D. 犀角地黄汤加减
  E. 十灰散
31. 若此病例经治日久不愈，症见腹大坚满，脉络怒张，胁腹刺痛，面颈多处散在丝纹状血痣，手掌赤痕，宜改用何方治疗
  A. 十枣汤
  B. 舟车丸
  C. 胃苓汤
  D. 实脾饮
  E. 调营饮

【B_1 型题】

（1~2 题共用备选答案）
  A. 心、脾
  B. 肺、肾
  C. 肝、肾
  D. 肺、脾、肾
  E. 肝、脾、肾
1. 鼓胀的病位在
2. 水肿的病位在

（3~5 题共用备选答案）
  A. 腹大胀满，脉络怒张
  B. 腹大胀满，如囊裹水
  C. 腹大胀满，朝宽暮急
  D. 腹大胀满，脘腹撑急

E. 腹大胀满，胁腹刺痛
3. 脾肾阳虚型鼓胀的主症是
4. 肝脾血瘀型鼓胀的主症是
5. 寒湿困脾型鼓胀的主症是

（6~7题共用备选答案）
A. 肝郁气滞，络脉瘀阻
B. 肝脾血瘀水停
C. 阳气不振，水湿内停
D. 肝脾受损，湿热蕴阻
E. 恶染虫毒，阻塞经隧
6. 血鼓的病机多属
7. 水鼓的病机多属

（六）瘿　　病

【A_1 型题】

1. 瘿病的主要病机是
   A. 气滞、痰凝、血瘀壅结
   B. 气滞、水停、血瘀交结
   C. 痰凝、热壅、血瘀互结
   D. 肝风、痰浊闭经阻络
   E. 气滞、寒凝、血瘀壅结
2. 瘿病的病变部位主要在
   A. 心肝，与脾有关
   B. 肝脾，与肾有关
   C. 心脾，与肝有关
   D. 肝肾，与心有关
   E. 肝脾，与心有关
3. 瘿病多见于
   A. 男性
   B. 女性
   C. 青年
   D. 中年
   E. 老年
4. 瘿病阴虚火旺证型应注意与消渴病相鉴别，下列临床表现二者可相鉴别，除外
   A. 颈前有无瘿肿
   B. 多饮
   C. 多食
   D. 多尿
   E. 烦热心悸，急躁易怒
5. 瘿病心肝阴虚证的证机概要是
   A. 气郁化火，肝火旺盛，耗伤心阴
   B. 痰气交阻，血脉瘀滞，心肝之阴耗伤
   C. 气火内结，心肝之阴耗伤
   D. 气机郁滞，痰浊壅阻，化热伤阴
   E. 肝肾阴虚，心肝火旺

【A_2 型题】

6. 患者，女，43岁，颈前喉结两旁肿大，质软不痛，颈部觉胀，胸闷、喜太息，兼胸胁窜痛，病情随情志波动，苔薄白，脉弦。代表方为
   A. 海藻玉壶汤
   B. 栀子清肝汤
   C. 四海舒郁丸
   D. 天王补心丹
   E. 二冬汤
7. 患者，女，27岁。确诊为瘿病，临床表现为颈前喉结两旁结块，质软，病起较缓，心悸不宁，少寐，易出汗，手指颤动，眼干，目眩，倦怠乏力，舌质红，苔少，脉弦细数。证属
   A. 肝火旺盛证
   B. 痰结血瘀证
   C. 气郁痰阻证
   D. 心肝阴虚证
   E. 气滞湿阻证

【A_3/A_4 型题】

（8~11题共用题干）

患者，女，51岁。颈前喉结两旁结块肿大，按之较硬，肿块经久未消，胸闷，纳差，舌质暗，苔白腻，脉涩，确诊为瘿病。

8. 治法宜选用
   A. 滋阴降火，宁心柔肝
   B. 理气活血，化痰消瘿
   C. 清泻肝火，消瘿散结
   D. 理气舒郁，化痰消瘿
   E. 疏肝理气，运脾利湿
9. 方宜选用
   A. 一贯煎
   B. 消瘰丸
   C. 四海舒郁丸
   D. 柴胡疏肝散
   E. 海藻玉壶汤
10. 若症见烦热，舌红苔黄，脉数，酌加药
    A. 夏枯草
    B. 黄药子
    C. 白术
    D. 柴胡
    E. 生石膏
11. 若证兼纳差、便溏，则酌加中药，以
    A. 宁心安神
    B. 平肝息风
    C. 运脾利湿
    D. 健脾益气
    E. 和解表里

（七）疟　　疾

【A_1 型题】

1. 疟疾的主要病因为
   A. 感受风温之邪
   B. 感受风寒之邪
   C. 感受湿热之邪
   D. 感受疟邪
   E. 感受风寒湿之邪
2. 疟疾的病理为

A. 疟邪伏于半表半里，内搏五脏，横连募原
B. 风寒外邪，侵犯腠理，营卫失和
C. 风温外袭，邪在卫分
D. 湿热内蕴，正邪相搏
E. 疟邪伏于里，因外之诱因引发所致

3. 下列何为疟母之病理特点
A. 热偏盛者
B. 寒偏盛者
C. 疟邪久留，耗伤气血，遇劳即发
D. 由瘴毒所致
E. 疟久不愈，血瘀痰凝，结于胁下

4. 治疗疟疾，最佳服药时间为
A. 疟疾正发之时
B. 疟疾发作前 2 个小时
C. 疟疾发作后 2 个小时
D. 疟疾发作前 8 个小时
E. 每日早、中、晚各服 1 次

5. 疟疾的临床特征为
A. 寒热往来
B. 恶寒发作
C. 寒战壮热，休作有时
D. 寒战壮热，发无休止
E. 乍寒乍热

6. 正疟的临床特征是
A. 但寒不热，休作有时
B. 但热不寒，休作无时
C. 寒热往来，休作无时
D. 寒战壮热，休作有时
E. 寒战壮热，休作无时

7. 下列何为冷瘴之表现
A. 寒甚热微，或但寒不热，或呕吐腹泻，甚则神昏不语，苔白厚腻，脉弦
B. 倦怠乏力，短气懒言，食少，面色萎黄，形体消瘦，遇劳则复发疟疾，寒热时作，舌质淡，脉细无力
C. 热少寒多，口不渴，胸脘痞闷，神疲体倦，苔白腻，脉弦
D. 寒战壮热，休作有时，先有呵欠乏力，继则寒战鼓颔，寒罢则内外皆热，头痛面赤，口渴引饮，终则遍身汗出，热退身凉，舌红苔薄白或黄腻，脉弦
E. 热多寒少，汗出不畅，头痛，骨节酸疼，口渴引饮，便秘尿赤，舌红，苔黄，脉弦数

8. 下列哪项不是疟疾的诊断要点
A. 感受疟邪
B. 寒战、发热、汗出，休作有时
C. 春秋季节发病
D. 居住或近期到过疟疾流行地区
E. 血涂片检查疟原虫阳性

9. 疟疾的治疗原则是
A. 和解少阳
B. 清热解毒
C. 辟秽解瘴
D. 祛邪截疟
E. 祛痰消滞

【A_2 型题】

10. 患者，男，56 岁。疟疾发作多日不愈，寒热时作，倦怠乏力，食少，形体消瘦，遇劳则发，舌质淡，苔白，脉细无力。治疗当以何方
A. 十全大补汤
B. 何人饮
C. 清瘴汤
D. 截疟七宝饮
E. 八珍汤

11. 患者，女，30 岁。近 1 周来寒战壮热，休作有时，间日一发，发前先有乏力，继则寒栗鼓颔，寒罢则内外皆热，头痛面赤，口渴引饮，终则遍身汗出，热退身凉，舌质红，苔薄白，脉弦。此治疗当以
A. 和解表里，温阳达邪
B. 清热解表，和解祛邪
C. 祛邪截疟，和解表里
D. 益气养血，扶正祛邪
E. 解毒除瘴，芳化湿浊

12. 患者，男，45 岁。1 个月前到南方出差，近 1 周来发作寒战，隔日发作一次，无发热，伴呕吐，腹泻，神昏不语，舌淡红苔白厚腻，脉弦。此治疗以下列何方为宜
A. 清瘴汤
B. 何人饮
C. 鳖甲煎丸
D. 加味不换金正气散
E. 八珍汤

13. 患者，男，36 岁。近日发热、寒战时作，每日一发，热多寒少，汗出不畅，头痛，骨节酸疼，口渴引饮，便秘尿赤，舌红，苔黄，脉弦数。其为何型疟疾
A. 温疟
B. 正疟
C. 寒疟
D. 劳疟
E. 疟母

【A_3/A_4 型题】

（14~16 题共用题干）
患者，女，45 岁。近 20 天来往来寒热，3 日一发，热少寒多，伴胸闷，神疲倦怠，口不渴，舌苔白腻，脉弦。

14. 此时辨为何型疟疾
A. 正疟
B. 温疟
C. 寒疟
D. 热瘴
E. 冷瘴

15. 治疗以下列何者为宜
A. 祛邪截疟，和解表里
B. 清热解表，和解祛邪
C. 解毒祛瘴，芳化湿浊
D. 益气养血，扶正祛邪
E. 和解表里，温阳达邪

16. 最佳方剂为
A. 柴胡桂枝干姜汤合截疟七宝饮

B. 加味不换金正气散
C. 何人饮
D. 清瘴汤
E. 白虎加桂枝汤

（17~19 题共用题干）

患者，男，50 岁。久居岭南，1 个月来寒战壮热，休作有时，先是呵欠乏力，继则恶寒战栗，寒后则遍身汗出，热退身凉，3 日一发，头痛面赤，口渴引饮，舌质红，苔薄黄，脉弦。

17. 此为何型之疟疾
A. 热瘴
B. 温疟
C. 寒疟
D. 劳疟
E. 正疟

18. 治当以何法
A. 解毒除瘴，芳化湿浊
B. 清热解毒，和解祛邪
C. 和解表里，温阳达邪
D. 益气养血，扶正祛邪
E. 祛邪截疟，和解表里

19. 最佳方剂为
A. 柴胡截疟饮
B. 白虎加桂枝汤
C. 柴胡桂枝干姜汤
D. 何人饮
E. 清瘴汤

（20~22 题共用题干）

患者，男，40 岁。2 个月前到南方出差，近 2 周半，出现热少寒多，口不渴，胸脘痞闷，神疲体倦，苔白腻，脉弦。

20. 此时辨为何型疟疾
A. 正疟
B. 温疟
C. 寒疟
D. 劳疟
E. 冷瘴

21. 治当以何法
A. 祛邪截疟，和解表里
B. 清热解毒，和解祛邪
C. 和解表里，温阳达邪
D. 益气养血，扶正祛邪
E. 解毒除瘴，芳化湿浊

22. 最佳方剂为
A. 柴胡桂枝干姜汤
B. 柴胡截疟饮
C. 何人饮
D. 白虎加桂枝汤
E. 加味不换金正气散

（23~26 题共用题干）

患者，女，50 岁。发热寒战，每日中午发作，发时热多寒少，口渴饮冷，便秘尿赤，头痛，汗出不畅，舌质红，苔黄，脉弦。

23. 此辨为何疟
A. 正疟
B. 劳疟
C. 温疟
D. 疟母
E. 寒疟

24. 若出现胸中烦闷不舒，气短，汗出较多，无周身酸痛，可选用何方治疗
A. 白虎加桂枝汤
B. 截疟七宝饮
C. 清瘴汤
D. 何人饮
E. 白虎加人参汤

25. 若疟疾日久，患者倦怠乏力，短气懒言，形体消瘦，面色萎黄，遇劳则发疟疾，舌质淡，苔白，脉细弱，此为
A. 劳疟
B. 疟母
C. 正疟
D. 温疟
E. 寒疟

26. 若久疟不愈，气机郁滞，血行不畅，瘀血痰浊，结于左胁之下，形成痞块，此时治疗当选何方为宜
A. 八珍汤
B. 鳖甲煎丸
C. 何人饮
D. 清瘴汤
E. 小柴胡汤

【B_1 型题】

（1~5 题共用备选答案）
A. 柴胡截疟饮
B. 白虎加桂枝汤
C. 清瘴汤
D. 何人饮
E. 鳖甲煎丸

1. 劳疟治宜
2. 热瘴治宜
3. 疟母治宜
4. 正疟治宜
5. 温疟治宜

（6~7 题共用备选答案）
A. 清热解表，和解祛邪
B. 解毒除瘴，芳化湿浊
C. 益气养血，扶正祛邪
D. 祛邪截疟，和解表里
E. 解毒除瘴，清热保津

6. 温疟之治法为
7. 热瘴之治法为

参考答案

（一）

【A_1 型题】

1. C　2. B　3. B　4. D　5. E　6. C　7. A　8. A　9. A　10. A

【A_2 型题】

11. D　12. C　13. C　14. A

【A_3/A_4 型题】

15. A　16. C　17. E　18. C　19. D　20. D　21. A　22. C　23. C　24. A
25. C

【B_1 型题】

1. A　2. D　3. C　4. B　5. D　6. C

（二）

【A_1 型题】

1. D　2. D　3. A　4. C　5. D　6. C　7. E　8. E　9. E　10. D
11. A　12. E　13. D　14. E

【A_2 型题】

15. D　16. C　17. B　18. E

【A_3/A_4 型题】

19. B　20. D　21. A　22. B　23. C　24. C　25. A　26. B　27. E　28. E
29. C　30. D

【B_1 型题】

1. E　2. B　3. C　4. E　5. A　6. C　7. A　8. B

（三）

【A_1 型题】

1. B　2. A　3. E　4. D　5. B　6. E

【A_2 型题】

7. D

【A_3/A_4 型题】

8. D　9. B　10. E　11. E　12. C　13. E　14. D

【B_1 型题】

1. D　2. B　3. E　4. D

（四）

【A_1 型题】

1. C　2. D　3. B　4. A　5. C

【A_2 型题】

6. C　7. D　8. A

【A_3/A_4 型题】

9. B　10. C　11. D

【B_1 型题】

1. B　2. A　3. E

（五）

【A_1 型题】

1. D 2. C 3. E 4. E 5. C 6. C 7. B 8. B 9. C 10. E
11. B 12. B 13. E 14. D

【A_2 型题】

15. E 16. C 17. D 18. B

【A_3/A_4 型题】

19. D 20. D 21. B 22. C 23. B 24. E 25. A 26. C 27. C 28. B
29. A 30. D 31. E

【B_1 型题】

1. E 2. D 3. C 4. A 5. B 6. B 7. C

（六）

【A_1 型题】

1. A 2. E 3. B 4. C 5. C

【A_2 型题】

6. C 7. D

【A_3/A_4 型题】

8. B 9. E 10. A 11. D

（七）

【A_1 型题】

1. D 2. A 3. E 4. B 5. C 6. D 7. A 8. C 9. D

【A_2 型题】

10. B 11. C 12. D 13. A

【A_3/A_4 型题】

14. C 15. E 16. A 17. E 18. E 19. A 20. C 21. C 22. A 23. C
24. E 25. A 26. B

【B_1 型题】

1. D 2. C 3. E 4. A 5. B 6. A 7. E

第六单元 肾系病证

（一）水　肿

【A_1 型题】

1. 越婢汤中没有的药是
A. 大枣
B. 半夏
C. 石膏
D. 生姜
E. 防己

2. 阳水证属湿毒浸淫，主方为
A. 疏凿饮子
B. 越婢汤
C. 麻黄连翘赤小豆汤合五味

消毒饮
D. 舟车丸
E. 实脾饮

3. 脾阳虚衰型水肿的治疗主方为
A. 参苓白术散
B. 五苓散
C. 补中益气汤
D. 实脾饮
E. 真武汤

4. 水肿病肾阳久衰，阳损及阴，应补肾阴兼利水湿，方用
A. 右归丸加生地、泽泻
B. 左归丸加泽泻、茯苓、冬葵子
C. 济生肾气丸
D. 六味地黄丸
E. 己椒苈黄丸

5. 身肿，腰以下为甚，面色萎黄，神倦肢冷，小便短少，脘腹胀闷，应用何方治疗
A. 黄芪建中汤
B. 实脾饮
C. 黄芪汤
D. 真武汤
E. 越婢汤

6. 下列哪项不是水肿发病的常见原因
A. 风邪外袭
B. 湿毒浸淫
C. 饮食劳倦
D. 房劳过度
E. 情志内伤

7. 水肿并见恶寒发热，肢节酸楚，脉浮，治疗主方为
A. 麻黄连翘赤小豆汤
B. 防己黄芪汤
C. 五皮饮
D. 越婢加术汤
E. 五苓散

8. 下列哪项不是阳水的特点
A. 多夹风邪
B. 起病急，病程短
C. 皮肤光亮而薄
D. 按之凹陷难复
E. 头面先肿

9. 水肿的治疗原则是
A. 发汗、利尿、攻逐
B. 温肾、健脾、养心
C. 发汗、利尿、消肿
D. 健脾、舒肝、温肾
E. 发汗、利尿、舒肝

10. 以下哪项不是湿热水肿的主症
A. 皮紧光亮
B. 发热恶风
C. 小便短赤
D. 大便干结
E. 脉濡数

11. 水肿发病涉及的脏腑是
A. 心、肝、脾
B. 肝、脾、肾
C. 肺、脾、肾
D. 脾、肾、心
E. 肾、心、肺

【A_2 型题】

12. 患者，男，27 岁。2 天前因汗出受风诱发头身酸痛、恶寒、发热、咽痛，旋即出现颜面及双下肢浮肿，自服“解热镇痛药”热退肿不消。刻下症见颜面及双下肢浮肿，尿少色黄赤，腰痛，周身不舒，咽喉红肿疼痛，舌暗红，苔薄黄，脉滑数而见浮象。应诊断为
A. 感冒
B. 水肿（阳水）
C. 腰痛
D. 肺胀
E. 水肿（阴水）

13. 患者，女，62 岁。身肿 1 个月，腰以下为甚，脘腹胀闷，纳呆便溏，面色萎黄，神倦，肢冷畏寒，尿少，舌淡苔白腻，脉沉弱。应辨证为
A. 脾阳虚衰
B. 水湿浸渍
C. 脾气虚不能运化水湿
D. 肾气虚衰
E. 脾肾两虚

【A_3/A_4 型题】

（14~16 题共用题干）

患者，女，30 岁。2 天前因汗出受风诱发头身酸痛、恶寒、发热、咽痛，旋即出现颜面及双下肢浮肿，自服“解热镇痛药”热退肿不消。刻下症见颜面及双下肢浮肿，尿少色黄赤，腰痛，周身不舒，咽喉红肿疼痛，舌暗红，苔薄黄，脉滑数而见浮象。

14. 应诊断为
A. 感冒
B. 水肿（阳水）
C. 腰痛
D. 肺胀
E. 水肿（阴水）

15. 辨证为
A. 风热证
B. 风水泛滥
C. 水湿浸渍
D. 湿热壅盛
E. 痰热壅肺

16. 应治以
A. 麻黄连翘赤小豆汤合五味消毒饮
B. 五皮饮合胃苓汤
C. 银翘散
D. 四妙丸合麻黄杏仁甘草石膏汤
E. 越婢加术汤加减

（17~19 题共用题干）

患者，女，49 岁。久居湿地，全身浮肿，按之没指，小便短少，身体困重，胸闷，纳呆，泛恶，苔白腻，脉沉缓。

17. 该患者诊断应为
A. 水肿（阴水）
B. 水肿（阳水）
C. 心痛
D. 淋证
E. 感冒

18. 该病证属
A. 水湿浸渍
B. 湿热内蕴
C. 脾阳不足
D. 心阳不振
E. 寒温袭表

19. 治以何方加减

A. 疏凿饮子
B. 实脾饮
C. 羌活胜湿汤
D. 瓜蒌薤白白酒汤
E. 五皮散合胃苓汤

（20~28题共用题干）

患者，女，45岁。水肿1个月，从下肢开始，水肿渐延及全身，皮肤绷紧光亮，胸脘痞闷，烦热口渴，小便短赤，大便不爽，日一行不成形。舌红苔黄腻，脉濡数。

20. 该病辨证为
A. 风水泛滥
B. 湿毒浸淫
C. 水湿浸渍
D. 湿热壅盛
E. 脾肾不足

21. 立法应为
A. 健脾化湿，通阳利水
B. 散风清热，宣肺行水
C. 宣肺解毒，利湿消肿
D. 温补脾肾，利水消肿
E. 分利湿热

22. 应用何方加减
A. 疏凿饮子
B. 麻黄连翘赤小豆汤合五味消毒饮
C. 五皮饮合胃苓汤
D. 真武汤
E. 防己黄芪汤

23. 若病情出现腹满不减，大便不通，可加重攻泄之力，上方可合用
A. 己椒苈黄丸
B. 大承气汤
C. 调胃承气汤
D. 温脾汤
E. 舟车丸

24. 若肿势日趋严重，兼见气粗喘满，倚息不得卧，脉弦有力，证属
A. 瘀血内阻于胸
B. 肾不纳气
C. 清阳不升，浊阴不降
D. 水在胸中，上迫于肺
E. 痰湿壅肺

25. 应治以何方
A. 血府逐瘀汤
B. 葶苈大枣泻肺汤合五苓散、五皮饮
C. 济生肾气丸
D. 十枣汤合苓桂术甘汤
E. 舟车丸

26. 如果该患者虽经治疗病情稍减，但反复发作水肿，且兼口咽干燥，大便干结，舌红少苔，脉细弦数，应治以何方
A. 增液承气汤
B. 六味地黄丸
C. 左归丸
D. 五苓散
E. 猪苓汤

27. 如果患者水肿不愈，缠绵10余年，刻下症见全身水肿，腰以下甚，气短、腰冷痛，畏寒肢冷，面色灰滞，舌淡胖苔白，脉沉细无力，应治以
A. 实脾饮
B. 济生肾气丸合真武汤
C. 右归丸
D. 疏凿饮子
E. 舟车丸

28. 更兼喘促、汗出，脉虚浮数之急症，应吞服何药急救
A. 安宫牛黄丸
B. 黑锡丹
C. 麝香保心丸
D. 至宝丹
E. 速效救心丸

【B_1型题】

（1~7题共用备选答案）
A. 头面或下肢先肿，继及全身
B. 腹皮青筋暴露
C. 身发疮痍，甚者溃烂
D. 不烦渴，大便溏，小便少，不赤涩
E. 全身水肿，按之没指，身困胸闷，纳呆、泛恶

1. 水湿浸渍型水肿多见
2. 湿毒浸淫型水肿多见
3. 阴水症见
4. 鼓胀常见
5. 水肿病多见
6. 运用五皮饮合胃苓汤最佳见症为
7. 水肿一般无

（8~12题共用备选答案）
A. 五皮饮合胃苓汤
B. 越婢加术汤
C. 五苓散
D. 实脾饮
E. 防己黄芪汤

8. 水湿浸渍型水肿，治疗首选
9. 脾阳虚衰型水肿，治疗首选
10. 风水泛滥型水肿，治疗首选
11. 风水泛滥，卫阳已虚之水肿应选用
12. 水肿水在胸中上迫于肺，肺气不降，可用葶苈大枣泻肺汤合用何方治疗

（二）淋　　证

【A_1型题】

1. 下列哪项不是淋证的主症
A. 小便频数短涩
B. 小便淋沥刺痛
C. 小便欲出未尽
D. 小便量少或无尿
E. 少腹拘急痛引腰腹

2. 下列哪项不是淋证的病因病机
A. 多食肥甘，湿热内蕴
B. 暴怒气急，肝气郁滞
C. 久病体弱，脾肾两虚
D. 劳累过度，损伤脾肾
E. 外感六淫，肺失通调

3. 淋证的病位在
A. 膀胱和肾
B. 膀胱
C. 肾

D. 肝
E. 脾

4. 下列哪项与尿浊无关
A. 小便混浊如米泔
B. 排尿时无疼痛
C. 排尿时有疼痛
D. 湿热蕴结于下焦
E. 脾肺亏虚，统摄无权

5. 古人特别提出忌汗、忌补的疾病是
A. 癃闭
B. 关格
C. 尿血
D. 尿浊
E. 淋证

6. 鉴别淋证与癃闭的关键点在于
A. 有无小便短赤灼热
B. 有无排尿困难
C. 有无小便混浊
D. 有无排尿疼痛
E. 有无小便量少

【A_2 型题】

7. 患者，女，20 岁。发热口渴，小便灼热涩痛，小腹胀痛，舌红苔黄腻，脉数。其辨证是
A. 小肠实热证
B. 膀胱湿热证
C. 湿热蕴脾证
D. 肝胆湿热证
E. 肾气不固证

8. 患者，女，41 岁。尿频、尿急，腰腹拘急疼痛 3 天，伴寒热往来，口苦呕恶，大便干日一行，小便黄。舌红苔黄腻有剥脱，少津液，脉细数濡。应选用
A. 知柏地黄丸加车前子
B. 八正散
C. 八正散合小柴胡汤
D. 八正散合小柴胡汤去大黄加生地
E. 石韦散合六味地黄丸加藕节、生地

【A_3/A_4 型题】

（9~12 题共用题干）

患者，女，30 岁。因尿血反复发作 2 个月来院就诊，尿色淡红，无尿频、尿急，有轻度尿痛涩滞感，腰膝酸软，五心烦热，舌红苔少，脉细数。

9. 此患者所患为
A. 尿血之虚证
B. 尿血之实证
C. 血淋之虚证
D. 血淋之实证
E. 石淋

10. 具体辨证为
A. 下焦热盛
B. 肾虚火旺，络伤血溢
C. 肾气不固
D. 湿热下注，热盛伤络
E. 脾失摄血

11. 治法应为
A. 滋阴清热，补虚止血
B. 清热通淋，凉血止血
C. 清热泻火，凉血止血
D. 补益肾气，固摄止血
E. 补脾摄血

12. 应选用
A. 归脾汤加小蓟、黑旱莲
B. 小蓟饮子
C. 知柏地黄丸加小蓟、阿胶等
D. 小蓟饮子合导赤散
E. 无比山药丸

（13~15 题共用题干）

患者，男，40 岁。急性发病，发病半日，尿道窘迫疼痛，少腹拘急，腰部绞痛，便秘，曾排尿突然中断。舌质红，苔黄腻，脉弦紧数。

13. 此患者应诊为
A. 腰痛
B. 淋证石淋
C. 腹痛
D. 淋证气淋
E. 淋证热淋

14. 立法应为
A. 利气疏导
B. 清热利湿
C. 泻热通腑
D. 清热利湿，通淋排石
E. 清热利湿，舒筋止痛

15. 应选用的主方为
A. 石韦散
B. 八正散
C. 沉香散
D. 四妙散
E. 大柴胡散

（16~18 题共用题干）

患者，男，38 岁。平素多食肥甘厚味食物，近 2 周来出现小便混浊或加凝块，上有浮油，或带血色，或夹有血丝、血块，或尿道有涩热感，口渴，苔黄腻，脉濡数。

16. 该病诊断为
A. 淋证
B. 淋证膏淋
C. 尿浊
D. 淋证血淋
E. 尿血

17. 该病治当以何为法
A. 清热化湿，利尿通淋
B. 清热化湿
C. 清热化湿，分清泌浊
D. 清热化湿，凉血止血
E. 凉血止血

18. 该病治当以何方
A. 八正散
B. 小蓟饮子合导赤散
C. 知柏地黄丸
D. 膏淋汤
E. 程氏萆薢分清饮

（19~23 题共用题干）

患者，女，28 岁。昨起小便频急，涩痛而赤，腰酸，少腹胀，心烦，少寐，舌质红，苔腻，脉细数。

19. 此患者诊断为
A. 淋证热淋
B. 淋证气淋
C. 淋证血淋
D. 淋证石淋
E. 淋证劳淋

20. 该病治当以何为法

A. 清热通淋，凉血止血
B. 利尿疏导
C. 清热利湿，通淋排石
D. 清热利湿通淋
E. 健脾益肾

21. 该病治当以何方
A. 八正散
B. 石韦散
C. 沉香散
D. 小蓟饮子合导赤散
E. 无比山药丸

22. 若血多痛甚者，可另服
A. 参三七、琥珀粉
B. 白芍、甘草
C. 丹皮、赤芍
D. 黄芪、白术
E. 当归、鹿角胶

23. 若出血不止，可用何药以止血
A. 黄柏、黄芩
B. 赤芍、丹皮
C. 黄芪、白术
D. 侧柏叶、仙鹤草
E. 熟地、当归

【B_1型题】

（1~2题共用备选答案）
A. 发热，小便赤热，尿时灼痛
B. 排出砂石，排尿中断，腰酸绞痛
C. 小腹胀满，尿涩疼痛，余沥不尽
D. 小便混浊，白如泔浆，尿道不痛
E. 小便混浊，滑如脂膏，尿热涩痛

1. 尿浊的临床特点是
2. 膏淋的临床特点是

（3~8题共用备选答案）
A. 每日排尿总量正常
B. 每日排尿量低于正常
C. 无尿痛
D. 有尿痛
E. 排尿时突然中断

3. 癃闭患者的尿量
4. 淋证患者的尿量
5. 尿血的伴随症状中多
6. 血淋多伴见
7. 尿浊症状中可见
8. 关格主要症状之一为

（9~12题共用备选答案）
A. 湿热蕴结于下焦，膀胱气化不利
B. 脾肾两虚，膀胱气化无权
C. 湿热蕴结于下，煎熬尿液，日久成砂石
D. 湿热蕴结于下，气机不利，不分清泌浊
E. 膀胱湿热，灼伤血络，迫血妄行，血随尿出

9. 淋证的主要病机是
10. 膏淋的病机是
11. 久淋的病机可转化为
12. 石淋的病机是

（13~17题共用备选答案）
A. 淋证以小便排出砂石为主症者
B. 淋证常见小便混浊如米泔尿血而痛者
C. 淋证少腹胀满较为明显者
D. 淋证小便赤，艰涩疼痛，尿有余沥者
E. 淋证小便灼热刺痛者

13. 淋证血淋
14. 淋证气淋
15. 淋证热淋
16. 淋证膏淋
17. 淋证石淋

（三）癃　闭

【A_1型题】

1. 治疗癃闭尿路阻塞证，应首选
A. 桃红四物汤
B. 失笑散
C. 丹参饮
D. 代抵当丸
E. 血府逐瘀汤

2. 癃闭的病位在膀胱，与下列哪个脏腑的关系不密切
A. 三焦
B. 肺
C. 脾
D. 心
E. 肾

3. 下列哪一条不是关于癃闭的论述
A. 辨证首先应分清虚实
B. 治疗应据“腑以通为用”的原则
C. 治疗还应审因论治，不可滥用
D. 有尿痛，每日排尿量多为正常
E. 可引起死亡

【A_2型题】

4. 患者，男，70岁。5日前因饮食不慎而呕吐，随之食欲减退小便淋沥，曾以抗生素对症治疗，小便不通，食不知味，全身乏力，气短易汗，面色㿠白，唇淡无华，舌淡体胖，苔白微厚，脉沉细而弱。下列处方最佳选用
A. 八正散
B. 清肺饮
C. 沉香散
D. 代抵当汤
E. 补中益气汤

5. 患者，男，74岁。排尿涓滴不通，烦渴欲饮，咽干，呼吸短促，咳嗽，舌苔薄黄，脉数。其治法是
A. 行瘀散结，通利水道
B. 疏调气机，通利小便
C. 清泻肺热，通利水道
D. 清热利湿，通利小便
E. 升清降浊，化气利水

6. 患者，女，40岁。平素急躁易怒，近1周自觉胁腹胀满，小

便不畅，尿量减少。舌红苔薄黄，脉弦。下列处方中最佳选择为
A. 逍遥散
B. 八正散
C. 石韦散
D. 柴胡疏肝散加菊花
E. 沉香散合六磨汤加山栀

7. 患者，男，30岁。1周前感冒后出现咳嗽、呼吸短促，咽干多饮，近3日自觉排尿不畅，点滴而出。舌红苔薄黄，脉数。最主要诊断应为
A. 淋证
B. 咳嗽
C. 消渴
D. 癃闭
E. 肺胀

【A_3/A_4型题】

（8~10题共用题干）

患者，男，65岁。排尿不畅3年，加重1个月，小便点滴而出，小腹胀痛，腰膝酸痛，神疲乏力，畏寒肢冷，舌质淡，苔白，脉沉细无力。

8. 应诊为
A. 淋证
B. 腰痛
C. 癃闭
D. 关格
E. 腰痛

9. 辨证为
A. 中气不足
B. 肺脾气虚，水道不利
C. 尿路阻塞
D. 肾阳衰惫
E. 清气不升，浊阴不降

10. 方应选用
A. 济生肾气丸
B. 千金温脾汤合吴茱萸汤
C. 补中益气汤合春泽汤
D. 香茸丸合知柏地黄丸
E. 补中益气汤合七味都气丸

（11~17题共用题干）

患者，男，60岁。发病3天，始见小便量少，点滴而出，近半日突然小便点滴不通，伴小腹胀满，口苦口黏，口干不欲饮，大便不爽。舌质红苔黄腻，脉弦数。

11. 此病辨证为
A. 肺热壅盛
B. 肝郁气滞化火
C. 中焦湿热
D. 膀胱湿热
E. 尿路阻塞

12. 应治以
A. 春泽汤
B. 代抵当丸
C. 沉香散加菊花、龙胆草
D. 八正散
E. 清肺饮

13. 若患者兼有心烦、口舌生疮糜烂、失眠多梦，舌尖红有芒刺，应原方合用
A. 朱砂安神丸
B. 天王补心丹
C. 竹叶石膏汤
D. 导赤散
E. 知柏地黄丸

14. 若该患者服药后病情稍有缓解，但缠绵不愈，日久见口干咽燥、潮热盗汗，五心烦热，舌红少苔，脉细数，证候变化为
A. 气火伤阴
B. 肺阴渐亏
C. 湿热化燥伤脾阴
D. 湿热久恋灼伤肾阴
E. 过用活血药，致血虚不荣

15. 以上情况应治以
A. 滋肾通关丸加生地、车前子、牛膝等
B. 百合固金丸加白茅根、当归
C. 知柏地黄丸加五味子、麦冬
D. 石韦散合沙参、菊花
E. 归脾汤

16. 若该患者见面色晦滞、胸闷、呕恶，口中尿臭，甚则神昏谵语，应治以
A. 春泽汤
B. 原方合香茸丸
C. 黄连温胆汤加车前子、白茅根、木通
D. 济生肾气丸
E. 原方内加入少许麝香

17. 该患者经治如果病情加重，出现头晕、目眩、胸闷、喘促、呕恶、水肿，甚而抽搐、昏迷等。则已转为
A. 痉证
B. 鼓胀
C. 水肿重症
D. 关格
E. 厥证

【B_1型题】

（1~4题共用备选答案）
A. 小便不利，点滴而短少，病势较缓
B. 小便量少，点滴而出，甚则小便闭塞不通
C. 小便频急，淋沥不尽，尿道涩痛，痛引腰腹
D. 小便闭塞，点滴不通，病势较急
E. 小便闭塞，吐逆便秘

1. 癃闭的主症是
2. 癃的特点是
3. 闭的特点是
4. 淋证的主症是

（5~9题共用备选答案）
A. 清肺热，利小便
B. 疏调气机，通利小便
C. 升清降浊，化气利水
D. 清热利湿，通利小便
E. 温阳益气，补肾利尿

5. 癃闭肾阳衰惫的治法是
6. 癃闭肝郁气滞的治法是
7. 癃闭肺热壅盛的治法是
8. 癃闭膀胱湿热的治法是
9. 癃闭中气不足的治法是

（四）阳　痿

【A₁型题】

1. 阳痿的发病，主要责之于
   A. 心、肝、肺、肾
   B. 心、脾、肺、肾
   C. 心、肝、脾、肾
   D. 肝、脾、肾、肺
   E. 心、肝、脾、肺
2. 阳痿日久，加用蜈蚣、川芎是为了
   A. 通络止痛
   B. 疏肝理气
   C. 祛风通络
   D. 通络化瘀
   E. 温肾壮阳
3. 肝郁所致阳痿，除阳事不举，或起而不坚，心情抑郁外，还有哪些症状
   A. 心烦易怒
   B. 口苦咽干
   C. 脘闷少食
   D. 阴囊潮湿
   E. 神疲乏力
4. 阳痿的辨别要点在于
   A. 辨别在表在里
   B. 辨别在心在肾
   C. 分清脏腑虚实
   D. 分清在气在血
   E. 辨别有火无火
5. 阳痿命门火衰证，用枸杞子和当归的目的是
   A. 从阴求阳
   B. 养血柔肝
   C. 补肾填精
   D. 滋阴降火
   E. 作为药引
6. 阳痿心脾亏虚证，最佳治疗方宜选
   A. 赞育丸
   B. 归脾汤
   C. 柴胡疏肝散
   D. 启阳娱心丹
   E. 龙胆泻肝汤

【A₂型题】

7. 患者，男，60岁。腰膝酸痛，劳累后加重，卧则稍减，反复发作，已3年余。伴见手足不温，少腹拘急，阳痿，舌淡，脉沉细。治疗最合适的方剂是
   A. 左归丸
   B. 右归丸
   C. 青娥丸
   D. 参芪地黄汤
   E. 赞育丹
8. 患者，男，56岁。患糖尿病10年，未予系统治疗。近2年来病情加重，小便频数量多，混浊如脂膏，面色黧黑，腰膝酸软，形寒畏冷，阳痿不举，舌淡苔白，脉沉细无力。治疗应首选
   A. 金匮肾气丸
   B. 知柏地黄丸
   C. 六味地黄丸
   D. 消渴方
   E. 以上均不是

【B₁型题】

（1~3题共用备选答案）
A. 命门火衰证
B. 肝郁不舒证
C. 惊恐伤肾证
D. 湿热下注证
E. 心脾亏虚证

1. 阴茎痿软，阴囊潮湿，瘙痒腥臭，睾丸坠胀作痛，小便赤涩灼痛，胁胀腹满，肢体困倦，泛恶口苦，舌红苔黄腻，脉滑数，证属
2. 阳痿不振，心悸易惊，胆怯多疑，夜多噩梦，常有被惊吓史，苔薄白，脉弦细，证属
3. 阳痿不举，心悸，失眠多梦，神疲乏力，面色萎黄，食少纳呆，腹胀便溏，舌淡，苔薄白，脉细弱，证属

（4~8题共用备选答案）
A. 疏肝解郁
B. 温肾壮阳
C. 清利湿热
D. 益肾宁神
E. 补益心脾

4. 阳痿心脾亏虚证，治法宜选
5. 阳痿肝郁不舒证，治法宜选
6. 阳痿湿热下注证，治法宜选
7. 阳痿命门火衰证，治法宜选
8. 阳痿惊恐伤肾证，治法宜选

参考答案

（一）

【A₁型题】

1. E　2. C　3. D　4. B　5. B　6. E　7. D　8. D　9. A　10. B
11. C

【A₂型题】

12. B　13. A

【A_3/A_4 型题】

14. B　15. B　16. E　17. B　18. A　19. E　20. D　21. E　22. A　23. A
24. D　25. B　26. E　27. B　28. B

【B_1 型题】

1. E　2. C　3. D　4. B　5. A　6. E　7. B　8. A　9. D　10. B
11. E　12. C

（二）

【A_1 型题】

1. D　2. E　3. A　4. C　5. E　6. D

【A_2 型题】

7. A　8. D

【A_3/A_4 型题】

9. C　10. B　11. A　12. C　13. B　14. D　15. A　16. B　17. C　18. E
19. C　20. A　21. D　22. A　23. D

【B_1 型题】

1. D　2. E　3. B　4. A　5. C　6. D　7. C　8. B　9. A　10. D
11. B　12. C　13. D　14. C　15. E　16. B　17. A

（三）

【A_1 型题】

1. D　2. D　3. D

【A_2 型题】

4. E　5. C　6. E　7. D

【A_3/A_4 型题】

8. C　9. D　10. A　11. D　12. D　13. D　14. D　15. A　16. C　17. D

【B_1 型题】

1. B　2. A　3. D　4. C　5. E　6. B　7. A　8. D　9. C

（四）

【A_1 型题】

1. C　2. D　3. C　4. C　5. A　6. B

【A_2 型题】

7. B　8. A

【B_1 型题】

1. D　2. C　3. E　4. E　5. A　6. C　7. B　8. D

第七单元　气血津液病证

（一）郁　　证

【A_1 型题】

1. 郁证的形成常以何者为先
   A. 血郁
   B. 热郁
   C. 痰郁
   D. 食郁
   E. 气郁
2. 郁证总的治法是
   A. 疏肝解郁
   B. 化痰散结
   C. 养心安神
   D. 养血柔肝
   E. 疏通气机
3. “郁证全在病者能移情易性”强调了精神治疗极为重要，这句话出自下列哪本书
   A.《景岳全书·郁证》
   B.《临证指南医案·郁证》
   C.《证治汇补·郁证》
   D.《丹溪心法·六郁》
   E.《灵枢·口问》
4. 郁证的病位多在
   A. 心、脾、胃
   B. 肝、脾、胃
   C. 肝、脾、肾
   D. 肝、胃、肾
   E. 心、肝、脾

【A_2 型题】

5. 患者，女，56 岁。长期患精神抑郁症，刻下症见眩晕心悸少寐，心烦易怒，舌质红，苔少，脉弦细而数。治疗方剂宜选
   A. 左归丸
   B. 右归丸
   C. 六味地黄丸
   D. 滋水清肝饮
   E. 归脾汤
6. 患者，女，26 岁。有精神分裂症史，刻下症见性情急躁易怒，胸闷胁胀，嘈杂吞酸，口干而苦，大便秘结，头痛、目赤、耳鸣，舌质红，苔黄，脉弦数。治疗方剂宜选
   A. 柴胡疏肝散合左金丸
   B. 丹栀逍遥散合左金丸
   C. 滋水清肝饮合左金丸
   D. 知柏地黄丸合左金丸
   E. 龙胆泻肝汤合左金丸

【A_3/A_4 型题】

（7~9 题共用题干）

患者，女，39 岁。长期精神抑郁，刻下症见多思善虑，心悸胆怯，少寐健忘，面色不华，头晕神疲，食欲不振，舌质淡，脉细弱。

7. 此时辨证属
   A. 肝气郁结
   B. 气郁化火
   C. 阴虚火旺
   D. 心脾两虚
   E. 忧郁伤神
8. 此时方药宜选
   A. 柴胡疏肝散
   B. 归脾汤
   C. 滋水清肝饮
   D. 甘麦大枣汤
   E. 丹栀逍遥散
9. 此时治法宜选
   A. 疏肝理气解郁
   B. 清肝泻火，解郁和胃
   C. 化痰利气解郁
   D. 健脾养心，益气补血
   E. 滋阴养血，补心安神

（10~13 题共用题干）

患者，男，36 岁。平素性格内向，近日情志不遂，精神抑郁，情绪不宁，善太息，胸胁胀痛，痛无定处，脘闷嗳气，腹胀纳呆，大便时软时干，苔薄腻，脉弦。

10. 此时辨证属何证
    A. 肝气郁结
    B. 气郁化火
    C. 气滞痰郁
    D. 心脾两虚
    E. 忧郁伤神
11. 治法宜选
    A. 清泻肝火，解郁和胃
    B. 化痰利气解郁
    C. 疏肝理气解郁
    D. 健脾养心，益气补血
    E. 养心安神
12. 方药宜选
    A. 半夏厚朴汤
    B. 丹栀逍遥散合左金丸
    C. 柴胡疏肝散
    D. 甘麦大枣汤
    E. 归脾汤
13. 若见胸胁胀痛不移，脉弦涩者，除下列哪味药外均可加用
    A. 当归
    B. 丹参
    C. 血余炭
    D. 桃仁
    E. 红花

（14~17 题共用题干）

患者，女，42 岁。刻下症见咽中不适，如有物梗阻，咯之不出，咽之不下，胸中窒闷，且兼胁痛，苔白腻，脉弦滑。

14. 此时辨证属下列何证
    A. 肝气郁结
    B. 气郁化火
    C. 气滞痰郁
    D. 忧郁伤神
    E. 心脾两虚
15. 此时治法宜
    A. 疏肝理气解郁

B. 清肝泻火，解郁和胃
C. 养心安神
D. 化痰利气解郁
E. 健脾养心，益气补血

16. 方药宜选
A. 柴胡疏肝散
B. 丹栀逍遥散合左金丸
C. 半夏厚朴汤
D. 甘麦大枣汤
E. 天王补心丹

17. 若兼见呕恶，口苦，苔黄而腻，方药可用
A. 二陈汤
B. 涤痰汤
C. 温胆汤
D. 半夏厚朴汤
E. 半夏泻心汤

【B_1 型题】

（1~5 题共用备选答案）
A. 疏肝理气解郁
B. 清肝泻火，解郁和胃
C. 养心安神
D. 健脾养心，益气补血
E. 滋阴清热，镇心安神

1. 肝气郁结型治法宜
2. 心脾两虚型治法宜
3. 阴虚火旺型治法宜
4. 气郁化火型治法宜
5. 忧郁伤神型治法宜

（6~10 题共用备选答案）
A. 精神抑郁，情绪不宁，善太息，胸胁胀痛，痛无定处，脘闷嗳气，腹胀纳呆
B. 性情急躁易怒，胸闷胁胀、嘈杂吞酸，口干而苦，大便秘结
C. 咽中不适，如有物梗阻，咯之不出，咽之不下，胸中窒闷
D. 精神恍惚，心神不宁，悲忧善哭，时时欠伸
E. 多思善虑，心悸胆怯，少寐健忘，面色不华，头晕神疲，食欲不振

6. 归脾汤适用于哪一组症状
7. 半夏厚朴汤适用于哪一组症状
8. 丹栀逍遥散合左金丸适用于哪一组症状
9. 柴胡疏肝散适用于哪一组症状
10. 甘麦大枣汤适用于哪一组症状

（二）血　　证

【A_1 型题】

1. 下述关于胃热可以导致的病证，哪一项是错误的
A. 吐血
B. 衄血
C. 反胃
D. 消渴
E. 呃逆

2. 外邪侵袭，损伤脉络而引起出血，最为多见的邪气是
A. 风
B. 寒
C. 暑
D. 热
E. 燥

3. 血证的预后与下列哪一项无关
A. 血证的原因
B. 出血量的多少
C. 病情的虚实
D. 是否伴有发热、咳喘等症状
E. 脉象数急与否

4. 下列哪一项不是尿血的病因
A. 下焦热盛
B. 阴虚火旺
C. 脾不统血
D. 肾气不固
E. 肾阳不足

5. 下列哪一项不是呕血与咳血的鉴别要点
A. 血来源于肺，还是胃
B. 出血混有痰涎，还是食物残渣
C. 出血前有咳嗽咽痒胸闷症状，还是有胃脘不适，胃痛恶心症状
D. 出血后是否痰中带血，是否有便血
E. 大便隐血是否阳性

6. 下列哪一项是尿血与血淋的关键鉴别要点
A. 尿色红鲜艳还是晦暗
B. 是否伴有小便淋沥涩痛
C. 腰痛及少腹疼痛有无
D. 发热与否
E. 是否伴有水肿

【A_2 型题】

7. 患者，男，17 岁。因感冒诱发鼻衄，鼻腔干燥，口干咽燥，体温 37.8℃，干咳少痰，舌质红，苔薄黄，脉数。方剂可选用
A. 桑菊饮
B. 银翘散
C. 玉女煎
D. 龙胆泻肝汤
E. 十灰散

8. 患者，男，26 岁。因多食辛辣刺激性食品诱发鼻衄，兼有齿衄，血色鲜红，口干鼻干，烦渴喜饮，口臭，大便干燥，舌红苔黄，脉数。方剂可选用
A. 桑菊饮
B. 银翘散
C. 玉女煎
D. 龙胆泻肝汤
E. 知柏地黄丸

9. 患者，男，43 岁。有高血压病史 2 年。近期因郁怒诱发症状加重，头痛头晕，鼻干鼻衄，烦躁易急，面目红赤，口苦，舌红，脉弦数有力。方剂宜选用
A. 天麻钩藤饮
B. 龙胆泻肝汤
C. 丹栀逍遥散

D. 大黄黄连泻心汤
E. 玉女煎

10. 患者，女，38岁。因咽痒咳嗽，痰中带血3天余来诊。伴有咽干鼻燥，身微热，舌红少津，苔薄黄，脉数。方剂宜选用
A. 桑菊饮
B. 银翘散
C. 杏苏散
D. 桑杏汤
E. 百合固金汤

11. 患者，男，36岁。平素性情急躁，有胃溃疡病史。昨日因大怒，诱发呕血，吐血色红，伴有口苦咽干，胸胁疼痛，舌质红绛，脉象弦数。方剂宜选用
A. 泻心汤合十灰散
B. 龙胆泻肝汤合十灰散
C. 化肝煎合十灰散
D. 犀角地黄汤
E. 玉女煎

12. 患者，男，46岁。患慢性十二指肠球部溃疡4年。3天来无明显诱因出现黑便，腹部隐痛，伴面色无华，神倦乏力，舌质淡，苔薄白，脉细。方剂宜选用
A. 归脾汤
B. 黄土汤
C. 理中丸
D. 柏叶汤
E. 槐角丸

13. 患者，男，16岁。近期曾患感冒，已愈，昨日发现小便色红如洗肉水，尿检红细胞高倍镜下满视野，伴有腰痛，心烦口渴，口舌生疮，舌红，脉数。方剂宜选用
A. 小蓟饮子
B. 知柏地黄丸
C. 茜根散
D. 无比山药丸
E. 六味地黄丸合二至丸

14. 患者，男，19岁。有隐匿性肾炎病史3年。间断发作肉眼血尿，持续镜下血尿，伴有头晕耳鸣，五心烦热，腰膝酸软，舌红，苔薄黄，脉细数。方剂宜选用
A. 小蓟饮子
B. 导赤散
C. 知柏地黄丸
D. 清心莲子饮
E. 茜根散

【A_3/A_4 型题】

（15~17题共用题干）

患者，男，39岁。有胃脘疼痛病史，昨日因饮酒诱发呕血，血色紫暗，夹有食物残渣，口臭，口干，当天未行大便，舌红，苔黄腻，脉滑数。

15. 中医辨证为
A. 胃热壅盛
B. 湿热壅滞
C. 肝火犯胃
D. 血瘀化热
E. 气虚

16. 中医治法为
A. 清胃泻火，化瘀止血
B. 清热除湿，化瘀止血
C. 清肝泻火，和胃止血
D. 活血止血，泻热
E. 益气摄血

17. 中医方剂应选用
A. 龙胆泻肝汤合十灰散
B. 泻心汤合十灰散
C. 桃核承气汤合失笑散
D. 归脾汤加三七粉
E. 茵陈蒿汤合平胃散

（18~20题共用题干）

患者，男，65岁。久嗜辛辣之品，大便下血，色鲜红，便下不爽，伴有腹痛，肛门灼热，口苦，舌红，苔黄厚腻，脉滑数。

18. 该病例中医辨证为
A. 胃热壅盛
B. 肠道湿热
C. 胃肠积热
D. 脾胃虚寒
E. 脾胃湿热

19. 该病例中医治法为
A. 清胃泻热，凉血止血
B. 清化湿热，凉血止血
C. 清泻胃肠，凉血止血
D. 健脾温中，养血止血
E. 清化湿热，健脾统血

20. 该病例中医方剂为
A. 地榆散合槐角丸
B. 泻心汤合槐角丸
C. 玉女煎合槐角丸
D. 黄土汤
E. 升阳益胃汤

（21~23题共用题干）

患者，女，46岁。从15岁开始即有尿血间断发作，曾在某医院诊治，诊断为慢性肾炎，经治疗效不明显。伴有头晕耳鸣，精神困惫，腰脊酸痛，舌质淡，脉沉弱。

21. 该病例中医辨证为
A. 脾不统血
B. 肾气不固
C. 阴虚火旺
D. 下焦湿热
E. 肾阴亏虚

22. 该病例中医治法为
A. 健脾摄血
B. 补肾益气，固摄止血
C. 滋阴降火，凉血止血
D. 滋阴补肾，固摄止血
E. 清热利湿，固肾止血

23. 该病例中医方剂宜选用
A. 归脾汤
B. 无比山药丸
C. 知柏地黄丸
D. 六味地黄丸合二至丸
E. 小蓟饮子加味

（24~26题共用题干）

患者，女，37岁。久病皮下发斑，时发时止，伴有鼻衄、齿衄，月经量多，咽干口燥，五心烦热，舌质红，苔少，脉细数。

24. 该病例中医辨证为
A. 热迫血行
B. 阴虚火旺，热灼血络
C. 气不摄血，脾不统血

D. 脾肾两虚，统摄无权
E. 瘀血久留，血不归经

25. 该病例中医治法为
A. 清热泻火，凉血止血
B. 滋阴降火，宁络止血
C. 益气摄血，健脾统血
D. 健脾补肾，固摄止血
E. 活血化瘀，凉血止血

26. 其最佳方剂为
A. 知柏地黄丸
B. 麦味地黄丸
C. 茜根散
D. 归脾汤
E. 无比山药丸

（27~30 题共用题干）

患者，男，42 岁。素嗜辛辣刺激性食品，齿衄血色鲜红，齿龈红肿疼痛，头痛，口臭，舌红，苔黄，脉滑数。乃胃火炽盛之齿衄。

27. 中医方剂宜选用
A. 加味清胃散合泻心汤
B. 白虎汤合增液汤
C. 调胃承气汤合十灰散
D. 滋水清肝饮合茜根散
E. 黄连解毒汤合五味消毒饮

28. 齿衄发病与下列哪项关系密切
A. 肝肾
B. 胃肠及肾
C. 肾
D. 脾胃及肠
E. 阳明经络

29. 阴虚火旺也可致齿衄，其证候特点是
A. 齿衄血色鲜红
B. 齿龈脓血外溢
C. 齿衄血色淡红，烦劳则发，齿摇不坚
D. 齿衄出血量多，牙龈红肿
E. 齿衄血色晦暗，污秽不堪

30. 阴虚火旺齿衄主方
A. 增液汤
B. 六味地黄丸
C. 滋水清肝饮合茜根散
D. 增液承气汤
E. 黄连阿胶汤

（31~34 题共用题干）

患者，男，31 岁。咳嗽痰少，痰中带血，血色鲜红，两颧红赤，口干咽燥，潮热盗汗，舌质红，脉细数。乃肺痨阴虚肺热咳血。

31. 中医治疗，方剂可选用
A. 泻白散合黛蛤散
B. 百合固金丸合十灰散
C. 月华丸
D. 清骨散
E. 秦艽鳖甲汤

32. 咳血证肝火犯肺型更为多见，其临床特点是
A. 咳嗽阵作，咳血，胸胁胀痛，烦躁易怒
B. 干咳少痰，反复咳血，口干咽燥，潮热
C. 咳血时发，久治不愈，气短咳嗽，神疲
D. 咳痰带血，形体消瘦，阵发性干咳
E. 咳唾脓血，伴有发热寒战，胸痛

33. 肺痨咳血属肝火犯肺者，主方为
A. 百合固金汤合十灰散
B. 泻白散合黛蛤散
C. 龙胆泻肝汤合十灰散
D. 白及枇杷丸
E. 千金苇茎汤

34. 咳血量甚多，纯血鲜红者，为火热内迫血分，治疗当选方
A. 大黄黄连泻心汤
B. 龙胆泻肝汤合十灰散
C. 犀角地黄汤加三七粉
D. 白及枇杷丸
E. 百合固金汤合十灰散

（35~38 题共用题干）

患者，女，42 岁，患吐血缠绵不止，时轻时重，血色暗淡，伴见神疲乏力，心悸气短，面色苍白，舌质淡，脉细弱。

35. 该病例中医辨证为
A. 脾胃虚寒，气不摄血
B. 脾不统血，气不摄血
C. 瘀血久留，血不归经
D. 肝火犯胃，热灼血络
E. 胃热壅实，热迫血行

36. 脾胃虚寒呕血，平素肢冷畏寒，胃脘冷痛，大便稀溏，方剂可选用
A. 归脾汤加三七粉
B. 香砂六君子汤加三七粉
C. 柏叶汤合理中丸
D. 胶艾汤加白及粉
E. 吴茱萸汤加白及粉

37. 呕血量多，气随血脱，症见面色苍白，四肢厥冷，汗出，脉微者，可用
A. 参附龙牡汤合黑锡丹
B. 独参汤
C. 回阳救逆汤
D. 回阳解毒汤
E. 通脉四逆汤

38. 呕血的生活调理下列哪一项不是禁忌
A. 暴饮暴食
B. 饮酒
C. 情志过激
D. 房事
E. 辛辣刺激性食品

（39~43 题共用题干）

患者，男，16 岁。以进食海鲜为诱因，诱发血证，皮下紫斑遍身，并有鼻衄、齿衄，腹痛，便血尿血，发热，四肢关节疼痛，舌红苔黄，脉弦数。

39. 治疗本病的常用方剂为
A. 犀角地黄汤合十灰散
B. 大黄黄连泻心汤合十灰散
C. 黄连解毒汤合十灰散
D. 玉女煎
E. 茜根散

40. 热毒炽盛，发热，出血广泛者，可加用
A. 生石膏、龙胆草、紫草，冲服紫雪
B. 生石膏、龙胆草、紫草，冲服至宝丹
C. 生石膏、龙胆草、紫草，冲服安宫牛黄丸
D. 生石膏、龙胆草、紫草，

冲服三七粉
E. 玄参、麦冬、紫草，冲服三七粉
41. 热壅胃肠，气血瘀滞，腹痛甚，便血症状突出者，应加用
A. 紫草、丹参、地榆、槐花、槐角
B. 地榆、槐花、槐角、防风、枳壳
C. 白芍、甘草、木香、地榆、槐花
D. 炮姜、艾叶、阿胶、甘草、木香
E. 大黄、川朴、枳实、木香、甘草
42. 热邪阻滞经络，以关节疼痛为突出症状者，宜加用
A. 秦艽、木瓜、桑枝
B. 黄芩、银藤、川乌
C. 川乌、草乌、附子
D. 桃仁、红花、当归
E. 水蛭、土鳖虫、穿山甲
43. 本病例出现何种情况应请外科会诊
A. 肉眼血尿
B. 高热，体温超过39℃
C. 腹痛，大便不通，或便血症状突出者
D. 关节红肿疼痛
E. 皮下发斑遍及躯干四肢

（44~46题共用题干）

患者，女，38岁。素体虚弱，月经量多，近半年来，反复出现皮下紫斑，伴齿衄、鼻衄，并吐血1次，查血小板数减少，尿中有红细胞，自诉神疲乏力，头晕目眩，面色萎黄，爪甲色淡，食欲不振，舌质淡，脉细弱。

44. 该病例中医病机为
A. 气不摄血
B. 血热妄行
C. 阴虚火旺
D. 肾气不固
E. 久瘀致虚
45. 该病例中医方剂宜选用
A. 养心汤
B. 十全大补汤
C. 归脾汤
D. 无比山药丸
E. 大黄䗪虫丸
46. 该类型血证，如以便血、尿血、月经过多为主症，少腹坠胀，气短懒言，有气虚下陷病机者，可选用
A. 归脾汤
B. 升阳益胃汤
C. 补中益气汤
D. 升陷汤
E. 十全大补汤

【B_1型题】

（1~3题共用备选答案）

A. 热邪
B. 风邪
C. 湿邪
D. 寒邪
E. 燥邪

1. 感受外邪所致血证多
2. 头痛多感受
3. 腰痛多感受

（4~5题共用备选答案）

A. 玉女煎
B. 龙胆泻肝汤
C. 泻白散合黛蛤散
D. 泻心汤合十灰散
E. 加味清胃散合泻心汤

4. 治疗吐血胃热壅盛证，应首选
5. 治疗鼻衄胃热炽盛证，应首选

（三）痰　　饮

【A_1型题】

1. 以下哪项不是痰饮病的常用治法
A. 温脾化饮
B. 攻下逐饮
C. 温肺化饮
D. 理气化饮
E. 发表化饮
2. 痰饮的形成与肺脾肾三脏失司有重要关系，其中首当其要的是
A. 肺
B. 脾
C. 肾
D. 肺肾
E. 脾肾
3. 以下哪项不是痰饮病的常见病因
A. 外感寒湿
B. 饮食所伤
C. 情志失调
D. 劳欲所伤
E. 久病体虚，年高气弱
4. 痰饮的治疗原则是
A. 温阳利水
B. 清热化痰
C. 温化
D. 温肾化饮
E. 温肺化饮
5. 悬饮饮停胸胁者首选方剂是
A. 十枣汤
B. 小青龙汤
C. 葶苈大枣泻肺汤
D. 甘遂半夏汤
E. 苓桂术甘汤

【A_2型题】

6. 患者，女，45岁。心下坚满1周，自利，利后反快，虽利心下续坚满。舌苔白腻，脉沉弦。应治以何方
A. 甘遂半夏汤
B. 十枣汤
C. 半夏泻心汤
D. 香砂六君子汤
E. 枳术丸
7. 患者，男，29岁。脘闷不舒，纳呆恶心，时吐痰涎，头晕目眩，苔腻，脉滑。临床诊断最可能是

A. 饮停于胃证
B. 痰阻于胃证
C. 痰迷心窍证
D. 痰停经络证
E. 饮停胸胁证

【A_3/A_4 型题】

（8~10 题共用题干）

患者，女，40 岁。症见胸胁支满，心下痞闷，脘腹畏冷，背寒，呕吐清水痰涎，水入易吐，口渴不欲饮，心悸、气短、眩晕、纳呆、便溏。舌暗苔白腻滑，脉弦细滑。

8. 应诊为
A. 支饮
B. 眩晕
C. 痰饮
D. 悬饮
E. 溢饮

9. 辨证为
A. 脾阳虚弱
B. 饮留胃肠
C. 邪留胸肺
D. 痰浊中阻
E. 饮留胸胁

10. 治以
A. 柴枳半夏汤
B. 苓桂术甘汤合小半夏加茯苓汤
C. 小青龙汤
D. 半夏白术天麻汤
E. 六君子汤

（11~15 题共用题干）

患者，男，56 岁。咳喘反复发作 3 年，此次发作 1 个月。刻下症见咳逆喘满不得卧，痰白量多呈泡沫状，畏寒脚肿，舌暗苔白滑，脉弦紧。

11. 应诊断为
A. 溢饮
B. 喘证
C. 悬饮
D. 支饮
E. 水肿

12. 辨证为
A. 寒饮伏肺
B. 痰湿壅肺
C. 水湿泛滥
D. 肺脾两虚
E. 表寒里饮

13. 应治以何方
A. 甘遂半夏汤
B. 小青龙汤加减
C. 十枣汤
D. 苏子降气汤
E. 金匮肾气丸

14. 该患者如果日久未愈，逐渐出现喘满胸闷，心下痞坚，烦渴，面色黧黑，苔黄腻，脉沉紧，应用何方治之
A. 木防己汤
B. 葶苈大枣泻肺汤
C. 泻白散
D. 大青龙汤
E. 苏子降气汤

15. 如果该患者多年不愈，病情加重，以致喘促动甚，气短痰多，畏寒肢冷，神疲气怯，纳呆，胸闷，脐下悸动，下肢水肿，尿少，舌淡胖大苔白，脉沉细滑，应治以何方
A. 实脾饮
B. 己椒苈黄丸
C. 金匮肾气丸、苓桂术甘汤加减
D. 苓甘五味姜辛汤
E. 防己黄芪汤

【B_1 型题】

（1~5 题共用备选答案）
A.《内经》
B.《金匮要略》
C.《医门法律》
D.《儒门事亲》
E.《医宗金鉴》

1. "积饮"之说最早见于
2. 痰饮病名首见于
3. "病痰饮者，当以温药和之"出自
4. 提出虚实分治之法成为临床辨治饮病要领的医书是
5. 甘遂半夏汤出自

（四）消　　渴

【A_1 型题】

1. 下列哪项不是消渴常见的病因
A. 素体阴虚
B. 饮食不节
C. 情志失调
D. 感受热毒
E. 劳欲过度

2. 下列各项，除哪项外，均属消渴的变证
A. 肺痨
B. 咳嗽
C. 中风
D. 痈疽
E. 水肿

3. 下列哪项不是消渴的变证
A. 肺痨
B. 白内障、雀盲、耳聋
C. 疮疖、痈疽
D. 中风偏瘫
E. 鼓胀

4. 关于消渴的防治，下列哪项不正确
A. 药物治疗
B. 避免精神紧张
C. 饮食清淡
D. 可不限肉类等油腻食物
E. 可适量进食谷物、蔬菜、豆类、瘦肉、鸡蛋等

5. 消渴之下消证，若出现阴阳气血俱虚证，治疗应首选
A. 补中益气汤
B. 六味地黄丸
C. 归脾汤
D. 鹿茸丸
E. 金匮肾气丸

6. 消渴最基本的治法是
A. 养阴清热
B. 益气养阴
C. 活血化瘀
D. 疏肝理气
E. 补肾健脾
7. 下列各项，哪一项不是消渴的病机特点
A. 阴虚为本，燥热为标
B. 气阴两伤，阴阳俱虚
C. 阴虚燥热，变证百出
D. 痰火内阻，湿热阻滞
E. 消渴发病，有关血瘀

【A_2 型题】

8. 患者，男，56岁。烦渴多饮半个月余，口干舌燥，尿频量多，舌边尖红，苔黄，脉洪数有力。治法宜用
A. 清热润肺，生津止渴
B. 养阴润肺，生津止渴
C. 清胃泻火，养阴保津
D. 滋阴固肾
E. 清泻肺胃
9. 患者，男，60岁。尿频量多，混浊如脂，尿有甜味，口干舌燥，舌红，脉沉细数。治法宜用
A. 清利湿热
B. 清热化湿
C. 滋阴固肾
D. 健脾益肾
E. 滋肾养阴
10. 患者，男，45岁。平素多食，近期因外感诱发加重，多食易饥，口燥咽干，体重明显减轻，大便干燥，舌红苔黄，脉滑数有力。治法宜用
A. 清胃泻火，养阴增液
B. 清泻肺胃，养阴增液
C. 滋肾养阴，益气健脾
D. 滋养肺肾，清胃泻火
E. 清热润肺，养阴增液
11. 患者，男，68岁。患消渴20余年，现多食、多饮诸症不明显，唯小便频数，饮一溲一，面色黧黑，腰膝酸软，形寒怕冷，舌淡苔白，脉沉无力。治疗应首选
A. 消渴方
B. 玉女煎
C. 左归饮
D. 金匮肾气丸
E. 六味地黄丸

【A_3/A_4 型题】

（12~14题共用题干）

患者，男，60岁。有糖尿病病史15年。现症：小便频多，混浊如膏，夜尿尤多，伴有腰膝酸软，形寒畏冷，阳痿不举，双下肢轻度浮肿，舌淡有齿痕，苔白，脉沉细无力。

12. 该病例中医诊断为
A. 消渴
B. 膏淋
C. 尿浊
D. 虚劳
E. 滑精
13. 该病例中医治法为
A. 滋阴补肾，固摄精微
B. 滋阴温阳，固肾摄精
C. 温阳补肾，固肾摄精
D. 益气养阴，固肾摄精
E. 益气补肾，固摄精微
14. 该病例中医选方
A. 六味地黄丸合金锁固精丸
B. 参芪地黄汤合金锁固精丸
C. 金匮肾气丸加味
D. 六味地黄丸合真武汤
E. 消渴方

（15~17题共用题干）

患者，男，40岁。因情绪紧张诱发成疾，烦渴引饮，口干喜凉，舌红，苔黄少津液，脉象洪大。

15. 该病例中医辨证为
A. 肺热津伤
B. 肺热、气阴两伤
C. 胃热、气阴两伤
D. 肺胃热炽、气阴两伤
E. 胃热津伤
16. 该病例中医治法应为
A. 清热润肺
B. 清热润肺，益气养阴
C. 清胃生津
D. 清胃泻火，益气养阴
E. 清泻肺胃，益气养阴
17. 该病例中医方剂当选
A. 消渴方
B. 二冬汤
C. 白虎加人参汤
D. 玉女煎
E. 增液汤

（18~20题共用题干）

患者，女，45岁。主因口渴多饮3个月余来诊。烦渴多饮，尿频量多，口干舌燥，舌红，苔薄黄，脉洪数。中医诊断为消渴。

18. 该病例中医辨证为
A. 胃热津伤
B. 肺热津伤
C. 肺胃热盛，伤津
D. 肺胃热盛，伤津耗气
E. 肺肾阴虚，热盛伤津
19. 该病例中医治法应为
A. 清热润肺，生津止渴
B. 清胃泻火，生津止渴
C. 滋养肺肾，泻热生津
D. 清泻肺胃，益气生津
E. 清泻肺胃，生津止渴
20. 该类型消渴，中医主方为
A. 白虎加人参汤
B. 消渴方
C. 玉泉丸
D. 玉液汤
E. 二冬汤

（21~25题共用题干）

患者，男，55岁。近几年来善饥能吃，1年前发现糖尿病。1年来体重下降，疲乏无力，口渴思饮，1天约喝4.5kg水，多尿，控制饮食在每日400g左右，时感饥饿，大便干燥，苔黄燥，脉洪大。

21. 此病证型为
A. 气阴两伤，肺胃炽热
B. 气阴两伤，肺热炽盛
C. 气阴两伤，胃热炽盛

D. 气阴两伤，肾阴亏虚
E. 气阴两伤，肾阴阳两亏

22. 治当以何法
A. 清泻肺胃，养阴增液
B. 清热润肺，生津止渴
C. 清胃泻火，养阴增液
D. 滋阴固肾
E. 温阳滋肾固涩

23. 治当以何为主方
A. 消渴方加减
B. 玉女煎加减
C. 白虎加人参汤
D. 六味地黄丸
E. 金匮肾气丸

24. 若初起疮疡时，宜选方
A. 黄芪六一散
B. 犀黄丸
C. 白虎加人参汤
D. 五味消毒饮
E. 二冬汤

25. 若该类型消渴，出现肺肾气阴两虚症状突出者，可选方
A. 白虎加人参汤
B. 消渴方
C. 二冬汤
D. 玉女煎
E. 增液汤

(26~33 题共用题干)

患者，男，50 岁。近期发现体重减轻，检查血糖空腹 12mmol/L，尿糖（++），现症见尿频量多，口干咽燥，腰膝酸软，五心烦热，舌质红，苔薄黄，脉沉细数。中医诊为消渴。

26. 消渴的典型症状有哪些
A. 烦渴多饮，随饮随消
B. 消谷善饥，多食
C. 尿频量多，或尿有甜味
D. 消瘦
E. 多饮、多食、多尿、消瘦

27. 下列诸项哪项为消渴病机特点之一
A. 气滞
B. 血瘀
C. 痰阻
D. 饮停
E. 湿滞

28. 该病例中医辨证应为
A. 肾阴不足
B. 气阴两虚
C. 肝肾阴虚
D. 心肾阴虚
E. 肺肾阴虚

29. 该类型消渴中医主方
A. 六味地黄丸
B. 多味地黄丸
C. 杞菊地黄丸
D. 地黄饮子
E. 参芪地黄汤

30. 消渴久治不愈，肝肾精血不足，白内障、雀盲、耳聋、视瞻昏渺，宜选方
A. 六味地黄丸
B. 多味地黄丸
C. 杞菊地黄丸
D. 参芪地黄丸
E. 金匮肾气丸

31. 消渴合并疮痈，热毒伤营，治宜
A. 清热解毒
B. 解毒凉血
C. 活血化瘀
D. 解毒透脓
E. 解毒消痈

32. 消渴日久，气营两虚，脉络瘀阻，蕴毒成脓，宜选为
A. 参芪地黄汤
B. 生脉散
C. 黄芪六一汤合犀黄丸
D. 玉液汤
E. 玉泉丸

33. 消渴日久，阴损及阳，气血耗伤，可选方
A. 六味地黄丸
B. 八味肾气丸
C. 左归丸
D. 右归丸
E. 鹿茸丸

【B_1 型题】

(1~3 题共用备选答案)
A. 口干舌燥
B. 消谷善饥
C. 疲乏无力
D. 多尿而频
E. 烦渴引饮

1. 消渴，肺热津伤证最突出的症状是
2. 消渴，胃热炽盛证最突出的症状是
3. 消渴，肾虚证的症状是

(4~7 题共用备选答案)
A. 消渴方
B. 六味地黄汤
C. 二冬汤
D. 玉女煎
E. 金匮肾气丸

4. 消渴，肺热津伤证主方
5. 消渴，胃热炽盛证主方
6. 消渴，肾阴虚证主方
7. 消渴，肾阴阳两虚证主方

（五）汗　　证

【A_1 型题】

1. 汗证（自汗、盗汗）的病机总属
A. 卫外失固，腠理疏松
B. 虚火内盛，逼汗外泄
C. 邪热交争，湿热熏蒸
D. 气虚摄纳无权
E. 阴阳失调，腠理不固

2. 下列除哪项外，均为营卫不和型自汗证的主证
A. 汗出恶风
B. 时寒时热
C. 面色不华
D. 周身酸痛

E. 脉缓

3. 邪热郁蒸型汗证特点为
   A. 汗出恶风
   B. 蒸蒸汗出
   C. 手足心汗出
   D. 头汗出
   E. 汗出畏寒

4. 战汗的病机特点为
   A. 正气欲脱，阳不敛阴
   B. 湿热内蕴，津液外泄
   C. 营卫不和，卫外失司
   D. 正邪相争，正气拒邪
   E. 肺气不足，表卫不固

5. 下列哪种汗证最危急而且预后差
   A. 自汗
   B. 盗汗
   C. 脱汗
   D. 战汗
   E. 黄汗

6. 治疗营卫不和型自汗的代表方为
   A. 玉屏风散
   B. 桂枝汤
   C. 麻黄汤
   D. 麻黄附子细辛汤
   E. 当归六黄汤

7. 黄汗的病机特点为
   A. 肺卫不固
   B. 营卫不和
   C. 湿闭阳郁
   D. 阴虚火旺
   E. 气阴两虚

8. 阴虚火旺型汗证代表方为
   A. 龙胆泻肝汤
   B. 四妙丸
   C. 甘麦大枣汤
   D. 当归六黄汤
   E. 玉屏风散

【A_2 型题】

9. 患者，女，25 岁。汗出恶风，微劳尤甚，易于感冒，体倦乏力，面色少华，舌苔薄白，脉细弱。治疗应首选
   A. 黄芪汤
   B. 补肺汤
   C. 玉屏风散
   D. 桂枝汤
   E. 补中益气汤

10. 患者，女，36 岁。潮热盗汗，虚烦少寐，五心烦热，口渴，月经不调，舌红少苔，脉细数。治宜
   A. 养心安神敛汗
   B. 清里泻热
   C. 滋阴降火
   D. 滋补肝肾
   E. 调和营卫

11. 患者，女，60 岁。久病体虚，经常盗汗，以阴虚为主，而火热不甚。其治疗宜为
   A. 麦味地黄丸
   B. 四妙丸
   C. 玉屏风散
   D. 黄连阿胶汤
   E. 桂枝汤

12. 患者，男，68 岁。睡时汗出，醒时汗止，心悸少寐，神疲气短，面色无华，舌淡脉虚。宜选用
   A. 玉屏风散加减
   B. 当归六黄汤加减
   C. 天王补心丹加减
   D. 归脾汤加减
   E. 生脉散加味

【A_3/A_4 型题】

（13~15 题共用题干）

患者，男，52 岁。近日外感，现汗出恶风，时有寒热，周身酸楚，苔薄白，脉缓。

13. 其辨证为
   A. 营卫不和
   B. 阳虚自汗
   C. 阴虚火旺
   D. 湿热内蕴
   E. 心脾两虚

14. 其治法为
   A. 益气固表
   B. 滋阴降火
   C. 调和营卫
   D. 滋养心脾
   E. 益气温阳

15. 其最佳方剂为
   A. 玉屏风散
   B. 甘麦大枣汤
   C. 当归六黄汤
   D. 桂枝汤
   E. 参附汤

（16~18 题共用题干）

患者，男，46 岁。因 1 周来自汗多而就诊，现蒸蒸汗出，面赤烘热，口苦，烦躁易怒，小便黄，大便干，舌红苔黄，脉弦数。

16. 其辨证属
   A. 肝火郁蒸
   B. 阴虚火旺
   C. 营卫不和
   D. 肺卫不固
   E. 脾虚湿盛

17. 其治法为
   A. 滋阴降火
   B. 健脾化湿
   C. 清肝泻热
   D. 调和营卫
   E. 益气固表

18. 其方药首选
   A. 玉屏风散
   B. 桂枝汤
   C. 当归六黄汤
   D. 五苓散
   E. 龙胆泻肝汤

（19~21 题共用题干）

患者，男，55 岁。有慢性咳喘病史 10 余年，平素易汗出，劳动后尤甚，易外感，体倦乏力，恶风，舌苔薄白，脉细弱。

19. 该患者治疗首选
   A. 麻黄杏仁甘草石膏汤
   B. 桂枝汤
   C. 玉屏风散
   D. 当归六黄汤
   E. 桂枝甘草龙骨牡蛎汤

20. 前日该患者午睡受凉，汗出恶风，时发寒热，周身酸楚，舌苔薄白，脉象浮缓，治疗当
   A. 益气固表
   B. 调和营卫
   C. 固涩敛汗

D. 滋阴降火
E. 化湿和营
21. 若患者出汗特点为半身出汗，宜配合下列哪个方剂
A. 补阳还五汤
B. 麻黄附子细辛汤
C. 甘麦大枣汤
D. 四妙丸
E. 麦味地黄丸

【B_1 型题】

（1~5 题共用备选答案）
A. 大汗淋漓，伴声低息短，精神疲惫，四肢厥冷，脉微欲绝
B. 白昼时时汗出，动辄益甚
C. 发热烦渴，突然全身恶寒战栗，继而汗出，热势渐退
D. 寐中汗出，醒来自止
E. 汗出色黄如柏汁
1. 战汗表现为
2. 黄汗表现为
3. 盗汗表现为
4. 脱汗表现为
5. 自汗表现为

（6~8 题共用备选答案）
A. 气虚不固
B. 湿热内蕴
C. 正气欲脱，阳不敛阴
D. 阴虚内热
E. 正气拒邪
6. 盗汗病机为
7. 脱汗病机为
8. 自汗病机为

（六）内伤发热

【A_1 型题】

1. 下列哪项不是内伤发热的病因
A. 恼怒抑郁
B. 跌打损伤
C. 劳累过度
D. 饮食不调
E. 外邪袭表，入里发热
2. 下列哪项不是内伤发热的病机
A. 瘀血阻滞，壅遏不通
B. 中气不足，阴火内生
C. 肝气不疏，气郁化火
D. 邪气在表，卫表失和
E. 阴精亏虚，阳气偏盛
3. 自觉身体某处局部发热且固定疼痛，按之有一肿块的治法应为
A. 疏肝解郁，清肝解热
B. 活血化瘀
C. 益气健脾，甘温除热
D. 益气养血
E. 滋阴清热
4. 下列哪一项不是外感发热与内伤发热的鉴别要点
A. 发病急缓
B. 病程长短
C. 发热高低
D. 发热初期是否伴有头身痛、恶寒、鼻塞等
E. 发热是在上午还是午后
5. 阴虚内热型内伤发热，下列哪些最有临床诊断意义
A. 午后发热
B. 夜间发热
C. 时觉身热心烦
D. 发热而形寒怯冷
E. 骨蒸潮热，手足心热
6. 肝经郁热型内伤发热的特点是
A. 发热常在劳累后发作或加重
B. 午后或夜间发热
C. 热势随患者情绪变化而波动
D. 五心烦热
E. 骨蒸劳热
7. 肝郁发热型的内伤发热首选方剂为
A. 龙胆泻肝汤
B. 化肝煎
C. 丹栀逍遥散
D. 四逆散
E. 小柴胡汤
8.《脾胃论》提出的“甘温除热”的代表方剂是
A. 小建中汤
B. 黄芪建中汤
C. 升阳益胃汤
D. 补中益气汤
E. 六君子汤
9. 素体阴虚，肝经郁热或肝郁化热伤阴，方剂可选用
A. 龙胆泻肝汤
B. 丹栀逍遥散
C. 滋水清肝饮
D. 知柏地黄丸
E. 杞菊地黄丸

【A_2 型题】

10. 患者，男，70 岁。体虚多病，症见发热，兼见形寒怯冷，四肢不温，面色㿠白无华，精神萎靡，腰膝酸软，舌胖，苔白滑，脉浮大无力。宜选方
A. 补中益气汤
B. 归脾汤
C. 金匮肾气丸
D. 丹栀逍遥散
E. 六味地黄丸
11. 患者，女，31 岁。午后至夜间发热，少腹按痛，月经不调，经血有块，面部有瘀斑，舌有紫斑，脉象弦细。中医辨证为
A. 桃红四物汤
B. 少腹逐瘀汤
C. 血府逐瘀汤
D. 膈下逐瘀汤
E. 桃核承气汤
12. 患者，女，43 岁。低热 3 个月余，时觉身热心烦，热势随情绪好坏而起伏，平素急躁易怒，胸胁胀闷，两乳胀痛，月经不调，口苦，舌略红，苔薄

黄，脉弦略数。中医辨证为
A. 肝经郁热
B. 气滞血瘀
C. 血瘀发热
D. 阴虚火旺
E. 郁热伤阴
13. 妇女产后，体虚久不恢复，低热，头晕目眩，疲乏无力，面色无华，心悸眠差，唇甲色淡，舌质淡，脉细弱。中医辨证为
A. 气虚发热
B. 血虚发热
C. 阴虚发热
D. 血瘀发热
E. 肝郁发热

【A_3/A_4 型题】

（14~16题共用题干）

患者，男，36岁。体虚久病，发热，T 37.9℃，劳累后发热症状加重，体温最高38.5℃，伴头晕乏力，气短懒言，自汗易感，食少便溏，舌质淡，苔薄白，脉细弱。

14. 其中医诊断为
A. 气虚外感
B. 内伤发热
C. 眩晕
D. 汗证
E. 虚劳
15. 其中医病机为
A. 中气不足，血虚阳浮
B. 中气不足，阴火内生
C. 中气不足，清阳不升
D. 中气不足，阳虚外越
E. 中气不足，食滞化热
16. 其中医治法为
A. 益气健脾，甘温除热
B. 益气健脾，清热泻火
C. 益气健脾，养血敛阳
D. 益气健脾，升清降浊
E. 益气健脾，消食清热

（17~19题共用题干）

患者，女，42岁。久病肌衄，头晕心悸，身疲乏力，低热，体温最高37.9℃，面色无华，爪甲色淡，失眠健忘，食少纳呆，月经量多，舌淡苔少，脉细弱。

17. 该患者中医病机为
A. 气血亏虚，外受风邪
B. 气不统血，血虚阳浮
C. 气虚血脱
D. 亡血气脱
E. 血瘀致虚，气血亏虚
18. 该患者中医治法为
A. 健脾统血，益气养血
B. 益气养血，解表退热
C. 益气固脱
D. 养血益气，回阳固脱
E. 活血化瘀，益气养血
19. 治疗方剂宜选用
A. 养心汤
B. 天王补心丹
C. 归脾汤
D. 独参汤
E. 参附龙牡汤

（20~24题共用题干）

患者，男，36岁。病已年余，每于午后发热，手足心发热，伴有心烦失眠，多梦健忘，两颧红赤，口干咽燥，盗汗，大便干，小便黄，舌红少苔，脉细数。

20. 该病例中医诊断为
A. 肺痨
B. 虚劳
C. 内伤发热
D. 阴虚外感
E. 热病伤阴
21. 下列哪一项不是内伤发热的特点
A. 发病缓慢
B. 发热病程较长
C. 发热时作时止，或有定时，且多手足心热
D. 发热不恶寒，或畏寒得衣被可减
E. 发热伴恶寒，恶寒得衣被不减
22. 该病例中医辨证为
A. 气阴两虚
B. 阴虚内热
C. 心肾不交
D. 痨虫伤肺
E. 肺肾阴虚，君相火动
23. 该病例中医方剂可选用
A. 清骨散
B. 加减葳蕤汤
C. 银翘散加味
D. 百合固金汤
E. 六味地黄丸
24. 本类型发热，肝肾阴虚病机突出者，可选用
A. 月华丸
B. 百合固金汤
C. 知柏地黄丸
D. 地骨皮散
E. 清骨散

（25~27题共用题干）

患者，女，45岁。平素性喜抑郁，每于情绪不好时出现发热，以面部烘热最为突出，伴有颜面红赤，太息频频，口苦咽干，乳房胀痛，舌边尖红，苔薄黄，脉弦略数。乃肝郁发热证。

25. 肝郁发热与外感发热少阳病鉴别要点是
A. 男女性别
B. 病程长短
C. 治疗难易
D. 发热是否随情绪变化而波动
E. 是否伴见口苦咽干、胸胁苦满等症状
26. 肝郁发热久治不愈，可转化为
A. 血虚发热
B. 气虚发热
C. 阳虚发热
D. 阴虚发热
E. 湿阻发热
27. 肝郁发热常用方剂
A. 逍遥散
B. 蒿芩清胆汤
C. 丹栀逍遥散
D. 柴胡龙牡汤
E. 四逆散

【B_1 型题】

（1~3 题共用备选答案）

A. 气血阴阳失调
B. 气血阴阳亏虚，脏腑功能失调
C. 气血阴阳亏虚，脏腑虚损
D. 阴阳失调，营卫不和
E. 脏腑功能失调

1. 虚劳病的基本病机为
2. 内伤发热的基本病机为
3. 汗证的基本病机为

（4~8 题共用备选答案）

A. 丹栀逍遥散
B. 归脾汤
C. 补中益气汤
D. 八珍汤
E. 升阳益胃汤

4. 血虚发热可选用
5. 气不摄血出血可选用
6. 气血亏虚心悸可选用
7. 气虚发热可选用
8. 肺脾同病，气虚喘证可选用

（七）虚　劳

【A_1 型题】

1. 虚劳的辨证当以何为纲
A. 气血阴阳
B. 阴阳
C. 气血
D. 五脏虚候
E. 以上均是

2. 下列哪项不是虚劳与肺痨的鉴别要点
A. 致病原因及病理特点
B. 病位所在
C. 是否具有传染性
D. 主要临床表现
E. 病程长短

3. 治疗心脾血虚常用方剂为
A. 归脾汤
B. 养心汤
C. 四物汤
D. 六君子汤
E. 附子理中汤

4. 虚劳症见面色萎黄，食少，形寒，神倦乏力，少气懒言，大便溏泄，肠鸣腹痛，每因受寒或饮食不慎而加剧，舌质淡，苔白，脉弱，可选以下何方
A. 附子理中汤
B. 归脾汤
C. 参苓白术散
D. 补中益气汤
E. 右归丸

5. 虚劳的主要病机是
A. 气血阴阳亏损
B. 阴虚火旺
C. 脏腑功能失调，气血阴精亏虚
D. 脏腑亏损，气血阴阳不足
E. 浊毒内盛

6. 虚劳之预后与以下哪项有关
A. 脾肾的盛衰
B. 体质的强弱
C. 及时正确地治疗
D. 护理得当
E. 以上均是

7. 虚劳患者因体虚卫外不固，易感外邪，感邪之后治以扶正与祛邪兼顾，可选用
A. 桂枝汤
B. 玉屏风散
C. 薯蓣丸
D. 补阳还五汤
E. 参苏饮

8. 沙参麦冬汤可治疗何脏阴虚
A. 心
B. 肾
C. 肝
D. 肺
E. 脾胃

9. 虚劳的治疗原则为
A. 调补阴阳
B. 补益气血
C. 补益
D. 标本兼顾
E. 补虚泻实

10. 肝肾阴虚均可见之症状为
A. 目干畏光
B. 眩晕耳鸣
C. 腰膝酸软
D. 肢体麻木
E. 潮热盗汗

11. 虚劳的治疗，除药物之外，还与以下哪些有关
A. 调情志
B. 调饮食
C. 慎起居
D. 避风寒
E. 以上均是

12. 虚劳的病理特点为
A. 气血虚弱
B. 阴阳两虚
C. 脾肾两虚
D. 诸虚不足
E. 肝肾阴虚

13. 治疗虚劳应以补益下列哪项为主
A. 心、肾
B. 心、肺
C. 肺、肾
D. 脾、肾
E. 肝、肾

14. 以下哪一项不是虚劳的致病因素
A. 烦劳过度，损及五脏
B. 禀赋薄弱，体质不强
C. 饮食不节，损伤脾胃
D. 大病久病，失于调理
E. 痨虫入肺，阴虚火旺

15.《理虚元鉴·治虚有三本》中指出下列何为治虚之道毕矣
A. 治心、治脾、治肾
B. 治肺、治脾、治肾
C. 治肺、治肝、治肾
D. 治心、治肝、治肾
E. 治心、治脾、治肝

16. 虚劳日久，气血运行不畅而有

血瘀者，症状见肌肤甲错，面目暗黑者，治疗应选以下何方为宜
A. 四物汤
B. 大黄䗪虫丸
C. 补阳还五汤
D. 血府逐瘀汤
E. 丹参饮

【A_2 型题】

17. 患者，女，45岁。近日劳累后出现饮食减少，食后胃脘不舒，倦怠乏力，大便溏薄，面色萎黄，舌淡苔薄白，脉弱。其辨证为
A. 脾气虚
B. 心脾两虚
C. 脾胃阴虚
D. 脾阳虚
E. 脾肾阳虚

18. 患者，女，32岁。1个月前感冒后发咳嗽，服药无明显好转，现干咳，咽燥，咯血，潮热，盗汗，面色潮红，舌红少津，脉细数。其辨证为
A. 肺气虚
B. 肺阴虚
C. 气阴两虚
D. 心阴虚
E. 肾阴虚

19. 患者，男，69岁。头晕耳鸣反复10年，近日加重，见头晕耳鸣，腰酸，遗精，口干咽痛，颧红，目干畏光，视物不明，肢体麻木，急躁易怒，舌红，少津，脉沉细弦。此属何证
A. 肝阴虚
B. 肾阴虚
C. 肝血虚
D. 胃阴虚
E. 肝肾阴虚

20. 患者，男，60岁。病久体虚，近2日来心悸，自汗，神倦嗜卧，心胸憋闷疼痛，形寒肢冷，面色苍白，舌淡，脉沉迟。治疗当以
A. 温补肾阳
B. 养血安神
C. 滋阴补心
D. 益气温阳
E. 益气养心

21. 患者，女，42岁。先天不足，体质较弱，平素易于感冒，近1周来短气自汗，声音低怯，时寒时热，时有咳嗽，面白，舌质淡，脉弱。治宜选用
A. 沙参麦冬汤
B. 四君子汤
C. 补肺汤
D. 左归丸
E. 参苏饮

22. 患者，女，50岁。心悸、乏力1年，加重3天。症见心悸，乏力，健忘，失眠，多梦，纳呆，面色不华，大便稀溏，食后腹胀，舌质淡，脉细弱。治疗最佳选方为
A. 养心汤
B. 归脾汤
C. 四君子汤
D. 补中益气汤
E. 天王补心丹

23. 患者，女，45岁。1年前患乙肝，经治疗后现头晕，目眩，胁痛，肢体麻木，筋脉拘急，月经不调，面色不华，舌质淡，脉细涩。此证当以何法治疗
A. 滋养肝阴
B. 滋养肝肾
C. 补血养肝
D. 补血养心
E. 滋补肾阴

24. 患者，男，46岁。平素嗜酒，近1个月来不思饮食，口干唇燥，大便秘结，干呕，呃逆，面色潮红，舌干，少苔，脉细数。治疗当选
A. 补肝汤
B. 归脾汤
C. 沙参麦冬汤
D. 益胃汤
E. 一贯煎

【A_3/A_4 型题】

（25~27题共用题干）

患者，男，40岁。近日心悸，失眠，心烦，潮热，盗汗，口舌生疮，面色潮红，舌红少津，脉细数。

25. 此辨证为
A. 心阴虚
B. 心气虚
C. 心脾两虚
D. 心血虚
E. 心肾两虚

26. 治法以下列何者为宜
A. 养血安神
B. 补气养心
C. 滋补心肾
D. 益气补血，健脾养心
E. 滋阴养心

27. 最佳方剂为
A. 归脾汤
B. 沙参麦冬汤
C. 天王补心丹
D. 养心汤
E. 四物汤

（28~30题共用题干）

患者，男，69岁。平素体弱多病，现症见腰酸背痛，小便失禁，畏寒肢冷，下利清谷，舌质淡胖，苔白，脉沉迟。

28. 此时辨证属于
A. 肾阳虚
B. 脾阳虚
C. 肾阴虚
D. 脾气虚
E. 肝血虚

29. 治法宜用
A. 温中健脾
B. 滋补肾阴
C. 健脾益气
D. 益气温阳
E. 温补肾阳

30. 最佳方剂为

A. 附子理中丸
B. 拯阳理劳汤
C. 左归丸
D. 右归丸
E. 归脾汤

（31~33 题共用题干）

患者，女，66 岁。近半年来出现纳呆，食后胃脘不舒，乏力倦怠，面色萎黄，大便稀溏，舌淡苔薄白，脉弱少力。

31. 此时辨证为
A. 心血虚
B. 脾阳虚
C. 脾气虚
D. 脾胃阴虚
E. 脾血虚

32. 若日久上症减轻，见形寒肢冷，少气懒言，大便溏泄，腹痛肠鸣，且每因受寒而加重，舌淡，苔薄白，脉弱，治疗宜选用
A. 拯阳理劳汤
B. 右归丸
C. 左归丸
D. 附子理中丸
E. 六君子汤

33. 病久治不愈，出现腰背酸痛，尿多，畏寒肢冷，五更泄泻，舌淡胖，苔白，脉沉迟。治疗时同时选何方为宜
A. 右归丸
B. 左归丸
C. 归脾汤
D. 六君子汤
E. 拯阳理劳汤

（34~36 题共用题干）

患者，女，38 岁。表现为心悸，失眠，健忘，多梦，面色不华，舌质淡，脉细。

34. 此时治疗应用何法
A. 健脾益气
B. 滋阴养气
C. 补血养肝
D. 益气补血，健脾养心
E. 养血安神

35. 若又见乏力，纳呆，食后腹胀，大便溏薄，则可选何方治疗为宜
A. 归脾汤
B. 四君子汤
C. 天王补心丹
D. 四物汤
E. 养心汤

36. 若日久失治，表现为心悸自汗，神倦，心胸憋闷疼痛，形寒肢冷，面色苍白，舌淡暗，脉细弱。此时当选何方
A. 附子理中汤
B. 右归丸
C. 拯阳理劳汤
D. 丹参饮
E. 归脾汤

（37~40 题共用题干）

患者，男，45 岁。素体不强，易反复感冒，气短懒言，自汗，时寒时热，舌质淡，苔薄白，脉虚弱。

37. 此时治疗当选何法
A. 健脾益气
B. 养阴润肺
C. 补益肺气
D. 补益心气
E. 益气固肾

38. 若治疗上症好转，但见干咳，口干咽燥，面色潮红，舌红少津，脉细数，治疗宜
A. 补肺汤
B. 左归丸
C. 右归丸
D. 沙参麦冬汤
E. 四物汤

39. 若日久不愈，症见口干唇燥，纳呆，干呕，面色潮红，大便干结，舌干，少苔，脉细数，治疗选方
A. 补肝汤
B. 益胃汤
C. 四物汤
D. 天王补心丹
E. 左归丸

40. 若患者出现腰酸腿软，眩晕耳鸣，口干咽痛，舌红，少津，脉沉细，则治疗宜用
A. 补肝汤
B. 四物汤
C. 益胃汤
D. 左归丸
E. 天王补心丹

【B_1 型题】

（1~4 题共用备选答案）
A. 加味四君子汤
B. 天王补心丹
C. 四物汤加味
D. 沙参麦冬汤
E. 归脾汤

1. 心阴虚之虚劳治宜
2. 脾气虚之虚劳治宜
3. 心脾两虚之虚劳治宜
4. 肝血虚之虚劳治宜

（5~8 题共用备选答案）
A. 左归丸
B. 右归丸
C. 拯阳理劳汤
D. 附子理中丸
E. 养心汤

5. 肾阳虚之虚劳治宜
6. 心阳虚之虚劳治宜
7. 脾阳虚之虚劳治宜
8. 心血虚之虚劳治宜

（9~13 题共用备选答案）
A. 沙参麦冬汤
B. 益胃汤
C. 左归丸
D. 补肝汤
E. 补肺汤

9. 脾胃阴虚之虚劳治宜
10. 肺气虚之虚劳治宜
11. 肾阴虚之虚劳治宜
12. 肝阴虚之虚劳治宜
13. 肺阴虚之虚劳治宜

（八）癌　病

【A_1型题】

1. 癌病的主要病理因素有
   A. 气郁
   B. 痰浊
   C. 湿阻
   D. 血瘀
   E. 以上均是
2. 下列不属于癌病特点的是
   A. 肿瘤生长缓慢
   B. 常与皮肤粘连
   C. 活动度差或固定
   D. 肿块表面粗糙
   E. 可出现不明原因的消瘦、发热、出血
3. 治疗癌病气阴两虚证的代表方是
   A. 沙参麦冬汤合五味消毒饮
   B. 二陈汤合栝楼薤白半夏汤
   C. 血府逐瘀汤
   D. 生脉散合百合固金汤
   E. 生脉地黄汤
4. 癌病气阴两虚证，若下利清谷，腰酸膝冷，用
   A. 沙参麦冬汤
   B. 十全大补丸
   C. 补中益气汤
   D. 四神丸
   E. 六味地黄汤

【A_2型题】

5. 癌病，胸膈痞闷，脘腹胀满，或胀痛不适，或隐痛或刺痛，善太息，神疲乏力，纳呆食少，便溏，呕血，黑便，或咳嗽咳痰，痰质稠黏，痰白或黄白相兼，舌苔薄腻，质暗隐紫，脉弦或细涩。辨证为
   A. 气机郁滞，痰瘀交阻
   B. 肾精不足，失于濡养
   C. 肺阴亏虚，肺失清润
   D. 气阴不足，脾失健运
   E. 邪犯胸肺，枢机不利
6. 癌病，时有发热，恶心，胸闷，口干口苦，心烦易怒，胁痛或腹部阵痛，身黄，目黄，尿黄，便中带血或黏液脓血便，里急后重，或大便干稀不调，肛门灼热，舌质红，苔黄腻，脉弦滑或滑数。治宜
   A. 清热凉血，解毒散结
   B. 疏肝理气，解郁泻热
   C. 清热利湿，解毒散结
   D. 清肝泻热，化湿和营
   E. 泻肝清胃，凉血止血
7. 癌病，面色晦暗，或肌肤甲错，胸痛或腰腹疼痛，痛有定处，如锥如刺，痰中带血或尿血，血色暗红，口唇紫暗，舌质暗或有瘀点、瘀斑，苔薄或薄白，脉涩或细弦或细涩。代表方为
   A. 通窍活血汤
   B. 膈下逐瘀汤
   C. 血府逐瘀汤
   D. 桃红四物汤
   E. 葛根芩连汤

（九）厥　证

【A_1型题】

1. 中风、昏迷、痫病、厥证共用的主要症状为
   A. 语言不利
   B. 口眼歪斜
   C. 突然昏仆
   D. 四肢抽搐
   E. 昏不知人
2. 厥证的基本病理为
   A. 气虚下陷，清阳不升
   B. 气机逆乱，气血运行失常
   C. 痰随气升，上蒙清窍
   D. 失血过多，气随血脱
   E. 肝气郁结，肝气上逆
3. 厥证急救时，首先应分辨
   A. 标本
   B. 表里
   C. 寒热
   D. 虚实
   E. 气血
4. 下列哪项不是厥证的主要临床表现
   A. 突然昏倒
   B. 不省人事
   C. 四肢厥冷
   D. 轻者短时间自会逐渐苏醒
   E. 清醒后可见偏瘫、失语、口眼歪斜等后遗症
5. 下列哪一项不是厥证实证的临床表现
   A. 气壅息粗
   B. 四肢僵直
   C. 牙关紧闭
   D. 肤冷自汗
   E. 脉沉实或沉伏
6. 下列哪一项不是厥证虚证的临床表现
   A. 气息微弱
   B. 张口自汗
   C. 肤冷肢凉
   D. 四肢僵直
   E. 脉沉微细
7. 气厥实证反复发作的原因，常是
   A. 精神刺激
   B. 头部外伤
   C. 嗜食肥甘
   D. 思虑过度
   E. 先天禀赋
8. 厥证虚证而见气息微弱，张口自汗，肤冷肢凉，脉沉微细，

可用下列何方灌救
A. 生脉散
B. 参附汤
C. 人参养营汤
D. 八珍汤
E. 苏合香丸

9. 厥证虚证而见面白气微，汗出而热，舌红，脉象微细数者，可选用下列何方灌救
A. 参附汤
B. 通脉四逆汤
C. 生脉散
D. 四味回阳饮
E. 独参汤

【A_2 型题】

10. 患者，女，50 岁。暴饮过食之后，突然昏厥，气息窒塞，脘腹胀满，苔厚腻，脉滑实。辨证属
A. 气厥
B. 血厥
C. 痰厥
D. 食厥
E. 暑厥

11. 患者，女，55 岁。平素多湿多痰，因情志不遂，突然昏厥，喉有痰声，或呕吐涎沫，呼吸气粗，苔白腻，脉沉滑。辨证属
A. 气厥
B. 血厥
C. 痰厥
D. 食厥
E. 暑厥

【A_3/A_4 型题】

（12~14 题共用题干）

患者，女，46 岁。由于情志不遂，突然昏倒，不省人事，口噤拳握，呼吸气粗，或四肢厥冷，苔薄白，脉伏或沉弦。

12. 辨证属于
A. 气厥实证
B. 气厥虚证
C. 血厥实证
D. 血厥虚证
E. 痰厥

13. 下列治法何者最宜
A. 补气回阳
B. 顺气开郁
C. 活血顺气
D. 补养气血
E. 行气豁痰

14. 下列方剂何者最宜
A. 五磨饮子
B. 四味回阳饮
C. 通瘀煎
D. 人参养营汤
E. 导痰汤

（15~17 题共用题干）

患者，女，54 岁。缘于暴怒，突然昏倒，不省人事，牙关紧闭，面赤唇紫，舌红，脉多沉弦。

15. 辨证属于
A. 气厥实证
B. 气厥虚证
C. 血厥实证
D. 血厥虚证
E. 痰厥

16. 下列治法何者最宜
A. 行气豁痰
B. 补养气血
C. 活血顺气
D. 补气回阳
E. 顺气开郁

17. 下列方剂何者最宜
A. 五磨饮子
B. 通瘀煎
C. 四味回阳饮
D. 人参养营汤
E. 导痰汤

（18~20 题共用题干）

患者，女，36 岁。因分娩失血过多，而突然昏厥，面色苍白，口唇无华，四肢震颤，目陷口张，自汗肤冷，呼吸微弱，舌质淡，脉芤或细数无力。急用独参而灌服。

18. 继选治疗方剂为
A. 甘麦大枣汤
B. 四味回阳饮
C. 人参养营汤
D. 生脉饮
E. 通瘀煎

19. 若出血不止者，选用下列何药不妥
A. 仙鹤草
B. 藕节
C. 侧柏叶
D. 生大黄
E. 血余炭

20. 若口干少津者，可加用药物，下列哪味不妥
A. 麦冬
B. 玉竹
C. 石斛
D. 北沙参
E. 黄连

（21~23 题共用题干）

患者，女，62 岁。平素多湿多痰，恼怒之后突然昏厥，喉有痰声，或呕吐涎沫，呼吸气粗，苔白腻，脉沉滑。

21. 治疗首选方剂为
A. 五磨饮子
B. 四味回阳饮
C. 通瘀煎
D. 导痰汤
E. 神术散

22. 若痰湿化热，症见口干便秘，苔黄腻，脉滑数者，可用
A. 丹栀逍遥散
B. 三仁汤
C. 礞石滚痰丸
D. 小承气汤
E. 大承气汤

23. 治疗方法宜
A. 活血顺气
B. 补养气血
C. 行气豁痰
D. 顺气开郁
E. 豁痰清热降火

【B_1 型题】

（1~2 题共用备选答案）
A. 柴胡疏肝散
B. 逍遥散
C. 香砂六君子汤

D. 河车大造丸
E. 小建中汤
1. 精神刺激可导致气厥实证反复发作，为防止复发，平时可服
2. 气厥虚证亦有反复发作倾向，为防患于未然，平时可常服

（3~4题共用备选答案）
A. 过度疲劳，睡眠不足
B. 饥饿受寒
C. 大出血，月经过多或分娩之后
D. 恣食肥甘，体丰湿盛之人
E. 暴饮暴食
3. 食厥的发生常见诱因为
4. 血厥虚证常见诱因为

参考答案

（一）

【A_1 型题】

1. E　2. E　3. B　4. E

【A_2 型题】

5. D　6. B

【A_3/A_4 型题】

7. D　8. B　9. D　10. A　11. C　12. C　13. C　14. C　15. D　16. C
17. C

【B_1 型题】

1. A　2. D　3. E　4. B　5. C　6. E　7. C　8. B　9. A　10. D

（二）

【A_1 型题】

1. C　2. D　3. C　4. E　5. E　6. B

【A_2 型题】

7. A　8. C　9. B　10. D　11. B　12. B　13. A　14. C

【A_3/A_4 型题】

15. A　16. A　17. B　18. B　19. B　20. A　21. B　22. B　23. B　24. B
25. B　26. C　27. A　28. B　29. C　30. C　31. B　32. A　33. B　34. C
35. B　36. C　37. B　38. D　39. A　40. A　41. C　42. A　43. C　44. A
45. C　46. C

【B_1 型题】

1. A　2. B　3. C　4. D　5. A

（三）

【A_1 型题】

1. D　2. B　3. C　4. C　5. A

【A_2 型题】

6. A　7. A

【A_3/A_4 型题】

8. C　9. A　10. B　11. D　12. A　13. B　14. A　15. C

【B_1 型题】

1. A　2. B　3. B　4. C　5. B

（四）

【A_1 型题】

1. D　2. B　3. E　4. D　5. D　6. A　7. D

【A_2 型题】

8. A　9. C　10. A　11. D

【A_3/A_4 型题】

12. A　13. B　14. C　15. D　16. E　17. C　18. B　19. A　20. B　21. A
22. A　23. C　24. D　25. C　26. E　27. B　28. A　29. A　30. C　31. B
32. C　33. E

【B_1 型题】

1. E　2. B　3. D　4. A　5. D　6. B　7. E

（五）

【A_1 型题】

1. E　2. C　3. B　4. D　5. C　6. B　7. C　8. D

【A_2 型题】

9. C　10. C　11. A　12. D

【A_3/A_4 型题】

13. A　14. C　15. D　16. A　17. C　18. E　19. C　20. B　21. C

【B_1 型题】

1. C　2. E　3. D　4. A　5. B　6. D　7. C　8. A

（六）

【A_1 型题】

1. E　2. D　3. B　4. E　5. E　6. C　7. C　8. D　9. C

【A_2 型题】

10. C　11. C　12. A　13. B

【A_3/A_4 型题】

14. B　15. B　16. A　17. B　18. A　19. C　20. C　21. E　22. B　23. A
24. C　25. D　26. D　27. C

【B_1 型题】

1. C　2. B　3. D　4. B　5. B　6. B　7. C　8. C

（七）

【A_1 型题】

1. A　2. E　3. A　4. A　5. D　6. E　7. C　8. D　9. C　10. B
11. E　12. D　13. D　14. E　15. B　16. B

【A_2 型题】

17. A　18. B　19. E　20. D　21. C　22. B　23. C　24. D

【A_3/A_4型题】

25. A 26. E 27. C 28. A 29. E 30. D 31. C 32. D 33. A 34. E
35. A 36. C 37. C 38. D 39. B 40. D

【B_1型题】

1. B 2. A 3. E 4. C 5. B 6. C 7. D 8. E 9. B 10. E
11. C 12. D 13. A

（八）

【A_1型题】

1. E 2. A 3. E 4. D

【A_2型题】

5. A 6. C 7. C

（九）

【A_1型题】

1. E 2. B 3. D 4. E 5. D 6. D 7. A 8. B 9. C

【A_2型题】

10. D 11. C

【A_3/A_4型题】

12. A 13. B 14. A 15. C 16. C 17. B 18. C 19. D 20. E 21. D
22. C 23. C

【B_1型题】

1. B 2. C 3. E 4. C

第八单元　肢体经络病证

（一）痹　　证

【A_1型题】

1. 痹证日久，肝肾亏损，首选方剂是
   A. 蠲痹汤
   B. 三痹汤
   C. 桃仁饮
   D. 独活寄生汤
   E. 炙甘草汤
2. 下列除哪项外均是导致痹证的常见病因
   A. 正气不足
   B. 久居潮湿，涉水冒雨
   C. 感受风热与湿邪相并
   D. 急躁易怒，情志不调
   E. 素体阳盛或阴虚有热
3. 下列除哪项外均是导致痹证的外邪
   A. 风邪
   B. 寒邪
   C. 湿邪
   D. 热邪
   E. 燥邪
4. 痛痹的临床特征是
   A. 关节痛，游走不定
   B. 关节疼痛，红肿灼热
   C. 疼痛剧烈，痛有定处
   D. 痛重者，肌肤不仁
   E. 屈伸不利，心悸气短
5. 下列痹证的治法，哪项是最常用的
   A. 益气养血
   B. 祛邪通络
   C. 活血行瘀
   D. 健脾化湿
   E. 补益肝肾
6. 下列关于川乌、草乌在痹证治疗中的用法哪项不正确
   A. 两药皆为祛风除湿，温经

止痛之品
B. 应用时，应从小剂量开始服用，逐渐增加
C. 适用于风寒湿痹的疼痛剧烈者
D. 久煎或与甘草同煎可以缓和毒性
E. 服药后患者若出现唇舌麻木或手足麻木、恶心、心悸等症状时，可不减量继续服用

7. 下列方剂中，哪项是治疗风寒湿痹的通用方剂
A. 三痹汤
B. 防风汤
C. 蠲痹汤
D. 白虎加桂枝汤
E. 大秦艽汤

8. 下列除哪项外是痹证日久，容易出现的病理变化
A. 头晕耳鸣
B. 皮肤瘀斑
C. 关节周围结节、关节肿大、屈伸不力
D. 气血亏虚证候
E. 胸痹心痛

9. 下列各项中，除哪项外均可作为热痹辨证的依据
A. 关节疼痛，局部灼热红肿
B. 关节疼痛，得冷稍舒
C. 发热、恶风、口渴
D. 关节酸痛、游走不定
E. 舌红、苔黄、脉滑数

10. 痹证所以有风寒湿痹与热痹，大多数医家认为取决于
A. 感邪性质的不同
B. 病变部位的不同
C. 感邪季节的不同
D. 地理、气候、环境的不同
E. 人体素质的阳气盛衰不同

11. 治疗行痹的首选方是
A. 桂枝芍药知母汤
B. 桂枝汤
C. 防风汤
D. 麻黄汤
E. 越婢汤

12. 热痹的治法应为
A. 清利湿热，通络止痛
B. 清热通络，祛风除湿
C. 清热解毒，养阴止痛
D. 清热化湿，活血止痛
E. 清热化湿，凉血止痛

13. 下列关于虫类药在痹证治疗中的用法哪项不正确
A. 具有通络止痛、祛风除湿的作用
B. 适用于痹证病程较久的抽掣、疼痛、肢体拘挛者
C. 包括有地龙、全蝎、蜈蚣、穿山甲、白花蛇、乌梢蛇
D. 药量宜大，可久服
E. 其中全蝎、蜈蚣两味可研末吞服

14. 下列关于痹证症状的描述，错误的是
A. 关节部位顽固性疼痛
B. 痹症日久，关节肿大或变形
C. 痹证日久，肢体肌肉瘦削枯萎
D. 痹证日久，肢体抽搐
E. 关节活动不灵

15. 下列除哪一项外，均为痹证初起的主要症状之一
A. 疼痛
B. 酸楚
C. 重着
D. 痿弱无力
E. 麻木

【A_2 型题】

16. 患者，男，23 岁。因受寒出现下肢膝踝关节剧痛，痛处不移，得热减得寒剧，关节屈伸不利，无红肿发热等。舌暗苔薄白，脉弦紧。应治以
A. 乌头汤
B. 薏苡仁汤
C. 防风汤
D. 桂枝芍药知母汤
E. 犀角散

17. 患者，女，60 岁。患痹病 10 余年，长期服用祛风活络之中药。现关节酸沉，隐隐作痛，麻木，伴心悸、纳呆、乏力，脉沉缓，舌淡红苔白。治疗应首选
A. 蠲痹汤
B. 姜黄散
C. 防风汤
D. 气血并补荣筋汤
E. 六味地黄丸

【A_3/A_4 型题】

（18~19 题共用题干）

患者，女，45 岁。体型偏瘦，关节疼痛反复发作 3 年，双膝关节红肿热痛。刻下症见：膝关节灼热红肿，痛如刀割，筋脉抽掣，入夜更甚，壮热烦渴。舌红少津，脉弦数。

18. 应辨证为
A. 风湿热邪阻闭经络关节
B. 风寒湿邪化热内闭
C. 痰瘀痹阻关节
D. 热痹化火伤津
E. 风寒湿邪化热，瘀血内阻

19. 应治以
A. 宣痹汤
B. 白虎桂枝汤
C. 犀角散加味
D. 蠲痹汤
E. 乌头汤

（20~25 题共用题干）

患者，男，40 岁。3 个月前受凉后出现四肢关节疼痛，游走不定，关节屈伸不利，起病之初曾有恶风，发热，纳可，二便调。舌淡红，苔薄白，脉浮紧。

20. 应诊断为
A. 痛痹
B. 行痹
C. 风湿热痹
D. 着痹
E. 中风

21. 处方应采用
A. 乌附麻辛桂姜汤

B. 薏苡仁汤
C. 地黄饮子
D. 防风汤
E. 白虎桂枝汤

22. 如果该患者还有腰背酸痛，下肢无力，多为
A. 寒湿阻络
B. 气血亏虚
C. 痰瘀痹阻
D. 阴津亏乏
E. 肾气不足

23. 如果该患者逐渐关节肿大，身体羸瘦，苔薄黄，应投以
A. 独活寄生汤
B. 白虎桂枝汤
C. 犀角散
D. 桂枝芍药知母汤
E. 宣痹汤

24. 如果患者日久不愈，肝肾气血亏虚，则应投以
A. 独活寄生汤
B. 桃红饮
C. 蠲痹汤
D. 薏苡仁汤
E. 舒筋汤

25. 如果患者痹久内舍于心，见心悸气短、脉虚数，应治以
A. 归脾汤
B. 柏子养心丸
C. 天王补心丹
D. 炙甘草汤
E. 安神定志丸

【B_1 型题】

（1~9 题共用备选答案）
A. 关节酸痛，游走不定，屈伸不利
B. 关节疼痛较剧，痛有定处，得热痛减，遇寒痛增
C. 肢体关节重着、酸痛，或肿胀
D. 关节疼痛，局部灼热红肿
E. 关节红肿，疼痛剧烈，入夜尤甚，壮热烦渴

1. 行痹的主症是
2. 风湿热痹的主症是
3. 着痹的主症是
4. 痛痹的主症是
5. 热痹化火伤津可见
6. 犀角散的适应证是
7. 白虎桂枝汤适用于
8. 乌头汤治疗以上哪一种情况较合适
9. 防风汤治疗以上哪一种情况较合适

（10~14 题共用备选答案）
A. 祛风通络，散寒除湿
B. 温经散寒，祛风除湿
C. 除湿通络，祛风散寒
D. 清热通络，祛风除湿
E. 化痰祛瘀，搜风通络

10. 痹证迁延不愈痰瘀痹阻的主要治法是
11. 风湿热痹的主要治法是
12. 着痹的主要治法是
13. 痛痹的主要治法是
14. 行痹的主要治法是

（二）痿　证

【A_1 型题】

1. 痿证辨证首当辨
A. 虚实
B. 寒热
C. 阴阳
D. 表里
E. 气血

2. 痿证，由肺热伤津而致者，其典型的舌苔、脉象为
A. 舌质红、苔黄腻，脉濡数
B. 舌质红、苔黄、脉细数
C. 舌质淡红、苔薄白、脉细无力
D. 舌质红、苔少、脉细数
E. 舌淡胖大，有齿痕，苔薄白

3. 痿证的主要临床表现是
A. 半身麻木不仁
B. 肢体屈伸不便
C. 四肢抽搐
D. 下肢痿痹
E. 关节肿痛

4. 补充了“元气败伤”亦能致痿的医家有
A. 叶天士
B. 张景岳
C. 朱丹溪
D. 张子和
E. 张仲景

5. 痿证发病与下列哪脏无关
A. 肝
B. 肾
C. 肺
D. 心
E. 胃

6. 肢体筋脉弛缓，软弱无力，日久因不能随意运动而肌肉萎缩的病证是
A. 痉证
B. 痹证
C. 痿证
D. 厥证
E. 痫病

7. 痿证主要病理是
A. 肾阳虚衰
B. 脾运不健，湿困中焦
C. 肺失输布通调
D. 筋脉失于濡养
E. 邪阻经络，气血运行不畅

8. 丹溪治痿证“泻南方，补北方”的含义是
A. 清肺滋阴
B. 补肾清热
C. 健脾利湿
D. 清胃滋阴
E. 补肝肾，清肺胃

9. 痿证与痹证的主要鉴别点，哪项最为重要
A. 肌肉是否瘦削枯萎

B. 关节有无肿大变形
C. 肢体关节是否屈伸不利
D. 肌肉筋骨关节有无疼痛
E. 肢体能否随意运动

10. “治痿独取阳明”的含义是
A. 治疗痿证宜取阳明经穴
B. 治疗痿证宜疏通阳明经脉
C. 治疗痿证以调理脾胃为治则
D. 治疗痿证以养胃为治则
E. 治疗痿证一般采取补益后天为治则

11. 试问下列症情何种不是痿证
A. 肢体软弱无力，行动困难
B. 肌肉萎缩，瘦削，活动无力
C. 半身不遂，不能步履
D. 大关节自觉如脱，如失，不能随意活动
E. 肢体筋脉弛缓，痿弱不用

12. 除哪项外，均为形成痿证的病理
A. 肺热伤津
B. 湿热浸淫
C. 脾胃虚寒
D. 肝肾亏虚
E. 肝火犯肺

【A_2 型题】

13. 患者，男，26 岁。久居湿地又为渔民，半个月来肢体困重，痿软无力，步履艰难，并有下肢浮肿，麻木不仁之感，胸脘痞闷，纳食量少，食后总有饱胀泛恶，小便短赤干涩痛，苔黄厚腻，脉濡数。此属何型痿证
A. 肺热津伤，筋失濡润
B. 湿热浸淫，气血不运
C. 脾胃亏虚，精微不运
D. 肝肾亏损，髓枯筋痿
E. 气滞血瘀，气血不运

14. 患者，女，52 岁。半年前始觉下肢乏力，渐致不能任地，腰脊疲软，头晕耳鸣，口舌干燥，舌红少苔，脉沉细数。应选何方治疗
A. 左归饮
B. 左归丸
C. 大补阴丸
D. 知柏地黄丸
E. 虎潜丸

【A_3/A_4 型题】

（15~16 题共用题干）

患者，男，21 岁。隐匿起病，下肢痿软无力，腰脊酸软，不能久立，目眩发落，咽干耳鸣，遗精遗尿，舌红少苔，脉细数。

15. 此时证属
A. 肝肾亏损，髓枯筋痿
B. 脾胃亏虚，精微不运
C. 湿热浸淫，气血不运
D. 肺热津伤，筋失濡润
E. 气血亏虚，瘀血阻络

16. 治法宜选
A. 清热润燥，养肺生津
B. 清热利湿，通利筋脉
C. 补脾益气，健运升清
D. 补益肝肾，滋阴清热
E. 清利湿热，健脾升清

（17~21 题共用题干）

患者，男，24 岁。病发热已五六日，热略减退，突然出现肢体软弱无力，步履艰难，心烦口渴，咳呛不爽，咽喉干燥，小便黄少，大便干燥，舌质红苔黄，脉细数。

17. 证属
A. 初期肺痈
B. 风热犯肺型喘证
C. 肺热津伤型痿证
D. 虚热型肺痿
E. 燥热咳嗽

18. 治疗方法宜
A. 清热润燥，养肺生津
B. 滋阴清热，润肺止咳
C. 清肺化痰，降气平喘
D. 清肺润燥，化痰止咳
E. 清热解毒，宣肺止咳

19. 治疗方剂宜选
A. 沙参麦冬汤
B. 增液汤
C. 清燥救肺汤
D. 百合固金汤
E. 益胃汤

20. 若身热退净，食欲减退，口燥咽干较甚者，证属
A. 肺阴伤
B. 胃阴伤
C. 肺胃阴伤
D. 肺胃肾阴伤
E. 肺气阴伤

21. 若身热退净，食欲减退，口燥咽干较甚者，治疗方剂宜选
A. 沙参麦冬汤
B. 益胃汤
C. 清燥救肺汤
D. 百合固金汤
E. 六味地黄丸

（22~26 题共用题干）

患者，男，42 岁。患重症肌无力多年，近日劳累后肢体痿软无力逐渐加重，食少，便溏，腹胀，面浮而色不华，气短，神疲乏力，苔薄白，脉细。

22. 此时证属
A. 肺热津伤，筋失濡润
B. 湿热浸淫，气血不运
C. 脾胃亏虚，精微不运
D. 肝肾亏损，髓枯筋痿
E. 瘀血阻络，气血不运

23. 此时治法宜
A. 补脾益气，健运升清
B. 清热利湿，通利筋脉
C. 补益肝肾，滋阴清热
D. 清热润燥，养肺生津
E. 活血化瘀，通利筋脉

24. 治疗方剂宜选
A. 清燥救肺汤
B. 加味二妙散
C. 参苓白术散
D. 虎潜丸
E. 血府逐瘀汤

25. 若肥人痰多可用下列何方
A. 补中益气汤
B. 四君子汤
C. 六君子汤

D. 归脾汤
E. 二陈汤

26. 若中气不足可用下列何方
A. 补中益气汤
B. 四君子汤
C. 六君子汤
D. 归脾汤
E. 香砂六君子汤

【B_1 型题】

（1~4题共用备选答案）
A. 病起发热，或热后突然出现肢体软弱无力
B. 四肢痿软，身体困重
C. 肢体痿软无力，逐渐加重，神疲乏力
D. 起病缓慢，下肢痿软无力，腰背酸软
E. 突然昏仆，半身活动不利

1. 肝肾亏损，髓枯筋痿型见症为
2. 脾胃亏虚，精微不运型见症为
3. 肺热津伤，筋失濡润型见症为
4. 湿热浸淫，气血不运型见症为

（三）颤　证

【A_1 型题】

1. 下列哪项不是颤证的病因
A. 饮食不节
B. 情志过极
C. 年老体虚
D. 劳逸失当
E. 感受外邪

2. 颤证的基本病机是因何种原因导致筋脉失养
A. 阳气虚衰
B. 肝风内动
C. 髓海不足
D. 热极生风
E. 虚风内动

3. 颤证病理因素之火有实火与虚火之分，实火为
A. 五志过极化火
B. 湿热内蕴
C. 胃热炽盛
D. 感受温毒
E. 外感风热

4. 颤证的病理性质总属本虚标实，本虚以何者为主
A. 气阴两虚
B. 气虚
C. 阳虚
D. 阴津精血亏虚
E. 气血不足

5. 颤证多发于
A. 男性
B. 儿童
C. 中老年
D. 青壮年
E. 女性

6. 下列哪项不属颤证的特点
A. 项背强直
B. 肢颤
C. 头摇
D. 不能自制
E. 肢节拘急

7. 下列何者不属瘛疭与颤证的鉴别要点
A. 发病缓急
B. 有无不自主运动
C. 手足动摇幅度
D. 频率
E. 有无发热，神昏

8. 下列不是颤证的证治分类的是何证
A. 风阳内动证
B. 气血亏虚证
C. 痰热风动证
D. 阴虚生风证
E. 阳气虚衰证

9. 颤证各证型，均可适当配伍下列何种药物
A. 化瘀药
B. 清热药
C. 息风药
D. 祛痰药
E. 滋阴药

10. 颤证患者年高病久，部分患者呈逐年加重倾向，治宜
A. 运用虫类药物
B. 活血化瘀
C. 息风止颤
D. 图缓
E. 逐邪

【A_2 型题】

11. 头摇肢颤，面色㿠白，表情淡漠，神疲乏力，动则气短，心悸健忘，眩晕纳呆，舌体胖大，舌质淡红，苔薄白，脉沉细弱。代表方选用
A. 人参养荣汤
B. 大定风珠
C. 归脾汤
D. 地黄饮子
E. 补中益气汤

12. 头摇肢颤，筋脉拘挛，畏寒肢冷，四肢麻木，心悸懒言，动则气短，自汗，小便清长，或自遗，大便溏，舌质淡，苔薄白，脉沉迟无力。方宜选用
A. 参苓白术散
B. 大定风珠
C. 地黄饮子
D. 金匮肾气丸
E. 右归丸

13. 患者，男，68岁。头摇不止，肢麻震颤，头晕目眩，胸脘痞闷，口苦口黏，舌体胖大，有齿痕，舌质红，苔黄腻，脉弦滑数。证属颤证之
A. 髓海不足证
B. 气血亏虚证
C. 痰热风动证
D. 阳气虚衰证
E. 风阳内动证

14. 患者，男，66岁。头摇肢颤，持物不稳，腰膝酸软，失眠心烦，头晕耳鸣，善忘，神呆，

舌质红，苔薄白，脉细数。证属颤证之
A. 阳气虚衰证
B. 痰热风动证
C. 气血亏虚证
D. 髓海不足证
E. 风阳内动证

【B_1 型题】

（1~3 题共用备选答案）
A. 阳气虚衰证
B. 风阳内动证
C. 髓海不足证
D. 气血亏虚证
E. 痰热风动证
1. 头摇肢颤，面色㿠白，表情淡漠，神疲乏力，动则气短，心悸健忘，眩晕纳呆，舌淡红，苔薄白滑，脉沉濡无力，证属颤证之
2. 肢体颤动粗大，不能自制，眩晕耳鸣，面赤烦躁，紧张时颤动加重，伴肢麻，口苦，尿赤便干，舌红苔黄，脉弦，证属颤证之
3. 头摇不止，肢麻震颤，头晕目眩，胸脘痞闷，舌胖大，质红，苔黄腻，脉弦滑数，证属颤证之
（4~6 题共用备选答案）
A. 填精补髓，育阴息风
B. 清热化痰，平肝息风
C. 益气养血，濡养筋脉
D. 补肾助阳，温煦筋脉
E. 镇肝息风，舒筋止颤
4. 颤证属风阳内动证者，治宜
5. 颤证属阳气虚衰证者，治宜
6. 颤证属痰热风动证者，治宜
（7~9 题共用备选答案）
A. 地黄饮子
B. 龟鹿二仙膏合大定风珠
C. 天麻钩藤饮合镇肝熄风汤
D. 导痰汤合羚角钩藤汤
E. 人参养荣汤
7. 颤证属痰热风动证，治宜选用
8. 颤证属气血亏虚证，治宜选用
9. 颤证属风阳内动证，治宜选用

（四）腰　　痛

【A_1 型题】

1. 下列有关腰痛的论述哪项不正确
A. 它是以腰部疼痛为主要症状的一类病证
B. 可表现为腰部一侧或两侧的疼痛
C. 腰痛与肾和膀胱关系最为密切
D. 内伤不外乎肾虚，外感则因风寒、湿热诸邪
E. 劳力扭伤的腰痛与瘀血有关
2. 腰痛为病的关键所在为
A. 外感则因风寒、湿热诸邪
B. 瘀血阻络
C. 外感湿邪
D. 湿热下注
E. 肾虚
3. 下列哪项不是腰痛的主要病因
A. 感受寒湿
B. 感受湿热
C. 劳倦过度
D. 情志内伤
E. 跌打损伤
4. 在导致腰痛的外感诸邪何者最为关键
A. 风邪
B. 寒邪
C. 湿邪
D. 热邪
E. 燥邪
5. 腰痛辨证，首先应分辨
A. 在经在络
B. 在腑在脏
C. 在气在血
D. 表里寒热虚实
E. 阴证阳证
6. 寒湿腰痛主方
A. 肾着汤
B. 金匮肾气丸
C. 右归丸
D. 独活寄生汤
E. 附子汤
7. 肾虚腰痛，日久不愈，无明显阴阳偏虚者，宜选方
A. 左归丸
B. 右归丸
C. 大补元煎
D. 大补阴丸
E. 青娥丸
8. 肾虚腰痛日久，腰膝酸软，劳累后加重，兼见气短乏力，语音低弱，食少便溏，或肾脏下垂，治当补肾为主，配合
A. 健脾祛湿
B. 补气升提
C. 健脾补气
D. 补脾摄精
E. 健脾和胃

【A_2 型题】

9. 患者，男，45 岁。因外伤诱发腰痛，腰痛甚，不能自转侧，痛有定处而拒按，舌暗有瘀斑，脉弦。治疗应选方
A. 身痛逐瘀汤
B. 丹参饮
C. 桃红四物汤
D. 复元活血汤
E. 独活寄生汤
10. 患者，男，60 岁。腰膝酸痛，劳累后加重，卧则稍减，反复发作，已 3 年余。伴见手足不温，少腹拘急，阳痿，舌淡，脉沉细。治疗最合适的方剂是
A. 左归丸
B. 右归丸
C. 青娥丸
D. 参芪地黄汤

E. 赞育丹

11. 患者，男，37岁。腰膝酸软，劳累后疼痛，伴有五心烦热，失眠健忘，咽干口燥，舌红少苔，脉细数无力。治疗最合适的方剂是
A. 六味地黄丸
B. 知柏地黄丸
C. 左归丸
D. 右归丸
E. 大补元煎

12. 患者，男，36岁。因居处潮湿诱发腰痛，腰痛困重，每于夏秋之交或阴雨天加重，活动后稍减，伴有咽干口燥，五心烦热，大便黏滞不爽，小便黄赤，舌暗红，苔黄腻，脉弦细数。中医病机为
A. 寒湿腰痛，郁而化热
B. 湿热腰痛，肾阴渐伤
C. 心肾不交，湿热中阻
D. 脾肾两虚，湿热下注
E. 湿热下注，气滞血瘀

【A_3/A_4 型题】

（13～15题共用题干）

患者，男，40岁。主因腰部困重疼痛月余，于8月16日来诊。腰痛每于阴雨天加重，伴有头痛如裹，脘腹不舒，口中黏腻，小便黄赤，大便不爽，舌质红，苔腻略黄，脉濡数。

13. 该病例为何种腰痛
A. 肾着腰痛
B. 湿热腰痛
C. 肾虚腰痛
D. 血瘀腰痛
E. 风湿腰痛

14. 该病例中医治法宜选用
A. 散寒行湿，通经活络
B. 祛风除湿，通经活络
C. 清热祛湿，舒筋活络
D. 活血化瘀，理气止痛
E. 活血清热，补肾强腰

15. 该病例中医方剂宜选用
A. 肾着汤
B. 独活寄生汤
C. 四妙丸
D. 知柏地黄丸
E. 宣痹汤

（16～18题共用题干）

患者，女，36岁。有多次人工流产病史。主因腰痛来诊。腰痛有定处，刺痛，日轻夜重，痛处拒按。伴见失眠健忘，手足麻木，双膝关节疼痛，月经后期，经血色暗有块。舌暗有紫斑，脉弦。

16. 该病例为何种类型腰痛
A. 寒湿腰痛
B. 湿热腰痛
C. 瘀血腰痛
D. 肾虚腰痛
E. 风湿腰痛

17. 该病例中医治法宜选用
A. 散寒行湿，通经活络
B. 清热利湿，通经活络
C. 祛风除湿，通经活络
D. 活血化瘀，通经活络
E. 补肾强腰，通经活络

18. 该病例中医方剂宜选用
A. 身痛逐瘀汤
B. 四妙丸
C. 独活寄生汤
D. 左归丸
E. 桃红四物汤

（19～24题共用题干）

患者，男，46岁。黑龙江省大兴安岭伐木工人。因汗出受风诱发腰痛月余，于10月26日来诊。自述腰痛重着，转侧不能，热敷后症可减轻，阴雨天加重。伴有畏寒肢冷，双下肢冷凉尤甚，舌苔白腻，脉沉而缓。

19. 该病例为何种类型腰痛
A. 寒湿腰痛
B. 湿热腰痛
C. 肾虚腰痛
D. 血瘀腰痛
E. 风湿腰痛

20. 患者因汗出受风诱发腰痛，与下述何者之虚有关
A. 肺虚，表气不固
B. 脾虚，水湿不化
C. 肾虚，邪客腰府
D. 督任冲带经脉空虚
E. 足太阳经络空虚

21. 腰痛发病，以何者之虚为关键
A. 肝虚，筋脉失养
B. 脾虚，肌肉失养
C. 肾虚，腰府失养
D. 足太阳经络空虚
E. 督任冲带经脉空虚

22. 该病例的治疗应该
A. 治本为主，兼以治标
B. 治标为主，兼以治本
C. 标本并重，标本同治
D. 先治本，后治标
E. 治标则可，不必治本

23. 该类腰痛，如左右不定，牵及两腿，或连肩背，或关节游走性冷痛，宜选方
A. 肾着汤合金匮肾气丸
B. 肾着汤合独活寄生汤
C. 肾着汤合桂枝汤
D. 身痛逐瘀汤
E. 防风汤

24. 假如该证失于治疗，日久出现腰膝酸软、阳痿、脉沉细无力，治当
A. 散寒祛湿为主，兼补肾阳
B. 祛风祛湿为主，兼补肾元
C. 补肾培元为主，兼除风湿
D. 补肾助阳为主，兼除寒湿
E. 补肾为主，兼以活血化瘀

（25～28题共用题干）

患者，女，44岁。某大商场售货员。主因腰痛年余来诊。腰痛酸软乏力，伴双下肢无力，不任久立，五心烦热，眠差梦多，头晕，耳鸣如蝉，咽干口燥，月经量多，常先期而至，舌红，苔薄，脉细数。

25. 该病例中医病机
A. 肾阴不足
B. 肾阳不足
C. 肾气不足
D. 肾气阴两虚

E. 肾阴阳两虚

26. 该病例中医治法

A. 温补肾阳

B. 滋补肾阴

C. 补肾益气

D. 益气养阴

E. 滋阴助阳

27. 该病例治疗主方为

A. 右归丸

B. 左归丸

C. 知柏地黄丸

D. 天王补心丹

E. 肾气丸

28. 该类型腰痛，虚火甚者，宜选方

A. 左归丸

B. 右归丸

C. 左归饮

D. 大补阴丸

E. 大补元煎

【B_1 型题】

（1~6 题共用备选答案）

A. 独活寄生汤

B. 四妙丸

C. 肾着汤

D. 肾气丸

E. 左归丸

1. 寒湿腰痛，左右不定，连及两足，伴有关节疼痛，可选用
2. 湿热腰痛，可选用
3. 湿热浸淫痿证，可选用
4. 肾阴虚腰痛，可选用
5. 痹证日久，气血亏虚，肝肾不足，可选用
6. 肾阴不足眩晕，可选用

（7~10 题共用备选答案）

A. 桃红四物汤

B. 血府逐瘀汤

C. 复元活血汤

D. 身痛逐瘀汤

E. 补阳还五汤

7. 血瘀腰痛可选用
8. 外伤血瘀胁痛可选用
9. 胸痹血瘀证可选用
10. 中风气虚血瘀证可选用

参考答案

（一）

【A_1 型题】

1. D　2. D　3. E　4. C　5. B　6. E　7. C　8. A　9. D　10. E
11. C　12. B　13. D　14. D　15. D

【A_2 型题】

16. A　17. D

【A_3/A_4 型题】

18. D　19. C　20. B　21. D　22. E　23. D　24. A　25. D

【B_1 型题】

1. A　2. D　3. C　4. B　5. E　6. E　7. D　8. B　9. A　10. E
11. D　12. C　13. B　14. A

（二）

【A_1 型题】

1. A　2. B　3. D　4. B　5. D　6. C　7. D　8. B　9. D　10. E
11. C　12. E

【A_2 型题】

13. B　14. E

【A_3/A_4 型题】

15. A　16. D　17. C　18. A　19. C　20. C　21. B　22. C　23. A　24. C
25. C　26. A

【B_1 型题】

1. D　2. C　3. A　4. B

（三）

【A_1型题】

1. E 2. B 3. A 4. D 5. C 6. A 7. E 8. D 9. C 10. D

【A_2型题】

11. A 12. C 13. C 14. D

【B_1型题】

1. D 2. B 3. E 4. E 5. D 6. B 7. D 8. E 9. C

（四）

【A_1型题】

1. C 2. E 3. D 4. C 5. D 6. A 7. E 8. B

【A_2型题】

9. A 10. B 11. C 12. B

【A_3/A_4型题】

13. B 14. C 15. C 16. C 17. D 18. A 19. A 20. C 21. C 22. B
23. B 24. A 25. A 26. B 27. B 28. D

【B_1型题】

1. A 2. B 3. B 4. E 5. A 6. E 7. D 8. C 9. B 10. E

第七章 中医外科学

第一单元 中医外科疾病的病因病机

【A_1型题】

1. 风为
   A. 阳邪
   B. 阴邪
   C. 内生之邪
   D. 特殊之毒
   E. 外来伤害
2. 暑多
   A. 夹湿
   B. 夹寒
   C. 夹痰
   D. 夹瘀
   E. 夹风
3. 寒痛的特点是
   A. 游走性，痛无定处
   B. 阵发性，攻痛无常
   C. 木痛，得热缓解
   D. 酸痛，得热缓解
   E. 持续性固定性胀痛
4. 湿邪所致外科疾病好发于人体
   A. 上部
   B. 下部
   C. 中部
   D. 背部
   E. 上肢
5. 燥邪易伤人体
   A. 气
   B. 血
   C. 阴液
   D. 阳气
   E. 精
6. 肿的基本病理是
   A. 毒邪滞留
   B. 血瘀痰阻
   C. 痰湿内蕴
   D. 经络阻塞，气血凝滞
   E. 营气不从，阴阳失调
7. 气滞痛的特点是
   A. 游走性，痛无定处
   B. 阵发性，攻痛无常
   C. 随情绪波动而时时作痛
   D. 胀痛
   E. 持续性、固定性胀痛
8. 以下哪一项不属于外科致病因素
   A. 六淫邪毒
   B. 外来伤害
   C. 感受特殊之毒
   D. 气血凝滞
   E. 房室损伤
9. 肿疡之证出现不足（无力）之脉，其病理属
   A. 毒盛正虚

B. 邪气深闭
C. 正虚毒去
D. 毒滞难化
E. 正虚邪恋

10. 由毒而致病的特点是
A. 多侵犯人体上部
B. 好发于人体下部
C. 易伤人体阴液
D. 侵袭人体易致局部气血凝滞
E. 一般发病迅速，有的可具有传染性

【B_1 型题】

（1~2 题共用备选答案）
A. 火
B. 寒
C. 湿
D. 痰
E. 瘀血

1. 肿势或软如绵，或硬如结核，不红不热，多因于
2. 肿而木硬，皮色不泽，不红不热，常伴有酸痛，多因于

（3~4 题共用备选答案）
A. 风肿
B. 寒肿
C. 火肿
D. 湿肿
E. 痰肿

3. 高肿焮热是
4. 漫肿，不红不热或皮色暗青是

（5~6 题共用备选答案）
A. 气血充足
B. 气火有余，属顺证
C. 气血虽虚，未为败象
D. 血络损伤
E. 蓄毒日久，有损筋伤骨的可能

5. 外科辨证，辨脓的色泽，如脓黄白质稠，色泽鲜明，为
6. 外科辨证，辨脓的色泽，如脓色绿黑，质稀薄，为

（7~8 题共用备选答案）
A. 气血充足
B. 气火有余
C. 血虚
D. 血络受伤
E. 余毒日久，损伤筋骨

7. 脓液黄白稠厚者为
8. 脓色绿黑稀薄者为

参考答案

【A_1 型题】

1. A　2. A　3. D　4. B　5. C　6. D　7. C　8. D　9. A　10. E

【B_1 型题】

1. D　2. B　3. C　4. B　5. A　6. E　7. A　8. E

第二单元　中医外科疾病辨证

【A_1 型题】

1. 下列症状哪项属于阴证表现
A. 高肿突起
B. 根盘收束
C. 坚硬如石或柔软如棉
D. 有脓，脓质稠厚
E. 肉芽红活润泽

2. 临床常见痒症的病因是
A. 风胜、湿胜、热胜、虫淫、血虚
B. 风胜、热胜、湿胜、阴虚、血虚
C. 风胜、湿胜、热胜、燥胜、阴虚
D. 风胜、热胜、湿胜、虫淫、阴虚
E. 风胜、湿胜、热胜、血虚、火胜

3. 辨疼痛性质，病变在皮肉者多表现为
A. 胀痛
B. 裂痛
C. 灼痛
D. 绞痛
E. 抽掣痛

4. 疮疡化脓时，临床常见的疼痛性质是
A. 阵发痛
B. 持续痛
C. 烧灼痛
D. 胀裂痛
E. 跳啄痛

5. 下列关于辨脓的方法，错误的是
A. 按触法
B. 透光法
C. 切开法
D. 穿刺法
E. 点压法

6. 痰肿的临床特点是
A. 肿势高突，根盘收束
B. 坚硬如石，皮色不变
C. 肿势软如棉，或硬如馒
D. 皮紧内软，喜怒有变
E. 皮肤漫肿，其色青紫

【B_1 型题】

（1~2 题共用备选答案）
A. 风温、风热
B. 风寒、风湿
C. 湿热、寒湿
D. 气滞、血瘀
E. 气郁、火郁

1. 发于人体上部的疮疡，其病因多为
2. 发于人体下部的疮疡，其病因多为

（3~4题共用备选答案）

A. 热肿
B. 寒肿
C. 风肿
D. 湿肿
E. 痰肿

3. 发病急骤，漫肿宣浮的是
4. 皮肉重垂胀急，深按凹陷的是

（5~6题共用备选答案）

A. 气痛
B. 湿痛
C. 痰痛
D. 化脓痛
E. 瘀血痛

5. 痛势急胀，无止时，如同鸡啄的是
6. 初起隐痛、胀痛，皮色不变或暗紫的是

参考答案

【A_1型题】

1. C　2. A　3. B　4. E　5. C　6. C

【B_1型题】

1. A　2. C　3. C　4. D　5. D　6. E

第三单元　中医外科疾病治法

【A_1型题】

1. 内陷之证，症见口干少津而不喜饮，胃纳不香或伴口糜，舌光红，脉细数者，宜选用
A. 异功散
B. 二陈汤
C. 六味地黄汤
D. 益胃汤
E. 四君子汤

2. 具有腐蚀性的膏药是
A. 千捶膏
B. 太乙膏
C. 咬头膏
D. 阳和解凝膏
E. 红油膏

3. 下列哪项不是清热法的适应证
A. 热毒内传之走黄内陷
B. 药物性皮炎皮损色红灼热
C. 流痰初起，骨骼隐痛，漫肿不显者
D. 流痰后期，阴虚火旺，虚热不退者
E. 局部红、肿、热、痛

4. 以下情况中，不是清热法适应证的是
A. 红肿热痛的阳证
B. 焮红灼热之丹毒
C. 阴虚火旺之瘰疬
D. 热毒内传的疔疮走黄
E. 流痰初起漫肿

5. 下列切开法的注意事项中，错误的是
A. 在关节部位，宜谨慎开刀，切口应越过关节
B. 血瘤、岩肿不宜切开
C. 患者体弱应先内服调补药，然后开刀
D. 面部疔疔，尤其是口鼻部位，应忌早期开刀
E. 进刀时，刀头要求向上挑取，不宜向下割划

6. 疮疡内托法的透托代表方剂是
A. 托里消毒散
B. 托里透脓散
C. 仙方活命饮
D. 透脓散
E. 神功内托散

7. 外科疾病，消托补三大内治法则的建立，其依据是
A. 外科病的病因
B. 外科病的病情变化
C. 外科病的临床分期
D. 外科病的治疗经验
E. 以消为贵的学术思想

8. 外科内治法的具体治法哪项不正确
A. 解表、清热、通里
B. 温通、祛痰、理湿
C. 行气、和营、内托
D. 消肿、提脓、生肌
E. 补益、养胃

9. 疮疡内治消法中哪一法最为常用
A. 解表法
B. 清热法
C. 化痰法
D. 和营法
E. 利湿法

10. 太乙膏的功效是
A. 清热消肿，散瘀化痰
B. 活血祛腐，解毒止痛
C. 消肿止痛，提脓祛腐
D. 消肿清火，解毒生肌
E. 温经和阳，祛风散寒

11. 下列各项中，需用砭镰法治疗的是
A. 托盘疔
B. 颜面部疔
C. 红丝疔
D. 蛇眼疔
E. 蛀节疔

12. 肿疡毒势方盛，正气已虚，不能托毒外出者，内治方药宜选用
A. 透脓散
B. 仙方活命饮
C. 黄连解毒汤
D. 托里消毒散
E. 清肝解郁汤

【B_1 型题】

（1~2 题共用备选答案）
A. 不致出现过敏现象
B. 柔软、滑润，无板硬、黏着不适感
C. 不会刺激皮肤引起皮炎
D. 能使疮口早日愈合
E. 富有黏性，能固定患部，使患部减少活动
1. 使用膏药的主要优点有
2. 使用油膏的主要优点有

（3~4 题共用备选答案）
A. 八宝丹
B. 小升丹
C. 红灵丹
D. 小金丹
E. 白降丹
3. 具有腐蚀作用的药物是
4. 具有提脓祛腐作用的药物是

参考答案

【A_1 型题】

1. D　2. C　3. C　4. E　5. A　6. D　7. C　8. D　9. B　10. D
11. C　12. D

【B_1 型题】

1. E　2. B　3. E　4. B

第四单元　疮　疡

【A_1 型题】

1. 疖的治疗方法主要为
A. 养阴清热
B. 扶正固本
C. 清热解毒
D. 健脾和胃
E. 清暑化湿
2. 有头疽最易发生的部位是
A. 头部
B. 颈部
C. 项部
D. 腹部
E. 胸部
3. 痈的成脓期是
A. 3 天左右
B. 4~5 天
C. 9~12 天
D. 10 天以上
E. 7 天左右
4. 不属于痈的疾病是
A. 颈痈
B. 脐痈
C. 腋痈
D. 锁喉痈
E. 委中毒
5. 下列描述丹毒的症状，哪一项是错误的
A. 突然发红，色如涂丹
B. 边界清楚
C. 压之褪色，抬手复原
D. 伴有高热、头痛等症状
E. 局部可触及条索状肿物
6. 蝼蛄疖好发于
A. 儿童头部
B. 儿童项后
C. 儿童背部
D. 儿童臀部
E. 产妇头部
7. 暑疖若发生于头面部，则在基础方之上宜加
A. 蒲公英
B. 枳实
C. 黄连
D. 黄柏
E. 野菊花
8. 颈痈风热痰毒证治疗选用
A. 五味消毒饮
B. 黄连解毒汤
C. 仙方活命饮
D. 牛蒡解肌汤
E. 普济消毒饮
9. 头面部丹毒首选
A. 银翘散
B. 黄连解毒汤
C. 普济消毒饮
D. 仙方活命饮
E. 五味消毒饮
10. 治疗疔疮的代表方剂是
A. 五味消毒饮
B. 仙方活命饮
C. 托里消毒散
D. 普济消毒饮
E. 银翘解毒丸
11. 决定疮疡的发展和转归的是
A. 阴阳盛衰
B. 疮疡病期
C. 发病部位
D. 正邪交争
E. 发病年龄
12. 下列哪种疔疮不属于手足疔疮
A. 螺疔

B. 蛀节疔
C. 鱼肚疔
D. 泥鳅疔
E. 虎须疔

13. 下列哪项不是下肢丹毒的防护要点
A. 患者应卧床休息
B. 患者所用敷料、器械需严格消毒
C. 积极治疗脚湿气
D. 多饮开水，床边隔离
E. 保持患肢下垂位，以防热毒上攻

14. 下列哪种疾病最易损坏筋膜
A. 蛇眼疔
B. 蛇头疔
C. 红丝疔
D. 锁口疔
E. 蛇肚疔

15. 颈痈初起内治方剂最宜选用
A. 五味消毒饮
B. 仙方活命饮
C. 牛蒡解肌汤
D. 黄连解毒汤
E. 普济消毒饮

16. 下列哪种病最易引起小腿丹毒
A. 足部挫伤
B. 脱疽
C. 足癣糜烂
D. 足部疔疮
E. 下肢静脉曲张

17. 引发疮疡的最常见外邪是
A. 风温、风热
B. 气郁、火郁
C. 热毒、火毒
D. 寒湿、湿热
E. 瘀血、痰湿

18. 锁喉痈初起宜选用
A. 仙方活命饮
B. 普济消毒饮
C. 银翘解毒丸
D. 五味消毒饮
E. 黄连解毒汤

19. 烂疔发病的主要原因是
A. 皮肉破损
B. 湿火内盛
C. 感染毒气
D. 外感热邪
E. 瘀血停滞

20. 臀痈的特点是
A. 位置浅、范围大、来势急、易腐溃、收口慢
B. 位置深、范围小、来势急、易腐溃、收口慢
C. 位置深、范围大、来势缓、易腐溃、收口慢
D. 位置深、范围大、来势缓、难腐溃、收口慢
E. 位置深、范围大、来势急、易腐溃、收口慢

21. 疖病发生的主要原因是
A. 湿邪缠绵
B. 瘀血阻滞
C. 正气不足
D. 肾气亏损
E. 火毒内蕴

22. 流注的总病机是
A. 正气不充，邪气壅滞
B. 正气内虚，邪毒炽盛
C. 正气不虚，邪气壅滞
D. 正气不虚，邪毒炽盛
E. 正气内虚，邪气壅滞

23. 火陷形成的主要原因是
A. 火毒炽盛
B. 阴液不足
C. 气血亏虚
D. 脾肾阳虚
E. 肺卫不固

24. 蛇肚疔切开时，应在
A. 患指侧面横切口
B. 患指侧面纵切口，不越过关节
C. 指端掌面纵切口
D. 指端侧面纵切口
E. 沿指腹弧形切口

25. 有头疽初起症状多见
A. 粟粒样脓头
B. 蜂窝状脓头
C. 肿硬如钉丁之状
D. 漫肿无头
E. 光软无头

26. 蛇眼疔的发病部位是
A. 指端
B. 甲侧边缘
C. 指腹
D. 手掌
E. 眼睛内外眦

27. 下列哪种疔疮最易发生走黄
A. 颧疔
B. 蛇眼疔
C. 蛇头疔
D. 蛇腹疔
E. 托盘疔

28. 有头疽切开时常用切口
A. 顺皮纹切口
B. 弧形切口
C. 纵向
D. 横向
E. “井”字形

29. 干陷的病机特点是
A. 阴液不足
B. 气血不足
C. 肝肾亏损
D. 阴伤胃败
E. 阴损及阳

30. 颜面疔疮的早期临床特征是
A. 疮形如粟，肿势局限，顶高根软
B. 疮形如粟，疼痒相兼，肿势弥漫
C. 疮顶凹陷，红热灼痛，肿势弥漫
D. 疮形如粟，根深坚硬，如钉丁之状
E. 疮形粟粒状脓头，或麻或痒，肿势弥漫

31. 颜面疔疮忌内服发散药的原因是
A. 无外感邪毒
B. 邪毒深在肌肉
C. 芳香走窜，易使疔毒走散
D. 邪发于脏腑
E. 正气内虚

32. 颈痈的病机特点是
A. 感受风邪
B. 夹有温热
C. 火毒上攻
D. 夹痰

E. 夹瘀

33. 下列哪项不是疖病的临床特点
A. 好发于项后发际部、臀部
B. 好发于夏、秋季节
C. 好发于消渴患者
D. 可发生于身体各处
E. 此愈彼起，日久不愈，反复发作

34. 采用外治法治疗疖，脓尽收口宜用药
A. 金黄散
B. 生肌散掺白玉膏
C. 太乙膏
D. 千锤膏
E. 紫金锭水

35. 丹毒的治疗原则是
A. 疏风清热，凉血活血
B. 疏肝理气，泻火解毒
C. 清利湿热，消肿止痛
D. 凉血清热，解毒化瘀
E. 化痰消肿，清热解毒

36. 下列哪一项不属于疖的特点
A. 色红、灼热、疼痛
B. 突起根浅
C. 肿势局限
D. 范围多在 2cm 以下
E. 易脓、易溃、易敛

37. 颜面部疔疮容易走黄的原因是
A. 火毒炽盛
B. 头面为诸阳之首
C. 火邪炎上
D. 容易挤压
E. 风邪上受

38. 新生儿丹毒称
A. 赤游丹
B. 抱头火丹
C. 流火
D. 内发丹毒
E. 腿游风

39. 下列哪一条不属于手足疔疮的病机
A. 湿火蕴结
B. 血凝毒滞
C. 血分伏热
D. 经络阻隔
E. 热胜肉腐

40. 内陷的含义下列哪项最为确切
A. 凡生疮疡，毒不外泄，反陷入里
B. 有头疽，毒不外泄，反陷入里
C. 脑疽，毒不外泄，反陷入里
D. 正虚或消渴患者，毒不外泄，反陷入里
E. 疔疮以外疮疡，毒不外泄，反陷入里

41. 走黄与内陷病机的主要区别是
A. 正气盛衰
B. 邪毒盛衰
C. 毒入血分或气分
D. 内攻脏或腑
E. 邪气外感或内生

42. 治疗痈初期的代表方剂是
A. 仙方活命饮
B. 五味消毒饮
C. 黄连解毒汤
D. 普济消毒饮
E. 防风通圣散

43. “胀裂样”疼痛见于下列哪种疾病
A. 蝼蛄疖
B. 眉心疔
C. 蛇眼疔
D. 烂疔
E. 红丝疔

44. 有头疽最常见的并发症是
A. 走黄
B. 内陷
C. 流注
D. 损骨
E. 伤筋

45. 疔疮走黄的主要病机是
A. 正虚
B. 邪实
C. 阴伤
D. 腑实
E. 表虚

【A_2 型题】

46. 患者，男，65 岁。糖尿病 10 余年，半年来项部近发际处，经常出现红肿块，灼热疼痛，出脓后即愈合，触之突起根浅，服用消炎药，无明显效果，常口渴唇燥，舌红苔薄，脉细数。中医诊断
A. 有头疖
B. 无头疖
C. 蝼蛄疖
D. 疖病
E. 粉刺

47. 患者，男，26 岁，厨师。前天突然于右侧口角出现一粟米样脓头，逐渐红肿扩大，触之根深坚硬，伴发热头痛，便秘，舌红苔黄脉数。诊为颜面疔疮，治宜
A. 清热解毒
B. 凉血活血
C. 疏散风热
D. 通腑泻热
E. 软坚消肿

48. 患者，男，26 岁，工人。右指头肿胀疼痛 7 天，呈蛇头状肿，皮色焮红，疼痛剧烈，手指下垂时加重，伴恶寒发热、头痛。透光试验见指头腹侧有一豆状黑色点。诊断为蛇头疔，外治宜
A. 金黄膏外敷
B. 鲜猪胆汁外敷
C. 切开引流
D. 10%黄柏液湿敷
E. 白玉膏外敷

49. 患者，女，40 岁，售货员。伴有足癣。昨日突然发热恶寒，头痛，胃纳不佳，自以为感冒，服用感冒药。今晨起见右下肢皮肤大片红斑，高出皮肤，边界清楚，压之褪色抬手即复，伴便秘溲黄，舌红脉数而滑。诊断为
A. 浅静脉炎
B. 臁疮
C. 小腿痈
D. 丹毒

E. 药疹

50. 患者，男，36岁。颈旁结块1周，红肿热痛，恶寒发热，头痛，口干，咽痛，舌红苔薄黄，脉浮数。诊断颈痈，治宜

A. 清热解毒，消肿止痛
B. 散风清热，化痰消肿
C. 清热凉血，解毒止痛
D. 活血凉血，疏血止痛
E. 清热通腑，消肿止痛

51. 患者，男，50岁。疖肿泛发全身各处，成脓、收口时间均较长，浓水稀薄，面色萎黄，神疲乏力，纳少便溏，舌质淡，有齿痕，苔薄，脉濡。方宜选用

A. 五神汤
B. 仙方活命饮
C. 清暑汤
D. 黄连解毒汤
E. 犀角地黄汤

【B_1型题】

（1~5题共用备选答案）

A. 初起有多个粟粒状脓头
B. 初起光软无头，红肿疼痛，范围6~9cm
C. 初起疮形如粟粒状脓头，坚硬根深
D. 初起皮肤片状红斑，边界清楚，压之褪色，抬手即复
E. 初起疮形如粟，突起根浅

1. 有头疽的特征
2. 丹毒的特征
3. 疔疮的特征
4. 痈的特征
5. 疖的特征

（6~7题共用备选答案）

A. 四肢末端
B. 小腿下部
C. 骶骨部
D. 髋部
E. 脊背部

6. 脱疽好发于
7. 臁疮好发于

（8~11题共用备选答案）

A. 清暑化湿解毒
B. 健脾和胃，清化湿热
C. 散风清热，化痰解毒
D. 清热解毒
E. 养阴清热解毒

8. 疖热毒蕴结证，中医治法当为
9. 疖体虚毒恋，脾胃虚弱证，中医治法当为
10. 疖体虚毒恋，阴虚内热证，中医治法当为
11. 疖暑热浸淫证，中医治法当为

（12~15题共用备选答案）

A. 火毒入络证
B. 热毒蕴结证
C. 火毒入营证
D. 火毒炽盛证
E. 火毒凝结证

12. 患者颜面部红肿高突，根脚收束，发热，头痛，舌红，苔黄，脉数。辨证为
13. 患者患肢红丝粗肿明显，迅速向近端蔓延，伴臀核肿大作痛，全身寒战高热，头痛，口渴，苔黄腻，脉洪数。辨证为
14. 患者患肢红丝较细，红肿疼痛，全身症状较轻，苔薄黄，脉濡数。辨证为
15. 患者颜面部疮形平塌，肿势散漫，皮色紫暗，高热，头痛，烦渴，呕恶，溲赤，舌红，苔黄腻，脉洪数。辨证为

（16~19题共用备选答案）

A. 手指侧面作纵向切口
B. 依掌横纹切开
C. 指掌面一侧作纵向切口
D. 甲旁0.2cm挑开
E. 作十字形切开

16. 蛇头疔成脓期切开引流处理方法是
17. 蛇眼疔成脓期切开引流处理方法是
18. 托盘疔成脓期切开引流处理方法是
19. 蛇肚疔成脓期切开引流处理方法是

参考答案

【A_1型题】

1. C	2. C	3. E	4. C	5. E	6. A	7. E	8. D	9. C	10. A
11. D	12. E	13. E	14. E	15. C	16. C	17. C	18. B	19. C	20. E
21. C	22. A	23. B	24. B	25. A	26. B	27. A	28. E	29. B	30. D
31. C	32. D	33. B	34. B	35. D	36. D	37. B	38. A	39. C	40. E
41. A	42. A	43. D	44. B	45. B					

【A_2型题】

46. D	47. A	48. C	49. D	50. B	51. A

【B_1型题】

1. A 2. D 3. C 4. B 5. E 6. A 7. B 8. D 9. B 10. E
11. A 12. B 13. C 14. A 15. D 16. C 17. D 18. B 19. A

第五单元 乳房疾病

【A_1型题】

1. 下列各项中，除哪一项外，均是预防乳痈的措施
   A. 防止皮肤破损
   B. 保持乳头清洁
   C. 避免哺乳
   D. 产后煎服橘核水
   E. 经常提拉、按摩乳头
2. 下列哪一项与乳痈关系最密切
   A. 是乳房深部的化脓性感染
   B. 以中年妇女为多见
   C. 初期宜疏肝清热，通乳消肿
   D. 多由于火毒外侵，以及肝、胃两经湿热蕴结乳房而成
   E. 宜节饮食，息恼怒，避免乳岩之变
3. 乳痈最多见于
   A. 中年妇女
   B. 初产妇
   C. 妇女妊娠期
   D. 多产妇女
   E. 青年妇女
4. 下列哪项为乳痈成脓切开后引起乳漏的主要原因
   A. 恣食肥甘发物
   B. 脓毒壅盛
   C. 未停止哺乳
   D. 脓液引流不畅
   E. 手术损伤了乳腺导管
5. 乳岩与下列哪一项关系最密切
   A. 火毒外侵，肝、胃两经湿热蕴结而成
   B. 初期形寒发热，结块木硬者，宜疏肝清胃，软坚散结
   C. 初期可用冲和膏加红灵丹外贴
   D. 多发于40~60岁绝经期前后的妇女
   E. 青壮年妇女乳房部常见的慢性肿块
6. 乳房疾病的治疗最关键的是治
   A. 血
   B. 气
   C. 肝
   D. 肾
   E. 冲任
7. 乳痈发于乳房深部及后位者称为
   A. 乳发
   B. 乳疽
   C. 乳疳
   D. 传囊乳痈
   E. 乳中结核
8. 粉刺性乳痈相当于西医的
   A. 急性乳腺炎
   B. 化脓性乳腺炎
   C. 浆细胞性乳腺炎
   D. 结核性乳腺炎
   E. 淋巴细胞性乳腺炎
9. 关于“传囊之变”的意义，下列哪项是正确的
   A. 乳岩发生远处转移
   B. 乳岩直接蔓延，侵及周围器官
   C. 乳痨之肿块延及胸胁，破流稀脓白汁而内实相通
   D. 乳痈失治，脓出不畅，身热不适，肿痛不消，脓液波及其他乳络
   E. 乳发正虚邪盛，毒邪内攻
10. 下列除哪项外，都可以作为临床诊断乳岩的依据
    A. 乳房内肿块，坚硬，高低不平
    B. 乳房内肿块，乳头回缩或抬高
    C. 乳房内肿块，乳房皮肤呈橘皮样改变
    D. 乳房内肿块，伴同侧腋窝淋巴结肿大
    E. 乳头有溢液或溢血
11. 临床Ⅰ期乳岩的诊断，下列哪项不符
    A. 肿块在3cm以内
    B. 肿块活动
    C. 肿块和皮肤稍有粘连
    D. 同侧腋窝未触及淋巴结
    E. 同侧腋窝可触及淋巴结
12. 检查乳房的方法，以下哪一项是错误的
    A. 端坐，暴露乳房，观察其形态
    B. 以四指平按轻柔触摸有肿块否
    C. 捏住乳房肿块，定其性质大小
    D. 按摸乳晕，观看有无乳头溢液
    E. 触摸腋窝，锁骨下、上区有无淋巴结
13. 关于乳房触诊，下列哪个描述是错误的
    A. 可根据需要选取坐位或卧位
    B. 检查完患侧乳房后，还应再检查健侧乳房，以便对比
    C. 检查手法应四指并拢，用指腹部轻柔按摸
    D. 触诊应按一定次序进行，

以免遗漏
E. 触诊结果的正确性取决于检查者的经验、手感和检查方法是否正确

14. 乳癖是指下列哪种疾病
A. 急性乳腺炎
B. 乳腺纤维腺瘤
C. 乳晕部瘘管
D. 乳房结核
E. 乳房异常发育症

15. 下列各项中，除哪一项外，均由风热夹痰或湿热蕴阻所致
A. 颈痈
B. 脐痈
C. 乳痈
D. 臀痈
E. 背痈

16. 外吹乳痈指
A. 妊娠期乳痈
B. 非妊娠期乳痈
C. 哺乳期乳痈
D. 非哺乳期乳痈
E. 以上都不对

17. 乳痈初起临床症状是
A. 始有乳房疼痛，继则结块，常伴有恶寒发热
B. 始有恶寒发热，继则乳房疼痛结块
C. 乳头破碎，痛如刀割
D. 始有乳房结块，继则疼痛，伴有恶寒发热
E. 皮肤红热，结块疼痛，伴有寒热

18. 下列除哪一项外，均是乳痈初起的临床症状
A. 乳房皮肤色红
B. 乳头破碎，痛如刀割
C. 乳房肿胀疼痛，伴有乳房肿块
D. 乳房胀痛，恶寒发热
E. 乳房肿块，排乳不畅

19. 乳核肿块的直径多在
A. 0.5~3.0cm
B. 0.5~4.0cm
C. 0.5~5.0cm
D. 0.5~6.0cm
E. 0.5~7.0cm

20. 乳房检查的最佳时间是
A. 经前7~10天
B. 经后7~10天
C. 经后1~2天
D. 经前1~2天
E. 月经期

21. 以下所列各项中，除哪一项外，均是乳痈的成因
A. 产后冲任失调
B. 产后饮食不节，阳明蕴热
C. 产后乳头破碎
D. 情志内伤，肝气郁结
E. 乳汁郁积

22. 临床乳房检查的最主要的方法是
A. 望诊
B. 触诊
C. 乳房透照
D. 乳腺X线检查
E. 乳房CT检查

23. 乳痈发病多在产后的
A. 1~2周
B. 3~4周
C. 5~6周
D. 7~8周
E. 1年

24. 乳房部疾病症见经前胀痛者为
A. 内吹乳痈
B. 乳疬
C. 乳腺增生病
D. 乳岩
E. 乳痨

25. 乳核多见于
A. 老年人
B. 中年人
C. 青年妇女
D. 妊娠或哺乳期妇女
E. 未婚女性

26. 下列关于乳痈成因的论述，哪项是正确的
A. 邪壅经络，郁闭不通
B. 气血两虚，邪毒内陷
C. 营卫不和，火毒内生
D. 肝气郁结，胃热壅滞
E. 以上都不是

27. 单发乳核的治疗宜采用的方法
A. 手术切除
B. 雌激素治疗
C. 中药治疗
D. 放射治疗
E. 抗痨治疗

28. 乳岩的首要症状是
A. 乳房皮肤有溃烂
B. 乳痛，尤在经前加重
C. 乳房浅表静脉曲张
D. 乳头内陷
E. 乳房内可扪及硬而孤立的肿块

29. 乳腺增生病多发于
A. 少年女性
B. 中年女性
C. 未育女性
D. 老年女性
E. 青壮年男性

30. 乳痈初起，证属肝气不舒，胃热壅滞治应首选
A. 逍遥散
B. 透脓散
C. 四妙汤
D. 瓜蒌牛蒡汤
E. 牛蒡解肌汤

31. 乳头破碎的病因病机是
A. 肝郁化火，肺阴不足，灼津为痰，痰火凝结而成
B. 怒而肝火不能疏泄，或阳明湿热蕴结而成
C. 肾气不充，肝失所养导致
D. 情志内伤，肝郁痰凝，积聚乳房胃络而成
E. 情志不畅，肝脾两伤，气血失和，痰火交凝，结毒不散而成

32. 乳腺检查的正确顺序是
A. 内上、外上、外下、内下、中央、腋窝及锁骨区
B. 外上、外下、内上、内下、中央、腋窝及锁骨区
C. 中央、内下、内上、外上、外下、腋窝及锁骨区
D. 外上、内上、外下、外上、中央、腋窝及锁骨区

E. 中央、腋窝及锁骨区、外上、内上、外下、外上

【A_2 型题】

33. 患者，女，35岁。乳房部焮红漫肿极甚，疼痛难忍，毛孔深陷，恶寒发热，3天后皮肤湿烂，变为色黑腐烂的溃面。应首先考虑是什么病
 A. 外吹乳痈
 B. 乳疽
 C. 乳发
 D. 内吹乳痈
 E. 非哺乳期乳痈
34. 患者，女，29岁。产后1个月，发现右乳房外上象限有一直径4cm大的肿块，疼痛已2天，乳房局部微红，伴恶寒发热，胸闷不舒，舌苔薄黄，脉弦数。应诊断为
 A. 乳癖
 B. 乳痈
 C. 乳岩
 D. 乳疬
 E. 乳痨
35. 患者，女，26岁。产后第3周出现恶寒发热，右乳肿胀疼痛，体温38.7℃，查体见乳房肿大，皮色微红，无波动感。治宜
 A. 切开引流
 B. 疏肝理气，化痰散结
 C. 疏肝清热，通乳消肿
 D. 清热解毒，托里透脓
 E. 泻火解毒利湿
36. 患者，女，30岁。左乳红肿疼痛1周，高热不退，口渴，苔黄，脉弦数，乳房肿块，肿块周围皮肤色红，肿块质软，有波动感。治宜
 A. 足量应用抗生素
 B. 针刺肩井、膻中、足三里
 C. 金黄散外敷
 D. 局部理疗
 E. 切开引流
37. 患者，女，26岁。患乳痈1个月，经治后局部肿硬不消而微痛，不发热，脉弦缓，苔薄白。为
 A. 疏肝清热药力不足，宜加大用量
 B. 余毒未尽，宜清热解毒
 C. 气郁痰凝，宜理气散结
 D. 使用寒凉药太过致气血凝结，宜疏肝理气，温阳消肿
 E. 阴虚血亏，宜调补气血

【B_1 型题】

（1~2题共用备选答案）
 A. 外感六淫邪毒
 B. 外来伤害
 C. 情志内伤
 D. 饮食不节
 E. 感受特殊之毒
1. 疫疔的致病因素，属
2. 乳岩的致病因素，属

（3~4题共用备选答案）
 A. 乳汁郁积，肝郁胃热
 B. 肝郁痰凝，冲任不调
 C. 肝肾亏损，冲任失调
 D. 肺肾阴虚，痰火循经结于乳房
 E. 肝郁化火，迫血妄行
3. 乳癖的病机是
4. 乳痈的病机是

（5~6题共用备选答案）
 A. 乳房放射状切口
 B. 乳房梭形切口
 C. 乳房下缘弧形切口
 D. 乳晕部弧形切口
 E. 乳晕边缘弧形切口
5. 乳房脓肿切开引流取
6. 乳房内深部或乳房后脓肿切开引流取

（7~8题共用备选答案）
 A. 乳癖
 B. 乳核
 C. 乳疬
 D. 乳痈
 E. 乳岩
7. 乳房内单个肿块，不疼痛，边界清楚，表面光滑，活动度大。应诊断为
8. 乳房内多个肿块，大小不等，并存周期性胀痛。应诊断为

（9~10题共用备选答案）
 A. 妇女乳头外伤破碎
 B. 乳头破碎无皮，经年不愈，渐渐脱去半截，状如破莲蓬
 C. 产妇乳头内缩，乳儿吮吸过度，乳头破损，常继发乳痈
 D. 乳头出血性黄色脂水
 E. 乳头内出渣状灰白臭秽粉质
9. 乳头风的临床表现是
10. 乳疳的临床表现是

参考答案

【A_1 型题】

1. C	2. C	3. B	4. E	5. D	6. B	7. B	8. C	9. D	10. E
11. E	12. C	13. B	14. B	15. C	16. C	17. A	18. B	19. C	20. B
21. A	22. B	23. B	24. C	25. C	26. D	27. A	28. E	29. B	30. D
31. B	32. A								

【A_2型题】

33. C 34. B 35. C 36. E 37. D

【B_1型题】

1. E 2. C 3. B 4. A 5. A 6. C 7. A 8. A 9. C 10. B

第六单元 瘿

【A_1型题】

1. 颈前部位属何脉所主
   A. 冲脉
   B. 任脉
   C. 督脉
   D. 肝经
   E. 以上都不是
2. 气瘿的内治法是
   A. 理气解郁，化痰软坚
   B. 化痰软坚，开郁行瘀
   C. 疏肝理气，解郁消肿
   D. 疏风清热，化痰散结
   E. 疏肝健脾，化痰散结
3. 石瘿的首选治法是
   A. 内治
   B. 外治
   C. 针灸
   D. 手术
   E. 熏法
4. 中医的“瘿”相当于西医的
   A. 颈部肿瘤
   B. 颈部淋巴结肿大
   C. 甲状腺疾病
   D. 甲亢
   E. 以上都不是
5. 以下哪项不是肉瘿的病因病机
   A. 忧思郁怒
   B. 气滞
   C. 痰浊
   D. 湿痰
   E. 瘀血
6. 以下哪种不是治疗瘿病的含碘植物
   A. 海带
   B. 黄药子
   C. 海藻
   D. 昆布
   E. 羊靥
7. 下列各项，不属瘿痈特征的是
   A. 颈中两侧结块
   B. 皮色不变
   C. 微有灼热
   D. 疼痛牵引至耳后枕部
   E. 容易化脓
8. 气瘿漫肿随喜怒消长，伴急躁易怒，善太息，证属
   A. 气滞血瘀
   B. 肝郁气滞
   C. 冲任不调
   D. 肝肾不足
   E. 痰浊凝结
9. 瘿病的治疗方法不包括
   A. 理气解郁
   B. 清热凉血
   C. 活血祛瘀
   D. 化痰软坚
   E. 调摄冲任
10. 肉瘿伴急躁易怒，汗出心悸，失眠多梦，消谷善饥，形体消瘦，手部震颤者，证属
    A. 肝郁气滞
    B. 气滞痰凝
    C. 气阴两虚
    D. 肝肾不足
    E. 冲任失调
11. 瘿在古代文献中，有五瘿之分，下列各项，不属于五瘿的是
    A. 瘿痈
    B. 血瘿
    C. 肉瘿
    D. 石瘿
    E. 筋瘿
12. 石瘿相当于西医的
    A. 甲状腺炎
    B. 甲状腺癌
    C. 甲状腺肿
    D. 甲状腺病
    E. 甲状腺瘤
13. 以下哪项是气瘿的特点
    A. 肿块坚硬
    B. 疼痛
    C. 随喜怒消长
    D. 肿块局限
    E. 以上都不是
14. 瘿痈局部疼痛明显，伴恶寒发热、头痛、口干、脉浮数，其证属
    A. 肝郁气滞
    B. 风热痰凝
    C. 血瘀化热
    D. 痰瘀内结
    E. 气滞痰凝
15. 以下哪项不是肉瘿的特点
    A. 如肉之团
    B. 发展缓慢
    C. 柔韧而圆
    D. 漫肿质软
    E. 结喉一侧或两侧结块
16. 以下哪种药物含有甲状腺素
    A. 羊靥
    B. 生牡蛎
    C. 海带
    D. 海藻
    E. 黄药子
17. 我国第一部记载用海藻治疗瘿病的医学专著是
    A.《诸病源候论》
    B.《肘后备急方》
    C.《千金方》

D.《黄帝内经》
E.《疡科心得集》

18. 诊断瘿病的重要体征是
A. 肿块的位置
B. 有无压痛
C. 有无震颤
D. 是否随吞咽上下移动
E. 有无波动感

19. 在对瘿病肿块扪诊时，除对其肿块位置、数目、硬度、光滑度、活动度、界限进行重点检查外，还应注意的是
A. 颈部活动是否受限
B. 颈部皮肤是否肿胀
C. 肿块有无震颤，气管是否移位，淋巴结是否肿大
D. 下颌活动是否正常
E. 颈静脉是否怒张

20. 化痰软坚法治疗瘿病的代表方剂是
A. 柴胡清肝汤
B. 右归饮
C. 海藻玉壶汤
D. 桃红四物汤
E. 逍遥散

21. 以下哪项不是瘿病的病机
A. 气滞
B. 血瘀
C. 痰凝
D. 血虚风燥
E. 痰火郁结

22. 以下瘿病在古籍中没有记载的是
A. 气瘿
B. 肉瘿
C. 石瘿
D. 瘿痈
E. 血瘿

23. 瘿的发病部位是
A. 颈部
B. 颈项
C. 喉咙
D. 项背
E. 颈前结喉两侧

24. 海藻玉壶汤主要用于治疗何种证型的瘿病
A. 气滞血瘀
B. 痰火郁结
C. 痰凝
D. 冲任失调
E. 肝郁气滞

25. 石瘿的病因病机是
A. 肝郁胃热，夹痰上壅，气血凝滞，郁滞结喉
B. 情志内伤，肝脾气逆，气血湿痰，凝滞结喉
C. 肝肾不足，肾火郁结，夹痰上攻，凝滞结喉
D. 脾肾阳虚，脾虚不运，津液留聚，凝结颈部
E. 肺脾两亏，津液不布，留聚炎痰，凝结颈部

26. 理气解郁法治疗瘿病的代表方剂是
A. 海藻玉壶汤
B. 右归饮
C. 桃红四物汤
D. 柴胡清肝汤
E. 逍遥散

【A_2 型题】

27. 患者，女，20 岁。结喉两侧弥漫性肿大，边界不清，皮色如常，无疼痛，诊为气瘿。治疗应首选
A. 海藻玉壶汤
B. 四海舒郁丸
C. 柴胡清肝汤
D. 逍遥蒌贝散
E. 十全流气饮

28. 患者，女，38 岁。结喉右侧可触及 3cm×3cm×3cm 的肿物，表面光滑，质韧，无压痛，随吞咽上下移动。应首先考虑的是
A. 气瘿
B. 肉瘿
C. 血瘿
D. 石瘿
E. 瘿痈

29. 患者，女，52 岁。颈前结喉右侧肿物 3cm×3cm×2cm，质地较硬，表面不光滑，不能随吞咽而上下移动，同时伴有局部疼痛，音哑，临床考虑为石瘿。行同位素 ^{131}I 扫描，其结果多是
A. 温结节
B. 热结节
C. 冷结节
D. 无改变
E. 中性结节

30. 患者，女，28 岁，已婚。颈前肿物 10 余年，渐渐增大，边缘不清，皮色如常，无疼痛，可触及肿物表面结节，随吞咽上下移动。其诊断是
A. 肉瘿
B. 石瘿
C. 瘿痈
D. 气瘿
E. 血瘿

31. 患者，女，45 岁。颈部肿块，轻度疼痛，生长迅速，坚硬，表面不平，推之不动，随吞咽上下移动减弱，颈淋巴结肿大，声音嘶哑。同位素扫描：冷结节。其治疗是
A. 中药内服
B. 中药内服加外用
C. 中药外用
D. 手术切除
E. 以上均非

【B_1 型题】

（1~2 题共用备选答案）
A. 疏肝解郁
B. 清热化痰
C. 调和冲任
D. 益气养阴
E. 以上都不是

1. 气瘿漫肿，边缘不清，随喜怒消长，皮色如常。治宜
2. 肉瘿伴急躁易怒，汗出心悸，失眠多梦，形体消瘦。治宜

（3~4 题共用备选答案）
A. 海藻玉壶汤
B. 桃红四物汤
C. 右归饮

D. 柴胡疏肝汤
E. 逍遥散

3. 瘿块按之坚实或有囊性感，不红不热，咽喉有如梅核堵塞者，治疗可用
4. 瘿块漫肿软绵或坚硬如石，发病与精神因素有关者，治疗宜用

（5~6题共用备选答案）
A. 瘿
B. 瘿痈
C. 石瘿
D. 瘿瘤
E. 甲状腺疾病

5. 甲状腺炎中医称为
6. 颈前结喉两侧肿大的一类疾病统称为

（7~8题共用备选答案）
A. 饮食缺碘
B. 体质虚弱
C. 情志不畅
D. 外感邪毒
E. 肾气亏虚

7. 引起气瘿的内因主要是
8. 引起气瘿的外因主要是

（9~10题共用备选答案）
A. 甲状腺囊肿
B. 腺瘤囊内出血
C. 甲状腺腺瘤
D. 合并甲亢
E. 癌变

9. 肉瘿突然增大，伴局部疼痛者，可能是
10. 急躁易怒，汗出心悸，手足震颤，可能是

（11~12题共用备选答案）
A. 内服海藻玉壶汤
B. 内服逍遥散
C. 外用阳和解凝膏
D. 内服生脉散
E. 手术治疗

11. 多发结节并伴有甲亢的肉瘿，治疗宜采用
12. 近期内增大较快，疑有恶变倾向的肉瘿患者应采用

参考答案

【A_1型题】

1. B　2. C　3. D　4. C　5. C　6. E　7. B　8. B　9. B　10. C
11. A　12. B　13. C　14. B　15. D　16. A　17. B　18. D　19. C　20. C
21. D　22. D　23. E　24. C　25. B　26. E

【A_2型题】

27. B　28. B　29. C　30. A　31. D

【B_1型题】

1. A　2. D　3. A　4. E　5. B　6. A　7. C　8. A　9. B　10. D
11. E　12. E

第七单元　瘤、岩

【A_1型题】

1. 中医所说的瘤相当于西医的
A. 体表肿物
B. 恶性肿瘤
C. 体表良性肿瘤
D. 体内肿瘤
E. 内脏肿瘤

2. 瘤、岩疾病中，肿块坚硬，表面不平，推之不动，自觉疼痛，伴胁胀不适，易急躁，证属
A. 气郁痰凝证
B. 寒痰凝聚证
C. 气血瘀滞证
D. 毒热蕴结证
E. 正虚邪实证

3. 下列哪项不是岩的特点
A. 质地坚硬
B. 表面凹凸不平
C. 多发于青少年
D. 皮色不变
E. 预后不良

4. 岩的主要病因病机是
A. 正气不足
B. 情志郁结
C. 饮食不节
D. 瘀血阻滞
E. 脏腑失调

5. 失荣初期的治法是
A. 益气养荣，疏肝散结
B. 调补气血，化痰散结
C. 解郁化痰，活血散结
D. 益气养阴，疏肝解郁
E. 养血柔肝，化痰散结

6. 凡是发生于颈部或耳之前后的一类岩证，面容憔悴，形体消瘦称之为
A. 石瘿
B. 失荣
C. 石疽
D. 瘰疬

E. 肾岩

7. 毛细血管瘤最显著的特点是
A. 边界不清
B. 瘤体巨大
C. 质地坚硬
D. 压缩性大
E. 皮色鲜红

8. 下列哪项不是瘤和岩的病因病机
A. 六淫之邪
B. 情志郁结
C. 脏腑失调
D. 瘀血阻滞
E. 饮食不节

9. 中医认为血瘤的发生多与哪种因素关系最密切
A. 外伤
B. 风
C. 湿
D. 外感
E. 火

10. 海绵状血管瘤的显著特点是
A. 皮色鲜红
B. 压缩性大
C. 青筋累累
D. 边界不清
E. 质地坚硬

11. 治疗失荣早期气郁痰结证，应首选
A. 和营散坚丸
B. 柴胡清肝汤
C. 桃红四物汤
D. 化痰开郁方
E. 二陈汤

12. 血瘤的特点没有下列哪一项
A. 边界不清
B. 触之如海绵状
C. 柔软而局限
D. 色泽鲜红或暗紫
E. 盘曲如蚯蚓状

13. 肉瘤相当于西医的
A. 脂肪肉瘤
B. 骨骼肌肉瘤
C. 脂肪瘤
D. 纤维肉瘤
E. 平滑肌肉瘤

14. 自皮肤肿起，按之浮软有弹性的属于
A. 气瘤
B. 血瘤
C. 筋瘤
D. 肉瘤
E. 骨瘤

15. 筋瘤的“筋”是指
A. 肌腱
B. 浅表静脉
C. 筋膜
D. 腱膜
E. 经络

16. 中医的岩相当于西医所说的
A. 体表肿物
B. 恶性肿瘤
E. 质地坚硬
C. 体表恶性肿物
D. 体内肿瘤
E. 内脏肿瘤

17. 瘤的特点没有下列哪一项
A. 局限性肿块
B. 生于体表
C. 局部漫肿
D. 发展缓慢
E. 以上都不是

18. 治疗瘤、岩寒痰凝滞证宜选用下列哪个方剂
A. 开郁散
B. 阳和汤
C. 散肿溃坚汤
D. 五味消毒饮
E. 保元汤

19. 脂瘤独有的特征是
A. 数目不等，大小不一，肿形如馒，推之可移
B. 青筋垒垒，盘曲成团，质地柔软，表面青蓝
C. 瘤中心有粗大囊孔，可挤出臭味脂浆
D. 瘤体单发，质地硬韧，界线清楚，推之可移
E. 瘤体深隐，质地坚硬，界线清楚，推之不移

【A_2 型题】

20. 患者，男，28 岁。左肩部可及 5cm×3cm×3cm 的肿物，质地软，呈分叶状，推之可移，无明显压痛，局部皮色正常，病史已有 5 年。应首先考虑的是
A. 肉瘤
B. 气瘤
C. 脂瘤
D. 血瘤
E. 骨瘤

21. 患者，男，40 岁。左肩部可见一肿块，呈扁平团块状，边界清楚，触之柔软，推之可动。无明显疼痛。应首先考虑的是
A. 血瘤
B. 失荣
C. 肾岩
D. 肉瘿
E. 肉瘤

22. 患者，男，46 岁。背部皮下肿块，无疼痛，生长缓慢，呈扁平分叶状，质软活动，边界清楚，皮色如常，与皮肤无粘连。其诊断是
A. 脂瘤
B. 骨瘤
C. 肉瘤
D. 气瘤
E. 血瘤

23. 患者，女，48 岁。肩背皮肤浅层肿块，与皮肤粘连，瘤体表面中心有黑色粗大毛孔，挤压时有臭脂浆溢出。其诊断是
A. 脂瘤
B. 肉瘤
C. 流痰
D. 血瘤
E. 筋瘤

24. 患者，男，45 岁。左上臂内侧有一肿块，呈半球形，暗红色，质地柔软，状如海绵，

压之可缩小。应首先考虑的是
A. 气瘤
B. 筋瘤
C. 脂瘤
D. 血瘤
E. 肉瘤

【B_1 型题】

（1~2题共用备选答案）
A. 气瘤
B. 血瘤
C. 筋瘤
D. 肉瘤
E. 骨瘤
1. 自血脉肿起，赤缕红丝，颜色红紫，属于
2. 发于皮里膜外，柔软如绵，其形如馒，属于
（3~4题共用备选答案）
A. 气郁痰凝证
B. 寒痰凝聚证
C. 气血瘀滞证
D. 毒热蕴结证
E. 正虚邪实证
3. 瘤、岩中局部肿块坚硬，表面光滑，皮肤色白，肤温不高，伴畏寒怕冷，周身倦怠者属于
4. 瘤、岩中肿块增大，压痛，皮肤色红，或肿块溃烂，状如翻花，时流血水，痛如火燎，分泌物有臭味者属于
（5~6题共用备选答案）
A. 曲张静脉团
B. 毛细血管瘤
C. 蔓状血管瘤
D. 冠状动脉瘤
E. 海绵状血管瘤
5. 浅表毛细血管增生扩张、迂曲所形成的血瘤属于
6. 由多数充满血液的腔隙所构成的血瘤属于
（7~8题共用备选答案）
A. 心肾火毒证
B. 肝经火旺证
C. 脾统失司证
D. 心火妄动证
E. 肝郁化火证
7. 血瘤肿块大小不一，色泽鲜红，边界不清，不痛不痒，伴五心烦热，面赤口渴，口舌生疮，属于
8. 血瘤瘤体体积不大，边界不清，表面色红，质地柔软易出血，无疼痛，伴肢软乏力、面色萎黄者属于
（9~10题共用备选答案）
A. 中药内服
B. 针刺
C. 中药注射
D. 手术切除
E. 不予处理
9. 体积较小的无症状单发的肉瘤处理方法是
10. 肉瘤体积较大者最宜采用的方法是
（11~15题共用备选答案）
A. 丹栀逍遥散
B. 二陈汤
C. 化痰开郁方
D. 阳和汤
E. 芩连二母丸
11. 脂瘤痰气凝结证，方药宜选
12. 血瘤心神火毒证，方药宜选
13. 血瘤肝经火旺证，方药宜选
14. 失荣气郁痰结证，方药宜选
15. 失荣阴毒结聚证，方药宜选

参考答案

【A_1 型题】

1. C　2. C　3. C　4. A　5. C　6. B　7. E　8. D　9. E　10. B
11. D　12. E　13. C　14. A　15. B　16. C　17. C　18. B　19. C

【A_2 型题】

20. A　21. E　22. C　23. A　24. D

【B_1 型题】

1. B　2. D　3. B　4. D　5. B　6. E　7. A　8. C　9. E　10. D
11. B　12. E　13. A　14. C　15. D

第八单元　皮肤及性传播疾病

【A_1 型题】

1. 下列哪一项与疥疮关系最为密切
A. 由于体虚感受风、湿、虫、毒而成
B. 好发于暴露部位
C. 被蚊虫叮咬，邪毒侵入，阻于肌肤而发
D. 具有较强的传染性
E. 流行期间，注意个人卫生，可服一些抗生素

2. 牛皮癣（中医）的典型皮疹为
   A. 皮疹色鲜红
   B. 扁平多角形丘疹，融合成片呈苔藓样
   C. 严重时汁水淋漓
   D. 皮疹为红色丘疹、丘疱疹、脓疱
   E. 皮损经搔抓脱屑后基底可见点状出血
3. 药毒主要由哪一种原因引起皮肤发疹
   A. 由体虚气血不足，肌肤失去濡养所致
   B. 禀赋不耐，药毒入侵所引起的皮肤发疹
   C. 由细菌感染所致的皮肤发疹
   D. 由真菌感染刺激所引起的皮肤发疹
   E. 由胃肠湿热，蕴久成毒发于肌肤所致
4. 西医的银屑病中医称为
   A. 白屑风
   B. 牛皮癣
   C. 血风疮
   D. 白疕
   E. 摄领疮
5. 治疗白屑风风热血燥证，方药宜选
   A. 消风散
   B. 参苓白术散
   C. 通窍活血汤
   D. 马齿苋合剂
   E. 八珍汤
6. 皮损为红色丘疹或斑片，上覆层层白皮，抓去白皮可见点状出血是
   A. 白屑风的皮损特征
   B. 白疕的皮损特征
   C. 牛皮癣的皮损特征
   D. 风热疮的皮损特征
   E. 紫白癜风的皮损特征
7. 以下哪条与油风的病因病机无关
   A. 情志抑郁化火，血热生风，风热上窜巅顶，耗阴伤血，毛发失养
   B. 跌扑损伤，瘀血阻络，或肝郁气滞，血不畅达，清窍失养
   C. 过食油腻食品，加之外受风邪
   D. 久病气血两虚，血不养发
   E. 肝肾不足、精不化血，发失所养
8. 头发突然成片脱落，脱发区头皮光滑而亮，为
   A. 油风
   B. 白秃疮
   C. 白屑风
   D. 肥疮
   E. 面游风
9. 以下哪项不属于虫咬皮炎
   A. 螨虫皮炎
   B. 刺毛虫皮炎
   C. 疥疮
   D. 松毛虫皮炎
   E. 桑毛虫皮炎
10. 晚期梅毒引起器官破坏的特异性病理变化是
   A. 干酪样坏死
   B. 树胶样肿
   C. 闭塞性动脉内膜炎
   D. 血管周围炎
   E. 血管中毒性损害
11. 热疮好发的部位是
   A. 头面部
   B. 皮肤黏膜交界处
   C. 躯干
   D. 小腿
   E. 四肢近端
12. 慢性荨麻疹的特点
   A. 伴恶寒、发热，咽喉肿痛，遇热加重
   B. 风团持久不退
   C. 有家族史
   D. 皮损消退后可见毛细血管扩张
   E. 风团反复发作，数月或数年
13. 以下哪个病名不属于癣病范畴
   A. 白秃疮
   B. 圆癣
   C. 鹅掌风
   D. 脚气病
   E. 阴癣
14. 对于虫咬皮炎的治疗原则，以下不正确的是
   A. 本病以预防为主
   B. 发病后以内治为主
   C. 治法主要为清热解毒止痒
   D. 本病轻者外治可愈
   E. 五味消毒饮为治疗本病的代表方剂
15. 接触性皮炎最主要的诊断依据是什么
   A. 皮损为播散性
   B. 皮损边缘常不清楚
   C. 皮疹多形态
   D. 有明显的异物接触史
   E. 皮损边缘清楚，覆有银白色鳞屑
16. 下列哪项不是疥疮的临床特点
   A. 好发于皮肤皱褶部位
   B. 皮损初起为针头大小的丘疹或水疱
   C. 幼儿可见于面部及头部
   D. 全身遍布抓痕、结痂、黑色斑点和脓疱
   E. 轻度瘙痒
17. 荨麻疹风团色白，遇风寒加重的辨证治疗
   A. 湿热证：清热祛风除湿
   B. 风热证：疏风清热除湿
   C. 血虚风燥证：养血润肤，祛风止痒
   D. 风寒束表：疏风散寒
   E. 湿热蕴毒证：清热除湿解毒
18. 白秃疮的特点是
   A. 相当于西医的黄癣
   B. 多见于青年人，男性多于女性
   C. 头发易拔落而且不痛，病发根部包绕有白色鳞屑形成的菌鞘
   D. 癣痂呈蜡黄色、肥厚，有特殊的鼠尿臭

E. 当病愈后头皮留下萎缩性瘢痕

19. 进行期白疕、红皮病型白疕外用药可选用
A. 青黛膏或黄连膏
B. 硫黄软膏或硼酸软膏
C. 风油膏或雄黄膏
D. 百部酊
E. 三黄洗剂

【A_2型题】

20. 患者，男，60岁。双足皆肿胀，发红、趾缝潮湿，浸渍发白，并有糜烂、渗液、脓疱、脓痂、真菌检查阳性。治疗应
A. 清热解毒祛风
B. 清热祛湿活血
C. 清热除湿解毒
D. 健脾除湿清热
E. 清热凉血利湿

21. 患者，男，36岁。项后及上睑皮肤瘙痒已有3年，皮损呈增厚、干燥、席纹状，稍有脱屑，自觉阵发性奇痒，入夜尤甚。其诊断是
A. 白疕
B. 白屑风
C. 牛皮癣
D. 圆癣
E. 紫白癜风

22. 患儿，男，3岁。近日来躯干、四肢、手缝起粟粒大小的丘疹、丘疱疹，痒甚，以夜间为重。检查：上述部位有散在丘疹，丘疱疹，抓痕，血痂，阴囊处可见一结节。诊断为
A. 湿疮
B. 瘑疮
C. 疥疮
D. 婴儿湿疮
E. 漆疮

23. 患者，男，27岁。手足背有边缘清楚的圆形红斑，局部有群集的丘疱疹、丘疹及鳞屑痂皮，前臂和小腿也有2~3处同样皮损。考虑以下何种病的可能性大
A. 白疕
B. 圆癣
C. 脓疱疮
D. 钱币型湿疮
E. 脚湿气

24. 患者，男，35岁。3天来全身起红色风团，灼热剧痒，遇热时皮疹加重，苔薄黄，脉浮数。治疗方剂宜选用
A. 桂枝汤
B. 麻黄汤
C. 消风散
D. 桂枝麻黄各半汤
E. 当归饮子

25. 患者，男，78岁。全身皮肤瘙痒，以夜间为甚。检查：皮肤较干燥，躯干四肢抓痕累累，伴头晕目眩，失眠多梦。舌淡、苔薄白，脉细。治法宜选用
A. 疏风清热凉血
B. 清热利湿止痒
C. 凉血清热润燥
D. 养血润燥祛风
E. 活血化瘀祛风

26. 患者，女，43岁。因淋雨后畏寒头痛，发热不适，服用感冒通2片后症状有所减轻。数小时后全身发痒，继而出现红斑，斑丘疹，伴肿胀，烦躁不安，胸闷，舌红，苔薄黄。需进一步了解病情并及时治疗，以下哪一项处理不妥当
A. 查体温、测血压
B. 化验白细胞及嗜酸性粒细胞计数
C. 嘱患者多饮水
D. 中药治疗以清热凉血、解毒利湿为法
E. 服用抗组胺药以抗过敏，并给予扑热息痛以退热

27. 患者，女，32岁。左侧面颊反复起疱疹3年，每于感冒发热、食辣上火时发作。2天前疱疹又起，局部有烧灼、痒痛感，伴口干、咽痛、便秘。检查：左侧面颊一片水肿性红斑上有群集的小水疱，舌质红苔黄，脉滑数。诊断辨证为
A. 热疮阴虚内热证
B. 热疮肺胃热盛证
C. 黄水疮暑湿热蕴证
D. 湿疮湿热浸淫证
E. 面游风肺胃热盛证

28. 患儿，男，7岁。两足趾、足背皮肤有10余枚隆起赘生物，小者如粟米，大者如黄豆，状如花蕊，表面蓬松枯槁，搔破后易出血。其诊断是
A. 传染性软疣
B. 寻常疣
C. 掌跖疣
D. 丝状疣
E. 扁平疣

29. 患者，男，21岁。有白疕病史，近2周复发，全身鲜红色丘疹、斑片，不断扩大，鳞屑多，新疹不断出现，瘙痒较重，舌红苔黄，脉数。应选用
A. 当归饮子加减
B. 导赤散加减
C. 枇杷清肺饮加减
D. 消风散加减
E. 凉血地黄汤加减

30. 患儿，女，9岁。2周前患化脓性扁桃体炎，高热，经输液治疗已愈，5天来发现皮肤起疹，瘙痒。检查：躯干、四肢散在点滴状红丘疹，表面覆有鳞屑，点状出血（+）。临床诊断
A. 药疹
B. 白疕
C. 风疹
D. 风热疮
E. 以上都不是

【A_3/A_4型题】

（31~32题共用题干）
患儿，男，8岁。头部有白色

鳞屑斑7天就诊。检查：头部有一银元大小的白色鳞屑斑，局部毛发干枯无泽，距头皮0.2～0.8cm处头发有折断，病发根部包绕有白色鳞屑菌鞘。

31. 需做什么检查才能明确诊断
   A. 病发真菌镜检
   B. 尿常规
   C. 血常规
   D. 免疫球蛋白
   E. 以上都不是

32. 与本病预防与调护无关的为
   A. 注意个人卫生
   B. 发病后及早彻底治疗
   C. 患儿应隔离
   D. 给予补益气血的中药
   E. 幼儿园、学校、理发店、浴室应做好卫生管理

(33～35题共用题干)

患者，女，38岁。自幼皮肤反复起皮疹。3天前食鱼虾发物后皮疹加重，瘙痒剧烈，尿黄便干。检查：双耳、躯干、四肢共有数块红斑，局部有丘疱疹、水疱、糜烂、渗液，呈对称性。舌红，苔薄黄，脉滑数。

33. 以下哪项诊断较为合适
   A. 急性湿疮
   B. 慢性湿疮
   C. 亚急性湿疮
   D. 慢性湿疮急性发作
   E. 以上均不是

34. 治疗法则主要为
   A. 滋阴清热利湿
   B. 清热利湿止痒
   C. 活血清热利湿
   D. 养血清热利湿
   E. 健脾利湿

35. 本病的调护以下哪一项不适宜
   A. 忌用肥皂水洗患处
   B. 避免搔抓
   C. 避免热水烫洗
   D. 忌食辛辣发物
   E. 可注射各种疫苗以预防复发

(36～40题共用题干)

患者，男，65岁。左侧胸胁部疼痛1周，内科检查除外心肺疾患，昨日局部出现皮疹，疼痛剧烈，夜寐不安，口苦口干，烦躁易怒，尿赤便干。检查：左侧胸胁部有3片红斑，带状排列，上有簇集的红色丘疹，小水疱，舌红苔黄腻，脉滑数。

36. 临床诊断是
   A. 热疮
   B. 蛇串疮
   C. 丹毒
   D. 湿疮
   E. 黄水疮

37. 中医辨证属于
   A. 湿热浸淫证
   B. 肺胃热盛证
   C. 肝郁气滞证
   D. 脾湿蕴阻证
   E. 肝胆湿热证

38. 治疗方药选用
   A. 辛夷清肺饮加减
   B. 除湿胃苓汤加减
   C. 龙胆泻肝汤加减
   D. 桃红四物汤加减
   E. 参苓白术散加减

39. 局部外用药选用
   A. 三黄洗剂
   B. 密陀僧散
   C. 金黄膏
   D. 红花药酒
   E. 甘草油

40. 患者经治疗皮损完全消退，但局部疼痛不止，舌质暗红苔白，脉弦。治疗方药改用
   A. 独活寄生汤加减
   B. 当归饮子加减
   C. 参苓白术散加减
   D. 桃红四物汤或血府逐瘀汤加减
   E. 萆薢渗湿汤加减

(41～45题共用题干)

患儿，男，5岁。就诊于夏季，1周前鼻旁起皮疹，瘙痒，搔破流黄水，渐渐发展到口周、面颊，口干喜冷饮，尿短赤。检查：面部散在多处湿润而潮红的糜烂疮面，上有蜜黄色结痂，舌红苔黄，脉数。

41. 临床诊断是
   A. 热疮
   B. 黄水疮
   C. 湿疮
   D. 肥疮
   E. 胎疮

42. 中医辨证属于
   A. 暑湿热蕴证
   B. 脾虚湿蕴证
   C. 胎火湿热证
   D. 心火上炎证
   E. 肺胃风热证

43. 治疗方药选用
   A. 参苓白术散加减
   B. 枇杷清肺饮加减
   C. 清营汤加减
   D. 清暑汤加减
   E. 消风散加减

44. 外用药选用
   A. 黄连膏外涂
   B. 如意金黄散蜂蜜调敷
   C. 马齿苋、黄柏煎汤冷湿敷
   D. 玉露膏外敷
   E. 以上都可以

45. 以下哪项与预防护理本病无关
   A. 避免搔抓皮损
   B. 夏季多喝冷饮
   C. 忌食辛辣肥甘厚味
   D. 夏季勤洗澡、勤更衣，保持皮肤清洁干燥
   E. 消毒患儿的衣物

(46～49题共用题干)

患者，男，71岁。全身起红斑2天，剧痒，伴有发热，体温39.6℃。检查：面、颈、躯干、四肢有较多的黄豆大小及指甲大小的水肿性红斑，中心暗红，部分为水疱。

46. 需进一步了解病情和检查以确诊，以下哪一项不准确
   A. 发病前的用药情况
   B. 测血压
   C. 化验血常规及嗜酸性粒细

胞计数

D. 尽快做斑贴试验及皮肤过敏试验，排除是否由过敏引起

E. 检查口腔及黏膜部位

47. 如患者起疹前有用药史疑为药毒，以下哪一型的可能性大

A. 荨麻疹样型

B. 猩红热样型

C. 多形性红斑型

D. 固定红斑型

E. 大疱性表皮松解型

48. 临床上需与哪种疾病鉴别

A. 麻疹

B. 猩红热

C. 漆疮

D. 红皮症

E. 以上都不是

49. 预防药毒的发生需注意

A. 平时勿滥用药物

B. 需做皮试的药物一定要严格执行

C. 治疗疾病用药一定要简单对症

D. 用药后注意出现难以解释的发热、皮疹等不良反应

E. 以上均是

（50~52 题共用题干）

患者，男，63 岁。颈部、胫前有皮疹、瘙痒 1 年。近 2 周来工作忙，加班熬夜，皮疹加重，伴心烦急躁易怒，口苦咽干，失眠多梦，便干。检查：颈部、胫前有苔藓化斑片，抓痕、血痂，舌红，脉弦数。

50. 本患者目前诊断为以下哪一种病较为合适

A. 瘾疹

B. 湿疮

C. 风热疮

D. 牛皮癣

E. 风瘙痒

51. 根据临床表现辨证为

A. 肝经化火证

B. 气滞血瘀证

C. 湿毒蕴肤证

D. 风热血燥证

E. 痰湿凝结证

52. 治疗方剂宜选用

A. 消风散

B. 参苓白术丸

C. 枇杷清肺饮

D. 当归饮子丸

E. 龙胆泻肝汤

【B_1 型题】

（1~5 题共用备选答案）

A. 1~12 个月，平均 3 个月

B. 3 周左右

C. 10 周左右

D. 2 年以上

E. 1~14 天，多为 2~5 天

1. 淋病的潜伏期为

2. 疳疮多发生在不洁性交后

3. 晚期潜伏梅毒多在

4. 杨梅疮多发生在不洁性交后

5. 尖锐湿疣的潜伏期为

（6~7 题共用备选答案）

A. 推疣法

B. 浸渍法

C. 针挑法

D. 挖除法

E. 结扎法

6. 寻常疣的外治，应选用

7. 传染性软疣的外治，应选用

（8~12 题共用备选答案）

A. 红斑鳞屑，刮去鳞屑有点状出血现象

B. 红斑上有油腻性鳞屑

C. 与皮纹方向一致的红斑，糠秕状鳞屑

D. 丘疹样风团，上有针尖大小的瘀点、丘疹或水疱

E. 红斑、丘疹、水疱、丘疱疹、糜烂、流水

8. 白疕的皮损特征

9. 面游风的皮损特征

10. 风热疮的皮损特征

11. 虫咬皮炎的皮损特征

12. 湿疮的皮损特征

参考答案

【A_1 型题】

1. D　2. B　3. B　4. D　5. A　6. B　7. C　8. A　9. C　10. B
11. B　12. E　13. D　14. B　15. D　16. E　17. D　18. C　19. A

【A_2 型题】

20. C　21. C　22. C　23. D　24. C　25. D　26. E　27. B　28. B　29. E
30. B

【A_3/A_4 型题】

31. A　32. D　33. D　34. B　35. E　36. B　37. E　38. C　39. A　40. D
41. B　42. A　43. D　44. C　45. B　46. D　47. C　48. E　49. E　50. D
51. A　52. E

【B_1 型题】

1. E 2. B 3. D 4. C 5. A 6. A 7. C 8. A 9. B 10. C
11. D 12. E

第九单元 肛门直肠疾病

【A_1 型题】

1. 硬化注射疗法的主要作用机制是
   A. 使痔核湿性坏死
   B. 使痔核纤维化萎缩
   C. 使痔核坏死脱落
   D. 全部阻断痔血流
   E. 畅通痔血流
2. 下列致病因素中，除哪项外，均与肛门直肠疾病有关
   A. 风
   B. 寒
   C. 燥
   D. 气虚
   E. 血虚
3. 肛漏手术成败的关键是
   A. 切除瘘管
   B. 引流通畅
   C. 将外口与瘘管切除
   D. 找到内口并切除
   E. 不要损伤括约肌
4. 贯穿结扎法最适用的是
   A. 内痔嵌顿
   B. 静脉曲张性外痔
   C. 血栓性外痔
   D. 赘皮外痔
   E. Ⅱ、Ⅲ期内痔
5. 脱肛时直肠周围注射的作用机制是
   A. 增加肛管直肠之间的角度以改变直肠脱垂状态
   B. 增加坐骨直肠间隙内脂肪填充以利托起直肠
   C. 增加肛门括约肌张力
   D. 使直肠周围组织张力增加
   E. 使直肠与周围组织粘连
6. 手术时切断后会导致肛门失禁的组织是
   A. 外括约肌皮下部
   B. 外括约肌浅部
   C. 外括约肌深部
   D. 内括约肌
   E. 肛管直肠环
7. 陈旧肛裂伴有肛门狭窄时最佳治疗方法为
   A. 内服凉血地黄汤
   B. 生肌玉红膏外敷
   C. 封闭疗法
   D. 扩肛法
   E. 纵切横缝法
8. 肛门直肠周围脓肿的病因病机是
   A. 湿热内生，破损染毒，肺脾两虚
   B. 湿热内生，肝肾阴虚，脾肾阳虚
   C. 外感寒湿，内伤生冷，气血两虚
   D. 外感风热，肝脾不和，燥热内生
   E. 热结肠燥，气血瘀滞，湿热内生
9. 肛管直肠癌的早期症状除便血外，还可见
   A. 粪便变形
   B. 腹胀肠鸣
   C. 脱出不纳
   D. 排便习惯改变
   E. 肛门潮湿
10. 高位肛漏最宜选用的手术方法是
    A. 切开法
    B. 挂线法
    C. 结扎法
    D. 垫棉法
    E. 引流法
11. 鉴别痔核脱出、脱肛、息肉痔常用的体位是
    A. 侧卧位
    B. 膝胸位
    C. 截石位
    D. 蹲位
    E. 倒置位
12. 混合痔的临床特点是
    A. 既有内痔又有外痔
    B. 内痔并有血栓外痔
    C. 内痔部分与外痔部分结合
    D. 内痔合并静脉曲张性外痔
    E. 内痔部分与外痔部分沟通融合形成一整体
13. 下列各项中，除哪项外，均为肛门直肠疾病的好发部位
    A. 内痔好发于截石位 3、7、11 点
    B. 赘皮外痔好发于截石位 6、12 点
    C. 血栓外痔好发于截石位 6、12 点
    D. 肛裂好发于截石位 6、12 点
    E. 混合痔好发于截石位 3、7、11 点
14. 肛漏的主要症状是
    A. 便血，便秘，脱出
    B. 肛门肿物，剧痛，不出血
    C. 周期性疼痛，便血，便秘
    D. 肛周流脓，疼痛，瘙痒
    E. 肛门异物感，肿胀，疼痛
15. 直肠周围注射法的适应证是
    A. 内痔、外痔、直肠脱垂
    B. 二、三度直肠脱垂
    C. 一、二度直肠脱垂
    D. 肛管脱垂

E. 直肠息肉

16. 位置较高的息肉，宜采用的治疗方法是
A. 结扎法
B. 注射法
C. 电烙法
D. 手术切除法
E. 直肠结肠切除术

17. 肛裂的好发部位是
A. 截石位 3、7、11 点
B. 截石位 6、12 点
C. 截石位 3、9 点
D. 截石位 5、7 点
E. 截石位 2、5 点

18. 静脉丛切除术的适应证是
A. 内痔
B. 血栓外痔
C. 静脉曲张性外痔
D. 混合痔的内痔部分
E. 内痔和混合痔的内痔部分

19. 下列关于肛门直肠疾病好发部位的叙述，错误的是
A. 内痔好发于截石位 3、7、11 点
B. 赘皮外痔好发于截石位 6、12 点
C. 血栓外痔好发于截石位 3、9 点
D. 肛裂好发于截石位 3、9 点
E. 混合痔好发于截石位 3、7、11 点

20. 下列各项中，除哪项外，均参与肛管直肠环的组成
A. 外括约肌皮下部
B. 外括约肌浅部
C. 内括约肌
D. 耻骨直肠肌
E. 直肠纵肌

21. 结缔组织外痔最常合并的疾病是
A. 直肠息肉
B. 肛裂
C. 肛乳头肥大
D. 内痔
E. 血栓外痔

22. 血栓外痔形成的原因是
A. 静脉曲张造成
B. 反复炎症使血液瘀滞而成
C. 腹压增加使肛门部痔下静脉破裂，血瘀皮下而成
D. 腹压增加使肛门部动脉破裂，血瘀皮下而成
E. 以上均非

23. 肛管与直肠的交界线是
A. 齿线
B. 肛门白线
C. 肛门皮肤线
D. 直肠柱线
E. 以上均非

24. 大多数肛门直肠脓肿感染的门户是
A. 齿线
B. 肛乳头
C. 肛门直肠周围间隙
D. 肛隐窝
E. 肛腺管

25. 下列关于直肠癌的叙述，错误的是
A. 排便习惯改变是常见的早期症状
B. 便血常被误诊为“痔疮”
C. 大便变细、变扁
D. 100%可以在直肠指诊时触及
E. 早期进行根治手术

26. 直肠下部的单发有蒂息肉，一般采用的治疗方法是
A. 结扎切除
B. 中药内服
C. 药物熏洗
D. 枯痔散疗法
E. 插药疗法

27. 二度直肠脱垂的形态是
A. 颗粒状
B. 花瓣状
C. 长柱形
D. 圆锥形
E. 以上均非

28. 混合痔手术治疗的一般方法是
A. 切除法
B. 结扎法
C. 注射法
D. 枯痔法
E. 外痔剥离内痔结扎法

29. 枯痔散疗法的适应证是
A. 内痔
B. 外痔
C. 混合痔
D. 内痔和混合痔
E. 外痔和混合痔

30. 枯痔钉疗法的适应证是
A. 各期内痔及混合痔的内痔部分
B. 静脉曲张性外痔
C. 血栓外痔
D. 各种痔
E. 仅用于外痔

31. 内痔母痔区的部位是
A. 齿线上截石位 3、7、11 点
B. 齿线上截石位 6、12 点
C. 齿线上截石位 3、9 点
D. 齿线上侧卧位 3、7、11 点
E. 齿线上膝胸位 3、7、11 点

32. 下列各项中，除哪项外，均与肛隐窝炎有关系
A. 肛乳头肥大
B. 直肠息肉
C. 肛周脓肿
D. 肛漏
E. 肛乳头炎

33. 对诊断肛管直肠癌有重要意义的简易方法是
A. X 线检查
B. B 超检查
C. 直肠指诊
D. 病理组织学检查
E. 纤维结肠镜检查

34. 静脉曲张性外痔最常合并的疾病是
A. 直肠息肉
B. 肛裂
C. 肛乳头肥大
D. 内痔
E. 血栓外痔

35. 枯痔散疗法的作用机制是
A. 湿性坏死疗法
B. 干性坏死疗法
C. 硬化萎缩疗法
D. 插药疗法
E. 以上均非

36. 挂线疗法应用于高位肛漏的主要优点是
A. 没有疼痛
B. 不会造成肛门失禁
C. 疗程短
D. 引流好
E. 简便

37. 祖国医学中的“钩肠痔”指的是
A. 内痔
B. 混合痔
C. 血栓外痔
D. 直肠息肉
E. 肛裂

38. 内痔的主要症状是
A. 便血，疼痛
B. 便血，有分泌物
C. 便血，脱出
D. 便血，肛门痒
E. 便血，异物感

39. 内痔分期的主要依据是
A. 脱出
B. 疼痛
C. 便血
D. 患病时间
E. 以上均非

40. 位于肛提肌之上的间隙是
A. 坐骨直肠间隙
B. 骨盆直肠间隙
C. 肛门后浅间隙
D. 肛门后深间隙
E. 以上均非

41. 肛裂疼痛的特点是
A. 周期性疼痛
B. 间歇性疼痛
C. 持续性疼痛
D. 阵发性疼痛
E. 转移性疼痛

【A_2 型题】

42. 患者，男，30 岁。便干，便后出血并疼痛 1 周。检查：肛门外观可见截石位 6 点有一梭形裂口通向肛内，创面不深，边缘整齐。其分类应是
A. 内痔
B. 外痔
C. 肛窦炎
D. 早期肛裂
E. 陈旧性肛裂

43. 患者，男，42 岁。发热畏寒 3 天，头痛，食欲不振，肛门灼痛，排便、行走时加剧，坐卧不安。检查：肛门左侧丰满，压痛明显，有波动感。最可能的诊断是
A. 肛门旁皮下脓肿
B. 骨盆直肠间隙脓肿
C. 直肠后间隙脓肿
D. 坐骨直肠间隙脓肿
E. 坐骨直肠间隙脓肿穿向肛提肌以上

44. 患者，男，60 岁。排便时出血，量不多，肛门脱出肿物，如李大小，表面色紫，微带白色，需用手推挤方能还纳，病已 10 年，近来加重。其诊断是
A. 直肠息肉
B. 直肠脱垂
C. 直肠癌
D. Ⅱ度内痔
E. Ⅲ度内痔

45. 患者，男，21 岁。肛门部肿胀，疼痛，伴异物感 1 天。检查：肛缘 3 点处可见 2cm×2cm×3cm 隆起，表面紫暗，质韧，有压痛，无波动感。其诊断是
A. 内痔脱出嵌顿
B. 直肠息肉
C. 结缔组织性外痔
D. 炎性外痔
E. 血栓性外痔

46. 患儿，男，6 岁。排便时肛门脱出一肿物，呈环形，色鲜红，便后自行回纳，有时伴有点滴出血，多染于便纸上。最可能的诊断是
A. 内痔脱出
B. 息肉脱出
C. 完全性直肠脱垂
D. 直肠黏膜脱垂
E. 以上均非

47. 患者，男，28 岁。肛门坠胀疼痛 2 个月，症状时轻时重，大便干，排便前有黏液自肛门流出，无便血。此患者最可能的诊断是
A. 肛裂
B. 内痔
C. 肛漏
D. 肛窦炎
E. 直肠息肉

48. 患者，男，35 岁。肛旁肿痛 3 天，持续加剧，伴有恶寒、发热、便秘、溲赤，肛周红肿，质硬，触痛明显，舌红，苔薄黄，脉数。其诊断是
A. 血栓性外痔
B. 肛裂
C. 肛周脓肿
D. 混合痔
E. 肛窦炎

49. 患者，女，36 岁。平时大便干燥，近来便时肛门疼痛，便后持续半小时疼痛方逐渐缓解，大便后手纸带有鲜血。该患者应首先考虑的诊断是
A. 炎性外痔
B. 肛裂
C. 血栓外痔
D. 肛窦炎
E. 肛周脓肿

50. 患者，男，67 岁。近来大便次数增多，伴有排便不尽感，偶有便血，量少，色不鲜。该患者应首先进行的检查方法是
A. 化验大便常规
B. 钡灌肠检查
C. 结肠镜检查
D. 肛管直肠指诊

E. 血常规检查

51. 患者，男，35 岁。饮酒后出现便血，呈喷射状，色鲜红，无疼痛，便时肛门内无物脱出。该患者最可能的诊断是
A. 内痔
B. 肛裂
C. 直肠息肉
D. 肛管直肠癌
E. 肛漏

52. 患者，男，40 岁。肛旁反复破溃流脓水近 1 年，查体见肛旁截石位 10 点距肛缘 6cm 有一破溃口，诊断为肛漏。其内口最可能的部位是
A. 截石位 10 点肛隐窝处
B. 截石位 12 点肛隐窝处
C. 截石位 6 点肛隐窝处
D. 截石位 3 点肛隐窝处
E. 截石位 7 点肛隐窝处

【B_1 型题】

（1~2 题共用备选答案）
A. 侧卧位
B. 膝胸位
C. 截石位
D. 蹲位
E. 倒置位

1. 乙状结肠镜检查常用的体位是
2. 肛管直肠脱出性疾病常用的检查体位是

（3~6 题共用备选答案）
A. 肛门局部望诊
B. 探针检查
C. 乙状结肠镜检查
D. 指诊检查
E. 肛门镜检查

3. 肛裂常用的检查方法是
4. 肛漏常用的检查方法是
5. 直肠高位息肉的检查方法是
6. 一期内痔常用的检查方法是

（7~8 题共用备选答案）
A. 直肠息肉
B. 血栓外痔
C. 肛漏
D. 肛裂
E. 肛管直肠脱垂

7. 大便时肛门剧痛，便血者为
8. 肛旁突然剧痛，并出现肿物，触痛明显者为

（9~10 题共用备选答案）
A. 风邪
B. 热邪
C. 燥邪
D. 气虚
E. 血虚

9. 肛门直肠周围脓肿的发病主要与哪个因素有关
10. 直肠脱垂的发病主要与哪个因素有关

（11~14 题共用备选答案）
A. 贯穿结扎法
B. 注射法
C. 静脉丛切除术
D. 外剥内扎术
E. 切开疗法

11. 内痔兼有贫血者可选用
12. 混合痔宜用
13. 纤维化型内痔宜用
14. 陈旧性肛裂可用

（15~16 题共用备选答案）
A. 肛漏
B. 肛门狭窄
C. 肛门失禁
D. 便秘
E. 腹泻

15. 痔切除后常有的后遗症是
16. 高位肛漏切开术后可发生的后遗症是

（17~20 题共用备选答案）
A. 槐角地榆丸
B. 透脓散
C. 补中益气汤
D. 凉血地黄汤
E. 少腹逐瘀汤

17. 肛痈火毒炽盛证，宜用方药
18. 内痔风伤肠络证，宜用方药
19. 锁肛痔湿热蕴结证，宜用方药
20. 脱肛脾虚气陷证，宜用方药

参考答案

【A_1 型题】

1. B　2. B　3. D　4. E　5. E　6. E　7. E　8. A　9. D　10. B
11. D　12. E　13. C　14. D　15. B　16. C　17. B　18. C　19. D　20. A
21. B　22. C　23. A　24. D　25. D　26. A　27. D　28. E　29. A　30. A
31. A　32. B　33. C　34. D　35. B　36. B　37. E　38. C　39. A　40. B
41. A

【A_2 型题】

42. D　43. D　44. E　45. E　46. D　47. D　48. C　49. B　50. D　51. A
52. C

【B_1 型题】

1. B	2. D	3. A	4. B	5. C	6. E	7. D	8. B	9. B	10. D
11. B	12. D	13. A	14. E	15. B	16. C	17. B	18. D	19. A	20. C

第十单元　泌尿男性疾病

【A_1 型题】

1. 慢性前列腺炎指诊前列腺的特点是
   A. 前列腺增大，中央沟消失，无压痛
   B. 前列腺肿胀、饱满，并有明显压痛
   C. 前列腺增大，质不均，无弹性及压痛
   D. 前列腺缩小，质坚韧、光滑，无压痛
   E. 前列腺大小正常，或稍大或稍小，硬度增加或有结节，有压痛
2. 外治阴茎痰核下列哪一项是错误的
   A. 玉枢丹外敷
   B. 二白散外敷
   C. 阳和解凝膏外敷
   D. 黑虎丹外敷
   E. 黑退消敷贴
3. 尿石症的主要病机是
   A. 湿热下注
   B. 气血瘀滞
   C. 肾虚膀胱有热
   D. 膀胱气化不利
   E. 阴虚湿阻
4. 下列哪一组症状不是精浊的临床特征表现
   A. 发病急骤、寒战高热
   B. 尿频、尿急、尿痛
   C. 尿道口溢脓液
   D. 会阴、腰骶部疼痛
   E. 便后或尿后溢出白色分泌物
5. 中医"穿囊漏"是指
   A. 睾丸及附睾急性化脓性感染
   B. 睾丸及附睾结核性感染
   C. 阴囊急性化脓性感染
   D. 阴囊部阵发性坏疽
   E. 睾丸鞘膜积液
6. 中医的肾子相当于
   A. 阴茎
   B. 睾丸
   C. 附睾
   D. 精索
   E. 睾丸及附睾
7. "肾者主水，受五脏六腑之精而藏之，故五脏盛乃能泻。"出自何书
   A.《中藏经》
   B.《素问》
   C.《金匮要略》
   D.《灵枢》
   E.《外科真诠》
8. 睾丸及附睾的急性化脓性感染称为
   A. 子痰
   B. 囊痈
   C. 子痈
   D. 脱囊
   E. 卵子瘟
9. 睾丸及附睾的急性化脓性感染称为
   A. 子痰
   B. 囊痈
   C. 子痈
   D. 脱囊
   E. 卵子瘟
10. 中医的马口相当于
   A. 阴茎
   B. 尿道口
   C. 阴囊
   D. 睾丸及附睾
   E. 精索
11. 精癃患者直肠指诊前列腺的特征下列哪一项不符
   A. 表面光滑而无结节
   B. 边缘清楚
   C. 中等硬度而富有弹性
   D. 中央沟变浅或消失
   E. 压痛明显
12. 肾有两窍是指
   A. 两耳
   B. 前后二阴
   C. 精窍和溺窍
   D. 前阴与耳
   E. 后阴与耳
13. 阴茎海绵体发生纤维性硬结，中医称之为
   A. 子痈
   B. 子痰
   C. 肾岩
   D. 硬下疳
   E. 阴茎痰核
14. 子痰好发于
   A. 婴幼儿
   B. 少年儿童
   C. 中、青年
   D. 老年
   E. 中、老年
15. 下列哪一项外治精浊法是错误的
   A. 保留灌肠
   B. 药物坐浴
   C. 前列腺按摩
   D. 肛门栓剂
   E. 前列腺穿刺引流
16. 预防与调摄精浊的方法，下列哪项是不正确的
   A. 急性精浊禁忌按摩
   B. 禁酒

C. 忌过食肥甘及刺激性食物
D. 避免频繁性冲动
E. 禁止触诊前列腺

17. 淋是指排尿时
A. 滴沥涩痛
B. 排出费力
C. 射程短
D. 尿线变细
E. 尿频

18. 阴茎痰核临床表现，以下哪一项是错误的
A. 痰核生于阴茎腹侧
B. 阴茎皮下有条索状或斑块样硬结
C. 一般不会溃破
D. 勃起时阴茎弯曲，疼痛
E. 影响性生活

19. 下列前阴各部在脏腑上的归属哪一项不正确
A. 玉茎属肝
B. 马口属小肠
C. 阴囊属肝
D. 肾子属肾
E. 精索属心

20. 下列哪一组症状不是精浊的临床特征表现
A. 发病急骤、寒战高热
B. 尿频、尿急、尿痛
C. 尿道口溢脓液
D. 会阴、腰骶部疼痛
E. 便后或尿后溢出白色分泌物

21. 前列腺增生合并尿潴留时，不可应用
A. 中药
B. 西药利尿药
C. 针灸
D. 抗生素
E. 雌激素

22. 诊断慢性前列腺炎时，前列腺镜检白细胞数为
A. 无
B. <10个/HP
C. >10个/HP
D. 0~5个/HP
E. 5~10个/HP

23. 附睾尾部不规则局限性结节，质地坚硬，触痛，结节与阴囊粘连者，为
A. 子痰
B. 子痈
C. 肾岩
D. 附睾良性肿瘤
E. 附睾恶性肿瘤

24. 癃的含义是指
A. 小腹胀满不适
B. 尿线细、射程短
C. 排尿时尿道疼痛
D. 小便点滴难出
E. 终末尿痛

25. 中医子之系（精索）在脏腑归属上属于
A. 肝
B. 小肠
C. 心
D. 肾
E. 膀胱

26. 急性前列腺炎禁忌前列腺按摩的原因是
A. 疼痛剧烈
B. 容易致阳痿
C. 导致不育
D. 导致慢性不愈
E. 以免炎症扩散

27. 精癃相当于西医的何病
A. 精囊炎
B. 前列腺炎
C. 前列腺增生症
D. 精液囊肿
E. 睾丸炎

28. 脾经湿热引起的前阴病，宜选用以下何方
A. 三仁汤
B. 龙胆泻肝汤
C. 八正散
D. 萆薢分清饮
E. 补中益气汤

29. 前列腺炎的主要临床表现是
A. 无痛性血尿
B. 精液中有血
C. 尿中有血，并有腰部剧痛
D. 尿频，进行性排尿困难
E. 尿频急而痛，尿末常有白色分泌物

30. 精癃好发于男性
A. 婴幼儿
B. 儿童
C. 青年
D. 中年
E. 老年

31. 子痰初起内治宜用
A. 透脓散
B. 五味消毒饮
C. 黄连解毒汤
D. 阳和汤
E. 滋阴除湿汤

32. 急性前列腺炎指诊前列腺的特点是
A. 前列腺增大，中央沟消失，无压痛
B. 前列腺肿胀、饱满，并有明显压痛
C. 前列腺大小正常，或稍大或稍小、硬度增加或有结节，可有压痛
D. 前列腺增大，质不均，无弹性及压痛
E. 前列腺缩小，质坚韧、光滑，无压痛

【A_2 型题】

33. 患者，男，40岁。小便频急，茎中热痛。刺痒不适，尿色黄浊，尿末或大便时有白浊滴出，会阴、腰骶、睾丸有明显的胀痛不适，舌红，苔黄、根腻，脉弦滑。诊为慢性前列腺炎，其证候是
A. 肾阳不足
B. 肝肾不足
C. 阴虚火动
D. 湿热壅阻
E. 气滞血瘀

34. 患者，男，26岁，工人。昨晚饮酒，晨起时自觉右侧阴囊胀痛、下坠，牵引少腹隐痛，触按右侧睾丸肿大，阴囊皮色正常，伴发热恶寒，化验白细

胞 14×10^9/L，舌红苔黄腻，脉滑数。临床诊断为
A. 子痰
B. 囊痈
C. 子痈
D. 脱囊
E. 水疝

35. 患者，男，36岁。主诉终末尿痛、尿频，腰骶及会阴部疼痛3个月余，便后或晨起后发现尿道口有白色分泌物，乏力，腰酸。前列腺液检查：白细胞（20～30）个/HP，磷脂小体减少。舌红苔黄腻，脉细数。诊为精浊，证属
A. 气滞血瘀
B. 湿热蕴结
C. 阴虚火旺
D. 肾阳虚损
E. 热毒蕴结

36. 患者，男，68岁。进行性排尿困难3个月余，伴头晕目眩、腰酸膝软、失眠多梦、咽干。舌红苔黄，脉细数。前列腺指诊：前列腺Ⅱ度增大，中央沟变浅，光滑有弹性。诊为精癃，治宜
A. 黄芩清肺饮
B. 八正散
C. 补中益气汤
D. 知柏地黄汤
E. 代抵当汤

37. 患者，男，60岁，牧民。突发阴囊红肿剧痛，肿甚而裂，滋流欲溃，阴囊皮肤紫黑、中心腐烂，伴发热，恶寒，舌红苔黄，脉洪数。WBC 20×10^9/L。诊断
A. 囊痈
B. 脱囊
C. 子痈
D. 子痰
E. 水疝

38. 患者，男，30岁。近日来出现小溲频急，茎中热痛，尿黄而浊，尿终有白浊滴出，伴会阴、睾丸部明显胀痛不适。肛诊：前列腺饱满，压痛（++），质不硬。舌红苔黄腻，脉滑数。诊断为前列腺炎，治宜
A. 清热利湿
B. 补肾滋阴
C. 温肾固精
D. 活血化瘀
E. 以上均不是

39. 患者，男，57岁。前阴病，临床表现为睾丸硬结，少腹或会阴胀痛，排尿困难或闭塞不通。属于
A. 湿热下注
B. 气滞血瘀
C. 浊痰凝结
D. 肾阴不足
E. 肾阳虚，痰火凝结

【B_1 型题】

（1～3题共用备选答案）
A. 尿道口常有精液溢出
B. 排尿困难、尿潴留
C. 阴囊肿大偏坠，但无红热，透光试验（+）
D. 阴茎背侧触及硬结或索状斑块
E. 射精时精液呈淡红色或棕色

1. 精癃的临床特征
2. 阴茎痰核的临床特征
3. 精浊的临床特征

（4～7题共用备选答案）
A. 阴茎
B. 尿道
C. 睾丸
D. 精索
E. 阴囊

4. 中医的马口指
5. 中医的宗筋指
6. 中医的子系指
7. 中医的肾子指

参考答案

【A_1 型题】

1. E 2. D 3. C 4. C 5. B 6. E 7. B 8. C 9. C 10. B
11. E 12. C 13. E 14. C 15. E 16. E 17. A 18. A 19. E 20. C
21. B 22. C 23. A 24. D 25. A 26. E 27. C 28. D 29. E 30. E
31. D 32. B

【A_2 型题】

33. D 34. C 35. B 36. D 37. B 38. A 39. B

【B_1 型题】

1. B 2. D 3. A 4. B 5. A 6. D 7. C

第十一单元　周围血管疾病

【A_1 型题】

1. 以下除哪项外均为游走性青蛇毒的临床特点
   A. 多发于下肢
   B. 肢体浅静脉出现硬索条或结节，伴疼痛
   C. 游走性，反复发作
   D. 发作后可遗留皮肤色素沉着或纤维硬结
   E. 下肢发凉、疼痛为主要临床表现
2. 下列不属于股肿四大症状的是
   A. 肢体肿胀
   B. 疼痛
   C. 局部皮温升高
   D. 形如蚯蚓
   E. 浅静脉怒张
3. 关于脱疽寒湿阻络证的症状错误的是
   A. 间歇性跛行
   B. 肢体寒冷
   C. 苍白
   D. 静息痛
   E. 趺阳脉搏动减弱
4. 青蛇毒血瘀湿阻证，首选方药为
   A. 二妙散
   B. 补阳还五汤
   C. 复元活血汤
   D. 活血通脉汤
   E. 当归四逆汤
5. 以下哪一项不是周围血管疾病的常见症状和体征
   A. 疼痛
   B. 肿胀
   C. 发热
   D. 溃疡
   E. 坏疽
6. 臁疮疮面有较多腐肉，外用药宜选
   A. 红油膏
   B. 八二丹
   C. 九一丹
   D. 白玉膏
   E. 生肌玉红膏
7. 臁疮可由下列哪些原因引起
   A. 长期站立负重
   B. 虫咬
   C. 局部皮肤破损
   D. 湿疹及过敏性皮炎
   E. 外伤
8. 治疗脱疽的基本原则是
   A. 活血化瘀
   B. 疏风清热
   C. 清热凉血
   D. 疏肝行气
   E. 益气活血
9. 筋瘤寒湿凝筋证，首选治法为
   A. 补中益气
   B. 暖肝散寒
   C. 活血化瘀
   D. 清热利湿
   E. 解毒通络
10. 脱疽的主要病因病机是
    A. 脾气不健，肝肾不足，寒湿侵袭，凝滞脉络
    B. 温热蕴结，寒湿外侵，气血瘀滞，脉络滞塞
    C. 湿热下注，气血壅滞，经络阻隔，脉络瘀滞
    D. 肝肾不足，气血两亏，络脉闭阻，筋骨失养
    E. 情志郁结，气滞血瘀，脉络闭阻，筋脉失养
11. 下列哪一项与臁疮关系最密切
    A. 好发于易受压迫及摩擦的部位
    B. 气血亏虚，或因局部受压，肌肤失养
    C. 多由湿热下注，瘀血凝滞经络所致
    D. 好发于儿童与少年
    E. 痰浊凝聚，风寒侵袭是病因
12. 下列哪项不是脱疽早期的表现
    A. 患肢发凉
    B. 患肢麻木
    C. 患肢足背动脉搏动减弱
    D. 间歇性跛行
    E. 静息痛
13. 股肿后期的治法为
    A. 和营活血，清热利湿
    B. 清热利湿，活血通络
    C. 益气健脾，祛湿通络
    D. 凉血清热，活血通络
    E. 化痰软坚，利水消肿
14. 臁疮的好发部位是
    A. 前臂下 1/3
    B. 足部
    C. 臀部
    D. 小腿下 1/3
    E. 膝内侧
15. 以下哪种疾病易引起肺梗塞
    A. 臁疮
    B. 脱疽
    C. 股肿
    D. 浅静脉炎
    E. 压疮
16. 股肿早期的治法为
    A. 活血化瘀，清热利湿
    B. 清热利湿，理气活血
    C. 温阳利水，活血化瘀
    D. 凉血清热，活血通络
    E. 化痰软坚，利水消肿
17. 臁疮的病因病机是
    A. 久病气血亏虚，不能营养肌肤
    B. 气血失和，经脉阻滞，气血凝结
    C. 湿热下注，瘀血凝滞经络
    D. 气血失和，风寒痰浊凝聚
    E. 寒湿凝聚经络，闭塞不通，气血运行不畅
18. 血栓性深静脉炎后期治疗宜用
    A. 和营活血，清热利湿
    B. 清热利湿，活血通络
    C. 温阳利水，活血化瘀
    D. 凉血清热，活血通络

E. 化痰软坚，利水消肿

19. 可作为股肿发病原因的是
A. 吸烟
B. 寒冷
C. 长期站立
D. 创伤或产后
E. 静脉注射药液

20. 四妙勇安汤治疗脱疽适用于
A. 寒湿阻络证
B. 血脉瘀阻证
C. 气血两虚型
D. 热毒伤阴证
E. 湿热毒盛证

21. 筋瘤的病因病机是
A. 寒湿凝滞，痰浊瘀阻
B. 长期站立，劳倦伤气
C. 长期卧床，气血运行不畅
D. 肾阳不足，寒湿之邪外侵
E. 跌仆损伤，气血凝滞

22. 脱疽初起，患者足背动脉、胫后动脉的脉象多表现为
A. 弦数
B. 洪大
C. 结代
D. 微弱
E. 绝

23. 脱疽的好发部位是
A. 双侧小腿
B. 四肢末端，以下肢多见
C. 双上肢
D. 足踝部
E. 双手

24. 股肿多发生于
A. 上肢静脉
B. 下肢静脉
C. 胸壁静脉
D. 颈静脉
E. 面部静脉

25. 股肿最危险的并发症为
A. 局部疼痛
B. 发热
C. 肺栓塞
D. 水肿
E. 患肢增粗

26. 臁疮创面流水潮红，周围皮肤红肿痒痛，治疗宜用
A. 萆薢化毒汤
B. 二妙丸和五神汤
C. 黄连解毒汤
D. 五神汤
E. 三妙散

27. 在脱疽的诊断中下列哪一条是错误的
A. 20~40 岁男性多发
B. 足趾遇冷刺激后发冷苍白变紫
C. 患侧下肢肢端疼痛，伴迁移性静脉炎或间歇性跛行
D. 患侧足背动脉搏动减弱或消失
E. 足趾持续发冷，皮肤苍白或青紫，或有干性坏疽

【A_2 型题】

28. 患者，男，32 岁。右下肢麻木、发凉、怕冷 2 年，每行走约 1km 需停下休息。体格检查；右下肢皮温较对侧低，色泽苍白，右足背动脉搏动减弱。诊断考虑为
A. 血栓闭塞性脉管炎
B. 大动脉炎
C. 右下肢动脉硬化性闭塞症
D. 右下肢深静脉血栓形成
E. 右下肢血栓性浅静脉炎

29. 患者，男，35 岁。吸烟 15 年，出现右下肢麻木、发凉、间歇性跛行 8 年。患者初次就诊时，下列哪项措施最重要
A. 使用抗生素
B. 使用激素
C. 使用免疫抑制剂
D. 嘱患者保暖
E. 嘱患者戒烟

【B_1 型题】

（1~2 题共用备选答案）
A. 肢体水肿
B. 肤温升高
C. 臁疮
D. 肤温降低
E. 肤色紫暗

1. 股肿的主要表现是
2. 脱疽早期的主要表现是

（3~4 题共用备选答案）
A. 四肢末梢
B. 小腿下部
C. 骶尾部
D. 髋部
E. 脊背部

3. 脱疽好发于
4. 臁疮好发于

（5~6 题共用备选答案）
A. 寒湿阻络证
B. 血脉瘀阻证
C. 湿热毒盛证
D. 气阴两虚证
E. 热毒伤阴证

5. 脱疽患者表现为患肢暗红、紫红或青紫，足背汗毛脱落，皮肤、肌肉萎缩，趾甲变厚，足背动脉搏动消失。患肢疼痛，以夜间为甚，证属
6. 脱疽患者表现为面容憔悴、萎黄，消瘦，五心烦热，渴不欲饮，患肢肌肉萎缩，皮肤干燥脱屑，趾甲干燥肥厚，创面生长缓慢，肉芽淡而不鲜。证属

（7~8 题共用备选答案）
A. 弦细而迟
B. 细数
C. 迟弱欲绝
D. 结代
E. 细而迟

7. 脱疽因寒湿而引发者，其初起的脉象多数是
8. 脱疽初期，患者的足背动脉的脉象多数是

（9~10 题共用备选答案）
A. 寒湿之邪
B. 肾阴不足
C. 气滞血瘀
D. 痰凝阻络
E. 血虚瘀阻

9. 脱疽发病的主要病因是
10. 股肿发病的主要病因是

（11~12 题共用备选答案）
A. 患肢疼痛持续不止，足背

动脉搏动消失
B. 患肢麻木、发凉，色苍白，足背动脉搏动减弱
C. 患趾紫黑溃烂，舌质红，苔黄腻，脉数
D. 患趾紫暗，遇冷变色，变为苍白、紫暗、潮红等颜色
E. 患趾溃烂，色苍白，创面久不愈合，舌淡胖，脉细无力
11. 脱疽血脉瘀阻证的主要表现为
12. 脱疽湿热毒盛证的主要表现为

（13~14 题共用备选答案）
A. 四妙勇安汤
B. 阳和汤
C. 桃红四物汤
D. 桂附八味丸
E. 六味地黄丸
13. 脱疽血脉瘀阻证用
14. 脱疽湿热毒盛证用

（15~16 题共用备选答案）
A. 间歇性跛行
B. 静息痛
C. 肢体营养障碍
D. 下肢水肿
E. 红肿条索
15. 血栓性深静脉炎的主要症状是
16. 血栓性浅静脉炎的主要症状是

（17~18 题共用备选答案）
A. 抬高患肢
B. 防寒保暖
C. 局部热敷
D. 弹力绷带缠缚
E. 忌食辛辣发物
17. 血栓闭塞性脉管炎护理宜
18. 血栓性深静脉炎护理宜

参考答案

【A_1 型题】

1. E　2. D　3. D　4. D　5. C　6. B　7. A　8. A　9. B　10. A
11. C　12. E　13. C　14. D　15. C　16. A　17. C　18. C　19. D　20. E
21. B　22. D　23. B　24. B　25. C　26. B　27. B

【A_2 型题】

28. A　29. E

【B_1 型题】

1. A　2. D　3. A　4. B　5. B　6. D　7. E　8. A　9. A　10. C
11. A　12. C　13. C　14. A　15. D　16. E　17. B　18. A

第十二单元　其他外科疾病

【A_1 型题】

1. 深Ⅱ度烧伤的临床表现是
A. 局部红肿，有疼痛和烧灼感，皮肤温度增高
B. 水疱较饱满，有剧痛和感觉过敏，皮温增高
C. 水疱饱满，感觉迟钝，皮温低
D. 水疱较小或偏扁薄，感觉较迟钝，皮温稍低
E. 创面无水疱，感觉消失，皮温低
2. 毒蛇咬伤后，对创口扩创排毒，下列各项中错误的是
A. 伤口做“+”字切开
B. 伤口做纵向切开
C. 若伤口出血，应及时切开
D. 切开前，宜消毒麻醉
E. 切开后，宜反复用水清洗
3. 破伤风后肌肉强直性痉挛最早出现于
A. 四肢
B. 躯干
C. 头面
D. 手足
E. 颈项
4. 五指并拢时手掌的面积占全身体表面积的
A. 1%
B. 5%
C. 10%
D. 0.5%
E. 0.1%
5. 烧伤休克的主要原因是
A. 大量红细胞丧失
B. 大量水分蒸发
C. 疼痛
D. 大量液体从血管中渗出
E. 创面感染
6. 一侧上肢烧伤时面积为
A. 9%
B. 4.5%
C. 18%
D. 3%
E. 12%
7. 蛇咬伤后早期结扎的松紧度应为
A. 能阻断动脉，但不阻断静脉和淋巴
B. 能阻断静脉，但不阻断动

脉和淋巴
C. 能阻断淋巴，但不阻断动脉和静脉
D. 能阻断淋巴和静脉，但不阻断动脉
E. 能阻断动脉和淋巴，但不阻断静脉

8. 毒蛇咬伤早期结扎的最佳部位是
A. 伤口肿胀处
B. 伤口近心端 5cm
C. 伤口近心端 2cm
D. 伤口近心端，超出肿胀范围 5～10cm
E. 根据部位情况酌情处理

9. 毒蛇咬伤后结扎的最佳时机是
A. 2 小时
B. 1 小时
C. 15 分钟
D. 10 分钟
E. 立即结扎

10. 扎伤后，预防破伤风的最佳措施是
A. 清创
B. 结扎
C. 注射破伤风抗毒素
D. 注射破伤风类毒素
E. 清创，注射破伤风抗毒素

11. 烧伤深度的计算分为
A. Ⅰ度、Ⅱ度、Ⅲ度
B. Ⅰ度、Ⅱ度（浅Ⅱ度、深Ⅱ度）、Ⅲ度
C. Ⅰ度（浅Ⅰ度、深Ⅰ度）、Ⅱ度、Ⅲ度
D. Ⅰ度、Ⅱ度、Ⅲ度（浅Ⅲ度、深Ⅲ度）
E. 浅、中、深

12. 以下对Ⅱ度冻疮描述正确的是
A. 又称为红斑性冻疮
B. 损伤达真皮层
C. 愈合后遗留瘢痕
D. 对冷、热、针刺感觉敏感
E. 创面呈黑褐色

13. 最典型的神经毒类毒蛇有
A. 眼镜蛇
B. 眼镜王蛇
C. 蝮蛇
D. 烙铁头蛇
E. 银环蛇

14. 深Ⅱ度烧伤的愈合时间，在无感染的情况下，一般为
A. 5 天
B. 2 周
C. 3～4 周
D. 2 个月
E. 植皮后才能愈合

15. 以下对于冻疮的治疗，不正确的方法为
A. 给予姜汤、茶水、酒精等饮料，以促进血液循环，扩张周围血管
B. 迅速使患者脱离寒冷环境
C. 对冻僵患者用 38～42℃恒温热水浸泡伤肢或全身，局部 20 分钟，全身 30 分钟内
D. 早期复温时，不可用雪搓、用火烤
E. 必要时应施行人工呼吸和抗休克等对症治疗

16. 烧伤面积的计算按照中国九分法，双下肢（含臀部）面积占
A. 9%
B. 18%
C. 27%
D. 46%
E. 52%

17. 毒蛇咬伤的神经毒表现为中医的
A. 风毒症状
B. 火毒症状
C. 风火毒症状
D. 热毒症状
E. 湿毒

18. 下列哪项不适用烧伤暴露疗法
A. 会阴部烧伤
B. 大面积烧伤
C. 已经化脓感染的创面
D. 炎热季节
E. 创面植皮后

19. 预防冻疮，哪项是错误的
A. 普及预防冻疮的知识
B. 加强耐寒的锻炼
C. 保护耳、鼻等暴露部位
D. 衣着鞋袜应厚并扎紧以便保暖
E. 受冻后不宜烤火

20. 破伤风最早出现的症状是
A. 苦笑面容
B. 颈项强直
C. 张口困难
D. 角弓反张
E. 手足抽搐

21. 破伤风的潜伏期最短为
A. 1 周
B. 4 天
C. 14 天
D. 24 小时
E. 2 个月

22. 头面、颈、臀、会阴等部位烧伤，创面处理应采用
A. 包扎疗法
B. 暴露疗法
C. 半暴露疗法
D. 浸泡疗法
E. 湿敷疗法

23. 深Ⅱ度烧伤的局部损害深达
A. 表皮角化层
B. 真皮浅层，部分生发层健在
C. 真皮深层，有皮肤附件残留
D. 皮肤全层
E. 皮下组织层

24. 诊断肠痈，最具有诊断价值的体征是
A. 脐周压痛
B. 右下腹反跳痛
C. 肌紧张
D. 右下腹固定压痛
E. 板状腹

【A_2 型题】

25. 患者，男，19 岁。转移性右下腹痛，呈持续性、进行性加剧，右下腹拒按，恶心纳差，轻度发热，苔白腻，脉弦

滑。宜用方药

A. 复方大柴胡汤

B. 大黄牡丹汤

C. 透脓散

D. 黄连解毒汤

E. 青蒿鳖甲汤

26. 患儿，男，2岁。双上肢及右下肢Ⅲ度烧伤20%体表面积，伤后第8天体温不升，呼吸40次/分，淡漠不语，右下肢创面颜色转暗，创缘下陷，痂下少量积脓。应首选

A. 包扎疗法

B. 暴露疗法

C. 半暴露疗法

D. 湿敷疗法

E. 手术疗法

【B_1型题】

（1~2题共用备选答案）

A. 清凉油

B. 金黄膏

C. 红油膏

D. 白玉膏掺生肌散

E. 黑布膏

1. 小面积烧伤初期可用

2. 小面积烧伤后期腐脱新生时可用

（3~4题共用备选答案）

A. 八珍汤

B. 参附汤合生脉散

C. 安宫牛黄丸

D. 犀角地黄汤

E. 益胃汤

3. 烧伤阴伤阳脱证用

4. 烧伤火毒内陷，热毒传心者用

（5~6题共用备选答案）

A. 行气祛瘀，通腹泻热

B. 疏导化滞，理气行瘀

C. 通腹泻热，解毒透脓

D. 通腹排脓，养阴清热

E. 温阳健脾，化毒排脓

5. 肠痈，症见剧烈腹痛，右下腹压痛明显，有反跳痛，肌紧张，伴壮热不退，恶心呕吐，纳呆，舌苔黄腻。治宜

6. 肠痈，症见腹痛，右下腹压痛拒按，无肌紧张，不发热，小便清长，舌苔白腻。治宜

参考答案

【A_1型题】

1. D　2. C　3. C　4. A　5. D　6. A　7. D　8. D　9. E　10. E
11. B　12. B　13. E　14. C　15. A　16. D　17. A　18. E　19. D　20. C
21. D　22. B　23. C　24. D

【A_2型题】

25. B　26. E

【B_1型题】

1. A　2. D　3. B　4. C　5. C　6. B

第八章　中医妇科学

第一单元　绪　　论

【A_1型题】

1. 《达生篇》提出临产六字真言是

A. 休息、忍痛、临盆

B. 睡、忍痛、慢临盆

C. 忍、休息、慢临盆

D. 睡觉、忍耐、临盆

E. 睡、勿慌、慢临盆

2. 朱丹溪提出安胎之妙药是

A. 黄连、白术

B. 黄芩、党参

C. 菟丝子、桑寄生

D. 黄芩、白术

E. 菟丝子、黄芩

3. 立论着眼于肝、脾、肾三脏，治疗侧重于培补气血、调理脾胃的妇科医书为

A. 《妇人大全良方》

B. 《景岳全书·妇人规》

C. 《女科要旨》

D. 《傅青主女科》

E. 《叶氏女科证治》

4. 《景岳全书·妇人规》中治疗妇科疾病侧重于

A. 滋水养火

B. 调理气血，补益脾肾

C. 养血健脾，清热舒气

D. 培补气血，调理脾胃

E. 滋补精血调经

【B_1 型题】

（1~2 题共用备选答案）

A.《内经》

B.《胎产书》

C.《十产论》

D.《金匮要略》

E.《妇人大全良方》

1. 现存最早的产科专书是
2. 开创妇科外治法先河的是

参考答案

【A_1 型题】

1. B 2. D 3. D 4. E

【B_1 型题】

1. B 2. D

第二单元 女性生殖器官

【A_1 型题】

1. 成年子宫体与宫颈的比例是
   A. 2∶1
   B. 1∶2
   C. 1∶1
   D. 3∶1
   E. 3∶2
2. 成年女子的卵巢大小约
   A. 4cm×3cm×3cm
   B. 4cm×2cm×1cm
   C. 4cm×3cm×1cm
   D. 4cm×3cm×2cm
   E. 3cm×2cm×1cm
3. “合阴阳之入口”指的是
   A. 阴户
   B. 阴道
   C. 子门
   D. 子宫
   E. 卵巢
4. 《内经》称之为“奇恒之腑”的是
   A. 阴户
   B. 阴道
   C. 子门
   D. 女子胞
   E. 以上均不正确
5. 子宫的功能不包括
   A. 主行月经
   B. 防御外邪
   C. 分泌带液
   D. 种子育胎
   E. 发动分娩

【B_1 型题】

（1~3 题备选答案）

A. 排出月经、分泌带下的通道

B. 孕育、分娩胎儿

C. 娩出胎儿、胎盘之产门

D. 产生月经

E. 排出月经、娩出胎儿的关口

1. 子门的功能为
2. 阴道的功能为
3. 阴户的功能为

参考答案

【A_1 型题】

1. A 2. C 3. A 4. D 5. B

【B_1 型题】

1. E 2. A 3. C

第三单元 女性生殖生理

【A_1 型题】

1. 下列与带下产生的机理无关的是
   A. 脏腑
   B. 经络
   C. 津液
   D. 胞宫
   E. 天癸
2. 下列说法哪项是错误的
   A. 月经初潮约 14 岁
   B. 月经周期约 28 天

C. 带经期为 3~7 天
D. 经血总量为 50~80ml
E. 经血无臭味，夹少量血块

3. 胎儿期的时间为
A. 280 天
B. 300 天
C. 310 天
D. 320 天
E. 360 天

4. 妇女的主要生理功能是
A. 经、带、胎、产
B. 经、孕、产、乳
C. 经、孕、胎、产
D. 经、孕、胎、乳
E. 经、带、产、乳

5. 预产期的计算是从
A. 末次月经结束那天算起
B. 受孕前月排卵期算起
C. 末次性生活算起
D. 末次月经第 14 天算起
E. 末次月经来潮第 1 天算起

6. 下列哪项不属于生理
A. 分娩时的出血约 400ml
B. 月经周期在 21~35 天
C. 带经期为 3~7 天
D. 产后 12 小时可开始哺乳
E. 月经初潮年龄不超过 18 岁

7. 受孕初期仍按月有少量月经而无损于胎儿的称
A. 季经
B. 居经
C. 漏胎
D. 垢胎
E. 避年

8. 胞宫通过胞脉、胞络直接与哪项脏腑相联系
A. 肝、肾
B. 心、脾
C. 心、肺
D. 脾、肾
E. 心、肾

9. “子处”又称
A. 血海
B. 血室
C. 胞络
D. 胞脉
E. 天癸

10. 关于新产后和哺乳期的生理特点哪项是错误的
A. 有恶露的排出，1 个月左右干净
B. 可见恶寒、怕风、微热自汗等
C. 下腹轻微阵痛
D. 12 小时可开始哺乳
E. 生理性闭经

11. 妊娠八九个月时，或腹中痛，痛定仍然如常者，称为
A. 试胎
B. 弄胎
C. 垢胎
D. 盛胎
E. 滑胎

12. 关于“天癸”的说法哪项是错误的
A. 天癸就是月经
B. 先有天癸后有月经
C. 肾气盛才能天癸至
D. 天癸男女都有
E. 天癸是一种阴精

13. 关于妊娠下列哪项是错误的
A. 月经停止来潮
B. 常有恶心、呕吐等早孕反应
C. 脉象滑疾流利
D. 孕 4~5 月后，可挤出少量乳汁
E. 以上都不是

参考答案

【A_1 型题】

1. E　2. E　3. A　4. B　5. E　6. A　7. D　8. E　9. B　10. A
11. A　12. A　13. E

第四单元　妇科疾病的病因病机

【A_1 型题】

1. 妇科疾病最重要的发病机制是下列哪项的损伤
A. 肾气
B. 脾、胃
C. 胞宫
D. 冲、任二脉
E. 肝、肾

2. 下列妇科病证中，哪项与肾气虚有关
A. 经行吐衄
B. 月经过多
C. 闭经
D. 经行头痛
E. 经期延长

3. 肝经郁火所致妇科病常见于
A. 经期延长
B. 经行吐衄
C. 经行头痛
D. 产后乳汁自出
E. 以上都可见

4. 下列哪项不属于妇产科疾病的主要病机
A. 气血失调
B. 直接损伤胞宫
C. 脏腑功能失常

D. 损伤了冲任（督带）
E. 邪气阻滞

5. 下列各项，易导致妇产科疾病发生的是
A. 风、寒、湿
B. 风、湿、热
C. 寒、热、湿
D. 寒、暑、热
E. 暑、湿、燥

6. 血瘀所致妇科病下列哪项是错误的
A. 腹痛拒按
B. 面青色白
C. 经血有块
D. 舌有瘀点
E. 脉象沉涩

7. 妇科病理上的特点是
A. 脏腑功能失常
B. 气血失调
C. 冲任二脉损伤
D. 胞宫、胞脉病变
E. 以上都是

8. 下列哪项不是直接导致冲任损伤的因素
A. 邪毒感染
B. 郁怒悲伤
C. 房劳多产
D. 跌仆闪挫
E. 以上均不是

9. 生活因素是致病的条件，下列哪项不是妇科疾病主要致病因素
A. 劳逸过度
B. 工作环境
C. 饮食失节
D. 房劳多产
E. 跌仆损伤

10. 下列妇科病证中，哪些与寒邪无关
A. 痛经
B. 月经先期
C. 月经后期
D. 不孕症
E. 带下病

参考答案

【A_1 型题】

1. D　2. C　3. E　4. E　5. C　6. B　7. C　8. B　9. B　10. B

第五单元　妇科疾病的诊断与辨证

【A_1 型题】

1. 哪项是正常妊娠脉象
A. 滑利而尺脉按之不绝
B. 手少阴脉动甚
C. 阴搏阳别
D. 滑疾流利
E. 以上都是

2. 关于早期妊娠诊断的依据以下哪项是错误的
A. 配偶生殖功能正常
B. 有停经史
C. 有早孕反应
D. 胞宫增大
E. 乳头乳晕着色

3. 妊娠期腹部扪诊下列哪项是错误的
A. 妊娠 3 个月以内可通过内诊检查
B. 妊娠 4 个月后才可在小腹部扪及子宫
C. 妊娠 5~6 个月时宫底平脐
D. 妊娠足 7 个月时宫底在脐上 3 横指
E. 9 个月至足月时宫底在剑突下 2 横指

4. 产后数日内产妇可见恶寒、怕风、微热自汗属于
A. 阴虚阳亢
B. 亡血伤津
C. 多虚多瘀
D. 阴虚阳浮
E. 外感风寒

5. 脾病在妇产科临床上主要表现为
A. 虚证或虚中夹实证
B. 虚证或热证
C. 虚证或寒证
D. 实证或虚实夹杂证
E. 寒证或寒热错杂证

【B_1 型题】

（1~2 题共用备选答案）
A. 量、色、质、味
B. 期、量、色、味
C. 期、量、色、质
D. 期、色、味、质
E. 期、量、味、质

1. 问诊应注意问月经的
2. 问诊应注意问带下的

参考答案

【A_1 型题】

1. E　2. A　3. B　4. D　5. A

【B_1 型题】

1. C　2. A

第六单元　妇科疾病的治疗

【A_1 型题】

1. 下列哪项不属于妇科外治法
   A. 外阴熏洗
   B. 阴道纳药
   C. 肛门导入
   D. 体育气功
   E. 推拿针灸
2. 妇科外治法常用于哪种疾病
   A. 带下病
   B. 阴痒
   C. 阴挺
   D. 阴疮
   E. 以上都常用
3. 利湿祛痰法不常用于哪项疾病
   A. 带下病
   B. 月经过少
   C. 闭经
   D. 不孕症
   E. 胎动不安
4. 温经散寒法不常用于哪项疾病
   A. 月经后期
   B. 痛经
   C. 月经先期
   D. 闭经
   E. 不孕症
5. 健脾和胃法最常用于哪项疾病
   A. 阻病
   B. 经间期出血
   C. 逆经
   D. 月经先后无定期
   E. 癥瘕
6. 下列哪项不是妇科常用治法
   A. 活血化瘀
   B. 补益气血
   C. 解毒杀虫
   D. 峻下逐水
   E. 理气行滞
7. 下列属于和血药物的是
   A. 川芎
   B. 三七
   C. 红花
   D. 桃仁
   E. 水蛭
8. 下列可用于高热证的治疗药物是
   A. 柴胡注射液
   B. 青蒿素注射液
   C. 鱼腥草注射液
   D. 板蓝根注射液
   E. 以上均可
9. 一般而言，经病血崩者，治宜
   A. 固冲止血
   B. 温经止血
   C. 行气止血
   D. 祛瘀止血
   E. 凉血止血

参考答案

【A_1 型题】

1. D　2. E　3. E　4. C　5. A　6. D　7. B　8. E　9. A

第七单元　月　经　病

【A_1 型题】

1. 调经的具体原则中没有
   A. 养心
   B. 补肾
   C. 扶脾
   D. 疏肝
   E. 调理气血
2. 气血虚弱型闭经的临床表现下列哪项是错误的
   A. 月经2个月未潮
   B. 头晕面白
   C. 心悸气短
   D. 倦怠无力
   E. 舌淡脉弱
3. 治疗经间期出血肾阴虚证，应首选
   A. 清肝止淋汤
   B. 左归丸
   C. 两地汤合二至丸
   D. 逐瘀止血汤
   E. 调肝汤
4. 治疗崩漏实热证，应首选
   A. 保阴煎
   B. 固本止崩汤
   C. 清热固经汤
   D. 清热调血汤
   E. 左归丸
5. 下列哪一项属于肝肾虚损痛经
   A. 经行小腹隐痛空坠
   B. 经行小腹隐痛腰酸
   C. 经行小腹胀痛拒按
   D. 经行小腹绞痛喜暖
   E. 经行小腹疼痛灼热
6. 痛经的辨证主要根据
   A. 疼痛发生的时间

B. 疼痛的性质
C. 疼痛的部位
D. 疼痛的程度
E. 以上都是

7. 崩漏的主要病机是
A. 热伤冲任，迫血妄行
B. 瘀血内阻，新血不守
C. 脾虚气弱，统摄无权
D. 冲任损伤，不能制约经血
E. 肾气亏虚，封藏失职

8. 痛经的治疗原则，以哪项为主
A. 调理冲任气血
B. 理气化瘀止痛
C. 温经暖宫止痛
D. 益气补血止痛
E. 益肾养肝止痛

9. “经行吐衄”的发病机制主要是
A. 血热冲气上逆
B. 脾虚不能统血
C. 肝郁化热，迫血妄行
D. 肺肾阴虚，虚火伤络
E. 瘀血阻络，新血不归

10. 下列哪项不是气虚型月经过多的主证
A. 经来量多，色淡质稀
B. 面色㿠白，气短懒言
C. 小腹空坠
D. 肢软无力
E. 脉细涩

11. 血热导致月经病哪项是错误的
A. 月经先期
B. 月经先后无定期
C. 月经过多
D. 经间期出血
E. 闭经

12. 月经病的治疗应注意
A. 重在调经
B. 调经当分先病后病
C. 急则治标缓则治本
D. 照顾平时与经期不同时间特点
E. 以上都是

13. “治崩三法”是指
A. 止血、固脱、调经
B. 调经、固本、善后
C. 补肾、扶脾、调肝
D. 塞流、澄源、复旧
E. 以上都是

14. 经断复来脾虚肝郁证方选
A. 归脾汤
B. 逍遥散
C. 小柴胡汤
D. 安老汤
E. 内补丸

15. 经血非时暴下不止或淋沥不尽，最恰当的称谓是
A. 经崩
B. 经漏
C. 崩漏
D. 漏下
E. 崩中

16. 肝肾阴虚闭经的主要证候中哪项是错误的
A. 月经量少色红渐至闭经
B. 口干咽燥，五心烦热
C. 潮热汗出，两颧潮红
D. 舌红少苔，脉象细数
E. 以上都不是

17. 绝经前后诸证不常见的证型是
A. 肾阳亏虚
B. 肝郁气滞
C. 心肾不交
D. 肾阴不足
E. 阴阳俱虚

18. 月经病的治疗原则主要是
A. 分先病后病
B. 重在调经
C. 调理气血
D. 调理冲任
E. 补肾养肝

19. 寒湿凝滞型痛经首选
A. 金匮温经汤
B. 血府逐瘀汤
C. 膈下逐瘀汤
D. 少腹逐瘀汤
E. 胶艾四物汤

20. 闭经虚证的发病机制是
A. 多产房劳或久病伤肾
B. 血海空虚，无血可下
C. 脾胃虚弱，化源不足
D. 思虑过度，损伤心脾
E. 素体阴虚或久病伤血

21. 生理性闭经不包括
A. 产后未哺乳，半年经未行
B. 妊娠 3 个月，经未行
C. 月经初潮后，3 个月未行经
D. 年逾七七，停经 1 年
E. 16 周岁，月经未初潮

22. 下列除哪项外，均属肾虚月经先后无定期的主要证候
A. 经行或先或后
B. 月经量少色淡
C. 小腹冷痛拒按
D. 舌质淡脉沉弱
E. 头晕腰酸如折

23. 下列除哪项以外，其余均是痛经常见证型
A. 气滞血瘀
B. 寒凝胞中
C. 气血虚弱
D. 肝肾不足
E. 痰饮阻滞

24. 阴虚血热经期延长的治法是
A. 清热凉血止血
B. 养阴清热止血
C. 疏肝清热凉血
D. 养阴固涩止血
E. 清热化瘀止血

25. 经行发热血气虚弱证方选
A. 当归饮子
B. 补中益气汤
C. 养心汤
D. 归脾汤
E. 圣愈汤

26. 痛经的主要病机是
A. 寒凝血瘀
B. 气血运行不畅
C. 湿热阻滞
D. 阳虚内寒
E. 血海空虚

【A_2 型题】

27. 患者，女，22 岁，未婚。经期延后，量少、色暗，有血块，腹痛喜热，畏寒，舌暗苔白，脉沉紧。其治法是
A. 暖宫止痛调经

B. 理气止痛调经
C. 活血行气调经
D. 扶阳祛寒调经
E. 温经散寒调经

28. 患儿，女，13岁。今年6月月经初潮，量偏多，现停经4个月未行经，带下偏多，质稀透明，余无明显不适。诊断为
A. 月经后期
B. 继发性闭经
C. 月经过多
D. 带下病
E. 以上都不是

29. 月经每20天一行，量多色淡，小腹空坠隐痛，纳少便溏。诊断为
A. 月经先期
B. 月经过多
C. 经行腹痛
D. 经行泄泻
E. 以上都不是

30. 经前或经期吐血、衄血，量较多，色鲜红，心烦易怒，头晕耳鸣，口苦咽干，舌红苔黄，脉弦数。方选
A. 顺经汤
B. 丹栀逍遥散
C. 清热固经汤
D. 清肝引经汤
E. 龙胆泻肝汤

31. 患者，女，30岁。每逢经行大便溏泄，脘腹胀满，神疲肢软，面浮肢肿，经行量多，色淡质稀，舌淡红，苔白，脉濡缓。治法是
A. 健脾益气，化湿调经
B. 健脾益气，固涩止泻
C. 健脾益气，利湿消肿
D. 健脾益气，固冲止血
E. 健脾益气，暖土固肠

32. 月经持续8~9天未净，量少色红质稠，咽干口燥，舌红少津，苔少脉细数。方选
A. 清经散
B. 清热固经汤
C. 清热调血汤
D. 六味地黄丸
E. 两地汤

33. 患者，女，33岁。正值经行第1天，小腹冷痛，拒按难忍，经行不畅，经色紫黑有块，畏冷身痛，苔白腻，脉沉紧。为在方药中加强止痛之力，应选择下列哪组药物
A. 香附、延胡索
B. 赤芍、川楝子
C. 蒲黄、五灵脂
D. 木香、三七粉
E. 艾叶、台乌药

34. 月经数月不行，四肢不温，小腹冷痛，舌暗苔白，脉沉紧。方选
A. 艾附暖宫丸
B. 少腹逐瘀汤
C. 温经汤
D. 归肾丸
E. 黄芪建中汤

35. 患者，女，34岁。经来淋沥12天未净，量少色暗，小腹疼痛，舌暗脉沉涩。治法是
A. 活血行气止痛
B. 活血祛瘀止血
C. 活血固冲止血
D. 活血祛瘀通经
E. 温经活血祛瘀

36. 月经先后无定期，经量或多或少，腰酸耳鸣，经前乳房胀痛，苔薄白，脉细弦。方选
A. 固阴煎
B. 定经汤
C. 逍遥散
D. 安冲汤
E. 调肝汤

37. 经血非时突然而下，量多势急，色鲜红质稠，便干溲黄，心烦潮热，苔薄黄，脉细数。证属
A. 虚热证崩漏
B. 实热证崩漏
C. 肾阴虚证崩漏
D. 肝郁化火证崩漏
E. 湿热证崩漏

38. 患者，女，24岁，已婚。闭经7个月，形体肥胖，胸胁满闷，呕恶痰多，面浮肿，舌淡苔白腻，脉沉滑。其证候是
A. 肝肾不足
B. 气血虚弱
C. 痰湿阻滞
D. 肝血不足
E. 肺肾阴虚

39. 经前小腹灼热疼痛拒按，月经量多，经色紫暗，质稠有块，或平时低热起伏，少腹时痛，经行疼痛加重。带下黄稠，小便短黄，舌红苔黄腻，脉弦数。诊断是
A. 月经过多
B. 妇人腹痛
C. 经行发热
D. 带下病
E. 经行腹痛

40. 患者，女，50岁。已停经3个月，时而畏寒，时而烘热汗出，头晕耳鸣，腰酸乏力，舌苔薄，脉细。方选
A. 左归丸
B. 右归丸
C. 二仙汤
D. 归肾丸
E. 加减一阴煎

41. 月经逐渐后延、量少，继而停闭不行，伴头晕心悸，纳差神疲，舌淡苔少，脉沉缓。首选方
A. 参芪四物汤
B. 归脾汤
C. 八珍汤
D. 人参养荣汤
E. 加减一阴煎

42. 患者，女，36岁。近半年来月经量明显增多，或持续难净，色紫暗，有血块，或伴腹痛拒按。舌暗，脉细涩。现正值经期第2天，最佳方选
A. 桃红四物汤
B. 失笑散加血余炭、茜草、

益母草
C. 生化汤合芍药甘草汤
D. 血府逐瘀汤加元胡
E. 通窍活血汤

43. 患者，女，24岁。经前或经期小腹冷痛，喜暖拒按，经量少，色暗有块，苔白腻，脉沉紧。辨证属
A. 阳虚内寒
B. 气滞血瘀
C. 寒凝血瘀
D. 寒湿凝滞
E. 湿热郁结

44. 患者，女，30岁。每于经期或经前1~2天，小腹胀痛拒按，月经量少色紫暗，或伴胸胁乳房胀痛。诊断为
A. 月经过少
B. 经行腹痛
C. 经行乳房胀痛
D. 月经前后诸证
E. 以上均可

45. 患者，女，25岁。每经行之时，则大便溏薄，腹痛即泻，脘腹胀满，两胁胀痛。方选
A. 参苓白术散
B. 痛泻要方
C. 健固汤
D. 四神丸
E. 逍遥散

46. 患者，女，28岁。月经每33~35天一行，带经期3天，量中，伴轻微小腹胀痛。诊断为
A. 月经后期
B. 月经过少
C. 经行腹痛
D. 月经不调
E. 以上都不是

47. 患者，女，48岁。腰酸肢冷，腹胀纳呆，大便溏薄，经行量多如注，色淡，平时带下清稀量多，舌淡苔薄白，脉沉细无力。首选方是
A. 左归丸
B. 右归丸
C. 二仙汤
D. 固本止崩汤
E. 内补丸

48. 患者，女，32岁。经前或经期吐血、衄血，量少色暗红，头晕耳鸣，手足心热，月经先期、量少，舌红少苔，脉细数。方选
A. 清肝引经汤
B. 安冲汤
C. 固冲汤
D. 顺经汤
E. 两地汤

49. 经前或经期吐血、衄血，量少色暗红，头晕耳鸣，手足心热，潮热咳嗽，月经先期、量少，舌红少苔，脉细数。方选顺经汤加
A. 茅根清热凉血
B. 百合滋阴润肺
C. 牛膝引血下行
D. 地榆凉血止血
E. 山芋滋肾养阴

50. 症见经间期出血，量少色红，腰酸头晕，便坚尿黄，舌红，脉细略数。治以
A. 清热凉血
B. 滋阴清热
C. 滋阴止血
D. 凉血止血
E. 滋阴养血

51. 患者，女，33岁，已婚。每于经期大便溏泻，脘腹胀满，神疲肢软，舌淡苔薄白，脉濡滑。治疗应首选
A. 参苓白术散
B. 健固汤
C. 柴胡疏肝散
D. 痛泻要方
E. 四苓散

52. 患者，女，27岁。每在2次月经之间阴道少量出血，色紫黑有块，少腹刺痛，胸闷烦躁。最佳选方是
A. 血府逐瘀汤
B. 逐瘀止血汤
C. 少府逐瘀汤
D. 四物汤合失笑散
E. 通窍活血汤

53. 症见经后小腹隐痛，小腹空坠喜按，月经量少色淡，神疲乏力，面色不华，舌淡，脉细弱。首选方
A. 圣愈汤
B. 四物汤
C. 人参养荣汤
D. 滋血汤
E. 当归补血汤

54. 患者，女，46岁。近3个月月经时或提前，时或错后，头部面颊阵发性烘热汗出，五心烦热，腰膝酸痛，溲黄便结，舌红少苔，脉细数。首选方是
A. 左归丸
B. 六味地黄丸
C. 知柏地黄丸
D. 保阴煎
E. 固阴煎

55. 经来先期，量少或多，色红质稠，手足心热，舌红少苔，脉细数。首选方为
A. 两地汤
B. 清经散
C. 丹栀逍遥散
D. 保阴煎
E. 加减一阴煎

56. 月经量少，点滴即净，色淡无块，伴头晕目眩，心悸怔忡，舌淡脉细。首选方是
A. 滋血汤
B. 四物汤
C. 圣愈汤
D. 归脾汤
E. 举元煎

57. 患者，女，25岁。月经周期先后不定，量多如注，持续10余天不净，婚后1年半，未避孕未孕。可诊断为
A. 月经先后无定期
B. 崩漏
C. 月经过多

D. 经期延长
E. 不孕症

58. 患者，女，47岁。面色晦暗，精神萎靡，形寒肢冷，腹胀纳呆，大便溏薄，经行量多，或崩中暴下，色淡，平时带下清稀量多，舌淡苔薄白，脉沉细无力。最恰当的治法是
A. 温肾扶阳，固冲止血
B. 温肾扶阳，固涩止带
C. 温中健脾，涩肠止泻
D. 补气固冲，止血调经
E. 温肾扶阳，温中健脾

59. 患者，女，32岁。月经周期为24~25天，经量点滴即净，伴腰膝足跟疼痛，头晕耳鸣，舌淡，脉沉弱。诊断为
A. 月经先期
B. 经行身痛
C. 月经过少
D. 经行眩晕
E. 以上都是

60. 患者，女，48岁。月经先后无定期，量或多或少，烘热汗出，五心烦热，心悸怔忡，失眠多梦，健忘，时或情志失常，舌红少苔，脉细数。方选
A. 左归丸
B. 右归丸
C. 补心丹
D. 二仙汤
E. 定经汤

61. 每逢经行前后或正值经期，出现有规律的吐血或衄血，经净后逐渐停止，其主要病机是
A. 阴虚灼肺伤络
B. 肝火灼伤血络
C. 血热迫血妄行
D. 肺肾阴虚火旺
E. 血热冲气上逆

62. 患者，女，20岁。末次月经如期来潮，5天干净，7天后阴道再次出血，开始5天量极多，色深红，质稠，现量稍减，口渴烦热，纳少，大便干，舌苔黄，脉滑数。其治法是
A. 滋阴清热，止血调经
B. 清热凉血，止血调经
C. 滋水益阴，止血调经
D. 凉血化瘀，止血调经
E. 清热固冲，止血调经

63. 因产后大出血而导致闭经，伴头晕心悸，纳差神疲，面色萎黄，神情淡漠，阴道干涩，性欲减退，舌淡苔少，脉虚数。治疗在补气养血的基础上，应加用
A. 附子、肉桂温肾阳之品
B. 鹿角霜、紫河车血肉之品
C. 生地、女贞子滋阴之品
D. 龙眼肉、阿胶养血之品
E. 当归、丹参通经之品

64. 患者，女，26岁。近半年月经后期，40~60天行经一次，经量逐渐减少，现又停经3个月余，身体渐而消瘦，潮热盗汗，咳嗽咯血，舌红苔少，脉细数。诊断是
A. 月经后期
B. 月经过少
C. 闭经
D. 肺阴虚
E. 以上都不是

65. 患者，女，23岁。停经4个月余，身体渐而消瘦，潮热盗汗，五心烦热，舌红少苔，脉细数。首选方是
A. 柏子仁丸
B. 百合固金汤
C. 两地汤
D. 加减一阴煎
E. 保阴煎

66. 症见经后小腹隐痛，腰酸耳鸣，经色淡暗，量少质稀，苔薄白，脉细弱。治法是
A. 补肾益气养血
B. 补肾调补冲任
C. 补肾养肝调经
D. 益肾养肝止痛
E. 补气养血填精

67. 患者，女，47岁。近3个月头晕耳鸣，烘热汗出，心悸失眠，烦躁易怒，月经先期或后期不定，经色鲜红，量多或少。诊断为
A. 眩晕
B. 心悸
C. 失眠
D. 月经先后无定期
E. 以上都不是

68. 患者，女，34岁。经血非时而下，量多继而淋沥，色淡质稀，神疲气短，面浮肢肿，手足不温，舌淡苔薄白，脉弱。方选
A. 归脾汤
B. 补中益气汤
C. 人参养荣汤
D. 固本止崩汤
E. 圣愈汤

69. 患者，女，36岁，已婚。近3个月来，月经提前6~7天，量少、色红。每于经期鼻衄，血量少、色红，潮热咳嗽，两颧潮红，咽干，口渴，舌红苔花剥，脉细数。应引血下行，其治法是
A. 滋阴清热
B. 清热凉血
C. 疏肝清热
D. 滋肾平肝
E. 滋肾润肺

70. 经前小腹灼热疼痛拒按，经色紫暗，质稠有块，带下黄稠，舌红苔黄腻，脉滑数。治法是
A. 清热活血，化瘀止痛
B. 清热除湿，化瘀止痛
C. 清热解毒，除湿止带
D. 清热除湿，化瘀止带
E. 清热凉血，化瘀止痛

71. 患者，女，27岁。月经淋沥日久不净，血色深红，质稠，口渴烦热，便干溲黄，舌红苔黄，脉洪数。其治法应是
A. 疏肝清热，凉血止血

B. 疏肝清热，化瘀止血
C. 清热凉血，止血调经
D. 养阴清热，止血调经
E. 理气开郁，化瘀止血

72. 患者，女，25岁。月经每20~36天一行，量或多或少，或有乳房、少腹胀痛。诊断为
A. 月经过多
B. 崩漏
C. 月经先期
D. 月经先后无定期
E. 经行乳房胀痛

73. 症见月经数月不行，形体肥胖，胸胁满闷，呕恶痰多，神疲倦怠，带下量多色白，苔腻脉滑。其治法应是
A. 豁痰除湿，活血通经
B. 豁痰除湿，行气宽中
C. 豁痰除湿，降逆止呕
D. 豁痰除湿，健脾止带
E. 以上都不是

74. 月经量少，色淡质稀，腰脊酸软足跟痛，或夜尿多，舌淡，脉沉弱。治法是
A. 养血活血调经
B. 补气养血调经
C. 补肾养血调经
D. 温补肾阳调经
E. 滋阴养血调经

75. 某女主诉：每半月"行经"一次。患者月经期为7天，经净1周后又阴道少量出血，色红质黏稠，如经如带，淋沥2~3天即净。考虑诊断为
A. 经间期出血
B. 月经先期
C. 月经过少
D. 经漏
E. 赤白带

76. 月经周期基本正常，行经时间超过7天以上，甚至淋沥半月方净者，称为
A. 经期延长
B. 月水不断
C. 月水不绝
D. 经事延长
E. 以上都是

77. 患者，女，30岁。月经后期，量少色暗有块，小腹冷痛喜暖，畏寒肢冷，苔白脉沉紧。证属
A. 血瘀型
B. 虚寒型
C. 实寒型
D. 气滞型
E. 阳虚型

78. 患者，女，16岁，未婚。以往月经规律，夏季过食冷饮，以致本次月经过期10余天未行，觉小腹绵绵作痛，便溏。诊断为
A. 月经先期
B. 闭经
C. 经行腹痛
D. 生理性闭经
E. 以上都不是

79. 患者已逾七七之年，时而畏寒，时而烘热汗出，头晕耳鸣，腰酸乏力，舌苔薄，脉细。治以
A. 补肾扶阳，益养冲任
B. 滋养肾阴，佐以潜阳
C. 温肾扶阳，佐以健脾
D. 滋肾宁心，交通心肾
E. 滋肾养阴，养血柔肝

80. 患者，女，29岁。月经周期为33~35天，经来淋沥至第14天始净。诊断是
A. 漏下
B. 经漏
C. 经期延长
D. 月经后期
E. 月经过多

81. 经期延后，量少色淡质稀，腹隐痛，喜暖喜按，腰酸便溏，舌淡脉细弱。方选
A. 温经汤
B. 大补元煎
C. 滋血汤
D. 归肾丸
E. 艾附暖宫丸

82. 患者，女，18岁，未婚。月经尚未初潮，体质虚弱，腰酸腿软，头晕目眩，舌红少苔，脉沉细尺弱。其治法是
A. 补气养血调经
B. 滋阴益气调经
C. 补肾养肝调经
D. 健脾生血调经
E. 补中益气调经

83. 患者，女，29岁。患病初期月经先后无定期，量多或少，曾经停经3个月半后突然阴道大量出血，治疗后经量减少，但仍淋沥不净，经血色紫黑有块，小腹疼痛拒按。诊断为
A. 月经先后无定期
B. 崩漏
C. 闭经
D. 崩中
E. 痛经

【A_3/A_4 型题】

（84~86题共用题干）

患者，女，30岁。既往月经32天一行，近半年月经提前1周，经量多，每次用卫生巾3包，色淡质稀，气短懒言，倦怠乏力，经前便溏，下肢浮肿，经后则消，平时带下量多，色白质黏稠，无味。舌淡，苔白，脉缓弱。

84. 根据以上临床表现，下列哪项诊断不予考虑
A. 月经过多
B. 月经先期
C. 经行泄泻
D. 经行浮肿
E. 带下病

85. 患者正值经前期，其治法是
A. 健脾升阳除湿
B. 健脾化湿消肿
C. 补气摄血固冲
D. 健脾益气止泻
E. 健脾温肾调经

86. 其最佳选方是
A. 完带汤
B. 参苓白术散

C. 健固汤
D. 举元煎
E. 香砂六君子汤

（87~89题共用题干）

患者，女，17岁。13岁初潮，自14岁起，因平时喜冷饮，出现行经腹痛，经期第1天腹痛难忍，阵发性绞痛，得热则减，按之痛甚，经量少，色暗黑，有血块，伴四肢厥冷，舌暗，苔白，脉沉紧。

87. 根据以上证候，其辨证为
A. 寒凝血瘀证
B. 气滞血瘀证
C. 阳虚内寒证
D. 气血虚弱证
E. 肝肾亏损证

88. 其治法是
A. 温经暖宫止痛
B. 理气化瘀止痛
C. 温经化瘀止痛
D. 益气养血止痛
E. 益肾养肝止痛

89. 其最佳选方是
A. 大全温经汤
B. 金匮温经汤
C. 膈下逐瘀汤
D. 少腹逐瘀汤
E. 血府逐瘀汤

（90~92题共用题干）

患者，女，27岁。结婚3年，避孕1年半，夫妇同居，男方精液常规正常，一直未孕，平时月经40天一行，量少，2天即净，伴经期腹痛，尚能忍受，平时心烦易怒，经前胸胁胀痛，舌淡红，苔薄白，脉弦。

90. 根据患者的临床表现，其诊断是
A. 无子
B. 断绪
C. 月经过少
D. 经迟
E. 痛经

91. 其合适的治法是
A. 理气止痛
B. 疏肝健脾
C. 理气调经
D. 调补冲任
E. 养血调经

92. 其最佳选方是
A. 开郁种玉汤
B. 乌药汤
C. 毓麟珠
D. 逍遥散
E. 启宫丸

（93~98题共用题干）

患者，女，48岁。月经紊乱2年，先后不定，时而1个月两行，时而2~3个月一行，现因劳累，于停经2个月后，出现阴道出血，20天未止，开始量少，近3天量多如注，色淡质稀，有大血块，无腹痛，伴头晕心悸，气短懒言，倦怠乏力，纳呆，大便溏，孕4产1，人流3次，平时未采取避孕措施，半年前妇检，子宫附件无异常。

93. 根据临床表现，目前最可能的诊断是
A. 堕胎
B. 小产
C. 癥瘕
D. 崩漏
E. 以上都不是

94. 若尿妊娠试验为阴性，应作何种检查以进一步明确诊断
A. 血常规检查
B. B超
C. 诊断性刮宫
D. 妇科双合诊
E. 雌激素测定

95. 若诊断为崩漏，其辨证为
A. 实热证
B. 脾虚证
C. 虚热证
D. 血瘀证
E. 血虚证

96. 目前治疗大法是
A. 补肾
B. 养血
C. 澄源
D. 塞流
E. 复旧

97. 如果患者出血量多，色淡质稀，有大血块，伴小腹痛，其治法是
A. 活血化瘀，止血调经
B. 温肾固冲，止血调经
C. 清热凉血，止血调经
D. 滋阴养血，止血调经
E. 补气摄血，祛瘀止血

98. 其最佳方药是
A. 党参、黄芪、白术、熟地、炮姜、升麻、乌贼骨
B. 党参、白术、茯苓、熟地、炮姜、升麻、乌贼骨
C. 党参、黄芪、白术、当归、熟地、炮姜、乌贼骨
D. 党参、黄芪、白术、生地、炮姜、升麻、乌贼骨
E. 党参、白术、茯苓、熟地、当归、炮姜、乌贼骨

【B_1型题】

（1~2题共用备选答案）
A. 气血虚弱
B. 肾虚肝郁
C. 脾肾亏损
D. 肝郁血热
E. 肝郁脾虚

1. 育龄期崩漏，多属
2. 围绝经期崩漏，多属

（3~6题共用备选答案）
A. 居经
B. 激经
C. 暗经
D. 暗产
E. 避年

3. 终身不来月经而能受孕者称
4. 身体无病月经1年一行者称
5. 身体无病月经3个月一行者称
6. 受孕初期仍按月行少量月经而无损于胎儿者称

（7~8题共用备选答案）
A. 邪气阻隔，脉道不通
B. 冲任失养，拘急而痛
C. 瘀血内阻，新血不守

D. 胞宫寒冷，血瘀冲任
E. 冲任瘀阻，气血运行不畅

7. 实证闭经的主要病机是
8. 实证痛经的主要病机是

（9～10 题共用备选答案）
A. 加减一阴煎
B. 调肝汤
C. 保阴煎
D. 归肾丸
E. 右归丸

9. 肝肾不足型闭经的最佳选方是
10. 肝肾虚损型痛经的最佳选方是

（11～12 题共用备选答案）
A. 肉桂
B. 附子
C. 牛膝
D. 当归
E. 鹿角胶

11. 肾阴虚证崩漏用左归丸去
12. 肾阳虚证崩漏用右归丸去

（13～14 题共用备选答案）
A. 肾气虚衰
B. 肝肾阴虚
C. 心肾不交
D. 肝气郁结
E. 冲任损伤

13. 绝经前后出现烘热汗出，烦躁易怒，月经失调，主因是
14. 经行前后出现情绪不宁，胸闷胁胀，不思饮食，主因是

（15～16 题共用备选答案）
A. 面目四肢浮肿
B. 浮肿两足明显
C. 浮肿眼睑尤甚
D. 浮肿按之没指
E. 按之随按随起

15. 脾肾阳虚经行浮肿的辨证要点是
16. 气滞血瘀经行浮肿的辨证要点是

（17～18 题共用备选答案）
A. 知柏地黄汤
B. 清肝止淋汤
C. 两地汤
D. 解毒活血汤
E. 逐瘀止血汤

17. 经间期出血量少，色紫黑，有小血块，少腹胀痛。治疗应首选
18. 经间期出血量少，色红质黏腻，头晕腰酸，五心烦热。治疗应首选

参考答案

【A_1 型题】

1. A　2. A　3. C　4. C　5. B　6. E　7. D　8. A　9. A　10. E
11. B　12. E　13. D　14. D　15. C　16. E　17. B　18. B　19. D　20. B
21. A　22. C　23. E　24. B　25. B　26. B

【A_2 型题】

27. E　28. E　29. A　30. D　31. A　32. E　33. E　34. C　35. B　36. B
37. A　38. C　39. E　40. C　41. D　42. B　43. D　44. B　45. B　46. E
47. B　48. D　49. C　50. C　51. A　52. B　53. A　54. A　55. A　56. A
57. B　58. E　59. C　60. C　61. E　62. B　63. B　64. A　65. D　66. D
67. E　68. D　69. E　70. B　71. C　72. D　73. A　74. C　75. A　76. E
77. C　78. E　79. B　80. C　81. E　82. C　83. B

【A_3/A_4 型题】

84. B　85. C　86. D　87. A　88. C　89. D　90. D　91. C　92. B　93. D
94. C　95. B　96. D　97. E　98. A

【B_1 型题】

1. D　2. B　3. C　4. E　5. A　6. B　7. A　8. E　9. D　10. B
11. C　12. A　13. B　14. D　15. D　16. E　17. E　18. C

第八单元　带　下　病

【A_1型题】

1. 下述哪项与带下病的产生无密切关系
   A. 感染湿毒
   B. 脾虚湿注
   C. 肝经湿热
   D. 肾气亏虚
   E. 肺肾阴虚
2. 脾虚带下的主要证候下列哪项是错误的
   A. 带下量多，色白或淡黄
   B. 带下质黏稠，有臭气
   C. 面色萎黄，精神疲倦
   D. 纳少便溏，两足跗肿
   E. 舌淡苔白腻，脉缓弱
3. 完带汤适用于带下病的哪种证候
   A. 脾虚
   B. 肾阴虚
   C. 肾阳虚
   D. 湿热
   E. 热毒
4. 内补丸用于下列何种带下
   A. 湿热带下
   B. 寒湿带下
   C. 脾阳虚带下
   D. 肾阳虚带下
   E. 以上都不是
5. 止带方用于下列何种带下
   A. 肾阳虚带下
   B. 脾阳虚带下
   C. 湿热带下
   D. 湿毒带下
   E. 脾虚肝郁带下

【A_2型题】

6. 患者，女，27岁，已婚。近几个月来带下量多、黏稠、色黄，有臭气，胸闷心烦，纳少便溏，舌淡红苔黄略腻，脉细滑。其治法是
   A. 清热利湿止带
   B. 健脾利湿止带
   C. 健脾益气止带
   D. 清热解毒止带
   E. 补肾健脾止带
7. 带下量多，色淡黄，质黏稠，无味，面色㿠白，神疲肢倦，纳少便溏，舌淡苔白腻，脉缓弱。其治法是
   A. 清热解毒，除湿止带
   B. 泻肝清热，利湿止带
   C. 健脾益气，升阳除湿
   D. 温肾培元，固涩止带
   E. 健脾清热，利湿止带
8. 患者，女，25岁。带下量多，色白或淡黄，质黏稠，无臭气，面色萎黄，神疲纳呆，便溏足肿，舌淡苔白，脉缓弱。治疗首选方剂为
   A. 二妙散
   B. 易黄汤
   C. 完带汤
   D. 内补丸
   E. 补中益气汤
9. 患者，女，36岁。带下量多，色白，面色萎黄，纳少便溏，已1个月余，近3天带下转为黄色，质黏稠。宜选用
   A. 二妙散
   B. 易黄汤
   C. 完带汤
   D. 内补丸
   E. 止带方
10. 带下量多，清冷，质稀，绵绵不断，腰酸如折，小便频数，大便溏薄。舌淡苔薄白，脉沉迟。治法应是
    A. 补肾益气，利湿止带
    B. 健脾益气，升阳除湿
    C. 温肾培元，固涩止带
    D. 温肾扶阳，利湿止带
    E. 温化寒湿，固涩止带
11. 白带清冷，量多，质稀薄，淋沥不断，腰酸如折，尿清便溏。舌淡苔薄白，脉沉迟。首选方
    A. 易黄汤
    B. 肾气丸
    C. 内补丸
    D. 止带方
    E. 完带汤
12. 带下量多，色黄，质黏稠，有臭气，胸闷口腻，纳差。舌苔黄腻，脉濡数。治法应是
    A. 健脾益气，升阳除湿
    B. 清热解毒，除湿止带
    C. 泻肝清热，利湿止带
    D. 益肾滋阴，清热止带
    E. 以上都不是
13. 带下量多，色黄绿如脓，有臭气，阴部痒痛，烦躁易怒。多属于
    A. 脾虚带下
    B. 湿热带下
    C. 湿毒带下
    D. 肝经湿热下注
    E. 肾虚带下
14. 患者，女，30岁。带下赤白相兼，无味，阴部灼热，头晕目眩，五心烦热，失眠多梦。舌红少苔，脉细数。治宜
    A. 健脾益气，升阳除湿
    B. 清热解毒，除湿止带
    C. 泻肝清热，利湿止带
    D. 益肾滋阴，清热止带
    E. 以上都不是
15. 患者，女，31岁。带下赤白相兼，无味，阴部灼热，头晕目眩，五心烦热，失眠多梦。舌红少苔，脉细数。应首选
    A. 完带汤
    B. 易黄汤
    C. 五味消毒饮
    D. 知柏地黄汤
    E. 止带方
16. 带下量多，赤白相兼，有秽臭气，小腹作痛，烦热口干，大便干结，小便黄少。舌红苔黄干，脉数。应首选

A. 完带汤
B. 易黄汤
C. 五味消毒饮
D. 萆薢渗湿汤
E. 止带方

【B_1 型题】

（1~2 题共用备选答案）
A. 滑利
B. 滑数洪大
C. 细滑而缓
D. 六脉平和
E. 弦滑略数

1. 正常月经脉可见到
2. 带下脉多见

（3~4 题共用备选答案）
A. 宜清宜利
B. 宜升宜燥
C. 宜补宜涩
D. 宜泻宜通
E. 宜凉宜宣

3. 带下病治脾当
4. 带下病治肾当

（5~6 题共用备选答案）
A. 脾虚失运，痰浊内生
B. 脾胃虚弱，胃失和降
C. 脾虚湿盛，流注下焦
D. 脾失健运，水湿泛滥
E. 脾虚下陷，统摄无权

5. 脾虚带下的病机是
6. 脾虚子肿的病机是

（7~8 题共用备选答案）
A. 脾阳虚带下
B. 肾阳虚带下
C. 湿热带下
D. 湿毒带下
E. 肝郁脾虚带下

7. 带下量多，色淡黄，质黏稠，无臭气。多属
8. 带下量多，色黄，质黏稠，有臭气。多属

（9~10 题共用备选答案）
A. 完带汤
B. 易黄汤
C. 内补丸
D. 止带方
E. 知柏地黄丸

9. 症见带下量多，色黄黏稠，有臭气。应选
10. 症见带下量多，色白质稀，淋沥不断，小便频数。应选

参考答案

【A_1 型题】

1. E　2. B　3. A　4. D　5. C

【A_2 型题】

6. A　7. C　8. C　9. B　10. C　11. C　12. E　13. D　14. D　15. D
16. C

【B_1 型题】

1. A　2. E　3. B　4. C　5. C　6. D　7. A　8. C　9. D　10. C

第九单元　妊　娠　病

【A_1 型题】

1. 下列除哪项外，均属妊娠恶阻的常见证候
   A. 恶心、呕吐
   B. 头晕、厌食
   C. 恶心、嗜酸
   D. 食入即吐
   E. 以上均不是
2. 肝胃不和型恶阻的特征是
   A. 呕吐酸腐
   B. 呕吐痰涎
   C. 呕吐清涎
   D. 呕吐酸水或苦水
   E. 口中泛酸
3. 妊娠病中，安胎之法以何为主
   A. 疏肝解郁
   B. 滋补肝肾
   C. 补肾健脾
   D. 健脾升阳
   E. 益气养血
4. 异位妊娠，未破损期治疗方法为
   A. 活血化瘀，消癥杀胚
   B. 活血化瘀，消癥散结
   C. 益气摄血，佐以止痛
   D. 行气活血，化瘀止痛
   E. 凉血养血，佐以止痛
5. 下列疾病转归中，哪项是正确的
   A. 胞阻——胎动不安
   B. 胎动不安——堕胎
   C. 子晕——子痫
   D. 异位妊娠——癥瘕
   E. 以上都是
6. 妊娠期用药除下列哪项外，其余均应慎用或禁用
   A. 峻下逐水
   B. 健脾和胃
   C. 祛瘀破血
   D. 耗气散气
   E. 辛热有毒之品

7. 妊娠病的治疗原则大多是
   A. 以治病为主
   B. 以安胎为主
   C. 先治病后安胎
   D. 治病与安胎并举
   E. 下胎以益母
8. 妊娠恶阻的主要发病机制是
   A. 脾胃虚弱，化源不足
   B. 肝郁气滞，失于条达
   C. 痰湿内停，中焦受阻
   D. 重伤津液，胃阴不足
   E. 冲气上逆，胃失和降
9. 以下哪项可诊断为滑胎
   A. 停经50余天，阴道下血量少，色淡红，小腹坠痛，曾经堕胎2次，脉略滑
   B. 停经50余天，阴道下血量少，色紫暗，小腹胀痛拒按，脉沉涩
   C. 停经50余天，阴道下血量少，色淡红，曾经堕胎3次，脉沉滑尺弱，腰酸如折
   D. 停经50余天，阴道下血量少，色淡红，时下时止，曾经堕胎1次，脉略滑
   E. 停经50余天，阴道下血量少，色淡红，小腹空痛，脉细弱
10. 脾虚妊娠肿胀的主要证候下列哪项是错误的
   A. 妊娠数月，面目四肢浮肿
   B. 皮厚而色不变，随按随起
   C. 气短懒言，口淡无味
   D. 食欲不振，大便溏薄
   E. 舌质胖嫩，边有齿痕
11. 下列除哪项外，均属妊娠病
   A. 胞阻
   B. 转胞
   C. 恶阻
   D. 子脏
   E. 子嗽
12. 下述除哪项外，均属胎漏的特点
   A. 孕后阴道不时少量下血
   B. 或时下时止
   C. 腹痛，阴道下血
   D. 或下血淋沥不断
   E. 无腹痛、腰痛、小腹坠胀

【A_2 型题】

13. 患者，女，34岁。停经45天，阴道有少许出血2天，色淡红，神疲肢倦，面色㿠白，无腰酸痛，舌淡苔白，脉细滑。尿妊娠试验阳性。治宜
   A. 补血固冲，止血安胎
   B. 益气健脾，和中安胎
   C. 补气养血，固肾安胎
   D. 滋阴养血，止血安胎
   E. 以上都不是
14. 患者，女，25岁，妊娠7个月。先脚肿渐及于腿，皮色不变，按之即起，伴头晕胸闷等症，苔薄腻，脉弦滑。治疗宜选
   A. 茯苓导水汤
   B. 五苓散
   C. 天仙藤散
   D. 五皮散
   E. 防己黄芪汤
15. 患者，女，30岁，妊娠5个月。尿少色深黄，艰涩而痛，面赤心烦，口舌生疮，舌红少苔，脉细滑数。治疗方剂是
   A. 导赤散加味
   B. 加味五淋散加味
   C. 知柏地黄丸加味
   D. 猪苓汤加味
   E. 保阴煎加味
16. 患者，女，27岁。4个月前人工流产术后，近3个月经量明显增多，色鲜红，质黏稠，伴心烦口渴，乏力气短，心悸少寐，便干舌红，脉细滑数。证属
   A. 脾气虚弱
   B. 阳盛血热
   C. 气虚血热
   D. 阴虚内热
   E. 以上都不是
17. 患者，女，27岁。停经42天，阴道有少许出血3天，色淡红，腰酸腹痛，神疲肢倦，面色㿠白，舌淡苔白，脉细滑。尿妊娠试验阳性。宜首选
   A. 胎元饮
   B. 寿胎丸
   C. 圣愈汤
   D. 肾气丸
   E. 泰山磐石散
18. 患者，女，24岁。停经50天，感轻度腰酸腹坠痛，阴道有少许出血3天，小便频数。舌淡苔白，脉沉滑尺弱。尿妊娠试验阳性。其治法应是
   A. 健脾益气，安胎止血
   B. 益气养血，安胎止血
   C. 固肾安胎，佐以益气
   D. 补血养血，安胎止血
   E. 以上都不是
19. 患者，女，26岁。妊娠6个月，小便频数淋沥，灼热刺痛，量少，色深黄，两颧潮红，手足心热，心烦不寐，舌红苔薄黄，脉细滑数。治疗应选
   A. 导赤散
   B. 八正散
   C. 知柏地黄汤
   D. 二妙散
   E. 龙胆泻肝汤
20. 患者，女，28岁，妊娠7个月。腹部急剧胀大，胸膈胀满，喘不得卧。应诊断为
   A. 子肿
   B. 子满
   C. 子悬
   D. 子烦
   E. 子气
21. 患者，女，29岁。停经50天，尿妊娠试验阳性，恶心呕吐10天，呕吐剧烈，呕吐物中有咖啡色血样物，发热口渴，精神萎靡，尿少便秘，

舌红少苔，脉细滑数无力。当首选下列何方作为基础方剂
A. 独参汤
B. 生脉散合增液汤
C. 人参麦冬汤
D. 人参滋血汤
E. 当归补血汤

22. 患者，女，29岁，妊娠5个月。尿少色黄，艰涩而痛，面赤心烦，口舌生疮，舌红苔黄，脉细滑数。治宜
A. 利尿通淋
B. 益气止淋
C. 滋阴通淋
D. 行气通淋
E. 泻火通淋

23. 患者，女，29岁，妊娠2个月余。不慎摔伤，感轻度腰酸腹坠痛，阴道有少许出血，舌质正常，脉滑无力。治法是
A. 健脾益气，止血安胎
B. 补气和血，安胎
C. 补肾固摄，止血安胎
D. 补血养血，止血安胎
E. 以上都不是

24. 患者，女，32岁，妊娠2个月。近日因恶阻而恶心呕吐，呕吐酸苦水，不能进食，胸满胁痛，舌红苔黄，脉弦滑。其证候是
A. 肝胃不和
B. 胃虚
C. 胃热
D. 痰滞
E. 以上均非

25. 患者，女，29岁。停经45天，尿妊娠试验阳性，恶心呕吐1周，呕吐清涎，神疲思睡，舌淡苔白润，脉缓滑无力。应属于
A. 脾胃虚弱恶阻
B. 痰湿恶阻
C. 肝热恶阻
D. 气阴两亏恶阻
E. 以上都不是

26. 患者，女，30岁。停经50天，阴道反复少量出血，无小腹疼痛，尿妊娠试验阳性。应诊断为
A. 胎动不安
B. 胞阻
C. 胎漏
D. 胞转
E. 胞漏

27. 患者，女，33岁。停经46天，尿妊娠试验阳性，恶心呕吐5天，呕吐清涎，神疲思睡，舌淡苔白，脉缓滑无力。应首选
A. 四君子汤
B. 温胆汤
C. 六君子汤
D. 香砂六君子汤
E. 小半夏加茯苓汤

28. 患者，女，33岁，妊娠7个月余。面目四肢浮肿，下肢尤甚，按之没指，心悸气短，腰酸无力。舌淡苔白润，脉沉细。治疗应首选
A. 鲤鱼汤
B. 白术散
C. 五苓散
D. 健固汤
E. 真武汤

29. 患者，女，30岁。停经50天，阴道有少许出血3天，无腰酸腹痛，小便频数。舌淡苔白，脉沉滑尺弱。尿妊娠试验阳性。治疗代表方剂是
A. 胎元饮
B. 寿胎丸
C. 圣愈汤
D. 肾气丸
E. 补肾固冲丸

30. 患者，女，27岁。停经42天，尿妊娠试验阳性，恶心呕吐5天，食入即吐，呕吐物为食物及酸苦水，烦渴口苦，舌尖红苔薄黄。代表方剂是
A. 六君子汤
B. 香砂六君子汤
C. 小半夏加茯苓汤
D. 左金丸
E. 苏叶黄连汤

31. 患者，女，26岁，妊娠8个月。面目四肢浮肿，肤色淡黄，皮薄而光亮，胸闷懒言，纳差便溏。舌淡胖苔薄白，脉缓滑无力。治疗应首选
A. 鲤鱼汤
B. 白术散
C. 真武汤
D. 健固汤
E. 肾气丸

32. 患者，女，31岁。停经43天，尿妊娠试验阳性，恶心呕吐3天，头晕厌食，食入即吐。下列哪项诊断是错误的
A. 恶阻
B. 子病
C. 病儿
D. 阻病
E. 胞阻

33. 患者，女，31岁，妊娠8个月。面浮肢肿，头昏头重如眩冒状，胸闷欲呕，纳差便溏，苔厚腻，脉弦滑。治宜
A. 育阴潜阳，平肝息风
B. 健脾利湿，平肝潜阳
C. 清热涤痰，平肝潜阳
D. 清热养阴，安神除烦
E. 疏肝扶脾，理气行滞

34. 患者，女，27岁，妊娠4个月。突感小便频数而急，尿黄赤，灼热刺痛，胸闷食少，舌红苔黄腻，脉滑数。治疗宜首选
A. 导赤散
B. 龙胆泻肝汤
C. 加味五淋散
D. 八正散
E. 二妙散

35. 患者，女，25岁。停经45天，尿妊娠试验阳性，出现腰酸腹痛、阴道少量流血。应诊为
A. 胎漏

B. 胎动不安
C. 妊娠腹痛
D. 堕胎
E. 胎死不下

36. 患者，女，25岁。经后小腹隐隐作痛，喜按，月经量少，色暗淡质稀，头晕耳鸣，腰膝酸软，面色晦暗，舌淡苔白，脉沉细。应选
A. 少腹逐瘀汤
B. 膈下逐瘀汤
C. 大营煎
D. 益肾调经汤
E. 大补元煎

37. 患者，女，32岁。停经41天，尿妊娠试验阳性，恶心呕吐3天，食入即吐，呕吐物为食物及酸苦水，烦渴口苦，舌尖红苔薄黄。其治法应是
A. 健脾和胃，降逆止呕
B. 疏肝健脾，降逆止呕
C. 柔肝养阴，和胃止呕
D. 益气健脾，和胃止呕
E. 抑肝和胃，降逆止呕

38. 患者，女，27岁。停经48天，反复恶心呕吐清涎，伴疲倦乏力，尿妊娠试验阳性。诊断为
A. 转胞
B. 胞漏
C. 胎漏
D. 恶阻
E. 胞阻

39. 患者，女，32岁，妊娠2个月余。阴道出血逐渐增多，腹痛逐渐加重，并有胎块排出。可诊为
A. 滑胎
B. 胎漏
C. 小产
D. 半产
E. 堕胎

【A_3/A_4型题】

（40~42题共用题干）

患者，女，28岁。结婚4年，孕4产1。人工流产3次，现又停经46天，每于晨起恶心，时有呕吐，倦怠嗜卧，阴道少量出血3天，咖啡色，伴小腹坠痛，腰酸，小便频数，夜尿频多，舌淡，苔白，脉沉滑尺弱。早孕试验阳性。

40. 根据患者的临床表现，目前的诊断是
A. 胎漏
B. 滑胎
C. 胞阻
D. 阻病
E. 胎动不安

41. 辨证分型为
A. 肾虚证
B. 气血虚弱证
C. 阴虚血热证
D. 气血不和证
E. 脾虚证

42. 其治法是
A. 补气养血，固肾安胎
B. 补气和血，安胎
C. 滋阴清热，养血安胎
D. 健脾益气，安胎
E. 固肾安胎，佐以益气

【B_1型题】

（1~2题共用备选答案）
A. 30~50ml
B. 50~80ml
C. 50~200ml
D. 100~300ml
E. 200~400ml

1. 每次月经总量是
2. 分娩时的出血量是

（3~4题共用备选答案）
A. 滑利而尺脉按之不绝
B. 浮数散乱
C. 弦滑略数
D. 沉迟而数
E. 洪大滑数

3. 正常妊娠脉是
4. 正常临产脉是

（5~6题共用备选答案）
A. 妊娠初期，呕吐不食，或呕吐清涎
B. 妊娠初期，恶心欲吐，晨起尤甚
C. 妊娠初期，呕吐酸水或苦水
D. 妊娠初期，呕吐痰涎
E. 以上都不是

5. 肝胃不和型恶阻的辨证要点是
6. 气阴两亏型恶阻的辨证要点是

（7~8题共用备选答案）
A. 健脾和胃，降逆止呕
B. 健脾豁痰，降逆止呕
C. 抑肝和胃，降逆止呕
D. 益气养阴，和胃止呕
E. 以上都不是

7. 脾胃虚弱型恶阻的治法是
8. 肝胃不和型恶阻的治法是

（9~10题共用备选答案）
A. 胎漏
B. 胎动不安
C. 堕胎
D. 小产
E. 滑胎

9. 妊娠早期，感小腹胀痛，腰酸，阴道有少量出血者，诊断为
10. 连续发生堕胎或小产3次以上者，诊断为

（11~12题共用备选答案）
A. 圣愈汤加味
B. 保阴煎
C. 胎元饮
D. 寿胎丸
E. 泰山磐石散

11. 治疗肾虚型胎漏、胎动不安的主方是
12. 治疗外伤型胎动不安的主方是

（13~14题共用备选答案）
A. 育阴潜阳，平肝息风
B. 健脾理气，温中行水
C. 健脾利湿，平肝潜阳
D. 理气行滞，健脾化湿
E. 疏肝扶脾，理气行滞

13. 妊娠数月，先由脚肿，渐及于腿，皮色不变，随按随起，头晕胸闷。治宜
14. 妊娠后期，面浮肢肿，胸闷心

烦，头晕目眩，倦怠嗜卧。治宜

（15~16题共用备选答案）

A. 子淋
B. 转胞
C. 子肿
D. 子痫
E. 难产

15. 胎胞下压，膀胱不利，水道不通，多致
16. 胎气壅塞，气机阻滞，水湿不化，多致

（17~18题共用备选答案）

A. 转胞
B. 子肿
C. 子晕
D. 子淋
E. 子痫

17. 妊娠小便不通又称
18. 妊娠肿胀又称
19. 子冒又称

参考答案

【A_1 型题】

1. C　2. D　3. C　4. A　5. E　6. B　7. D　8. E　9. C　10. B
11. D　12. C

【A_2 型题】

13. C　14. C　15. A　16. C　17. A　18. C　19. C　20. B　21. B　22. E
23. B　24. E　25. A　26. C　27. D　28. E　29. B　30. E　31. B　32. E
33. B　34. C　35. B　36. D　37. E　38. D　39. E

【A_3/A_4 型题】

40. E　41. A　42. E

【B_1 型题】

1. B　2. C　3. A　4. B　5. C　6. E　7. A　8. C　9. B　10. E
11. D　12. A　13. D　14. C　15. B　16. C　17. A　18. B　19. E

第十单元　产　后　病

【A_1 型题】

1. 感染邪毒产后发热的治法是
A. 清热解毒，理气退热
B. 清热解毒，凉血养阴
C. 清热解毒，凉血化瘀
D. 清营解毒，凉血开窍
E. 以上都不是

2. “产后三急”是指
A. 发热、腹痛、昏迷
B. 下血、眩晕、乳胀
C. 心悸、气短、抽搐
D. 呕吐、盗汗、泄泻
E. 便难、尿闭、汗出

3. 产后发热的治疗应以哪项为主
A. 调气血，和营卫
B. 清热解毒退热
C. 活血化瘀清热
D. 养血清热
E. 疏风清热

4. “产后三病”是指
A. 痉、昏迷、心悸
B. 痉、泄泻、盗汗
C. 痉、郁冒、大便难
D. 发热、抽搐、大便难
E. 发热、郁冒、泄泻

5. 产后病的治疗应本着哪项原则
A. 补气养血为主
B. 活血化瘀为主
C. 勿拘于产后，也勿忘于产后
D. 疏肝健脾为主
E. 滋补肝肾为主

6. 产后感染邪毒发热的临床表现哪项是错误的
A. 高热恶寒
B. 腹痛绵绵
C. 恶露量多或少
D. 恶露色紫黑如败酱
E. 恶露有臭味

7. 下列哪项不是血虚产后腹痛的主要证候
A. 产后小腹隐痛而喜按
B. 面色苍白，心悸少寐
C. 恶露量少，色暗不畅
D. 头晕耳鸣，大便燥结
E. 舌淡苔薄，脉象虚细

8. 治疗产后血虚身痛的代表方剂是
A. 归脾汤
B. 当归地黄饮
C. 黄芪桂枝五物汤
D. 当归芍药散
E. 当归生姜羊肉汤

9. “产后三冲”是指
A. 冲心、冲肺、冲肾
B. 冲心、冲肺、冲胃
C. 冲肝、冲肺、冲肾
D. 冲肝、冲肺、冲脾
E. 冲心、冲胃、冲脾

10. 下述哪项不属于产后血晕的特点
A. 产妇分娩后突然头晕目眩
B. 不能坐起
C. 半身不遂
D. 泛恶欲吐
E. 甚至昏厥不省人事

11. 产后恶露不绝的发病机制，下列哪项是错误的
A. 阴虚内热，下扰冲任，迫血妄行
B. 肝郁化热，热扰冲任，迫血妄行
C. 脾虚气陷，冲任不固，不能摄血
D. 瘀血内阻，冲任失畅，血不归经
E. 以上都不是

12. 治疗血虚产后腹痛的主方是
A. 生化汤
B. 健中汤
C. 加参生化汤
D. 肠宁汤
E. 当归芍药散

13. 产后病的主要病理特点是
A. 气血虚弱
B. 阴虚血热
C. 多虚多瘀
D. 寒热并见
E. 气机郁滞

14. 血瘀产后发热的病因病机是
A. 产后胞脉空虚，邪毒乘虚而入，正邪交争
B. 产后气血俱虚，卫外之阳不固，风寒之邪乘虚而入
C. 产后恶露不下，瘀血停滞，阻碍气机，营卫失调
D. 产后失血过多，阴血骤虚，阳无所附而浮于外
E. 以上都不是

【A_2型题】

15. 患者，女，30岁。产后1周，遍身关节疼痛，肢体酸楚，头晕心悸，舌淡红少苔，脉细无力。治宜
A. 养血祛风，散寒除湿
B. 补肾强腰壮筋骨
C. 活血祛风，通络止痛
D. 养血益气，温通经络
E. 以上都不是

16. 患者，女，23岁，已婚。产后5天高热寒战，小腹疼痛拒按，恶露初时量多，后量少、色紫暗如败酱，有臭气，烦躁口渴，大便秘结，小便短赤，舌红苔黄，脉滑数有力。其诊断是
A. 产后发热血瘀证
B. 产后发热外感证
C. 产后发热感染邪毒证
D. 产后腹痛血瘀证
E. 产后恶露过少血瘀证

17. 患者，女，32岁。产后29天，恶露不止，量较多，色深红，质黏稠有臭味，面色潮红，口燥咽干，舌质红，脉虚细而数。治疗选方
A. 生化汤
B. 五味消毒饮
C. 保阴煎
D. 丹栀逍遥散
E. 以上均不可

18. 患者，女，31岁。产后小腹隐隐作痛，喜按，恶露量少色淡，头晕耳鸣，大便干燥，舌淡红，苔薄，脉虚细。方选
A. 当归生姜羊肉汤
B. 肠宁汤
C. 加参生化汤
D. 当归芍药散
E. 生化汤

19. 患者，女，29岁。产后5天，周身关节疼痛，屈伸不利，痛无定处，疼痛宛如针刺。舌淡苔薄白，脉细缓。治疗宜选
A. 温经汤
B. 黄芪桂枝五物汤
C. 养荣壮肾汤
D. 黄芪当归散
E. 独活寄生汤

20. 患者，女，28岁。产后5天，高热寒战，小腹疼痛拒按，恶露量较多，色紫暗如败酱，有臭味，烦躁口渴，尿少色黄，舌红苔黄，脉数有力。证属
A. 血热
B. 血瘀
C. 外感
D. 感染邪毒
E. 以上都不是

21. 患者，女，32岁。产后小腹隐隐作痛，喜按，恶露量少色淡，头晕耳鸣，舌淡红，苔薄，脉虚细。治宜
A. 补血益气
B. 补肾养肝
C. 滋阴养血
D. 和中健脾
E. 温中养血

22. 患者，女，26岁。产后30天，恶露不止，量较多，色深红，质黏稠有臭味，面色潮红，口燥咽干，舌质红，脉虚细而数。治宜
A. 养阴清热止血
B. 化瘀止血
C. 益气止血
D. 清热解毒止血
E. 凉血止血

23. 患者，女，32岁。产后失血过多，突发头晕目眩，面色苍白，心悸愦闷，冷汗淋漓，舌淡苔少，脉微欲绝。其治法是
A. 大补气血
B. 益气固脱
C. 健脾益气
D. 滋阴清热
E. 养血安神

24. 患者，女，28岁。产后28天，恶露不止，量较多，色淡红，质稀，小腹空坠，神

倦懒言，面色㿠白，舌淡，脉缓弱。选方
A. 胶艾汤加味
B. 补中益气汤加味
C. 生化汤加味
D. 保阴煎加味
E. 以上都不是

25. 患者，女，30岁，已婚。产后恶露4周不止，淋沥滞涩，量时多时少，色紫暗有块，腹痛拒按，块下痛减，舌紫暗，边尖有瘀斑、瘀点，脉沉弦涩。其治法是
A. 补气活血止血
B. 补气摄血固冲
C. 活血化瘀止血
D. 养阴清热止血
E. 破血逐瘀行气

26. 患者，女，30岁。产后小腹疼痛拒按，恶露量少，色紫暗有块，胸胁胀痛，四肢不温，舌暗苔白，脉沉紧。应首选
A. 血府逐瘀汤
B. 少腹逐瘀汤
C. 温经汤
D. 生化汤加木香
E. 生化汤加益母草

27. 患者，女，31岁。产后30天，恶露淋沥不止，量少，色紫暗有块，小腹疼痛拒按，舌紫暗，脉弦涩。宜选
A. 少腹逐瘀汤
B. 血府逐瘀汤
C. 生化汤
D. 桃红四物汤
E. 以上都不是

28. 患者，女，26岁，已婚。分娩时失血较多，产后小腹隐隐作痛，喜按，恶露量少、色淡，头晕耳鸣，大便干燥，舌淡苔薄，脉虚细。应首先考虑的是
A. 产后血晕
B. 产后腹痛
C. 产后大便不通
D. 产后恶露过少
E. 以上均非

29. 患者，女，31岁。产后5天，寒热时作，恶露量少，色暗有块，小腹疼痛拒按，口干不欲饮，舌紫暗，脉弦涩。方选
A. 五味消毒饮
B. 解毒活血汤
C. 荆防四物汤
D. 生化汤
E. 小柴胡汤

30. 患者，女，28岁。产后3天，发热微恶风寒，头痛，咳嗽，口渴，微汗出，舌尖边红，苔薄白，脉浮数。宜选
A. 桑菊饮
B. 麻黄汤
C. 银翘散
D. 五味消毒饮
E. 解毒活血汤

31. 患者，女，33岁。产后8天，高热汗出，烦躁，斑疹隐隐，舌红绛，苔黄燥，脉弦细而数。治宜
A. 清热解毒，凉血化瘀
B. 清营解毒，凉血养阴
C. 清热解毒，泻下逐瘀
D. 清热解毒，凉营开窍
E. 以上都不是

32. 患者，女，27岁。产后小腹隐隐作痛，得热痛减，手足逆冷，面色青白，恶露量少色淡，舌淡苔薄，脉细而迟。辨证应属
A. 气虚
B. 阴虚津亏
C. 阳虚
D. 血虚
E. 血虚兼寒

33. 患者，女，26岁。产后1周，高热寒战，小腹疼痛拒按，恶露量较多，色紫暗如败酱，有臭味，烦躁口渴，尿少色黄，舌红苔黄，脉数有力。宜首选
A. 五味消毒饮
B. 解毒活血汤
C. 大黄牡丹皮汤
D. 清营汤合安宫牛黄丸
E. 清宫汤

34. 患者，女，25岁。产后26天，恶露不止，量较多，色深红，质黏稠有臭味，两胁胀痛，心烦，舌苔黄，脉弦数。治疗选方
A. 五味消毒饮
B. 保阴煎
C. 丹栀逍遥散
D. 两地汤
E. 清营汤

【A_3/A_4型题】

（35~37题共用题干）

患者，女，26岁。于1个月前自然分娩一女婴，阴道一直有出血，淋沥不爽，量不多，色紫暗，有血块，伴小腹痛，拒按，舌紫暗，脉弦涩。

35. 根据以上证候，其辨证是
A. 气滞
B. 血瘀
C. 气虚
D. 血热
E. 寒凝

36. 其治法是
A. 清热凉血止血
B. 理气止血
C. 补气摄血
D. 化瘀止血
E. 滋阳清热止血

37. 首选方是
A. 肠宁汤
B. 桃红四物汤
C. 生化汤
D. 血府逐瘀汤
E. 逐瘀止血汤

【B_1型题】

（1~2题共用备选答案）
A. 产后发热
B. 产后血晕
C. 产后身痛
D. 产后痉证

E. 产后腹痛

1. 产妇分娩后，突然头晕目眩，不能坐起，甚至昏厥不省人事，应诊为
2. 产妇在产褥期内，肢体酸楚、疼痛、麻木、重着，应诊为

（3~4题共用备选答案）
A. 小腹疼痛拒按，恶露量少
B. 小腹绵绵作痛，恶露量少
C. 月经将至，小腹胀痛
D. 寒热时作，腹痛拒按，恶露量少
E. 月经3个月未行，腹痛拒按

3. 血瘀产后腹痛的主症是
4. 血瘀产后发热的主症是

（5~6题共用备选答案）
A. 营阴下夺，气随血脱
B. 失血伤津，筋脉失养
C. 气血运行不畅
D. 阴血骤虚，阳易浮散，腠理不实，营卫不固
E. 冲任为病，气血运行失常

5. 产后恶露不绝的发病机制是
6. 产后腹痛的发病机制是

（7~8题共用备选答案）
A. 血瘀产后发热
B. 感染邪毒产后发热
C. 血虚产后发热
D. 外感产后发热
E. 产后蒸乳发热

7. 产后高热寒战，小腹疼痛拒按，恶露量较多，色紫暗如败酱，有臭味，多属
8. 产后寒热时作，恶露量少，色暗有块，小腹疼痛拒按，多属

（9~10题共用备选答案）
A. 疼痛剧烈，宛如锥刺
B. 肢体肿胀，麻木重着
C. 关节疼痛，痛无定处
D. 遍身关节疼痛，肢体酸楚麻木
E. 四肢关节肿胀，发热疼痛

9. 产后身痛风邪偏盛，其疼痛特点是
10. 产后身痛血虚经脉失养，其疼痛特点是

（11~13题共用备选答案）
A. 逍遥散
B. 沉香散
C. 小柴胡汤
D. 下乳涌泉散
E. 通乳丹

11. 缺乳肝郁气滞证，方选
12. 产后抑郁肝郁气结证，方选
13. 产后小便淋痛肝经郁热证，方选

参考答案

【A_1型题】

1. C　2. D　3. A　4. C　5. C　6. B　7. C　8. C　9. B　10. C
11. E　12. D　13. C　14. C

【A_2型题】

15. D　16. C　17. C　18. B　19. E　20. D　21. A　22. A　23. B　24. B
25. C　26. E　27. C　28. B　29. D　30. C　31. B　32. E　33. B　34. C

【A_3/A_4型题】

35. B　36. D　37. C

【B_1型题】

1. B　2. C　3. A　4. D　5. E　6. C　7. B　8. A　9. C　10. D
11. D　12. A　13. B

第十一单元　妇科杂病

【A_1型题】

1. 癥瘕辨证重在辨其
A. 大小
B. 部位
C. 在气在血
D. 体质强弱
E. 以上都不是

2. 治疗癥瘕积块应遵循的原则是
A. 破瘀务求其尽
B. 破瘀中病即止
C. 破瘀宜猛宜峻
D. 衰其大半而止
E. 以上都不是

3. 桂枝茯苓丸治疗血瘀癥瘕，其中桂枝的作用在于
A. 温经散寒
B. 通经活血
C. 养血和营
D. 温经行气通阳
E. 温阳行水

4. 毓麟珠用于治疗哪种不孕症
   A. 肝肾不足不孕
   B. 痰湿不孕
   C. 肝郁不孕
   D. 血瘀不孕
   E. 肾虚不孕
5. 启宫丸是治疗哪种不孕的首选方剂
   A. 肝郁不孕
   B. 痰湿不孕
   C. 肝肾不足不孕
   D. 肾虚不孕
   E. 以上都不是
6. 治疗阴疮热毒证方选
   A. 阳和汤
   B. 启宫丸
   C. 托里消毒散
   D. 萆薢渗湿汤
   E. 龙胆泻肝汤
7. 阴痒的临床分型除湿热下注外还有
   A. 血虚化燥生风
   B. 肝肾阴虚
   C. 脾虚生湿
   D. 心火内扰
   E. 以上都不是

【A_2 型题】

8. 患者，女，39 岁。下腹部有一包块，时或作痛，按之柔软，带下较多，色白质黏稠，胸脘痞闷，舌苔白腻，脉细濡。治宜
   A. 清热利湿，破瘀消癥
   B. 活血散结，破瘀消癥
   C. 理气化痰，破瘀消癥
   D. 行气导滞，活血消癥
   E. 以上都不是
9. 患者，女，34 岁。结婚 4 年未孕，形体肥胖，月经 40～60 天一行，面色㿠白，头晕心悸，胸闷，苔白腻，脉滑。治以
   A. 滋阴养血，调冲益精
   B. 健脾补肾，调补冲任
   C. 疏肝解郁，养血理脾
   D. 燥湿化痰，理气调经
   E. 活血化瘀调经
10. 患者，女，43 岁。阴部干涩，灼热瘙痒，五心烦热，头晕目眩，耳鸣，腰酸。舌红少苔，脉细数无力。治宜
   A. 清热解毒，除湿止带
   B. 行气祛湿止带
   C. 滋肾降火，调补肝肾
   D. 清热利湿，杀虫止痒
   E. 健脾益气，升阳除湿
11. 患者，女，44 岁。小腹部有积块，积块不坚，推之可移，或上或下，痛无定处，小腹胀满，苔薄润，脉沉弦。宜选
   A. 桂枝茯苓丸
   B. 开郁二陈汤
   C. 香棱丸
   D. 大黄牡丹皮汤
   E. 加味逍遥丸
12. 患者，女，33 岁。结婚 3 年未孕，月经周期基本正常，量少色红，无血块，形体消瘦，腰腿酸软，头晕目眩，心悸失眠，五心烦热。治宜
   A. 滋阴养血，调冲益精
   B. 温肾补气养血，调补冲任
   C. 疏肝解郁，养血理脾
   D. 燥湿化痰，理气调经
   E. 活血化瘀调经
13. 患者，女，32 岁。结婚 3 年未孕，月经周期不规律，经来腹痛，月经量少，色暗有小血块，经前乳房胀痛，烦躁易怒，苔薄白，脉弦。治宜
   A. 滋阴养血，调冲益精
   B. 温肾补气养血，调补冲任
   C. 疏肝解郁，养血理脾
   D. 燥湿化痰，理气调经
   E. 活血化瘀调经
14. 患者，女，46 岁。月经过多半年，并发现下腹包块，疼痛拒按，口干不欲饮，舌暗，脉涩。其证候是
   A. 气滞
   B. 气滞血瘀
   C. 血热
   D. 血瘀
   E. 阴虚化热
15. 患者，女，35 岁。结婚 7 年未孕，月经 20 天一行，量少色红，无血块，形体消瘦，腰酸软，头晕目眩，心悸失眠，五心烦热。治疗首选
   A. 启宫丸
   B. 养精种玉汤
   C. 开郁种玉汤
   D. 少腹逐瘀汤
   E. 毓麟珠
16. 患者，女，43 岁。下腹部有一包块，时或作痛，按之柔软，带下较多，色白质黏稠，胸脘痞闷，舌苔白腻，脉细濡。方选
   A. 加味逍遥丸
   B. 香棱丸
   C. 开郁二陈汤
   D. 桂枝茯苓丸
   E. 大黄牡丹皮汤
17. 患者，女，29 岁。结婚 3 年未孕，月经 50～60 天一行，量少色淡，腰酸腿软，性欲淡漠，小便清长，大便不实，舌淡苔白，脉沉细。可诊断为
   A. 肾虚不孕
   B. 肝肾阴虚不孕
   C. 肝郁不孕
   D. 痰湿不孕
   E. 以上都不是
18. 患者，女，32 岁。结婚 3 年未孕，月经 2～3 个月一行，量少色淡，面色晦暗，腰酸腿软，小便清长，大便不实，舌淡苔白，脉沉细。治疗选方
   A. 开郁种玉汤
   B. 养精种玉汤
   C. 启宫丸
   D. 毓麟珠
   E. 少腹逐瘀汤
19. 患者，女，40 岁。小腹部有一包块，坚硬，固定不移，疼痛拒按，面色晦暗，月经量多，舌边有瘀点，脉沉涩。治宜

A. 活血散结，破瘀消癥
B. 行气导滞，活血消癥
C. 理气化痰，破瘀消癥
D. 清热利湿，破瘀消癥
E. 以上都不是

20. 患者，女，30岁。婚后夫妇同居4年，未避孕而未受孕。应属
A. 断绪
B. 断产
C. 五不女
D. 全不产
E. 以上都不是

21. 患者，女，31岁。结婚4年未孕，月经38~50天一行，量少色淡，面色晦暗，腰酸腿软，性欲淡漠，小便清长，大便不实，舌淡苔白，脉沉细。治宜
A. 滋阴养血，调冲益精
B. 温肾补气养血，调补冲任
C. 疏肝解郁，养血理脾
D. 燥湿化痰，理气调经
E. 活血化瘀调经

22. 患者，女，35岁。小腹部有积块，积块不坚，推之可移，或上或下，痛无定处，小腹胀满，苔薄润，脉沉弦。治宜
A. 活血散结，破瘀消癥
B. 行气导滞，活血消癥
C. 理气化痰，破瘀消癥
D. 清热利湿，破瘀消癥
E. 以上都不是

23. 患者，女，32岁。小腹部有一包块，坚硬，固定不移，疼痛拒按，面色晦暗，月经量多，舌边有瘀点，脉沉涩。宜选用
A. 加味逍遥丸
B. 开郁二陈汤
C. 香棱丸
D. 大黄牡丹皮汤
E. 桂枝茯苓丸

24. 患者，女，30岁。结婚2年未孕，形体肥胖，月经2~6个月一行，面色皖白，头晕心悸，胸闷泛恶，苔白腻，脉滑。首选
A. 启宫丸
B. 六味地黄丸
C. 开郁种玉汤
D. 二妙丸
E. 毓麟珠

25. 患者，女，32岁。阴部瘁痛，坐卧不安，带下量多，呈泡沫米泔样，有臭味，心烦少寐，口苦，胸闷不适，舌苔黄腻，脉弦数。首选
A. 二妙散加味
B. 知柏地黄汤加味
C. 止带方
D. 五味消毒饮加味
E. 萆薢渗湿汤加味

26. 患者，女，31岁，已婚。曾孕3次，均自然流产，平日头晕耳鸣，腰膝酸软，精神萎靡，现又妊娠33天，夜尿频多，面色晦暗，舌淡苔白，脉沉弱。治疗应首选
A. 加味阿胶汤
B. 补肾安胎饮
C. 泰山磐石散
D. 补肾固冲丸
E. 以上均非

27. 患者，女，36岁。阴部瘙痒，坐卧不安，带下量多，色黄如脓，有臭味，心烦少寐，口苦，胸闷不适，舌苔黄腻，脉弦数。治以
A. 清热解毒，除湿止带
B. 行气祛湿止带
C. 滋阴降火止带
D. 清热利湿，杀虫止痒
E. 健脾益气，升阳除湿

【A_3/A_4型题】

（28~33题共用题干）

患者，女，30岁。结婚6年，夫妇同居，未采取避孕措施，一直未曾受孕，平时月经40~50天一行，经行不畅，量少，色紫黑，有小血块，伴经行腹痛，难以忍受，因久未受孕，盼子心切，平时性情烦躁，经前乳房胀痛，头痛，口苦咽干，纳少，二便调，睡眠多梦。舌暗红，苔薄白，脉弦。

28. 根据以上临床表现，还需做何检查，方可作出诊断
A. 妇科双合诊
B. B超
C. 测基础体温
D. 查激素水平
E. 男方精液常规

29. 若男方精液常规异常，以下哪项诊断是错误的
A. 无子
B. 月经后期
C. 痛经
D. 经行乳房胀痛
E. 经行头痛

30. 男方精液常规检查正常，其辨证分型是
A. 肾虚证
B. 肝郁证
C. 血虚证
D. 脾虚肝郁证
E. 肾虚肝郁证

31. 患者若正值经前期，其治法是
A. 理气活血，调经
B. 疏肝健脾，活血祛瘀
C. 疏肝理气，活血止痛
D. 补肾疏肝，调经
E. 补益脾肾，养血疏肝

32. 若患者月经已净，其治法是
A. 理气化瘀，止痛
B. 补肾疏肝，调经
C. 疏肝健脾，调经
D. 疏肝解郁，理气调经
E. 调气和血，止痛

33. 对于该患者，最适合的医嘱是
A. 保持外阴清洁
B. 调畅情志，保持心情舒畅
C. 忌辛辣饮食
D. 加强营养，宜清淡饮食
E. 劳逸结合，避免过劳

【B_1型题】

（1~2题共用备选答案）

A. 理气行滞

B. 健脾补肾
C. 宜攻宜破
D. 攻补兼施
E. 以上均不可
1. 癥瘕新病体质较强者，治宜
2. 癥瘕久病体质较弱者，治宜
（3~4 题共用备选答案）
A. 桂枝茯苓丸
B. 香棱丸
C. 启宫丸
D. 开郁种玉汤
E. 开郁二陈汤
3. 治疗痰湿型癥瘕的主方是
4. 治疗痰湿型不孕的主方是
（5~6 题共用备选答案）
A. 加味逍遥丸
B. 养精种玉汤
C. 开郁种玉汤
D. 启宫丸
E. 毓麟珠
5. 婚久不孕，月经初潮较迟，月经后期，量少，色淡，腰膝酸软。应首选
6. 婚久不孕，月经周期先后不定，经期腹痛，量少，色暗有块，经前乳胀。应首选

参考答案

【A_1 型题】

1. C 2. D 3. D 4. E 5. B 6. E 7. B

【A_2 型题】

8. C 9. D 10. C 11. C 12. A 13. C 14. D 15. B 16. C 17. A
18. D 19. A 20. D 21. B 22. B 23. E 24. A 25. E 26. D 27. D

【A_3/A_4 型题】

28. E 29. A 30. B 31. C 32. D 33. B

【B_1 型题】

1. C 2. D 3. E 4. C 5. E 6. C

第十二单元 计划生育

【A_1 型题】

1. 宫内节育器的放置时间为
A. 月经前 3 天
B. 月经前 5 天
C. 月经干净后 5 天
D. 月经干净后 3~7 天
E. 月经干净后 14 天
2. 人工流产后患者出现头晕、恶心、呕吐、出冷汗，心律不齐，血压下降，可能诊断为
A. 人工流产综合征
B. 子宫穿孔
C. 人工流产不全
D. 宫颈内口粘连
E. 人工流产术后感染
3. 药物流产的适应证有
A. 18~40 岁的健康育龄妇女
B. 正常宫内妊娠 7 周以内
C. 高危人工流产对象
D. 对手术流产有恐惧心理者
E. 以上均是
4. 经腹输卵管结扎术的禁忌证有
A. 急、慢性盆腔感染
B. 严重的精神官能症者
C. 全身情况不良不能耐受手术者
D. 24 小时内有 2 次间隔 4 小时的体温在 37.5℃ 或以上者
E. 以上均是

参考答案

【A_1 型题】

1. D 2. A 3. E 4. E

第十三单元　女性生殖功能的调节与周期性变化

【A₁型题】

1. 下列哪项不是雌激素的主要生理作用
   A. 促进卵泡发育
   B. 抑制输卵管蠕动
   C. 保持阴道呈弱酸性
   D. 促进水与钠的潴留
   E. 促进骨中钙的沉积
2. 循环中雌激素当低于多少时对垂体卵泡刺激素（FSH）的分泌起抑制作用
   A. 100pg/ml
   B. 150pg/ml
   C. 200pg/ml
   D. 250pg/ml
   E. 300pg/ml

参考答案

【A₁型题】

1. B　　2. C

第十四单元　妇产科特殊检查与常用诊断技术

【A₁型题】

1. 常用女性内分泌激素测定方法有，除外
   A. 垂体促性腺激素测定
   B. 垂体泌乳素测定
   C. 雌二醇测定
   D. 孕酮测定
   E. 以上均是
2. 诊断性刮宫的禁忌证有
   A. 急性或亚急性生殖道炎症
   B. 疑有妊娠要求继续妊娠者
   C. 急性或严重的全身性疾病
   D. 手术前体温大于37.5℃者
   E. 以上均是
3. 下列不属于后穹隆穿刺适应证的是
   A. 明确子宫直肠凹陷积液性质
   B. 探测羊水量
   C. 疑有腹内出血时
   D. 后穹隆穿刺取卵
   E. 明确贴近阴道后穹隆的肿块性质
4. 下列不属于宫腔镜手术适应证的是
   A. 卵巢囊肿破裂
   B. 子宫内膜息肉
   C. 宫腔粘连
   D. 纵隔子宫
   E. 子宫内膜切除
5. 下列不属于腹腔镜检查绝对禁忌证的是
   A. 严重的凝血功能障碍
   B. 绞窄性肠梗阻
   C. 腹腔内大出血
   D. 腹腔内广泛粘连
   E. 严重的心脑血管疾病及肺功能不全

参考答案

【A₁型题】

1. E　　2. E　　3. B　　4. A　　5. D

第九章　中医儿科学

第一单元　儿科学基础

【A₁型题】

1. 提出“稚阳未充，稚阴未长者也”的著作是
   A.《小儿药证直诀》
   B.《温病条辨》
   C.《幼科发挥》
   D.《颅囟经》
   E.《小儿病源方论》
2. 指纹从虎口到食指端，可分为三关，下列哪项顺序正确
   A. 命关、气关、风关
   B. 气关、命关、风关
   C. 气关、风关、命关
   D. 风关、气关、命关

E. 风关、命关、气关

3. 小儿正常指纹的显露部位为
A. 不显于风关以上
B. 显于风关以上而达气关
C. 显于气关
D. 显于气关以上
E. 可透风关

4. 小儿指纹郁滞，推之不畅，应属
A. 热
B. 寒
C. 痛
D. 实
E. 虚

5. 小儿时期不同于成人最根本的生理特点是
A. 脏腑娇嫩，形气未充
B. 生机蓬勃，发育迅速
C. 纯阳之体
D. 处于不断生长发育的过程中
E. 稚阴稚阳之体

6. 小儿指纹浮现于气关，是属于
A. 正常指纹
B. 病情较重
C. 病多轻浅
D. 病情危重
E. 病多危殆

7. 小儿指纹若色紫，其证属
A. 血瘀
B. 阴虚
C. 热证
D. 肝风内动
E. 寒证

8. 正常小儿前囟关闭的时间是在
A. 6~8 个月
B. 8~10 个月
C. 10~12 个月
D. 12~18 个月
E. 18~24 个月

9. 小儿翻滚不安，呼叫哭吵，两手捧腹多为
A. 惊风
B. 腹痛
C. 伤食
D. 饥饿
E. 以上都不是

10. 小儿时期以下列哪两经疾病最为多见
A. 肺肝
B. 肝肾
C. 肺脾
D. 脾肾
E. 肺肾

11. 正常小儿的脉象较成人
A. 浮而数
B. 沉而缓
C. 软而稍数
D. 浮而稍缓
E. 浮而且弦

12. 小儿纯阳之体的含义是
A. 盛阳
B. 纯阳无阴
C. 阳常有余
D. 阴虚阳盛
E. 生长发育迅速

13. 幼儿期的年龄是
A. 1 岁
B. 1~2 岁
C. 1~3 岁
D. 2~4 岁
E. 以上都不是

14. 小儿五脏六腑的形和气都相对的不足，其中尤以哪三脏更为突出
A. 心、肺、肾
B. 肝、肺、肾
C. 心、肝、肾
D. 肺、脾、肾
E. 肝、脾、肾

15. 古代医家把小儿时期多见脾胃病这一生理病理特点概括为
A. 饮食不节，食滞伤中
B. 脾常不足
C. 易虚易实
D. 易寒易热
E. 脾胃不和

16. 下列除哪项之外，均可见面呈青色
A. 寒
B. 痛
C. 虚
D. 瘀
E. 惊

17. 望动态中，小儿喜俯卧者，多为
A. 乳食内积
B. 腹痛
C. 久病体虚
D. 痰饮内伏
E. 胸胁疼痛

18. 小儿的病理特点是
A. 脾常不足
B. 肝常有余
C. 稚阳未充，稚阴未长
D. 易虚易实
E. 发病容易，传变迅速，脏气清灵，易趋康复

19. 舌苔花剥，经久不愈，状如"地图"是由于
A. 脾胃虚弱
B. 肝肾阴亏
C. 阴伤津亏
D. 胃之气阴不足
E. 心火上炎

20. 小儿出生体重、身长、头围平均为
A. 体重 2.5kg，身长 48cm，头围 32cm
B. 体重 3kg，身长 48cm，头围 30cm
C. 体重 3kg，身长 50cm，头围 34cm
D. 体重 4kg，身长 52cm，头围 36cm
E. 体重 4kg，身长 50cm，头围 34cm

21. 新生儿期是指从出生至
A. 26 天
B. 28 天
C. 30 天
D. 32 天
E. 以上都不是

22. "脏腑娇嫩、形气未充"是说明小儿为
A. 纯阳之体
B. 稚阳之体
C. 稚阴之体
D. 稚阴稚阳之体

E. 盛阳之体

23. 首先提出“凡孩子3岁以下呼为纯阳，元气未散”的著作是
A.《温病条辨》
B.《幼科要略》
C.《小儿药证直诀》
D.《颅囟经》
E.《幼幼新书》

24. 在辨斑疹中，下列哪项不是“斑”的特点
A. 大小不一
B. 片状或点状
C. 红色或紫色
D. 不高出皮肤
E. 压之褪色

25. 下列五部配五脏的望诊中哪项是错误的
A. 左腮为肝
B. 右腮为肺
C. 额上为心
D. 鼻为脾
E. 耳为肾

26. 小儿感邪后，容易出现高热、惊搐等证，是由于
A. 邪陷心包
B. 肝常有余
C. 肝肾不足
D. 阴亏阳亢
E. 心火炽盛

27. 小儿五脏辨证，下列除哪项外都是肝经本病
A. 大叫
B. 目直视
C. 呵欠
D. 颈项强直、四肢抽搐
E. 神昏

28. 3周岁小儿按公式计算，身长、体重应该是
A. 身长85cm，体重12kg
B. 身长91cm，体重12kg
C. 身长96cm，体重14kg
D. 身长100cm，体重14kg
E. 身长120cm，体重26kg

【B_1型题】

（1~2题共用备选答案）
A. 色暗褐，味腐臭
B. 色淡黄，质较硬
C. 色金黄，稍酸臭
D. 色橘黄，味臭秽
E. 色黄绿，无臭味

1. 人乳喂养儿，大便的特点是
2. 牛乳喂养儿，大便的特点是

（3~5题共用备选答案）
A. 新生儿期
B. 婴儿期
C. 幼儿期
D. 幼童期
E. 儿童期

3. 小儿死亡率最高的时期是
4. 小儿生长发育最快的时期是
5. 多种小儿急性传染病发病最高的时期是

（6~7题共用备选答案）
A. 随年龄增加而增快
B. 随年龄增加而减慢
C. 年龄增加变化不大
D. 与性别显著相关
E. 与血压同步变化

6. 婴幼儿的呼吸次数
7. 婴幼儿的脉搏次数

（8~9题共用备选答案）
A. 气虚
B. 血虚
C. 阳气暴脱
D. 风寒束表
E. 阳虚水泛

8. 望诊时，小儿面白浮肿，多为
9. 望诊时，小儿面色苍白，四肢厥冷，多为

（10~11题共用备选答案）
A. 2岁以上
B. 3岁以上
C. 3岁以下
D. 4岁以上
E. 4岁以下

10. 小儿诊脉的年龄是
11. 小儿查看指纹的年龄是

（12~14题共用备选答案）
A. 疳证、小儿泄泻及脾胃虚弱
B. 泄泻、惊风、腹痛、痿痹等证
C. 脐风、惊痛、风痰闭证
D. 小儿肺炎喘嗽、哮喘、腹痛等
E. 麻疹、痹证、五迟、五软

12. 推拿疗法在儿科临床上常用于治疗
13. 拔罐疗法常用于治疗
14. 捏脊疗法常用于治疗

参考答案

【A_1型题】

1. B 2. D 3. A 4. D 5. D 6. B 7. C 8. D 9. B 10. C
11. C 12. E 13. C 14. D 15. B 16. C 17. A 18. E 19. D 20. C
21. B 22. D 23. D 24. E 25. E 26. B 27. E 28. C

【B_1型题】

1. C 2. B 3. A 4. B 5. C 6. B 7. B 8. E 9. C 10. B
11. C 12. B 13. D 14. A

第二单元 儿童保健

【A_1 型题】

1. 下列除哪项外，均是婴儿添加辅食的原则
   A. 由荤食到素食
   B. 由稀薄到稠厚
   C. 由少量到多量
   D. 由一种到多种
   E. 各种喂养方式均应按时添加辅食
2. 6~24 个月正常小儿的乳牙数的计算公式是
   A. 月龄-4（或 6）
   B. 24-月龄
   C. 月龄-8（或 10）
   D. 月龄+4（或 6）
   E. 月龄-6（或 8）
3. 按公式计算，正常 6 岁小儿血压的收缩压是
   A. 80mmHg
   B. 88mmHg
   C. 100mmHg
   D. 90mmHg
   E. 92mmHg
4. 正常 1~3 岁小儿呼吸，脉搏每分钟分别为
   A. 呼吸 40~50 次，脉搏 120~140 次
   B. 呼吸 30~40 次，脉搏 110~130 次
   C. 呼吸 25~30 次，脉搏 100~120 次
   D. 呼吸 20~25 次，脉搏 80~100 次
   E. 呼吸 18~20 次，脉搏 70~90 次
5. 下列小儿动作发育规律中哪一项是错误的
   A. 头尾规律
   B. 远近规律
   C. 左右规律
   D. 由不协调到协调
   E. 由粗动作到精细动作
6. 下列小儿动作与语言发育的表现中哪项是不正常的
   A. 4 个月俯卧时开始抬头
   B. 5~6 个月“咿哑”发单声
   C. 6~7 个月会独坐，并认生人
   D. 7~8 个月会发复音，如“妈妈”
   E. 1 岁能独立，扶之能走
7. 母乳喂养，增加辅食和断奶最适宜的时间
   A. 2~3 个月加辅食，8~12 个月断奶
   B. 2~3 个月加辅食，12~16 个月断奶
   C. 4~5 个月加辅食，12~18 个月断奶
   D. 4~5 个月加辅食，16~20 个月断奶
   E. 半岁后加辅食，1 岁左右断奶
8. 下列除哪项外，均为母乳喂养的优点
   A. 营养成分丰富
   B. 不需添加辅食
   C. 清洁不易污染
   D. 适合婴儿消化吸收
   E. 增加婴儿抗病能力
9. 6~12 个月小儿每日需睡眠时间为
   A. 15~20 小时
   B. 15~16 小时
   C. 12~14 小时
   D. 11~12 小时
   E. 9~10 小时
10. 下列哪种情况下，应给小儿及时断奶
    A. 年龄已过 1 岁
    B. 母乳不足
    C. 母乳充足
    D. 小儿患热病
    E. 母亲患热病
11. 正常牛乳喂养 2 个月的乳婴儿大便应为
    A. 色黄而干湿适中
    B. 淡黄白色而坚硬
    C. 金黄色呈糊状
    D. 色暗绿黏稠无臭
    E. 淡绿色有泡沫
12. 小儿中药用量，幼儿及幼童应为
    A. 成人量 1/6
    B. 成人量 1/3
    C. 成人量 1/2
    D. 成人量 2/3
    E. 成人量
13. 小儿用药量相对较大的原因是
    A. 对药物的耐受性较大
    B. 用药后见效较慢
    C. 多急性重病
    D. 用药时间较短、服药常有浪费
    E. 以上都不是
14. 下列属于养胎护胎的主要内容的是
    A. 调适寒温，防感外邪
    B. 劳逸结合，适当活动
    C. 精神内守，调畅情志
    D. 避免外伤，节制房事
    E. 以上均属于

【B_1 型题】

（1~2 题共用备选答案）
A. 2~3 个月
B. 4~6 个月
C. 7~9 个月
D. 8~12 个月
E. 以上都不是

1. 小儿添加菜汤、果汁、鱼肝油制剂、鱼泥的时间为
2. 小儿添加菜泥、蛋黄、奶糕、鱼泥、肉末的时间为

参考答案

【A_1 型题】

1. A 2. A 3. E 4. C 5. C 6. A 7. A 8. B 9. B 10. E
11. B 12. C 13. D 14. E

【B_1 型题】

1. A 2. B

第三单元 新生儿疾病

【A_1 型题】

1. 胎怯的病变脏腑主要在
A. 脾、肾
B. 心、肝
C. 心、肾
D. 心、脾
E. 肝、肾

2. 胎怯的基本治疗法则是
A. 健脾益气
B. 补肾培元
C. 补肝强筋
D. 补气养血
E. 温运脾阳

3. 下列哪项不属于新生儿硬肿症的病因
A. 寒冷
B. 早产
C. 重症感染
D. 窒息
E. 外伤

4. 治疗硬肿症阳气虚衰证，首选方剂是
A. 当归四逆汤
B. 参附汤
C. 金匮肾气丸
D. 四逆汤
E. 血府逐瘀汤

5. 胎黄的发病与下列哪一脏腑无关
A. 肝
B. 胆
C. 胃
D. 肾
E. 脾

6. 生理性胎黄出现的时间一般是
A. 出生当日
B. 生后 2~3 天
C. 生后 4~5 天
D. 生后 5~6 天
E. 生后 6~7 天

7. 下列症状除哪项外，其他均可在阳黄中出现
A. 黄色鲜明
B. 大便灰白而溏
C. 烦躁神昏
D. 身有微热
E. 舌苔厚腻微黄

8. 下列哪项不属于病理胎黄
A. 黄疸在生后 7~10 天渐消退
B. 生后 24 小时内即见黄疸
C. 黄疸退而复现
D. 精神萎靡，食欲不振
E. 黄疸生后数周出现

9. 生理性胎黄的特点是
A. 黄疸常于生后 1~2 天出现
B. 黄疸常于生后 1 周消退
C. 早产儿黄疸轻、消退早
D. 早产儿黄疸重、消退晚
E. 早产儿与足月产儿无明显差别

10. 胎黄的发病原因哪项说法欠妥
A. 湿热熏蒸
B. 寒湿阻滞
C. 瘀积发黄
D. 感受时邪
E. 脾胃失和

11. 下列除哪项外，均是硬肿症的病因
A. 先天禀赋不足
B. 保暖不当
C. 感受他病
D. 早产儿
E. 跌仆损伤

【A_2 型题】

12. 患儿，出生 7 天，足月顺产。啼哭无力，多卧少动，肌肉瘠薄，四肢不温，吮乳乏力，呛乳溢乳，腹胀腹泻，指纹淡。治疗首选方为
A. 补肾地黄丸
B. 六味地黄丸
C. 保元汤
D. 金匮肾气丸
E. 生脉饮

13. 患儿，生后 24 小时内出现四肢发凉，全身欠温，见小腿、臀、臂、面部皮肤僵硬不能捏起，皮肤色暗发紫，面色晦暗，唇舌暗红。应诊断为
A. 硬肿症（寒凝血涩）
B. 硬肿症（脾肾两虚）
C. 硬肿症（阳气虚衰）
D. 硬肿症（肝肾阴虚）
E. 硬肿症（心脾两虚）

14. 患儿，女，生后 4 天。症见面目、周身皮肤发黄，颜色鲜明如橘皮，不欲吸乳，大便秘结，小便短赤，舌红苔黄。治疗首选方剂是

A. 栀子柏皮汤
B. 茵陈蒿汤
C. 普济消毒饮
D. 甘露消毒丹
E. 犀角散加减

15. 患儿，男，生后 15 天。症见面目皮肤发黄，黄色淡而晦暗，身倦神疲，四肢不温，大便溏薄灰白，小便少，舌质淡，苔白腻。首选方剂是
A. 茵陈五苓散
B. 参苓白术散
C. 茵陈理中汤
D. 复元活血汤
E. 茵陈术附汤

【A_3/A_4 型题】

（16~18 题共用题干）

患儿，男，出生 21 天。症见面目发黄，色深晦暗，腹部胀满，右胁下可及痞块，质硬，神疲纳呆，小便黄，不易洗去，大便灰白，唇色暗红，舌苔黄。

16. 患儿的正确诊断是
A. 湿热熏蒸
B. 寒湿阻滞
C. 邪毒内蕴
D. 瘀积发黄
E. 以上都不是

17. 首选方剂是
A. 血府逐瘀汤
B. 少府逐瘀汤
C. 桃红四物汤
D. 膈下逐瘀汤
E. 复元活血汤

18. 如果该患儿经治疗后黄疸仍继续加深，应做何项检查以进一步明确诊断
A. 血常规
B. B 超
C. 血清胆红素测定
D. 胆道造影
E. 肝功能

（19~22 题共用题干）

一新生儿出生 12 小时即见黄疸，色鲜如橘皮，进行性加重，烦躁易哭，不欲吮乳，腹胀呕吐，大便少，小便黄赤，舌红苔黄。

19. 患儿证属
A. 湿热熏蒸
B. 寒湿阻滞
C. 瘀积发黄
D. 邪毒内蕴
E. 邪陷厥阴

20. 湿热熏蒸胎黄治疗原则为
A. 利湿退黄
B. 温中化湿
C. 清热利湿
D. 化瘀消积
E. 清热疏肝

21. 如果考虑该患儿是由于溶血所致胎黄，下列哪项检查最有帮助
A. 血常规化验
B. 肝功能检查
C. 母子血型检查
D. 肝脾 B 超
E. 肝胆造影

22. 如病儿出现高热神昏抽搐应选
A. 参附龙牡汤
B. 清营汤合安宫牛黄丸
C. 参附汤
D. 大定风珠
E. 紫雪散

【B_1 型题】

（1~2 题共用备选答案）
A. 黄色晦暗，胁下痞块
B. 黄色晦暗，四肢欠温
C. 黄疸色鲜，尿黄少
D. 出生 24 小时内出现黄疸
E. 出生 2~3 天出现黄疸

1. 属于瘀积发黄是
2. 属于湿热胎黄是

（3~7 题共用备选答案）
A. 茵陈理中汤
B. 血府逐瘀汤
C. 茵陈蒿汤
D. 参附龙牡汤
E. 清营汤合安宫牛黄丸

3. 湿热胎黄内陷厥阴是
4. 瘀积胎黄首选方剂是
5. 寒湿胎黄首选方剂是
6. 湿热胎黄邪入心包选
7. 湿热胎黄首选方剂是

（8~12 题共用备选答案）
A. 出生 24 小时出现黄疸
B. 出生 2~3 天出现黄疸
C. 黄疸色鲜，尿黄少
D. 黄疸晦暗，胁下痞块
E. 黄色晦暗，四肢欠温

8. 属于生理性黄疸的是
9. 属于病理性黄疸的是
10. 属于瘀积发黄的是
11. 属于湿热胎黄的是
12. 属于寒湿胎黄的是

参考答案

【A_1 型题】

1. A　2. B　3. E　4. B　5. D　6. B　7. B　8. A　9. D　10. E
11. E

【A_2 型题】

12. C　13. A　14. B　15. C

【A_3/A_4型题】

16. D　17. A　18. D　19. A　20. C　21. C　22. B

【B_1型题】

1. A　2. C　3. D　4. B　5. A　6. E　7. C　8. B　9. A　10. D
11. C　12. E

第四单元　肺系病证

【A_1型题】

1. 咳嗽之阴虚咳嗽证的治法是
A. 养阴清肺，润肺止咳
B. 养阴清热，敛肺补肾
C. 健脾补肺，益气化痰
D. 滋阴润燥，养阴清肺
E. 养阴润肺，益气健脾

2. 肺炎喘嗽的治疗首先应是
A. 止咳
B. 平喘
C. 开肺
D. 祛痰
E. 清热

3. 小儿感冒易引起惊厥的年龄是
A. 6个月以内
B. 6个月至3岁
C. 6个月至5岁
D. 6个月至7岁
E. 任何年龄

4. 下列哪项不是外感咳嗽的特点
A. 咳嗽气粗声高
B. 痰稀色白
C. 起病急，病程较短
D. 多伴有表证
E. 多属实证

5. 下列哪项不是内伤咳嗽的特点
A. 咳声低弱
B. 痰稀色白
C. 发病多急，病程较长
D. 往往兼有不同程度的里证
E. 虚证居多

6. 肺炎喘嗽的好发季节是
A. 四季
B. 春夏
C. 秋冬
D. 冬春
E. 春秋

7. 小儿感冒可出现的兼证是
A. 夹火、夹痰、夹湿
B. 夹火、夹痰、夹食
C. 夹风、夹痰、夹食
D. 夹惊、夹痰、夹食
E. 夹湿、夹惊、夹食

8. 小儿肺炎喘嗽心阳虚衰证的主要病理机制是
A. 肾阳虚损，心阳不振
B. 脾阳虚损，心阳失养
C. 肺气虚弱，心阳失养
D. 气滞血瘀，心阳不振
E. 肺气郁闭，百脉失养

9. 治疗哮喘缓解期肾虚不纳者首选方剂是
A. 右归饮
B. 金匮肾气丸
C. 黑锡丹
D. 菟丝子丸
E. 河车八味丸

10. 下列哪项不是小儿咳嗽的治疗原则
A. 宣通肺气，化痰止咳
B. 有表证者应疏散外邪
C. 有里证者宜温补脾肾
D. 风寒者宜疏风散寒宣肺止咳
E. 风热者宜疏风清热化痰止咳

11. 治疗热性哮喘，首选方剂为
A. 清气化痰丸
B. 五虎汤合葶苈大枣泻肺汤
C. 清宁散
D. 银翘散合礞石滚痰丸
E. 麻黄杏仁甘草石膏汤合苏葶丸

12. 治疗乳蛾热毒炽盛证，首选方药为
A. 养阴清肺汤
B. 银翘马勃散
C. 保和丸
D. 牛蒡甘桔汤
E. 二陈汤

13. 治疗寒性哮喘，首选方剂为
A. 小青龙汤合三子养亲汤
B. 定喘汤
C. 华盖散
D. 小青龙汤合黑锡丹
E. 射干麻黄汤

14. 反复呼吸道感染恢复期治疗原则为
A. 固本
B. 扶正
C. 祛邪
D. 散寒
E. 以上均不正确

15. 哮喘发病的内因，主要与何脏之不足关系密切
A. 肺肾
B. 肺脾
C. 脾肾
D. 肺脾肾
E. 肺气不足

16. 引起小儿外感咳嗽最常见的病因是
A. 风
B. 寒
C. 暑
D. 湿
E. 燥

17. 哮喘病程较长，反复发作，其主要原因为
A. 热痰壅肺
B. 肺阴不足
C. 正虚痰伏
D. 脾虚湿困
E. 肾虚水泛

18. 小儿肺炎喘嗽病机演变结局是
A. 肺气失宣
B. 肺失清肃
C. 肺气上逆
D. 痰热壅盛
E. 肺气闭塞

19. 治疗小儿风寒感冒的首选方剂是
A. 荆防败毒散
B. 金沸草散
C. 麻黄汤
D. 桂枝汤
E. 羌活胜湿汤

20. 哮喘缓解期肺气虚弱者，治疗首选方剂为
A. 六君子汤
B. 人参胡桃汤
C. 玉屏风散
D. 桂枝加黄芪汤
E. 补中益气汤

21. 肺炎喘嗽好发的年龄是
A. 1 岁以内
B. 3 岁以内
C. 5 岁以内
D. 7 岁以内
E. 任何年龄

22. 哮喘缓解期表现为脾虚气弱证候者，治疗宜选用
A. 六君子汤
B. 补中益气汤
C. 理中汤
D. 玉屏风散
E. 参苓白术散

23. 治疗暑邪感冒的首选方剂是
A. 银翘散
B. 桑菊饮
C. 藿香正气散
D. 新加香薷饮
E. 白虎汤

24. 哮喘急性发作主要原因是
A. 肺气不足，感受外邪
B. 脾失健运，停湿生痰
C. 肾阳虚衰，水饮蕴积
D. 肝郁气滞，气机逆乱
E. 感受外邪，引动伏痰

【A_2 型题】

25. 患儿，女，1 岁。发病于 7 月，发热 1 个月未退，朝盛暮衰，口渴多饮，面色苍白，小便澄清频数，下肢清冷。其治法是
A. 清肺热，温脾阳
B. 养肺阴，温肾阳
C. 补脾气，养胃阴
D. 温脾阳，养胃阴
E. 清心火，温肾阳

26. 患儿，女，5 岁。冬季发病，症见恶寒，发热，无汗，鼻塞，流涕，喷嚏，咳嗽，头痛，喉痒，舌苔白，脉浮紧。治疗首选方剂是
A. 麻黄汤
B. 柴葛解肌汤
C. 三拗汤
D. 金沸草汤
E. 荆防败毒散

27. 患儿，女，1 岁。发热 2 天，体温 39℃，鼻塞，稍有咳嗽，微汗，口干而渴，咽部红肿，舌红，苔薄黄，指纹浮紫至风关。治疗选方为
A. 桑菊饮
B. 新加香薷饮
C. 银翘散
D. 荆防败毒散
E. 葱豉汤

28. 患儿，女，7 岁。哮喘病史 2 年。2 天前出现发热，鼻流浊涕，今日突然咳喘哮鸣，痰稠色黄，胸闷膈满，声高息涌，呼气延长，面红口渴，大便干燥，小便黄赤，舌苔薄黄，脉滑数。治疗首选方剂是
A. 定喘汤合猴枣散
B. 麻黄杏仁甘草石膏汤合苏葶丸
C. 银翘散合礞石滚痰丸
D. 清气化痰丸
E. 清宁散

29. 患儿，男，6 岁。突发咳喘哮鸣，气促，喉间痰鸣，咳痰清稀色白，形寒无汗，面色青灰，张口抬肩。舌苔薄白或白腻，脉浮滑。治疗方用
A. 小青龙汤合黑锡丹
B. 苏子降气汤
C. 小青龙汤合三子养亲汤
D. 三拗汤合河车大造丸
E. 华盖散

30. 患儿，男，1 岁。发热 2 天，体温 39℃，鼻塞，稍有咳嗽，微汗，口干而渴，咽部红肿，舌红苔薄黄，指纹浮紫至风关。治疗选方为
A. 桑菊饮
B. 新加香薷饮
C. 银翘散
D. 荆防败毒散
E. 葱豉汤

31. 患儿，男，4 岁。感冒，症见发热轻，咳嗽重，微恶寒，有汗头痛，鼻塞流涕，咽红，舌苔薄黄，脉浮稍数。适用方剂是
A. 桂枝汤
B. 麻黄汤
C. 银翘散
D. 桑菊饮
E. 桑杏汤

32. 患儿，男，4 岁。2 天来发热不退，咳喘痰黄，声高息涌，呼气延长。其证候是
A. 风热咳嗽
B. 痰热咳嗽
C. 痰热闭肺
D. 风热闭肺
E. 热性哮喘

33. 患儿，男，5 岁。咳喘反复发作 2 年余。昨日突发咳喘，喉间痰鸣，声高息涌，张口抬肩，呼气延长。临床诊断最可能是

A. 咳嗽
B. 感冒夹痰
C. 肺炎喘嗽
D. 哮喘
E. 顿咳

34. 患儿，女，7岁。发热恶风，咳嗽气急，微有汗出，口渴痰多，咽部红赤，舌质红，舌苔薄白微黄，脉浮数。治疗首选方剂是
A. 银翘散
B. 桑菊饮
C. 麻黄杏仁甘草石膏汤
D. 桑白皮汤
E. 桑杏汤

35. 患儿，男，9岁。哮喘病史3年余。现症见咳嗽痰多，食少脘痞，面色欠华，大便不实，肌肉痿弱，倦怠乏力，舌淡苔白，脉缓无力。治疗首选方剂为
A. 补中益气汤
B. 参苓白术散
C. 健脾丸
D. 理中汤
E. 六君子汤

36. 患儿，女，1岁。发热3天不退，咳嗽频频，气急鼻煽，喉中痰鸣，口渴烦躁，面色红赤，大便干小便少，舌红而干，舌苔黄，指纹紫滞在风关。治疗应选方剂是
A. 银翘散
B. 清宁散
C. 麻黄杏仁甘草石膏汤
D. 桑菊饮
E. 葶苈大枣泻肺汤

37. 患儿，男，10个月。高热烦躁，气急鼻煽，张口抬肩，喉中痰鸣，声如拽锯，口唇发绀。其治法是
A. 清热宣肺，涤痰定喘
B. 清热解毒，止咳化痰
C. 辛凉开肺，清热化痰
D. 清热活血，泻肺化痰
E. 泻肺止咳，清热化痰

38. 患儿，男，5岁。有哮喘病，见面色㿠白，气短懒言，语声低微，倦怠乏力，自汗怕冷，舌质淡苔薄白，脉细无力。证属哮喘缓解期的
A. 脾气虚
B. 肺气虚
C. 肺脾气虚
D. 脾肾气虚
E. 肾气不足

39. 患儿，女，5岁。咳嗽2天，痰白清稀，咽痒，鼻塞流涕，恶寒。查体：舌淡红，苔薄白，脉象浮紧。此病例所选方药应为
A. 金沸草散
B. 桑菊饮
C. 清宁散
D. 二陈汤
E. 沙参麦冬汤

40. 患儿，男，8岁。发热2天，咳嗽1天，伴咽痛流浊涕，头痛，易出汗，咳痰黄。查体：体温37.8℃，咽充血，舌质红，舌苔薄黄，脉浮数。此病例应诊为
A. 痰热咳嗽
B. 痰湿咳嗽
C. 阴虚燥咳
D. 风寒咳嗽
E. 风热咳嗽

41. 患儿，男，5岁。症见发热恶寒，呛咳气急，口不渴，咳痰白而清稀。查体：体温37.8℃，舌质不红，舌苔白，脉浮紧。治疗首选方剂是
A. 金沸草散
B. 杏苏散
C. 华盖散
D. 荆防败毒散
E. 麻黄汤

【A_3/A_4型题】

（42~44题共用题干）

患儿，女，2岁。春季发病，发热2天，体温38~38.5℃之间，有汗，口渴喜饮，咳嗽，流黄涕，打喷嚏，恶心，呕吐2次，吐物酸腐，不思饮食，时有腹痛，大便酸臭，夹有不消化食物，溲黄。查体：咽红，乳蛾肿大，心肺（-），腹胀拒按。大便常规：稀便。舌质红，苔黄腻，指纹紫滞至风关。

42. 本病最准确的诊断为
A. 咳嗽
B. 感冒夹滞
C. 伤食吐
D. 伤食泄
E. 腹痛

43. 本病最恰当的治法为
A. 消食化积
B. 和胃导滞
C. 消食导滞
D. 辛凉解表，兼以消导
E. 宣肺止咳

44. 本病最合理的选方是
A. 桑菊饮
B. 保和丸
C. 香砂平胃散
D. 大安丸
E. 银翘散合保和丸

（45~47题共用题干）

患儿，男，5岁。咳嗽4天，发热2天，咳时痰多色黄而黏稠，小便黄，大便干。查体：体温38℃，面赤唇红，口渴，舌红苔黄，脉滑数。

45. 此病除考虑诊断咳嗽外，还应考虑有下列哪种疾病的可能
A. 肺炎喘嗽
B. 夏季热
C. 风热感冒
D. 暑温
E. 顿咳

46. 如不能确切诊断，下列哪项体检是最有价值的
A. 腹部切诊
B. 肺部闻诊
C. 面部望诊
D. 进一步问诊
E. 颈部切诊

47. 如患儿接受胸部X线检查，

报告结果为：双肺纹理粗，未见片影。此患儿应诊为
A. 肺炎喘嗽（痰热闭肺）
B. 风热咳嗽
C. 痰热咳嗽
D. 痰湿咳嗽
E. 肺炎喘嗽（风热闭肺）
（48~50 题共用题干）
患儿，男，2 岁。因患肺炎喘嗽住院治疗，突然出现烦躁不安，面色苍白，口唇发绀，呼吸浅促，四肢不温，右胁下瘀块，舌质紫暗，舌苔薄白，脉微而数。
48. 下列哪项诊断是正确的
A. 阴虚邪恶
B. 内闭外脱
C. 心阳虚衰
D. 肺脾气虚
E. 内陷厥阴
49. 肺炎喘嗽变证是影响何脏所致
A. 肝脾
B. 心肝
C. 心脾
D. 心肾
E. 肝肾
50. 治疗肺炎喘嗽心阳虚衰的首选方剂是
A. 独参汤
B. 附子汤
C. 四逆汤
D. 生脉散
E. 参附龙牡救逆汤
（51~53 题共用题干）
患儿，女，7 岁。患肺炎喘嗽热退后一直干咳不止，睡前及活动后加重，症见面色潮红，口唇樱红，潮热有汗，舌质红而干，舌苔光剥，脉象细数。
51. 此时患儿辨证分型是
A. 阴虚肺热
B. 肺脾气虚
C. 肺气虚弱
D. 脾肾两虚
E. 痰热闭肺
52. 此患儿应选用的方剂是
A. 百合固金汤
B. 麦门冬汤
C. 清燥救肺汤
D. 沙参麦冬汤
E. 养阴清肺汤
53. 小儿肺炎喘嗽正虚邪恋型其病位主要在
A. 心肺
B. 肺肝
C. 肺脾
D. 肺肾
E. 脾肾
（54~55 题共用题干）
患儿，女，8 岁。哮喘病史 4 年。现无明显喘息，但咳嗽痰多，食少脘痞，面黄欠华，倦怠乏力，大便不实，肌肉消瘦，舌淡苔白，脉缓无力。
54. 此证属哮喘哪一期、哪一型
A. 发作期热性哮喘
B. 发作期寒性哮喘
C. 缓解期肺气虚弱
D. 缓解期脾虚气弱
E. 缓解期肾虚不纳
55. 此时治疗首选方应为
A. 六君子汤
B. 参苓白术散
C. 四君子汤
D. 补中益气汤
E. 理中汤
（56~57 题共用题干）
患儿，男，9 岁。反复发作哮喘 3 年。近 2 天发热面红，咳喘痰鸣，胸膈满闷，声高息涌，渴喜冷饮，大便秘结，2 天未行，小便黄赤，舌苔薄黄或薄腻。
56. 此时患儿脉象应为
A. 浮
B. 细数
C. 滑
D. 浮滑
E. 滑数
57. 治疗首选方为
A. 五虎汤
B. 银翘散合礞石滚痰丸
C. 麻黄杏仁甘草石膏汤合苏葶丸
D. 桑白皮汤
E. 苏子降气汤
（58~63 题共用题干）
患儿，男，3 岁。冬季发病，发热 2 天，体温持续在 39℃左右，流涕，轻微咳嗽，无痰，睡眠不宁，时有惊惕，饮食尚可，二便正常。心肺（-），腹部正常，神经系统无异常。
58. 通过分析病例，本病最准确的诊断应为
A. 肺炎喘嗽
B. 咳嗽
C. 感冒夹惊
D. 哮喘
E. 以上都不是
59. 如果诊断本病为感冒夹惊，那么对于感冒夹惊而言，最不容易混淆的一个诊断是
A. 咳嗽
B. 哮喘
C. 肺炎喘嗽
D. 急惊风
E. 小儿夜啼
60. 如果确诊本病为感冒夹惊，那么最应该见到的舌脉表现是
A. 舌淡苔薄白，脉浮紧
B. 舌尖红，脉弦而数
C. 舌红，脉滑
D. 舌红苔黄腻，脉濡
E. 舌脉正常
61. 如果患儿诊断为感冒夹惊，并且舌红苔薄黄，脉浮弦数，则其证型为
A. 风寒感冒
B. 风热感冒
C. 暑热感冒
D. 寒包火型
E. 暑湿感冒
62. 假设患儿为风热感冒夹惊，则最合理的选方是
A. 葱豉汤合荆防败毒散
B. 杏苏散
C. 银翘散加蝉衣、钩藤
D. 羚角钩藤汤
E. 白虎汤

63. 假设本病治疗不及时，病情进一步发展，其中最不易出现的病证是
A. 风热咳嗽
B. 痰热闭肺
C. 热极动风
D. 热性哮喘
E. 内闭外脱

（64~67题共用题干）

患儿，女，7岁。咳嗽2天，痰黄，伴鼻塞流黄涕，发热，时有汗出。查体：体温37.8℃，舌质红，舌苔薄黄，脉象浮数。

64. 本证的病因病机主要为
A. 感受外邪，肺失清肃
B. 痰浊内生，贮肺作咳
C. 素体虚弱，脾胃受损
D. 肝热心火素蕴，炼液成痰，逆乘于肺
E. 风热犯肺，肺失清肃，气道不宣

65. 本证的治法为
A. 清肺化痰
B. 化痰燥湿
C. 疏风肃肺
D. 滋阴润燥
E. 健脾益气

66. 治疗所选方药为
A. 金沸草散
B. 银翘散
C. 桑杏汤
D. 桑菊饮
E. 麻黄杏仁甘草石膏汤

67. 患儿若未经及时治疗，2天后咳嗽发热加重，呼吸急促，需完善检查，下列哪项实验室检查对诊断帮助最大
A. 血常规检查
B. 胸部X线检查
C. 咽拭子培养
D. 痰培养
E. 查红细胞沉降率

（68~71题共用题干）

患儿，男，2岁。咳嗽伴喘发热1天，症见体温39℃，面色红赤，鼻煽气急，喉中痰鸣，声如拽锯，烦躁，口渴，大便2天未行，小便黄少，舌红，苔黄，指纹浮紧在气关，脉象浮数。

68. 此患儿肺炎喘嗽证属
A. 风寒闭肺
B. 风热闭肺
C. 痰热闭肺
D. 心阳虚衰
E. 肺脾气虚

69. 此患儿首选方剂是
A. 五虎汤合葶苈大枣泻肺汤
B. 麻黄杏仁甘草石膏汤
C. 小青龙汤
D. 华盖散
E. 大青龙汤

70. 当此患儿出现心阳虚衰时，临床上可见
A. 壮热神昏
B. 四肢抽搐
C. 呕吐痰涎
D. 右胁下痞块
E. 面色㿠白

71. 如不能确切诊断，下列哪项查体是最有临床价值的
A. 腹部切诊
B. 肺部闻诊
C. 面部望诊
D. 进一步问诊
E. 颈部切诊

（72~75题共用题干）

患儿，女，7岁。反复发作咳嗽2年余。昨日突然咳嗽气促，喉间有哮鸣声，咳痰清稀色白，呈泡沫状，形寒无汗，面色晦滞带青，四肢不温，口中不渴，舌苔薄白或白腻，脉象浮滑。

72. 此时患儿诊断最可能为
A. 肺炎喘嗽
B. 顿咳
C. 哮喘
D. 咳嗽
E. 感冒夹痰

73. 治疗原则应为
A. 补气益肺固卫
B. 健脾益气化痰
C. 补肾纳气平喘
D. 温肺化痰定喘
E. 清肺化痰平喘

74. 治疗首选方剂为
A. 射干麻黄汤
B. 小青龙汤合三子养亲汤
C. 苏子降气汤
D. 定喘汤
E. 三拗汤合河车大造丸

75. 若患儿出现面色青灰，头汗肢冷，小便清长，脉细无力等兼阳虚证候，此时治疗选方为
A. 小青龙汤合黑锡丹
B. 小青龙汤合三子养亲汤
C. 小青龙汤合参蛤散
D. 三拗汤合河车大造丸
E. 小青龙汤

【B_1型题】

（1~3题共用备选答案）
A. 脾常不足
B. 肺脏娇嫩
C. 肝常有余
D. 神气怯弱
E. 肾常虚

1. 小儿感冒易出现夹痰的原因是
2. 小儿感冒易出现夹惊的原因是
3. 小儿感冒易出现夹滞的原因是

（4~8题共用备选答案）
A. 风热犯肺，肺失清肃
B. 风寒犯肺，肺气不宣
C. 脾失健运，聚湿成痰
D. 肝热心火素蕴，炼液成痰
E. 温热久羁，津液被烁

4. 痰热咳嗽的主要病因病机是
5. 风热咳嗽的主要病因病机是
6. 阴虚燥咳的主要病因病机是
7. 痰湿咳嗽的主要病因病机是
8. 风寒咳嗽的主要病因病机是

（9~12题共用备选答案）
A. 金沸草散
B. 清宁散
C. 六君子汤
D. 沙参麦冬汤
E. 二陈汤

9. 痰湿咳嗽主要选方为
10. 风寒咳嗽主要选方为

11. 痰热咳嗽主要选方为
12. 肺虚久咳主要选方为
（13~17 题共用备选答案）
A. 羚角钩藤汤
B. 三拗汤合葱豉汤
C. 麻黄杏仁甘草石膏汤
D. 葶苈大枣泻肺汤合五虎汤
E. 沙参麦冬汤
13. 肺炎喘嗽风寒闭肺型首选是
14. 肺炎喘嗽风热闭肺重证首选是
15. 肺炎喘嗽痰热闭肺型首选是
16. 肺炎喘嗽阴虚肺热型首选是
17. 肺炎喘嗽内陷厥阴型首选是
（18~22 题共用备选答案）
A. 风寒闭肺还是风热闭肺
B. 气虚还是阴虚
C. 湿热为主还是痰热为主
D. 轻证还是重证
E. 常证还是变证
18. 肺炎喘嗽辨证应分辨
19. 肺炎喘嗽辨证时应辨明
20. 肺炎喘嗽初期应辨明
21. 肺炎喘嗽极期应辨别
22. 肺炎喘嗽后期应辨别
（23~24 题共用备选答案）
A. 痰黄黏稠
B. 痰黄腥臭
C. 干咳无痰
D. 痰黏量少
E. 痰白而稀
23. 寒性哮喘见于
24. 热性哮喘见于
（25~27 题共用备选答案）
A. 补肾纳气
B. 补肺固卫
C. 健脾化痰
D. 温肺化痰，止咳平喘
E. 回阳固脱，温肺平喘
25. 哮喘未发之时，常怯寒自汗，容易感冒，发作前每有鼻塞流涕，其治法是
26. 哮喘发作，喘息喉鸣，痰多白沫，形寒无汗，四肢不温，面色晦滞带青，其治法是
27. 哮喘未发作时，食少纳呆，大便不实，倦怠无力，或有咳嗽痰多，其治法是

参考答案

【A_1 型题】

1. D　2. C　3. B　4. B　5. C　6. D　7. D　8. D　9. B　10. C
11. E　12. D　13. A　14. A　15. D　16. A　17. C　18. E　19. A　20. C
21. B　22. A　23. D　24. E

【A_2 型题】

25. E　26. E　27. C　28. B　29. C　30. C　31. D　32. E　33. D　34. A
35. E　36. C　37. A　38. C　39. A　40. E　41. C

【A_3/A_4 型题】

42. B　43. D　44. E　45. A　46. B　47. C　48. C　49. B　50. E　51. A
52. D　53. C　54. D　55. A　56. E　57. C　58. C　59. E　60. B　61. B
62. C　63. E　64. E　65. C　66. D　67. B　68. C　69. A　70. D　71. B
72. C　73. D　74. B　75. A

【B_1 型题】

1. B　2. D　3. A　4. D　5. A　6. E　7. C　8. B　9. E　10. A
11. B　12. C　13. B　14. C　15. D　16. E　17. A　18. D　19. E　20. A
21. C　22. B　23. E　24. A　25. B　26. D　27. C

第五单元　脾系病证

【A_1 型题】

1. 下列哪项不是便秘的主要病因
A. 体虚年高
B. 饮食不洁
C. 情志失调
D. 饮食所伤
E. 感受外邪
2. 下列哪项不是疳证的主要临床表现
A. 腹部隐痛
B. 饮食异常
C. 腹部胀大
D. 头发稀疏
E. 形体羸瘦

3. 小儿翻滚不安，呼叫哭吵，两手捧腹多为
   A. 惊风
   B. 腹痛
   C. 伤食
   D. 饥饿
   E. 以上都不是
4. 引发口疮的主要原因是
   A. 脾胃积热或心火上炎
   B. 心肺积热或虚火上浮
   C. 肝胃不和或虚火上浮
   D. 脾胃积热或心火上炎或虚火上浮
   E. 心肝积热或虚火上浮
5. “疳气”病儿易发脾气是由于
   A. 土虚木旺
   B. 肝气郁结
   C. 肝火太旺
   D. 心神不宁
   E. 以上都不是
6. 治疗小儿脾运失健型厌食证首选方剂是
   A. 健脾丸
   B. 香砂六君子汤
   C. 曲麦枳术丸
   D. 木香大安丸
   E. 异功散
7. 鹅口疮的主要特征是
   A. 口腔周围及舌体生白色小疮点
   B. 口腔舌上满布白屑，形如雪片
   C. 咽喉部有白假膜
   D. 齿龈有白色小疱点
   E. 口腔内红赤溃烂
8. 下列哪项不是积滞的临床特征
   A. 不思饮食
   B. 食下不化
   C. 腹部胀满
   D. 脾气急躁
   E. 大便不调
9. 小儿厌食证的主要病机是
   A. 脾胃不和
   B. 脾虚夹积
   C. 乳食积滞
   D. 中阳不足
   E. 以上都不是
10. 脾虚夹积型积滞证见面色萎黄，其病因是
   A. 气血运行不畅
   B. 脾胃虚弱，湿邪内生
   C. 脾胃虚弱，化生乏源，气血不足
   D. 乳食积滞，化热化湿
   E. 脾色外露
11. 气虚便秘的特点是
   A. 大便干结，腹中冷痛
   B. 大便干结，形体消瘦
   C. 时有便意，努挣难下
   D. 大便干结，面色无华
   E. 大便干结，腹胀腹痛
12. 伤食、积滞、疳证三者因果关系是
   A. 积滞→伤食→疳证
   B. 伤食→积滞→疳证
   C. 伤食→疳证→积滞
   D. 积滞→疳证→伤食
   E. 疳证→伤食→积滞
13. 小儿疳证最先受累的脏器是
   A. 心
   B. 肝
   C. 脾
   D. 肺
   E. 肾
14. 下列哪项说法是正确的
   A. 口疮是指口颊发生溃疡
   B. 口疮是指舌边、上腭发生溃疡
   C. 口疮是指口颊、齿龈发生溃疡
   D. 口疮是指上腭、齿龈发生溃疡
   E. 口疮是指口颊、舌边、上腭、齿龈等处发生溃疡
15. 以下哪项不是疳积的临床表现
   A. 形体略显消瘦
   B. 面色萎黄无华
   C. 毛发稀黄发结如穗
   D. 烦躁激动睡卧不宁
   E. 嗜食无度
16. 小儿胃阴不足型厌食证的治法是
   A. 调脾助运
   B. 养胃育阴
   C. 健脾益气
   D. 和脾助运
   E. 以上都不是
17. 治疗虚火上浮型鹅口疮的首选方剂是
   A. 沙参麦冬汤
   B. 知柏地黄丸
   C. 一贯煎
   D. 六味地黄汤加肉桂
   E. 泻白散
18. 治疗小儿乳食内积型积滞的首选方剂是
   A. 保和丸
   B. 木香大安丸
   C. 枳实导滞丸
   D. 枳术丸
   E. 肥儿丸
19. 积滞早期的治疗方法是
   A. 消食健脾
   B. 消食和胃
   C. 消食导滞
   D. 和脾助运
   E. 消导益气
20. 下列哪项不是脾运失健型厌食主症
   A. 形体偏瘦
   B. 食欲不振
   C. 拒进饮食
   D. 精神萎靡
   E. 面色少华
21. 治疗气滞便秘的最佳选方是
   A. 四磨饮
   B. 五磨饮
   C. 黄芪汤
   D. 黄芪建中汤
   E. 六磨汤
22. 治疗伤食泻的首选方剂是
   A. 木香顺气丸
   B. 枳实导滞丸
   C. 保和丸
   D. 木香槟榔丸
   E. 以上都不是
23. 下列哪项说法是错误的
   A. 预防口疮应经常保持口腔

清洁
B. 预防口疮应注意饮食卫生，不宜过食辛辣炙煿之品
C. 对急性热病、久病、久泻患儿应经常检查口腔
D. 若出现口疮应禁食
E. 若出现口疮宜及时外搽凉心散或冰硼散

24. 小儿泄泻的好发年龄是
A. 2 周岁以内
B. 2~3 周岁
C. 4~6 周岁
D. 7~9 周岁
E. 9 周岁以上

25. 治疗鹅口疮心脾积热型的首选方剂是
A. 清胃散
B. 泻黄散
C. 导赤散
D. 清热泻脾散
E. 凉膈散

26. 捏脊疗法通过对督脉与膀胱经捏拿，达到调整脏腑功能的目的，常用于治疗
A. 疳证、小儿泄泻
B. 咳嗽、哮喘
C. 五迟、五软
D. 积滞、厌食
E. 遗尿、尿频

27. 疳证的好发年龄哪种说法是正确的
A. 3 岁以内
B. 4 岁以内
C. 5 岁以内
D. 6 岁以内
E. 任何年龄

28. 刺四缝疗法，常用于治疗
A. 小儿泄泻
B. 呕吐
C. 腹痛
D. 疳证
E. 积滞

29. 鹅口疮的发病与何脏有关
A. 心肝肾
B. 心肺肾
C. 心脾肾
D. 心肺脾
E. 心肝脾

30. 小儿泄泻的发生虽有多种不同因素，但未有不源于
A. 热
B. 湿
C. 寒
D. 食积
E. 虚

31. 治疗脾胃气虚型小儿厌食证的首选方是
A. 补中益气汤
B. 七味白术散
C. 四君子汤
D. 健脾丸
E. 参苓白术散

32. 脾虚泻的治法是
A. 温中扶脾
B. 健脾消导
C. 醒脾化湿
D. 健脾益气
E. 运脾消导

33. 应用食盐治疗腹痛，宜采用
A. 熏洗法
B. 气雾吸入法
C. 涂敷法
D. 敷贴法
E. 热熨法

34. 暴泻的发生原因是
A. 感受暑热
B. 感受风寒
C. 内伤乳食
D. 脾肾阳虚
E. 以上都不是

【A_2 型题】

35. 患儿，女，2 岁。面色少华，不思饮食，自述食而无味，拒进饮食，迫食后有恶心，呕吐，脘腹作胀，形体偏瘦，精神状态一般，无特殊异常，大便基本正常，舌苔白。此患儿的治法是
A. 健脾益气
B. 健脾助运
C. 和脾消食
D. 调脾助运
E. 以上都不是

36. 患儿，男，4 岁。症见形体略较消瘦，面色萎黄少华，毛发稍稀，食欲不振，精神欠佳，易发脾气，大便溏，舌苔薄微黄。治疗首选方是
A. 资生健脾丸
B. 参苓白术散
C. 肥儿丸
D. 香砂六君子汤
E. 以上都不是

37. 患儿，女，2 岁。因腹泻 3 个月余入院。患儿近 3 个月来，泄泻不止，食入即泻，粪质清稀，完谷不化，有时脱肛，形寒肢冷，面色㿠白，精神萎靡，寐时露睛，舌淡苔白，脉象微细。治法是
A. 补脾温肾
B. 健脾益气
C. 温中健脾
D. 健脾和胃
E. 健脾化湿

38. 患儿，男，3 岁。精神较差，面色萎黄，厌食，拒食，进食稍多则大便夹有残渣，容易出汗，舌苔薄白，脉无力。此患儿的治法是
A. 健脾益气
B. 养胃育阴
C. 调脾助运
D. 和脾消积
E. 以上都不是

39. 患儿，女，1 岁。腹泻 1 天入院，泄泻清稀，中多泡沫，臭气不甚，肠鸣腹痛，兼有恶寒发热，舌苔白滑。其治疗首选方剂是
A. 荆防败毒散
B. 藿香正气散
C. 胃苓汤
D. 理中汤
E. 以上都不是

40. 患儿，男，8 岁。口腔溃疡经

常发生，但疼痛不甚，口干不渴，神疲乏力。查体：口腔内2处溃疡，色淡，舌淡红苔少，脉细数。此病例所选方药为
A. 凉膈散
B. 泻心导赤散
C. 六味地黄丸
D. 养阴生肌散
E. 沙参麦冬汤

41. 患儿，女，5岁。面色少华，不思纳食，形体偏瘦，精神状态一般，无特殊异常，大小便基本正常，舌苔白，脉有力。治疗首选方为
A. 异功散
B. 木香大安丸
C. 香砂六君子汤
D. 健脾丸
E. 曲麦枳术丸

42. 患儿，女，9个月。面色萎黄，困倦无力，夜睡不安，不思饮食，食则饱胀，腹满喜按，呕吐酸馊乳食，大便溏薄酸臭，唇舌色淡，舌苔白腻，脉沉细而滑，指纹青淡。治疗首选方剂是
A. 健脾丸
B. 理中丸
C. 枳术丸
D. 香砂六君子
E. 以上都不是

43. 患儿，男，6个月。因腹泻反复发作2个半月入院，患儿近2个半月来，反复腹泻，日行3~8次，大便稀溏，多见食后作泻，便色淡而臭，时轻时重，面色萎黄，肌肉消瘦，神疲倦怠，舌淡苔白。治疗首选方剂是
A. 参苓白术散
B. 补中益气汤
C. 四君子汤
D. 七味白术散
E. 健脾丸

44. 患儿，女，3岁。患儿极度消瘦，皮肤干瘪起皱，大肉已脱，精神萎靡，啼哭无力，毛发干枯，腹凹如舟，不思饮食，大便稀溏，时有低热，口唇干燥，苔光，舌质淡，治疗首选方剂是
A. 八珍汤
B. 人参养荣汤
C. 人参健脾丸
D. 参苓白术散
E. 大补元煎

45. 患儿，女，3岁。形体明显消瘦，肚腹膨胀，面色萎黄无华，发结如穗，夜卧不宁，食欲减退，多食多便。其治法是
A. 消食导滞
B. 和脾助运
C. 导滞和中
D. 理气和胃
E. 消积理脾

46. 患儿，女，3个月。症见口腔黏膜白屑堆积较多，面赤唇红，烦躁不宁，吮乳啼哭，大便秘结，小便短赤，舌质红，苔白厚腻，指纹紫滞。治疗首选方是
A. 清热泻脾散
B. 凉膈散
C. 导赤散
D. 清胃散
E. 泻心汤

47. 患儿，男，2岁。面黄肌瘦，烦躁多啼，夜卧不安，食欲不振，腹部胀满，小便短黄，大便酸臭而溏薄，舌红苔黄，脉滑数。小儿食滞的证型是
A. 乳食内积
B. 脾虚夹积
C. 脾运失健
D. 脾胃气虚
E. 以上都不是

48. 诊断3个月至6岁小儿营养性缺铁性贫血的标准，其血红蛋白值应低于的数值是
A. 80g/L
B. 90g/L
C. 100g/L
D. 110g/L
E. 120g/L

49. 患儿，男，1岁半。发热腹泻半天入院，泻下稀薄，水分较多，粪色深黄而臭，微见黏液，腹部时觉疼痛，食欲不振，伴泛恶，口渴，小便短黄，肛门灼热发红，舌苔黄腻。其治法是
A. 消食化积
B. 疏风散寒
C. 清热利湿
D. 健脾益气
E. 补脾温肾

50. 患儿，男，1岁。泄泻清稀，中多泡沫，肠鸣腹痛，恶寒发热。其证候是
A. 风寒泻
B. 伤食泻
C. 湿热泻
D. 脾虚泻
E. 脾肾阳虚泻

51. 患儿，男，2岁。面色苍白，唇淡甲白，发黄稀疏，神疲乏力，形体消瘦3个月，诊断为“营养性缺铁性贫血”。西药选用铁剂治疗后，正确的停药时间为血红蛋白
A. 开始升高时
B. 达正常时
C. 达正常后2个月左右
D. 达正常后4个月左右
E. 达正常后6个月左右

52. 患儿，女，3岁。口腔溃疡2天，疼痛拒食，烦躁，流口水，小便黄，大便干。查体：口腔口舌面多处溃疡，周围红赤，口臭，舌红苔黄，脉滑数。此病例诊断应为
A. 口疮（心火上炎）
B. 口疮（脾胃积热）
C. 口疮（虚火上浮）
D. 口疮（肝胃同病）
E. 口疮（心肝火旺）

53. 患儿，女，5个月。因腹泻1天入院，腹泻日30次，已为泻下

无度，质稀如水，色黄混浊，小便10小时未解，皮肤干燥，目眶及前囟凹陷，啼哭无泪，烦躁不安，口渴引饮，齿干唇红，舌绛无津。属何变证
A. 伤食
B. 风寒
C. 风热
D. 伤阴
E. 伤阳

54. 患儿，男，6个月。近2天见口腔黏膜白屑散在。患儿形体怯弱，面白颧红，五心烦热，口干不渴，或低热盗汗等，舌质红，少苔。治疗首选方剂是
A. 一贯煎
B. 玉女煎
C. 知柏地黄汤
D. 沙参麦冬汤
E. 六味地黄汤加肉桂

55. 患儿，男，7岁。自幼厌食，口干喜饮，大便偏干，舌质淡，舌苔光剥，皮肤干燥，缺乏润泽，大便干。此患儿主要辨证是
A. 脾运失健
B. 脾胃气虚
C. 胃阴不足
D. 脾胃湿热
E. 以上都不是

【A_3/A_4型题】

（56~58题共用题干）

患儿，男，5个月。因暴泻2天入院。患儿暴泻不止，便稀如水，面色苍白，神疲气弱，表情淡漠，四肢厥冷，冷汗自出，舌淡苔白，脉象沉微。

56. 此患儿的临床表现属于泄泻的何变证
A. 伤阴
B. 伤阳
C. 脾肾阳虚
D. 脾虚
E. 以上都不是

57. 此患儿证属暴泻伤阳，治则是
A. 健脾益气
B. 补脾温肾
C. 酸甘敛阴
D. 温阳救逆
E. 以上都不是

58. 此患儿暴泻伤阳的首选方剂是
A. 四逆汤
B. 四神丸
C. 附子汤
D. 参附汤
E. 参附龙牡汤

（59~61题共用题干）

患儿，女，2岁。腹泻2天，大便酸臭如败卵，腹胀不食，烦躁不安，泻后则安，舌苔厚腻，脉沉有力。

59. 患儿泄泻属何常证
A. 伤食泻
B. 风寒泻
C. 湿热泻
D. 脾虚泻
E. 脾肾阳虚泻

60. 伤食泻的治法是
A. 补脾温肾
B. 健脾益气
C. 消热利湿
D. 疏风散寒
E. 消食化积

61. 伤食泄的首选方剂是
A. 葛根黄芩黄连汤合六一散
B. 藿香正气散
C. 保和丸
D. 参苓白术散
E. 以上都不是

（62~64题共用题干）

患儿，女，5岁。面色少华，不思饮食，自述食而无味，拒进饮食，迫食后有恶心、呕吐，脘腹作胀，形体偏瘦，精神状态一般正常，大小便正常，舌苔白。

62. 此患儿之厌食属何证型
A. 脾失运健
B. 胃阴不足
C. 脾胃气虚
D. 脾胃不和
E. 以上都不是

63. 此患儿之厌食治法是
A. 调脾助运
B. 养胃育阴
C. 健脾益气
D. 调和脾胃
E. 以上都不是

64. 此患儿之厌食治疗首选方剂是
A. 参苓白术散
B. 曲麦枳术丸
C. 养胃增液汤
D. 保和丸
E. 以上都不是

（65~67题共用题干）

患儿，男，4岁。口干多饮，不喜进食，皮肤干燥，缺乏润泽，舌红少津，大便干。

65. 此患儿之厌食所属证型为
A. 脾运失健
B. 胃阴不足
C. 脾胃气虚
D. 脾虚肝旺
E. 以上都不是

66. 此患儿之厌食的治法是
A. 调脾助运
B. 养胃生津
C. 健脾益气
D. 调和脾胃
E. 以上都不是

67. 此患儿之厌食治疗首选方剂是
A. 曲麦枳术丸
B. 参苓白术散
C. 养胃增液汤
D. 保和丸
E. 以上都不是

（68~70题共用题干）

患儿，男，7个月。面黄肌瘦，烦躁多啼，夜卧不安，食欲不振，有时呕吐酸馊乳食，腹部胀实，时有腹痛，小便短黄，大便酸臭而溏薄，舌红苔腻，脉象滑数，指纹紫滞。

68. 此患儿之积滞证型是
A. 乳食内积
B. 脾虚夹积
C. 脾胃不和
D. 脾失健运

E. 以上都不是

69. 此患儿积滞的治法是
A. 健脾和胃
B. 消乳消食，导滞和中
C. 健脾助运，消补兼施
D. 调脾助运
E. 以上都不是

70. 患儿积滞的首选方剂是
A. 健脾丸
B. 启脾丸
C. 香砂六君子汤
D. 木香大安丸
E. 保和丸

(71~74题共用题干)

患儿，女，1岁。患儿因腹泻2天来诊，泻下清稀多沫，臭气不甚，肠鸣腹痛，伴有恶寒发热，舌苔白腻。

71. 此患儿是泄泻何常证
A. 伤食泻
B. 风寒泻
C. 湿热泻
D. 脾虚泻
E. 脾肾阳虚泻

72. 下列哪项不是风寒泻之粪便
A. 泄泻清稀
B. 大便中多泡沫
C. 大便色淡
D. 大便内有黏液
E. 臭味不甚

73. 此患儿风寒泻的治法是
A. 温中扶脾
B. 健脾消导
C. 疏风散寒
D. 醒脾化湿
E. 运脾消导

74. 此患儿风寒泻的首选方剂是
A. 木香肉桂逐寒方
B. 荆防败毒散
C. 温中定痛散
D. 理中汤
E. 藿香正气散

(75~78题共用题干)

患儿，女，3岁。精神较差，面色萎黄，形体瘦弱，除厌食、拒食外，若进食选举稍多或进较难消化食物，则大便夹有残渣，容易出汗，舌质淡，舌苔薄白。

75. 此患儿之厌食属何证型
A. 脾运失健
B. 胃阴不足
C. 脾胃气虚
D. 脾胃不和
E. 以上都不是

76. 下列哪项不属脾胃气虚型厌食的表现
A. 口渴多饮
B. 精神较差
C. 面色萎黄
D. 形体瘦削
E. 大便夹有残渣

77. 此患儿脾胃气虚型厌食治法是
A. 调脾助运
B. 养胃育阴
C. 健脾益气
D. 调和脾胃
E. 以上都不是

78. 此患儿脾胃气虚型厌食治疗首选方剂是
A. 曲麦枳术丸
B. 养胃增液汤
C. 参苓白术散
D. 保和丸
E. 以上都不是

(79~82题共用题干)

患儿，女，3岁。面色萎黄，困倦无力，夜睡不安，不思饮食，食则饱胀。胀满喜按，呕吐酸馊乳食，大便溏滞酸臭，唇舌色淡，舌苔白腻，脉沉细而滑，指纹青紫。

79. 此患儿积滞的证型是
A. 乳食内积
B. 脾虚夹积
C. 脾失健运
D. 脾胃虚寒
E. 以上都不是

80. 以下哪项不是脾虚夹积的临床表现
A. 不思饮食
B. 食则饱胀
C. 腹满喜按
D. 呕吐酸馊乳食
E. 口干多饮

81. 此患儿脾虚夹积的治法是
A. 健脾助运，消补兼施
B. 消乳消食，导滞和中
C. 消食导滞
D. 清热导滞
E. 以上都不是

82. 此患儿脾虚夹滞的首选方剂是
A. 健脾丸
B. 启脾丸
C. 如味保和丸
D. 消乳丸
E. 木香大安丸

(83~86题共用题干)

患儿，男，4岁。自幼人工喂养，形体明显消瘦，肚腹膨胀，青筋暴露，毛发稀疏，色黄结穗，精神不振，咬指磨牙，近1个月来，全身、目胞、四肢浮肿，面色无华，小便短少，舌质淡嫩，苔薄白。

83. 此患儿疳积已并发什么兼证
A. 眼疳
B. 心疳
C. 疳肿胀
D. 肝疳
E. 肺疳

84. 此患儿疳肿胀的治法是
A. 温阳利水
B. 健脾利水
C. 宣肺利水
D. 淡渗利水
E. 以上都不是

85. 此患儿疳肿胀治疗首选方剂是
A. 八珍汤
B. 人参养荣汤
C. 人参健脾丸
D. 五苓散合五皮饮
E. 以上都不是

86. 此患儿如果出现肿满虚浮，按之如泥，小便清，夜尿多，为脾病及肾，肾失气化，宜选方剂是
A. 桑螵蛸散
B. 巩堤丸
C. 金匮肾气丸

D. 菟丝子散
E. 缩泉丸

【B_1 型题】

（1~3 题共用备选答案）
A. 泻心导赤汤
B. 六味地黄汤
C. 清瘟败毒饮
D. 凉膈散
E. 沙参麦冬汤
1. 口疮之脾胃积热型首选方为
2. 口疮之心火上炎型首选方为
3. 口疮之虚火上浮型首选方为
（4~8 题共用备选答案）
A. 保和丸
B. 藿香正气丸
C. 葛根黄芩黄连汤合六一散
D. 参苓白术散
E. 附子理中汤合四神丸
4. 小儿脾肾阳虚泻的首选方剂是
5. 小儿脾虚泻的首选方剂是
6. 小儿伤食泻的首选方剂是
7. 小儿风寒泻的首选方剂是
8. 小儿湿热泻的首选方剂是
（9~10 题共用备选答案）
A. 温阳救逆
B. 酸甘敛阴
C. 清热利湿
D. 疏风散寒
E. 消食化积
9. 泄泻伤阴的治法是
10. 泄泻伤阳的治法是
（11~12 题共用备选答案）
A. 加味保和丸
B. 曲麦枳术丸
C. 养胃增液丸
D. 参苓白术散
E. 补中益气丸
11. 小儿脾运失健型厌食治疗首选方剂是
12. 小儿胃阴不足型厌食治疗首选方剂是
（13~14 题共用备选答案）
A. 香砂六君子汤
B. 理中汤
C. 健脾丸
D. 枳实导滞丸
E. 木香大安丸
13. 小儿积滞脾虚夹滞治疗首选方剂是
14. 小儿积滞乳食内积治疗首选方剂是
（15~19 题共用备选答案）
A. 资生肾气丸
B. 消积散
C. 八珍汤
D. 羊肝丸
E. 泻心导赤汤合清热甘露饮
15. 疳气的首选方剂是
16. 疳积的首选方剂是
17. 干疳的首选方剂是
18. 眼疳的首选方剂是
19. 心疳的首选方剂是

参考答案

【A_1 型题】

1. E	2. A	3. B	4. D	5. A	6. C	7. B	8. D	9. A	10. C
11. C	12. B	13. C	14. E	15. E	16. B	17. B	18. A	19. C	20. D
21. E	22. C	23. D	24. A	25. D	26. A	27. C	28. D	29. C	30. B
31. E	32. D	33. E	34. A						

【A_2 型题】

35. D	36. A	37. A	38. A	39. B	40. C	41. E	42. A	43. A	44. A
45. E	46. A	47. A	48. D	49. C	50. A	51. C	52. B	53. D	54. C
55. C									

【A_3/A_4 型题】

56. B	57. D	58. E	59. A	60. E	61. C	62. A	63. A	64. B	65. B
66. B	67. C	68. A	69. B	70. E	71. B	72. D	73. C	74. E	75. C
76. A	77. C	78. C	79. B	80. E	81. A	82. A	83. C	84. A	85. D
86. C									

【B_1 型题】

1. D	2. A	3. B	4. E	5. D	6. A	7. B	8. C	9. B	10. A
11. B	12. C	13. C	14. E	15. A	16. B	17. C	18. D	19. E	

第六单元 心肝病证

【A_1 型题】

1. 因惊恐伤神引起的小儿夜啼，治疗方法为
   A. 益气固表
   B. 温脾行气
   C. 清心导赤
   D. 镇惊安神
   E. 清热泻脾
2. 下列症状中哪项不是急惊风之先兆症状
   A. 摇头弄舌
   B. 烦躁
   C. 昏迷嗜睡
   D. 痰涎壅盛
   E. 时发惊啼
3. 小儿汗证的最基本的病机是
   A. 表虚不固
   B. 营卫失调
   C. 气阴两虚
   D. 脾胃积热
   E. 阴阳失调
4. 表虚不固型汗证的汗出主要见于
   A. 遍身
   B. 手足心
   C. 头部与肩背
   D. 头额
   E. 胸胁
5. 小儿夜啼最常见的病因是
   A. 心热
   B. 脾寒腹痛
   C. 惊恐不安
   D. 饥饿
   E. 乳食积滞
6. 下列哪一症状不属惊风八候
   A. 颤
   B. 掣
   C. 窜
   D. 抖
   E. 视
7. 治疗儿童风痫病，首选方剂
   A. 定痫丸
   B. 涤痰汤
   C. 镇惊丸
   D. 河车八味丸
   E. 六君子汤
8. 下列哪项不是慢惊风的治疗原则
   A. 温阳逐寒
   B. 补气养血
   C. 育阴潜阳
   D. 温中健脾
   E. 柔肝息风
9. 有关惊风证，下列哪种说法是错误的
   A. 惊风发作之时，不一定八候全部出现
   B. 发作时的急慢程度不一定相同
   C. 急惊风发作之时，四证不常并出
   D. 凡起病急暴，属阳属实者统称急惊风
   E. 病久中虚，属阴属虚者统称慢惊风
10. 下列哪项不属急惊风四证
    A. 痰
    B. 热
    C. 湿
    D. 风
    E. 惊
11. 治疗小儿病毒性心肌炎心阳亏虚证，首选药方为
    A. 生脉散
    B. 银翘散
    C. 瓜蒌薤白半夏汤
    D. 葛根黄芩黄连汤
    E. 桂枝甘草龙骨牡蛎汤
12. 小儿惊风的特征性证候为
    A. 抽搐神清
    B. 突然仆倒，昏不知人
    C. 四肢抽搐，口吐涎沫
    D. 四肢抽搐或作猪羊叫
    E. 抽搐伴神昏
13. 儿童注意力缺陷多动障碍的病因不包括
    A. 外感时邪
    B. 先天禀赋不足
    C. 产伤外伤瘀滞
    D. 后天护养不当
    E. 情绪意志失调
14. 下列哪一症状不是慢惊风常见证候
    A. 起病缓慢，时抽时止
    B. 有时仅表现摇头或面部肌肉抽动或某一肢体抽搐
    C. 面色苍白或萎黄
    D. 精神疲倦、嗜睡或昏迷
    E. 体温常高，但四肢逆冷
15. 除哪项外，均可导致营卫失调，发生汗证
    A. 四时杂感
    B. 过用发散
    C. 气血受损
    D. 卫阳受损
    E. 营阴内亏
16. 下列哪项不是急惊风的治疗原则
    A. 豁痰
    B. 息风
    C. 镇惊
    D. 醒神
    E. 清热
17. 小儿夜啼的好发年龄是
    A. 学龄儿童
    B. 婴幼儿
    C. 幼儿
    D. 学龄前儿童
    E. 新生儿及婴儿

【A_2 型题】

18. 患儿，男，3岁。因易汗出1个月前来就诊。症见：汗出，以头部、肩背明显，活动后加重，神倦乏力，面色少华，肢端欠温，平时易感冒。舌质淡，舌边齿印，苔薄白，脉弱。治疗首选方剂是

A. 参苓白术散
B. 玉屏风散合牡蛎散
C. 生脉散
D. 四君子汤
E. 黄芪桂枝五物汤

19. 患儿，女，3 岁。精神疲倦，自汗出遍全身，低热，恶风，胃纳不振，舌质淡红，苔薄白，脉缓。治疗首选方剂是
A. 桂枝汤
B. 黄芪桂枝五物汤
C. 牡蛎散
D. 玉屏风散
E. 生脉散

20. 患儿，女，2 岁。近 3 个月来常于睡眠中大汗淋漓，活动后亦汗出较多，伴身体消瘦，神萎不振，低热，口干，手足心热，形体虚弱，口唇淡红，舌质淡，苔少，有剥脱，脉细弱。治疗的首选方剂是
A. 沙参麦冬汤
B. 牡蛎散
C. 生脉散
D. 当归六黄汤
E. 酸枣仁汤

21. 患儿，女，1 岁。发热 10 小时，伴轻咳流涕，烦躁。3 分钟前突然抽搐。查体：体温 39.8℃，四肢抽搐，目睛上吊，舌尖红，舌苔薄黄，脉象浮数。该患儿应诊为
A. 急惊风（感受暑邪）
B. 急惊风（感受风邪）
C. 急惊风（气营两燔）
D. 急惊风（湿热疫毒）
E. 急惊风（痰食惊风）

22. 患儿，男，3 岁。发热 1 天，伴烦躁，口渴，1 小时前谵语。5 分钟前突然抽搐。查体：体温 40.2℃，舌质绛，苔黄糙，脉数有力。此病例最合适的治疗选方是
A. 银翘散
B. 清瘟败毒饮
C. 黄连解毒汤
D. 清营汤
E. 白虎汤合紫雪丹

23. 患儿，男，4 个月。从床上摔下后哭闹不止，面色时青时赤，惊惕频作。查体：患儿烦躁，舌象正常。此病例所选方药为
A. 缓肝理脾汤
B. 逐寒荡惊汤
C. 琥珀抱龙丸
D. 三甲复脉汤
E. 玉枢丹

24. 患儿，男，10 岁。8 月 5 日外出游玩 1 天，回家后开始发热、出汗，伴恶心呕吐，嗜睡，2 分钟前突然四肢抽搐，双目上吊。查体：体温 39.8℃，舌红苔黄腻，脉象洪数。此病例治法为
A. 疏风清热，息风镇惊
B. 祛暑清热，开窍镇惊
C. 清热解毒，凉血息风
D. 清热化湿，解毒息风
E. 消食导滞，涤痰止痉

25. 患儿，男，6 岁。皱眉眨眼，摇头耸肩，嘴角抽动，时伴异常发声，病情时轻时重。抽动能受意志遏制，可暂时不发作。查脑电图未见异常。其诊断是
A. 习惯性抽搐
B. 抽动障碍
C. 癫痫
D. 注意力缺陷多动症
E. 风湿性舞蹈病

【A_3/A_4 型题】

（26~28 题共用题干）

患儿，女，1 岁 6 个月。平时易感冒，体质较虚，近 1 个月来，患儿常常汗出，以头部肩部明显，活动后加重，伴神倦乏力，面色少华，肢端欠温，舌质较淡，苔薄白，脉弱。

26. 此患儿的诊断应考虑为
A. 汗证，表虚不固型
B. 汗证，营卫失调型
C. 汗证，气阴两虚型
D. 汗证，脾胃积热型
E. 汗证，肝肾阴虚型

27. 此患儿的治法为
A. 调和营卫
B. 益气固表
C. 益气养阴
D. 清暑祛湿
E. 滋补肝肾

28. 此患儿治疗的首选方剂为
A. 桂枝汤
B. 黄芪桂枝五物汤
C. 玉屏风散合牡蛎散
D. 当归六黄汤
E. 生脉散

（29~31 题共用题干）

患儿，男，7 岁。高热 1 周曾抽搐 2 次。经治疗 1 周后热减，但仍时有肢体拘挛或强直，大便干结。查体：体温 37.5℃，面色潮红，手足心热，舌光无苔，舌绛少津，脉象细数。

29. 此病例最恰当的诊断为
A. 急惊风（感受暑邪）
B. 急惊风（痰食惊风）
C. 慢惊风（土虚木亢）
D. 慢惊风（阴虚风动）
E. 慢惊风（脾肾阳衰）

30. 本病例治法应为
A. 育阴潜阳，滋水涵木
B. 温运脾阳，扶土抑木
C. 清热解毒，凉血息风
D. 镇惊安神
E. 温补脾肾

31. 本病例的治疗选方是
A. 缓肝理脾汤
B. 清瘟败毒饮
C. 大定风珠
D. 固真汤
E. 黄连解毒汤

（32~34 题共用题干）

患儿，男，3 岁。盗汗 3 个月，也常伴自汗，身体消瘦，神萎不振，心烦少寐，手足心热，哭声无力，口唇淡红，舌质淡，

苔少，有剥脱，脉细弱。

32. 此患儿的诊断应为
   A. 汗证，气阴虚弱型
   B. 汗证，气血两虚型
   C. 汗证，营卫不和型
   D. 汗证，表虚不固型
   E. 汗证，阴虚内热型
33. 此患儿治疗的首选方剂为
   A. 玉屏风散
   B. 牡蛎散
   C. 生脉散
   D. 黄芪桂枝五物汤
   E. 当归六黄汤
34. 若此患儿睡眠汗出，醒则汗止，口干心烦，容易惊醒，口唇淡红，心脾不足，治疗可选用
   A. 补中益气汤
   B. 归脾汤
   C. 归脾汤合龙骨、牡蛎、浮小麦
   D. 酸枣仁汤合龙骨、牡蛎
   E. 四君子汤加牡蛎散

【B_1 型题】

（1~3 题共用备选答案）
   A. 全身自汗或盗汗
   B. 自汗为主，遍身汗出
   C. 自汗为主，头肩背明显
   D. 盗汗为主，常伴自汗
   E. 自汗盗汗并重
1. 营卫不和汗出的特点是
2. 表虚不固汗出的特点是
3. 气阴虚弱汗出的特点是

（4~5 题共用备选答案）
   A. 心脾肾
   B. 心肝肾
   C. 脾肾肝
   D. 心肝
   E. 肺脾
4. 急惊风的病位在
5. 慢惊风的病位在

参考答案

【A_1 型题】

1. D　2. D　3. E　4. C　5. B　6. D　7. A　8. B　9. C　10. C
11. E　12. E　13. A　14. E　15. C　16. D　17. E

【A_2 型题】

18. B　19. B　20. C　21. B　22. E　23. C　24. B　25. B

【A_3/A_4 型题】

26. A　27. B　28. C　29. D　30. A　31. C　32. A　33. C　34. C

【B_1 型题】

1. B　2. A　3. D　4. D　5. C

第七单元　肾系病证

【A_1 型题】

1. 小儿水肿的内因主要是哪三脏功能失调
   A. 肺、肝、肾
   B. 肺、脾、肾
   C. 心、肝、肾
   D. 肝、脾、胃
   E. 心、脾、肾
2. 小儿水肿风水相搏型见于头面的原因是
   A. 风邪上受
   B. 风性向上
   C. 肺气失宣
   D. 水气上逆
   E. 以上都不是
3. 水肿风水相搏型的治则是
   A. 清热利湿
   B. 健脾化湿
   C. 渗湿利水
   D. 泻肺逐水
   E. 疏风利水
4. 小儿水肿风水相搏的治疗首选方是
   A. 越婢加术汤
   B. 麻黄汤
   C. 麻黄连翘赤小豆汤
   D. 五苓散
   E. 以上都不是
5. 小儿水肿风水相搏型见咳喘者加葶苈子、桑白皮，其作用为
   A. 泻水降气
   B. 清泻肺热
   C. 下气祛痰
   D. 泻肺利水
   E. 止咳平喘
6. 小儿不能自主控制排尿，熟睡时经常遗尿，超过几岁方能诊断为遗尿
   A. 1 岁
   B. 2 岁
   C. 3 岁
   D. 4 岁
   E. 5 岁
7. 小儿遗尿的发生与何脏腑关系

最为密切
A. 心、脾、肾
B. 脾、肾
C. 心、肾、膀胱
D. 肾、膀胱
E. 肝、肾

8. 发生遗尿的原因除下元虚寒、肾气不足、肝经湿热和火热内迫外，还可见
A. 精神疲劳，睡前多饮
B. 年龄幼小，不能控制
C. 脏腑未坚，智力未全
D. 经脉未盛，气血未充
E. 脾肺气虚，膀胱失约

9. 下元虚寒型遗尿的首选方剂是
A. 菟丝子散
B. 缩泉丸
C. 补肾地黄丸
D. 桑螵蛸散
E. 金匮肾气丸

10. 肝经湿热型遗尿的首选方剂是
A. 黄连导赤散
B. 知柏地黄丸
C. 当归龙荟丸
D. 导赤散
E. 龙胆泻肝汤

11. 除哪项之外，均为脾肺气虚型遗尿之见症
A. 少气懒言
B. 面色㿠白
C. 神疲乏力
D. 常自汗出
E. 纳呆便溏

12. 五迟所指下列哪项是错误的
A. 立迟
B. 囟迟
C. 行迟
D. 齿迟
E. 语迟

13. 五软所指下列哪项是错误的
A. 头项软
B. 手软
C. 足软
D. 口软
E. 骨骼软

14. 五迟心血不足型的首选方型为
A. 孔圣枕中丹
B. 益气聪明汤
C. 归脾汤
D. 八珍汤
E. 菖蒲丸

【A_2 型题】

15. 患儿，女，3 岁。浮肿 3 天，全身浮肿，颜面为甚，皮肤光亮，按之凹陷即起，小便少，发热，恶风，咳嗽，舌苔薄白，脉浮。病变主要在
A. 心
B. 肝
C. 脾
D. 肺
E. 肾

16. 患儿，男，5 岁。浮肿反复发作 1 年，浮肿不著，面色少华而苍白，倦怠乏力，易出汗，反复感冒，舌苔白，质偏淡，脉缓弱。治疗首选方剂是
A. 玉屏风散
B. 补中益气汤
C. 参苓白术散合玉屏风散
D. 四君子汤合五苓散
E. 以上都不是

17. 患儿，男，9 岁。因浮肿 1 个月入院。查体：腰腹下肢为甚，按之深陷难起，面色㿠白，腰酸怕冷，尿淡而频，夜间尤甚，舌胖质淡，苔白，脉沉细。治疗首选方剂是
A. 右归饮合五皮饮
B. 济生肾气丸
C. 真武汤
D. 实脾饮
E. 以上都不是

18. 患儿，男，3 岁。浮肿 5 天。查体：肢体浮肿，咳嗽，气急，心悸，胸闷，烦躁不能平卧，口唇青紫，指甲发绀，舌苔白，脉细数无力。治疗首选方剂是
A. 真武汤合小半夏汤
B. 温胆汤合附子泻心汤
C. 己椒苈黄丸加人参
D. 己椒苈黄丸合参附汤
E. 以上都不是

19. 患儿，女，4 岁半。因浮肿 7 天入院。查体：全身明显浮肿，尿少。入院前已 10 小时无尿，头晕，头痛，恶心呕吐，嗜睡，舌苔腻，脉沉弦。治疗首选方剂是
A. 龙胆泻肝汤
B. 真武汤合小半夏汤
C. 泻心汤
D. 温胆汤合附子泻心汤
E. 己椒苈黄丸合玉枢丹

20. 患儿，女，14 岁。尿频 3 天。症见：小便频数短赤，尿道灼热疼痛，尿液淋沥混浊，小腹坠胀，腰部酸痛，烦躁口渴，舌质红，苔黄腻，脉数有力。治疗的首选方剂为
A. 六一散
B. 五苓散
C. 龙胆泻肝汤
D. 八正散
E. 猪苓汤

21. 患儿，男，3 岁。尿频 6 个月。症见：小便频数，淋沥不尽，尿液不清，精神倦怠，面色苍黄，饮食不振，畏寒怕冷，手足不温，舌质淡，有齿印，苔薄腻，脉细少力。治疗的首选方剂为
A. 八正散
B. 桑螵蛸散
C. 缩泉丸
D. 补中益气汤
E. 黄芪桂枝五物汤

22. 患儿，男，5 岁。睡中经常遗尿，一夜 1~2 次，甚则数次，醒后方觉。伴面色苍白，神疲乏力，肢凉怕冷，腰腿酸软，下肢无力，小便清长，舌质较淡。治疗首选方剂为
A. 金匮肾气丸
B. 桑螵蛸散
C. 补肾地黄丸

D. 菟丝子散
E. 缩泉丸

23. 患儿，男，7岁。睡中时有遗尿，尿量不多，其味腥臊，尿色较黄，平时性情急躁，唇红，苔黄，脉数有力。治疗首选方剂
A. 龙胆泻肝汤
B. 知柏地黄丸
C. 导赤散
D. 泻黄散
E. 当归龙荟丸

24. 患儿，女，2岁半，筋骨痿弱，发育迟缓，坐起、站立、行走、生齿等明显迟于正常同年龄小儿，易疲倦喜卧，面色不华，舌质淡，苔薄白。证属五迟肝肾不足型。治疗首选方剂是
A. 虎潜丸
B. 左归饮
C. 鹿角胶丸
D. 加味六味地黄丸
E. 加味金刚丸

25. 症见头项软弱，不能抬举，口软唇弛，咀嚼乏力，常有流涎，手软不能握举，足软弛缓，不能站立，肌肉松弛，活动无力，唇淡苔少。证属五软脾肾两亏型，首选方剂是
A. 附子理中丸
B. 鹿角胶丸
C. 虎潜丸合四君子汤
D. 补肾地黄丸合补中益气汤
E. 加味金刚丸合补中益气汤

【A_3/A_4 型题】

（26~28题共用题干）

患儿，男，8岁。因浮肿半个月入院。查体：全身浮肿，尿少，头晕，头痛，恶心，呕吐，舌苔腻，脉沉弦。

26. 根据患儿水肿的临床表现是何变证
A. 邪陷心肝
B. 水毒内闭
C. 水气上凌心肺
D. 心阳衰弱
E. 肝阳上亢

27. 小儿水肿水毒内闭的治则是
A. 疏风利水
B. 清热利湿
C. 健脾益气
D. 温肾健脾
E. 以上都不是

28. 治疗小儿水肿水毒内闭首选方剂是
A. 己椒苈黄丸合玉枢丹
B. 己椒苈黄丸合参附汤
C. 温胆汤合附子泻心汤
D. 真武汤合小半夏汤
E. 以上都不是

（29~30题共用题干）

患儿，女，5岁。尿频2天。症见：小便频数短赤，尿道灼热疼痛，尿液淋沥混浊，小腹坠胀，腰部酸痛，发热，烦躁口渴，头痛，身痛，恶心呕吐，舌质红，苔黄腻，脉数有力。

29. 此患儿尿频的主要病因为
A. 脾肾气虚
B. 湿热下注
C. 肝经湿热
D. 下元虚寒
E. 脾肺气虚

30. 此患儿治疗的首选方剂为
A. 龙胆泻肝汤
B. 五苓散
C. 藿朴夏苓汤
D. 猪苓汤
E. 八正散

（31~32题共用题干）

患儿，男，6岁。睡后经常遗尿，醒后方觉。平素神软乏力，少气懒言，面色苍黄，食欲不振，大便溏薄，常自汗出。苔薄嫩，脉少力。

31. 患儿出现上述证候是由于
A. 下元虚寒，肾气不足
B. 游戏过度，精神疲劳
C. 脾肺气虚，膀胱失约
D. 年龄幼小，不能控制
E. 经脉未盛，气血未充

32. 此时治疗选方为
A. 补中益气汤合缩泉丸
B. 桑螵蛸散合生脉散
C. 参苓白术丸
D. 金匮肾气丸
E. 菟丝子散

（33~35题共用题干）

患儿，男，8岁。症见筋骨发育迟缓、坐起、站立、行走、生齿等明显落后于正常同龄小儿，平素活动甚少，容易疲倦喜卧，面色不华，全身乏力，舌苔薄白，舌质淡，诊为五迟。

33. 主要病机为
A. 脾胃虚弱
B. 肝肾不足
C. 脾肾不足
D. 肾水亏损
E. 气血不足

34. 主要病因为
A. 遗传所致
B. 先天胎禀不足
C. 后天失养
D. 疾病所致
E. 孕母疾病

35. 治疗首选方剂
A. 鹿角胶丸
B. 加味六味地黄丸
C. 虎潜丸
D. 左归丸
E. 加味金刚丸

（36~40题共用题干）

患儿，女，6岁。因尿血，稍有浮肿3天入院。查体：浮肿不显，小便黄赤短少，早晨起床后可见肉眼血尿，舌质红，苔黄腻，脉滑数。

36. 此患儿的水肿是属于哪型
A. 风水相搏
B. 湿热内侵
C. 肺脾气虚
D. 肝肾两虚
E. 水毒内闭

37. 湿热内侵型的水肿特点是
A. 浮肿不明显

B. 下肢浮肿明显
C. 全身浮肿明显
D. 眼睑浮肿明显
E. 头面部浮肿明显

38. 湿热内侵型水肿的治法是
A. 疏风利尿
B. 健脾益气
C. 泻肺逐水
D. 温阳扶正
E. 清热利湿

39. 治疗水肿湿热内侵的首选方是
A. 八正散
B. 甘露消毒丹
C. 三妙丸加导赤丹
D. 萆薢分清饮
E. 龙胆泻肝汤

40. 小儿水肿湿热内侵型的症状，下列哪项是错误的
A. 稍有浮肿
B. 小便黄赤
C. 血尿
D. 浮肿明显
E. 舌红苔黄

（41~42 题共用题干）

患儿，女，3 岁。尿频 5 个月。症见：小便频数，淋沥不尽，尿液不清，精神倦怠，面色苍黄，饮食不振，恶寒怕冷，手足不温，大便稀薄，舌质淡，苔薄腻，脉细少力。

41. 此患儿尿频的主要病因为
A. 湿热下注
B. 肝经湿热
C. 脾肺气虚
D. 脾肾气虚
E. 下元虚冷

42. 若此病日久，湿热留恋，肾阴偏伤，治疗的首选方剂为
A. 缩泉丸
B. 八正散
C. 知柏地黄丸
D. 龙胆泻肝丸
E. 猪苓汤

【B_1 型题】

（1~5 题共用备选答案）
A. 麻黄连翘赤小豆汤
B. 三妙丸合导赤散
C. 真武汤
D. 己椒苈黄丸合参附汤
E. 龙胆泻肝汤

1. 小儿水肿风水相搏治疗首选方是
2. 小儿水肿脾肾两虚治疗首选方是
3. 小儿水肿湿热内侵治疗首选方是
4. 小儿水肿邪陷心肝治疗首选方是
5. 小儿水肿水凌心肺治疗首选方是

（6~7 题共用备选答案）
A. 健脾益气
B. 温肾健脾
C. 泻肺逐水，温阳扶正
D. 平肝潜阳，泻肝泻热
E. 化浊清泄

6. 肺脾气虚的水肿治法宜
7. 邪陷心肝的水肿治法宜

（8~9 题共用备选答案）
A. 健脾益气，参苓白术散
B. 补脾温肾，附子理中汤
C. 温阳救逆，参附龙牡汤
D. 温肾健脾，真武汤
E. 温阳扶正，参附汤

8. 治疗小儿泄泻脾肾阳虚证，应首选
9. 治疗小儿水肿脾肾两虚证，应首选

（10~11 题共用备选答案）
A. 下元虚寒
B. 脾肾阳虚
C. 病后体虚
D. 脾肺气虚
E. 肝肾阴虚

10. 睡中遗尿，一夜数次，醒后方觉，面色苍白，肢凉怕冷，腰膝酸软，小便清长。为
11. 睡中遗尿，少气懒言，神疲乏力，面色苍黄，食欲不振，大便溏薄。为

（12~16 题共用备选答案）
A. 肾气不足
B. 肝肾不足
C. 心气不足
D. 气血两虚
E. 心肝肾不足

12. 小儿五迟中立迟为
13. 小儿五迟中行迟为
14. 小儿五迟中齿迟为
15. 小儿五迟中语迟为
16. 小儿五迟中发迟为

（17~18 题共用备选答案）
A. 虎潜丸合四君子汤
B. 补肾地黄丸合补中益气汤
C. 当归补血汤
D. 八珍汤
E. 鹿角胶丸

17. 小儿五软脾肾两亏型首选方剂为
18. 小儿五软气血两虚型首选方型为

参考答案

【A_1 型题】

1. B　2. B　3. E　4. C　5. D　6. C　7. D　8. E　9. A　10. E
11. B　12. B　13. E　14. E

【A_2 型题】

15. D 16. C 17. C 18. D 19. D 20. D 21. C 22. D 23. A 24. D 25. D

【A_3/A_4 型题】

26. B 27. E 28. C 29. B 30. E 31. C 32. A 33. B 34. B 35. B 36. B 37. A 38. E 39. C 40. D 41. D 42. C

【B_1 型题】

1. A 2. C 3. B 4. E 5. D 6. A 7. D 8. B 9. D 10. A 11. D 12. B 13. B 14. A 15. C 16. D 17. B 18. D

第八单元 传 染 病

【A_1 型题】

1. 顿咳的治疗原则是
A. 宣肺泻肺润肺
B. 清热化痰止咳
C. 止咳化痰平喘
D. 宣肺化痰定喘
E. 止咳化痰健脾

2. 丹痧涉及的主要脏腑是
A. 心肺
B. 肺胃
C. 脾胃
D. 脾肾
E. 心肝

3. 顿咳好发年龄哪项是正确的
A. 1岁以内
B. 2岁以内
C. 3岁以内
D. 5岁以内
E. 7岁以内

4. 顿咳的病程较长可持续
A. 2周
B. 1个月
C. 2个月
D. 2~3个月
E. 以上都不是

5. 麻疹的疹形为
A. 淡粉红色斑丘疹
B. 玫瑰色斑丘疹
C. 玫瑰色小丘疹
D. 鲜红色斑丘疹
E. 红色细小丘疹

6. 治疗痄腮邪毒引睾窜腹，首选方剂是
A. 龙胆泻肝汤
B. 金铃子散
C. 橘核丸
D. 导气汤
E. 清热消毒散

7. 小儿发生顿咳的病机是
A. 外感时令疠气，肺气失宣
B. 痰热互结，深伏气道，肺失清肃
C. 外邪引动伏痰，一触即发
D. 感受风邪，肺气郁闭
E. 外感风热时邪，闭阻肺窍

8. 哪项症状不是丹痧的临床表现
A. 初起发热，咽喉红肿糜烂
B. 发热数小时至1天内出疹
C. 皮疹鲜红密集成片先见颈胸然后遍布全身
D. 恢复期有色素沉着
E. 口周苍白圈，杨梅舌

9. 痄腮临床表现中，下列哪项是错误的
A. 发病初起1~2天内，即可出现腮部肿大
B. 腮部肿大有两侧或仅限于一侧者
C. 肿胀以耳垂为中心漫肿
D. 局部触之有压痛及弹性感
E. 可破溃成脓

10. 手足口病的好发季节是
A. 春秋
B. 冬春
C. 秋冬
D. 春夏
E. 夏秋

11. 治疗痄腮温毒在表型首选方剂是
A. 普济消毒饮
B. 五味消毒饮
C. 桑菊饮
D. 银翘散
E. 荆防败毒散

12. 水痘多见于什么季节
A. 秋冬
B. 冬春
C. 夏秋
D. 春夏
E. 春季

13. 痄腮肿大部位是
A. 两侧颈部
B. 两侧耳后
C. 两侧颌下
D. 耳垂为中心
E. 双侧面部

14. 在风痧发病中，下列哪种提法欠妥
A. 是一种较轻的出疹性传染病
B. 多发于冬春季
C. 多发于哺乳的婴儿，不易

流行
D. 淡红色斑丘疹
E. 耳后及枕骨下臖核肿大

15. 麻疹的好发季节是
A. 春秋
B. 冬春
C. 秋冬
D. 春夏
E. 夏秋

16. 麻疹早期特殊体征是
A. 高热起伏
B. 频频咳嗽
C. 目泪汪汪，畏光
D. 玫瑰色斑丘疹
E. 麻疹黏膜斑

17. 麻疹的发病原因是
A. 胎毒
B. 风邪
C. 胎毒加风邪
D. 胎毒加疠气
E. 以上都不是

18. 患病后易并发心悸、水肿、痹证的是
A. 麻疹
B. 风痧
C. 奶麻
D. 丹痧
E. 水痘

19. 水痘的临床特征是
A. 好发于年长儿
B. 好发于夏、秋季
C. 丘疹、疱疹、结痂并存
D. 疱疹壁较薄，易破溃
E. 疹色苍白，疱浆混浊

20. 妇女妊娠3个月内患哪种病最容易影响胚胎的正常发育
A. 风痧
B. 丹痧
C. 奶麻
D. 麻疹
E. 以上均不是

21. 下列顿咳的别名，哪项是错误的
A. 顿呛
B. 顿嗽
C. 百晬嗽
D. 颅鹚咳
E. 天哮呛

22. 丹痧的好发年龄是
A. 1岁左右
B. 2~5岁
C. 2~8岁
D. 3~10岁
E. 任何年龄

23. 治疗痄腮热毒蕴结型首选方剂是
A. 黄连解毒汤
B. 普济消毒饮
C. 白虎汤
D. 清瘟败毒饮
E. 五味消毒饮

24. 麻疹黏膜斑一般见于发热的什么时间
A. 之前
B. 第2~3天
C. 第4~6天
D. 第7~9天
E. 退热后

25. 治疗风痧邪毒炽盛型的首选方剂是
A. 银翘散
B. 白虎汤
C. 透疹凉解汤
D. 清气凉营汤
E. 解肌透痧汤

26. 痄腮主要病变的经脉是
A. 心
B. 肺
C. 胆
D. 肝
E. 胃

27. 下列什么病证，应首选普济消毒饮治疗
A. 暑温邪在气营型
B. 水痘毒热重证型
C. 丹痧毒在气营型
D. 风痧邪热炽盛型
E. 痄腮热毒蕴结型

28. 下列关于麻疹的治疗，哪种提法欠妥
A. 初热期，辛凉透发
B. 见形期，清热解毒
C. 恢复期，益气补脾
D. 初热期，忌用攻下
E. 恢复期，忌用大苦大寒

29. 风痧邪郁肺卫型的治疗首选方剂是
A. 解肌透痧汤
B. 银翘散
C. 桑菊饮
D. 宣毒发表汤
E. 透疹凉解汤

30. 治疗水痘风热轻证的首选方剂是
A. 透疹凉解汤
B. 桑菊饮
C. 银翘散
D. 柴葛解肌汤
E. 宣毒发表汤

31. 风痧的病变部位主要在
A. 心
B. 肝
C. 脾
D. 肺
E. 肾

32. 水痘隔离期为
A. 发热消退后1周
B. 疱疹消退后1周
C. 痘疹全部结痂
D. 疱疹与结痂并见
E. 痂盖全部脱落

33. 丹痧的特征是
A. 咳嗽剧烈
B. 发热恶寒
C. 热退出疹
D. 全身布有弥漫性猩红色皮疹
E. 手足心见疹为出齐

34. 水痘的早期诊断依据中，下列哪项是错误的
A. 发热当天或1~2天出现皮疹
B. 丘疹于1天左右变为疱疹
C. 皮疹呈向心性分布
D. 皮疹一起发出
E. 疹色红润，疱浆清亮

35. 痄腮的病因是感受
A. 风热时邪

B. 时行疫气
C. 时行邪毒
D. 风热邪毒
E. 暑热时邪

36. 发现风痧患儿，应隔离到出疹后几天
A. 3天
B. 5天
C. 7天
D. 9天
E. 14天

37. 麻疹主要受病的脏腑是
A. 心肺
B. 肺脾
C. 心脾
D. 肺肾
E. 心肝

38. 下列除哪项外，都是痄腮腮肿的特点
A. 以耳垂为中心的漫肿
B. 皮肤略红
C. 触之有弹性感
D. 边缘不清楚
E. 不破不溃

39. 脓疱疮与水痘的鉴别点，下列哪项是错误的
A. 疱疹躯干部位多
B. 疱疹较大
C. 多发于夏季炎热时节
D. 疱疹含脓液
E. 疱疹易破，蔓延附近皮肤

【A_2 型题】

40. 患儿，男，3岁。持续发热4天，口渴多饮，目赤流泪流涕，耳后发际可见红色疹点，继之全身都可见到，疹点细小，触之碍手，先红后暗，舌红苔黄，脉浮数。治疗首选
A. 柴葛解肌汤
B. 透疹凉解汤
C. 清解透表汤
D. 解肌透痧汤
E. 以上都不是

41. 风痧患儿，症见高热，口渴，心烦不宁，疹色鲜红或紫暗，疹点较密，小便黄少，舌质红，苔黄糙。其治疗应选
A. 透疹凉解汤
B. 清气凉营汤
C. 解肌透痧汤
D. 清解透表汤
E. 银翘散

42. 患儿，男，1岁。发热1天，全身见散在细小淡红色皮疹，喷嚏，流涕，偶有咳嗽，精神不振，胃纳欠佳，耳后臀核肿大，咽红，舌苔薄白。其诊断是
A. 麻疹
B. 奶麻
C. 风痧
D. 丹痧
E. 水痘

43. 患儿，女，7岁。发热骤起，头痛畏寒，灼热无汗，咽部红肿疼痛，皮肤潮红，可见隐约红色丘疹，状如锦纹，舌苔薄黄，舌质红，脉浮数有力。首选方剂是
A. 柴葛解肌汤
B. 银翘散
C. 解肌透痧汤
D. 宣毒发表汤
E. 透疹凉解汤

44. 患儿，男，9岁。患丹痧经治疗后，咽部疼痛减轻，开始皮肤有脱屑，但仍有轻度发热，口唇干燥，伴有干咳，纳差，舌红少津。首选方剂是
A. 增液汤
B. 泻白散
C. 地骨皮饮
D. 沙参麦冬汤
E. 以上都不是

45. 水痘患儿，男，7岁。壮热烦躁，面红目赤，口渴欲饮，痘疹分布稠密，根盘红晕较著，疹色紫暗，疱浆混浊，大便干结，小便黄赤，舌质红或红绛，舌苔黄糙而干，脉洪数。治疗首选方为
A. 清瘟败毒饮
B. 黄连解毒汤
C. 普济消毒饮
D. 清解透表汤
E. 清胃解毒汤

46. 患儿，女，6岁。轻微发热，一侧耳下腮部漫肿2天，腮部轻微疼痛，表面不红，边缘不清，咀嚼不便，咽微红，舌质红，苔薄黄，脉浮数。治疗首选方剂为
A. 黄连解毒汤
B. 五味消毒饮
C. 银翘散
D. 桑菊饮
E. 荆防败毒散

47. 患儿，男，9岁。高热3天，头痛烦躁，口渴饮水，食欲不振，双侧腮部漫肿、胀痛、坚硬拒按，咀嚼困难，咽红肿痛，舌红苔黄，脉象滑数。治疗首选方剂为
A. 普济消毒饮
B. 清瘟败毒饮
C. 白虎汤
D. 黄连解毒汤
E. 五味消毒饮

48. 患儿，男，4岁。阵发性痉咳，日轻夜重，咳剧必深吸气样鸡鸣声，必待痰吐出后，痉咳才得缓解，一日数十次不等。此属顿咳哪期
A. 初咳期
B. 痉咳期
C. 恢复期
D. 后遗症期
E. 以上都不是

【A_3/A_4 型题】

（49~51题共用题干）

患儿，男，3岁。出麻疹2天，高热不退，咳嗽加重，气促鼻煽，喉间痰鸣，疹出不透，舌质红，苔黄厚，脉洪大。

49. 下列哪项诊断是正确的
A. 麻毒攻喉

B. 毒侵肺卫
C. 麻毒内陷心肝
D. 麻毒闭肺
E. 麻毒伤阴

50. 该患儿首选方剂是
A. 麻黄杏仁甘草石膏汤
B. 清宁散
C. 葶苈大枣泻肺汤
D. 定喘汤
E. 大青龙汤

51. 下列病证，容易并发肺炎喘嗽的是
A. 风痧
B. 奶麻
C. 丹痧
D. 麻疹
E. 以上都不是

（52~54 题共用题干）

患儿，女，4 岁。患麻疹已 6 天，热退身凉，皮疹渐消，胃纳欠佳，舌红少津，苔少，脉细。

52. 治疗时首选方剂
A. 生脉散
B. 沙参麦冬汤
C. 竹叶石膏汤
D. 益胃汤
E. 泻白散

53. 麻疹恢复期皮肤可见
A. 无色素瘢痕及脱屑
B. 无色素瘢痕，可见脱屑
C. 有色素瘢痕，可见脱屑
D. 有色素瘢痕，无脱屑
E. 有色素瘢痕，并有麦麸状细微脱屑

54. 麻疹无合并症，应隔离的时间是出疹后
A. 3 天
B. 5 天
C. 7 天
D. 10 天
E. 以上都不是

（55~56 题共用题干）

患儿，男，4 岁。先有发热恶风，喷嚏，流涕，伴有轻微咳嗽，精神倦怠，胃纳欠佳，2 天后身出皮疹，疹色浅红，先起于头面、躯干，随即遍及四肢，分布均匀，稀疏细小，2~3 天消退，有瘙痒感，舌苔薄黄，质偏红。

55. 辨证分型为
A. 风痧邪郁肺卫型
B. 风痧邪热炽热型
C. 麻疹温毒在表型
D. 丹痧邪侵肺卫型
E. 丹痧毒在气营型

56. 治疗选方为
A. 桑菊饮
B. 银翘散
C. 解肌透痧汤
D. 透疹凉解汤
E. 清解透表汤

（57~59 题共用题干）

患儿，男，7 岁。症见高热 1 天，躯干及四肢可见红色丘疹，细小鲜红，色红如丹，口渴烦躁，咽部红伴有肿烂，舌红起刺，脉数有力。

57. 该患儿诊断为何病
A. 麻疹
B. 丹痧
C. 风痧
D. 奶麻
E. 以上都不是

58. 此患儿方用
A. 清营汤
B. 银翘散
C. 白虎汤
D. 凉营清气汤
E. 犀角地黄汤

59. 丹痧何处不见皮疹
A. 颜面部
B. 颈部
C. 胸部
D. 腋下
E. 四肢

（60~62 题共用题干）

患儿，男，2 岁。因着凉后咳嗽流涕，2 天后咳嗽加重，日轻夜重，咳时有深吸气时伴鸡鸣声，痉咳后每有呕吐痰涎，目睛红赤，舌根部有溃疡，舌红少苔，脉滑数。

60. 该患儿首选方剂是
A. 杏苏散
B. 桑杏汤
C. 麻黄杏仁甘草石膏汤
D. 桑白皮汤
E. 泻白散

61. 治疗顿咳初咳期方剂应选用
A. 桑白皮汤
B. 桑菊饮
C. 止嗽散
D. 泻白散
E. 金沸草散

62. 发现顿咳患儿应及时隔离
A. 1~2 周
B. 2~4 周
C. 4~7 周
D. 5~8 周
E. 以上都不是

（63~66 题共用题干）

患儿，女，5 岁。持续高热 4 天，咳嗽，流涕，双眼红赤，羞明流泪，耳后发际处可见红色细小疹点，继而头面部渐渐增多，摸之碍手，舌红，苔黄，脉数。

63. 患儿为麻疹哪期
A. 见形期
B. 初热期
C. 恢复期
D. 麻毒闭肺
E. 以上都不是

64. 首选方剂是
A. 解肌透痧汤
B. 宣毒发表汤
C. 清解透表汤
D. 透疹凉解汤
E. 柴葛解肌汤

65. 麻疹疹点先于
A. 头面部
B. 耳后发际
C. 颈面部
D. 胸腹部
E. 四肢

66. 古代医家认为麻疹的治疗应以何法为先
A. 升
B. 散

C. 清
D. 透
E. 和

（67~70 题共用题干）

患儿，男，4 岁。发热 2 天，咳嗽流涕，目赤喷嚏，精神倦怠，胃纳欠佳。从昨夜开始自头面起逐渐向躯干发出淡红色斑丘疹，分布均匀，稀疏细小，苔薄黄，脉浮数。

67. 对于诊断本病最不重要的一个方法是
A. 问病史
B. 望皮疹
C. 查大便
D. 查血
E. 查体

68. 本病的诊断是
A. 麻疹
B. 风痧
C. 奶麻
D. 丹痧
E. 水痘

69. 假如诊断本病为风痧，从所给病历资料中与风痧最容易相混的是哪个疾病
A. 肤疹
B. 麻疹
C. 野痧
D. 疫疹
E. 假麻

70. 再假如本病为风痧，下列各项中哪项是它的特殊体征
A. 杨梅舌
B. 线状疹
C. 耳后、枕后臖核肿大
D. 口腔黏膜斑
E. 三期皮疹同见

（71~73 题共用题干）

患儿，男，6 岁。高热不退 1 天，在躯干部出现朱红色皮疹，无明显疹序，渐及周身，融合成丹，以手指扪压可使红晕暂退，显出苍白色，咽部肿痛。5 天后身热渐退，咽喉腐烂，皮肤脱屑，状如鳞片，约 2 周后恢复健康，舌红苔黄燥，脉数有力。

71. 该丹痧患儿证属
A. 邪侵肺卫
B. 风热犯肺
C. 毒在气营
D. 阴虚燥热
E. 热毒攻喉

72. 治疗丹痧毒在气营的基本法则是
A. 辛凉透表
B. 养阴清热
C. 疏风清热
D. 清气凉营
E. 以上都不是

73. 丹痧患儿及疑似者，隔离时间为
A. 3 天
B. 6 天
C. 5 天
D. 4 天
E. 7 天

（74~77 题共用题干）

患儿，女，2 岁。顿咳症见咳嗽次数减少，咳嗽减轻但咳时呈呛状，痰少质稠难咳，咳声嘶哑，容易出汗，口干舌燥，舌苔薄白，舌质红，脉细而滑。

74. 该患儿为顿咳哪期
A. 初咳期
B. 恢复期
C. 痉咳期
D. 变证期
E. 以上都不是

75. 此期首选方剂是
A. 人参五味子汤
B. 生脉散
C. 泻白散
D. 清燥救肺汤
E. 沙参麦冬汤

76. 顿咳恢复期肺脾气虚证首选方剂是
A. 泻白散
B. 人参五味子汤
C. 独参汤
D. 生脉散
E. 沙参麦冬汤

77. 顿咳痉咳期治法是
A. 清肺化痰
B. 宣肺止咳
C. 清热肃肺
D. 泻肺止咳
E. 降逆止咳

【B_1 型题】

（1~5 题共用备选答案）
A. 宣毒发表汤
B. 清解透表汤
C. 沙参麦冬汤
D. 清咽下痰汤
E. 麻黄杏仁甘草石膏汤

1. 麻疹疹回期首选方剂是
2. 麻疹疹前期首选方剂是
3. 麻疹出疹期首选方剂是
4. 麻毒闭肺首选方剂应是
5. 麻毒攻喉首选方剂应是

（6~7 题共用备选答案）
A. 发热咳嗽，泪水汪汪
B. 身热起伏，疹随热出，摸之碍手
C. 热退咳嗽，疹点依次渐回
D. 口腔黏膜斑
E. 咳嗽气促，疹色紫暗

6. 麻疹疹前期见
7. 麻疹出疹期见

（8~10 题共用备选答案）
A. 辛凉宣透
B. 养阴生津
C. 清营解毒
D. 清热凉营
E. 疏风清热

8. 丹痧邪侵肺卫治则是
9. 丹痧毒在气营治则是
10. 丹痧疹后伤阴治则是

（11~15 题共用备选答案）
A. 发热 3~4 天出疹，热退疹出
B. 发热 1~2 天出疹，疹出热退
C. 发热 3~4 大出疹，疹出热高
D. 发热半天至 1 天出疹，疹点细小如沙，颜色鲜红

E. 三期皮疹同见
11. 麻疹是
12. 水痘是
13. 风痧是
14. 丹痧是
15. 奶麻是

（16~20 题共用备选答案）
A. 解肌透痧汤
B. 清胃解毒汤
C. 透疹凉解汤
D. 清瘟败毒饮
E. 宣毒发表汤
16. 风痧邪热炽盛首选
17. 丹痧邪侵肺卫首选
18. 小儿暑温邪在气营首选
19. 麻疹初热期首选
20. 水痘毒热重证首选

（21~23 题共用备选答案）
A. 先于耳后、面部，逐渐分布于全身，3~4 天出齐，皮疹呈玫瑰色斑丘疹，可互相融合
B. 先见于颈、胸、腋下，2~3 天遍及全身，呈猩红色点状，密集成片，面部潮红无皮疹
C. 先见于面部，24 小时后布满全身，皮疹较细小，呈浅红色斑丘疹，分布均匀
D. 先见于躯干，无明显顺序，24 小时布满全身，呈玫瑰色的较小斑丘疹
E. 以上都不是
21. 从皮疹辨，上述何为水痘
22. 从皮疹辨，上述何为麻疹
23. 从皮疹辨，上述何为丹痧

（24~25 题共用备选答案）
A. 邪毒移于肝经
B. 邪毒蕴于阳明
C. 邪毒壅阻少阳
D. 邪热引动肝风
E. 邪毒内犯气营
24. 痄腮患儿见腮部漫肿疼痛是由于
25. 痄腮患儿见睾丸肿痛、少腹疼痛是由于

（26~27 题共用备选答案）
A. 黄连解毒汤
B. 普济消毒饮
C. 桑菊饮
D. 银翘散
E. 五味消毒饮
26. 治疗痄腮温毒在表型首选方为
27. 治疗痄腮热毒蕴结型首选方为

（28~32 题共用备选答案）
A. 咳声重浊，日渐加剧，痰液清稀
B. 痰咳必吐，目睛出血
C. 咳声亢扬，痰液黏稠
D. 咳呈干呛，汗多舌燥
E. 咳而无力，自汗神萎
28. 顿咳痉咳期症见
29. 顿咳初咳期风寒症见
30. 顿咳初咳期风热症见
31. 顿咳肺阴虚症见
32. 顿咳脾气虚症见

参考答案

【A_1 型题】

1. A	2. B	3. D	4. D	5. B	6. A	7. B	8. D	9. E	10. E
11. D	12. B	13. D	14. C	15. B	16. E	17. E	18. D	19. C	20. A
21. C	22. C	23. B	24. B	25. C	26. C	27. E	28. C	29. B	30. C
31. D	32. C	33. D	34. D	35. C	36. B	37. B	38. B	39. A	

【A_2 型题】

40. C	41. A	42. C	43. C	44. D	45. E	46. C	47. A	48. B

【A_3/A_4 型题】

49. D	50. A	51. D	52. B	53. E	54. B	55. A	56. B	57. B	58. D
59. A	60. D	61. B	62. C	63. A	64. C	65. B	66. D	67. C	68. B
69. B	70. C	71. C	72. D	73. E	74. B	75. E	76. B	77. D	

【B_1 型题】

1. C	2. A	3. B	4. E	5. D	6. A	7. B	8. A	9. C	10. B
11. C	12. E	13. B	14. D	15. A	16. C	17. A	18. D	19. E	20. B
21. E	22. A	23. B	24. C	25. A	26. D	27. B	28. B	29. A	30. C
31. D	32. E								

第九单元 虫证

【A_1型题】

1. 蛔虫病的治疗，除驱蛔杀虫外，还有
   A. 健脾理气
   B. 补气养血
   C. 调和气血
   D. 调理脾胃
   E. 消食导滞
2. 治疗蛔虫病的首选方剂是
   A. 追虫丸
   B. 化虫丸
   C. 使君子散
   D. 乌梅丸
   E. 驱虫粉
3. 蛲虫病的临床表现，哪项是其特征
   A. 食欲不振
   B. 精神烦躁
   C. 睡眠不安
   D. 肛门、会阴部奇痒
   E. 面黄肌瘦，腹痛恶心
4. 蛲虫古代又称为
   A. 线虫
   B. 白虫
   C. 寸白虫
   D. 伏虫
   E. 胃虫
5. 蛲虫病的主要特征是
   A. 阵发性腹痛
   B. 夜寐龂齿
   C. 夜间肛门奇痒
   D. 腹部有移动包块
   E. 食欲异常
6. 治疗蛲虫病方剂为
   A. 化虫丸
   B. 驱虫粉
   C. 使君子散
   D. 追虫丸
   E. 贯众汤

【A_3/A_4型题】

（7~12题共用题干）

患儿，男，8岁。1年来时有阵发性腹痛，在脐周部位，多在空腹时发作，食后稍减，食欲不振。面色萎黄，有白斑，形体消瘦，唇内有颗粒样大小白点，舌体有红色刺点，舌苔薄腻。

7. 对于本病的诊断下列哪项最不重要
   A. 望诊
   B. 问诊
   C. 闻诊
   D. 切诊
   E. 查大便
8. 本病的诊断是
   A. 钩虫病
   B. 蛲虫病
   C. 绦虫病
   D. 蛔虫病
   E. 姜片虫病
9. 假如诊断为蛔虫病，则治疗应选方为
   A. 乌梅丸
   B. 使君子散
   C. 化虫丸
   D. 贯众汤
   E. 以上都不是
10. 如果患儿突然出现胃脘及胁下钻绞样剧痛，呕吐频作，腹部膨胀，痛处拒按，面青肢厥，此时应诊断为
   A. 肠痈
   B. 食滞腹痛
   C. 胃脘痛
   D. 血瘀腹痛
   E. 蛔厥症
11. 假设诊断为蛔厥症，在下列描述中，哪项是错误的
   A. 腹部突然绞痛，主要在胃脘及右胁下
   B. 伴恶心呕吐，常吐出蛔虫
   C. 肢冷汗出
   D. 腹胀腹痛，腹部有包块，推之移动
   E. 疼痛过后如常
12. 用推压按摩法可治疗蛔厥症，使用过程中需要注意的事项中，哪项是错误的
   A. 首先排除其他原因引起的上腹部疼痛
   B. 推时宜在饭后进行
   C. 患者取仰卧屈膝位
   D. 在患者上腹部剑突下3~4cm处施压
   E. 不适于有溃疡病胃出血史者

【B_1型题】

（1~2题共用备选答案）

A. 槟榔
B. 使君子散
C. 驱虫粉
D. 贯众汤
E. 化虫丸

1. 驱蛔用
2. 治疗蛲虫用

参考答案

【A_1型题】

1. D　2. C　3. D　4. A　5. C　6. B

【A_3/A_4 型题】

7. C　8. D　9. B　10. E　11. D　12. B

【B_1 型题】

1. B　2. C

第十单元　其他病证

【A_1 型题】

1. 夏季热的好发年龄是
A. 1 岁以内
B. 2 岁以内
C. 3 岁以内
D. 5 岁以内
E. 7 岁以内

2. 夏季热的主要特征为
A. 发热，口渴，便秘，尿少
B. 大热，大渴，大汗，脉洪大
C. 发热，口渴多饮，多汗，多尿
D. 多食，多饮，多尿，消瘦
E. 长期发热，口渴多饮，多尿，汗闭

3. 与夏季热发病关系最密切的因素是
A. 气候炎热
B. 乳食积滞
C. 内蕴湿热
D. 体质虚弱
E. 以上都不是

4. 夏季热暑伤肺胃型的症状，下列哪项是错误的
A. 发热持续不退
B. 恶风头痛
C. 口渴引饮
D. 皮肤灼热无汗
E. 小便频数清长

5. 治疗夏季热暑伤肺胃型的首选方剂是
A. 玉女煎
B. 竹叶石膏汤
C. 白虎加人参汤
D. 王氏清暑益气汤
E. 白虎汤合生脉散

6. 夏季热暑伤肺胃型，在初起症见鼻塞、壮热、无汗、舌苔薄白者，用方首选
A. 藿香正气散
B. 新加香薷饮
C. 清暑益气汤
D. 白虎汤
E. 以上都不是

7. 小儿夏季热的临床特征除长期发热外，还见
A. 口渴多饮、多尿、汗闭
B. 口渴多饮、多尿、多汗
C. 口渴多饮、少尿、多汗
D. 口不渴、多尿、多汗
E. 口不渴、少尿、汗闭

8. 治疗夏季热上盛下虚的首选方剂是
A. 温下清上汤
B. 竹叶石膏汤合附桂八味丸
C. 白虎汤合金匮肾气丸
D. 清热和胃丸合六味地黄丸
E. 以上都不是

9. 关于紫癜的描述，下列哪种说法是错误的
A. 血液溢于皮肤黏膜之下，出现瘀点、瘀斑，压之不褪色
B. 常伴鼻衄、齿衄，甚则呕血，便血，尿血
C. 是小儿出血性疾病中的一种常见疾病
D. 多见于婴幼儿
E. 是一种较重的证候

10. 血热妄行型紫癜的临床表现，下列哪项是错误的
A. 起病急骤
B. 斑色鲜红
C. 瘀斑大小相等
D. 伴有鼻衄、齿衄等
E. 心烦口渴便秘

11. 紫癜实证早期治宜
A. 活血化瘀
B. 疏风清热
C. 补气摄血
D. 养阴清热
E. 清热凉血

12. 治疗小儿紫癜血热妄行型首选方剂是
A. 犀角地黄汤
B. 清营汤
C. 化斑解毒汤
D. 玉女煎
E. 清宫汤

13. 血热妄行型紫癜，突然见面色苍白，四肢厥冷，汗出脉微者，为
A. 实热内闭
B. 气阳欲脱
C. 内闭外脱
D. 热深厥深
E. 阴阳离绝

14. 治疗皮肤黏膜淋巴结综合征气阴两伤证首选方剂是
A. 八珍汤
B. 补中益气汤
C. 沙参麦冬汤
D. 益气养荣汤
E. 黄芪建中汤

【A_2 型题】

15. 患儿，女，9 岁。皮肤出现瘀点、瘀斑 1 天，双下肢为多，大小不等，斑色鲜红，压之不

褪色。伴鼻衄，发热，心烦口渴，大便秘结，舌质红苔薄黄，脉细数有力。治疗首选方剂是

A. 银翘散
B. 清营汤
C. 犀角地黄汤
D. 白虎汤
E. 玉女煎

16. 患儿，男，8岁。紫癜反复出现1年余。3天前因劳累紫癜复现，呈瘀点、瘀斑，色淡，时有齿衄，伴神疲乏力，食欲不振，面色苍黄，口唇色淡，舌质淡胖，脉沉细无力。治疗首选方剂

A. 八珍汤
B. 归脾汤
C. 补中益气汤
D. 黄芪建中汤
E. 益气养荣汤

17. 患儿，女，10岁。1个月前曾出现发热、紫癜。现时有低热，紫癜时发时止，下肢为多，伴盗汗。手足心热，舌红少津，脉细数。治疗当选方剂为

A. 一贯煎
B. 增液汤
C. 地黄饮子
D. 阿胶鸡子黄汤
E. 知柏地黄丸

18. 患儿，男，9岁。胸骨下部显著前突，左、右胸廓塌陷，肋骨与肋软骨交界处变厚增大，上下相连呈串珠状。其诊断是

A. 肺结核
B. 佝偻病
C. 肺气肿
D. 支气管哮喘
E. 肺纤维化

【A_3/A_4型题】

（19~20题共用题干）

患夏季热小儿，症见精神萎靡，面色苍白，下肢清冷，食欲不振，小便澄清，频数无度，大便稀溏，身热不退，朝盛暮衰，口渴多饮，舌淡苔黄，脉细数无力。

19. 病机属

A. 脾胃亏虚
B. 脾阳不振
C. 胃热炽盛
D. 脾肾阳虚
E. 肾阳衰微

20. 治疗选方为

A. 七味白术散
B. 白虎加人参汤
C. 王氏清暑益气汤
D. 温下清上汤
E. 金匮肾气丸

（21~24题共用题干）

患儿，男，12岁。紫癜反复出现2年余。现症见皮肤散在瘀点、瘀斑，色淡紫，时有鼻衄、齿衄，伴面色苍黄，神疲纳呆，头晕心悸，口唇色淡，舌质淡胖。

21. 此时患儿脉象应为

A. 脉细数
B. 脉微弱
C. 脉沉
D. 脉沉细无力
E. 脉细滑

22. 患儿症见头晕心悸，是由于

A. 心气不足
B. 心阴受损
C. 心血瘀阻
D. 气血不足
E. 血虚不能养心

23. 此时应采用的治疗方法为

A. 补气活血
B. 益气摄血
C. 气血双补
D. 调和营卫
E. 滋补肝肾

24. 治疗应首选方剂为

A. 人参健脾丸
B. 八珍汤
C. 补中益气汤
D. 小建中汤
E. 归脾汤

（25~27题共用题干）

患儿，女，10岁。皮肤突然出现瘀点、瘀斑，大小不等，斑色鲜红，伴鼻衄，便血，血色鲜红，并见发热，口渴心烦，腹痛呕吐，舌质红，脉细数有力。

25. 此时应采取的治疗原则为

A. 活血化瘀止血
B. 清热凉血止血
C. 疏风清热解毒
D. 养阴清热凉血
E. 健脾益气摄血

26. 治疗首选方剂为

A. 清营汤
B. 玉女煎
C. 白虎汤
D. 银翘散
E. 犀角地黄汤

27. 如患儿突然出现面色苍白，四肢厥冷，气息微弱，汗出不温，脉细弱者，为

A. 阳气欲脱
B. 实热内闭
C. 内闭外脱
D. 热深厥深
E. 邪热内陷

【B_1型题】

（1~2题共用备选答案）

A. 外感风热
B. 血热妄行
C. 阴虚火旺
D. 气滞血瘀
E. 气不摄血

1. 紫癜色淡，反复发作，病程较长，面色少华，神疲纳差，舌质淡红，应为
2. 紫癜色鲜红，伴发热，心烦口渴，或腹痛，衄血、便血，舌红苔黄，应为

（3~5题共用备选答案）

A. 夏季热
B. 紫癜
C. 皮肤黏膜淋巴结综合征
D. 维生素D缺乏性佝偻病
E. 传染性单核细胞增多症

3. 临床以持续发热、多形红斑、球结膜充血、草莓舌、颈淋巴结肿大、手足硬肿为特征的是

4. 临床除佝偻病一般表现外，尚有面色欠华、纳呆、便溏、反复呼吸道感染的是

5. 临床以发热、咽峡炎、淋巴结肿大、肝脾大、外周血中淋巴细胞增多为特征的是

参考答案

【A_1 型题】

1. C　2. E　3. D　4. B　5. D　6. B　7. A　8. A　9. D　10. C　11. E　12. A　13. B　14. C

【A_2 型题】

15. C　16. B　17. E　18. B

【A_3/A_4 型题】

19. D　20. D　21. D　22. E　23. B　24. E　25. B　26. E　27. A

【B_1 型题】

1. E　2. B　3. C　4. D　5. E

第十章　针　灸　学

第一单元　经络系统

【A_1 型题】

1. 十二经脉的命名，主要包含了下列哪些内容
   A. 阴阳、五行、脏腑
   B. 五行、手足、阴阳
   C. 手足、阴阳、脏腑
   D. 脏腑、手足、五行
   E. 以上均不是
2. 从任脉开始，由内向外的经脉排列是
   A. 胃经、脾经、肾经
   B. 胃经、肾经、脾经
   C. 肾经、脾经、胃经
   D. 肾经、胃经、脾经
   E. 脾经、肾经、胃经
3. 手、足三阳经在四肢的排列自前向后依次是
   A. 阳明、少阳、太阳
   B. 少阳、太阳、阳明
   C. 太阳、阳明、少阳
   D. 少阳、阳明、太阳
   E. 太阳、少阳、阳明
4. 手三阴经在上肢的排列自前向后依次是
   A. 厥阴、少阴、太阴
   B. 少阴、太阴、厥阴
   C. 太阴、厥阴、少阴
   D. 厥阴、太阴、少阴
   E. 太阴、少阴、厥阴
5. 手、足三阳经在头部的分布规律是
   A. 阳明在前，太阳在侧，少阳在后
   B. 太阳在前，少阳在侧，阳明在后
   C. 少阳在前，阳明在侧，太阳在后
   D. 阳明在前，少阳在侧，太阳在后
   E. 太阳在前，阳明在侧，少阳在后
6. 十二经脉的交接，阴经交阳经的部位是
   A. 头部
   B. 胸腹部
   C. 面部
   D. 四肢部
   E. 上肢部
7. 十二经脉中，阳经与阳经（指同名经）交接部位在
   A. 头部
   B. 头面部
   C. 胸腹部
   D. 四肢末端
   E. 以上都不是
8. 十二经脉中，阴经与阴经（指手足三阴经）交接部位在
   A. 胸腹部
   B. 胸部
   C. 腹部
   D. 四肢部
   E. 以上都不是
9. 足厥阴经、手太阴经的交接部位在
   A. 胃内
   B. 心内
   C. 肝内
   D. 肺内

E. 心包内

10. 关于奇经八脉的描述，下面哪项是正确的
A. 不直属脏腑
B. 无表里配合关系
C. 无十二正经那样的循环流经关系
D. 除任、督二脉外，无专属腧穴
E. 以上都对

11. 十二经别是指
A. 十二正经离、入、出、合的别行部分
B. 十二正经离、合、出、入的别行部分
C. 十二正经离、出、入、合的别行部分
D. 十二正经离、出、合、入的别行部分
E. 以上都不是

12. 十二经筋的循行走向
A. 均从四肢末端走向头身
B. 主要行于体表
C. 不入内脏
D. 结聚于关节、骨骼部
E. 以上均是

13.《灵枢·海论》提出人身有四海
A. 髓海
B. 气海
C. 水谷之海
D. 血海
E. 以上均是

14. 手阳明经、足阳明经的交接部位在
A. 目内眦旁
B. 目外眦旁
C. 鼻翼旁
D. 口角旁
E. 颧骨旁

15. 上肢内侧面，经脉正确分布顺序是（指从前到后）
A. 肺经、心包经、心经
B. 心包经、心经、肺经
C. 肺经、大肠经、小肠经
D. 大肠经、小肠经、心经
E. 肺经、心经、心包经

16. 下肢外侧面，经脉正确分布顺序是（从前向后排列）
A. 胆经、胃经、肾经
B. 胃经、胆经、膀胱经
C. 胃经、膀胱经、肾经
D. 胃经、膀胱经、胆经
E. 膀胱经、胆经、胃经

【B_1 型题】

（1~4 题共用备选答案）
A. 心经
B. 脾经
C. 肾经
D. 肝经
E. 肺经

1. 与大肠经相表里的经脉是
2. 与小肠经相表里的经脉是
3. 与胃经相表里的经脉是
4. 与胆经相表里的经脉是

（5~6 题共用备选答案）
A. 督脉
B. 任脉
C. 带脉
D. 冲脉
E. 阴维脉

5. 被称作“阴脉之海”的经脉是
6. 被称作“阳脉之海”的经脉是

（7~9 题共用备选答案）
A. 目内眦
B. 目外眦
C. 心中
D. 胸中
E. 肺中

7. 足厥阴肝经与手太阴肺经交接于
8. 足少阴肾经与手厥阴心包经交接于
9. 足太阴脾经与手少阴心经交接于

（10~11 题共用备选答案）
A. 十二经脉
B. 十五络
C. 十二经别
D. 十二经筋
E. 十二皮部

10. 经络系统中，具有保持人体正常运动功能的是
11. 经络系统中，从十二正经离入出合的别行部分是

（12~14 题共用备选答案）
A. 督脉
B. 任脉
C. 冲脉
D. 带脉
E. 阳维脉

12. 具有调节全身诸阴经经气作用的经脉是
13. 具有涵蓄十二经气血作用的经脉是
14. 具有调节全身阳经经气作用的经脉是

（15~18 题共用备选答案）
A. 心经
B. 心包经
C. 胆经
D. 脾经
E. 胃经

15. 手阳明大肠经的同名经是
16. 手太阴肺经的同名经是
17. 足少阴肾经的同名经是
18. 足厥阴肝经的同名经是

参考答案

【A_1 型题】

1. C　2. D　3. A　4. C　5. D　6. D　7. B　8. A　9. D　10. E
11. A　12. E　13. E　14. C　15. A　16. B

【B_1 型题】

1. E 2. A 3. B 4. D 5. B 6. A 7. E 8. D 9. C 10. D
11. C 12. B 13. C 14. A 15. E 16. D 17. A 18. B

第二单元 经络的作用和经络学说的临床应用

【A_1 型题】

1. 经络的作用，不包括
   A. 联系脏腑，沟通内外
   B. 抗御病邪，反映病候
   C. 传导感应，调整虚实
   D. 运行气血，协调阴阳
   E. 联缀四肢百骸，主司关节运动
2. “前额痛与阳明经有关，侧头痛与少阳经有关……”这是反映了经络
   A. 可反映病候
   B. 可传导刺激到有关部位和脏腑
   C. 可联系脏腑，沟通内外
   D. 可传注病邪
   E. 以上均不正确

参考答案

【A_1 型题】

1. E 2. A

第三单元 腧穴的分类

【A_1 型题】

1. 现定十四经穴数目为
   A. 354 个
   B. 349 个
   C. 362 个
   D. 363 个
   E. 364 个
2. 以下不属于经外奇穴的是
   A. 十宣穴
   B. 八邪穴
   C. 阿是穴
   D. 四神聪穴
   E. 八风穴
3. 腧穴可以分为
   A. 十四经穴，经外奇穴，阿是穴
   B. 十二经穴，经外奇穴，阿是穴
   C. 十四经穴，经外奇穴，特定穴
   D. 十二经穴，奇穴，特定穴
   E. 十四经穴，特定穴，阿是穴

参考答案

【A_1 型题】

1. C 2. C 3. A

第四单元 腧穴的主治特点和规律

【A_1 型题】

1. 太阳经头痛一般表现在
   A. 顶部
   B. 颞部
   C. 顶颞部
   D. 前额部
   E. 后枕部
2. 所有腧穴主治作用所具有的共同特点是
   A. 近治作用
   B. 远治作用
   C. 良性调整作用
   D. 特异性治疗作用
   D. 以上均不正确

【B_1 型题】

（1~2 题共用备选答案）
A. 听宫、听会、耳门，皆能治疗耳病
B. 中脘、建里、梁门，皆能治疗胃病
C. 睛明、承泣、四白，皆能

治疗眼病

D. 合谷能治疗颈部和头面部病证

E. 至阴能矫正胎位

1. 属于腧穴远治作用的例子是
2. 属于腧穴特殊作用的例子是

参考答案

【A_1 型题】

1. E　2. A

【B_1 型题】

1. D　2. E

第五单元 特定穴

【A_1 型题】

1. 下列俞募配穴中错误的是
   A. 中脘、胃俞
   B. 关元、小肠俞
   C. 中府、肺俞
   D. 期门、膈俞
   E. 京门、肾俞
2. 下列腧穴中通于阳跷脉的八脉交会穴是
   A. 足临泣
   B. 后溪
   C. 外关
   D. 申脉
   E. 列缺
3. 八会穴中筋会穴是
   A. 膈俞
   B. 太渊
   C. 绝骨
   D. 阳陵泉
   E. 大杼
4. 五输穴从四肢末端向肘膝方向排列顺序是
   A. 井、经、输、荥、合
   B. 井、合、经、荥、输
   C. 井、荥、输、经、合
   D. 井、输、荥、经、合
   E. 以上均不是
5. 八脉交会穴中主治胃、心、胸疾患的是
   A. 通督脉与通阳跷脉的腧穴
   B. 通阴维脉与通冲脉的腧穴
   C. 通督脉与通任脉的腧穴
   D. 通冲脉与通带脉的腧穴
   E. 通任脉与通阴跷脉的腧穴
6. 以下对列缺穴归类错误的是
   A. 四总穴之一
   B. 络穴之一
   C. 八脉交会穴之一
   D. 四阳九斗之一
   E. 马丹阳天星十二穴之一
7. 下列哪一对穴位不属于八会穴
   A. 章门、中脘
   B. 大杼、膈俞
   C. 太冲、合谷
   D. 绝骨、阳陵泉
   E. 膻中、太渊
8. 下列除哪项外，均为原络配穴
   A. 太渊、偏历
   B. 阳池、内关
   C. 太冲、光明
   D. 大钟、京骨
   E. 神门、外关
9. 心的募穴是
   A. 膻中
   B. 巨阙
   C. 鸠尾
   D. 中庭
   E. 中府
10. 募穴的主要作用，是诊察和治疗与之相关的
    A. 五脏疾患
    B. 六腑疾患
    C. 经脉疾患
    D. 五体疾患
    E. 五官疾患
11. 郄穴的数目应该是
    A. 10 个
    B. 12 个
    C. 14 个
    D. 15 个
    E. 16 个
12. 在下列的腧穴中，哪一组不全是五输穴
    A. 少商、鱼际、太渊、经渠、尺泽
    B. 厉兑、内庭、陷谷、解溪、足三里
    C. 少泽、前谷、后溪、养老、小海
    D. 大敦、行间、太冲、中封、曲泉
    E. 至阴、通谷、束骨、昆仑、委中
13. 下列哪组穴是俞募配穴
    A. 肺俞——大杼
    B. 胃俞——中脘
    C. 大肠俞——关元俞
    D. 脾俞——大横
    E. 肾俞——命门
14. 下列腧穴中不是下合穴的是
    A. 足三里
    B. 阳陵泉
    C. 委中
    D. 合阳
    E. 委阳
15. 五输穴中，所溜为
    A. 井
    B. 荥

C. 输
D. 经
E. 合

16. 八会穴中的脏会是
A. 中脘
B. 期门
C. 章门
D. 京门
E. 梁门

17. 五输穴中，所出为
A. 井
B. 荥
C. 输
D. 经
E. 合

18. 以下有关合谷穴归类错误的是
A. 四总穴之一
B. 十二原穴之一
C. 十三鬼穴之一
D. 四阳九斗之一
E. 马丹阳治杂病十二穴之一

19. 有一患者，咳嗽，气喘，咽喉干痛，病程久者，应选用八脉交会穴中
A. 内关——公孙
B. 列缺——照海
C. 外关——足临泣
D. 后溪——申脉
E. 以上均可

20. 下列既是络穴又是八脉交会穴的是
A. 后溪
B. 申脉
C. 内关
D. 照海
E. 足临泣

21. 运用补母泻子法，下列五输穴搭配错误的是
A. 肺泻尺泽补太渊
B. 肝泻行间补曲泉
C. 肾泻涌泉补复溜
D. 三焦泻天井补中渚
E. 胆泻阳辅补足临泣

22. 下列腧穴在五行配属中属“金”的是
A. 少府
B. 大陵
C. 阳溪
D. 后溪
E. 经渠

23. 下列的特定穴中，哪种穴是治疗急性病证的首选
A. 八脉交会穴
B. 八会穴
C. 络穴
D. 郄穴
E. 原穴

24. 五输穴与五行相配，下列错误的是
A. 经渠——金
B. 支沟——火
C. 中渚——土
D. 侠溪——水
E. 少府——火

25. 在下列特定穴中治疗脏病一般多用
A. 合穴
B. 络穴
C. 俞穴
D. 输穴
E. 募穴

26. 下列腧穴中，哪一对不是原络配穴
A. 太渊——偏历
B. 大陵——外关
C. 太白——丰隆
D. 太冲——丘墟
E. 冲阳——公孙

27. 下列腧穴中不是郄穴的是
A. 阴郄
B. 郄门
C. 梁丘
D. 外丘
E. 委中

28. 八脉交会穴中，主治心、胸、胃部疾患的是
A. 通任脉、阴跷脉的腧穴
B. 通冲脉、阴维脉的腧穴
C. 通带脉、阳跷脉的腧穴
D. 通督脉、阳跷脉的腧穴
E. 通冲脉、带脉的腧穴

29. 下列既是八会穴又是合穴的是
A. 阴谷
B. 委中
C. 委阳
D. 阳陵泉
E. 阴陵泉

30. 阳经郄穴主要用于治疗
A. 脏病
B. 经脉病
C. 腑病
D. 痛证
E. 血证

31. 下列穴位哪一对不是八脉交会穴
A. 列缺、照海
B. 后溪、申脉
C. 合谷、列缺
D. 外关、足临泣
E. 后溪、外关

32. 下列既是募穴又是八会穴的是
A. 天枢
B. 中脘
C. 中极
D. 期门
E. 京门

33. 五输穴中，所行为
A. 井
B. 荥
C. 输
D. 经
E. 合

34. 下列特定穴中，主要治疗腑病的是
A. 原穴
B. 络穴
C. 下合穴
D. 俞穴
E. 八脉交会穴

【B_1 型题】

（1~4 题共用备选答案）
A. 井
B. 荥
C. 输
D. 经
E. 合

1. 在五输穴中，经气所行为

2. 在五输穴中，经气所注为
3. 在五输穴中，经气所出为
4. 在五输穴中，经气所溜为

（5~6题共用备选答案）

A. 阳跷郄穴
B. 足少阳胆经郄穴
C. 阴维郄穴
D. 手阳明大肠经郄穴
E. 足厥阴肝经郄穴

5. 筑宾
6. 跗阳

（7~16题共用备选答案）

A. 井穴
B. 荥穴
C. 输穴
D. 经穴
E. 合穴

7. 少商、中冲、少冲、隐白均为
8. 商阳、关冲、少泽、厉兑均为
9. 太渊、大陵、三间、中渚均为
10. 复溜、阳辅、阳溪、中封均为
11. 鱼际、侠溪、足通谷、前谷均为
12. 足窍阴、至阴、涌泉、大敦均为
13. 曲池、天井、阴陵泉、阳陵泉均为
14. 灵道、解溪、昆仑、阳辅均为
15. 曲泽、少海、曲泉、阴谷均为
16. 小海、委中、尺泽、足三里均为

（17~22题共用备选答案）

A. 原穴
B. 络穴
C. 俞穴
D. 募穴
E. 下合穴

17. 日月、石门、中极、关元为
18. 腕骨、冲阳、大陵、京骨为
19. 委阳、足三里、上巨虚、委中为
20. 蠡沟、支正、飞扬、大钟为
21. 中府、巨阙、期门、膻中为
22. 列缺、通里、偏历、光明为

（23~24题共用备选答案）

A. 阳跷郄穴
B. 足少阳胆经郄穴
C. 阴维郄穴
D. 手阳明大肠经郄穴
E. 足厥阴肝经郄穴

23. 温溜
24. 中都

（25~26题共用备选答案）

A. 本经配穴
B. 表里配穴
C. 前后配穴
D. 八脉交会配穴
E. 左右配穴

25. 公孙加内关治疗胃心胸疾病
26. 中脘、建里、脾俞、脊中治疗胃脘痛

（27~28题共用备选答案）

A. 五脏六腑病证
B. 表里经脉病证
C. 五脏病证
D. 六腑病证
E. 急性病证

27. 络穴主要治疗
28. 原穴主要治疗

参考答案

【A_1 型题】

1. D	2. D	3. D	4. C	5. B	6. D	7. C	8. E	9. B	10. B
11. E	12. C	13. B	14. D	15. B	16. C	17. A	18. C	19. B	20. C
21. E	22. E	23. D	24. C	25. C	26. D	27. E	28. B	29. D	30. D
31. C	32. B	33. D	34. C						

【B_1 型题】

1. D	2. C	3. A	4. B	5. C	6. A	7. A	8. A	9. C	10. D
11. B	12. A	13. E	14. D	15. E	16. E	17. D	18. A	19. E	20. B
21. D	22. B	23. D	24. E	25. D	26. C	27. B	28. C		

第六单元　腧穴的定位方法

【A_1 型题】

1. 耻骨联合上缘至股骨内上髁上缘的骨度分寸是
   A. 16寸
   B. 17寸
   C. 18寸
   D. 19寸
   E. 20寸
2. 骨度分寸规定，髀枢至膝中的距离是
   A. 13寸
   B. 14寸
   C. 16寸
   D. 17寸
   E. 19寸
3. 根据骨度分寸法，印堂到大椎穴是几寸

A. 16 寸
B. 18 寸
C. 20 寸
D. 12 寸
E. 15 寸
4. 根据骨度分寸，臀横纹至膝中是
A. 18 寸
B. 16 寸
C. 14 寸
D. 13 寸
E. 以上均不是

【B_1 型题】

（1~2 题共用备选答案）
A. 12 寸
B. 13 寸
C. 16 寸
D. 18 寸
E. 19 寸
1. 横骨上廉至内辅骨上廉的骨度分寸是
2. 膝中至外踝尖的骨度分寸是
（3~4 题共用备选答案）
A. 第 7 胸椎
B. 第 12 胸椎
C. 第 2 腰椎
D. 第 4 腰椎
E. 第 8 胸椎
3. 一般临床取穴，肩胛骨下角相当
4. 一般临床取穴，髂嵴相当

参考答案

【A_1 型题】

1. C　2. E　3. B　4. C

【B_1 型题】

1. D　2. C　3. A　4. D

第七单元　手太阴肺经、腧穴

【A_1 型题】

1. 下列腧穴属于肺经的是
A. 少商
B. 天池
C. 天泉
D. 天枢
E. 天牖
2. 手太阴肺经在上肢的分布是
A. 内侧前廉
B. 外侧前廉
C. 内侧中行
D. 外侧后廉
E. 内侧后廉
3. 对于肺热咯血患者，首选下列
A. 肺经原穴——太渊
B. 大肠经络穴——偏历
C. 肺经郄穴——孔最
D. 大肠经郄穴——温溜
E. 背俞穴——肺俞、大肠俞
4. 距前正中线旁开 6 寸的腧穴是
A. 中府
B. 天池
C. 不容
D. 俞府
E. 大横
5. 尺泽穴位于
A. 肱二头肌腱桡侧缘
B. 肱二头肌腱尺侧缘
C. 肱二头肌腱桡侧缘的凹陷中
D. 肱二头肌腱尺侧缘的凹陷中
E. 肱二头肌腱尺侧缘向外 0.5 寸处
6. 肺经的原穴是
A. 神门
B. 间使
C. 大陵
D. 内关
E. 太渊

参考答案

【A_1 型题】

1. A　2. A　3. C　4. A　5. C　6. E

第八单元　手阳明大肠经、腧穴

【A_1 型题】

1. 下列经脉循行除哪项外，都经过心
A. 手厥阴经
B. 手少阴经
C. 手太阳经
D. 手阳明经
E. 足少阴经

2. 下列哪项与手阳明大肠经循行没有直接联系
   A. 出合谷两骨之间
   B. 出肩解，绕肩胛
   C. 出柱骨之会上
   D. 入下齿中
   E. 上夹鼻孔
3. 手阳明大肠经的络穴是
   A. 商阳
   B. 合谷
   C. 阳溪
   D. 偏历
   E. 曲池
4. 手三里位于前臂，肘横纹下
   A. 1寸
   B. 1.5寸
   C. 2寸
   D. 2.5寸
   E. 3寸
5. 治疗胆道蛔虫病宜选用
   A. 商阳
   B. 合谷
   C. 曲池
   D. 扶突
   E. 迎香

参考答案

【A_1型题】

1. D　2. B　3. D　4. C　5. E

第九单元　足阳明胃经、腧穴

【A_1型题】

1. 分布于胸腹第2侧线的经脉是
   A. 足太阴脾经
   B. 足少阴肾经
   C. 足阳明胃经
   D. 足厥阴肝经
   E. 足少阳胆经
2. 足阳明胃经的原穴是
   A. 内庭
   B. 陷谷
   C. 冲阳
   D. 解溪
   E. 丰隆
3. 治疗急性胃病，应首选
   A. 足三里
   B. 中脘
   C. 梁丘
   D. 合谷
   E. 胃俞
4. 两穴之间距离是3寸的是
   A. 阴陵泉、三阴交
   B. 犊鼻、足三里
   C. 伏兔、阴市
   D. 大陵、内关
   E. 太溪、复溜
5. 两穴之间距离不是2寸的是
   A. 阳池、外关
   B. 曲池、手三里
   C. 太溪、复溜
   D. 足三里、上巨虚
   E. 条口、上巨虚
6. 下列各穴中，常用于保健并具有强壮作用的穴位是
   A. 百会
   B. 肾俞
   C. 脾俞
   D. 足三里
   E. 气海俞
7. 治疗肠痈在下列腧穴中应首选
   A. 梁丘
   B. 上巨虚
   C. 下巨虚
   D. 丰隆
   E. 合谷

【B_1型题】

（1~2题共用备选答案）
   A. 小肠经
   B. 大肠经
   C. 胃经
   D. 膀胱经
   E. 胆经
1. 小肠的下合穴位于
2. 大肠的下合穴位于

参考答案

【A_1型题】

1. C　2. C　3. C　4. B　5. D　6. D　7. B

【B_1型题】

1. C　2. C

第十单元 足太阴脾经、腧穴

【A_1 型题】

1. 下列各穴中，属于足太阴脾经的是
   A. 大横
   B. 章门
   C. 期门
   D. 梁门
   E. 带脉
2. 大包穴归属于
   A. 足少阴肾经
   B. 足太阴脾经
   C. 足少阳胆经
   D. 足厥阴肝经
   E. 足太阳膀胱经
3. 属足太阴脾经的腧穴是
   A. 血海
   B. 少海
   C. 小海
   D. 照海
   E. 气海
4. 在股前区，髌底内侧端上 2 寸的腧穴，善于治疗
   A. 乳痈
   B. 咳嗽
   C. 瘾疹
   D. 四肢疼痛
   E. 全身疼痛
5. 足太阴脾经的终止穴是
   A. 大横
   B. 血海
   C. 阴陵泉
   D. 隐白
   E. 大包
6. 在小腿内侧，内踝尖上 3 寸，胫骨内侧缘后际的是
   A. 大横
   B. 血海
   C. 阴陵泉
   D. 隐白
   E. 三阴交

参考答案

【A_1 型题】

1. A 2. B 3. A 4. C 5. E 6. E

第十一单元 手少阴心经、腧穴

【A_1 型题】

1. 属手少阴心经的腧穴是
   A. 尺泽
   B. 曲泽
   C. 曲池
   D. 少海
   E. 支沟
2. 手少阴心穴的原穴是
   A. 神门
   B. 间使
   C. 大陵
   D. 内关
   E. 太渊
3. 在手指，小指末节桡侧，指甲根角侧上方 0.1 寸的腧穴是
   A. 少冲
   B. 少府
   C. 少泽
   D. 少商
   E. 中冲
4. 手少阴心经起于
   A. 少府
   B. 少冲
   C. 中冲
   D. 极泉
   E. 中府
5. 阴郄穴位于腕掌纹远端横纹上
   A. 0.5 寸
   B. 1 寸
   C. 1.5 寸
   D. 2 寸
   E. 2.5 寸

参考答案

【A_1 型题】

1. D 2. A 3. A 4. D 5. A

第十二单元 手太阳小肠经、腧穴

【A_1 型题】

1. 下列腧穴中不属于手太阳小肠经的是
   A. 养老
   B. 颧髎
   C. 天宗
   D. 支正
   E. 巨骨
2. 以掌向胸，当尺骨头桡侧缘凹陷中的穴位是
   A. 阳谷
   B. 养老
   C. 腕骨
   D. 中泉
   E. 会宗
3. 手太阳小肠经的络穴是
   A. 少府
   B. 神门
   C. 阴郄
   D. 灵道
   E. 支正
4. 在面部，耳屏正中与下颌骨髁状突之间的凹陷中的腧穴是
   A. 睛明
   B. 攒竹
   C. 听宫
   D. 颧髎
   E. 瞳子髎
5. 治疗急性腰痛，宜首选
   A. 少海
   B. 神门
   C. 阴郄
   D. 天宗
   E. 养老

参考答案

【A_1 型题】

1. E　2. B　3. E　4. C　5. E

第十三单元 足太阳膀胱经、腧穴

【A_1 型题】

1. 平第2骶后孔，骶正中嵴旁开1.5寸的腧穴是
   A. 膀胱俞
   B. 中膂俞
   C. 白环俞
   D. 胞肓
   E. 小肠俞
2. 采用背俞穴治疗皮肤痒疹应首选
   A. 肝俞
   B. 肺俞
   C. 脾俞
   D. 三焦俞
   E. 心俞
3. 膀胱经的络穴是
   A. 飞扬
   B. 承山
   C. 跗阳
   D. 委阳
   E. 承筋
4. 下列腧穴定位错误的是
   A. 灵道：腕横纹上1.5寸，尺侧腕屈肌腱的桡侧
   B. 太白：第1跖骨小头后缘，赤白肉际
   C. 束骨：第5跖骨粗隆下，赤白肉际
   D. 然骨：足舟骨粗隆下缘凹陷中
   E. 中封：内踝前1寸，胫骨前肌腱内侧
5. 第3胸椎棘突下，后正中线旁开1.5寸的是
   A. 大杼
   B. 风门
   C. 膈俞
   D. 膀胱俞
   E. 肺俞
6. 急性腰扭伤，宜首选的是
   A. 攒竹
   B. 委中
   C. 承山
   D. 申脉
   E. 至阴
7. 治疗胎位不下、滞产、胞衣不下等胎产病证的是
   A. 灵道
   B. 太白
   C. 至阴
   D. 次髎
   E. 昆仑

参考答案

【A_1 型题】

1. A　2. B　3. A　4. C　5. E　6. A　7. C

第十四单元　足少阴肾经、腧穴

【A_1 型题】

1. 下列经脉中，经穴数目最多的是
   A. 足太阴脾经
   B. 手太阴肺经
   C. 足厥阴肝经
   D. 足少阴肾经
   E. 手太阳小肠经
2. 沿腹中线旁开 0.5 寸，胸中线旁开 2 寸到达锁骨下缘的经脉是
   A. 足阳明胃经
   B. 手太阴肺经
   C. 足少阴肾经
   D. 足太阴脾经
   E. 足厥阴肝经
3. 足少阴肾经在胸部的循行为旁开前正中线
   A. 0.5 寸
   B. 1.5 寸
   C. 2 寸
   D. 4 寸
   E. 6 寸
4. 治疗盗汗、汗出不止或热病无汗的腧穴是
   A. 复溜
   B. 风池
   C. 大椎
   D. 太溪
   E. 大钟
5. 足少阴肾经与冲脉的交会穴是
   A. 涌泉
   B. 然谷
   C. 太溪
   D. 照海
   E. 肓俞

【B_1 型题】

（1~2 题共用备选答案）
   A. 血海
   B. 少海
   C. 小海
   D. 照海
   E. 气海
1. 属足少阴肾经的腧穴是
2. 属足太阴脾经的腧穴是

参考答案

【A_1 型题】

1. C　2. C　3. C　4. A　5. E

【B_1 型题】

1. D　2. A

第十五单元　手厥阴心包经、腧穴

【A_1 型题】

1. 手厥阴心包经的原穴是
   A. 神门
   B. 间使
   C. 大陵
   D. 内关
   E. 太渊
2. 属手厥阴心包经的腧穴是
   A. 尺泽
   B. 曲泽
   C. 曲池
   D. 少海
   E. 支沟
3. 肘横纹上，肱二头肌腱的尺侧缘凹陷中的腧穴是
   A. 曲泽
   B. 郄门
   C. 少海
   D. 手三里
   E. 曲池
4. 中冲穴的定位是
   A. 中指末端最高点
   B. 小指桡侧指甲角旁约 0.1 寸
   C. 第 4 指尺侧指甲角旁约 0.1 寸
   D. 第 2 指桡侧指甲角旁约 0.1 寸
   E. 第 4 指桡侧指甲角旁约 0.1 寸
5. 下列用于中风昏迷、中暑等急症的急救要穴是
   A. 劳宫
   B. 尺泽
   C. 曲泽
   D. 天池
   E. 内关

参考答案

【A_1型题】

1. C　2. B　3. A　4. A　5. A

第十六单元　手少阳三焦经、腧穴

【A_1型题】

1. 下列可治疗落枕的穴位是
   A. 中渚
   B. 外关
   C. 肩髎
   D. 支沟
   E. 丝竹空
2. 下列腧穴不属于三焦经的是
   A. 瞳子髎
   B. 耳门
   C. 禾髎
   D. 翳风
   E. 角孙
3. 从耳后，入耳中……至目外眦之下的经脉是
   A. 足太阳膀胱经
   B. 足阳明胃经
   C. 足少阳胆经
   D. 手少阳三焦经
   E. 手太阳小肠经
4. 下列哪项不是外关的主治病证
   A. 热病
   B. 头痛
   C. 心痛、胸闷
   D. 耳鸣耳聋
   E. 瘰疬
5. 针刺耳门穴的操作方法是
   A. 平刺0.3~0.5寸，不灸
   B. 直刺0.3~0.5寸，微张口
   C. 平刺0.5~1.0寸
   D. 直刺0.5~1.0寸
   E. 直刺0.8~1.5寸

【B_1型题】

（1~2题共用备选答案）
   A. 足太阳膀胱经
   B. 足阳明胃经
   C. 足少阳胆经
   D. 手少阳三焦经
   E. 手太阳小肠经
1. 至目外眦，转入耳中的经脉是
2. 从耳后，入耳中至目外眦之下的经脉是

参考答案

【A_1型题】

1. D　2. A　3. D　4. C　5. B

【B_1型题】

1. E　2. D

第十七单元　足少阳胆经、腧穴

【A_1型题】

1. 下列腧穴中，属于足少阳胆经的是
   A. 环跳
   B. 肾俞
   C. 大陵
   D. 血海
   E. 气海
2. 大椎与肩峰连线的中点处为
   A. 天髎穴
   B. 曲垣穴
   C. 巨骨穴
   D. 肩井穴
   E. 秉风穴
3. 足临泣常用于治疗
   A. 痴呆、中风
   B. 心痛、胸闷
   C. 呕吐、呃逆
   D. 乳痈、瘰疬
   E. 难产、胁痛
4. 悬钟位于
   A. 外踝后缘中点上3寸，腓骨前缘
   B. 外踝前缘中点上3寸，腓骨前缘
   C. 外踝下缘中点上3寸，腓骨前缘
   D. 外踝尖上3寸，腓骨后缘
   E. 外踝尖上3寸，腓骨前缘
5. 在头部，眉上1寸，瞳孔直上的腧穴是
   A. 瞳子髎
   B. 阳白
   C. 风池
   D. 睛明

E. 上星

6. 下列属于足少阳胆经的合穴、八会穴之筋会的是
   A. 光明
   B. 丘墟
   C. 阳陵泉
   D. 足临泣
   E. 足窍阴

【B_1 型题】

（1~3 题共用备选答案）
A. 足太阳膀胱经
B. 足少阳胆经
C. 督脉
D. 手少阳三焦经
E. 手太阳小肠经

1. 耳屏前，下颌骨髁状突后缘，张口凹陷处（听宫）属
2. 耳屏间切迹前，下颌骨髁状突后缘，张口有孔（听会）属
3. 耳屏上切迹前，下颌骨髁状突后缘凹陷中（耳门）属

（4~8 题共用备选答案）
A. 上膝股内前廉
B. 上膝股内后廉
C. 以上循髀阳，出膝外廉
D. 过髀枢，循髀外从后廉
E. 以下髀关……下膝髌中

4. 肾经循行
5. 胃经循行
6. 胆经循行
7. 脾经循行
8. 膀胱经循行

参考答案

【A_1 型题】

1. A　2. D　3. D　4. E　5. B　6. C

【B_1 型题】

1. E　2. B　3. D　4. B　5. E　6. C　7. A　8. D

第十八单元　足厥阴肝经、腧穴

【A_1 型题】

1. 下列不属于期门的主治病证的是
   A. 胸胁胀痛
   B. 呃逆、吞酸
   C. 阴中痛
   D. 奔豚气
   E. 乳痈
2. “循喉咙之后，上入颃颡”的经脉是
   A. 足厥阴肝经
   B. 足少阴肾经
   C. 足少阳胆经
   D. 足太阴脾经
   E. 足阳明胃经
3. 太冲穴的定位是
   A. 足背，当第 1、2 趾间的趾蹼缘上方纹头处
   B. 足背，当第 2、3 趾间的趾蹼缘上方纹头处
   C. 足背，第 1、2 跖骨结合部前方凹陷中
   D. 足背，第 2、3 跖骨结合部前方凹陷中
   E. 内踝前 1 寸，胫骨前肌腱内缘凹陷中
4. 足厥阴肝经的井穴是
   A. 太冲
   B. 大敦
   C. 合谷
   D. 蠡沟
   E. 期门
5. 下列属于行间的主治病证的是
   A. 头面五官热性病证
   B. 妇科病证
   C. 疝气
   D. 黄疸
   E. 以上均是
6. 在侧腹部，第 11 肋游离端的下际的腧穴是
   A. 章门
   B. 期门
   C. 曲泉
   D. 日月
   E. 风门

【B_1 型题】

（1~4 题共用备选答案）
A. 三焦经循行
B. 小肠经循行
C. 肝经循行
D. 脾经循行
E. 胆经循行

1. 其支者，从耳后入耳中，出走耳前，过客主人前，交颊，至目锐眦
2. 其支者，从耳后入耳中，出走耳前，至目锐眦后
3. 其支者，……从缺盆，循颈，上颊，至目锐眦，却入耳中
4. 其支者，别颊上䪼，抵鼻，至目内眦，斜络于颧

参考答案

【A_1型题】

1. C　2. A　3. C　4. B　5. E　6. A

【B_1型题】

1. A　2. E　3. B　4. B

第十九单元　督脉、腧穴

【A_1型题】

1. 下列关于大椎穴的操作正确的是
   A. 直刺0.3~0.5寸
   B. 向上斜刺0.3~0.5寸
   C. 平刺0.5~0.8寸
   D. 直刺或向上斜刺0.5~1.0寸
   E. 平刺0.5~1.0寸
2. 百会穴是哪条经与哪条经的交会穴
   A. 督脉与足厥阴肝经
   B. 督脉与足太阳膀胱经
   C. 督脉与足太阳膀胱经及足厥阴肝经
   D. 足太阳膀胱经与足厥阴肝经
   E. 督脉与足少阴肾经
3. 督脉的络穴是
   A. 中枢
   B. 长强
   C. 大椎
   D. 命门
   E. 水沟
4. 在后正中线上，第4腰椎棘突下凹陷中的腧穴是
   A. 腰阳关
   B. 肾俞
   C. 命门
   D. 脾俞
   E. 至阳
5. 在头部，前发际正中直上1寸的腧穴是
   A. 百会
   B. 前顶
   C. 神庭
   D. 角孙
   E. 上星
6. 下列为急救要穴之一，可治疗癔症、急慢惊风、闪挫腰痛、鼻塞等病证的是
   A. 合谷
   B. 水沟
   C. 大椎
   D. 天枢
   E. 足三里
7. 操作过程中不可向上斜刺或深刺，以免刺入枕骨大孔，伤及延髓的腧穴是
   A. 百会
   B. 上星
   C. 风池
   D. 风府
   E. 哑门

参考答案

【A_1型题】

1. D　2. B　3. B　4. A　5. E　6. B　7. E

第二十单元　任脉、腧穴

【A_1型题】

1. 下列各项，具有回阳救逆作用的是
   A. 气海、膻中
   B. 神阙、关元
   C. 中脘、足三里
   D. 气海、合谷
   E. 大椎、关元
2. 在任脉上自神阙至中脘穴排列顺序应是
   A. 建里、中脘、下脘、水分、神阙
   B. 神阙、水分、下脘、建里、中脘
   C. 神阙、下脘、水分、建里、中脘
   D. 神阙、建里、水分、下脘、中脘
   E. 神阙、下脘、建里、水分、中脘
3. 关于膻中穴，说法错误的是
   A. 心包之募穴
   B. 气会
   C. 位于胸部，前正中线上，横平第5肋间隙
   D. 可治产后乳少

E. 可治呕吐、呃逆

4. 关元为下列哪一项之募穴
A. 膀胱
B. 胆
C. 心包
D. 胃
E. 小肠

5. 下列不属于天突穴主治的是
A. 咳嗽
B. 胸痛
C. 胃痛
D. 梅核气
E. 瘿气

6. 位于上腹部前正中线上，脐中上 4 寸的腧穴是
A. 中脘
B. 上脘
C. 神阙
D. 气海
E. 胃俞

7. 在面部，颏唇沟的正中凹陷处的腧穴是
A. 天突
B. 承浆
C. 廉泉
D. 地仓
E. 素髎

参考答案

【A_1 型题】

1. B　2. B　3. C　4. E　5. C　6. A　7. B

第二十一单元　奇　　穴

【A_1 型题】

1. 下列说法正确的是
A. 夹脊穴自第 1 颈椎至第 5 腰椎，各椎棘突下旁开 0.5 寸
B. 夹脊穴自第 1 颈椎至第 4 骶椎，各椎棘突下旁开 0.5 寸
C. 夹脊穴自第 1 胸椎至第 4 骶椎，各椎棘突下旁开 0.5 寸
D. 夹脊穴自第 1 胸椎至第 5 腰椎，各椎棘突下旁开 0.5 寸
E. 夹脊穴共用穴位 28 对

2. 位于头部，百会穴前后左右各旁开 1 寸的穴位是
A. 前顶
B. 后顶
C. 太阳
D. 当阳
E. 四神聪

3. 下列不属于经外奇穴的是
A. 印堂
B. 太阳
C. 安眠
D. 金津
E. 玉液

4. 下列穴位定位有误的是
A. 太阳穴，在头部，眉梢与目外眦之间，向后约一横指的凹陷中
B. 十宣穴，在十指尖端，距指甲游离缘 0.1 寸处
C. 外劳宫，在手背，第 2、3 掌骨间，掌指关节后 0.5 寸凹陷中
D. 胃脘下俞，横平第 7 胸椎棘突下，后正中线旁开 1.5 寸
E. 定喘，横平第 7 颈椎棘突下，后正中线旁开 0.5 寸

5. 既可以治疗头痛、失眠，又可以治疗鼻衄、鼻渊的穴位是
A. 印堂
B. 太阳
C. 四神聪
D. 安眠
E. 当阳

6. 可治疗胆道蛔虫病的奇穴是
A. 十宣
B. 太阳
C. 胆囊
D. 夹脊
E. 阑尾

参考答案

【A_1 型题】

1. D　2. E　3. A　4. D　5. A　6. C

第二十二单元 毫针刺法

【A₁型题】

1. 针刺皮肤松弛部位的腧穴，最适宜选用的进针方法是
   A. 指切进针法
   B. 夹持进针法
   C. 舒张进针法
   D. 提捏进针法
   E. 以上都不是
2. 针刺皮肉浅薄部位的腧穴，最适宜采用的进针方法是
   A. 指切进针法
   B. 夹持进针法
   C. 舒张进针法
   D. 提捏进针法
   E. 以上均可以
3. 针刺胸椎、腰椎棘突下穴位
   A. 平刺
   B. 直刺
   C. 斜刺
   D. 向上斜刺
   E. 向下斜刺
4. 捻转补泻中的补法是
   A. 捻转角度小，用力轻，频率慢
   B. 捻转角度小，用力轻，频率快
   C. 捻转角度小，用力重，频率快
   D. 捻转角度大，用力轻，频率快
   E. 捻转角度大，用力重，频率慢
5. 捻转补泻中的泻法是
   A. 捻转角度大，用力重，频率快
   B. 捻转角度大，用力重，频率慢
   C. 捻转角度小，用力轻，频率慢
   D. 捻转角度小，用力重，频率快
   E. 捻转角度大，用力轻，频率快
6. 提插补泻手法中的补法是
   A. 重插轻提，提插幅度小，频率快
   B. 重插轻提，提插幅度小，频率慢
   C. 重插轻提，提插幅度大，频率快
   D. 重提轻插，提插幅度小，频率慢
   E. 重提轻插，提插幅度小，频率快
7. 提插补泻手法中的泻法是
   A. 重插轻提，提插幅度大，频率快
   B. 重插轻提，提插幅度大，频率慢
   C. 重提轻插，提插幅度大，频率快
   D. 重提轻插，提插幅度小，频率快
   E. 重提轻插，提插幅度小，频率慢
8. 疾徐补泻手法中的泻法是
   A. 疾速刺入，多捻转，徐徐出针
   B. 疾速刺入，多捻转，快出针
   C. 疾速刺入，少捻转，快出针
   D. 徐徐刺入，多捻转，徐徐出针
   E. 疾速刺入，少捻转，徐徐出针
9. 平补平泻手法是指
   A. 进针得气后均匀地提插、捻转后即可出针
   B. 既有补又有泻
   C. 先补后泻
   D. 先泻后补
   E. 补法泻法交替使用
10. 进针时针尖随着经脉循行去的方向刺入为
   A. 迎随补泻的补法
   B. 迎随补泻的泻法
   C. 呼吸补泻的补法
   D. 呼吸补泻的泻法
   E. 开阖补泻的补法
11. 下列哪种疾病在针刺治疗时，适宜增加留针时间
   A. 外感发热
   B. 急性周围性面瘫
   C. 目赤肿痛
   D. 三叉神经痛
   E. 风疹
12. 下列关于晕针的处理，错误的是
   A. 立即停止针刺，将针全部起出
   B. 使患者平卧，可给饮温开水或糖水
   C. 重者可刺人中、素髎、内关、足三里
   D. 可灸百会、关元、气海等
   E. 晕针后可暂停针刺，等患者适应后继续行针
13. 出现滞针时，应如何处理
   A. 若患者精神紧张、局部肌肉过度收缩，可稍延长留针时间
   B. 可于滞针腧穴附近，进行循按或叩弹针柄
   C. 可在滞针腧穴附近再刺一针，以宣散气血，缓解肌肉紧张
   D. 若因行针不当所致，可向相反方向将针捻回
   E. 以上均可

【B₁型题】

（1~2题共用备选答案）
A. 圆利针
B. 针
C. 圆针
D. 锋针
E. 毫针

1. 古代九针中主要用于浅刺皮肤泻血，治头身热证的是
2. 古代九针中主要用于揩摩体表，治分肉间气滞，不伤肌肉的是

（3~4 题共用备选答案）

A. 指切进针法
B. 夹持进针法
C. 舒张进针法
D. 提捏进针法
E. 单手进针法

3. 针刺印堂穴时宜选用
4. 针刺环跳穴时宜选用

（5~6 题共用备选答案）

A. 5°左右
B. 15°左右
C. 30°左右
D. 45°左右
E. 60°左右

5. 平刺的角度为
6. 斜刺的角度为

（7~8 题共用备选答案）

A.《灵枢·寿夭刚柔》
B.《素问·阴阳应象大论》
C.《灵枢·九针十二原》
D.《素问·刺要论》
E.《灵枢·经脉》

7. 审之阴阳，刺之有方，得病所始，刺之有理
8. 病有浮沉，刺有浅深

参考答案

【A_1 型题】

1. C　2. D　3. D　4. A　5. A　6. B　7. C　8. A　9. A　10. A
11. D　12E　13. E

【B_1 型题】

1. B　2. C　3. D　4. B　5. D　6. D　7. A　8. D

第二十三单元　灸　　法

【A_1 型题】

1. 隔姜灸的作用是
   A. 清热解毒杀虫
   B. 温肾壮阳
   C. 温中散寒，扶阳固脱
   D. 防病保健
   E. 解表散寒温中
2. 治疗因感受寒邪而致的呕吐、腹痛、腹泻，常选用
   A. 隔姜灸
   B. 隔蒜灸
   C. 隔盐灸
   D. 隔附子饼灸
   E. 瘢痕灸
3. 被蝎、蜂蜇伤后，宜选用
   A. 艾炷灸
   B. 隔盐灸
   C. 温和灸
   D. 隔蒜灸
   E. 隔附子饼灸
4. 某患者患有子宫脱垂，求助于针灸治疗，首先应用
   A. 毫针平补平泻法
   B. 毫针补法
   C. 灸法
   D. 拔罐疗法
   E. 毫针泻法
5. 化脓灸属于
   A. 直接灸
   B. 间接灸
   C. 温和灸
   D. 回旋灸
   E. 实按灸
6. 艾灸的作用是
   A. 温经散寒
   B. 扶阳固脱
   C. 消瘀散结
   D. 引热外行
   E. 以上都是
7. 下列哪项是施灸的禁忌证
   A. 哮喘
   B. 阳痿
   C. 风寒痹痛
   D. 阴虚发热
   E. 瘰疬
8. 下列属于艾炷灸的是
   A. 温和灸
   B. 隔盐灸
   C. 雀啄灸
   D. 回旋灸
   E. 温针灸
9. 下列不属于间接灸的是
   A. 无瘢痕灸
   B. 隔姜灸
   C. 隔盐灸
   D. 隔蒜灸
   E. 隔附子饼灸
10. 下列哪项不属于艾灸
    A. 太乙针灸
    B. 雷火针灸
    C. 温针灸
    D. 温灸器灸
    E. 蒜泥灸

参考答案

【A_1型题】

1. E 2. A 3. D 4. C 5. A 6. E 7. D 8. B 9. A 10. E

第二十四单元 拔 罐 法

【A_1型题】

1. 将罐吸附在体表，使罐子吸拔留置于施术部位，这种方法是
A. 坐罐
B. 拉罐
C. 闪罐
D. 刺血拔罐
E. 留针拔罐

2. 常用于面积较大、肌肉丰厚部位的拔罐法是
A. 留罐法
B. 走罐法
C. 闪罐法
D. 刺血拔罐法
E. 留针拔罐法

3. 拔罐法古称
A. 吸血疗法
B. 吸脓疗法
C. 吸筒疗法
D. 角法
E. 闪法

4. 下列哪种疾病首选刺血拔罐法
A. 咽喉肿痛
B. 泄泻
C. 咳嗽
D. 丹毒
E. 牙痛

5. 对高热抽搐患者，可选用
A. 大椎穴拔罐
B. 曲池穴拔罐
C. 背部闪罐
D. 背部走罐
E. 以上都不是

【A_2型题】

6. 患者，女，65岁。双膝关节痛已3年，时轻时重，近1周膝部红肿灼热，痛不可触，苔黄，脉滑。最宜选择哪种治疗方法
A. 皮内针
B. 艾灸
C. 耳针
D. 水针
E. 刺络拔罐

参考答案

【A_1型题】

1. A 2. B 3. D 4. D 5. E

【A_2型题】

6. E

第二十五单元 其 他 针 法

【A_1型题】

1. 以下哪种疾病不适于用三棱针放血治疗
A. 高热
B. 中风闭症
C. 急性咽喉肿痛
D. 中风脱症
E. 目赤肿痛

2. 下列哪种疾病不适于选用皮内针治疗
A. 头痛
B. 便秘
C. 高血压病
D. 膝关节痛
E. 胃痛

3. 电针器最大输出电压在40V以上者，最大输出电流应控制在
A. 1mA以内
B. 2mA以内
C. 3mA以内
D. 4mA以内
E. 5mA以内

4. 用电针治病时，以下哪组穴位不适合
A. 同侧曲池、外关
B. 同侧曲池、足三里
C. 双侧内关
D. 双侧足三里
E. 同侧肺俞、大杼

5. 下列不属于火针常用刺针的是
A. 点刺法
B. 密刺法
C. 散刺法
D. 围刺法
E. 挑刺法

6. 采用穴位注射法时，头面部注射剂量为
   A. 0.1~0.3ml
   B. 0.3~0.5ml
   C. 0.4~0.6ml
   D. 0.5~0.8ml
   E. 0.8~1.0ml

【B_1 型题】

（1~3 题共用备选答案）
A. 三棱针点刺
B. 三棱针刺络
C. 三棱针挑刺
D. 皮肤针局部叩刺
E. 皮内针埋针
1. 用三棱针治中暑时多选用
2. 治疗慢性顽固性疾病需要久留针时多选用
3. 治疗顽癣时多选用

参考答案

【A_1 型题】

1. D 2. D 3. A 4. C 5. E 6. B

【B_1 型题】

1. B 2. E 3. D

第二十六单元 头针、耳针

【A_1 型题】

1. 额旁 2 线主要用于治疗
   A. 功能性子宫出血、阳痿、尿急
   B. 胃炎、胃及十二指肠溃疡
   C. 冠心病、心绞痛
   D. 中枢运动功能障碍
   E. 足病证
2. 顶颞前斜线为
   A. 前顶-悬厘
   B. 百会-曲鬓
   C. 正营-承灵
   D. 强间-脑户
   E. 率谷-曲鬓
3. 下列哪项为分布于耳甲腔的穴位
   A. 心
   B. 肝
   C. 脾
   D. 肺
   E. 肾
4. 耳穴“风溪”主要用于治疗
   A. 荨麻疹
   B. 下肢瘫痪
   C. 月经不调
   D. 神经衰弱
   E. 休克
5. 位于三角窝后 1/3 的上部，即三角窝 4 区的耳穴是
   A. 内生殖器
   B. 神门
   C. 内生殖器
   D. 肝
   E. 肾上腺

【B_1 型题】

（1~3 题共用备选答案）
A. 感觉区
B. 舞蹈震颤控制区
C. 晕听区
D. 言语二区
E. 言语三区
1. 从耳尖直上 1.5cm 处，向前及向后各引 2cm 的水平线是
2. 在运动区向后移 1.5cm 的平行线是
3. 在运动区向前移 1.5cm 的平行线是

（4~6 题共用备选答案）
A. 指
B. 心
C. 胃
D. 神门
E. 坐骨
4. 在耳轮脚消失处的耳穴是
5. 在耳轮结节上方，耳舟的顶部的耳穴是
6. 在三角窝的外 1/3 处，对耳轮上下脚交叉之前的耳穴是

参考答案

【A_1 型题】

1. B 2. A 3. A 4. A 5. B

【B_1 型题】

1. C 2. A 3. B 4. C 5. A 6. D

第二十七单元　针灸治疗总论

【A₁型题】

1. 现存最早、最系统的针灸学专著是
   A.《足臂十一脉灸经》
   B.《阴阳十一脉灸经》
   C.《灵枢经》
   D.《针灸甲乙经》
   E.《明堂孔穴针灸治要》
2.《针灸甲乙经》的作者是哪位医家
   A. 皇甫谧
   B. 孙思邈
   C. 葛洪
   D. 王涛
   E. 王唯一
3. 我国第一个针灸铜人铸造于哪个朝代
   A. 唐朝
   B. 宋朝
   C. 元朝
   D. 明朝
   E. 清朝
4.《针灸大成》的作者是哪位医家
   A. 王焘
   B. 滑伯仁
   C. 杨继洲
   D. 汪机
   E. 李时珍
5. 明代哪一本针灸著作是继《黄帝内经》《针灸甲乙经》之后对针灸学的又一次总结
   A.《针灸大成》
   B.《针灸大全》
   C.《卫生针灸玄机秘要》
   D.《针灸聚英发挥》
   E.《奇经八脉考》

【B₁型题】

（1~2题共用备选答案）
A.《黄帝内经》
B.《针灸甲乙经》
C.《外台秘要》
D.《铜人腧穴针灸图经》
E.《十四经发挥》
1. 皇甫谧编著
2. 滑伯仁编著

（3~4题共用备选答案）
A. 杨继洲
B. 陈会
C. 徐凤
D. 高武
E. 汪机
3. 撰写《针灸大成》的是
4. 著《针灸大全》的是

参考答案

【A₁型题】

1. D　2. A　3. B　4. C　5. A

【B₁型题】

1. B　2. E　3. A　4. C

第二十八单元　内科病证的针灸治疗

【A₁型题】

1. 治疗腰脊强痛的穴位是
   A. 兑端
   B. 素髎
   C. 水沟
   D. 承浆
   E. 印堂
2. 根据面痛部位进行经络辨证，眼部痛属于
   A. 足太阳经病证
   B. 手阳明经病证
   C. 足阳明经病证
   D. 手太阳经病证
   E. 手少阳经病证
3. 治疗痹证的主穴为阿是穴，行痹则配穴
   A. 足三里
   B. 大椎
   C. 血海
   D. 关元
   E. 曲池
4. 治疗腰腿痛的要穴是
   A. 腰阳关
   B. 三阴交
   C. 血海
   D. 肾俞
   E. 腰夹脊
5. 治疗中风所致口角歪斜，除取地仓、颊车、合谷、内庭外，还应加
   A. 人中
   B. 翳风
   C. 外关
   D. 太冲
   E. 商丘
6. 治疗口眼歪斜应首选
   A. 解溪
   B. 足三里

C. 丰隆
D. 合谷
E. 曲池

7. 治疗痿证主要选取
A. 手足少阳经穴和夹脊穴
B. 手足太阳经穴
C. 手足阳明经穴和夹脊穴
D. 督脉穴
E. 任脉穴

8. 治疗痫病间歇期的要穴是
A. 印堂、鸠尾
B. 水沟、百会
C. 太冲、百会
D. 印堂、内关
E. 后溪、鸠尾

9. 针灸治疗痴呆选择的刺灸方法为
A. 平补平泻
B. 补法
C. 泻法
D. 虚补实泻
E. 提插泻法

10. 治疗心悸应首选
A. 合谷
B. 尺泽
C. 内关
D. 太冲
E. 劳宫

11. 治疗急性泄泻，宜取
A. 脾俞、中脘、章门、足三里
B. 中脘、天枢、上巨虚、阴陵泉
C. 足三里、天枢、命门、关元
D. 脾俞、章门、上巨虚、下巨虚
E. 太溪、肾俞、足三里、天枢

12. 治疗消渴的经验效穴是
A. 肺俞
B. 复溜
C. 阳陵泉
D. 胃脘下俞
E. 曲池

【A_2 型题】

13. 患者，男，40 岁。右侧腰腿部痛。表现为右臀、大腿后侧、小腿后外侧阵发性、放射性、烧灼样痛。针灸取穴选经为
A. 足阳明胃经
B. 足少阳胆经
C. 足太阳膀胱经
D. 足阳明和足少阳
E. 足少阳和足太阳

14. 患者，男，40 岁。1 周前出差四川，工作紧张之余，尽享辛辣美味。归京后一直没有临厕，兼见烦渴，口臭喜冷，脉滑实，苔黄燥，急求针灸通便。针灸取穴为
A. 上巨虚、天枢、支沟、合谷、曲池
B. 上巨虚、天枢、支沟、中脘、行间
C. 上巨虚、天枢、支沟、脾俞、胃俞
D. 上巨虚、天枢、支沟、神阙、气海
E. 上巨虚、天枢、支沟、三阴交、足三里

15. 患者，女，45 岁。胃脘隐痛，时吐清水，喜暖喜按，神疲乏力，大便溏，舌苔白，脉虚软。治疗应首选
A. 背俞穴、足阳明经穴
B. 背俞穴、足厥阴经穴
C. 背俞穴、任脉穴
D. 任脉穴、足少阴经穴
E. 任脉穴、手阳明经穴

16. 患者，男，68 岁。3 年来小便淋沥不爽，排尿无力，面色皖白，神气怯弱，腰膝酸软，舌质淡，脉沉细尺弱。针灸取穴应主取
A. 足太阴脾经、足太阳膀胱经
B. 足少阴肾经、足太阳膀胱经
C. 足太阳膀胱经、手太阴肺经
D. 足少阴肾经、手少阳三焦经
E. 足少阴肾经、手太阴肺经

17. 患者，男，70 岁。患“哮喘”病 30 余年，冬季为重，平素身倦乏力，气息短促，动则汗出，舌质淡，脉细无力。某医师欲用灸法施治，可采用
A. 大椎、风门、肺俞、膻中，秋季治疗
B. 大椎、风门、肺俞，夏季治疗
C. 肺俞、太渊、尺泽、合谷，秋季治疗
D. 肺俞、太渊、尺泽、合谷，夏季治疗
E. 关元、气海、膻中、肺俞，夏季治疗

18. 患者，男，70 岁。高血压病史 5 年，长期服药，血压在（150 ~ 160）/（90 ~ 100）mmHg。平素急躁易怒，舌红脉弦。针灸取穴应为
A. 风池、内关、曲池、足三里
B. 风池、内关、合谷、三阴交
C. 风池、内关、肝俞、行间
D. 风池、内关、神门、三阴交
E. 风池、内关、中脘、丰隆

19. 患者，男，68 岁。突然昏迷，牙关紧闭，两手紧握，面赤气粗，口角歪斜，脉弦滑而数。治疗应首选
A. 风池、心俞、肾俞、四神聪
B. 风池、合谷、足三里、三阴交
C. 风池、合谷、地仓、太冲
D. 水沟、丰隆、十二井穴、太冲
E. 太冲、合谷、风池、百会

20. 患者，女，60 岁。肢体关节

走窜疼痛，痛无定处，时兼寒热。针灸取穴为
A. 局部穴、膈俞、血海
B. 局部穴、肾俞、关元
C. 局部穴、足三里、商丘
D. 局部穴、大椎、曲池
E. 局部穴、风池、合谷

21. 患者，女，25岁。昨日起突发头痛，以巅顶部为重，伴恶寒发热，食欲不振，舌淡苔白，脉浮。针灸取穴为
A. 上星、头维、合谷、阿是穴
B. 率谷、太阳、侠溪、阿是穴
C. 后顶、天柱、昆仑、阿是穴
D. 百会、通天、行间、阿是穴
E. 外关、合谷、前顶、四神聪

22. 患者，男，18岁。因过食生冷发生腹泻，半日已达3次。大便常规检查，白细胞0~3个。便质清稀，肠鸣腹痛，舌淡苔白滑。针灸取穴为
A. 天枢、阴陵泉、上巨虚、内庭
B. 天枢、阴陵泉、上巨虚、中脘
C. 天枢、脾俞、足三里、三阴交
D. 天枢、脾俞、足三里、太冲
E. 天枢、脾俞、足三里、关元

23. 患者，女，23岁。右侧口眼歪斜1天，诊断为周围性面神经麻痹。针灸治疗应为
A. 局部取穴，轻浅刺激
B. 局部取穴，强刺激
C. 循经远取，用补法
D. 局部取穴，轻浅刺激，配合循经远取
E. 局部取穴，强刺激，配合循经远取

24. 患者，女，45岁。常因受惊而心悸，兼见心痛时作，气短乏力，胸闷，舌质暗有瘀斑，脉沉细涩。针灸取穴以郄门、神门、心俞、巨阙为主，还应配取
A. 胆俞丘墟
B. 脾俞太白
C. 肾俞太溪
D. 膻中气海
E. 血海内关

25. 患者，男，40岁。2天来食入即吐，呕吐酸苦热臭，口渴，喜寒恶热，大便燥结，脉数苔黄。针灸取穴可选用中脘、胃俞、足三里、内关，配穴
A. 合谷、金津、玉液
B. 上脘、脾俞
C. 膻中、丰隆
D. 下脘、璇玑
E. 太冲、阳陵泉

26. 患者，男，24岁。头痛，以前额为主，阵阵发作，每遇风吹、受寒时疼痛加重，痛如锥刺，舌苔薄白，脉弦。治疗应首选
A. 上星、头维、合谷、阿是穴
B. 百会、通天、太冲、阿是穴
C. 神庭、百会、风池、阿是穴
D. 头临泣、率谷、风池、阿是穴
E. 上星、前顶、风池、阿是穴

27. 患者，男，68岁。突然神昏，半身不遂，目合口张，遗溺，四肢逆冷，脉象细弱。针灸取穴应该为
A. 水沟、丰隆、劳宫、十二井穴
B. 风池、心俞、肾俞、四神聪
C. 关元、神阙、足三里、并配合艾灸
D. 风池、合谷、足三里、三阴交
E. 合谷、太冲、地仓、颊车、命门

28. 患者，男，45岁。5年来，胃脘部经常反复发作性疼痛。表现为隐隐作痛，喜温喜按，纳差神疲，大便溏，苔白，脉弱。针灸取穴为
A. 中脘、内关、足三里、太冲、合谷
B. 中脘、内关、足三里、梁门、建里
C. 中脘、足三里、膈俞、公孙、三阴交
D. 中脘、足三里、脾俞、胃俞、关元
E. 中脘、足三里、脾俞、胃俞、内庭

29. 患者，男，40岁。腰痛1年，近1个月来腰部隐隐作痛，两腿软乏力，每因劳累后症状加重。治疗应首选
A. 肾俞、阳陵泉、关元、悬钟
B. 肾俞、委中、夹脊、阿是穴
C. 肾俞、关元、足三里、太溪
D. 委中、腰阳关、太冲、太溪
E. 委中、太溪、阳陵泉、悬钟

30. 患者，男，55岁。咳嗽1个月余，近日加重，痰多黏稠，脘痞胸闷，纳差，倦怠乏力，舌苔白腻，脉濡滑。治疗应首选
A. 丰隆、肺俞、列缺、合谷
B. 肺俞、列缺、合谷、外关
C. 太渊、太白、丰隆、肺俞、章门
D. 章门、尺泽、鱼际、合谷、足三里
E. 肺俞、尺泽、阳陵泉、太冲

31. 患者，男，20 岁。因发热汗出，微恶风寒，头胀痛，咳嗽痰稠，口渴鼻燥，脉浮数，苔薄黄，舌尖红，欲求针灸治疗。应选经脉为
   A. 手太阴、手阳明、足太阳
   B. 手太阴、手阳明、足少阳
   C. 手太阴、手阳明、手少阳
   D. 手太阴、手阳明、手太阳
   E. 以上都不是
32. 患者，男，60 岁。咳嗽 1 个月，劳累后加重，咳吐黏痰，胸脘痞闷，胃纳减少，舌苔腻，脉濡滑。治疗除取肺俞、太渊外，还应加
   A. 风门、大椎、合谷
   B. 章门、太白、丰隆
   C. 脾俞、胃俞、列缺
   D. 尺泽、列缺、外关
   E. 脾俞、太冲、阴陵泉

【A_3/A_4 型题】

（33~36 题共用题干）

患者，女，45 岁。患者头痛 2 周，加重 3 天，疼痛呈持续性，以前额及两颞部疼痛为主，眠差，舌淡红，苔薄白。

33. 此病例按头痛部位应辨证属哪条经脉
   A. 阳明头痛、厥阴头痛
   B. 阳明头痛、太阳头痛
   C. 阳明头痛、少阳头痛
   D. 少阳头痛、太阳头痛
   E. 以上都不是
34. 头痛中属于少阳经头痛者选用的八脉交会穴是
   A. 内关、公孙
   B. 外关、足临泣
   C. 后溪、申脉
   D. 列缺、照海
   E. 以上都能用
35. 头痛中属于太阳经头痛者选用的八脉交会穴是
   A. 内关、公孙
   B. 外关、足临泣
   C. 后溪、申脉
   D. 列缺、照海
   E. 以上都能用
36. 头痛中属于厥阴头痛的可选用
   A. 合谷、太渊
   B. 合谷、太溪
   C. 合谷、太白
   D. 合谷、太冲
   E. 以上都不是

（37~40 题共用题干）

患者，男，67 岁。患者突发右侧肢体活动不利，言语不清，口角流涎，伸舌右偏、口角歪斜，血压 180/100mmHg，3 日未行大便，脉弦，舌暗红苔黄腻。

37. 此病例根据症、舌、脉应辨证为
   A. 气虚血瘀
   B. 风阳上扰
   C. 肝胆火旺
   D. 痰热腑实
   E. 以上都不是
38. 中风患者肢体不遂以取哪两条经脉为主
   A. 手阳明经、手少阳经
   B. 手阳明经、手太阳经
   C. 手阳明经、足少阳经
   D. 手阳明经、足太阳经
   E. 以上都不是
39. 中风辨证为脱证的应选用
   A. 百会、神阙（隔盐灸）
   B. 神庭、神阙（隔盐灸）
   C. 气海、神阙（隔盐灸）
   D. 关元、神阙（隔盐灸）
   E. 以上都不是
40. 中风辨证为闭证的应选用奇经八脉中哪条
   A. 任脉
   B. 督脉
   C. 阳维脉
   D. 阳跷脉
   E. 以上都不是

（41~43 题共用题干）

患者，女，42 岁。患者有失眠病史 1 年余，近日因家事夜不能寐，兼有心悸，健忘，头晕目眩，易汗出，脉细弱，舌淡，苔薄白。

41. 此病例根据症、舌、脉辨证为
   A. 心肾不交
   B. 心脾亏损
   C. 心胆虚怯
   D. 脾胃不和
   E. 肝阳上扰
42. 下列哪组穴是不寐证中各型均能选取的腧穴
   A. 神门、足三里
   B. 神门、阴郄
   C. 神门、三阴交
   D. 神门、通里
   E. 以上都不是
43. 失眠证选用哪种特定穴为基本穴
   A. 原穴
   B. 络穴
   C. 输穴
   D. 八脉交会穴
   E. 以上都不是

（44~46 题共用题干）

患者，女，39 岁。因外感风寒而致身微热，无汗出，畏风恶寒，喷嚏流涕，脉浮舌淡红，苔薄白。

44. 风寒感冒的主要取穴是
   A. 列缺、风门、风池、合谷
   B. 大椎、曲池、外关、合谷
   C. 合谷、曲池、足三里
   D. 大椎、足三里、三阴交
   E. 以上都不是
45. 风热感冒的主要取穴是
   A. 列缺、风门、风池、合谷
   B. 大椎、曲池、合谷、鱼际、外关
   C. 合谷、曲池、足三里
   D. 大椎、足三里、三阴交
   E. 以上都不是
46. 下述哪种方法风寒、风热型感冒均能用
   A. 三棱针放血
   B. 大椎穴拔罐
   C. 隔姜灸法
   D. 雀啄灸法
   E. 以上都不是

（47~49 题共用题干）

患者，女，60 岁。胃脘疼痛半个月余，加重 3 天。患者素有胃痛病史，每遇寒或劳累后易作，近日因饮食不当感胃脘疼痛不舒，喜暖，按之则舒，大便溏，舌淡胖，苔白，脉弦滑。

47. 胃脘疼痛如选用募穴应用哪个穴
A. 期门
B. 章门
C. 日月
D. 石门
E. 以上都不是

48. 胃脘痛如用募合配穴法，哪组穴最恰当
A. 天枢、上巨虚
B. 关元、下巨虚
C. 章门、阴陵泉
D. 中脘、足三里
E. 以上都不是

49. 上述病例经辨证属哪型胃脘痛
A. 肝气犯胃
B. 脾胃虚寒
C. 饮食停滞
D. 脾阳不振
E. 以上都不是

（50~51 题共用题干）

患者，男，22 岁。腹泻 1 天，患者因饮食不当致腹泻，一日五六次，肠鸣腹痛，水谷相杂，肛门灼热，小便黄、大便化验无脓血及红白细胞，脉数，舌苔黄。

50. 急性泄泻应取哪组穴
A. 天枢、足三里
B. 天枢、上巨虚
C. 天枢、阴陵泉
D. 天枢、曲池
E. 以上都不是

51. 泄泻病证选用哪种特定穴最合适
A. 合穴
B. 荥穴
C. 郄穴
D. 下合穴
E. 以上都不是

【B_1 型题】

（1~2 题共用备选答案）
A. 风池、太冲、合谷、内关、后溪
B. 风池、百会、悬颅、侠溪、行间
C. 上星、头维、合谷、阿是穴
D. 百会、通天、行间、阿是穴
E. 率谷、太阳、侠溪、内庭

1. 治疗头痛肝阳上亢证，应首选
2. 治疗前头痛风邪袭络证，应首选

参考答案

【A_1 型题】

1. C	2. A	3. C	4. E	5. D	6. D	7. C	8. A	9. B	10. C
11. B	12. D								

【A_2 型题】

13. E	14. A	15. C	16. B	17. E	18. C	19. D	20. A	21. D	22. B
23. D	24. E	25. A	26. A	27. C	28. D	29. B	30. C	31. C	32. B

【A_3/A_4 型题】

33. C	34. B	35. C	36. D	37. D	38. E	39. D	40. B	41. B	42. C
43. A	44. A	45. B	46. B	47. E	48. D	49. B	50. B	51. D	

【B_1 型题】

1. B　2. C

第二十九单元　妇儿科病证的针灸治疗

【A_1 型题】

1. 治疗月经病的要穴是
A. 关元、三阴交
B. 气海、血海
C. 足三里、脾俞
D. 三阴交、血海
E. 关元、足三里

2. 治疗实证痛经，宜取
A. 中极、归来、三阴交
B. 中极、次髎、地机
C. 中极、气海、血海
D. 次髎、血海、太冲
E. 次髎、三阴交、行间

3. 治疗痛经，在下列穴位中应

首选
A. 漏谷
B. 阳陵泉
C. 冲门
D. 地机
E. 公孙

4. 治疗崩漏实证的主穴是
A. 关元、三阴交、隐白
B. 气海、三阴交、肾俞
C. 肾俞、肝俞、太溪
D. 气海、足三里、肝俞
E. 关元、足三里、三阴交

5. 绝经前后诸证，若伴痰气郁结，则在主穴的基础上宜配穴
A. 照海
B. 命门
C. 心俞
D. 阴陵泉
E. 丰隆

6. 小儿多动症伴记忆力差，除选择印堂等主穴外，还需配穴
A. 太冲
B. 悬钟
C. 心俞
D. 阴郄
E. 神庭

【A_2 型题】

7. 患者，女，18 岁。每次行经血量多，色紫红，味臭秽，夹有瘀块，常伴有便秘、口干，舌红苔黄，脉弦数有力。针灸取穴为
A. 三阴交、隐白、内关、太溪
B. 三阴交、隐白、血海、水泉
C. 三阴交、隐白、脾俞、足三里
D. 三阴交、隐白、百会、气海
E. 三阴交、隐白、内庭、关元

8. 患者，女，23 岁。2 年前经期淋雨后出现痛经。经期腹痛拒按，经色紫红有块，得暖痛减，舌淡苔白，脉沉。针灸取穴为
A. 肾俞、大赫、命门、关元（灸法）
B. 肾俞、肝俞、太溪、太冲
C. 中极、地机、次髎、归来（灸法）
D. 中极、地机、太冲、三阴交
E. 以上都不是

9. 患者，女，25 岁。痛经 2 年，经行不畅，小腹胀而拒按，经色紫红，夹有瘀块，血块下后痛可缓解，舌有瘀斑，脉沉涩。治疗应以哪组经穴为主
A. 任脉、足少阴经
B. 任脉、足阳明经
C. 督脉、足厥阴经
D. 任脉、足太阴经
E. 督脉、足阳明经

10. 患者，女，46 岁。带下半年，色白质稀，气腥，伴神倦体乏，食欲不振，脉迟濡，苔白滑。针灸取穴为
A. 足临泣、行间、阴陵泉、三阴交
B. 三阴交、带脉、白环俞、关元、足三里
C. 白环俞、带脉、三阴交、气海、行间
D. 白环俞、志室、肝俞、三阴交
E. 以上都不是

11. 患者，女，30 岁。产后 1 周，乳汁不足，两乳不胀，兼见面色苍白，气短乏力，唇爪无华，舌质淡，脉细。若用针灸通乳，除局部选穴外，还要取
A. 足太阴脾经穴
B. 足阳明胃经穴
C. 足厥阴肝经穴
D. 手阳明大肠经穴
E. 手少阳三焦经穴

12. 患儿，女，8 岁。梦中遗尿，每夜 1～2 次，精神略显不振，求治于针灸。处方取穴应以
A. 督脉、背俞穴
B. 膀胱经、背俞穴
C. 脾经、背俞穴
D. 任脉、背俞穴
E. 三焦经、背俞穴

【A_3/A_4 型题】

（13～15 题共用题干）

患者，女，30 岁。患者近半年月经周期不准，时而超前，月经量多，色红，心烦眠差，口干渴喜冷饮，脉数，舌红苔黄。

13. 引起月经不调的病因是
A. 忧思郁结，久郁化火
B. 外感寒邪，留滞胞宫
C. 阴虚血衰，冲任失调
D. 脾胃素弱，损及肝肾
E. 以上都可能

14. 月经不调辨证为实证可以用
A. 补法
B. 泻法
C. 平补平泻法
D. 隔姜灸法
E. 隔蒜灸法

15. 此患者经辨证用哪组穴最佳
A. 气海、三阴交、太冲、太溪
B. 气海、三阴交、血海、归来
C. 气海、三阴交、交信、脾俞、足三里
D. 气海、三阴交、阴陵泉
E. 以上都不是

（16～17 题共用题干）

患者，女，23 岁。患者每逢经期少腹疼痛，以胀痛和刺痛为主，按之不舒，舌质暗红，苔薄黄，脉弦。

16. 根据患者的症状及舌脉表现应该辨证为
A. 寒凝胞脉
B. 气血不足
C. 气滞血瘀
D. 冲任失调

E. 以上都不是

17. 此患者经辨证后用哪组穴最合适
 A. 关元、气海、三阴交
 B. 关元、气海、足三里
 C. 中极、次髎、地机
 D. 关元、中极、公孙、太白
 E. 以上都不是

（18~20题共用题干）

患者，女，38岁。患者自述阴道分泌物增多，连绵不断，质稀色白呈水样，自感身疲乏力，腰酸，食欲不振，舌淡胖，边有齿印，脉细。

18. 引起带下的病因哪项不是最主要的
 A. 任脉不固，带脉失约
 B. 饮食伤脾，运化失职
 C. 情志不舒，肝气郁结
 D. 外感风寒，由外入里
 E. 以上都不是

19. 此患者根据舌、脉、症应辨证为
 A. 肾虚带下
 B. 脾虚带下
 C. 脾肾两虚
 D. 湿热带下
 E. 以上都不是

20. 根据辨证以下哪组穴为最佳
 A. 脾俞、肾俞、带脉、三阴交
 B. 肾俞、太溪
 C. 脾俞、足三里
 D. 关元、太冲
 E. 以上都不是

（21~23题共用题干）

患儿，男，11岁。患儿自幼常有夜间遗尿，每晚有时一次至两次，需家人将其唤醒，形体较瘦弱，精神不振，食欲减退，脉沉细，舌淡，苔薄白。

21. 正常儿童应在年满几岁即不发生夜间遗尿
 A. 2岁
 B. 3岁
 C. 4岁
 D. 5岁
 E. 6岁

22. 患儿以上这些症状及舌脉表现应辨证为
 A. 心肾不交
 B. 心火上炎
 C. 肾气不足
 D. 脾虚下陷
 E. 以上都不是

23. 遗尿病证的取穴应是以下哪组穴最佳
 A. 四神聪、神庭、关元、太白
 B. 关元、中极、三阴交、肾俞、膀胱俞
 C. 关元、阴陵泉、三阴交
 D. 中极、阴陵泉、足三里
 E. 以上都不是

参考答案

【A_1 型题】

1. A 2. B 3. D 4. A 5. E 6. B

【A_2 型题】

7. B 8. C 9. D 10. B 11. B 12. D

【A_3/A_4 型题】

13. E 14. B 15. A 16. C 17. C 18. D 19. C 20. A 21. B 22. C 23. B

第三十单元 皮外伤科病证的针灸治疗

【A_1 型题】

1. 治疗瘾疹，若伴呼吸困难，则在主穴基础上配穴
 A. 大椎
 B. 风门
 C. 天枢
 D. 天突
 E. 内关

2. 治疗瘾疹或神经性皮炎等，有“治风先治血，血行风自灭”之意，指的是血海和哪一穴相配
 A. 曲池
 B. 合谷
 C. 三阴交
 D. 足三里
 E. 膈俞

3. 治疗乳癖的主穴为
 A. 膻中
 B. 肝俞
 C. 丰隆
 D. 关元
 E. 内关

4. 落枕若颈肩部疼痛，头部歪向患侧，颈肩部压痛明显者，病在
 A. 督脉

B. 少阳经
C. 太阳经
D. 阳明经
E. 太阴经
5. 颈椎病病在阳明经，则配穴
A. 外关
B. 合谷
C. 后溪
D. 手三里
E. 百会
6. 治疗漏肩风，可疏导太阳、阳明两经气血的临床经验效穴为
A. 肩髃
B. 肩贞
C. 阿是穴
D. 条口透承山
E. 阳陵泉
7. 根据肘劳的疼痛部位进行经络辨证，肘关节外部明显压痛者，为
A. 手阳明经筋证
B. 手太阳经筋证
C. 手少阳经筋证
D. 手少阴经筋证
E. 手厥阴经筋证

【A_2 型题】

8. 患者，女，26 岁。突然皮肤奇痒，搔抓后出现片块状疹，此起彼伏，消退后不留疹迹。口干，便结，舌红，脉滑。针灸取穴为
A. 肺俞、尺泽、太渊、曲池
B. 胃俞、合谷、天枢、足三里
C. 肺俞、脾俞、血海、三阴交
D. 曲池、合谷、血海、膈俞
E. 以上都不是
9. 患者，男，40 岁。2 天前发现下颌部有两处粟粒状疹，麻痒微痛，未予治疗。现红肿灼热，痛剧，体热。可用以下哪种针灸方法
A. 阿是穴毫针刺
B. 阿是穴点刺放血
C. 阿是穴温和灸
D. 阿是穴隔蒜灸
E. 以上都不是
10. 患者，男，42 岁。3 天前出现右胸胁部皮肤烧灼刺痛，皮肤潮红。今日出现簇集性粟粒大丘疹、水疱，三五成群，排列如带状。伴乏力，纳差，口苦，舌红苔黄，脉弦数。若予针灸治疗，可选择除哪条经脉之外的其他经腧穴组成处方
A. 足厥阴肝经
B. 足少阳胆经
C. 手阳明大肠经
D. 足太阴脾经
E. 手厥阴心包经
11. 28 岁妇女，产后 6 天，排乳不畅，右乳有肿块，焮红跳痛，触之肿硬。针灸治疗除毫针外，还可采用
A. 温和灸
B. 隔姜灸
C. 隔蒜灸
D. 局部拔罐
E. 以上都不可
12. 16 岁男中学生，今天上体育课时左踝扭伤，疼痛不可走路，无明显血肿。此时可采用
A. 局部隔附子饼灸
B. 水针
C. 耳针
D. 隔姜灸
E. 刺络拔罐
13. 患者，男，20 岁。左踝部疼痛，行走时加重，喜温热，舌苔白，脉弦紧。治疗应首选
A. 申脉、照海、昆仑、丘墟
B. 悬钟、照海、丘墟、三阴交
C. 太溪、昆仑、阳陵泉、解溪
D. 太冲、太溪、照海、悬钟
E. 昆仑、悬钟、阴陵泉、申脉

参考答案

【A_1 型题】

1. D 2. E 3. A 4. B 5. B 6. D 7. C

【A_2 型题】

8. D 9. D 10. E 11. E 12. C 13. A

第三十一单元 五官科病证的针灸治疗

【A_1 型题】

1. 与目赤肿痛关系最为密切的经脉是
A. 心肝两经
B. 肝肾两经
C. 肝胆两经
D. 心胆两经
E. 肝脾两经
2. 治疗耳鸣耳聋实证的主穴为
A. 听风
B. 听宫
C. 太溪
D. 肾俞
E. 丘墟

3. 既可以治疗耳鸣耳聋实证，又可以治疗耳鸣耳聋虚证的主穴为
   A. 听风
   B. 翳风
   C. 中渚
   D. 太虚
   E. 侠溪
4. 鼻衄的治法主要取
   A. 手太阳经穴
   B. 手阳明经穴
   C. 手少阳经穴
   D. 足太阳经穴
   E. 足阳明经穴
5. 治疗肾虚型牙痛，除取主穴外，还应加
   A. 外关、风池
   B. 太溪、行间
   C. 太溪、足临泣
   D. 太冲、曲池
   E. 太冲、阳溪

【A_2 型题】

6. 患者，男，35岁。因近日工作紧张，休息欠佳，双目肿痛，兼口苦，烦热，便秘，脉滑。针灸治疗以哪些经脉为主组成处方
   A. 足厥阴经、足少阳经
   B. 手阳明经、足厥阴经
   C. 手阳明经、手太阴经
   D. 手阳明经、足太阳经
   E. 手太阴经、足厥阴经
7. 患者，女，37岁。突然暴病耳聋，鸣声高亢，兼畏寒发热，舌淡红苔薄，脉浮数。针灸取穴除局部腧穴外，可配取
   A. 侠溪、中渚、太冲、丘墟
   B. 侠溪、中渚、肾俞、关元
   C. 侠溪、中渚、外关、合谷
   D. 侠溪、中渚、太溪、太冲
   E. 侠溪、中渚、内关、神门
8. 患者，男，30岁。右上齿痛2天，伴龈肿口渴，口臭，便秘，脉滑数。某医师予针灸治疗，取合谷、颊车、下关，还可取
   A. 二间
   B. 内庭
   C. 外关
   D. 太溪
   E. 太冲
9. 患者，女，63岁。长期咽喉不适感，隐痛，咽喉稍肿，色暗红，舌淡红，苔薄白，脉沉细。欲求针灸配合治疗。可取腧穴
   A. 少商、合谷、尺泽、关冲
   B. 少商、合谷、列缺、外关
   C. 太溪、照海、鱼际、三阴交
   D. 太渊、丰隆、列缺、合谷
   E. 以上都不可
10. 患儿，女，8岁。双目裸视均为4.6，父母均为高度近视，欲求针灸纠正。除眼周近部取穴、背俞穴外，还可配合
   A. 太冲
   B. 光明
   C. 合谷
   D. 足三里
   E. 以上都可以

【A_3/A_4 型题】

（11~13题共用题干）

患者，女，65岁。2年前自觉时常耳鸣，近日感到听力下降，耳鸣如蝉鸣，时作时止，劳累则加重，兼见头晕，腰膝酸软，脉沉细，舌淡苔薄白。

11. 此患者应辨证为
   A. 肝胆火旺
   B. 肝肾不足
   C. 脾肾两虚
   D. 肾气虚弱
   E. 以上都不是
12. 耳鸣属于实证者应随证加
   A. 太冲、丘墟
   B. 太冲、太溪
   C. 太冲、太白
   D. 太冲、合谷
   E. 以上都不是
13. 耳鸣在选用头针时首选的是
   A. 感觉区
   B. 运用区
   C. 晕听区
   D. 平衡区
   E. 以上都不是

（14~15题共用题干）

患者，男，40岁。牙痛2天，左侧颊部微肿，便秘口苦，脉数，舌红苔黄。

14. 牙痛患者应选下列哪组经络为主
   A. 手阳明经、足少阳经
   B. 手阳明经、足阳明经
   C. 手阳明经、足太阳经
   D. 手阳明经、手少阳经
   E. 以上都不是
15. 出现阴虚牙痛者随证配穴应取
   A. 太溪、行间
   B. 太溪、后溪
   C. 太冲、侠溪
   D. 太冲、足临泣
   E. 以上都不是

（16~18题共用题干）

患者，男，16岁。咽喉痛2天，发热38℃，咽部充血，红肿，咽干口苦，小便黄，脉浮数，舌红苔薄黄。

16. 咽喉痛实证者可用放血疗法应取
   A. 少泽
   B. 少冲
   C. 少商
   D. 委中
   E. 以上都不是
17. 咽喉痛耳针选穴主取的应是哪组
   A. 咽喉、心、下屏尖
   B. 咽喉、肺、下屏尖
   C. 咽喉、大肠、下屏尖
   D. 咽喉、小肠、下屏尖
   E. 以上都不是
18. 上述病例可选用的灸法是
   A. 温针灸法
   B. 雀啄灸法
   C. 隔姜灸法
   D. 隔盐灸法
   E. 以上都不是

【B_1 型题】

（1~2 题共用备选答案）

A. 少商

B. 合谷

C. 中冲

D. 隐白

E. 大敦

1. 治疗咽喉疼痛应首选

2. 治疗牙痛应首选

参考答案

【A_1 型题】

1. C 2. A 3. B 4. B 5. B

【A_2 型题】

6. B 7. C 8. B 9. C 10. E

【A_3/A_4 型题】

11. D 12. A 13. C 14. B 15. A 16. C 17. A 18. E

【B_1 型题】

1. A 2. B

第三十二单元 急症及其他病证的针灸治疗

【A_1 型题】

1. 晕厥的治法主要取哪条经脉穴
   A. 任脉
   B. 手、足阳明经
   C. 手、足太阳经
   D. 督脉
   E. 手、足少阳经
2. 醒脑开窍的要穴为
   A. 气海、关元
   B. 水沟、百会
   C. 内关、足三里
   D. 气海、百会
   E. 水沟、关元
3. 治疗心绞痛的特效穴为
   A. 郄门
   B. 阴郄
   C. 内关
   D. 膻中
   E. 太冲
4. 治疗胆腑疾病的经验穴
   A. 胆俞
   B. 阳陵泉
   C. 日月
   D. 内庭
   E. 胆囊
5. 治疗肾绞痛，若伴肾气不足，则在主穴基础上，配穴
   A. 气海、关元
   B. 委阳、合谷
   C. 太冲、丘墟
   D. 心俞、至阳
   E. 内庭、阴陵泉
6. 下列除哪项外，均为与肥胖关系密切的脏腑
   A. 胃
   B. 肝
   C. 脾
   D. 肠
   E. 肾
7. 肥胖同时伴有便秘，则在主穴基础上配穴
   A. 上巨虚
   B. 曲池
   C. 脾俞
   D. 水分
   E. 支沟

参考答案

【A_1 型题】

1. D 2. B 3. C 4. E 5. A 6. B 7. E

第四部分

西医综合

第十一章　诊断学基础

第一单元　症　状　学

【A_1 型题】

1. 库斯莫尔（Kussmaul）呼吸常见于
   A. 急性传染病
   B. 巴比妥类药物中毒
   C. 尿毒症
   D. 脑出血
   E. 重度贫血
2. 右心衰竭时，产生水肿的主要始动因素是
   A. 毛细血管滤过压增高
   B. 毛细血管通透性增高
   C. 钠与水的潴留
   D. 血浆胶体渗透压降低
   E. 淋巴液回流受阻
3. 颜面部发作性电击样疼痛多为
   A. 三叉神经痛
   B. 舌咽神经痛
   C. 血管性头痛
   D. 紧张性头痛
   E. 丛集性头痛
4. 有恶心先兆，呕吐后感轻松者多见于
   A. 颅内高压
   B. 胃源性呕吐
   C. 神经性呕吐
   D. 急性胃肠炎
   E. 急性胰腺炎
5. 呕吐物呈咖啡色，见于
   A. 幽门梗阻
   B. 低位肠梗阻
   C. 十二指肠梗阻
   D. 上消化道出血
   E. 急性食物中毒
6. 呼气性呼吸困难见于
   A. 急性喉炎
   B. 甲状腺肿大
   C. 阻塞性肺气肿
   D. 肺结核
   E. 肺不张
7. 下列哪项是正确的
   A. 每日咯血量<150ml 为小量咯血
   B. 咯血前患者常有胸闷、咳嗽等
   C. 一次咯血量>500ml 为大量咯血
   D. 咯出的血液常呈酸性
   E. 咯血患者宜健侧卧位，以利血液排除
8. 呼吸频率快而浅，伴有叹息样呼吸或出现手足搐搦常见于
   A. 肺源性呼吸困难
   B. 心源性呼吸困难
   C. 中毒性呼吸困难
   D. 神经精神性呼吸困难
   E. 血源性呼吸困难
9. 引起吸气性呼吸困难的疾病是
   A. 气管肿瘤
   B. 慢性阻塞性肺气肿
   C. 支气管哮喘
   D. 气胸
   E. 大块肺不张
10. 继发性醛固酮增多症时，产生水肿的主要始动因素是
   A. 毛细血管滤过压增高
   B. 毛细血管通透性增高
   C. 钠与水的潴留
   D. 血浆胶体渗透压降低
   E. 淋巴液回流受阻
11. 梗阻性黄疸可见于
   A. 急性肝炎
   B. 胆总管结石
   C. 不同血型间输血
   D. 亚急性细菌性心内膜炎
   E. 肺梗死
12. 以下不能出现黑便的疾病是
   A. 白血病
   B. 再生障碍性贫血
   C. 胆道感染
   D. 胃炎
   E. 胃癌
13. 早期疼痛在脐周或上腹部，数小时后转移至右下腹的是
   A. 急性阑尾炎
   B. 急性胰腺炎
   C. 异位妊娠破裂
   D. 小肠绞痛
   E. 空腔脏器穿孔
14. 最可能出现“三凹征”的是
   A. 大叶肺炎
   B. 胸膜肥厚
   C. 大气道狭窄
   D. 胸腔积液
   E. 间质性肺病
15. 以下意识障碍中哪种表现是最轻浅的
   A. 浅昏迷
   B. 意识模糊
   C. 嗜睡
   D. 谵妄

E. 深昏迷

16. 丝虫病时，产生水肿的主要始动因素是
A. 毛细血管滤过压增高
B. 毛细血管通透性增高
C. 钠与水的潴留
D. 血浆胶体渗透压降低
E. 淋巴液回流受阻

17. 何谓大量咯血
A. 日咯血量>100ml
B. 日咯血量>200ml
C. 日咯血量>300ml
D. 日咯血量>400ml
E. 日咯血量>500ml

18. 发热患者，血培养最佳的抽血时间是
A. 体温下降时
B. 午后
C. 清晨空腹时
D. 寒战、发热时
E. 体温最高时

19. 肾病综合征时，产生水肿的主要始动因素是
A. 毛细血管滤过压增高
B. 毛细血管通透性增高
C. 钠与水的潴留
D. 血浆胶体渗透压降低
E. 淋巴液回流受阻

20. 陈-施（Cheyne-Stokes）呼吸常见于
A. 急性传染病
B. 巴比妥类药物中毒
C. 尿毒症
D. 癔症
E. 重度贫血

21. 吸气性呼吸困难见于
A. 脑外伤
B. 气管异物
C. 心肌病
D. 大量胸腔积液
E. 有机磷中毒

22. 上消化道出血最常见的原因是
A. 贲门癌
B. 肝硬化
C. 食管出血
D. 消化性溃疡
E. 血液病

23. 发生呕血时，常提示胃内蓄积血量达
A. 50ml
B. 100ml
C. 200ml
D. 300ml
E. 500ml

24. 水肿这一术语不包括下列哪种情况
A. 阴囊积液
B. 腹水
C. 心包积液
D. 胸腔积液
E. 脑水肿

25. 头痛时间多在下午或傍晚出现的是
A. 三叉神经痛
B. 高血压头痛
C. 紧张性头痛
D. 血管性头痛
E. 丛集性头痛

26. 下列除哪项外，均可见胸痛
A. 带状疱疹
B. 肺癌
C. 气胸
D. 心包炎
E. 哮喘

27. 咳嗽与咳痰中，下列哪项是错误的
A. 咳嗽是一种保护性反射动作
B. 咳嗽亦属一种病理现象
C. 咳嗽控制中枢在延髓
D. 咳痰是一种病态现象
E. 胸膜疾病或心血管疾病不会出现咳嗽

28. 不直接通过体温调节中枢，仅需外源性致热原发挥作用的致热原是
A. 肿瘤坏死因子
B. 嗜酸性粒细胞
C. 病原微生物
D. 干扰素
E. 白介素-1

29. 混合性呼吸困难见于
A. 急性喉炎
B. 气管异物
C. 支气管哮喘
D. 大量胸腔积液
E. 颅脑外伤

30. 若患者胸痛部位在胸骨后，并向左肩部放射，最可能的疾病为
A. 胸膜疾患
B. 心绞痛
C. 肋间神经病变
D. 食管炎症
E. 肋骨骨折

31. 剑突下钻顶样痛多是哪种腹痛的特征
A. 肠梗阻
B. 肝癌疼痛
C. 淤血性肝大
D. 胆道蛔虫梗阻
E. 急性弥漫性腹膜炎

32. 下列哪项不属于引起抽搐的感染性疾病
A. 中毒性肺炎
B. 败血症
C. 破伤风
D. 小儿高热惊厥
E. 肝性脑病

33. 喷射状呕吐多见于
A. 颅内高压
B. 胃源性呕吐
C. 神经性呕吐
D. 急性食物中毒
E. 急性胃肠炎

34. 体温在39℃以上，24小时内波动<1℃。这种热型为
A. 弛张热
B. 间歇热
C. 稽留热
D. 波状热
E. 不规则热

35. 感染性发热可见于
A. 系统性红斑狼疮
B. 血液病
C. 急性心肌梗死
D. 鼻窦炎
E. 恶性肿瘤

36. 急性肾炎时，产生水肿的主要

始动因素是
A. 毛细血管滤过压增高
B. 毛细血管通透性增高
C. 钠与水的潴留
D. 血浆胶体渗透压降低
E. 淋巴液回流受阻

37. 下列除哪项外，常可引起肝细胞性黄疸
A. 疟疾
B. 急性甲型肝炎
C. 中毒性肝炎
D. 钩端螺旋体病
E. 肝癌

38. 下列哪项不符合胸壁疾患所致胸痛的特点
A. 疼痛部位较固定
B. 局部有压痛
C. 举臂动作时可加剧
D. 因情绪激动而诱发
E. 深呼吸或咳嗽可加剧

【A_2 型题】

39. 患者，女，55 岁。患 Graves 病 3 年，1 周来心悸、咳嗽，夜间重。查体：心房颤动，两肺底水泡音。下列哪种因素与其夜间咳嗽加重有关
A. 大脑皮层对延髓呼吸中枢抑制减弱
B. 迷走神经兴奋性增高
C. 交感神经兴奋性增高
D. 痰量增多
E. 以上均有关

40. 患者，男，42 岁。冬季咳嗽 4 年，诊断为慢性支气管炎。下列哪项最有意义
A. 咳嗽无咳痰
B. 咳嗽有痰液
C. 咳嗽伴咯血
D. 咳嗽伴发热
E. 吸烟史

41. 患者，男，38 岁。近日自觉感冒后出现咳嗽伴大量脓痰。该患者最可能诊断为
A. 肺结核
B. 支气管扩张症
C. 支气管哮喘
D. 肺癌
E. 胸膜炎

42. 患者，女，32 岁。进餐时与人口角后，突觉呼吸困难。查体：呼吸浅表，频数达 80 次/分，无啰音。该患者最可能的诊断是
A. 癔症
B. 气胸
C. 心绞痛
D. 急性心肌梗死
E. 气管异物

43. 患者，女，45 岁。甲状腺 ^{131}I 放射治疗史，3 年来水肿、畏寒，化验血 FT_3 及 FT_4 均降低。该患者水肿的特征表现是
A. 炎症性水肿
B. 身体下垂部位水肿
C. 全身性水肿
D. 凹陷性水肿
E. 非凹陷性水肿

44. 患者，女，40 岁。心脏听诊有心尖区舒张期局限性隆隆样杂音，肝大，下肢水肿。化验：肝功能正常，尿蛋白（+），人血清白蛋白 30g/L。该患者水肿是来自
A. 心源性水肿
B. 肾源性水肿
C. 肝源性水肿
D. 营养不良性水肿
E. 下腔静脉阻塞

45. 患者，女，50 岁。双下肢水肿 10 余年，晨轻暮重，无眼睑水肿和泡沫尿。查体：BP 130/70mmHg，双肺呼吸音清，心界不大，心率 87 次/分，律齐。腹软，肝脾肋下未触及，移动性浊音阴性，双下肢见凹陷性水肿，浅静脉呈蚯蚓状改变。该患者下肢水肿的最可能原因是
A. 下肢静脉压增高
B. 淋巴液回流受阻
C. 心肌收缩力降低
D. 血浆胶体渗透压降低
E. 血浆晶体渗透压降低

46. 患者，男，40 岁。水肿、乏力、腹胀 2 个月，有乙肝病史。查体：全身水肿，腹壁静脉曲张，腹水征（+）。下列哪项与该患者腹水形成无关
A. 钠与水的潴留
B. 血管滤过压增高
C. 血管通透性增加
D. 血浆胶体渗透压降低
E. 淋巴液生成过多

【A_3/A_4 型题】

（47～48 题共用题干）

一发热患者，近 5 天来体温维持在 39～41℃，24 小时内体温波动相差不超过 1℃。查体：腹部玫瑰疹，肝、脾大。

47. 该患者的热型是
A. 间歇热
B. 波状热
C. 回归热
D. 稽留热
E. 弛张热

48. 该患者最可能的诊断是
A. 大叶肺炎
B. 肾综合征出血热
C. 伤寒
D. 疟疾
E. 风湿热

（49～50 题共用题干）

患者，男，45 岁。反复出现胸骨后烧灼样痛，多在餐后出现。

49. 该患者最可能的诊断是
A. 变异型心绞痛
B. 陈旧性心肌梗死
C. 食管癌
D. 反流性食管炎
E. 纵隔肿瘤

50. 补充追问病史，哪项对明确诊断最有意义
A. 劳累是否加重疼痛
B. 紧张是否加重疼痛
C. 咳嗽是否加重疼痛
D. 服用硝酸甘油可否减轻

疼痛
E. 服用抗酸剂可否减轻疼痛
（51~54 题共用题干）
患者，男，32 岁。突然呼吸困难，右侧胸痛，查体：发绀，大汗。既往肺结核史。
51. 该患者最可能的诊断是
A. 结核性纤维素性胸膜炎
B. 急性左心衰竭
C. 自发性气胸
D. 急性心肌梗死
E. 支气管哮喘
52. 为鉴别气胸与支气管哮喘，下列哪项检查有意义
A. 心电图
B. 超声心动图
C. 查找变应原
D. 胸部 X 线检查
E. 血嗜酸性粒细胞计数
53. 对该患者胸部查体可检查到
A. 干啰音
B. 叩诊鼓音
C. 胸语音
D. 羊鸣音
E. 爆裂音
54. 对该患者胸部听诊可听到
A. 响亮性湿啰音
B. 粗湿啰音
C. 呼吸音减弱或消失
D. 高调干啰音
E. 低调干啰音
（55~57 题共用题干）
患者，男，35 岁。突发呼吸困难伴窒息感，查体：呼吸 30 次/分，呼气延长，双肺哮鸣音，无湿啰音。
55. 该患者的呼吸困难属于
A. 吸气性呼吸困难
B. 呼气性呼吸困难
C. 混合性呼吸困难
D. 阵发性呼吸困难
E. 心源性哮喘
56. 该患者可能的诊断是
A. 自发性气胸
B. 支气管哮喘
C. 急性左心衰竭
D. 气管异物
E. 肺气肿
57. 该病例排除心源性哮喘的主要依据是
A. 性别
B. 年龄
C. 突然发病
D. 呼吸未达 40 次/分
E. 肺内无湿啰音
（58~59 题共用题干）
患者，女，40 岁。下肢水肿。查体：心尖区局限性舒张期隆隆样杂音，肺部听诊正常，肝大（-），腹水（-），双下肢水肿（+）及皮肤呈暗紫色，右侧重于左侧。月经期未检查尿。
58. 该患者下肢水肿最可能的原因是
A. 右心衰竭
B. 皮肤过敏
C. 经前期紧张综合征
D. 下肢静脉曲张
E. 特发性水肿
59. 对上述病例，要排除心源性水肿哪项检查最有意义
A. 心电图
B. 超声心动图
C. 心脏 X 线摄影
D. 血浆蛋白测定
E. 静脉压测定

【B_1 型题】

（1~4 题共用备选答案）
A. 发热伴寒战
B. 发热伴口角疱疹
C. 发热伴肝、脾大
D. 发热伴出血
E. 发热伴昏迷
1. 急性肾盂肾炎
2. 肾综合征出血热
3. 流行性感冒
4. 白血病
（5~8 题共用备选答案）
A. 咯血颜色鲜红
B. 铁锈色血痰
C. 砖红色胶冻样黏痰
D. 粉红色乳样痰
E. 粉红色浆液性泡沫样痰
5. 肺炎克雷伯菌肺炎
6. 肺炎链球菌肺炎
7. 出血性疾病
8. 左心衰竭肺水肿
（9~12 题共用备选答案）
A. 咳嗽声音低微或无声
B. 咳嗽声音嘶哑
C. 金属音调咳嗽
D. 阵发性连续剧咳伴有高调吸气回声（鸡鸣样咳嗽）
E. 咳嗽、咳粉红色泡沫痰伴呼吸困难
9. 极度衰弱或声带麻痹患者
10. 喉返神经麻痹者
11. 纵隔肿瘤或淋巴瘤、结节病者
12. 急性肺水肿
（13~16 题共用备选答案）
A. 大量咯血伴低热
B. 持续痰中带血伴 Horner 综合征
C. 稍有痰中带血伴剧咳
D. 间断咯血伴大量脓痰
E. 周期性咯血
13. 支气管子宫内膜异位症
14. 支气管扩张
15. 肺结核空洞
16. 支气管肺癌
（17~21 题共用备选答案）
A. 喷射性呕吐
B. 呕吐伴眩晕，眼球震颤
C. 呕吐伴剧烈上腹部疼痛
D. 呕吐隔餐或隔日食物
E. 呕吐伴贫血、水肿、食欲缺乏及尿化验异常改变
17. 尿毒症时
18. 急性胰腺炎时
19. 幽门梗阻时
20. 梅尼埃病时
21. 颅内压增高时
（22~26 题共用备选答案）
A. 意识障碍伴发热
B. 意识障碍伴低血压
C. 意识障碍伴瞳孔缩小
D. 意识障碍伴高血压

E. 意识障碍伴瞳孔散大
22. 尿毒症时
23. 有机磷农药中毒时
24. 休克时
25. 中毒性菌痢时
26. 乌头碱中毒时

参考答案

【A_1型题】

1. C 2. A 3. A 4. B 5. D 6. C 7. B 8. D 9. A 10. C
11. B 12. C 13. A 14. C 15. C 16. E 17. E 18. D 19. D 20. B
21. B 22. D 23. D 24. E 25. C 26. E 27. E 28. C 29. D 30. B
31. D 32. E 33. A 34. C 35. D 36. B 37. A 38. D

【A_2型题】

39. B 40. B 41. B 42. A 43. E 44. A 45. A 46. C

【A_3/A_4型题】

47. D 48. C 49. D 50. E 51. C 52. D 53. B 54. C 55. B 56. B
57. E 58. D 59. E

【B_1型题】

1. C 2. D 3. B 4. C 5. C 6. B 7. A 8. E 9. A 10. B
11. C 12. E 13. E 14. D 15. A 16. B 17. E 18. C 19. D 20. B
21. A 22. D 23. C 24. B 25. A 26. E

第二单元 问　诊

【A_1型题】

1. 下列问诊的注意事项不恰当的是
A. 态度要和蔼、亲切、同情和耐心
B. 应对患者适当微笑或赞许地点头示意
C. 对患者提出的问题不懂时应直接回答“不知道”
D. 问诊时环境要安静
E. 问诊时记录要尽量简单、快速

2. 下列属于既往史的是
A. 起病急缓
B. 发病部位
C. 情绪激动或抑郁
D. 预防接种史
E. 伴随症状

3. 下列不属于个人史的是
A. 出生地
B. 受教育程度
C. 工种
D. 烟酒嗜好
E. 过敏史

4. 下列各项中不包括在现病史中的是
A. 主要症状
B. 伴随症状
C. 一般情况
D. 父母兄妹是否有同样疾病
E. 诊治经过

5. 以下各项中不包括在个人史中的是
A. 社会经历
B. 职业及工作条件
C. 冶游史
D. 药敏史
E. 习惯与嗜好

6. 问诊的意义和作用以下不正确的是
A. 问诊是以医师和患者（或陪伴者）交谈的方式进行
B. 某些疾病如心绞痛，主要靠问诊诊断
C. 问诊可以定出体检的重点（系统）
D. 患者首先叙述的症状即为主诉
E. 对一些复杂的疾病也必须结合问诊来诊断

7. 在考虑诊断时，以下各项原则中不正确的是
A. 各种临床表现尽量用一种病解释
B. 先考虑多发病、常见病
C. 在确立一个诊断的同时要考虑排除其他诊断
D. 诊断时要考虑以前用药的反应
E. 诊断主要根据主诉

8. 询问次要症状主要是为了
A. 帮助了解主要症状的性质
B. 帮助了解主要症状的严重

程度
C. 鉴别不同的疾病
D. 了解患者发生了什么并发症
E. 判断疾病患者的预后

【A_2 型题】

9. 患者，男，65 岁。每 2 周常出现胸痛，每次持续 20 分钟，常在劳累时出现，与呼吸无关，感乏力。必须问诊的是
A. 疼痛缓解方式
B. 疼痛部位
C. 有无外伤史
D. 有无呼吸困难
E. 伴随症状

【B_1 型题】

（1~3 题共用备选答案）
A. 患者本次就诊最主要的原因
B. 患者父母的情况
C. 主要症状出现的部位、性质、持续时间
D. 患者的劳动环境
E. 按身体各系统详细询问可能发生的病情
1. 个人史包括
2. 现病史主要是
3. 主诉是

参考答案

【A_1 型题】

1. C　2. D　3. E　4. D　5. D　6. D　7. E　8. D

【A_2 型题】

9. A

【B_1 型题】

1. D　2. C　3. A

第三单元　检体诊断

【A_1 型题】

1. 下列哪项说法是错误的
A. 正常人卧位时可见颈静脉充盈
B. 正常人坐位时可见颈静脉充盈
C. 右心衰竭时可见颈静脉充盈
D. 上腔静脉回流受阻时可见颈静脉充盈
E. 心包大量积液时可见颈静脉充盈
2. 以下最可能是器质性杂音的为
A. 静脉嗡鸣声
B. 心尖部柔和的收缩期杂音
C. 杂音的强度在 2/6 级以下
D. 心尖部舒张期隆隆样杂音
E. 心尖部孤立的 S_3
3. 下列哪项不会出现语颤减弱或消失
A. 气胸
B. 肺气肿
C. 肺梗死
D. 阻塞性肺不张
E. 大量胸腔积液
4. 心尖区触及舒张期震颤，提示
A. 主动脉瓣狭窄
B. 肺动脉瓣狭窄
C. 室间隔缺损
D. 二尖瓣狭窄
E. 动脉导管未闭
5. 甲状腺功能亢进症患者不会见到
A. 体重增加
B. 双眼球突出
C. 甲状腺肿大伴血管杂音
D. 眼睑闭合障碍
E. 心率增快
6. 肝性脑病患者口腔中常有哪种气味
A. 大蒜味
B. 氨味
C. 腥臭味
D. 烂苹果味
E. 尿味
7. 主动脉瓣关闭不全最不可能出现的体征是
A. 水冲脉
B. 主动脉瓣区第二心音亢进
C. 主动脉瓣区闻及叹气样舒张期杂音
D. 心尖部可闻及柔和的舒张期隆隆样杂音
E. 心浊音界呈靴形
8. 风湿性心瓣膜病二尖瓣关闭不全时，心脏听诊不可能发现的体征为
A. 心尖区全收缩期杂音向左腋下传导
B. 心尖第一心音亢进
C. 肺动脉瓣区第二心音分裂
D. 心尖区第三心音
E. 心尖区短促舒张早期杂音
9. 下列哪项无肺泡呼吸音增强
A. 运动
B. 发热
C. 甲亢
D. 贫血
E. 慢性阻塞性肺气肿

10. 呼吸音柔软，呈吹风样“夫”音，吸气期较呼气期声音强，音调高，吸气时间较呼气时间长，应考虑为
A. 支气管呼吸音
B. 肺泡呼吸音
C. 支气管肺泡呼吸音
D. 支气管呼吸音增强
E. 支气管呼吸音减弱

11. 面具面容，慌张步态，肌张力呈齿轮样强直，并伴震颤，考虑为
A. 小脑病变
B. 脑血管病
C. 帕金森病
D. 脑萎缩
E. 脑炎

12. 下列哪项叙述是错误的
A. 大量腹水见于心功能不全
B. 大量腹水时腹部膨隆
C. 卵巢囊肿之浊音呈移动性
D. 肝硬化可有腹水
E. 腹水可见于肾炎

13. 下列关于气管的描述哪项正确
A. 气管在平胸骨柄处分为左、右主支气管
B. 气管在平胸骨角处分为左、右主支气管
C. 左主支气管细长而倾斜
D. 右主支气管短粗、陡直
E. 右主支气管分两支进入右肺，左主支管分三支进入左肺

14. 一侧瞳孔直接对光反射消失，间接对光反射存在，病变在
A. 同侧动眼神经
B. 对侧动眼神经
C. 同侧视神经
D. 对侧视神经
E. 视交叉

15. 肺上界变宽常见于
A. 肺萎缩
B. 肺气肿
C. 肺尖结核
D. 肺纤维化
E. 胸腔积液

16. 复合感觉不包括
A. 皮肤定位觉
B. 振动觉
C. 两点辨别觉
D. 实体辨别觉
E. 体表图形觉

17. 下列哪项为锥体束损害的表现
A. 铅管样肌张力增强
B. 折刀样肌张力增强
C. 帕金森病
D. 手足徐动
E. 舞蹈样运动

18. 肠蠕动音呈金属音见于
A. 麻痹性肠梗阻
B. 机械性肠梗阻
C. 严重脓毒血症
D. 血钾低
E. 急性肠炎

19. 正常腹部不能触到的脏器是
A. 腹主动脉
B. 腰椎椎体
C. 胆囊
D. 乙状结肠
E. 横结肠

20. 关于肺、胸廓叩诊音下列哪项是正确的
A. 前胸上部较下部稍清
B. 右肺上部较左肺下部稍清
C. 背部的叩诊音较前胸部稍清
D. 右侧腋下部叩诊音稍清
E. 左侧腋前线下部有胃的存在，叩诊呈鼓音

21. 深反射不包括
A. 膝腱反射
B. 跟腱反射
C. 跖反射
D. 肱二头肌反射
E. 肱三头肌反射

22. 下列除哪项外，均可引起阻塞性黄疸
A. 疟疾
B. 胆管癌
C. 肝癌
D. 胆道蛔虫病
E. 胆总管结石

23. 二尖瓣关闭不全最不可能出现的体征是
A. 心尖区第一心音亢进
B. 心尖区可闻及3/6级以上的吹风样全收缩期杂音
C. 心浊音界向左下扩大
D. 肺动脉瓣区第二心音亢进
E. 可闻及第三心音

24. 触诊发现包块，导尿后肿物消失可为
A. 肝大
B. 胆囊肿大
C. 膀胱胀大
D. 胃扩张
E. 多囊肾

25. 下列哪项属于脑膜刺激征
A. Brudzinski 征
B. Gordon 征
C. Babinski 征
D. Oppenheim 征
E. Lasegue 征

26. 对颈部静脉的描述，哪项正常
A. 正常人坐位和立位时，颈静脉可稍见充盈
B. 颈静脉搏动为非膨胀性
C. 卧位时颈静脉充盈超过下颌角至锁骨上缘距离以下1/3为静脉怒张
D. 颈静脉充盈提示左心功能不全
E. 缩窄性心包炎一般不会引起颈静脉怒张

27. 蜘蛛痣常见的部位，除外
A. 手臂
B. 面颊
C. 两肩部
D. 踝部
E. 胸部

28. 气管向左移位，左侧胸廓凹陷，左侧触觉语颤减弱，左侧叩诊第4肋下浊音，听诊左侧呼吸音消失，应考虑为
A. 左侧气胸
B. 左侧胸腔积液
C. 左肺肺炎
D. 左肺肺不张

E. 肺气肿

29. 查体发现患者有“三偏”征，病变部位为
A. 皮质
B. 内囊
C. 脑干
D. 脊髓
E. 基底核

30. 右侧鼻唇沟变浅，口角下垂，额纹变浅，右侧眼裂变大，不能鼓颊、露齿，应考虑为
A. 同侧面神经麻痹
B. 对侧面神经麻痹
C. 同侧皮质延髓束损害
D. 对侧皮质延髓束损害
E. 同侧三叉神经麻痹

31. 听诊时心率正常而节律规整，最可能是
A. 一度房室传导阻滞
B. 心房颤动
C. 室性期前收缩
D. 房室传导阻滞文氏型
E. 伴有 4∶1 和 3∶1 房室传导比例的心房扑动

32. 关于共济失调检查哪项不正确
A. 指鼻试验
B. 指指试验
C. 轮替试验
D. 卧立试验
E. 跟-膝-胫试验

33. 肺部叩诊不正确的是
A. 叩诊顺序由上至下，由前至后，左右对称比较
B. 肺部叩诊方法分直接和间接叩诊法 2 种
C. 叩前胸与侧壁时板指与肋间隙平行
D. 叩肩胛下区时板指可随意放置
E. 叩肩胛间区板指与脊柱平行

34. 板状腹见于
A. 急性阑尾炎
B. 急性胆囊炎
C. 肠结核
D. 急性胃肠穿孔
E. 大量腹水

35. 关于触觉语颤的描述哪项不正确
A. 发音强、音调低、胸壁薄者语颤强
B. 右胸上部较左胸上部弱
C. 前胸上部较下部强
D. 后胸下部较上部强
E. 男性较女性强

36. 关于体位哪项错误
A. 意识障碍的患者常是强迫体位
B. 心源性哮喘的患者常是坐位
C. 脑膜炎患者可见角弓反张位
D. 胸膜疾患的患者多采取侧卧位
E. 胆道蛔虫病者可出现辗转体位

37. 肢端肥大可见于
A. 巨人症
B. 肺心病
C. 严重贫血
D. 类风湿关节炎
E. 维生素 D 缺乏症

38. 肝脏缩小见于
A. 肝脓肿
B. 肝囊肿
C. 肝癌
D. 急性和亚急性重型肝炎
E. 脂肪肝

39. 胸骨左缘第 1、2 肋间及其附近区域听到连续性杂音见于
A. 二尖瓣狭窄
B. 二尖瓣关闭不全
C. 动脉导管未闭
D. 肺动脉瓣狭窄
E. 肺动脉瓣关闭不全

40. 关于上运动神经元瘫痪下列哪项不正确
A. 肌张力增高
B. 腱反射亢进
C. 有病理反射
D. 浅反射亢进
E. 肌萎缩不明显

41. 镜面舌可见于
A. 麻疹
B. 伤寒
C. 猩红热
D. 胃溃疡
E. 恶性贫血

42. 帕金森病的患者可出现
A. 慌张步态
B. 醉酒步态
C. 鸭态
D. 蹒跚步态
E. 共济失调步态

43. 胃泡鼓音区明显缩小或消失见于
A. 肝右叶大
B. 脾明显大
C. 胰腺肿大
D. 膀胱胀大
E. 卵巢囊肿

44. 二尖瓣狭窄时的听诊特点是
A. 心尖部收缩期吹风样杂音
B. 心尖部舒张期隆隆样杂音
C. 主动脉瓣区舒张期叹气样杂音
D. 胸骨左缘第 3、4 肋间粗糙的收缩期杂音
E. 肺动脉瓣区收缩期杂音

45. 下列脏器检查的论述错误的是
A. 右肾下垂易误认为肝大
B. 左肾下垂易误认为脾大
C. 肾脏触诊常采用双手触诊法
D. 正常胰腺很容易触到
E. 健康人的肝脏一般触不到

46. 胸膜摩擦音与心包摩擦音的鉴别要点是
A. 声音粗糙的程度
B. 声音发出的部位
C. 声音持续的长短
D. 屏住呼吸是否存在
E. 伴有心音还是杂音

47. 心室收缩时颈静脉有搏动，可见于
A. 原发性高血压
B. 严重贫血
C. 三尖瓣关闭不全

D. 主动脉瓣关闭不全
E. 甲状腺功能亢进症

48. 肺和胸膜触诊哪项不正确
A. 应在胸壁对称部位检查
B. 以手掌或手掌尺侧缘进行检查
C. 呼吸运动检查时患者应做深呼吸
D. 胸膜摩擦感与呼吸无关
E. 胸膜摩擦感以胸侧壁下部较易触及

49. 杵状指不常见于哪种情况
A. 肺脓肿
B. 病毒性心肌炎
C. 溃疡性结肠炎
D. 肝癌
E. 发绀型先心病

50. 肾下垂或游走肾，采用何种体位易于触到
A. 平卧位
B. 坐位
C. 立位
D. 左侧卧位
E. 右侧卧位

51. 二尖瓣狭窄的杂音在下述哪种情况下更为清晰
A. 坐位稍向前倾
B. 左侧卧位
C. 右侧卧位
D. 屏住呼吸
E. 用力按压听诊器

52. 呼吸有烂苹果味可见于下列哪种患者
A. 敌敌畏中毒
B. 肺脓肿
C. 糖尿病酮症酸中毒
D. 尿毒症
E. 有机磷农药中毒

53. 下列除哪项外，均属急腹症
A. 消化性溃疡病
B. 胃肠平滑肌痉挛
C. 胃肠穿孔
D. 肠梗阻
E. 实质脏器破裂

54. 检查共济运动不包括
A. 拉赛格征
B. 指指试验
C. 指鼻试验
D. 罗姆伯格征
E. 轮替动作

55. 上腹部搏动可见于
A. 肾动脉狭窄
B. 腹主动脉瘤
C. 卵巢囊肿
D. 妊娠
E. 溃疡病

56. 检查发现患者胸廓前后径与横径相等，肋间隙增宽，应考虑为
A. 漏斗胸
B. 鸡胸
C. 桶状胸
D. 扁平胸
E. 正常胸廓

57. 中枢性面瘫不会出现哪种改变
A. 一侧鼻唇沟变浅
B. 一侧额纹消失
C. 不能鼓腮
D. 一侧口角下垂
E. 不能露齿

58. 下列哪项不符合心包摩擦音的特点
A. 通常在胸骨左缘第3、4肋间易听到
B. 收缩期及舒张期均可听到，以收缩期较明显
C. 将听诊器胸件向胸部加压时，可使摩擦音增强
D. 屏住呼吸时摩擦音消失
E. 患者采取坐位稍前倾时，易于听到

59. 肝颈静脉回流征常见于下列疾病，但除外
A. 风湿性心脏病二尖瓣狭窄
B. 大量心包积液
C. 原发性高血压
D. 慢性肺源性心脏病
E. 房间隔缺损

60. 湿啰音的特点是
A. 是一种异常呼吸音
B. 部位易变
C. 呼气时较多而明显
D. 咳嗽后可减轻或消失
E. 性质易变

61. 下列哪项描述是错误的
A. 女性以胸式呼吸为主
B. 男性及儿童以腹式呼吸为主
C. 大量腹水时腹式呼吸减弱，胸式呼吸加强
D. 肋骨骨折可使胸式呼吸减弱，腹式呼吸加强
E. 正常情况下吸气运动是被动运动，呼气运动是主动运动

62. 出现病理反射是由于
A. 脊髓反射弧受损
B. 锥体外系受损
C. 锥体束受损
D. 基底核受损
E. 神经系统兴奋性增强

【A_2 型题】

63. 患者，男，35岁。素有溃疡病史，1个月来饭后腹部饱胀不适，3天来反复呕吐隔餐或隔日食物，呕吐后舒适，患者消瘦，口干，皮肤弹性差。查体：有胃型、胃蠕动波及逆蠕动波；餐后8小时有震水音。临床诊断最可能是
A. 肠梗阻
B. 腹膜炎
C. 幽门梗阻
D. 肝硬化
E. 肝炎

64. 患者，男，18岁。2天来发热38℃左右，开始上腹部疼痛伴恶心，未吐，6小时后转至右下腹痛且逐渐加重，排便（1~2）次/日，稍溏，无黏液。查体：阑尾点有压痛，无反跳痛，无肌紧张；腰大肌征阳性。临床诊断最可能是
A. 急性胃炎
B. 急性阑尾炎
C. 急性肠炎
D. 泌尿系结石
E. 阑尾炎穿孔

65. 患者，男，70 岁。近 5 年来乏力，尿频，每晚尿 5~6 次，但无尿痛，无尿急。昨日大量饮酒后下腹部胀痛逐渐加重。查体：耻骨联合上区可触到一圆形具有压痛的弹性肿物。临床诊断最可能是
A. 肾结石
B. 多囊肾
C. 前列腺肥大合并尿潴留
D. 肾结核
E. 输尿管结石

66. 患者，男，50 岁。10 多年来上腹部胀闷不适，乏力，近半年来加重，且发现下肢水肿，牙龈易于出血。查体：面色灰褐色，巩膜轻度黄染，前胸有蜘蛛痣，心肺（-），腹部膨隆可见静脉曲张，静脉曲张血流方向脐以上向上，脐以下向下。肝未触及，脾肋下 2 横指，腹部移动性浊音（+），液波震颤（+），下肢凹陷性水肿（+）。临床诊断最可能是
A. 下腔静脉阻塞
B. 上腔静脉阻塞
C. 慢性肝炎
D. 门脉性肝硬化
E. 肝脓肿

67. 患者，女，18 岁。因上腹部胀痛 1 天就诊。1 天前大量进食油腻食物并饮酒后上腹部胀痛不已，伴恶心，呕吐后腹痛减轻，不发热。查体：上腹部轻压痛，墨菲征（-），肝脾未及。临床诊断最可能是
A. 急性胰腺炎
B. 急性胆囊炎
C. 急性肾炎
D. 急性胃炎
E. 慢性胃炎

68. 患者，女，26 岁。2 天来脐周腹痛，呈阵发性疼痛，且伴黑便，1 周前曾进食虾蟹，此后全身散在有荨麻疹。查体：脐周皮肤及下肢可见紫癜，肝脾未及，肠鸣音亢进，大便隐血（+）。临床诊断最可能是
A. 急性糜烂性胃炎
B. 十二指肠溃疡合并出血
C. 胃溃疡合并出血
D. 肠结核
E. 过敏性紫癜

69. 患者，女，25 岁。发冷发热 2 天，最高体温 39℃，伴腰痛，尿痛、尿频、尿急。查体：咽稍充血，肋脊角及肋腰角有明显叩击痛。临床诊断最可能是
A. 急性尿道炎
B. 急性肾盂肾炎
C. 急性膀胱炎
D. 急性子宫内膜炎
E. 急性输卵管炎

70. 患者，男，38 岁。半年来上腹部规律性疼痛就诊。患者平素饮食不规律，午后两三点及夜间上腹部疼痛发作，向后背放射。遇暖及进食后能缓解，伴反酸嗳气。查体：上腹部偏右轻压痛，肝脾未及。临床诊断最可能是
A. 慢性胃炎
B. 十二指肠溃疡
C. 慢性胆囊炎
D. 慢性胰腺炎
E. 慢性肾炎

71. 患者，女，30 岁。反复上腹痛 6 年，饥饿时加重，进食后减轻。近 1 周来进食后上腹部胀痛加重，但大量呕吐后减轻。查体：轻度脱水，上腹部膨隆，有震水音。应首先考虑的是
A. 多发性溃疡病
B. 复合性溃疡病
C. 胃溃疡恶变
D. 十二指肠溃疡伴幽门梗阻
E. 胃窦部溃疡伴急性穿孔

【B_1 型题】

（1~5 题共用备选答案）
A. 闭目难立征阳性
B. 巴宾斯基征阳性
C. 拉赛格征阳性
D. 凯尔尼格征阳性
E. 手足抽搐

1. 坐骨神经痛时
2. 脑血栓形成时
3. 小脑疾患时
4. 脑膜炎时
5. 低血钙时

（6~9 题共用备选答案）
A. 过清音
B. 鼓音
C. 实音
D. 水泡音
E. 哮鸣音

6. 气胸
7. 大叶性肺炎
8. 肺气肿
9. 支气管哮喘

（10~13 题共用备选答案）
A. 杵状指
B. 匙状甲
C. 爪形手
D. “助产士”手
E. 梭形关节

10. 缺铁性贫血
11. 尺神经损伤
12. 类风湿关节炎
13. 支气管扩张

（14~18 题共用备选答案）
A. 静止性震颤
B. 动作性震颤
C. 舞蹈样动作
D. 手足搐搦
E. 摸空征

14. 低钙血症时可见
15. 帕金森病时可见
16. 碱中毒时可见
17. 小脑病变时可见
18. 儿童脑风湿病时可见

（19~23 题共用备选答案）
A. 手套袜套样感觉障碍

B. 单瘫
C. 偏瘫
D. 交叉瘫
E. 截瘫
19. 大脑病变时
20. 内囊病变时
21. 脑干病变时
22. 脊髓病变时
23. 周围神经病变时
（24~26题共用备选答案）
A. 左侧卧位时明显
B. 坐位稍前倾时明显
C. 仰卧位深吸气时明显
D. 下蹲时减弱，立位时增强
E. Valsalva动作时减弱
24. 主动脉瓣关闭不全的舒张期杂音
25. 肥厚性梗阻型心肌病的杂音
26. 二尖瓣狭窄的舒张期杂音
（27~31题共用备选答案）
A. 上腹部压痛
B. 脐部压痛
C. 下腹部压痛
D. 腰部压痛，疼痛向尿道放射
E. 左季肋部压痛
27. 肠炎
28. 心肌梗死时
29. 膀胱炎时
30. 胰尾癌时
31. 肾结石时
（32~34题共用备选答案）
A. 心界呈靴形
B. 心尖部矛盾运动
C. 心浊音界向两侧扩大，坐位呈“烧瓶样”
D. 心界呈梨形
E. 心界不大
32. 主动脉瓣关闭不全时
33. 风湿性心脏病二尖瓣狭窄时
34. 心包积液时
（35~36题共用备选答案）
A. 急性黄疸型肝炎
B. 急性无黄疸型肝炎
C. 急性重型肝炎
D. 慢性迁延性肝炎
E. 慢性活动性肝炎
35. 扑翼样震颤多见于
36. 蜘蛛痣、肝掌多见于

参考答案

【A_1型题】

1. B	2. D	3. C	4. D	5. A	6. C	7. B	8. B	9. E	10. B
11. C	12. C	13. B	14. C	15. B	16. B	17. B	18. B	19. C	20. E
21. C	22. A	23. A	24. C	25. A	26. B	27. D	28. B	29. B	30. A
31. A	32. D	33. D	34. D	35. B	36. A	37. A	38. D	39. C	40. D
41. E	42. A	43. B	44. B	45. D	46. D	47. C	48. D	49. D	50. C
51. B	52. C	53. A	54. A	55. B	56. C	57. B	58. D	59. C	60. D
61. E	62. C								

【A_2型题】

63. C	64. B	65. C	66. D	67. D	68. E	69. B	70. B	71. D

【B_1型题】

1. C	2. B	3. A	4. D	5. E	6. B	7. C	8. A	9. E	10. B
11. C	12. E	13. A	14. D	15. A	16. D	17. B	18. C	19. B	20. C
21. D	22. E	23. A	24. B	25. D	26. A	27. B	28. A	29. C	30. E
31. D	32. A	33. D	34. C	35. C	36. E				

第四单元　实验室诊断

【A_1型题】

1. 下列哪项实验室检查结果不符合肝细胞性黄疸的诊断
A. 血清总胆红素增加
B. 非结合型胆红素增加，结合胆红素不增加
C. 非结合胆红素增加，结合胆红素也增加
D. 尿中胆红素阳性
E. 尿中尿胆原增加
2. 下列关于急性胰腺炎酶学检查的叙述，正确的是
A. 血清淀粉酶多在发病1~2小时开始增高

B. 尿淀粉酶多在发病3~4小时开始增高
C. 胰腺广泛坏死时，尿淀粉酶可不增高
D. 尿淀粉酶的增高多早于血清淀粉酶
E. 尿、血清淀粉酶常同时增高

3. 关于溶血性黄疸，下列哪项是不符合的
A. 血清总胆红素增高
B. 间接胆红素增高
C. 尿中胆红素呈阳性反应
D. 尿中尿胆原增多
E. 粪便颜色变深

4. 在原发性肝癌患者中同时测定下列几种酶，哪项检查的阳性率最高
A. γ-谷氨酰转肽酶
B. 碱性磷酸酶
C. 谷丙转氨酶
D. 乳酸脱氢酶
E. 肌酸激酶

5. 平均红细胞容积明显增加见于
A. 溶血性贫血
B. 巨幼细胞贫血
C. 缺铁性贫血
D. 地中海性贫血
E. 以上都不对

6. 尿中出现本-周（Bence-Jones）蛋白，对下列哪种疾病的诊断有较大意义
A. 粒细胞性白血病
B. 淋巴细胞性白血病
C. 多发性骨髓瘤
D. 肾病综合征
E. 慢性肾炎急性发作

7. 对疑为出血性疾病的患者，一般先做下列哪组粗筛试验
A. 出血时间，凝血时间，血小板计数，血浆复钙时间
B. 出血时间，凝血时间，血小板计数，血浆凝血酶原时间
C. 血小板计数，出凝血时间，血清凝血酶原时间
D. 出凝血时间，血小板计数，毛细血管脆性试验
E. 以上都不是

8. 关于谷丙转氨酶（GPT）测定临床意义的阐述，下列哪项不正确
A. 谷丙转氨酶对病毒性肝炎不是一个特异性指标，但为最敏感的指标之一
B. 谷丙转氨酶活性的变化与肝组织的形态改变有固定关系
C. 典型急性病毒性肝炎早期，谷丙转氨酶急剧上升
D. 一部分无黄疸型肝炎早期转氨酶升高不显著
E. 轻型无黄疸型肝炎常常有一过性转氨酶升高

9. 下列哪项检查结果表示乙型肝炎的传染力最强
A. 抗-HBs（+）、抗-HBc（+）、抗-HBe（+）
B. HBsAg（+）
C. 抗-HBc（+）、HBeAg（+）、抗-HBe（-）
D. 抗-HBs（+）
E. 抗-HBs（+）、抗-HBe（+）

10. 关于溶血性贫血，下列哪项是错误的
A. 网织红细胞增多
B. 周围血中可有幼红细胞出现
C. 骨髓增生活跃，粒：红比值增高
D. 尿中胆红素阴性
E. 尿中尿胆原增多

11. 肝炎患者如转氨酶持续升高（不超过正常值3倍）或反复波动达半年或1年以上者，其他肝功能试验有时正常，临床上称为
A. 慢性活动性肝炎
B. 慢性迁延性肝炎
C. 肝硬化
D. 原发性肝癌
E. 胆石症

12. 尿浓缩稀释试验，下列哪项结果为肾功能不全的早期表现
A. 夜尿量<500ml
B. 夜尿量>750ml
C. 夜尿量<750ml
D. 日尿量与夜尿量之比>3：1
E. 最高尿比重>1.020

13. 嗜酸性粒细胞增多见于
A. 寄生虫病
B. 副伤寒
C. 感染早期
D. 应用肾上腺皮质激素后
E. X线照射后

14. 下列哪项实验室检查符合肝细胞性黄疸的诊断
A. 血清总胆红素不增加
B. 非结合胆红素增加，结合胆红素不增加
C. 血清中结合胆红素和非结合胆红素均增加
D. 尿胆红素阴性
E. 尿中尿胆原阴性，尿胆红素阴性

15. 关于白细胞核左移的叙述以下哪项最佳
A. 核左移即细胞中的核偏向细胞的左侧
B. 幼稚细胞出现在血中可称核左移
C. 粒细胞中未成熟的细胞出现在外周
D. 细胞幼稚化，杆状核以前粒细胞增多
E. 单核细胞很少出现核左移

16. 粪便中查到巨噬细胞，多见于
A. 阿米巴痢疾
B. 细菌性痢疾
C. 急性胃肠炎
D. 血吸虫病
E. 霍乱

17. 关于白细胞分类，下列哪项是错误的
A. 中性粒细胞占0.60~0.75
B. 嗜酸性粒细胞占0.005~0.050

C. 嗜碱性粒细胞占0~0.01
D. 淋巴细胞占0.2~0.4
E. 单核细胞占0.03~0.08

18. 缺铁性贫血，经铁剂治疗后1周，首先出现的治疗反应是
A. 红细胞数增多
B. 血细胞比容增加
C. 血小板增加
D. 网织红细胞增加
E. 平均红细胞容积（MCV）恢复正常

19. 在血清蛋白质中主要来自浆细胞的是
A. 白蛋白
B. α_1球蛋白
C. α_2球蛋白
D. β球蛋白
E. γ球蛋白

20. 正常人血清总蛋白含量为
A. 80~100g/L
B. 45~55g/L
C. 60~80g/L
D. 20~30g/L
E. 40~50g/L

21. 尿沉渣检查结果下列哪项无临床意义
A. 白细胞6~7个/HP
B. 非晶形磷酸盐结晶
C. 多量透明管型
D. 颗粒管型1~2个/HP
E. 红细胞管型1~2个/HP

22. 下列哪种疾病血小板增多
A. 脾功能亢进
B. 急性出血后
C. 弥散性血管内凝血
D. 药物中毒
E. 尿毒症

23. 下列疾病根据化验的异常即可确诊的有
A. 再生障碍性贫血：全血细胞减少
B. 缺铁性贫血：小细胞低色素性
C. 溶血性贫血：骨髓红系统增生
D. 急性白血病：骨髓原始细胞>30%
E. 营养性巨幼细胞贫血：大细胞性

24. 代谢性酸中毒时，血钾的变动为
A. 血钾正常
B. 可导致低血钾
C. 可导致高血钾
D. 与血钾变化无直接关系
E. 以上都不是

25. 尿中β_2微球蛋白增多而血中β_2微球蛋白不增多。此时的蛋白尿属于
A. 肾小球性蛋白尿
B. 肾小管性蛋白尿
C. 溢出性蛋白尿
D. 分泌性蛋白尿
E. 组织性蛋白尿

26. 关于白细胞分类，下列哪项是错误的
A. 中性粒细胞0.5~0.7
B. 嗜酸性粒细胞0.005~0.050
C. 嗜碱性粒细胞0~0.01
D. 淋巴细胞0.02~0.20
E. 单核细胞0.03~0.08

27. 下列哪种疾病可引起淋巴细胞增多
A. 百日咳
B. 猩红热
C. 钩虫病
D. 疟疾
E. 败血症

28. 尿中出现红细胞管型见于
A. 肾病综合征
B. 慢性肾炎
C. 急性肾盂肾炎
D. 肾动脉硬化症
E. 急性肾炎

29. 血液的pH范围在
A. 7.25~7.34
B. 7.35~7.45
C. 7.46~7.49
D. 7.50~7.54
E. 以上都不是

30. 测定纤维蛋白原所用的标本是
A. 全血
B. 血浆
C. 血清
D. 全血、血清均可
E. 血清、血浆均可

31. 成年女性红细胞沉降率的正常值是
A. 0~11mm/h
B. 0~15mm/h
C. 0~20mm/h
D. 5~20mm/h
E. 5~15mm/h

32. 实验室检查结果为：平均红细胞容积>94μm^3，红细胞平均血红蛋白含量>32pg，红细胞平均血红蛋白浓度为34%，符合下列哪种贫血
A. 溶血性贫血
B. 急性失血性贫血
C. 再生障碍性贫血
D. 缺铁性贫血
E. 巨幼细胞贫血

33. 女性成人血红细胞的正常值是
A. (3.0~4.5) ×10^{12}/L
B. (3.8~5.1) ×10^{12}/L
C. (4.5~6.0) ×10^{12}/L
D. (2.5~5.1) ×10^{12}/L
E. (6.0~7.0) ×10^{12}/L

34. 内生肌酐清除率（Ccr）的正常值为
A. 20~40ml/min
B. 40~60ml/min
C. 60~80ml/min
D. 80~120ml/min
E. 100~120ml/min

35. 能使血糖降低的激素是
A. 肾上腺素
B. 肾上腺皮质激素
C. 甲状腺素
D. 生长素
E. 胰岛素

36. 尿中出现大量大圆上皮细胞见于
A. 肾盂肾炎
B. 膀胱炎
C. 慢性肾炎
D. 肾肿瘤

E. 肾结石

37. 嗜酸性粒细胞减少见于
A. 猩红热急性期
B. 伤寒极期
C. 慢性粒细胞性白血病
D. 传染病恢复期
E. 支气管哮喘

38. 正常人血清白蛋白与球蛋白比值（A/G）为
A. 2.0~3.0
B. 0.5~1.0
C. 1.5~2.5
D. 1.0~2.0
E. 2.5~3.5

39. 下列哪种疾病可引起淋巴细胞减少
A. 再生障碍性贫血
B. 传染性单核细胞增多症
C. 接触放射线及应用肾上腺皮质激素后
D. 结核病
E. 某些病毒感染如流行性腮腺炎等

40. 测定纤维蛋白原的主要目的是
A. 诊断肝肿瘤
B. 诊断糖尿病
C. 诊断出血性疾病
D. 诊断肾病
E. 诊断内分泌病

41. 尿中出现白细胞管型见于
A. 急性肾小球肾炎
B. 肾病综合征
C. 肾盂肾炎
D. 肾动脉硬化症
E. 多发性骨髓瘤

42. 血清与血浆的区别是
A. 不含纤维蛋白原
B. 含纤维蛋白原
C. 含血小板
D. 不含血小板
E. 含红细胞

43. 鉴别再生障碍性贫血与急性白血病最主要的检查是
A. 血小板计数
B. 网织红细胞计数
C. 周围血中找幼红细胞
D. 周围血中找幼粒细胞
E. 骨髓检查

44. 正常成人白细胞的正常值范围是
A. （3.5~9.5）$\times10^9$/L
B. （6.0~10.0）$\times10^9$/L
C. （6.0~12.0）$\times10^9$/L
D. （5.5~12.0）$\times10^9$/L
E. （4.5~11.0）$\times10^9$/L

45. 实验室检查结果为：平均红细胞容积<80μm^3，红细胞平均血红蛋白含量<26pg，红细胞平均血红蛋白浓度<32%，符合下列哪种贫血
A. 急性失血性贫血
B. 巨幼细胞贫血
C. 缺铁性贫血
D. 再生障碍性贫血
E. 溶血性贫血

46. 关于阻塞性黄疸，下列哪项不符合
A. 血清结合胆红素明显增加
B. 非结合胆红素不增加
C. 尿中胆红素阳性
D. 尿中胆红素阴性
E. 尿中尿胆原减少或消失

47. 成人女性血红蛋白的正常值范围是
A. 80~160g/L
B. 90~145g/L
C. 115~150g/L
D. 130~155g/L
E. 以上都不是

48. 在肾盂肾炎患者的尿常规检查中，下列哪项结果更有重要诊断意义
A. 尿蛋白
B. 红细胞 4~5 个/HP
C. 白细胞 9~10 个/HP
D. 白细胞管型 3~4 个/HP
E. 透明管型 1~3 个/HP

49. 糖尿病患者尿中出现下列哪种情况
A. 尿量多、比重低
B. 尿量少、比重高
C. 尿量少、比重低
D. 尿量多、比重高
E. 以上都不是

50. 下列哪种疾病大便隐血试验为持续阳性
A. 胃溃疡
B. 十二指肠溃疡
C. 萎缩性胃炎
D. 胃癌
E. 慢性胆囊炎

51. 下列哪种最能反映肾功能损害程度
A. 尿蛋白量
B. 尿中红细胞数
C. 尿中白细胞数
D. 尿中管型数
E. 尿比重低且固定于 1.010

52. 尿中出现异常管型表明病变在
A. 肾小管和输尿管
B. 肾小球和肾小管
C. 肾盂和输尿管
D. 肾小管和肾盂
E. 以上都不是

53. 下述各项不属于肾功能试验的是
A. 蛋白质稳定性试验
B. 肾小球滤过功能试验
C. 肾血流量测定
D. 肾小管功能试验
E. 酸碱平衡功能试验

54. 下列哪种疾病血小板增多
A. 再生障碍性贫血
B. 缺铁性贫血
C. 脾功能亢进
D. 药物中毒
E. 尿毒症

55. 下列哪项是错误的
A. 肌酐清除率反映肾小球滤过功能
B. 浓缩稀释试验反映远曲小管功能
C. 酚红排泌试验反映近曲小管功能
D. 肾小管远端泌氨及氢以交换钠
E. 尿素氮反映远曲小管功能

56. 尿中出现大量尾形上皮细胞

见于
A. 肾盂肾炎
B. 急性肾炎
C. 慢性肾炎
D. 肾肿瘤
E. 肾病综合征
57. 诊断急性心肌梗死特异性最高的酶是
A. 血清肌酸激酶同工酶（CK-MB）
B. 谷草转氨酶（GOT）
C. 谷丙转氨酶（GPT）
D. 乳酸脱氢酶（LDH）
E. 碱性磷酸酶（AKP）
58. 下列哪种疾病中性粒细胞增多
A. 百日咳
B. 自身免疫病
C. 糖尿病酮症酸中毒
D. 脾功能亢进
E. 伤寒
59. 常用于诊断胰腺疾病的酶是
A. 淀粉酶
B. 脂肪酶
C. 胰蛋白酶
D. 碱性磷酸酶
E. 乳酸脱氢酶
60. 患下列哪种疾病时，骨髓巨核细胞明显减少
A. 慢性失血性贫血
B. 巨幼细胞贫血
C. 原发性血小板减少性紫癜
D. 缺铁性贫血
E. 再生障碍性贫血
61. 血白细胞总数增多，可见于
A. 伤寒杆菌感染
B. 再生障碍性贫血
C. 急性失血
D. 使用氯霉素的影响
E. 脾功能亢进
62. 对心肌缺血与心内膜下梗死的鉴别，最有意义的是
A. 淀粉酶
B. 血清转氨酶
C. γ-谷氨酰基转肽酶
D. 肌酸磷酸激酶
E. 血清碱性磷酸酶
63. 缺铁性贫血的红细胞形态学为
A. 单纯小细胞性贫血
B. 小细胞低色素性贫血
C. 正常细胞性贫血
D. 大细胞性贫血
E. 大细胞低色素性贫血

【A_2 型题】

64. 患者，男，60岁。咳嗽，吐痰，反复发作5年，近1周症状加重。检查：体温正常，两肺散在干湿啰音，血白细胞 11.0×10^9/L，中性粒细胞0.80。应首先考虑的是
A. 急性支气管炎
B. 慢性支气管炎急性发作
C. 肺结核
D. 支气管哮喘
E. 肺癌
65. 患者，男，40岁。低热、腰酸、夜尿增多7年。血压120/90mmHg，尿蛋白（+），红细胞0~3个/HP，白细胞（+），白细胞管型1~2个/HP，1小时尿细胞排泄率白细胞>40万/小时，红细胞6万/小时，尿素氮60mmol/L，内生肌酐清除率110mmol/L。诊断应考虑
A. 慢性肾盂肾炎
B. 慢性肾小球肾炎
C. 肾病综合征
D. 慢性膀胱炎
E. 慢性肾功能衰竭
66. 患者，女，24岁。头晕、乏力半年，近2年每次月经经期持续7~8天，有血块。红细胞数 3.0×10^{12}/L，血红蛋白65g/L，血清铁蛋白10mg/L，血清叶酸16ng/ml，维生素 B_{12} 600pg/ml，网织红细胞0.015。最可能的诊断是
A. 营养性巨幼细胞贫血
B. 缺铁性贫血
C. 溶血性贫血
D. 再生障碍性贫血
E. 地中海贫血

【B_1 型题】

（1~2题共用备选答案）
A. 淀粉酶
B. 血清转氨酶
C. γ-谷氨酰基转肽酶
D. 血清碱性磷酸酶
E. 肌酸磷酸激酶
1. 对诊断骨质疏松最有意义的是
2. 对诊断心肌梗死最有意义的是
（3~9题共用备选答案）
A. 中性粒细胞增多
B. 淋巴细胞增多
C. 单核细胞增多
D. 嗜酸性粒细胞增多
E. 嗜碱性粒细胞增多
3. 急性化脓性阑尾炎时
4. 支气管哮喘时
5. 百日咳时
6. 传染性单核细胞增多症时
7. 麻疹时
8. 疟疾时
9. 急性大出血时
（10~11题共用备选答案）
A. 白细胞减少
B. 中性粒细胞核右移
C. 白细胞增多
D. 中性粒细胞核左移
E. 以上都不对
10. 急性感染（如金黄色葡萄球菌感染）时，白细胞出现的情况是
11. 再生障碍性贫血时，白细胞出现的情况是
（12~14题共用备选答案）
A. $(3.8 \sim 5.1) \times 10^{12}$/L
B. $(6.0 \sim 7.0) \times 10^{12}$/L
C. 115~150g/L
D. 120~160g/L
E. $(4.3 \sim 5.8) \times 10^{12}$/L
12. 成年男性红细胞正常值是
13. 成年女性红细胞正常值是
14. 成年女性血红蛋白正常值是
（15~17题共用备选答案）
A. 50×10^9/L

B. >350×10^9/L
C.（125~350）$\times10^9$/L
D. <125×10^9/L
E. 以上都不对
15. 正常人血小板正常值范围是
16. 血小板数目为多少时称为减少
17. 血小板数目为多少时称为增加
（18~21 题共用备选答案）
A. 水样便
B. 柏油便
C. 黏液脓血便
D. 绿色稀便
E. 米泔样便
18. 副霍乱患者的便是
19. 细菌性痢疾患者的便是
20. 乳儿消化不良时，常见粪便是
21. 上消化道出血的粪便是
（22~23 题共用备选答案）
A. 1.003~1.030
B. <1.006
C. <1.030
D. 1.010~1.012
E. 以上都不是
22. 尿崩症时，尿比密为
23. 等渗尿的尿比密为

参考答案

【A_1 型题】

1. B	2. C	3. C	4. A	5. B	6. C	7. D	8. B	9. C	10. C
11. B	12. B	13. A	14. C	15. D	16. B	17. A	18. D	19. E	20. C
21. B	22. B	23. D	24. C	25. B	26. D	27. A	28. E	29. B	30. B
31. C	32. E	33. B	34. D	35. E	36. B	37. B	38. C	39. C	40. C
41. C	42. A	43. E	44. A	45. C	46. D	47. C	48. D	49. D	50. D
51. E	52. B	53. A	54. B	55. E	56. A	57. A	58. C	59. A	60. E
61. C	62. D	63. B							

【A_2 型题】

64. B　65. A　66. B

【B_1 型题】

1. D	2. E	3. A	4. D	5. B	6. B	7. B	8. C	9. A	10. C
11. A	12. E	13. A	14. C	15. C	16. D	17. B	18. E	19. C	20. D
21. B	22. B	23. D							

第五单元　心电图诊断

【A_1 型题】

1. 风湿性心瓣膜病二尖瓣狭窄不可能有的心电图改变为
A. 左心房肥大，P 波增宽超过 0.11 秒，有切迹
B. 心房颤动
C. 右心室肥大的心电图图形
D. 左心室肥大的心电图图形
E. 右束支传导阻滞
2. 下列不属于三度房室传导阻滞心电图表现的是
A. P 与 QRS 无关
B. R 波频率大于 P 波频率
C. P-P 间期可相等
D. R-R 间期可相等
E. 心室率多在（30~40）次/分
3. 心电图示窦性心律伴 2∶1 房室传导阻滞，心室率为 40 次/分，QRS 波形态正常，此例阻滞的部位最可能在
A. 窦房结
B. 结间束
C. 希氏束
D. 左束支
E. 不能确定
4. 慢性肺心病最常见的心律失常是
A. 房性期前收缩和室上性心动过速
B. 心房颤动
C. 心房扑动
D. 室性心动过速
E. 室性期前收缩
5. 以下不能作为诊断肺心病的主要依据的是
A. 右下肺动脉干扩张，横径 ≥15mm
B. 肺动脉段突出
C. 肺型 P 波
D. 右束支传导阻滞

E. V_1呈R/S>1

6. 以下各项中不是慢性肺心病的心电图表现是
   A. 电轴右偏
   B. $S_{V1}+R_{V5}\geq1.05mV$
   C. V_1和V_2导联出现QS波
   D. 肺型P波
   E. 右束支传导阻滞
7. 以下哪项心电图表现提示慢性肺心病合并冠心病
   A. P波=0.25mV
   B. $R_{V1}+S_{V5}\geq1.05mV$
   C. 左束支传导阻滞
   D. $QRSV_1$、$QRSV_2$呈QS波
   E. 出现U波
8. 心绞痛发作时心电图的改变是
   A. P波高尖
   B. 异常Q波
   C. ST段水平压低0.1mV以上
   D. 完全性右束支传导阻滞
   E. P-R间期延长
9. 急性心包炎的心电图改变为
   A. 常规12个导联（除aVR外）皆出现ST段呈弓背向下型抬高
   B. 出现病理性Q波
   C. 各导联上呈弓背向上型ST段抬高
   D. 与冠状动脉所支配的相应导联上出现ST段抬高，弓背向下型
   E. 与冠状动脉所支配的相应导联上出现ST段下降，水平型
10. 诊断窦性心律的心电图表现为
   A. P波在Ⅰ、Ⅱ、aVF导联直立，aVR导联倒置，P-R间期≥0.12秒
   B. P波在Ⅰ、aVL导联倒置，aVR导联直立，P-R间期≥0.12秒
   C. P波在Ⅰ、Ⅱ、aVF导联倒置，aVR导联直立，P-R间期<0.12秒
   D. P波在Ⅰ、Ⅱ、aVR导联直立，aVL、$V_4\sim V_6$倒置，P-R间期>0.12秒
   E. P波在Ⅰ、Ⅱ、aVR导联直立，aVL导联倒置，P-R间期<0.12秒
11. 下列哪项心电图表现是确诊室性心动过速的最重要依据
   A. P与QRS波无关
   B. P-R间期相等
   C. R-R间期相等
   D. 可见心室夺获与室性融合波
   E. 心室率在（100～250）次/分
12. 病态窦房结综合征心电图表现为
   A. 持续而显著的窦性心动过缓（心率<50次/分），且并非由于药物所致
   B. 可出现窦性停搏与窦房传导阻滞
   C. 窦房传导阻滞与房室传导阻滞同时并存
   D. 表现为心动过缓-心动过速综合征，即指缓慢心律失常与快速房性心律失常交替发作
   E. 以上都是

【A_2型题】

13. 患者，男，68岁。间断咳嗽、咳痰20年，痰量较多，呈脓性，有时带血。近半年来心悸，双下肢水肿。心电图检查：Ⅱ、Ⅲ、aVF导联P波高尖，≥2.5mm，$QRSV_1$、$QRSV_2$呈QS形，电轴右偏。诊断可能是
   A. 慢性支气管炎并发肺心病、心功能不全
   B. 慢性支气管炎、陈旧性心肌梗死、心功能不全
   C. 支气管扩张并发肺心病、心功能不全
   D. 支气管扩张、陈旧性心肌梗死、心功能不全
   E. 肺结核并发肺心病、陈旧性心肌梗死
14. 患者，男，72岁。夜间睡眠中突感心前区疼痛，含硝酸甘油不缓解，继之出现呼吸困难，不能平卧。心电图检查示：$V_1\sim V_5$ ST段弓背向上抬高，且有宽而深的Q波。是哪个部位的心肌梗死
   A. 急性非Q波心肌梗死
   B. 急性心内膜下心肌梗死
   C. 急性前壁心肌梗死
   D. 急性广泛前壁心肌梗死
   E. 急性前间壁心肌梗死

【A_3/A_4型题】

（15～16题共用题干）

患者，男，36岁。1年来反复发作胸骨后疼痛，常于凌晨发作，发作与劳力无关，发作时含服硝酸甘油有效。发作时心电图示ST段在Ⅱ、Ⅲ、aVF导联抬高，发作后恢复正常。

15. 最可能的诊断是
   A. 劳力性心绞痛
   B. 急性心肌梗死极早期
   C. 心绞痛合并急性心包炎
   D. 变异型心绞痛
   E. 卧位型心绞痛
16. 上述患者应用下列哪种药物后病情可能加重
   A. 硝苯地平
   B. 阿司匹林
   C. 硝酸甘油
   D. 普萘洛尔
   E. 地尔硫䓬

（17～19题共用题干）

患者，男，25岁。常于用力后感心前区闷痛、气短、立位头晕，胸骨左缘可闻及Ⅳ级收缩期喷射性杂音，心电图示有病理性Q波。

17. 最可能的诊断是
   A. 冠心病心绞痛
   B. 肺动脉瓣狭窄
   C. 主动脉瓣狭窄
   D. 室间隔缺损

E. 肥厚性梗阻型心肌病

18. 进行鉴别诊断最有意义的方法是
A. 吸烟试验
B. 冷加压试验
C. 心肌酶
D. 活动后杂音强度比较
E. 动态心电图检查

19. 此患者杂音减弱可发生于
A. 含硝酸甘油后
B. 应用肾上腺素后
C. 由立位变为卧位后
D. 活动后
E. Valsalva 动作

（20～21 题共用题干）

患者，男，70 岁。数月来乏力、头晕、心悸，1 周来 2 次发生晕厥。心电图：可见 P 波与 QRS 波无关，有其各自的规律，P 波频率>QRS 波频率，QRS 波形呈宽大畸形。

20. 发生晕厥的原因是
A. 窦性心动过缓
B. 反射性晕厥
C. 心脏排血受限
D. 三度房室传导阻滞
E. 癫痫

21. 最佳的治疗方案是
A. 安装临时人工心脏起搏器
B. 安装永久人工心脏起搏器
C. 静脉滴注异丙肾上腺素
D. 激素
E. 硝酸甘油

（22～25 题共用题干）

患者，男，66 岁。劳累后胸骨后疼痛 1 年余，每周 2～3 次，含服硝酸甘油后迅速缓解。4 小时前剧烈胸痛伴大汗，含服硝酸甘油 20 分钟不缓解。

22. 下列心电图改变对诊断心肌梗死最有帮助的是
A. ST 段压低
B. Q 波
C. 高耸 T 波
D. 频发室性期前收缩
E. 一度房室传导阻滞

23. 此时下列心肌酶升高最明显的可能是
A. 谷草转氨酶（GOT）
B. 乳酸脱氢酶（LDH）
C. 乳酸脱氢酶同工酶 1（LDH_1）
D. 肌酸激酶（CK）
E. 羟丁酸脱氢酶（HBDH）

24. 心电图示 V_1～V_3 导联 ST 段弓背向上抬高，可诊断为
A. 急性前壁心肌梗死
B. 急性下壁心肌梗死
C. 急性前间壁心肌梗死
D. 急性右心室心肌梗死
E. 变异型心绞痛

25. 此患者住院治疗 3 天后病情稳定。上厕所时突感胸闷，听诊胸骨左缘闻及 4/6 级粗糙的收缩期杂音伴震颤，最可能的原因是
A. 二尖瓣关闭不全
B. 急性乳头肌功能不全
C. 心脏破裂
D. 室间隔穿孔
E. 室壁瘤

（26～28 题共用题干）

患者，男，30 岁。10 年来阵发性心悸，每次心悸突然发作，持续半小时至 3 小时不等，此次发作持续半小时而来就诊。检查：血压 90/60mmHg，心率 200 次/分，心律整，无杂音，肺（-）。

26. 估计此次心律失常最可能的是
A. 阵发性室性心动过速
B. 2∶1 心房扑动
C. 阵发性室上性心动过速
D. 窦性心动过速
E. 心房颤动

27. 心电图示 QRS 波群形态正常，P 波不明显，R-R 间期相等，造成此心律失常的可能原因是
A. 心肌炎
B. 正常心脏
C. 电解质紊乱
D. 冠心病
E. 感染

28. 假设：心电图示 QRS 波增宽 0.14～0.16 秒，起始部粗钝，R-R 间期绝对不等。此时心律失常最大可能是
A. 阵发性室性心动过速
B. 预激综合征伴心房颤动
C. 心房颤动伴室内差异性传导
D. 心房颤动伴束支传导阻滞
E. 室上性心动过速伴差异传导

【B_1 型题】

（1～5 题共用备选答案）
A. V_1～V_3
B. Ⅰ、aVL、V_6
C. Ⅱ、Ⅲ、aVF
D. V_3～V_5
E. V_1～V_6、Ⅰ、aVL

1. 广泛前壁心肌梗死心电图表现为
2. 前间壁心肌梗死心电图表现为
3. 下壁心肌梗死心电图表现为
4. 前壁心肌梗死心电图表现为
5. 高侧壁心肌梗死心电图表现为

（6～9 题共用备选答案）
A. 心电图各导联 ST 段呈弓背向下抬高，无动态改变
B. 心电图各导联（除 aVR 外）ST 段呈弓背向下抬高，有动态改变
C. ST 段呈鱼钩状压低
D. ST 段在某些导联向上抬高，随症状缓解而恢复正常
E. 心电图某些导联 T 波高尖型，数小时内有演变规律

6. 急性心包炎的心电图改变符合
7. 变异型心绞痛的心电图改变符合
8. 急性心肌梗死早期的心电图改变符合
9. 洋地黄效应的心电图改变符合

（10～12 题共用备选答案）
A. AMI 后心尖区出现 4/6 级收缩期吹风样杂音

B. AMI 发病 6 个月后心电图 ST 段持续抬高
C. AMI 患者胸骨左缘第 4 肋间闻及响亮的收缩期吹风样杂音伴震颤
D. AMI 发病后 3 天出现心包摩擦音
E. 出现室性奔马律

10. 室壁瘤
11. 室间隔穿孔
12. 左心室功能衰竭

（13~15 题共用备选答案）
A. 病理性 Q 波
B. 胸痛，咳暗红色黏液痰，心电轴右偏，肺型 P 波
C. 心电图 ST 段普遍弓背向下型抬高
D. 水冲脉
E. 脉短绌

13. 主动脉瓣关闭不全时
14. 心包积液时
15. 心房颤动时

参考答案

【A_1 型题】

1. D 2. B 3. E 4. A 5. D 6. B 7. C 8. C 9. A 10. A
11. D 12. E

【A_2 型题】

13. C 14. D

【A_3/A_4 型题】

15. D 16. D 17. E 18. D 19. C 20. D 21. B 22. C 23. D 24. C
25. D 26. C 27. B 28. B

【B_1 型题】

1. E 2. A 3. C 4. D 5. B 6. A 7. D 8. E 9. C 10. B
11. C 12. A 13. D 14. C 15. E

第六单元　影像诊断

【A_1 型题】

1. 胃癌的好发部位是
A. 胃体前壁
B. 胃体大弯侧
C. 胃底部
D. 胃窦部幽门前区
E. 胃体后壁

2. 胃溃疡的好发部位是
A. 胃体小弯侧、胃窦部
B. 胃体后壁
C. 胃底部
D. 胃体大弯侧
E. 胃体前壁

3. 周围型类风湿关节炎的骨骼早期 X 线改变常规最佳投照位置是
A. 双手正斜位
B. 双手正位像（包括腕关节）
C. 双膝关节正位像
D. 双手正侧位
E. 双骶髂关节像

4. 右上中心型肺癌的 X 线表现是
A. 双上肺锁骨下区的片状阴影
B. 左心缘影呈直线状斜向外下方
C. 右上肺与肺门部形成“S”状影
D. 肺内有多发的薄壁空洞
E. 肺内有多发的肿块影

5. X 线的 4 种特性哪项是错误的
A. 穿透性
B. 荧光作用
C. 摄影作用
D. 电离作用
E. 电磁波

6. X 线平片不能显示骨骼系统的哪种组织
A. 骨膜
B. 骨皮质
C. 骨松质
D. 骨髓腔
E. 营养血管

7. X 线机的主要结构哪项是错误的
A. X 线球管
B. 控制台
C. 高压发生器
D. X 线防护
E. 球管内真空装置

8. 描述肺气肿的 X 线表现哪项是不适当的
A. 肺野透过度增加
B. 肺纹理稀少纤细
C. 两肺内见散在多个大小不

等的结节影

D. 横膈下降呈“八”字形

E. 肋间隙增宽，胸廓呈桶状

9. 正常心脏正位相左心缘应出现

A. 三个弧

B. 两个弧

C. 四个弧

D. 三者都是

E. 三者都不是

10. 观察心脏左心房早期增大应选择何种最佳位置并服钡剂检查

A. 左前斜位像

B. 右前斜位像

C. 后前位像

D. 卧位像

E. 以上都不是

11. 关于静脉肾盂造影（IP）和逆行肾盂造影（RP）的叙述哪种是错误的

A. IP 比 RP 简单易行

B. IP 为了解肾排泄功能，RP 则不能

C. RP 显影比 IP 更清晰，能更详细了解肾盂肾盏形态有否变化

D. 在肾功能丧失的情况下，IP 方法好

E. 在肾功能丧失的情况下，RP 方法好

12. 观察肺动脉圆锥最佳投照位置是

A. 心脏后前位像

B. 心脏左前位像

C. 心脏右前斜位像

D. 胸左侧位像

E. 胸部床边正位像

13. 良性骨肿瘤的 X 线表现是

A. 生长缓慢，边界清楚规则，光滑锐利，无骨膜反应，无软组织肿块

B. 生长迅速，边界模糊不规则，有骨膜反应，软组织肿块明显

C. 无特异性表现

D. 转移速度快

E. 以上均不是

14. 肺结核的早期阶段 X 线表现是

A. 渗出

B. 增殖

C. 纤维化及钙化

D. 干酪性病灶

E. 空洞

15. 胆囊阳性结石需采用哪种检查

A. 平片检查

B. 造影检查

C. 透视检查

D. B 超检查

E. CT 检查

16. 静脉肾盂造影，使用哪种造影剂

A. 碘番酸

B. 60%或 76%的泛影葡胺

C. 40%碘油

D. 硫酸钡

E. 30%或 50%胆影葡胺

17. 食管内金属异物的 X 线检查方法是

A. 硫酸钡造影法

B. 钡棉造影法

C. 胸部断层相

D. 胸部正侧位平片

E. 以上都不是

18. 大叶性肺炎的 X 线摄片时间是

A. 24 小时后

B. 2 周后

C. 3 周后

D. 1 个月后

E. 即刻

19. 关于造影剂的分类组合哪种是错误的

A. 硫酸钡——高密度造影剂

B. 泛影葡胺——无机碘化物

C. 空气、二氧化碳、氧气——低密度造影剂

D. 胆影葡胺——有机碘化物

E. 碘苯酯——碘化油类

20. 泌尿道结核的 X 线表现中哪项是错误的

A. 肾功能障碍，造影时显影时间延迟或完全不显影

B. 肾小盏破坏

C. 溃疡空洞

D. 肾盂积水

E. 膀胱外形大小正常

21. 急性血行播散性肺结核的 X 线摄片时间是

A. 24 小时后

B. 2 周后

C. 12 小时后

D. 即刻

E. 1 个月后

22. 髌骨骨折 X 线摄片应取哪种位置

A. 正斜位

B. 侧轴位

C. 肋骨像

D. 双手正位

E. 切线位

23. 口服胆囊造影的适应证是

A. 急性胆囊炎

B. 慢性胆囊炎、胆石症

C. 阻塞性黄疸

D. 肝炎

E. 右肾结石

24. 脊柱结核典型 X 线表现哪项是错误的

A. 椎体呈楔形

B. 椎间隙变窄

C. 椎旁脓肿

D. 椎体呈楔形密度稍高可见帽檐征

E. 脊柱后凸畸形

25. 胆囊阴性结石需采用哪种检查

A. 平片检查

B. 造影检查

C. 透视检查

D. B 超检查

E. CT 检查

26. 正常心脏正位相右心缘应出现

A. 三个弧

B. 两个弧

C. 四个弧

D. 三者都是

E. 三者都不是

27. 长骨骨折的 X 线征象哪项是

错误的
A. 骨骼连续性中断
B. 骨折远端向外后上方移位
C. 骨折两断端向后成角
D. 骨折远端有旋转
E. 骨质弥漫性脱钙

28. 胸部X线平片属于
A. 自然对比检查方法
B. 人工对比检查方法
C. 二者均是
D. 二者均非
E. 人工自然对比方法

29. 关于肺结核的X线诊断中，下列哪项是错误的
A. 卫星灶和病变内钙化影对结核球诊断有帮助
B. 多形性病灶是诊断肺结核的重要依据
C. “三均匀”是急性血行播散性肺结核的特点
D. 新的肺结核分型是1978年全国防治工作会议制定的，共分10型
E. 原发综合征有哑铃征

30. 二尖瓣狭窄心脏病的X线表现哪项错误
A. 左心房增大
B. 右心室增大
C. 主动脉球细小或不显著
D. 左心室增大
E. 右心缘出现双房影

31. 右心室增大的X线表现哪项是错误的
A. 右前斜位、心前位间隙狭窄或消失
B. 正位心尖圆钝上翘
C. 左前斜位心前下缘隆凸
D. 左前斜位心后上缘向后上隆突，左主支气管抬高
E. 右心室增大主要向左、向前、向后扩大

32. 骨结核的X线表现哪项是错误的
A. 多发生于骨骺及干骺端
B. 骨质破坏显著
C. 死骨形成多见
D. 骨外形萎缩
E. 邻近关节常被侵及

33. 心包积液最佳投照位置是哪种
A. 心脏正位
B. 心脏右前斜位
C. 心脏左前斜位
D. 心脏立、卧位
E. 胸部左侧位

34. X线产生需具备的条件哪项是错误的
A. 自由活动的电子群
B. 电子群以高速运行
C. 电子群高速运行突然受阻
D. 真空装置
E. X线防护

35. 胃癌的龛影特点是
A. 龛影凸向胃壁之外，周围黏膜呈放射状集中
B. 龛影凸向胃腔之内，其周围黏膜中断
C. 局部胃壁软、蠕动活跃
D. 三者都是
E. 三者都不是

36. 胸部肿物的X线平片检查方法是
A. 照胸部正位像
B. 照胸部双斜位像
C. 照胸部前弓位像
D. 照胸部侧位像
E. 照胸部正侧位像

37. 胫腓骨骨折X线摄片应取哪种位置
A. 正侧位
B. 切线位
C. 正斜位
D. 侧轴位
E. 肋骨像

38. 盆腔内病变X线平片最佳检查方法是
A. 腹平片
B. 骨盆相
C. 盆腔相
D. 骶骨相
E. 腹部侧位相

39. 支气管肺炎的X线表现哪项是错误的
A. 病灶在两中、下肺野多见
B. 病灶多为模糊小斑片影
C. 病灶密度较浓
D. 病灶吸收较慢
E. 病变不局限于一个肺段或肺叶范围

40. 小肠病变应选哪种造影检查
A. 食管造影
B. 上胃肠造影
C. 全胃肠造影
D. 十二指肠低张力造影
E. 钡灌肠

41. 口服胆囊造影使用哪种造影剂
A. 低密度造影剂
B. 40%碘化油
C. 碘番酸
D. 12.5%碘化钠
E. 50%胆影葡胺

42. 慢性化脓性骨髓炎显示死骨的最佳检查方法是
A. 平片检查
B. 透视检查
C. 体层检查
D. 造影检查
E. 放大像检查

43. 消化道X线诊断，目前常用的检查方法是
A. 腹部平片像
B. 硫酸钡造影检查
C. 双重对比造影检查
D. 碘化油造影检查
E. 腹部透视

44. 观察主动脉全貌的最佳投照位置是
A. 左前斜位
B. 右前斜位
C. 后前立位
D. 床边卧位
E. 左侧位

45. 急性血行播散性肺结核的X线表现哪项是错误的
A. 密度均匀
B. 分布均匀
C. 大小均匀
D. 肺动脉膨隆
E. 阴影边界清晰

46. 跟骨骨折 X 线摄片应取哪种位置
A. 正斜位
B. 切线位
C. 肋骨像
D. 侧轴位
E. 以上都不是
47. 肺结核的干酪性病灶液化，基本 X 线表现是
A. 渗出
B. 增殖
C. 纤维化
D. 钙化
E. 空洞
48. 腰椎峡部裂 X 线摄片应取哪种位置
A. 正侧双斜位
B. 正位
C. 双斜正位
D. 正斜位
E. 侧轴位
49. 静脉胆道造影使用哪种造影剂
A. 50%泛影酸钠
B. 60%泛影葡胺
C. 12.5%碘化钠
D. 碘番酸
E. 30%或50%胆影葡胺
50. 关节病变的基本 X 线表现哪项错误
A. 关节肿胀
B. 关节间隙狭窄
C. 关节骨骼破坏
D. 关节脱位
E. 籽骨
51. 高血压性心脏病是
A. 二尖瓣型心脏
B. 主动脉型心脏
C. 风湿性心脏病
D. 梨形
E. 普大形
52. 十二指肠球部溃疡的间接 X 线征象哪项错误
A. 球部变形
B. 激惹征
C. 局部压痛
D. 常伴有胃窦部痉挛
E. 黏膜纤细、分泌减少
53. 食管钡餐造影需采用
A. 50%胆影葡胺
B. 60%或 70%泛影葡胺
C. 碘番酸
D. 40%碘化油
E. 硫酸钡
54. 胃肠造影属于哪种检查方法
A. 自然对比检查方法
B. 人工对比检查方法
C. 人工自然对比方法
D. 三者都是
E. 三者都不是
55. 骨骼系统常规检查方法是
A. 透视
B. X 线摄影（平片）
C. 体层像
D. 造影检查
E. 放大像
56. 回肠部病变造影检查首先选择
A. 钡灌肠
B. 小肠灌肠法
C. 全胃肠造影（全消化道造影）
D. 上胃肠造影（上消化道造影）
E. 以上都不是
57. 掌、跖、趾骨骨折 X 线摄片应取哪种位置
A. 正侧、双斜位
B. 正位
C. 正斜位
D. 侧轴位
E. 斜位
58. 腰椎椎体不易除外骨破坏病变时需进行下列哪项检查
A. 照腰椎正位像
B. 照腰椎侧位像
C. 照腰椎双斜位像
D. 照腰椎体层像
E. 照高千伏像
59. 胃肠道穿孔应采取哪项检查
A. 卧位腹平片
B. 立位腹透或立位腹平片
C. 卧位腹透
D. 盆腔像
E. 全消化道造影检查
60. 慢性化脓性骨髓炎的骨膜反应 X 线表现多为
A. 与骨皮质表面平行的线状
B. 花边状
C. 葱皮状
D. 放射状
E. 袖口状
61. 食管气管瘘应用何种造影剂
A. 50%胆影葡胺
B. 60%或 70%泛影葡胺
C. 碘番酸
D. 40%碘化油
E. 硫酸钡
62. 急性心包积液的心影形态是
A. 梨形
B. 靴形
C. 烧瓶形
D. 三角形
E. 主动脉型
63. 肺动脉高压的 X 线表现哪项是错误的
A. 肺动脉段膨隆超过 3mm
B. 右下肺动脉增宽超过 15mm
C. 右心室增大
D. 左心房增大
E. 周围动脉分支骤然转为纤细
64. 输尿管结石易停留的部位哪项是错误的
A. 在输尿管与肾盂交接处
B. 进入骨盆处
C. 进入膀胱处
D. 肾盂肾盏处
E. 越过骨盆边缘处
65. 胃溃疡龛影周围状况是
A. 龛影周围有水肿环，黏膜呈放射状集中
B. 龛影周围环堤，黏膜中断
C. 二者均是
D. 二者均非
E. 龛影突向腔内
66. 结核瘤的一般概述哪项是错误的
A. 病变多发生在上肺野

B. 圆形密度较高阴影多为单发，多在2~4cm，边缘锐利
C. 病灶周围有卫星灶
D. 病灶内常有钙化
E. 生长较快

67. 对临床疑诊自发性气胸患者，应首选的检查方法是
A. 超声波
B. 胸部CT
C. 胸部X线
D. 磁共振成像
E. 纤维支气管镜

68. 正常心形的描述哪种是不恰当的
A. 斜位心
B. 横位心
C. 垂位心
D. 小儿球形心
E. 三角形心脏

69. 观察肾的分泌排泄功能应做哪种检查
A. 静脉肾盂造影
B. 逆行肾盂造影
C. 口服胆囊造影
D. 静脉胆道造影
E. T管造影

【A_2 型题】

70. 患者，男，18岁。无明显诱因觉左小腿近端疼痛，左小腿正侧位片显示，左侧胫骨干骺端骨质密度增高，骨纹理观察不清，外侧骨皮质骨质破坏，并见放射状层状骨膜反应，局部软组织肿胀。下列哪种诊断可能性最大
A. 骨肉瘤
B. 骨软骨瘤
C. 慢性骨髓炎
D. 急性骨髓炎
E. 骨巨细胞瘤

71. 患者，男，28岁。3天前出现高热，体温39.2℃，胸痛，咳嗽，咳痰，白细胞$21 \times 10^9/L$，中性粒细胞0.90，X线胸片显示，右上叶大片状阴影。考虑下述哪种病变
A. 肺炎链球菌肺炎
B. 肺结核
C. 肺癌
D. 慢性支气管炎
E. 肺脓肿

72. 患者，男，74岁。咳嗽，胸痛近2个月，昨日痰中带血。X线胸片显示：左肺门肿块影约3cm大小，边缘有分叶征，伴左上叶肺不张。考虑下列哪种病变
A. 肺结核
B. 肺炎
C. 肺癌
D. 结节病
E. 肺脓肿

73. 患者，女，18岁。近2个月来感乏力，午后低热，体温37.6℃，食欲不佳，盗汗，伴咳嗽，痰中带血。X线胸片显示：右上肺见淡薄的斑片状影，其密度不均边界不清。诊断考虑
A. 肺炎
B. 肺结核
C. 肺癌
D. 肺间质性病变
E. 肺脓肿

74. 患者，女，76岁。近3天来觉腹痛、腹胀，伴呕吐，无排便排气。查体：右下腹压痛，肠鸣音亢进。血压130/90mmHg。首先考虑采用哪种检查方法
A. 立位腹透或立位腹平片
B. 卧位腹透或卧位腹平片
C. B超检查
D. 腹部CT
E. 磁共振检查

75. 患者，女，46岁。腰痛2个月余，伴午后低热，体温在37.4~38.5℃之间，腰椎正侧位片显示：L_3、L_4椎体骨质破坏，椎间隙变窄，椎旁软组织肿胀。下列哪项诊断正确
A. L_3、L_4腰椎肿瘤
B. L_3、L_4椎体结核
C. L_3、L_4椎体转移瘤
D. L_3、L_4腰椎体骨髓炎
E. 以上都不是

76. 患者，女，53岁。雪后出行，不慎滑倒，致右腕摔伤。检查：右腕关节肿胀变形。X线检查哪个为首选
A. 右腕关节正位像
B. 右腕关节侧位像
C. 右腕关节正侧位像
D. 肘关节正侧位像
E. 右手正斜位像

77. 患者，女，26岁。低热，乏力3个月，伴咳嗽，咳痰，近2周来忽然高热，体温39.6℃，X线胸片显示：两肺满布细小粟粒状结节影，分布均匀，密度一致，大小一致。诊断为下列哪一型肺结核
A. 原发型肺结核
B. 急性血行播散性肺结核
C. 浸润型肺结核
D. 慢性纤维空洞型肺结核
E. 慢性血行播散性肺结核

【A_3/A_4 型题】

（78~80题共用题干）

患者，男，50岁。5年多来右上腹胀痛，进食油腻食物后诱发阵发性绞痛向右侧肩背部放射，伴口苦恶心，时而反酸，粪便偏干，绞痛发作时粪便色浅，皮肤瘙痒，体重逐年增加。

78. 此时对诊断帮助最大的检查是
A. 胃液分析
B. 肝胆胰脾B超探测
C. 腹部X线平片
D. 口服胆囊X线造影
E. 纤维胃镜

79. 临床诊断最可能是
A. 胃溃疡
B. 十二指肠球部溃疡
C. 胆石症合并胆囊炎
D. 慢性胰腺炎

E. 慢性胃炎

80. 此时对诊断帮助最小的检查是
  A. 血常规
  B. 尿三胆
  C. 血胆红素
  D. 咽拭子培养
  E. 红细胞沉降率

（81~83 题共用题干）

患者，男，37 岁。10 多年来间断性上腹部疼痛，2 个月来加重。饿时明显，夜间上腹痛影响入睡，向后背放射伴反酸，进食及服碱性药物疼痛缓解，粪便不黑，1 天前大量饮酒，饱食油腻食品后上腹痛剧烈，大汗淋漓来诊。查体：上腹部偏右有明显压痛及反跳痛，轻度肌紧张。

81. 查体应重点检查哪项体征
  A. 胃泡鼓音区缩小或消失
  B. 肝浊音界缩小或消失
  C. 心界增大
  D. 肺底下移
  E. 呼吸音减弱

82. 为明确诊断，应做哪项检查
  A. 胃液分析
  B. 站立位腹部 X 线平片
  C. 纤维胃镜
  D. 肝胆胰脾 B 超探测
  E. 腹部 CT

83. 临床诊断最可能是
  A. 胆石症
  B. 十二指肠溃疡穿孔，合并腹膜炎
  C. 急性胰腺炎
  D. 胃癌
  E. 慢性胃炎

（84~87 题共用题干）

患者，男，56 岁。10 多年来上腹部胀闷不适，乏力，时而下肢水肿，肝功能一直不正常，半年来进行性消瘦，右上腹进行性胀痛伴黄疸而来就诊。经 B 超肝胆胰脾探测证实为肝硬化、肝癌。

84. 诊断肝癌最主要的检查是
  A. 红细胞沉降率
  B. 甲胎蛋白
  C. 谷丙转氨酶（GPT）
  D. 血胆红素
  E. 血常规

85. 肝癌时哪项体征不会出现
  A. 黄疸
  B. 昏迷
  C. 腹水
  D. 玫瑰疹
  E. 紫癜

86. 在我国引起肝癌最常见的病因是
  A. 吸烟
  B. 营养不良
  C. 病毒性肝炎
  D. 黄曲霉素
  E. 酒精

87. 肝硬化时哪项体征不存在
  A. 脾大
  B. 肝颈静脉回流征阳性
  C. 腹水
  D. 腹壁静脉曲张
  E. 蜘蛛痣

【B_1 型题】

（1~5 题共用备选答案）
  A. 24 小时以后
  B. 24 小时以前
  C. 1 周后
  D. 2 周后
  E. 1 个月后

1. 急性血行播散性肺结核的 X 线摄片时间是
2. 急性骨髓炎的 X 线摄片时间是
3. 大叶性肺炎的 X 线摄片时间是
4. 外伤性骨折形成硬骨痂的时间是
5. 急性肺脓肿咳出典型的臭脓痰时间是

（6~10 题共用备选答案）
  A. 食管造影
  B. 上消化道造影
  C. 全胃肠造影
  D. 十二指肠低张造影
  E. 钡灌肠

6. 结肠癌检查时，选择
7. 胰头癌检查时，选择
8. 食管癌检查时，选择
9. 胃癌检查时，选择
10. 小肠病变检查时，选择

（11~13 题共用备选答案）
  A. 双斜位
  B. 侧轴位
  C. 正侧位
  D. 双手正位（包括腕关节）
  E. 切线位

11. 髌骨骨折 X 线摄片取
12. 类风湿关节炎 X 线摄片取
13. 腰椎外伤怀疑骨折 X 线摄片取

（14~18 题共用备选答案）
  A. 绞窄性腹痛，X 线平片可见肠内液平面
  B. 腹痛，腹部有压痛，反跳痛，肌紧张
  C. 腹胀，有移动性浊音
  D. 上腹部疼痛，左侧卧位疼痛减轻，右侧卧位疼痛加剧
  E. 剑突下钻顶样疼痛

14. 腹膜炎时
15. 肠梗阻时
16. 胆道蛔虫病时
17. 腹水时
18. 胃黏膜脱垂时

参考答案

【A_1 型题】

1. D　2. A　3. B　4. C　5. E　6. A　7. D　8. C　9. A　10. B

11. D 12. C 13. A 14. A 15. A 16. B 17. D 18. A 19. B 20. E
21. B 22. B 23. B 24. D 25. B 26. B 27. E 28. A 29. D 30. D
31. D 32. C 33. D 34. E 35. B 36. E 37. A 38. C 39. D 40. C
41. C 42. C 43. C 44. A 45. D 46. D 47. E 48. A 49. E 50. E
51. B 52. E 53. E 54. B 55. B 56. C 57. C 58. D 59. B 60. B
61. D 62. C 63. D 64. D 65. A 66. E 67. C 68. E 69. A

【A_2 型题】

70. A 71. A 72. C 73. B 74. A 75. B 76. C 77. B

【A_3/A_4 型题】

78. B 79. C 80. D 81. B 82. B 83. B 84. B 85. D 86. C 87. B

【B_1 型题】

1. D 2. D 3. A 4. C 5. D 6. E 7. D 8. A 9. B 10. C
11. B 12. D 13. C 14. B 15. A 16. E 17. C 18. D

第七单元 病历与诊断方法

【A_1 型题】

1. 下列关于门诊病历的书写错误的是
A. 门诊病历首页要逐项填写，要注明科别
B. 每次诊疗均要写明年、月、日
C. 对患者的阳性体征应重点记载，阴性体征可不记录
D. 复诊时，诊断无改变者不再填写
E. 每次记录医师均需签署全名

2. 书写病历的基本要求，除外
A. 病历编写必须态度认真，实事求是地反映病情和诊治经过
B. 病历编写应内容确切，系统完整，重点突出，字迹清楚，不得随意涂改和剪贴
C. 凡修改和补充之处，应用红色墨水书写并签全名
D. 病历摘要必须简练，能确切反映病情特点，无重要遗漏或差错，可作为初步诊断和鉴别诊断的依据
E. 记录结束时医师可不必签署全名

参考答案

【A_1 型题】

1. C 2. E

第十二章 内科学（师承或确有专长人员不测试）

第一单元 呼吸系统疾病

（一）慢性阻塞性肺疾病

【A_1 型题】

1. 慢性阻塞性肺疾病（COPD）发生单纯低氧血症最重要的机制是
A. 肺泡通气量下降
B. 通气/血流比例失衡
C. 弥散功能障碍
D. 肺内分流

E. 膈肌疲劳

2. 诊断慢性阻塞性肺疾病的必备条件是
   A. 肺总量（TLC）增高
   B. 功能残气量（FRC）增高
   C. 持续气流受限
   D. 一氧化碳弥散量与肺泡通气量比值（DL_{CO}/VA）下降
   E. 吸入支气管扩张剂后第1秒用力呼气量与最大肺活量的比值（FEV_1/FVC）>70%

3. 慢性阻塞性肺疾病的临床分期是
   A. 急性加重期、稳定期
   B. 急性加重期、临床缓解期、活动期
   C. 急性加重期、慢性迁延期、临床缓解期
   D. 活动期、稳定期、迁延期
   E. 代偿期、失代偿期、间歇期

4. 慢性阻塞性肺疾病常见的并发症不包括
   A. 慢性肺源性心脏病
   B. 自发性气胸
   C. 右心功能不全
   D. 支气管扩张
   E. 慢性呼吸衰竭

5. 慢性阻塞性肺疾病最常见的病因是
   A. 支气管哮喘
   B. 支气管扩张
   C. 慢性支气管炎和阻塞性肺气肿
   D. 重症肺结核
   E. 尘肺

6. 对慢性阻塞性肺疾病不正确的描述是
   A. 是一组气流受限为特征的肺部疾病
   B. 呈进行性发展
   C. 不可以预防
   D. 主要累及肺部
   E. 可以引起肺外各器官的损害

7. 慢性阻塞性肺疾病最早出现的变化是
   A. 胸部X线显示肺动脉段略突出
   B. 心电图显示电轴右偏
   C. 心界缩小
   D. 动脉血CO_2分压升高
   E. 第1秒用力呼气容积占预计值百分比（FEV_1占预计值%）降低

8. 下列各项肺功检查结果，哪项与慢性阻塞性肺疾病不符合
   A. 吸入支气管扩张剂后第1秒用力呼气容积占预计值百分比（FEV_1占预计值%）<80%
   B. 残气容积与总肺活量的比值（RV/TLC）>40%
   C. 吸入支气管扩张剂后第1秒用力呼气量容积与最大肺活量的比值（FEV_1/FVC）<70%
   D. 肺活量（FVC）降低
   E. 流速-容量曲线大致正常

9. 下列哪项不是慢性阻塞性肺疾病的X线表现
   A. 早期可无异常
   B. 两肺纹理增粗、紊乱
   C. 两肺多发性空洞
   D. 两肺透明度增加
   E. 横膈低平

10. 慢性阻塞性肺疾病标志性症状是
   A. 慢性咳嗽
   B. 咳痰
   C. 气短或呼吸困难
   D. 喘息和胸闷
   E. 体重下降

11. 慢性阻塞性肺疾病包括
   A. 慢性支气管炎、肺气肿、囊性肺纤维化
   B. 具有气流受限特征的所有慢性肺疾病
   C. 具有持续气流受限的慢性支气管炎和/或肺气肿
   D. 已知病因并有气流受限的一些疾病，如闭塞性细支气管炎
   E. 所有慢性支气管炎，支气管哮喘和肺气肿

【A_2 型题】

12. 患者，女，63岁。经常在冬季和季节转变时咳嗽，咳痰史8年，近3年来活动时气急，近2天因受凉咳嗽，气急加重，咳黄痰。查体：双肺散在干、湿啰音，心率100次/分。下列哪项治疗措施是最重要的
   A. 持续低流量吸氧
   B. 使用氨茶碱等平喘药
   C. 选用氨溴索等祛痰药
   D. 超声雾化吸入
   E. 选用有效抗生素

13. 患者，男，60岁。慢性咳嗽11年，近5年出现活动后气促。查体：双肺可闻及广泛哮鸣音，双肺下野可闻及湿啰音，X线胸片示肺纹理增强。最可能的诊断是
   A. 支气管哮喘
   B. 支气管肺癌
   C. 支气管扩张
   D. 慢性阻塞性肺疾病
   E. 肺间质纤维化

14. 患者，男，63岁。吸烟40年。反复咳嗽、咳白色泡沫痰20余年，气促10年，近2天因受寒后出现发热伴咳黄脓痰，气喘不能平卧。查体：双肺语颤减弱，可闻及散在干、湿啰音，心界缩小，心率110次/分。肺功能示吸入支气管扩张剂后FEV_1/FVC<70%，FEV_1<60%预计值。该患者最可能的诊断是
   A. 慢性支气管炎急性加重期
   B. 支气管哮喘
   C. 支气管扩张
   D. 肺结核

E. 慢性阻塞性肺疾病急性加重期

15. 患者，男，61岁。慢性咳嗽、咳痰史5年，近1周发生反复咯血，每天100ml以上。该患者可能合并了
A. 肺间质纤维化
B. 肺气肿
C. 肺心病
D. 严重肺部疾病，如肿瘤
E. 气胸

16. 患者，男，50岁。慢性阻塞性肺疾病病史6年，1小时前突然呼吸困难加重，右侧胸痛，大汗，发绀。首先考虑诊断
A. 干性胸膜炎
B. 急性心肌梗死
C. 自发性气胸
D. 细菌性肺炎
E. 急性肺栓塞

17. 患者，男，68岁。慢性咳嗽12年，活动后气急3年。下列哪项对诊断慢性阻塞性肺疾病最有价值
A. PaO_2降低
B. $FEV_1/FVC<80\%$
C. FEV_1占预计值百分比$<80\%$
D. $FEV_1/FVC<70\%$
E. 最大呼气中期流速降低

【B_1型题】

（1~3题共用备选答案）
A. 支气管哮喘
B. 支气管扩张症
C. 慢性阻塞性肺疾病
D. 支气管肺癌
E. 肺间质纤维化

1. 两肺散在湿啰音、伴哮鸣音及呼气延长
2. 普遍性哮鸣音，呼气延长
3. 局限性吸气性哮鸣音

（二）慢性肺源性心脏病

【A_1型题】

1. 肺源性心脏病肺、心功能失代偿期控制感染时选择抗生素的原则，下列哪项不恰当
A. 参考痰细菌培养及药敏试验
B. 根据患者所在地常见病原菌及药物敏感情况选用抗生素
C. 院外感染多选用抗革兰阳性菌的药物
D. 院内感染多选用抗革兰阴性菌的药物
E. 原则上选用广谱抗生素，尽快控制感染

2. 慢性肺源性心脏病的发病中哪一项与形成肺动脉高压无直接关系
A. 缺O_2使平滑肌细胞膜对Ca^{2+}通透性增加
B. CO_2潴留使pH下降
C. 继发性红细胞增多，使血液黏稠度增加
D. 痰栓使细小支气管阻塞
E. 肺间质性炎症引起肺小动脉炎

3. 慢性肺源性心脏病肺、心功能代偿期不具有的体征是
A. 肺气肿征
B. $P_2>A_2$
C. 颈静脉充盈
D. 剑突下心脏收缩期搏动
E. 右心室奔马律

4. 慢性肺源性心脏病常见的病因疾病是
A. 肺脓肿
B. Ⅳ型肺结核
C. 脊柱严重畸形
D. 支气管扩张症
E. 慢性阻塞性肺疾病

5. 慢性肺源性心脏病急性加重期的最常见诱因是
A. 过劳
B. 大量利尿
C. 使用镇静剂
D. 呼吸道感染
E. 使用支气管扩张剂

6. 肺、心功能失代偿的慢性肺源性心脏病患者，下列治疗措施哪项是错误的
A. 持续低流量吸氧
B. 积极控制呼吸道感染
C. 常规应用强心剂
D. 合理选用呼吸兴奋剂
E. 保持呼吸道通畅

7. 慢性肺源性心脏病肺心功能代偿期的表现中，下述哪项是错误的
A. 肺动脉第二心音亢进提示肺动脉高压
B. 干、湿啰音提示支气管内有感染
C. 三尖瓣区听到收缩期杂音提示右心肥厚
D. 剑突下出现心脏收缩期搏动提示左心肥厚
E. 颈静脉充盈提示胸腔内压升高，并非都有心力衰竭

8. 早期慢性肺源性心脏病的诊断依据是
A. 长期肺、支气管疾病史
B. 发绀
C. 双肺干、湿啰音
D. 肺动脉高压及右心室增大征象
E. 高碳酸血症

9. 慢性肺源性心脏病肺、心功能失代偿期关键性的治疗是正确应用
A. 平喘药物
B. 利尿药
C. 祛痰剂
D. 呼吸中枢兴奋剂

E. 抗生素

10. 慢性肺源性心脏病并发心律失常最多表现为
  A. 室性期前收缩
  B. 房性期前收缩
  C. 心房扑动
  D. 心房颤动
  E. 心室颤动

11. 慢性肺源性心脏病最常见的酸碱失衡类型是
  A. 呼吸性碱中毒
  B. 呼吸性酸中毒
  C. 代谢性酸中毒
  D. 代谢性碱中毒
  E. 高 AG 代酸

12. 典型慢性肺心病 X 线所见以下哪项是错误的
  A. 肺气肿征
  B. 右下肺动脉横径<15mm
  C. 肺动脉段高度≥3mm
  D. 肺动脉圆锥显著凸出
  E. 右心室增大征

13. 下列哪项是降低肺源性心脏病肺动脉高压的首选治疗
  A. 氧疗
  B. 支气管扩张剂
  C. 利尿药
  D. 呼吸兴奋剂
  E. 强心剂

14. 肺源性心脏病应用血管扩张剂的指征是
  A. 心率>120 次/分
  B. 并发肺性脑病者
  C. 呼吸衰竭者
  D. 顽固性心力衰竭者
  E. 吸氧后水肿不消除者

15. 下列哪项超声心动图检查结果不支持肺源性心脏病的诊断
  A. 右心室流出道内径≥30mm
  B. 右心室前壁厚度≥5mm
  C. 右心室内径≥20mm
  D. 左、右心室内径的比值>2
  E. 右肺动脉内径≥18mm

【A_2 型题】

16. 慢性肺源性心脏病患者人工通气过程中测血气，pH 7.5，$PaCO_2$ 24mmHg，HCO_3^- 20 mmol/L。对此患者正确的治疗是
  A. 无须处理
  B. 加大吸气压力
  C. 补充碱性药物
  D. 补充酸性药物
  E. 减少潮气量

17. 患者，女，58 岁。肺源性心脏病史 5 年，急性加重 2 天来院，既往无高血压病史。头痛，恶心，烦躁。血压 160/92mmHg，心率 100 次/分。对此患者主要的治疗应是
  A. 降压药口服
  B. 地西泮静脉注射
  C. 改善通气、氧疗
  D. 呼吸兴奋剂的使用
  E. 甘露醇静脉滴入

18. 患者，女，52 岁。因肺源性心脏病急性加重住院。查体：双瞳孔不等大，对光反射迟钝，患者呈昏迷状态。对此患者除综合治疗外，目前应给与的主要药物是
  A. 氢氯噻嗪
  B. 螺内酯
  C. 氨苯蝶啶
  D. 乙酰唑胺
  E. 甘露醇

19. 患者，男，67 岁。原有肺源性心脏病，受凉后加重，咳脓性痰，伴发热、烦躁、呼吸困难，入院前 4 小时神志模糊，嗜睡。查体：明显发绀，昏迷，血压 100/60mmHg，无病理反射。可能的并发症是
  A. 休克
  B. 肺性脑病
  C. 弥散性血管内凝血
  D. 脑血管意外
  E. 消化道出血

20. 患者，男，59 岁。咳嗽、咳痰 6 年，心悸气短 2 年。查体：口唇发绀，颈静脉充盈，桶状胸，双下肢轻肿，肝颈静脉回流征阴性，三尖瓣区收缩期杂音，腹水征阴性。血气分析：$PaCO_2$ 56mmHg，PaO_2 49mmHg，pH 7.56。该患者应诊断为
  A. 慢性支气管炎
  B. 慢性阻塞性肺疾病
  C. 慢性阻塞性肺疾病、慢性肺源性心脏病、呼吸衰竭
  D. 慢性阻塞性肺疾病、慢性肺心病、心功能失代偿期
  E. 慢性阻塞性肺疾病、慢性肺心病、心肺功能代偿期

【A_3/A_4 型题】

（21～23 题共用题干）

患者，男，64 岁。有肺源性心脏病史 5 年，经常头痛、头晕，1 周来咳嗽加重，咳黄痰，呼吸困难，头痛加重，昨日起嗜睡，谵语。查体：神志不清，颜面水肿，球结膜水肿，口唇发绀，颈静脉充盈，双肺广泛干、湿啰音，肝肋下 4cm，腹水征（+），下肢水肿，膝反射减弱，巴宾斯基征（+）。pH 7.20，$PaCO_2$ 100mmHg，PaO_2 40mmHg，HCO_3^- 23mmol/L，BE −8mmol/L。

21. 该患者神志不清，最可能是由于发生了
  A. 高血压脑病
  B. 脑梗死
  C. 肺性脑病
  D. 感染中毒性脑病
  E. 以上都不是

22. 患者发生了哪一类型的酸碱平衡失调
  A. 失代偿性呼吸性酸中毒
  B. 代偿性呼吸性酸中毒
  C. 呼吸性酸中毒合并代谢性酸中毒
  D. 代谢性酸中毒
  E. 呼吸性酸中毒合并代谢性碱中毒

23. 该患者应立即采取的治疗措

施是
A. 选用有效抗生素
B. 改善通气和低流量吸氧
C. 使用呼吸兴奋剂
D. 使用降压药
E. 甘露醇静脉滴注
(24~25题共用题干)
患者，男，58岁。慢性肺源性心脏病患者，入院后咳嗽、呼吸困难、昏迷，经气管切开后症状好转，4天后咳黄痰增加。WBC 11×10^9/L。
24. 该患者入院时可能的并发症是
A. 肺性脑病
B. 脑血管意外
C. 中毒性脑病
D. 休克
E. 以上都不是
25. 患者在气管切开机械通气后，可能出现的酸碱失衡是
A. 呼吸性酸中毒
B. 呼吸性碱中毒
C. 呼吸性酸中毒合并代谢性酸中毒
D. 呼吸性酸中毒合并代谢性碱中毒
E. 代谢性碱中毒

（三）支气管哮喘

【A_1型题】

1. 关于支气管哮喘概念的描述，正确的是
A. 支气管哮喘是一种气道慢性炎症性疾病，临床表现为反复发作的喘息、气急、胸闷或咳嗽等症状，常在夜间和/或清晨发作、加剧，多数患者可自行或经治疗后缓解
B. 支气管哮喘是支气管黏膜的慢性非特异性炎症，临床表现为反复发作的喘息、气急、胸闷或咳嗽等症状，常在白天发作、加剧，多数患者可自行或经治疗后缓解
C. 支气管哮喘是多种炎性细胞参与的气道慢性炎症，临床表现为反复发作的喘息、气急、胸闷或咳嗽等症状，常在夜间和/或清晨发作、加剧，多数患者虽经治疗仍不能缓解
D. 支气管哮喘是支气管黏膜的慢性非特异性炎症，临床表现为持续的喘息、气急、胸闷或咳嗽等症状，多数患者虽经治疗仍不能缓解
E. 支气管哮喘是只有肥大细胞参与的气道慢性炎症，临床表现为反复发作性的喘息、气急、胸闷或咳嗽等症状，常在夜间和/或清晨发作、加剧，多数患者可自行或经治疗后缓解
2. 典型支气管哮喘发作时最主要的临床表现为
A. 吸气性呼吸困难，双肺哮鸣音
B. 呼气性呼吸困难，双肺哮鸣音
C. 端坐呼吸，两肺密布中小水泡音
D. 呼气性呼吸困难，两肺散在干、湿啰音
E. 进行性呼吸困难，肺部局限性哮鸣音
3. 支气管哮喘与慢性阻塞性肺疾患的鉴别最有价值的是
A. 肺气肿体征
B. 两肺普遍哮鸣音
C. 支气管舒张试验阳性
D. 咳嗽、咳痰、喘息病史
E. 呼气期带喘鸣的呼吸困难
4. 消除支气管哮喘气道炎症最有效的药物是
A. 糖皮质激素
B. 抗生素
C. 抗组胺药
D. β_2受体激动剂
E. 色甘酸钠
5. 下列诊断支气管哮喘的依据中，哪一项是错误的
A. 有反复发作的支气管哮喘史
B. 发作时有呼气性呼吸困难
C. 肺部满布哮鸣音
D. 支气管扩张药治疗有效
E. 发作性吸气性呼吸困难
6. 关于支气管哮喘体征，下述哪项不正确
A. 发作时胸部呈过度充气状态
B. 有广泛的哮鸣音
C. 吸气音延长
D. 在严重哮喘时哮鸣音可不出现
E. 非发作期体检可无异常发现
7. 支气管哮喘的肺功能检查，哪项是错误的
A. FEV_1下降
B. PEF下降
C. $FEV_1/FVC\%$下降
D. PEF 下降
E. FVC 升高
8. 支气管哮喘发作时肺部典型体征是
A. 两肺密布湿啰音
B. 两肺密布哮鸣音
C. 干、湿啰音同时存在
D. 两肺可听到支气管呼吸音
E. 两肺语颤增强
9. 诊断不典型支气管哮喘至少一项阳性中不包括
A. 支气管激发试验阳性
B. 运动试验阳性

C. 支气管舒张试验阳性
D. 昼夜 PEF 变异率≥20%
E. IgE 升高

10. 支气管哮喘发作时禁用
A. 麻黄素
B. 肾上腺素
C. 吗啡
D. 氨茶碱
E. 特布他林

11. 控制支气管哮喘发作最重要的措施是规律使用
A. 吸入糖皮质激素
B. 口服糖皮质激素
C. 长效 β_2受体激动剂
D. 短效 β_2受体激动剂
E. 抗组胺药物

12. 支气管激发试验不正确的是
A. 测定气道反应性
B. 一般适用于通气功能在正常预计值的 70% 以上的患者
C. FEV_1下降≥20%，可诊断为激发试验阳性
D. 通过吸入药物的累积计量和浓度做定量判断
E. 常用吸入剂为生理盐水

13. 在鉴别支气管哮喘与急性左心衰竭时，下列哪项支持后者
A. 两肺布满哮鸣音
B. 咳嗽、咳痰病史
C. 两肺底湿啰音
D. 发热
E. X 线胸片：肺纹理增强

14. 关于支气管哮喘症状，下述哪项不正确
A. 发作性伴有哮鸣音的呼吸困难
B. 发作性胸闷和咳嗽
C. 有时咳嗽可为唯一症状
D. 咳大量黏性脓痰
E. 在夜间及凌晨发作和加重是其特征之一

【A_2 型题】

15. 患者，男，32 岁。发作性咳嗽、喘息 8 年。查体：两肺呼气性哮鸣音为主，伴两肺少量湿啰音，X 线胸片及喉镜检查未见异常。其最可能的诊断是
A. 支气管哮喘
B. 慢性阻塞性肺疾病
C. 急性左心衰竭
D. 气管内肿物
E. 慢性喉炎

16. 患者，女，35 岁。支气管哮喘重度发作 2 天，使用氨茶碱、沙丁胺醇、大剂量激素治疗无效。查体：呼吸浅快，口唇发绀，神志不清，双肺呼吸音较弱。血气分析：PaO_2 50mmHg，$PaCO_2$ 70mmHg。进一步救治措施应为
A. 静脉推注甲泼尼龙
B. 给予高浓度吸氧
C. 静脉滴注 5%碳酸氢钠
D. 联合应用抗生素静脉滴注
E. 气管插管，机械通气

17. 支气管哮喘重症发作，PaO_2 60mmHg，$PaCO_2$ 60mmHg，pH 7.34。病情严重的主要根据是
A. 双肺哮鸣音
B. 端坐呼吸
C. 发绀
D. 低氧血症
E. 二氧化碳潴留

18. 患者，男，20 岁。近 1 周咳嗽、咳痰，2 天来呼吸困难带喘鸣，无发热，大汗，面色苍白，肢凉，脉搏 120 次/分，血压 90/60mmHg，双肺哮鸣音，心脏无杂音，口唇发绀。最可能的诊断是
A. 急性左心衰竭
B. 急性支气管炎
C. 肺炎链球菌肺炎
D. 支气管哮喘急性发作
E. 过敏性肺炎

【B_1 型题】

（1~2 题共用备选答案）
A. 氨茶碱
B. 孟鲁斯特
C. 异丙托溴铵
D. 氟替卡松
E. 酮替芬

1. 白三烯调节剂
2. 吸入型糖皮质激素

（3~6 题共用备选答案）
A. 降低迷走神经兴奋性
B. 激动呼吸道 β_2受体
C. 拮抗腺苷引起的支气管痉挛
D. 抑制炎性细胞介质释放
E. 激素合成剂

3. 氨茶碱
4. 异丙托溴铵
5. 沙丁胺醇
6. 布地奈德

（四）肺　　炎

【A_1 型题】

1. 下列哪种肺炎可呈暴发性流行
A. 肺炎链球菌肺炎
B. 肺炎支原体肺炎
C. 肺炎克雷伯菌肺炎
D. 严重急性呼吸综合征（SARS）
E. 金葡菌肺炎

2. 肺炎链球菌肺炎合并感染性休克，抗生素治疗哪项不正确
A. 早期大剂量、联合用药：青霉素+妥布霉素
B. 静脉滴注给药
C. 疗程要略长

D. 可用头孢曲松、头孢他啶
E. 确定病原菌后应调整用药

3. 肺炎链球菌肺炎出现机化性肺炎是由于
A. 合并混合感染
B. 合并肺外感染
C. 没有应用抗生素雾化吸入
D. 肺泡内纤维蛋白没有完全吸收
E. 细菌毒力大

4. 关于支原体肺炎，以下哪项是错误的
A. 秋、冬季发病多
B. 儿童、青少年多
C. 可引起肺炎性浸润和空洞形成
D. 有咽炎、支气管炎表现
E. 可无明显症状、体征

5. 肺炎链球菌肺炎患者若对青霉素过敏，宜选用的有效抗菌药物是
A. 庆大霉素
B. 阿米卡星
C. 链霉素
D. 左氧氟沙星
E. 阿莫西林

6. 下列哪项是肺炎链球菌肺炎有特殊意义的症状
A. 突然寒战、稽留热
B. 咳嗽、胸痛
C. 气急、发绀
D. 咳铁锈色痰
E. 恶心、呕吐、腹胀

7. 肺炎链球菌肺炎的抗生素治疗停药指标是
A. 热退停药
B. 热退 3 天
C. 热退 5~7 天
D. 症状、体征消失
E. X 线胸片病变消散

8. 肺炎支原体肺炎最常见的胸部 X 线表现是
A. 显示肺部多种形态的浸润影，呈节段性分布，以肺下野为多见
B. 肺叶和小叶实变，叶间隙呈弧形下坠，多发性蜂窝状脓肿形成
C. 肺叶或肺段实变，呈多发性、周围性肺浸润，可伴气囊肿
D. 呈叶、段分布的炎性实变阴影，在实变阴影中可见支气管气道征
E. 病变多在肺上部，呈大片浓密阴影，密度不均，历久不消散，可形成空洞

9. 肺炎链球菌肺炎治疗的首选抗生素是
A. 红霉素
B. 庆大霉素
C. 氧氟沙星
D. 青霉素 G
E. 林可霉素

10. 肺炎链球菌可引起
A. 支气管肺炎
B. 肺脓肿
C. 大叶性肺炎（即典型肺炎）
D. 支气管哮喘
E. 胸膜炎

11. 肺炎链球菌肺炎痊愈后，一般肺部常遗留什么样的病变
A. 轻微肺纤维化
B. 局限性肺气肿
C. 局部机化性肺炎
D. 小囊肿
E. 完全吸收不留瘢痕

12. 对于青霉素高度耐药的肺炎链球菌肺炎，应首选的抗生素是
A. 头孢唑林
B. 阿莫西林
C. 氨苄西林+克拉维酸
D. 头孢曲松
E. 红霉素

13. 社区获得性肺炎中，主要病原体最常见的是
A. 肺炎克雷伯菌
B. 流感嗜血杆菌
C. 金黄色葡萄球菌
D. 肺炎链球菌
E. 支原体

14. 肺炎链球菌肺炎应用足量青霉素治疗效果不满意应想到
A. 选药不当
B. 用药方法不当，立即将肌内注射改为静脉滴注
C. 没有联合用药
D. 诊断是否正确
E. 是否出现并发症

15. 下列哪项对肺炎链球菌肺炎的诊断最有价值
A. 高热、咳铁锈色痰
B. 白细胞增多，核左移，胞质有中毒颗粒
C. X 线胸片大片均匀致密影呈肺叶或肺段分布
D. 肺部湿啰音
E. 痰培养肺炎链球菌阳性

16. 肺炎链球菌的主要致病作用在于
A. 产生毒素
B. 产生溶血素
C. 产生杀白细胞素
D. 产生组织坏死物质
E. 荚膜对组织的侵袭力

【A_2 型题】

17. 患者，女，30 岁。5 天前淋雨后畏寒、发热、胸痛、咳嗽、气短，既往有结核病史。查体：左肺下部叩浊音，可闻水泡音，痰结核菌集菌阴性，白细胞 $32\times10^9/L$，X 线胸片示左肺下叶大片状致密阴影。考虑诊断为
A. 浸润型肺结核
B. 阻塞性肺炎
C. 肺脓肿
D. 肺炎链球菌肺炎
E. 病毒性肺炎

18. 患者，男，20 岁。突然寒战、高热、咳嗽，咳少量黏液痰，时有铁锈色痰。下列哪种疾病可能大
A. 支气管炎
B. 病毒性肺炎
C. 支原体肺炎

D. 肺炎链球菌肺炎
E. 肺炎克雷伯菌肺炎

19. 患者，男，15 岁。咽痛、咳嗽、乏力 2 周，食欲下降。X 线胸片：左下肺多发斑片浸润影，呈节段性分布。选择用药是
A. 青霉素
B. 红霉素
C. 氧氟沙星
D. 庆大霉素
E. 头孢菌素

【A_3/A_4 型题】

（20~22 题共用题干）

患者，男，55 岁。因高热 1 天来诊。查体：精神萎靡，四肢末梢凉，T 36.9℃，BP 80/50mmHg，右肺下背部呼吸音弱，闻及湿啰音，右上腹触痛（±）。

20. 考虑诊断可能是
A. 急性胆道感染并感染性休克
B. 肺炎并感染性休克
C. 肝脓肿并感染性休克
D. 右气胸并休克
E. 休克原因待查

21. 即刻要做的是
A. 病情危重向家属交代预后不良
B. 立即静脉滴注高效、广谱低毒抗生素
C. 立即采血验血白细胞和分类、肾功能等
D. 立即补液并静脉滴注血管活性药物
E. 即刻联系做床头 X 线胸片，肝、胆 B 超

22. 应为该患者选用哪类抗生素
A. 大环内酯类
B. 氨基糖苷类+大环内酯类
C. 氟喹诺酮类
D. 三代头孢菌素+大环内酯类
E. 氨基糖苷类+青霉素

【B_1 型题】

（1~4 题共用备选答案）
A. 青霉素
B. 红霉素
C. 阿米卡星
D. 磺胺类药物
E. 两性霉素

1. 治疗肺炎链球菌肺炎
2. 治疗肺炎支原体肺炎
3. 治疗肺炎克雷伯菌肺炎
4. 治疗军团菌肺炎

（五）原发性支气管肺癌

【A_1 型题】

1. 下列哪项对肺鳞癌的描述不正确
A. 与吸烟关系密切
B. 常为中心型
C. 生长迅速，病程短
D. 对放疗、化疗较敏感
E. 血行转移发生晚

2. 肺癌的转移方式中，下列何者正确
A. 鳞癌发生血行转移出现早
B. 大细胞癌和转移较小细胞未分化癌早
C. 腺癌早期发生淋巴转移，血行转移较晚
D. 小细胞癌早期出现血行、淋巴转移
E. 淋巴转移只发生在肺癌同侧

3. 早期肺癌，首选的治疗方法是
A. 药物治疗
B. 放射疗法
C. 放疗加化疗
D. 手术切除病肺
E. 免疫疗法

4. 早期中心型肺癌的常见症状是
A. 高热、胸痛
B. 声嘶
C. 上肢及颜面部肿胀
D. 咳嗽、血痰
E. 胸闷、呼吸困难

5. 对放疗最敏感的肺癌是
A. 小细胞未分化癌
B. 鳞癌
C. 腺癌
D. 肺泡细胞癌
E. 以上均不敏感

6. 下述哪项 X 线征象是周围型肺癌的特征
A. 肺段或肺叶的局限性肺气肿
B. 圆形或类圆形肿块呈分叶状，有脐样切迹或有毛刺
C. 阻塞性肺炎
D. 出现囊状空洞或斑片状浸润
E. 可有“S”形的肺不张和密度较高的片状阴影

7. 右肺上叶鳞癌位于支气管开口处，无淋巴结转移，最佳治疗方法是
A. 右肺上叶切除术
B. 右肺上叶袖状切除术
C. 右全肺切除术
D. 放射治疗
E. 化疗加免疫治疗

8. 临床上可引起 Horner 综合征的肺癌是
A. 中心型肺癌
B. 周围型肺癌
C. 肺上沟瘤
D. 细支气管-肺泡癌
E. 肺转移癌

9. 左肺上叶边缘性肺癌下列哪项检查意义最小
A. 用蓄痰集检法做细胞学检查
B. CT 检查
C. 气管镜检查
D. 胸部 X 线
E. B 超引导下经胸壁肿块穿

刺活检

【A_2 型题】

10. 患者，男，40岁。20年前患过肺结核外，平素健康，近3个月来有刺激性咳嗽，痰中偶有血丝，有时发热。X线胸片显示右肺上叶前段有2cm×2.5cm的块状阴影，边缘不整呈分叶状，痰查脱落细胞3次均阴性。诊断首先考虑
 A. 肺结核
 B. 肺脓肿
 C. 肺囊肿
 D. 肺癌
 E. 肺良性肿瘤
11. 患者，男，49岁。刺激性咳嗽5个月，视物不清10天。X线胸片显示左肺上叶尖段边缘直径8cm不规则块状阴影。此病变造成的颈交感神经综合征不包括
 A. 面部无汗
 B. 瞳孔缩小
 C. 眼球内陷
 D. 声音嘶哑
 E. 上眼睑下垂
12. 患者，男，29岁。刺激性咳嗽1个月，头痛10天。X线胸片显示左肺门块状阴影；颅脑CT发现颅内占位性病变。考虑肺癌脑转移，肺内原发癌最可能的病理类型是
 A. 鳞癌
 B. 腺癌
 C. 小细胞癌
 D. 大细胞癌
 E. 细支气管肺泡癌
13. 患者，男，30岁。低热，咳嗽并痰中偶带血丝20天。X线胸片显示右肺上叶不张。最可能的诊断是
 A. 肺癌
 B. 肺脓肿
 C. 肺结核球
 D. 支气管肺炎
 E. 纵隔淋巴肉瘤
14. 患者，男，65岁。低热，咳嗽并痰中带血丝3个月。X线胸片显示左肺上叶不张，少量胸膜腔积液。为确诊，进一步检查应首选
 A. 胸部CT
 B. 剖胸探查
 C. 胸腔镜检查
 D. 支气管镜检查
 E. 经胸壁穿刺活组织检查
15. 患者，女，42岁。咳嗽、胸闷、气短4个月。X线胸片显示左肺上叶前段反复出现片状阴影，白细胞10×10^9/L，痰结核菌涂片3次（-），经用青霉素治疗病情好转，但肺部阴影消散不完全。为确定诊断最重要的检查是
 A. 痰化脓菌培养及药物敏感试验
 B. 继续查痰结核菌
 C. 胸部CT检查
 D. 纤维支气管镜检查
 E. 结核菌素试验

【A_3/A_4 型题】

（16~17题共用题干）

患者，男，55岁。刺激性咳嗽，痰中带血2周，X线胸片显示左肺门增大。

16. 最可能的诊断是
 A. 肺癌
 B. 肺结核
 C. 肺良性肿瘤
 D. 转移癌
 E. 支气管扩张
17. 进一步需做
 A. 纵隔镜检查
 B. 结核菌素试验
 C. 支气管镜检查
 D. 晨痰培养加药敏试验
 E. 放射核素检查

（18~20题共用题干）

患者，男，67岁。咳嗽、痰中带血丝2个月，发热10天。X线胸片显示右肺上叶片状阴影，呈肺炎样征象。

18. 为明确诊断，应首选
 A. 胸部CT
 B. 剖胸探查
 C. 纵隔镜检查
 D. 痰细胞学检查
 E. 经胸壁穿刺活组织检查
19. 患者1个月后出现右面部无汗，瞳孔缩小，上睑下垂及眼球内陷。复查X线胸片显示右胸顶部致密块影，诊断最可能是
 A. 转移性肺癌
 B. 中央型肺癌
 C. 急性血行播散性肺结核
 D. 纵隔淋巴肉瘤
 E. Pancoast肿瘤
20. 患者出现的以上症状，是由于肿瘤侵犯或压迫了
 A. 膈神经
 B. 喉返神经
 C. 臂丛神经
 D. 上腔静脉
 E. 颈交感神经

（六）慢性呼吸衰竭

【A_1 型题】

1. 呼吸衰竭的动脉血气诊断指标是
 A. PaO_2<50mmHg，$PaCO_2$>60mmHg
 B. PaO_2<70mmHg，$PaCO_2$>70mmHg
 C. PaO_2<60mmHg，$PaCO_2$

>50mmHg
D. PaO_2<80mmHg，$PaCO_2$ >50mmHg
E. PaO_2<65mmHg，$PaCO_2$ >80mmHg

2. Ⅱ型呼吸衰竭最主要的发生机制是
A. 通气/血流>0.8
B. 通气/血流<0.8
C. 弥散功能障碍
D. 肺动-静脉样分流
E. 肺泡通气不足

3. 引起呼吸衰竭最常见的疾病是
A. 肺结核
B. 肺栓塞
C. 气管异物
D. 膈肌麻痹
E. 慢性阻塞性肺疾病

4. 阻塞性肺疾病呼吸衰竭产生二氧化碳潴留的最主要的机制是
A. 通气不足
B. 通气/血流比例失调
C. 肺动-静脉样分流
D. 弥散障碍
E. 氧耗量增加

5. COPD、慢性肺源性心脏病患者发生Ⅱ型呼吸衰竭时，下列治疗措施中不恰当的是
A. 无创通气
B. 持续高浓度吸氧
C. 静脉滴注糖皮质激素
D. 雾化吸入支气管舒张剂
E. 静脉滴注祛痰药物

6. 呼吸中枢兴奋剂应用于下述哪种疾病
A. 呼吸性碱中毒
B. 胸外伤引起肺通气量减少
C. 严重脊柱畸形引起呼吸衰竭
D. 急性多发性神经根炎引起呼吸衰竭
E. 慢性肺源性心脏病引起呼吸衰竭

7. 慢性呼吸衰竭时，下列哪项不利于呼吸道通畅
A. 应用糖皮质激素
B. 雾化吸入祛痰剂
C. 大量补液
D. 应用快速利尿药
E. 帮助患者翻身拍背

【A_2 型题】

8. 患者，男，50 岁。慢性咳嗽 20 余年，现有呼吸困难、发绀、发热、嗜睡。血气分析：PaO_2 35mmHg，$PaCO_2$ 70mmHg。最合适的诊断是
A. 呼吸衰竭
B. 弥散性血管内凝血（DIC）
C. 代谢性酸中毒
D. 肺性脑病
E. 心力衰竭

9. 患者，男，67 岁。反复咳嗽、咳痰、喘息 5 年，再发加重 1 周。查体：嗜睡，口唇发绀。两肺可闻及哮鸣音和湿啰音，心率 120 次/分。动脉血气分析示：pH 7.10，PaO_2 54mmHg，$PaCO_2$ 103mmHg。该患者发生呼吸衰竭最主要的机制是
A. 胸廓扩张受限
B. 无效腔通气减少
C. 肺泡通气量减少
D. 弥散功能障碍
E. 呼吸中枢抑制

10. 患者，女，59 岁。肺源性心脏病，呼吸衰竭，心率 154 次/分，有多发房性期前收缩。血气分析：PaO_2 55mmHg，$PaCO_2$ 75mmHg，pH 7.19。最重要纠正心律失常的措施是
A. 普萘洛尔
B. 维拉帕米
C. 胺碘酮
D. 毛花苷 C
E. 5%碳酸氢钠

11. 某慢性肺源性心脏病患者入院后经抗感染、扩张支气管、静脉滴注呼吸兴奋剂后查血气：pH 7.48，$PaCO_2$ 61mmHg，HCO_3^- 44mmol/L，BE +9mmol/L。此患者应诊断为
A. 代偿性呼吸性酸中毒
B. 呼吸性酸中毒+代谢性碱中毒
C. 呼吸性酸中毒+代谢性酸中毒
D. 失代偿性呼吸性酸中毒
E. 此血气可能有错误

12. 某慢性呼吸衰竭患者血气分析：pH 7.3，PaO_2 60mmHg，$PaCO_2$ 50mmHg。除改善通气功能外还应选择下列哪种治疗
A. 静脉滴注 5%碳酸氢钠
B. 静脉滴注乳酸钠
C. 静脉滴注三羟甲基氨基甲烷
D. 不给碱性药
E. 静脉滴注乳酸钠

【A_3/A_4 型题】

（13～15 题共用题干）

患者，男，50 岁。慢性咳嗽 5 年，糖尿病史 2 年。咳喘加重 1 个月，发热 1 周来诊。血气分析：pH 7.25，PaO_2 40mmHg，$PaCO_2$ 85mmHg，BE −10mmol/L。

13. 该患者的诊断是
A. 失代偿性呼吸性酸中毒
B. 呼吸性酸中毒合并代谢性酸中毒
C. 呼吸性酸中毒合并代谢性碱中毒
D. 失代偿性代谢性酸中毒
E. 三重酸碱失衡

14. 该患者吸氧时氧浓度应控制在
A. 20%～25%
B. 25%～29%
C. 30%～40%
D. 40%～50%
E. 50%以上

15. 该患者经抗感染、通畅气道、降血糖、纠酸等综合治疗后，咳喘明显减轻，肺部啰音明显减少，10 天后血气恢复至 pH 7.38，PaO_2 70mmHg，

$PaCO_2$ 48mmHg，但患者仍发热。考虑应首先进行哪项检查
A. 血细菌培养+药敏
B. 痰细菌培养+药敏
C. 胸 CT 检查
D. 胸部 X 线片检查
E. 骨髓穿刺检查

（16~20 题共用题干）

患者，男，60 岁。COPD 病史 20 年，冠心病史 5 年，呼吸困难加重 2 天，意识障碍 1 小时来诊。查体：浅昏迷，呼吸困难，口唇发绀，球结膜轻度水肿，BP 170/110mmHg，双肺散在干啰音，中下部湿啰音，HR 128 次/分，节律不整，肝略大，下肢水肿(±)。

16. 目前考虑主要诊断有
A. 冠心病，心力衰竭，心律失常
B. 高血压病，脑出血
C. 肺源性心脏病并冠心病，呼吸衰竭，肺性脑病
D. 呼吸衰竭，肺性脑病
E. 肺源性心脏病并冠心病，心力衰竭，呼吸衰竭，肺性脑病

17. 下列哪项检查对诊断最重要
A. 床头 X 线胸片
B. 床头心电监测
C. 血液肾功离子测定
D. 动脉血气分析
E. 头部 CT 检查

18. 该患者抢救中需特别注意的是
A. 通畅呼吸道
B. 大量快速利尿药
C. 迅速纠正心律失常
D. 强心利尿扩血管综合措施
E. 足量的止血药物及脑保护措施

19. 该患者经抢救治疗后意识一度清醒，随即又出现谵语、躁动，可能是以下什么原因
A. 呼吸性酸中毒合并代谢性碱中毒
B. 颅内出现新的出血灶
C. 心衰加重
D. 肺部炎症
E. 血压波动

20. 进一步采取下列哪项措施
A. 地西泮 10mg 肌内注射
B. 毛花苷 C 0.2mg 静脉注射
C. 复查头颅 CT 或采取快速降颅压措施
D. 急查血离子、肾功能、血气
E. 加用广谱高效抗生素及降血压药

【B_1 型题】

（1~2 题共用备选答案）
A. PaO_2 为 70mmHg，$PaCO_2$ 为 45mmHg
B. PaO_2 为 70mmHg，$PaCO_2$ 为 40mmHg
C. PaO_2 为 55mmHg，$PaCO_2$ 为 55mmHg
D. PaO_2 为 50mmHg，$PaCO_2$ 为 40mmHg
E. PaO_2 为 65mmHg，$PaCO_2$ 为 40mmHg

1. 符合Ⅰ型呼吸衰竭的动脉血气标准是
2. 符合Ⅱ型呼吸衰竭的动脉血气标准是

参考答案

（一）

【A_1 型题】

1. B　2. C　3. A　4. D　5. C　6. C　7. E　8. E　9. C　10. C
11. C

【A_2 型题】

12. E　13. D　14. E　15. D　16. C　17. D

【B_1 型题】

1. C　2. A　3. D

（二）

【A_1 型题】

1. E　2. D　3. E　4. E　5. D　6. C　7. D　8. D　9. E　10. B
11. B　12. B　13. A　14. D　15. D

【A_2 型题】

16. E　17. C　18. E　19. B　20. C

【A_3/A_4 型题】

21. C　22. C　23. B　24. A　25. B

（三）

【A_1 型题】

1. A　2. B　3. C　4. A　5. E　6. C　7. E　8. B　9. E　10. C
11. A　12. E　13. C　14. D

【A_2 型题】

15. A　16. E　17. E　18. D

【B_1 型题】

1. B　2. D　3. C　4. A　5. B　6. D

（四）

【A_1 型题】

1. D　2. A　3. D　4. C　5. D　6. D　7. B　8. A　9. D　10. C
11. E　12. D　13. D　14. E　15. E　16. E

【A_2 型题】

17. D　18. D　19. B

【A_3/A_4 型题】

20. B　21. D　22. D

【B_1 型题】

1. A　2. B　3. C　4. B

（五）

【A_1 型题】

1. C　2. D　3. D　4. D　5. A　6. B　7. B　8. C　9. C

【A_2 型题】

10. D　11. D　12. C　13. A　14. D　15. D

【A_3/A_4 型题】

16. A　17. C　18. D　19. E　20. E

（六）

【A_1 型题】

1. C　2. E　3. E　4. A　5. B　6. E　7. D

【A_2 型题】

8. D　9. C　10. E　11. B　12. D

【A_3/A_4 型题】

13. B　14. B　15. D　16. E　17. D　18. A　19. A　20. D

【B_1 型题】

1. D　2. C

第二单元　循环系统疾病

（一）急性心力衰竭

【A_1型题】

1. Killip分级，心功能Ⅲ级指
   A. 未闻及肺部啰音和第三心音
   B. 肺部有湿啰音，但啰音的范围小于50%肺野
   C. 肺部有湿啰音，且啰音的范围大于50%肺野（肺水肿）
   D. 肺部可闻及散在的哮鸣音
   E. 血压<70/40mmHg
2. 下列哪种情况所致的急性左心衰竭禁用洋地黄类药物
   A. 急性广泛心肌梗死48小时后
   B. 急性心肌炎
   C. 急进型高血压
   D. 重度二尖瓣狭窄伴窦性心律
   E. 重度二尖瓣狭窄伴快速心率的心房颤动
3. 血管扩张剂治疗心力衰竭的主要作用机制是
   A. 增强心肌收缩力
   B. 改善心肌供血
   C. 降低心脏前、后负荷
   D. 降低心肌耗氧量
   E. 减慢心率
4. 心力衰竭时下述减轻心脏负荷的治疗措施中，哪一项是不正确的
   A. 根据病情适当安排生活、劳动和休息
   B. 凡是心力衰竭的患者均应卧床休息
   C. 控制钠盐摄入
   D. 合理应用利尿药
   E. 合理应用血管扩张剂
5. 急性左心衰竭，重度呼吸困难，烦躁不安时立即给予
   A. 吸氧
   B. 地西泮肌内注射
   C. 吗啡皮下注射
   D. 氨茶碱静脉注射
   E. 坐位，两腿下垂以减少静脉回流

【A_2型题】

6. 患者，女，25岁。突然出现高度呼吸困难，发绀，咳粉红色泡沫样痰。查体：血压80/50mmHg，两肺散在干、湿啰音，心率140次/分，心律绝对不整，心尖部闻及隆隆样舒张中晚期杂音。心电图示心房颤动。抢救措施首选
   A. 静脉注射呋塞米
   B. 静脉滴注硝普钠
   C. 静脉注射氨茶碱
   D. 皮下注射吗啡
   E. 静脉注射毛花苷C

（二）慢性心力衰竭

【A_1型题】

1. 肝颈静脉回流征阳性可见于
   A. 右心衰竭
   B. 感染性休克
   C. 乙肝后肝硬化
   D. 酒精性肝硬化
   E. 急性重症肝炎
2. 心力衰竭患者水肿通常首先出现在
   A. 眼睑
   B. 双手
   C. 颜面
   D. 身体最低部位
   E. 腹部
3. 贫血和甲亢对心脏产生的影响使
   A. 左心室压力负荷加重
   B. 左心室容量负荷加重
   C. 右心室压力负荷加重
   D. 右心室容量负荷加重
   E. 左、右心室容量负荷加重
4. 老年人伴有心力衰竭的治疗
   A. 不宜选用洋地黄类药物
   B. 洋地黄类药物无效
   C. 需要用较大剂量洋地黄类药物
   D. 洋地黄类药物的剂量应减少
   E. 洋地黄类药物可使病情恶化
5. 对未经治疗的患者，以下检查项目，哪项结果正常时最有助于排除心力衰竭
   A. 心电图
   B. 胸部X线检查
   C. 冠状动脉造影
   D. 血浆心钠肽水平
   E. 血浆肌钙蛋白水平
6. 治疗洋地黄中毒所致的阵发性室性心动过速，最有效的是
   A. 维拉帕米和钾盐
   B. 胺碘酮和钾盐
   C. 苯妥英钠和钾盐
   D. 美西律和钾盐
   E. 奎尼丁和钾盐
7. 不是容量负荷过重所致心力衰竭的疾病是

A. 主动脉瓣关闭不全
B. 甲状腺功能减退症
C. 二尖瓣关闭不全
D. 室间隔缺损
E. 动脉导管未闭

8. 左心衰竭的临床表现主要是由于
A. 肺淤血、肺水肿所致
B. 左心室扩大所致
C. 体循环静脉压增高所致
D. 肺动脉压增高所致
E. 心室重塑所致

9. 下列哪一项与洋地黄中毒无关
A. 恶心、呕吐
B. 右束支传导阻滞
C. 频发室性期前收缩
D. 三度房室传导阻滞
E. 黄视、绿视

10. 心力衰竭并发心房扑动时首选
A. 普萘洛尔
B. 普罗帕酮
C. 奎尼丁
D. 快速洋地黄制剂
E. 胺碘酮

11. 右心衰竭时较早出现的临床表现是
A. 上腹胀满
B. 颈静脉充盈和怒张
C. 肝大
D. 对称性下肢凹陷性水肿
E. 腹水

12. 单纯左心衰竭的典型体征是
A. 下垂性对称性水肿
B. 肝颈静脉回流征阳性
C. 双肺底闻及湿啰音
D. 胸腔积液
E. 颈静脉怒张

13. 判定心力衰竭代偿期的主要指标是
A. 心脏扩大
B. 心肌肥厚
C. 心率加快
D. 心排血量增加甚至接近正常
E. 回心血量增加

14. 诊断急性肺水肿最具有特征意义的依据是
A. 严重的呼吸困难，发绀
B. 心尖部舒张早期奔马律
C. 交替脉
D. 两肺干、湿啰音
E. 严重呼吸困难伴咳粉红色泡沫样痰

15. 对药物治疗无效的反复发作室性心动过速/心室颤动的心力衰竭患者，最适宜的治疗为
A. 服用阿托品
B. 植入型心脏转复除颤器
C. 服用奎尼丁
D. 安置房室顺序起搏器
E. 静脉使用维拉帕米

16. 左心衰竭与支气管哮喘的主要鉴别点为
A. 夜间呼吸困难
B. 伴咳嗽
C. 咳白色泡沫样痰
D. 坐起时能够缓解呼吸困难
E. 肺部干、湿啰音

17. 下列哪项可引起右心室压力负荷过重
A. 三尖瓣关闭不全
B. 肺动脉瓣关闭不全
C. 静脉回流量增高
D. 肺动脉高压
E. 严重贫血

【A_2 型题】

18. 患者，男，60 岁。冠心病患者，稍事活动后即可有心悸、气短。根据其临床表现可诊断为
A. 心功能Ⅰ级
B. 心功能Ⅱ级
C. 心功能Ⅲ级
D. 心功能Ⅳ级
E. 心功能 0 级伴老年性肺气肿

19. 风湿性心脏瓣膜病伴心力衰竭患者，服用地高辛治疗 1 周，前 3 天每天服用 0.5mg，后 4 天每天服用 0.25mg，现症状体征均明显改善，心率 80 次/分，心电图示 ST 段呈鱼钩样改变。目前正确的治疗措施就是
A. 停用地高辛
B. 减少地高辛剂量
C. 增加地高辛剂量
D. 继续给予地高辛原剂量
E. 改用每日静脉注射毛花苷 C 0.2mg

20. 患者，男，56 岁。患高血压性心脏病 6 年，近 1 年来，每天从事原有日常活动时出现心悸，气短，休息后好转。判定为
A. 心功能Ⅰ级
B. 心功能Ⅱ级
C. 心功能Ⅲ级
D. 心功能Ⅳ级
E. 以上都不是

21. 一风湿性二尖瓣狭窄患者，近 1 个月呼吸困难不能平卧，间断自服氨茶碱，近日呼吸困难较前减轻，但自觉上腹部胀满，出现颈静脉怒张，肝大，下肢水肿，心率 124 次/分。该患者呼吸困难减轻的最主要原因是
A. 氨茶碱治疗有效
B. 二尖瓣狭窄的程度减轻
C. 在原有左心衰竭的基础上又发生了右心衰竭
D. 合并了二尖瓣关闭不全
E. 合并了主动脉瓣病变

22. 患者，男，17 岁。诊断为风湿性心肌炎，心功能 Ⅲ 级，心率 110 次/分。心电图示窦性心动过速，PR 间期 0.28 秒。对其心力衰竭的治疗最正确的是
A. 不宜用洋地黄
B. 可按常规剂量使用洋地黄
C. 可使用较大剂量洋地黄
D. 应在密切观察下小心使用洋地黄
E. 可根据心率的快慢，调整洋地黄剂量

23. 患者，男，32岁。风心病、心衰用洋地黄和利尿药治疗，出现恶心、食欲缺乏，心电图为室性期前收缩二联律。下列哪一种情况最可能
A. 心衰加重
B. 低钾血症
C. 风湿活跃
D. 洋地黄中毒
E. 洋地黄剂量不足

（三）心律失常

【A_1型题】

1. 最有助于提示室性心动过速的依据是
A. QRS 宽大畸形
B. 心律规则
C. 心室夺获
D. P 波消失
E. ST 段下斜型压低
2. 下列方法可用于治疗窦性心动过缓，除了
A. 氨茶碱
B. 二羟丙茶碱
C. 阿托品
D. 异丙肾上腺素
E. 人工心脏起搏器
3. 窦性心动过缓，心率不低于50次/分，常采用的措施是
A. 无须治疗
B. 口服麻黄素
C. 皮下注射阿托品
D. 含服异丙肾上腺素
E. 静滴去甲肾上腺素
4. 对于无器质性心脏病，无症状的室性期前收缩的患者，应采取的治疗是
A. 去除病因和诱因
B. 胺碘酮
C. 维拉帕米
D. 普罗帕酮
E. 美西律
5. 鉴别室速与阵发性室上性心动过速最有力的证据是
A. QRS 波群宽大畸形的程度
B. 是否存在房室分离
C. 心室率的快慢
D. 静脉应用普罗帕酮是否可终止
E. 对迷走神经刺激的反应
6. 最易引起房颤的疾病是
A. 风湿性心脏病二尖瓣狭窄
B. 冠心病
C. 甲状腺功能亢进性心脏病
D. 高血压性心脏病
E. 缩窄性心包炎
7. 心房颤动时 f 波的频率为
A. 300~600 次/分
B. 250~350 次/分
C. 350~600 次/分
D. 100~160 次/分
E. 250~600 次/分
8. 持续性房颤是指心房颤动持续时间
A. 48 小时以上
B. 72 小时以上
C. 7 天以上
D. 3 个月以上
E. 1 年以上
9. 急性心肌梗死后窦性心动过速伴有室性期前收缩优先使用的抗心律失常药物是
A. 美西律（慢心律）
B. 普罗帕酮（心律平）
C. 普萘洛尔（心得安）
D. 奎尼丁
E. 维拉帕米

【A_2型题】

10. 患者，女，64岁。近2年偶有心悸感，无黑蒙及晕厥发作，多次查心电均为房颤，心率65~89次/分。关于心律失常需进行如何治疗
A. 口服地高辛
B. 静脉注射毛花苷 C
C. 应用胺碘酮复律
D. 安置人工心脏起搏器
E. 以上都不是
11. 患者，男，19岁。腹泻2周后出现心悸。心电图：频发室性期前收缩，下述哪项不符合室性期前收缩心电图改变
A. 提前出现宽大畸形的QRS 波
B. T 波方向与 QRS 主波方向相反
C. QRS 波群前出现倒置 P 波
D. 代偿间歇完全
E. 室性融合波

（四）快速性心律失常

【A_1型题】

1. 以下哪种情况不适合于应用电击复律治疗
A. 室性心动过速伴有严重血流动力学障碍
B. 急性心肌梗死，合并室性心动过速
C. 扩张型心肌病合并室性心动过速
D. 洋地黄中毒出现室性心动过速
E. 心脏手术过程中出现室性心动过速
2. 阵发性室上性心动过速发作

时，用刺激迷走神经方法治疗，下列哪项不正确
A. 双侧颈动脉窦按摩
B. Valsalva 动作
C. 压迫眼球
D. 面部浸于冰水中
E. 刺激悬雍垂

3. 不属于阵发性室上性心动过速临床特点的是
A. 突发突止
B. 心率>150 次/分
C. 心律绝对规则
D. 第一心音强弱不等
E. 大部分由折返机制引起

4. 诊断阵发性室上性心动过速最有意义的是
A. 心率>160 次/分
B. 颈动脉窦按摩能增加房室传导阻滞
C. 颈动脉窦按摩使心率突然减慢
D. 颈动脉窦按摩时心率逐渐减慢，停止后心率复原
E. 心律绝对规则

【A_2 型题】

5. 患者，男，35 岁。阵发性心悸 3 年，发作时按摩颈动脉窦心悸可突然终止。发作时心电图示：心室率 190 次/分，逆行 P 波，QRS 波群形态与时限正常。该患者最可能的诊断是
A. 心房颤动
B. 窦性心动过速
C. 房性期前收缩
D. 室性心动过速
E. 阵发性室上性心动过速

6. 患者，男，30 岁。阵发性心悸 2 年，每次突然发生，持续 30 分钟至 1 小时不等。查体：心率 200 次/分，律齐。心电图：QRS 波形正常，P 波不能明确查见。诊断为
A. 心房颤动
B. 窦性心动过速
C. 心房扑动
D. 阵发性窦性心动过速
E. 阵发性室上性心动过速

7. 患者，男，54 岁。头晕、黑蒙 5 年，阵发性心悸 3 个月。查体：BP 130/90mmHg，双肺无啰音，心率 45 次/分，节律不齐。Holter：窦性心动过缓（38～60 次/分），窦性停搏，频发房性期前收缩，阵发房颤。最适宜的治疗措施为
A. 静脉滴注阿托品
B. 静脉滴注毛花苷 C
C. 安置永久型人工心脏起搏器
D. 静脉滴注异丙肾上腺素
E. 口服普罗帕酮

8. 患者，男，55 岁。诊断冠心病，近 2 周治疗后心悸，脉律不齐，心电图示窦性心律，心率 78 次/分，频发房性期前收缩，短阵房速。除下列哪一药物外，均适用于治疗此心律失常
A. 胺碘酮
B. 利多卡因
C. 普萘洛尔
D. 普罗帕酮
E. 维拉帕米

9. 患者，男，49 岁。患急性前壁心肌梗死，溶栓后 1 小时突然心悸、晕厥伴抽搐。心电图宽大畸形 QRS 波，频率 166 次/分，可见心室夺获。治疗首选
A. 利多卡因静脉注射
B. 体外同步直流电复律
C. 毛花苷 C 静脉注射
D. 维拉帕米静脉注射
E. 硝酸甘油静脉滴注

【A_3/A_4 型题】

（10～11 题共用题干）

患者，女，38 岁。诊断风心病二尖瓣狭窄（中度），突发心悸 2 天，伴呼吸困难，不能平卧。查体：BP 95/75mmHg，口唇发绀，双肺较多湿啰音，心率 150 次/分，第一心音强弱不等，节律绝对不规则，心尖部舒张期隆隆样杂音，肝不大，下肢无水肿。

10. 触诊桡动脉搏动最可能有
A. 脉短绌
B. 交替脉
C. 水冲脉
D. 奇脉
E. 以上均不是

11. 首选何种治疗措施
A. 利多卡因静脉注射、静脉滴注
B. 多巴胺静脉滴注
C. 电复律
D. 静脉注射毛花苷 C
E. 静脉注射普罗帕酮

（12～13 题共用题干）

患者，女，28 岁。阵发性心悸 3 年，每次突然发生，可自行终止，持续 10 分钟至 3 小时不等。查体：甲状腺不大，心界稍大，心率 180 次/分，律齐，杂音听不清。

12. 为明确诊断应立即做
A. 心电图检查
B. 超声心动图检查
C. 心向量图检查
D. 心脏 X 线检查
E. T_3、T_4、TSH 检查

13. 刺激悬雍垂后，心率突然降至 75 次/分，停止刺激未再变化，最可能诊断为
A. 阵发性室上性心动过速
B. 窦性心动过速
C. 心房扑动
D. 阵发性室性心动过速
E. 阵发性房颤

【B_1 型题】

（1～4 题共用备选答案）
A. 利多卡因
B. 体外同步电直流复律
C. 维拉帕米

D. 毛花苷C
E. 苯妥英钠
1. 阵发性室上性心动过速，首选
2. 洋地黄治疗中出现室性期前收缩二联律，首选
3. 预激综合征合并房颤，血流动力学不稳定，首选
4. 室性心动过速有严重血流动力学障碍，首选

（五）缓慢性心律失常

【A_1 型题】

1. 二度Ⅱ型及三度房室传导阻滞，阻滞部位在双束支，心室率缓慢，曾有 Adams Stokes 综合征发作，治疗首选
   A. 阿托品
   B. 麻黄素
   C. 异丙肾上腺素
   D. 乳酸钠
   E. 安置永久性人工心脏起搏器
2. 最易发生房室传导阻滞的心肌梗死是
   A. 前壁心肌梗死
   B. 前间壁心肌梗死
   C. 广泛前壁心肌梗死
   D. 下壁心肌梗死
   E. 高侧壁心肌梗死

【A_2 型题】

3. 患者，女，42 岁。诊断风心病，二尖瓣狭窄，快速房颤，应用地高辛 0.25mg/d，1 个月，心室律突然转为规则，心率 55 次/分。提示
   A. 已转为窦性心动过缓
   B. 已达到洋地黄化
   C. 仍应用洋地黄，给予维持量
   D. 可能为洋地黄中毒
   E. 转为心房扑动伴有房室传导阻滞
4. 患者，男，78 岁。反复晕厥伴抽搐 2 天，既往无胸痛、发绀、水肿及气短。查体：血压 180/80mmHg，心率 45 次/分，律齐，心尖部第一心音强弱有变化，心底部有二级喷射性杂音。其反复晕厥伴抽搐的原因最可能的是
   A. 高血压脑病
   B. 窦性心动过缓伴室性期前收缩
   C. 完全性房室传导阻滞
   D. 二度Ⅰ型房室传导阻滞
   E. 阵发性房颤伴部分房室传导阻滞
5. 患者，女，65 岁。急性下壁、正后壁心肌梗死，当晚意识突然丧失，抽搐，心电图发现有窦性停搏和三度房室传导阻滞。此时应首先考虑哪项措施
   A. 扩血管药物
   B. 异丙肾上腺素
   C. 阿托品
   D. 抗凝治疗
   E. 安装临时起搏器
6. 患者，男，28 岁。病毒性心肌炎，病史 1 个月。Holter 监测结果：夜间出现间歇性二度Ⅰ型房室传导阻滞，心率 52 次/分。此时的处理是
   A. 人工心脏起搏
   B. 异丙肾上腺素静脉滴注
   C. 继续观察
   D. 激素治疗
   E. 干扰素治疗

【A_3/A_4 型题】

（7~8 题共用题干）

患者，男，60 岁。急性下壁、正后壁心肌梗死，突发意识丧失、抽搐。查体：BP 85/60mmHg，心率 40 次/分，心音强弱有变化，律规则。既往糖尿病、高血压多年。

7. 其晕厥最可能原因为
   A. 心源性休克
   B. 三度房室传导阻滞
   C. 窦性心动过缓
   D. 糖尿病酮症
   E. 肺梗死
8. 如心电图示三度房室传导阻滞，阵发性室性心动过速，首选哪项措施
   A. 利多卡因
   B. 阿托品
   C. 电复律
   D. 心脏起搏治疗
   E. 以上均不是

【B_1 型题】

（1~4 题共用备选答案）

A. P-P 间期逐渐缩短，直至出现长间歇，最长 P-P 间期小于最短 P-P 间期的 2 倍
B. P-R 间期逐渐延长，直到 P 波受阻，QRS 波群脱落
C. P-P 间期显著延长，长间歇与正常 P-P 间期无倍数关系
D. P-P 间期显著延长，长间歇与正常 P-P 间期呈倍数关系
E. P-R 间期逐渐缩短，直到 P 波受阻

1. 诊断二度Ⅰ型窦房传导阻滞的是
2. 诊断二度Ⅱ型窦房传导阻滞是
3. 诊断窦性停搏的是
4. 诊断二度Ⅰ型房室传导阻滞的是

（六）心搏骤停与复苏

【A_1 型题】

1. 心搏、呼吸骤停紧急处理原则中，哪项是错误的
   A. 首先必须心电图确诊，然后处理
   B. 迅速有效的人工呼吸
   C. 立即进行有效的胸外按压
   D. 立即建立静脉通道
   E. 根据情况选用合适药物，使心脏复苏
2. 对于电击无效的反复室颤或无脉性室速应
   A. 静脉注射利多卡因
   B. 心内注射利多卡因
   C. 再次电复律
   D. 人工心脏起搏
   E. 静脉注射肾上腺素
3. 成人心肺复苏的合理顺序是
   A. 胸外按压→人工呼吸→开放气道
   B. 开放气道→胸外按压→人工呼吸
   C. 开放气道→人工呼吸→胸外按压
   D. 人工呼吸→胸外按压→开放气道
   E. 胸外按压→开放气道→人工呼吸
4. 猝死最常发生于
   A. 冠心病
   B. 主动脉瓣狭窄
   C. 二尖瓣脱垂
   D. 肥厚型心肌病
   E. 心内膜炎
5. 心搏骤停复苏后最易出现
   A. 心肌损伤
   B. 肺水肿
   C. 肾小管坏死
   D. 脑损伤
   E. 肝小叶中心坏死
6. 心肺复苏时用药通常首选药物是
   A. 异丙肾上腺素
   B. 肾上腺素
   C. 利多卡因
   D. 去甲肾上腺素
   E. 阿托品
7. 心搏骤停早期诊断最佳指标是
   A. 瞳孔突然明显散大
   B. 测不到血压
   C. 颈动脉和股动脉搏动消失
   D. 呼吸停止
   E. 面色苍白和口唇发绀
8. 胸外心脏按压时手掌的正确部位是
   A. 左锁中线第 4 肋间
   B. 剑突与胸骨交界处
   C. 胸骨下半部，双乳头之间
   D. 胸骨左缘第 4 肋间
   E. 心脏前方的胸壁

【A_2 型题】

9. 患者，男，66 岁。发作性胸痛 1 小时。在问病史过程中突然跌倒，对呼唤和推搡无反应。此时应立即采取的措施是
   A. 做超声心动图
   B. 送往抢救室
   C. 触诊大动脉
   D. 做心电图
   E. 查看瞳孔

【A_3/A_4 型题】

（10～11 题共用题干）

患者，男，48 岁。胸痛，气促。心电图诊断：急性心肌梗死（广泛前壁）伴房室传导阻滞，血压 50/40mmHg，临床诊断为心源性休克。

10. 最好的治疗方法是
    A. 主动脉内球囊反搏
    B. 去甲肾上腺素
    C. 异丙肾上腺素
    D. 酚妥拉明
    E. 多巴胺
11. 患者经抢救后血压上升至 90/60mmHg。今日突然出现胸骨左缘第 3～4 肋间响亮的 4 级收缩期杂音，伴震颤。最可能诊断为
    A. 乳头肌断裂
    B. 心房破裂
    C. 心室间隔破裂
    D. 心室膨胀瘤
    E. 左心室游离壁破裂

（12～15 题共用题干）

患者，男，52 岁。阵发性心悸半年，时有胸闷，登 2 楼觉气急 3 个月，下肢水肿 3 天来门诊。心电图示窦性心律，心率 64 次/分，PR 间期 0.24 秒，伴完全性右束支传导阻滞，诊断为扩张型心肌病，心功能不全。入院后予以洋地黄、利尿药和扩血管药物治疗。第 4 天突然神志不清，抽搐，听诊心音消失，血压为 0mmHg，经救治后神志清醒，心跳恢复，心率 45 次/分，并有频发室性期前收缩。

12. 患者神志不清，抽搐，应考虑为
    A. 心源性休克
    B. 室颤或无脉性室速
    C. 脑栓塞
    D. 一过性脑血管痉挛
    E. 重度心衰
13. 心电图示三度房室传导阻滞，频发室性期前收缩，其原因考虑与下列哪项有关
    A. 洋地黄
    B. 利尿药
    C. 扩血管药物
    D. 心衰加重
    E. 疾病的进展
14. 此时处理应
    A. 临时心脏起搏下静脉滴注利多卡因
    B. 静脉注射普罗帕酮（心律

平）
C. 静脉滴注利多卡因
D. 多巴酚丁胺静脉滴注
E. 停用所有药物观察

15. 如果患者神志不清发作时，心电图显示下列哪种情况适宜做电复律治疗
A. 频发性室性期前收缩
B. 短阵成串室速
C. 心房颤动
D. 心房扑动
E. 室扑或室颤

【B_1 型题】

（1~3题共用备选答案）
A. 肾上腺素（0.5~1.0mg）
B. 阿托品（0.6~2.0mg）
C. 胺碘酮［150~500mg 静脉注射，10mg/（kg·d）静脉滴注］
D. 10%葡萄糖酸钙 5~10ml 静脉注射
E. 异丙肾上腺素（15~20μg/min）

1. 在心肺复苏期间，对于难治性室速和室颤，建议应用
2. 急性高钾血症引起的顽固性心室颤动，低血钙或应用钙通道阻滞药中毒者，可给予
3. 在未建立静脉通道时，若出现缓慢性心律失常，应心内注射

（七）原发性高血压

【A_1 型题】

1. 诊断高血压依据的血压值的测量方法是
A. 未用降压药的情况下，3次非同日血压值的均值
B. 未用降压药的情况下，3次同日血压值的均值
C. 用降压药的情况下，3次非同日血压值的均值
D. 用降压药的情况下，3次同日血压值的均值
E. 休息5分钟后测定的血压值

2. 下列各种高血压，哪种最适合β受体阻断药治疗
A. 高血压伴心功能不全
B. 高血压伴肾功能不全
C. 高血压伴支气管哮喘
D. 高血压伴心动过缓
E. 高血压伴肥厚梗阻性心肌病

3. 1999年世界卫生组织和国际高血压学会（WHO/ISH）制定和修改的新的正常人血压标准为
A. BP<120/80mmHg
B. BP<130/85mmHg
C. BP<139/89mmHg
D. BP<140/90mmHg
E. BP<160/100mmHg

4. 高血压危象的发生机制可能为
A. 机制尚不清楚
B. 过高血压突破脑血管的自身调节能力，脑灌注过多
C. 交感神经功能亢进和血循环中儿茶酚胺过多
D. 先天性血管畸形
E. 血管肾素活性明显增高

5. 以下何为老年人高血压的最主要特点
A. 多属轻中型，恶性者罕见
B. 以纯收缩压升高为多见
C. 大部分系动脉粥样硬化导致动脉弹性减退
D. 周围血浆肾素活性降低
E. 血压波动明显

6. 高血压脑病时最常见的症状是
A. 一过性脑缺血
B. 意识丧失，抽搐
C. 脑出血
D. 偏瘫，失语
E. 头痛，头晕

7. 高血压合并糖尿病患者，血压应控制在
A. <130/80mmHg
B. <130/85mmHg
C. <135/85mmHg
D. <140/90mmHg
E. <150/90mmHg

8. 高血压患者，超声心动图示室间隔与左心室后壁之比达1:4，下列何种药物最佳
A. 氢氯噻嗪
B. 依那普利
C. 氨酰心胺
D. 维拉帕米
E. 地尔硫䓬

9. 对血压显著增高多年的患者，应用降压药使血压短时间内骤降至正常水平可以
A. 改善症状
B. 改善心脑肾血液供应
C. 诱发肾功能不全
D. 诱发脑出血
E. 须防冠状动脉血栓形成

10. 合并冠状动脉痉挛性心绞痛的高血压患者宜首选
A. β受体阻断药
B. 利尿药
C. 血管紧张素转换酶抑制药
D. 钙通道阻滞药
E. α受体阻断药

【A_2 型题】

11. 患者，男，40岁。陈旧性心肌梗死3年，高血压病史4年。检查：BP 150/95mmHg，心率90/分。降压治疗宜首选
A. α受体阻断药
B. β受体阻断药
C. 利尿药
D. 二氢吡啶类钙通道阻滞药
E. 神经节阻断剂

12. 患者，男，65岁。测血压经常为180/120mmHg，同时发现血糖为8.7mmol/L，血胆固

醇7.2mmol/L。以下何种药物不宜使用
A. 阿替洛尔
B. 卡托普利
C. 哌唑嗪
D. 甲基多巴
E. 尼群地平

13. 患者，男，32岁。发现血压增高3年。近1年血压持续为（170～200）/（130～140）mmHg，近1周头痛、视物模糊。眼底检查发现视盘水肿，最可能的诊断为
A. 急性视盘病变
B. 脑出血
C. 恶性高血压
D. 脑梗死
E. 高血压脑病

14. 高血压患者，生气后，血压升至250/120mmHg，发生癫痫样抽搐，呕吐，意识模糊等中枢神经系统功能障碍的表现，脑CT未见异常。最可能的诊断是
A. 脑出血
B. 高血压脑病
C. 蛛网膜下腔出血
D. 脑梗死
E. 高血压危象

15. 患者，男，55岁。有轻度高血压，伴有心动过速，轻度充血性心衰症状，有哮喘和痛风史，治疗药物首选为
A. α受体阻断剂
B. β受体阻断剂
C. 血管紧张素转换酶抑制剂
D. 中枢抗交感神经药
E. 血管收缩剂

16. 患者，男，40岁。近日出现明显头痛、烦躁、心悸、多汗、呕吐、面色苍白、视物模糊，测血压264/126mmHg。其诊断最可能是
A. 高血压脑病
B. 高血压危象
C. 恶性高血压
D. 高血压病2级
E. 高血压病3级

17. 患者，男，45岁。发现高血压病2年，近日血压170/110 mmHg，心率100次/分，血浆肾素增高。首选哪种药物治疗
A. 氢氯噻嗪
B. 硝苯地平
C. 美托洛尔
D. 硝酸甘油
E. 地西泮

18. 某高血压患者，测其血压为220/120mmHg，急起呼吸困难，不能平卧，双肺满布湿啰音。宜选用哪种血管扩张剂治疗
A. 酚妥拉明
B. 卡托普利
C. 硝普钠
D. 硝酸甘油
E. 硝苯地平

（八）冠状动脉性心脏病

【A_1型题】

1. 不属于冠心病主要危险因素的是
A. 吸烟
B. 高血压
C. 酗酒
D. 年龄
E. 高胆固醇血症

2. 缺血性心脏病最常见的病因是
A. 主动脉瓣狭窄
B. 心肌肥厚
C. 严重贫血
D. 冠状动脉粥样硬化
E. 主动脉瓣关闭不全

3. 大部分急性ST段抬高型心肌梗死的病因是
A. 冠状动脉内动脉粥样斑块破裂，血栓形成
B. 冠状动脉痉挛，血栓形成
C. 动脉粥样斑块逐渐进展直至完全阻塞冠状动脉管腔
D. 冠状动脉炎，血栓形成
E. 冠状动脉栓塞，继发血栓形成

4. 慢性冠脉病变不包括的是
A. 稳定型心绞痛
B. 冠脉正常的心绞痛
C. 无症状心肌缺血
D. 不稳定型心绞痛
E. 缺血性心肌病

5. 严重冠状动脉狭窄是指冠脉狭窄程度达
A. 50%以上
B. 70%以上
C. 80%以上
D. 90%以上
E. 95%以上

6. 确定冠状动脉狭窄部位和严重程度的最佳检查是
A. 心电图
B. 胸部X线
C. 超声心动图
D. 动态心电图
E. 冠状动脉造影

7. 诊断冠心病最常用的非创伤性检查方法是
A. 休息时心电图
B. 24小时动态心电图
C. 心电图运动负荷试验
D. 超声心动图
E. 冠脉CT检查

(九)心 绞 痛

【A_1 型题】

1. 心绞痛发作时疼痛的典型部位是
   A. 左臂内侧
   B. 下颌
   C. 心前区
   D. 左肩部
   E. 胸骨后
2. 下列各项临床表现中最不支持心绞痛诊断的是
   A. 疼痛多在睡眠中发生
   B. 含服硝酸甘油，疼痛在3~5分钟内缓解
   C. 疼痛在劳累时发生，运动、情绪激动可诱发
   D. 反复出现的局限性心前区刺痛，每次持续仅2~3秒
   E. 疼痛常在休息时发生，持续可达30分钟以上
3. 心绞痛的哪一点与急性心肌梗死相同
   A. 心电图ST段抬高
   B. 胸痛不能以硝酸甘油缓解
   C. 剧烈胸痛伴恶心、呕吐和大汗
   D. 胸痛部位
   E. 血压波动
4. 关于不稳定型心绞痛治疗中错误的是
   A. 溶栓疗法
   B. 抗凝疗法
   C. 调脂治疗
   D. 冠脉介入疗法
   E. 冠脉旁路移植术

【A_2 型题】

5. 患者，男，59岁。诊断为急性前壁心肌梗死，经治疗病情稳定，1个月后又出现心绞痛。这类患者易发生
   A. 心力衰竭
   B. 心律失常
   C. 室壁瘤
   D. 再梗死
   E. 栓塞
6. 患者，男，65岁。高血压10年，近半年经常半夜胸闷、胸痛。心电图：V_1~V_3导联ST段下移。诊断为
   A. 早期左心衰竭
   B. 变异型心绞痛
   C. 不稳定型心绞痛
   D. 食管裂孔疝
   E. 混合型心绞痛
7. 患者，女，48岁。胸痛部位在乳头外，为刺痛，发作数秒钟，含硝酸甘油1~2秒疼痛即消失。最可能诊断为
   A. 心绞痛（不典型）
   B. 心脏神经症
   C. 变异型心绞痛
   D. 稳定型心绞痛
   E. 自发型心绞痛
8. 患者，男，50岁。因发作性胸前区疼痛1个月入院，静息心电图示V_4、V_5、V_6导联ST段压低>2mm，T波倒置，行冠脉造影检查各冠脉血管光滑，无狭窄，血流通畅。最可能的诊断是
   A. 稳定型心绞痛
   B. 不稳定型心绞痛
   C. 特纳综合征
   D. 变异型心绞痛
   E. 心脏神经症
9. 患者，男，64岁。因急剧胸痛8小时入院，含服硝酸甘油效果不佳，血压168/95mmHg，心率110次/分，伴偶发性室性期前收缩，心电图示胸导T波高尖。哪种治疗效果佳
   A. 口服卡托普利
   B. 口服地尔硫䓬
   C. 静注利多卡因
   D. 口服美西律
   E. 静注美托洛尔，继以口服
10. 患者，男，60岁。因发作性胸前区疼痛5年，加重1周入院，近1周无明显诱因突然胸痛，持续时间较久。心电图示ST段压低>1m。生化检查示TC 5.7mmol/L，LDL 2.0mmol/L，TG 3.1mmol/L。最合理的诊断是
    A. 冠心病 不稳定型心绞痛 高甘油三酯血症
    B. 冠心病 不稳定型心绞痛 高胆固醇血症
    C. 冠心病 不稳定型心绞痛 混合性高脂血症
    D. 冠心病 不稳定型心绞痛 高低密度脂蛋白血症
    E. 冠心病 不稳定型心绞痛 低高密度脂蛋白血症
11. 患者，男，57岁。血压180/105mmHg，胸骨后反复疼痛3周，心率128次/分，伴房性期前收缩8次/分及短暂心房颤动。选哪项治疗效果最佳
    A. 口服尼群地平
    B. 口服美托洛尔
    C. 含服硝苯地平
    D. 口服卡托普利
    E. 口服硝酸甘油

（十）急性心肌梗死

【A_1 型题】

1. 急性心肌梗死时，特异性最高的血清标志物是
   A. LDH
   B. α-HBDH
   C. GOT
   D. TnI
   E. CPK
2. 急性心肌梗死静脉滴注硝酸甘油的起始剂量是
   A. 10~20μg/min
   B. 30~40μg/min
   C. 50~70μg/min
   D. 80~90μg/min
   E. 100~200μg/min
3. 急性心肌梗死与心绞痛的主要鉴别点是
   A. 疼痛的部位
   B. 疼痛的性质
   C. 是否伴有多源性期前收缩
   D. 是否伴有 ST 段抬高
   E. 肌酸磷酸激酶同工酶升高
4. 不能用于判断急性 ST 段抬高型心肌梗死后溶栓成功的临床指标为
   A. 胸痛缓解
   B. 心电图示 ST 段下降
   C. 频发的室性期前收缩
   D. CK-MB 峰值前移
   E. 窦性心动过速
5. 急性 ST 段抬高型心肌梗死时不宜溶栓治疗的情况是指同时伴有
   A. 血压 160/100mmHg
   B. 6 个月前腔隙性脑梗死
   C. 主动脉夹层
   D. 2 周前曾行桡动脉穿刺
   E. 萎缩性胃炎 1 年
6. 急性心肌梗死后最晚恢复正常的心肌坏死标志物是
   A. 肌红蛋白
   B. 肌酸激酶
   C. 肌酸磷酸肌酶同工酶
   D. 谷草转氨酶
   E. 肌钙蛋白
7. 引起急性前间壁心肌梗死闭塞的冠状动脉分支是
   A. 左冠状动脉前降支
   B. 右冠状动脉后降支
   C. 左冠状动脉主干
   D. 左冠状动脉回旋支
   E. 右冠状动脉右心室前支
8. 急性心肌梗死症状中最先出现下列哪一项
   A. 发热
   B. 疼痛
   C. 恶心、呕吐
   D. 呼吸困难
   E. 昏厥
9. 急性心肌梗死合并休克时禁用
   A. 间羟胺
   B. 多巴胺
   C. 去甲肾上腺素
   D. 异丙肾上腺素
   E. 硝普钠、多巴胺
10. 急性 ST 段抬高型心肌梗死的超急期心电图改变是
    A. ST 段明显抬高
    B. 异常宽深的 Q 波
    C. T 波高耸
    D. T 波倒置
    E. R 波降低
11. 缓解急性心肌梗死剧烈疼痛效果最好的是
    A. 硝酸甘油
    B. 二硝酸异山梨醇
    C. 罂粟碱
    D. 吗啡
    E. 可待因
12. 急性心肌梗死发生后，最早升高的血清心肌酶是
    A. 肌酸磷酸激酶
    B. 谷草转氨酶
    C. 乳酸脱氢酶
    D. 肌酸磷酸激酶同工酶
    E. 肌钙蛋白 I
13. 与急性心包炎相鉴别，诊断急性心肌梗死的依据是
    A. 心电图 ST 段弓背向下抬高
    B. 心电图 ST 段弓背向上抬高
    C. 无异常 Q 波
    D. 有心包摩擦音
    E. 持久的心前区疼痛
14. 急性 ST 段抬高型心肌梗死早期最重要的治疗措施是
    A. 抗心绞痛
    B. 消除心律失常
    C. 补充血量
    D. 心肌再灌注
    E. 增加心肌营养
15. 急性心肌梗死后 24 小时内避免使用
    A. 洋地黄
    B. 罂粟碱
    C. 呋塞米
    D. 吗啡
    E. 哌替啶
16. 急性心肌梗死后心肌坏死组织逐渐纤维化形成瘢痕需要
    A. 2~3 周
    B. 4~5 周
    C. 6~8 周
    D. 9~10 周
    E. 11~12 周

【A_2 型题】

17. 患者，男，65 岁。诊断为急性心肌梗死入院，住院第 3 天患者突然呼吸困难，青紫，神志不清，四肢抽搐，听诊心音消失，颈动脉搏动消失。此时首选
    A. 立即做心电图，了解是否停搏或室颤
    B. 安置心脏起搏器
    C. 心内注射肾上腺素

D. 胸外心脏按压及人工呼吸
E. 静脉注射利多卡因

18. 患者，男，72岁。因持续性胸痛6小时入院。查体：双肺底有少量湿啰音，诊断为急性心肌梗死。该患者心功能分级为
A. NYHA分级Ⅰ级
B. NYHA分级Ⅳ级
C. NYHA分级Ⅱ级
D. Killip分级Ⅱ级
E. Killip分级Ⅲ级

19. 患者，女，50岁。患心绞痛2年余，因情绪激动突然发作比以前严重的胸痛，疑为急性心肌梗死。以下哪项最有诊断价值
A. ST段明显下移
B. T波明显倒置
C. Q波大于同导联R波1/5
D. 血中肌钙蛋白增高
E. GPT升高

20. 患者，男，70岁。糖尿病10年，以往无心悸、胸痛史，今日早餐后1小时，突然胸闷明显，面色苍白，烦躁，出汗，恐惧感，2小时未缓解。查体：心率100次/分，血压86/70mmHg。最可能的诊断为
A. 糖尿病酮症酸中毒
B. 不典型心绞痛
C. 低血糖
D. 变异型心绞痛
E. 急性心肌梗死

21. 患者，男，65岁。因胸痛10小时来院急诊，心电图证实为急性前壁心肌梗死。下列哪项检查特异性最高
A. 血清CK-MB增高
B. GOT增高
C. 红细胞沉降率加快
D. 血清CPK增高
E. 血清LDH增高

22. 患者，男，51岁。急性前壁心肌梗死，起病第2天发生心房颤动。心室率184次/分，血压84/60mmHg，气急、发绀。宜首选哪项治疗措施
A. 静脉注射毛花苷C
B. 同步电击除颤
C. 静脉注射美托洛尔
D. 静脉注射多巴酚丁胺
E. 静注胺碘酮

23. 患者，男，55岁。冠心病，发生急性剧烈胸骨后疼痛，血CPK明显升高，颈静脉充盈，肝大，血压下降至80/40mmHg。应诊断为
A. 冠心病心力衰竭型
B. 急性右心梗死
C. 冠心病合并急性心脏压塞
D. 急性前壁心肌梗死伴泵衰竭
E. 急性心肌梗死并室间隔破裂

（十一）心脏瓣膜病

【A_1型题】

1. 下列哪项可作为确诊主动脉瓣关闭不全的依据
A. 苍白面容
B. 心尖向左下移位呈抬举样搏动
C. 心尖区低调舒张期杂音
D. 周围血管征
E. 彩色多普勒主动脉瓣心室侧探及舒张期射流

2. 二尖瓣狭窄右心室负荷加大时心电图可见
A. P波增宽>0.12s
B. 电轴右偏或右心室肥大
C. PV_1双相波
D. RV_5>2.5mV
E. 左束支传导阻滞

3. 主动脉瓣狭窄引起心功能代偿反应最主要的是
A. 心率加快
B. 左心室肥厚
C. 回心血量增加
D. 左心室腔扩大
E. 肾滤过功能减低

4. Austin-Flint杂音的发生与以下哪项有关
A. 血流加速
B. 肺动脉高压
C. 左心房巨大血栓形成
D. 主动脉瓣狭窄
E. 主动脉瓣关闭不全

5. 梨形心脏见于
A. 主动脉瓣狭窄
B. 二尖瓣狭窄
C. 肺动脉瓣狭窄
D. 三尖瓣狭窄
E. 动脉导管未闭

6. 主动脉瓣中度狭窄时瓣口面积为
A. <1.0cm^2
B. 1.0~1.5cm^2
C. 1.50~1.75cm^2
D. 1.76~2.00cm^2
E. 2.1~4.0cm^2

7. 重度主动脉瓣狭窄的跨主动脉瓣平均压力阶差至少应大于
A. 35mmHg
B. 40mmHg
C. 45mmHg
D. 50mmHg
E. 55mmHg

8. 以下哪项不是二尖瓣球囊成形术的适应证
A. 重度二尖瓣狭窄，心功能Ⅲ级
B. 瓣叶轻度钙化
C. 外科分离术后再狭窄
D. 合并左心房内血栓
E. 合并轻度二尖瓣关闭不全，超声左心室50mm

9. 临床上可表现为心绞痛的心脏病是

A. 非特异性心肌炎
B. 扩张型心肌病
C. 主动脉瓣狭窄
D. 二尖瓣关闭不全
E. 二尖瓣狭窄

10. 易导致主动脉瓣狭窄患者晕厥的情况为
A. 服用硫氮䓬酮
B. 静坐休息
C. 剧烈运动
D. 睡眠
E. 窦性心律，心率 70 次/分

11. 二尖瓣关闭不全与二尖瓣脱垂鉴别主要之点是
A. 前者心尖部有全收缩期杂音
B. 前者第一心音减弱
C. 前者第一心音增强
D. 后者少见
E. 后者除收缩期杂音外，心尖区常有收缩中期喀喇音

12. 最可能引起左心室前负荷增加的是
A. 二尖瓣狭窄
B. 肺动脉瓣狭窄
C. 主动脉瓣关闭不全
D. 主动脉瓣狭窄
E. 体循环动脉高压

13. 胸骨左缘第 2 肋间闻及收缩期杂音最常见的器质性病变是
A. 二尖瓣关闭不全
B. 二尖瓣狭窄
C. 房间隔缺损
D. 主动脉瓣关闭不全
E. 室间隔缺损

14. 主动脉瓣狭窄的手术适应证是
A. 主动脉瓣静息跨瓣压 >50mmHg
B. 主动脉瓣瓣口面积 1.6cm^2
C. 合并房性期前收缩
D. 主动脉瓣钙化
E. 病程>5 年

15. 劳累时有心绞痛及晕厥发作的主动脉瓣狭窄患者首选治疗为
A. 静脉滴注硝酸甘油
B. 强心
C. 利尿
D. 主动脉瓣瓣膜置换术
E. 主动脉瓣球囊成形术

16. 心尖部触及舒张期震颤最常见于
A. 二尖瓣狭窄
B. 二尖瓣关闭不全
C. 动脉导管未闭
D. 主动脉瓣狭窄
E. 室间隔缺损

【A_2 型题】

17. 患者，女，25 岁。心悸气短 5 年，近 2 年加重。查体：心尖区听到舒张期隆隆样杂音，心律不齐。M 型超声心动图示：二尖瓣前叶曲线 EF 斜率降低，A 峰消失，后叶前向运动瓣叶增厚。其诊断为
A. 风心病，二尖瓣狭窄
B. 左心房黏液瘤
C. 肥厚型梗阻性心肌病
D. 主动脉瓣关闭不全
E. 室间隔缺损

18. 患者，男，27 岁。心悸、气短 6 年，近 2 周症状加重，伴下肢水肿。查体：心界向两侧扩大，心尖部有隆隆样舒张中晚期杂音及收缩期 3/6 级吹风样杂音，胸骨左缘第 3 肋间有哈气样舒张期杂音，血压 145/50mmHg。最可能的诊断是
A. 二尖瓣狭窄合并主动脉瓣关闭不全
B. 二尖瓣狭窄合并肺动脉瓣关闭不全
C. 二尖瓣狭窄合并二尖瓣关闭不全
D. 二尖瓣关闭不全合并主动脉瓣关闭不全
E. 二尖瓣狭窄合并主动脉瓣关闭不全

19. 风湿性心脏病患者因心衰而用地高辛 0.25mg，每日 2 次，共 10 天，同时并用氢氯噻嗪，出现心动过速，频发室性期前收缩，血钾 3.1mmol/L。正确处理是
A. 继续服用地高辛
B. 停用地高辛，加用毛花苷 C
C. 停用地高辛，加用利多卡因
D. 停用地高辛，静脉滴注钾盐，静脉注射利多卡因
E. 停用地高辛，静脉滴注钾盐

20. 患者，女，23 岁。心尖区可闻及收缩中晚期吹风样杂音及喀喇音，超声心动图可见二尖瓣前叶 CD 段呈吊床样波形。最可能的诊断是
A. 二尖瓣狭窄
B. 二尖瓣关闭不全
C. 主动脉瓣狭窄
D. 主动脉瓣关闭不全
E. 二尖瓣脱垂

21. 风湿性心脏病二尖瓣狭窄与关闭不全患者，用地高辛治疗心力衰竭后基本得到控制，但发生室上性心动过速伴室性期前收缩，心率 155 次/分，应及时
A. 停地高辛改用毒毛花苷 K
B. 停地高辛，注射呋塞米
C. 停地高辛，应用利多卡因
D. 电复律
E. 减少地高辛用量，加用阿托品

【A_3/A_4 型题】

（22~24 题共用题干）

患者，女，28 岁。风心病 10 年，心房颤动史 3 年，长期服用地高辛治疗，停经 3 个月，诊为早孕。1 周来恶心、呕吐、食欲缺乏就诊。查体：心脏增大，心率 70 次/分，律不齐，心尖部第一心音减弱，可闻及 3/6 级收缩期杂音，向左腋下传导并可及舒张期杂

音。胸骨左缘2~4肋间2/6级收缩期杂音，P_2亢进，心电图示心房颤动（Af）、室性期前收缩（VPB）。

22. 本例心脏瓣膜病应诊断为
    A. 二尖瓣关闭不全伴相对性二尖瓣狭窄
    B. 二尖瓣狭窄兼关闭不全伴肺动脉高压
    C. 二尖瓣狭窄伴肺动脉高压
    D. 二尖瓣窄漏伴主动脉瓣狭窄
    E. 二尖瓣狭窄伴二尖瓣关闭不全
23. 本例恶心、呕吐应考虑是哪种原因
    A. 妊娠反应
    B. 洋地黄中毒
    C. 右心功能不全
    D. 洋地黄不足
    E. 低血钾
24. 下列哪项表现应与洋地黄中毒无关
    A. 恶心、呕吐
    B. 右束支传导阻滞
    C. 频发室性期前收缩
    D. 三度房室传导阻滞
    E. 黄视

【B_1型题】

（1~4题共用备选答案）
A. 梨形心
B. 普大型心
C. 左心室增大，主动脉明显扩张
D. 心室收缩时心房反向膨出
E. 心影正常或左心室、左心房轻度增大

1. 主动脉瓣关闭不全
2. 二尖瓣狭窄
3. 二尖瓣关闭不全
4. 主动脉瓣狭窄

（5~9题共用备选答案）
A. 心尖区舒张中晚期隆隆样杂音
B. 心尖区全收缩期吹风样杂音
C. 胸骨左缘第3肋间舒张早期哈气样杂音
D. 胸骨右缘第2肋间3级以上喷射性收缩期杂音
E. 胸骨左缘功能性收缩期杂音

5. 主动脉瓣狭窄
6. 二尖瓣狭窄
7. 肥厚型梗阻性心肌病
8. 二尖瓣关闭不全
9. 主动脉瓣关闭不全

参考答案

（一）

【A_1型题】

1. C　2. D　3. C　4. B　5. C

【A_2型题】

6. E

（二）

【A_1型题】

1. A　2. D　3. E　4. D　5. D　6. C　7. B　8. A　9. B　10. D
11. B　12. C　13. D　14. E　15. B　16. D　17. D

【A_2型题】

18. C　19. D　20. B　21. C　22. D　23. D

（三）

【A_1型题】

1. C　2. B　3. A　4. A　5. B　6. A　7. C　8. C　9. C

【A_2型题】

10. E　11. C

（四）

【A_1型题】

1. D　2. A　3. D　4. C

【A_2 型题】

5. E　6. E　7. C　8. B　9. B

【A_3/A_4 型题】

10. A　11. D　12. A　13. A

【B_1 型题】

1. C　2. A　3. B　4. B

(五)

【A_1 型题】

1. E　2. D

【A_2 型题】

3. D　4. C　5. E　6. C

【A_3/A_4 型题】

7. B　8. D

【B_1 型题】

1. A　2. D　3. C　4. B

(六)

【A_1 型题】

1. A　2. E　3. E　4. A　5. D　6. B　7. C　8. C

【A_2 型题】

9. C

【A_3/A_4 型题】

10. A　11. C　12. B　13. A　14. A　15. E

【B_1 型题】

1. C　2. D　3. A

(七)

【A_1 型题】

1. A　2. E　3. C　4. C　5. B　6. E　7. A　8. B　9. C　10. D

【A_2 型题】

11. B　12. A　13. C　14. B　15. C　16. B　17. C　18. C

(八)

【A_1 型题】

1. C　2. D　3. A　4. D　5. B　6. E　7. C

(九)

【A_1 型题】

1. E　2. D　3. D　4. A

【A_2 型题】

5. D 6. C 7. B 8. C 9. E 10. C 11. B

(十)

【A_1 型题】

1. D 2. A 3. E 4. E 5. C 6. E 7. A 8. B 9. D 10. C
11. D 12. E 13. B 14. D 15. A 16. C

【A_2 型题】

17. D 18. D 19. D 20. E 21. A 22. B 23. B

(十一)

【A_1 型题】

1. E 2. B 3. B 4. E 5. B 6. B 7. B 8. D 9. C 10. C
11. E 12. C 13. C 14. A 15. D 16. A

【A_2 型题】

17. A 18. E 19. D 20. E 21. C

【A_3/A_4 型题】

22. B 23. B 24. B

【B_1 型题】

1. C 2. A 3. D 4. E 5. D 6. A 7. E 8. B 9. C

第三单元 消化系统疾病

(一) 慢性胃炎

【A_1 型题】

1. 急性糜烂出血性胃炎的常见病因不包括
   A. 非甾体抗炎药
   B. 脑外伤
   C. 乙醇
   D. 幽门螺杆菌感染
   E. 严重烧伤
2. 慢性胃窦炎发病的病因最重要的是
   A. 急性应激性疾病
   B. 沙门菌感染
   C. 幽门螺杆菌感染
   D. 自身免疫
   E. 以上都不是
3. 慢性胃炎 Hp 阳性推崇的治疗是
   A. 铋剂+2 种抗生素
   B. 铋剂+西沙必利
   C. 铋剂+硫糖铝
   D. 铋剂+稀盐酸
   E. 铋剂+胃蛋白酶+西沙必利
4. 慢性胃炎活动期判定根据是
   A. 胃黏膜有糜烂
   B. 胃黏膜出血
   C. 胃黏膜中性粒细胞增多
   D. 胃黏膜主要呈淋巴细胞、浆细胞浸润
   E. 胃黏膜呈红细胞浸润
5. Hp 相关性胃炎需选用
   A. 枸橼酸铋钾（CBS）
   B. 阿托品
   C. 多潘立酮（吗丁啉）
   D. 甲氧氯普胺
   E. 胃蛋白酶
6. 能抑制 Hp 的药物有
   A. 硫糖铝
   B. 枸橼酸铋钾（CBS）
   C. 甲氧氯普胺
   D. 复方氢氧化铝
   E. 阿托品
7. Hp 相关性胃炎推崇的治疗方法
   A. 单一用药
   B. 2 种药物联合治疗
   C. 3 种药物联合治疗
   D. 铋剂+对症治疗
   E. 铋剂+硫糖铝
8. 慢性萎缩性胃炎的病理改变中属癌前病变的是
   A. 明显肠上皮化生

B. 异型增生
C. 胃小凹上皮增生
D. 假幽门腺化生
E. 假幽门腺化生伴肠上皮化生

9. 慢性活动性胃炎最主要的病因是
A. 饮食和环境因素
B. 自身免疫
C. 幽门螺杆菌感染
D. 药物
E. 应激

10. 慢性胃体炎的主要表现为
A. 血清抗壁细胞抗体阳性
B. 血清内因子抗体阴性
C. 胃液酸度正常
D. 血清促胃液素含量低下
E. 约10%发生癌变

11. 慢性胃炎，有胆汁反流，治疗上最好用
A. 肾上腺糖皮质激素
B. 甘珀酸
C. 西咪替丁
D. 硫糖铝
E. 口服链霉素

12. 慢性胃炎的特异症状是
A. 进食后中上腹疼痛
B. 饥饿时上腹痛
C. 呕吐苦水
D. 反复上消化道出血
E. 以上都不是

13. 慢性胃炎常见的症状和体征是
A. 上腹饱胀不适，食后加重
B. 长期上腹痛，进食后缓解
C. 上腹不适，反酸，腹泻
D. 上腹部疼痛，向肩背部放射
E. 贫血，消瘦，上腹部可见胃型

14. 诊断慢性胃炎最可靠的依据是
A. 慢性上腹部疼痛
B. 胃酸降低
C. X线钡餐检查
D. 胃脱落细胞检查
E. 胃镜检查及胃黏膜活检

15. 血清壁细胞抗体阳性多见于哪种疾病
A. 慢性萎缩性胃体胃炎
B. 慢性萎缩性胃窦胃炎
C. 胃溃疡
D. 胃癌
E. 急性糜烂性胃炎

16. 不宜用于慢性胃炎治疗的药物是
A. 考来烯胺
B. 解痉药
C. 制酸药
D. 肾上腺糖皮质激素
E. 抗生素

17. 慢性胃炎经检查Hp阳性需选用
A. 质子泵抑制剂
B. 西沙必利
C. 多潘立酮
D. 稀盐酸
E. 铁剂

【A_2型题】

18. 患者，男，40岁。上腹部疼痛5年，腹胀，食欲缺乏。查体：上腹轻压痛。胃液分析：MAO为3mmol/L。最可能的疾病是
A. 溃疡性胃癌
B. 慢性萎缩性胃炎
C. 慢性非萎缩性胃炎
D. 十二指肠球部溃疡
E. 胃溃疡

（二）消化性溃疡

【A_1型题】

1. 治疗消化性溃疡的药物中，抑酸最强、疗效较好的是
A. 西咪替丁
B. 阿托品
C. 硫糖铝
D. 奥美拉唑
E. 枸橼酸铋钾（CBS）

2. 胃十二指肠急性穿孔施行非手术疗法最关键的治疗措施为
A. 禁食
B. 胃肠减压
C. 补液，输血
D. 针灸，中药
E. 选用抗生素

3. 初次诊断活动期十二指肠溃疡，下列治疗中最适合的是
A. 联合应用2种黏膜保护剂
B. 促动力剂+H_2受体阻断药
C. 质子泵抑制剂+黏膜保护剂
D. 质子泵抑制剂+2种抗生素
E. 抗酸剂

4. 胃溃疡节律性疼痛的特点是
A. 餐后0.5~1小时出现疼痛
B. 空腹痛
C. 餐时痛
D. 夜间痛
E. 餐后3~4小时出现疼痛

5. 关于消化性溃疡的临床症状不正确的是
A. 胃溃疡多为餐后痛
B. 十二指肠溃疡多为空腹和夜间痛
C. 消化性溃疡患者均有上腹痛
D. 十二指肠溃疡易发展为穿透性溃疡
E. 球后溃疡易发生大出血

6. 不属于十二指肠球部溃疡并发症的是
A. 急性穿孔
B. 幽门梗阻
C. 癌变
D. 出血
E. 慢性穿孔

7. 十二指肠溃疡伴有幽门不全梗阻者应选择的治疗方法是
A. 胃管减压，输液疗法

B. 胃大部切除术
C. 高选择性迷走神经切断术
D. 选择性迷走神经切断术加幽门成形
E. 胃空肠吻合术

8. 对诊断消化性溃疡穿孔最有价值的临床表现是
A. 突发上腹部剧痛
B. 腹式呼吸消失
C. 上腹部压痛明显
D. 上腹部有反跳痛
E. 肝浊音界消失

9. 毕Ⅰ式与毕Ⅱ式胃大部分切除术的主要区别是
A. 切断十二指肠
B. 切除胃的多少
C. 胃肠吻合口的部位
D. 近端空肠与胃小弯的关系
E. 结肠前或结肠后胃肠吻合

10. 易发生幽门梗阻的溃疡是
A. 胃窦溃疡
B. 幽门管溃疡
C. 胃角溃疡
D. 球后溃疡
E. 胃多发溃疡

11. 溃疡病合并瘢痕性幽门梗阻，频繁呕吐，最易出现
A. 代谢性酸中毒
B. 代谢性碱中毒
C. 低镁血症
D. 低钙血症
E. 高渗性脱水

12. 十二指肠球部后壁溃疡并发大出血，血管多来自
A. 胃右动脉
B. 胃网膜右动脉
C. 腹腔动脉
D. 脾动脉的分支
E. 胰十二指肠上动脉

13. 在消化性溃疡的发病机制中最重要的因素是
A. 胃蛋白酶
B. 乙醇
C. 胃酸
D. 反流的胆汁
E. 不规则进食

14. 胃、十二指肠溃疡急性穿孔，最常见于
A. 胃或十二指肠后壁的穿透性溃疡
B. 幽门附近的胃或十二指肠前壁溃疡
C. 胃小弯前壁或十二指肠球部外侧壁溃疡
D. 胃窦部或十二指肠球部内侧壁溃疡
E. 高位胃溃疡或球后壁溃疡

15. 关于消化性溃疡的治疗，正确的说法是
A. 需长期应用黏膜保护剂以降低溃疡复发率
B. 为降低复发率，需长期服用质子泵抑制剂
C. 只要内镜证实溃疡已经愈合，溃疡就不会复发
D. 根除幽门螺杆菌可以降低溃疡复发率
E. 有消化道出血的溃疡患者必须长期维持治疗

16. 可适用于各种情况的胃十二指肠溃疡的手术方式是
A. 毕Ⅰ式胃大部切除术
B. 选择性迷走神经切断加引流术
C. 选择性胃迷走神经切断加胃窦切除术
D. 毕Ⅱ式胃大部切除术
E. 高选择性迷走神经切断术

17. 溃疡病穿孔后，最早出现的体征是
A. 脉搏增加
B. 高热
C. 血压升高
D. 全腹呈“板状”强直
E. 膈下游离气体

18. 倾倒综合征常发生于
A. 迷走神经干切断术后
B. 毕Ⅰ式胃切除术后
C. 毕Ⅱ式胃切除术后
D. 幽门成形术
E. 高选择性胃迷走神经切断术后

E. 选择性迷走神经切断加胃窦切除术

19. 胃溃疡的特点是
A. 发病年龄较十二指肠溃疡早
B. 好发于胃大弯
C. 基础胃酸高
D. X线钡餐见位于胃腔轮廓内的龛影
E. X线钡餐见凸出于胃轮廓之外的龛影

20. 消化性溃疡所引起的疼痛，以何者最具特征性
A. 中上腹疼痛
B. 饥饿性疼痛
C. 反复发作性疼痛
D. 节律性疼痛
E. 长期疼痛

21. 关于消化性溃疡下述哪些情况为手术适应证
A. 上消化道出血
B. 反复发作的十二指肠球溃疡
C. 胃溃疡疑癌变
D. 并幽门不全梗阻
E. 复合溃疡

22. 十二指肠溃疡并发急性穿孔，下列哪一项适用于非手术治疗
A. 顽固性溃疡穿孔
B. 饮食后穿孔
C. 单纯性小穿孔
D. 伴有幽门梗阻
E. 伴有大出血

23. 胃窦部溃疡的最佳手术方式是
A. 胃大部切除胃十二指肠吻合术
B. 胃大部切除胃空肠吻合术
C. 高选择性迷走神经切断术
D. 胃窦切除、选择性迷走神经切断术
E. 迷走神经干切断术

24. 消化性溃疡在病理上组织损害深达哪一层
A. 黏膜层
B. 黏膜下层
C. 黏膜肌层

D. 肌层
E. 浆膜层

25. 胃穿孔具有特征性的 X 线影像是
A. 胃泡增大影像
B. 膈下游离气体征象
C. 气液平面像
D. 两侧膈肌升高像
E. 肠管膨胀像

26. 治疗消化性溃疡患者上腹部疼痛效果最好的药物是
A. 黏膜保护剂
B. 质子泵抑制剂
C. H_2受体阻断药
D. 抗酸药
E. 促动力剂

27. 消化性溃疡的发病机制中，所谓损伤因素主要是指
A. 粗糙食物的损害作用
B. 胃酸/胃蛋白酶的消化作用
C. 反流的胆汁/胰酶的侵袭作用
D. 神经/精神因素的长期作用
E. Hp 感染

【A_2 型题】

28. 患者，女，42 岁。间断性上腹痛 2 年，疼痛多在餐前，进食后缓解。查体：腹平软，剑下偏右压痛。钡透：十二指肠球部变形。此患者最可能是
A. 十二指肠球炎
B. 慢性胃炎
C. 十二指肠球后溃疡
D. 十二指肠球部溃疡
E. 非溃疡性消化不良

29. 患者，男，47 岁。慢性上腹痛伴腹泻，经系统抗溃疡治疗效果不佳，胃液分析 BAO 为 20mmol/L，MAO 为 66mmol/L。该患者的诊断为
A. 胃溃疡
B. 十二指肠球溃疡
C. 十二指肠球后溃疡
D. Zollinger-Ellison 综合征
E. 胃癌

30. 患者，男，35 岁。慢性上腹痛 1 年来出现上消化道出血 1 次，用 H_2受体阻断药无效。钡透：十二指肠降段多发性溃疡，空腹血清促胃液素测定为 500ng/L。诊断应考虑是
A. 十二指肠球后溃疡
B. 复合性溃疡
C. Zollinger-Elligon 综合征
D. Crohn 病
E. 十二指肠球溃疡活动期

31. 患者，男，40 岁。间歇性上腹痛 3 年。近日出现呕吐，吐后自觉舒适，吐物有酸臭味。查体：上腹饱满，有振水音。诊断可能为
A. 消化性溃疡并幽门梗阻
B. 十二指肠淤滞症
C. 胃癌
D. 急性胃炎
E. 神经性呕吐

32. 患者，男，42 岁。胃溃疡史 10 年。近 2 个月上腹疼痛，失去原规律性，伴反酸、嗳气，内科药物治疗疗效不满意。急需下列哪项检查
A. 钡餐检查
B. B 超检查
C. 胃酸测定
D. 便隐血试验
E. 胃镜+活检检查

33. 患者，男，37 岁。因反复上腹疼痛，做胃镜检查诊断为十二指肠球溃疡，Hp（+）。应选择下列哪组药物治疗最合适
A. 奥美拉唑+CBS+抗生素
B. 奥美拉唑+阿托品
C. 硫糖铝+阿托品+抗生素
D. 前列腺素+硫糖铝
E. 法莫替丁+抗生素

34. 患者，男，56 岁。患胃溃疡 10 年，近 1 个月又有上腹部疼痛，制酸药治疗效果不明显。钡透：胃腔轮廓之内见直径 2.0cm 龛影，周围皱襞中断。为进一步确诊应选择哪项检查
A. 再做气钡双重造影
B. 胃镜+活检
C. 癌胚抗原测定
D. 胃酸测定
E. 抗壁细胞抗体阳性

35. 患者，男，50 岁。1 个月上腹胀满不适，餐后稍轻，明显反酸，恶心，呕吐。查体：腹部见蠕动波，触之有振水音。可能为
A. 十二指肠球溃疡并幽门梗阻
B. 胃体溃疡并幽门梗阻
C. 慢性胃体炎并幽门梗阻
D. 慢性胃窦炎并幽门梗阻
E. 胃角溃疡并幽门梗阻

36. 患者，男，30 岁。2 小时前劳动中突发上腹刀割样疼痛，迅速波及全腹。舟状腹，全腹膜刺激征，肝浊音界不清，肠鸣音消失。诊断是
A. 阑尾穿孔腹膜炎
B. 胃十二指肠溃疡穿孔腹膜炎
C. 胆囊穿孔腹膜炎
D. 绞窄性肠梗阻
E. 急性出血性胰腺炎

（三）胃　癌

【A_1型题】

1. 胃癌好发于
   A. 胃小弯
   B. 胃大弯
   C. 胃窦
   D. 胃底
   E. 胃体
2. 胃癌最常发生的转移途径是
   A. 直接蔓延
   B. 血行转移
   C. 种植转移
   D. 淋巴转移
   E. 沿肠管转移
3. 早期胃癌指
   A. 局限于胃窦部
   B. 局限于黏膜或黏膜下层
   C. 直径在2cm以内
   D. 尚无淋巴转移
   E. 尚未侵及浆膜层
4. 提高胃癌治愈率的关键是
   A. 早期诊断
   B. 根治性手术
   C. 早期应用抗癌药物
   D. 术后放疗
   E. 综合治疗
5. 胃癌的治疗方法哪项正确
   A. 早期化疗
   B. 扪到肿块者做全胃切除
   C. 化疗+放疗
   D. 早期胃癌做胃癌根治术
   E. 早期胃癌做胃大部切除术
6. 胃癌在下列哪种情况下不能行根治性手术
   A. 肝总动脉淋巴结有转移时
   B. 腹腔动脉淋巴结有转移时
   C. 肝、腹膜、肠系膜广泛转移时
   D. 癌浸润到横结肠或脾脏时
   E. 肝左外叶局限性癌浸润时
7. 提高早期胃癌诊断率的3项关键性手段是
   A. 纤维胃镜检查，胃液细胞学检查，X线钡餐检查
   B. 纤维胃镜检查，胃液酸碱度检查，X线钡餐检查
   C. 胃液细胞学检查，粪便隐血试验，X线钡餐检查
   D. 胃液细胞学检查，粪便隐血试验，纤维胃镜检查
   E. 纤维胃镜检查，粪便隐血试验，X线钡餐检查

【A_2型题】

8. 患者，男，49岁。胃溃疡病史25年，反复发作，每于抑酸对症治疗好转。2个月来，又有疼痛发作，经内科治疗8周不见好转，且逐渐消瘦。最大可能是
   A. 消化性溃疡复发
   B. 消化性溃疡癌变
   C. 药物抗药，不敏感
   D. 复合溃疡
   E. 多发溃疡
9. 患者，男，60岁。近日出现上腹不适，疼痛，进食后加重，消瘦、贫血。应高度警惕的是
   A. 消化性溃疡
   B. 慢性胃炎
   C. 胃癌
   D. 肝癌
   E. 胰腺炎
10. 患者，男，50岁。消瘦、无力3个月，呕吐宿食。X线钡餐见胃小弯侧胃窦部有充盈缺损。最可能诊断为
    A. 胃溃疡
    B. 十二指肠溃疡
    C. 胃癌
    D. 胃溃疡并幽门梗阻
    E. 胃癌并幽门梗阻
11. 患者，男，55岁。胃溃疡病史5年。近1个月来症状加重，2小时前餐后突发上腹部剧痛，并扩散至全腹，诊断为胃溃疡穿孔。最佳的治疗方法是
    A. 非手术治疗
    B. 穿孔修补术
    C. 全胃切除术
    D. 胃大部切除术
    E. 穿孔修补加选择性迷走神经切断术
12. 患者，男，42岁。上腹隐痛不适，近1个多月来逐渐加重，服用制酸剂后有所改善，食欲尚可，粪便隐血（++），胃肠钡餐摄片见胃小弯水平部黏膜纹理紊乱，胃壁僵直不规则。应考虑的诊断是
    A. 胃溃疡
    B. 胃窦炎
    C. 慢性萎缩性胃炎
    D. 胃黏膜脱垂
    E. 胃癌
13. 患者，男，45岁。上腹隐痛，便隐血阳性。钡餐见胃窦小弯侧黏膜纹理紊乱，胃壁僵直。首先考虑
    A. 慢性胃炎
    B. 胃溃疡
    C. 胃癌
    D. 胃淋巴肉瘤
    E. 萎缩性胃炎

（四）溃疡性结肠炎

【A_1 型题】

1. 溃疡型肠结核多见的临床表现是
   A. 黏液脓血便
   B. 鲜血便
   C. 里急后重
   D. 糊样便
   E. 便秘
2. 溃疡性结肠炎临床表现正确的是
   A. 一般无腹痛
   B. 腹泻和黏液脓血便
   C. 血清 α_2 球蛋白增加
   D. 不会出现肠外表现
   E. 多数伴高热
3. 重型溃疡性结肠炎首选的药物是
   A. 肾上腺糖皮质激素
   B. 柳氮磺吡啶
   C. 免疫抑制剂
   D. 抗生素
   E. 乳酸杆菌制剂
4. 下列哪项不是溃疡性结肠炎的治疗原则
   A. 控制急性发作
   B. 缓解病情
   C. 减少复发
   D. 防止并发症
   E. 早期手术切除全结肠可根治本病
5. 下列哪项不是溃疡性结肠炎的手术适应证
   A. 中毒性巨结肠
   B. 肠穿孔
   C. 癌变
   D. 暴发型溃疡性结肠炎
   E. 脓肿和瘘管形成
6. 溃疡型结肠炎最严重的并发症是
   A. 结肠假息肉形成
   B. 结肠狭窄
   C. 瘘管形成
   D. 中毒性巨结肠
   E. 肛门直肠周围脓肿
7. 对溃疡性结肠炎最有价值的诊断方法是
   A. 临床表现
   B. 便常规
   C. X 线钡剂灌肠
   D. 血清 α_2 球蛋白测定
   E. 结肠镜检查
8. 下列哪项不是溃疡性结肠炎的 X 线表现
   A. 肠壁边缘呈锯齿样
   B. 结肠袋消失，肠壁变硬
   C. 病变部位呈跳跃征象
   D. 肠腔见圆或卵圆形充盈缺损
   E. 肠管缩短，肠腔变窄，呈铅管状
9. 有关糖皮质激素治疗溃疡性结肠炎的说法，正确的是
   A. 柳氮磺吡啶治疗无效时应用激素治疗效果亦差
   B. 特别适合于重型活动性溃疡性结肠炎
   C. 不可用于灌肠治疗
   D. 不可与柳氮磺吡啶联合治疗
   E. 可以作为试验性治疗用于溃疡性结肠炎的鉴别诊断
10. 典型溃疡性结肠炎患者粪便的特点是
    A. 稀水样便
    B. 黏液便
    C. 蛋花汤样便
    D. 糊状便
    E. 黏液脓血便
11. 关于溃疡性结肠炎的病理改变错误的是
    A. 病变呈广泛浅小溃疡
    B. 病变常侵入肌层易出现穿孔及巨结肠
    C. 炎症反复发作可形成炎性息肉
    D. 病变反复发作可致结肠变形缩短
    E. 溃疡性结肠炎可出现癌变
12. 溃疡性结肠炎患者容易并发中毒性巨结肠的情况是
    A. 重症患者接受激素治疗时
    B. 重症患者接受柳氮磺吡啶治疗时
    C. 重症患者接受胆碱受体阻断药时
    D. 重症患者接受抗生素治疗时
    E. 重症患者接受全胃肠道外营养治疗时

【A_2 型题】

13. 患者，男，36 岁。半年来时有腹泻与便秘，3 个月来腹部有隐痛，近 2 天大量便鲜血。直肠指诊和腹部触诊没有发现异常，X 线钡透检查见，距肛门约 25cm 处肠腔有约 4.0cm，充盈缺损，近端肠腔有扩张。诊断应考虑为
    A. 直肠壶腹癌
    B. 升结肠结核
    C. 乙状结肠癌
    D. 降结肠结核
    E. 溃疡性结肠炎
14. 患者，男，29 岁。反复发作脓血便，伴膝关节疼痛，多次细菌培养阴性。X 线钡剂检查示乙状结肠袋消失，管壁平滑变硬，肠管缩短，肠腔狭窄。下列哪种诊断可能性大
    A. Crohn 病
    B. 溃疡性结肠炎
    C. 结肠过敏
    D. 肠结核
    E. 慢性细菌性痢疾
15. 患者，男，25 岁。腹泻 5 年，2 次/日，伴里急后重感，偶

有便血，无发热，粪细菌培养阴性。肠镜检查：乙状结肠血管纹理不清，黏膜颗粒状，轻触易出血。下列可能的诊断是
A. 肠道功能紊乱
B. 溃疡性结肠炎中度
C. 溃疡性结肠炎轻度
D. 溃疡性结肠炎重度
E. Crohn 病

（五）肝硬化

【A_1 型题】

1. 肝硬化腹水治疗，一般不主张采用
A. 高蛋白饮食
B. 低盐饮食
C. 卧床休息
D. 强烈利尿
E. 腹水浓缩回输
2. 肝硬化失代偿期突出的临床表现是
A. 食管、胃底静脉曲张
B. 全血细胞减少
C. 腹腔内出现漏出液
D. 皮肤色泽变黑
E. 消瘦、贫血、营养不良
3. 肝硬化脾大的主要原因是
A. 腹水压迫使脾血回流受阻
B. 门静脉高压
C. 肝动脉压力增高
D. 毒物刺激
E. 肝静脉压力增高
4. 对肝硬化诊断最有价值的是
A. 脾大
B. B 超肝内回声粗糙不匀
C. 肝掌，蜘蛛痣
D. 肝功能试验异常
E. 钡透食管下端有蚯蚓状充盈缺损
5. 肝硬化门静脉高压患者，出现全血细胞减少最主要的原因是
A. 营养不良
B. 脾功能亢进
C. 溶血
D. 消化道出血
E. 病毒感染
6. 肝硬化患者上消化道出血后，为预防肝性脑病的重要治疗措施为
A. 加强保肝治疗
B. 应用左旋多巴
C. 弱酸溶液洗肠
D. 复方氨基酸静脉滴注
E. 纠正酸碱平衡
7. 肝硬化并发肝肾综合征是
A. 肝硬化失代偿期合并肾小管坏死
B. 肝硬化失代偿期发生氮质血症及少尿等肾功能损害
C. 肝硬化晚期合并急性肾炎
D. 肝硬化代偿期并慢性肾炎
E. 肝硬化失代偿期并慢性肾炎
8. 肝硬化失代偿期诊断主要依据是
A. 乏力，食欲缺乏
B. 消瘦
C. 腹胀、腹泻
D. 少量腹水
E. 肝掌
9. 门静脉高压的特异性表现是
A. 腹水
B. 脾大
C. 脾功能亢进
D. 侧支循环开放
E. 肝掌，蜘蛛痣
10. 对判断肝硬化患者预后意义不大的指标是
A. 腹水
B. 白蛋白
C. 血清电解质
D. 凝血酶原时间
E. 肝性脑病
11. 我国引起肝硬化最常见的原因是
A. 酒精中毒
B. 营养障碍
C. 病毒性肝炎
D. 胆汁淤积
E. 循环障碍
12. 肝硬化早期诊断最可靠的方法是
A. 肝功能检查
B. B 型超声
C. 腹腔镜直视下活检
D. CT
E. 食管钡餐透视
13. 关于肝硬化自发性腹膜炎，正确的描述是
A. 一般起病急，伴高热、寒战，剧烈腹痛，出现板状腹、反跳痛
B. 致病菌多为金黄色葡萄球菌
C. 易出现顽固性腹水
D. 治疗时应加强利尿治疗
E. 应进行腹水培养，待培养结果出来后有针对性应用抗生素治疗
14. 肝硬化患者肝功能减退的临床表现不包括
A. 牙龈出血
B. 脾大
C. 黄疸
D. 水肿
E. 肝掌
15. 肝硬化患者最严重的并发症是
A. 低钠血症
B. 肺部感染
C. 肝肾综合征
D. 自发性腹膜炎
E. 肝性脑病
16. 肝硬化门静脉高压症最具诊断价值的表现是
A. 腹水
B. 脾大，脾功能亢进
C. 腹壁静脉曲张
D. 食管下段、胃底静脉曲张
E. 黄疸
17. 对肝硬化有确诊价值的是

A. 肝大质地偏硬
B. 脾大
C. 丙种球蛋白升高
D. 肝穿刺活检有假小叶形成
E. 食管吞钡 X 线检查有虫蚀样充盈缺损

【A_2 型题】

18. 肝硬化患者血清免疫学检查，发现免疫球蛋白的 IgM 显著增加，血清抗线粒体抗体强阳性（1∶128）。最可能的诊断是
A. 肝炎后肝硬化
B. 原发性胆汁性肝硬化
C. 酒精性肝硬化
D. 血吸虫性肝硬化
E. 血色病所致肝硬化

19. 患者，男，38 岁。肝硬化病史 6 年。因上消化道出血不止行 TIPS 治疗后，患者出现睡眠障碍。此时较没有意义的检查方法是
A. 血氨
B. 脑电图
C. 诱发电位
D. 脑 CT
E. 智力测验

20. 患者，男，48 岁。肝硬化病史 5 年。大量放腹水后出现睡眠障碍，扑翼样震颤。脑电异常。最可能的诊断是
A. 肝性脑病Ⅰ期
B. 肝性脑病Ⅱ期
C. 肝性脑病Ⅲ期
D. 肝性脑病Ⅳ期
E. 亚临床肝性脑病

21. 患者，男，38 岁。肝硬化病史 2 年。高蛋白饮食后出现睡眠障碍，计算力障碍，脑电异常。下列治疗措施哪种不合适
A. 限制蛋白饮食
B. 弱酸性溶液灌肠
C. 弱碱性溶液灌肠
D. 乳果糖口服
E. 精氨酸静脉滴注

22. 患者，男，48 岁。肝硬化病史 6 年。1 天前呕血 500ml，出现神志淡漠，吐词不清且较缓慢。下列治疗措施哪种不合适
A. 酸性溶液灌肠
B. 硫酸镁导泻
C. 甘露醇导泻
D. 肥皂水导泻
E. 支链氨基酸静脉滴注

23. 一肝硬化患者，发生睡眠时间倒错，语言不清。检查血钾 3.5mmol/L，血钠 136mmol/L，血氨 90mmol/L，血清 pH 7.48。下列药物中首选哪种
A. 谷氨酸钠
B. 谷氨酸钾
C. 精氨酸
D. 左旋多巴
E. 复方氨基酸

24. 患者，男，30 岁。腹水患者。查体：腹壁稍紧张，轻压痛，肝脾未触及，无颈静脉怒张，心界不大，心率 90 次/分，律齐，无杂音，血压 113/68mmHg，呼吸音正常。Hb 为 100g/L，白细胞 9.8×10^9/L，中性粒细胞 0.70，GPT 50U，血总蛋白 52g/L，清/球蛋白 23/30。腹水常规：浅黄色比重 1.018，Revalta（+），细胞数为 560×10^6/L，淋巴细胞 0.74。诊断最大可能是
A. 肝硬化并肝癌
B. 肝硬化并结核性腹膜炎
C. 肝硬化并自发性腹膜炎
D. 原发性肝脏腹膜转移
E. 腹膜恶性肿瘤

（六）原发性肝癌

【A_1 型题】

1. 原发性肝细胞性肝癌最理想的肿瘤标志物是
A. AFP
B. GGT2
C. CA19-9
D. CA125
E. CEA

2. 有关 AFP 升高的临床意义，正确的是
A. AFP＞200μg/L 时可诊断肝细胞癌
B. 肝转移癌患者 AFP 常显著增高
C. 肝功能异常伴有 AFP 增高常提示合并肝癌
D. 消化道其他肿瘤 AFP 不会升高
E. 肝细胞癌术后 AFP 又升高提示复发

3. 对肝癌的临床诊断最具特异性的是
A. 肝区疼痛
B. 进行性肝大，质硬
C. 恶病质
D. 梗阻性黄疸
E. 肺部转移病灶

4. 肝癌血行肝外转移最多见于
A. 肾
B. 胰
C. 脑
D. 肺
E. 胃

5. 甲胎蛋白的阳性可早于肝癌出现临床症状
A. 2~3 个月
B. 4~5 个月
C. 6~7 个月
D. 8~11 个月
E. 12 个月以上

6. 原发性肝癌早期转移途径为

A. 肺内转移
B. 淋巴转移
C. 直接浸润转移
D. 肝内进行转移
E. 骨转移

7. 原发性肝癌肝外血行转移最常见的部位是
A. 脑
B. 骨髓
C. 肺
D. 肾上腺
E. 肾

8. 原发性肝癌主要应鉴别的疾病是
A. 肝硬化
B. 慢性肝炎
C. 肝内胆管结石
D. 多囊肝
E. 肝肉瘤

9. 与原发性肝癌发病最密切的因素是
A. 肝硬化
B. 病毒性肝炎
C. 黄曲霉毒素
D. 饮用水污染
E. 寄生虫

10. 原发性肝癌定位诊断下述哪个方法最敏感
A. X线肝血管造影
B. CT肝动脉碘油造影
C. CT肝动脉造影
D. 放射性核素肝显像
E. X线门静脉造影

11. 确认原发性肝细胞癌最早指标是
A. 肝脏B超
B. 肝脏CT
C. AFP
D. AP
E. γ-GT

12. 根治原发性肝癌最好的办法是
A. 化学抗癌药物治疗
B. 手术切除治疗
C. 放射治疗
D. 中医治疗
E. 生物和免疫治疗

13. 原发性肝癌的临床特点不正确的是
A. 肿块增长迅速，肝包膜被牵拉引起疼痛
B. 门脉内癌栓可导致门静脉高压
C. 门脉外癌栓可以产生血管杂音
D. 癌块侵犯肝门胆管引起黄疸
E. 肿瘤生长缓慢，可以无痛

14. 原发性肝癌按大体形态分型下述哪项不正确
A. 巨块型癌直径>10cm
B. 孤立的直径<3cm的癌结节称为小肝癌
C. 巨块型易发生坏死引起肝破裂
D. 结节型易发生癌结节破裂出血
E. 弥漫型往往因肝功能衰竭而死亡

15. 对疑有早期原发性肝癌的患者，应首先用哪一种方法检查较好
A. 放射性核素肝扫描
B. 血清甲胎蛋白动态观察检查
C. 肝区超声检查
D. 血清γ谷氨酰转肽酶
E. 选择性肝动脉造影

16. 目前肝癌早期宜采用哪一种治疗为主
A. 放射疗法
B. 化学疗法
C. 手术切除
D. 中医中药
E. 免疫疗法

【A_2型题】

17. 患者，男，47岁。既往有慢性乙型病毒性肝炎病史10余年，1个月前出现右上腹隐痛不适。查体：右腹部膨隆，可扪及质地坚硬、表面凹凸不平的肿块，移动性浊音阳性。腹水为血性。最可能的诊断是
A. 肝包虫病
B. 原发性肝癌
C. 肝囊肿
D. 肝脓肿
E. 肝血管瘤

18. 患者，男，45岁。右胁痛3个月，微热，巩膜轻度黄染，肝于吸气时肋下1.0cm，质中等，右膈外侧抬高。B超：肝内大小不等的结节样回声，边缘不整齐，HBsAg(+)，甲胎蛋白为100μg/L。最大可能的诊断是
A. 乙型肝炎
B. 肝硬化
C. 阿米巴肝脓肿
D. 原发性肝癌
E. 淤胆性肝炎

（七）急性胰腺炎

【A_1型题】

1. 急性胰腺炎不常见的临床表现是
A. 腹痛
B. 低血压
C. 腹泻
D. 发热
E. 呕吐

2. 不属于急性胰腺炎局部并发症的是
A. 胰腺脓肿

B. 胰腺坏死
C. 胰腺水肿
D. 急性胰腺假性囊肿
E. 胃肠道瘘

3. 急性出血坏死型胰腺炎特征性病变是
A. 上腹部可触及包块
B. 脐周及侧腹呈青紫色
C. 黄疸
D. 腹痛向腰背部放射
E. 腹痛持续1周以上

4. 慢性胰腺炎最突出的症状是
A. 呕吐
B. 发热
C. 腹部包块
D. 便秘
E. 腹痛

5. 我国急性胰腺炎的主要病因是
A. 慢性酒精中毒
B. 胆道疾病
C. 内分泌与代谢障碍
D. 胰管阻塞
E. 手术与创伤

6. 急性胰腺炎的非手术治疗不包括
A. 禁食
B. 补液
C. 吗啡镇痛
D. 抗生素
E. 营养支持

7. 提示急性胰腺炎预后不良反应的指标是
A. 血钙低于1.5mmol/L
B. 血清淀粉酶超过500苏氏单位/升
C. 淀粉酶、肌酐清除率比值超过正常3倍
D. 血清淀粉酶升高持续不降超过5天
E. 血钾、血镁同时降低

8. 急性胰腺炎的创伤因素不包括
A. MRCP
B. 上腹部钝器伤
C. 上腹部穿通伤
D. ERCP
E. 内镜取石

9. 胰液的正常pH为
A. 7.4~8.4
B. 6.0~7.4
C. 3.0~5.0
D. 7.0
E. 4.0~6.0

10. 急性胰腺炎患者中，呕吐后腹痛可
A. 减轻
B. 缓解
C. 加重
D. 消失
E. 不减轻

11. 急性胰腺炎患者中，血钙低于1.87mmol/L常提示
A. 病情严重
B. 血钙降低，四肢抽搐
C. 腹部体征缓解
D. 呕吐加重
E. 胃肠无改变

12. 患急性胰腺炎时，尿淀粉酶与血清淀粉酶增高的关系为
A. 前者与后者同时增高
B. 前者增高先于后者
C. 前者增高迟于后者
D. 前者不增高，后者增高
E. 前者持续增高，后者先高后低

13. 诊断急性胰腺炎的重要依据是
A. 上腹部疼痛
B. 腹胀，排气、排便停止
C. 肠鸣音减弱
D. 血清淀粉酶超过500苏氏单位/升
E. 腹部X线平片

14. 患严重急性胰腺炎的患者不需要
A. 抗生素
B. 哌替啶
C. 液体治疗
D. 氯化钠
E. 钙

【A_2型题】

15. 患者，男，62岁。急性重症胰腺炎患者，于保守治疗中，尿量逐渐减少，无尿2日，并出现气促、全身水肿。血压180/92mmHg，心率120次/分，听诊闻及两下肺布满细湿啰音。血钾6.9mmol/L，血尿素氮25.2mmol/L，肌酐577μmol/L。目前应采取的最有效治疗手段是
A. 袢利尿药静脉注射
B. 静脉滴注甘露醇利尿
C. 口服甘露醇或硫酸镁导泻
D. 控制入液量，停止补钾
E. 及时紧急透析

16. 患者，男，35岁。1天前饮酒后出现上腹剧烈疼痛，伴恶心、呕吐及腹胀，尿便正常。查体：上腹偏左腹肌紧张，明显压痛，腹部X线平片膈下未见游离气体。最可能的诊断是
A. 消化性溃疡穿孔
B. 肠梗阻
C. 急性阑尾炎
D. 胆石症
E. 急性胰腺炎

17. 患者，男，35岁。腹痛、腹胀、呕吐6小时。查体：血压120/80mmHg，呼吸18次/分，上腹压痛轻微。血淀粉酶750苏氏单位/升。下列治疗哪项不合适
A. 胃肠减压
B. 禁食
C. 肌内注射阿托品
D. 及早应用肾上腺糖皮质激素
E. 奥美拉唑静脉滴注

参考答案

(一)

【A_1型题】

1. D 2. C 3. A 4. C 5. A 6. B 7. C 8. B 9. C 10. A
11. D 12. E 13. A 14. E 15. A 16. D 17. A

【A_2型题】

18. B

(二)

【A_1型题】

1. D 2. B 3. D 4. A 5. C 6. C 7. B 8. E 9. C 10. B
11. B 12. E 13. C 14. B 15. D 16. D 17. D 18. C 19. E 20. D
21. C 22. C 23. A 24. C 25. B 26. D 27. B

【A_2型题】

28. D 29. D 30. C 31. A 32. E 33. A 34. B 35. A 36. B

(三)

【A_1型题】

1. C 2. D 3. B 4. A 5. D 6. C 7. A

【A_2型题】

8. B 9. C 10. E 11. D 12. E 13. C

(四)

【A_1型题】

1. D 2. B 3. A 4. E 5. D 6. D 7. E 8. C 9. B 10. E
11. B 12. C

【A_2型题】

13. E 14. B 15. C

(五)

【A_1型题】

1. D 2. E 3. B 4. E 5. B 6. C 7. B 8. D 9. D 10. C
11. C 12. C 13. C 14. B 15. E 16. D 17. D

【A_2型题】

18. B 19. D 20. B 21. C 22. D 23. C 24. B

(六)

【A_1型题】

1. A 2. E 3. B 4. D 5. D 6. D 7. C 8. A 9. B 10. B
11. C 12. B 13. C 14. D 15. B 16. C

【A_2型题】

17. B 18. D

(七)

【A_1型题】

1. C　2. C　3. B　4. E　5. B　6. C　7. A　8. A　9. A　10. E
11. A　12. C　13. D　14. B

【A_2型题】

15. E　16. E　17. D

第四单元　泌尿系统疾病

(一) 慢性肾小球肾炎

【A_1型题】

1. 有关慢性肾小球肾炎，下列哪一项是正确的
   A. 发病与链球菌感染有明确关系
   B. 大部分与急性肾小球肾炎之间有确定的因果关系
   C. 发病机制的起始因素为免疫介导性炎症
   D. 不同的病例其肾小球的病变是相同的
   E. 可发生于任何年龄，其中女性居多
2. 以急性肾炎综合征起病的慢性肾小球肾炎与感染后急性肾小球肾炎的主要鉴别点是
   A. 尿中出现红细胞的量多
   B. 血压中等度升高
   C. 出现明显的水肿
   D. 有氮质血症
   E. 潜伏期及补体
3. 慢性肾小球肾炎水肿产生的主要因素是
   A. 全身毛细血管通透性增加
   B. 肾内分泌前列腺素减少
   C. 肾小球超滤及滤过率下降
   D. 继发醛固酮分泌增多
   E. 抗利尿激素分泌增多
4. 慢性肾炎与过敏性紫癜性肾炎的鉴别点是
   A. 高血压程度
   B. 血尿程度
   C. 肾功能损害程度
   D. 水肿程度
   E. 既往过敏性紫癜史
5. 慢性肾小球肾炎治疗的主要目的是
   A. 消除蛋白尿
   B. 消除血尿
   C. 控制感染
   D. 应用血小板解聚药
   E. 防止或延缓肾衰竭
6. 治疗肾炎水肿时，下列哪一项利尿措施不宜应用
   A. 氢氯噻嗪
   B. 呋塞米
   C. 低分子右旋糖酐
   D. 利尿合剂
   E. 氨苯蝶啶
7. 慢性肾炎合并高血压、尿毒症，同时有水肿，下列药物应选用
   A. 氢氯噻嗪与氨苯蝶啶
   B. 甘露醇
   C. 氢氯噻嗪
   D. 呋塞米
   E. 利尿合剂
8. 慢性肾炎高血压的治疗哪项是错误的
   A. 力争把血压控制在理想水平：130/80mmHg 以下
   B. 选择延缓肾功能恶化，具有肾保护作用的降压药
   C. 限盐<3g/d，有钠、水潴留可选用噻嗪类利尿药
   D. 可用钙通道阻断药
   E. 甘露醇静脉滴注

【A_2型题】

9. 患者，女，18 岁。因尿少、水肿、头晕、腰痛半年入院，血压 140/100mmHg，血红蛋白 120g/L，白蛋白 40g/L，尿蛋白（++），尿白细胞 3~4 个/HP，红细胞 10~15 个/HP，血尿素氮 8.3mmol/L，血肌酐 178μmol/L。最可能的诊断是
   A. 急性肾盂肾炎
   B. 急性肾炎
   C. 肾病综合征
   D. 慢性肾炎
   E. 急进性肾炎
10. 患者，男，25 岁。近年夜尿增多，偶有水肿。BP 190/110mmHg，血红蛋白 60g/L，尿蛋白（+），尿红细胞（0~1）个/HP，白细胞（0~1）个/HP，颗粒管型（1~2）个/HP，肌酐清除率降低。应诊断为
    A. 急性肾炎
    B. 急进性肾炎
    C. 隐匿性肾炎
    D. 慢性肾炎

E. 高血压病肾动脉硬化

11. 患者，男，23岁。2年来化验发现尿蛋白持续为(+)~(++)，每当上呼吸道感染或劳累后，尿蛋白可增至(+++)，2天前感冒。尿红细胞（5~10）个/HP。其诊断最可能为
A. 急性肾炎
B. 隐匿性肾炎
C. 慢性肾炎
D. 慢性肾盂肾炎
E. 肾病综合征

12. 患者，男，25岁。近日腰痛，双下肢出现凹陷性水肿。尿常规检查示：尿蛋白（+++），红细胞（0~1）个/HP。血浆蛋白降低，白蛋白>30g/L，胆固醇正常，血肌酐102μmol/L。应诊断为
A. 慢性肾炎
B. 肾病综合征
C. 急进性肾炎
D. 隐匿性肾炎
E. 以上都不是

13. 慢性肾炎5年，近年出现衰弱、无力、尿少，水肿较前加重，并有轻度贫血。血压160/100mmHg。在下列检查中应首选哪一项
A. 尿浓缩试验
B. PSP排泄试验
C. 肌酐清除率
D. 血尿氮浓度
E. 血肌酐浓度

【A_3/A_4型题】

（14~16题共用题干）

一患慢性肾炎5年的患者，长期低盐、低蛋白饮食，乏力、恶心、呕吐20天，血压140/100mmHg，无水肿，血红蛋白60g/L，尿蛋白（+），颗粒管型（0~3）个/HP，白蛋白30g/L，球蛋白25g/L，血尿素氮20mmol/L，血肌酐1220μmol/L，血钠125mmol/L。

14. 此患者首先采取哪项治疗饮食
A. 蛋白饮食1g/（kg·d），多给动物蛋白，不限盐
B. 蛋白饮食0.6g/（kg·d），以动物蛋白为主，限盐
C. 蛋白饮食0.3g/（kg·d），以植物蛋白为主，不限盐
D. 高蛋白饮食，以植物蛋白为主，限盐
E. 高蛋白饮食，不限盐

15. 同时首先选择下列哪项治疗
A. 降血压
B. 呋塞米100mg，每日1次静脉注射
C. 补充血浆、红细胞
D. 透析治疗
E. 0.85%氯化钠注射液500ml静脉滴注

16. 患者出现贫血的主要原因是
A. 失血
B. 缺铁
C. 低蛋白血症
D. 红细胞生存时间缩短
E. 促红细胞生成因子分泌减少

【B_1型题】

（1~2题共用备选答案）
A. β受体阻断药
B. 呋塞米
C. ACE抑制药类
D. 钙通道阻滞药
E. α受体阻断药

1. 慢性肾小球肾炎，主要原因为水、钠潴留的高血压，治疗可首选
2. 治疗慢性肾小球肾炎，可引起高血钾的药物是

（二）尿路感染

【A_1型题】

1. 下列指标中不能鉴别上、下尿路感染的是
A. 尿沉渣示白细胞管型
B. 抗生素治疗后症状消失，停药2周内复发
C. 发热伴腰痛、肾区叩击痛
D. 清洁中段尿培养杆菌菌落计数≥10^5/ml
E. 尿抗体包裹细菌阳性

2. 慢性肾盂肾炎患者经系统治疗，尿常规已正常，还应做哪项检查，以判断治疗效果
A. 定期复查尿常规
B. 尿白细胞计数
C. 静脉肾盂造影
D. 尿细菌培养
E. 检查肾区有无叩痛

3. 对于一患慢性肾盂肾炎患者，经系统治疗，尿菌已阴性，为防止复发，下列哪项措施是错误的
A. 停药后，复查尿常规和细菌培养
B. 尽量避免尿路器械的应用
C. 多饮水，定时排尿
D. 与性生活有关的尿感，应于性交后立即排尿
E. 大剂量抗生素联合应用

4. 对鉴别上、下尿路感染最有意义的是
A. 中段尿细菌培养阳性
B. 尿路刺激症状
C. 畏寒、发热、腰痛
D. 肾小管浓缩功能正常
E. 尿中白细胞管型

5. 急性肾盂肾炎的疗程通常是
A. 1周
B. 2周
C. 3周
D. 4周

E. 6周

6. 不出现管型尿的疾病是
   A. 肾病综合征
   B. 急性肾小球肾炎
   C. 急进性肾小球肾炎
   D. 急性肾盂肾炎
   E. 急性膀胱炎

7. 慢性肾盂肾炎的易感因素有
   A. 胸膜炎
   B. 胃炎
   C. 甲状腺功能亢进症
   D. 糖尿病
   E. 药物性皮炎

8. 孕妇患急性肾盂肾炎应首选
   A. 青霉素
   B. 氨苄西林
   C. 红霉素
   D. 四环素
   E. 庆大霉素

9. 对诊断慢性肾盂肾炎最有意义的是
   A. 尿频、尿急、尿痛反复发作
   B. 清洁中段尿细菌培养计数>10^5/ml
   C. 畏寒、发热，尿白细胞数增多
   D. 尿亚硝酸盐还原试验阳性
   E. 肾小管功能持续性损害

10. 慢性肾盂肾炎诊断的主要依据是
   A. 影像学检查有局灶粗糙的肾皮质瘢痕，伴有相应的肾盏变形
   B. 反复多次出现尿频、尿急、尿痛
   C. 病程在半年以上
   D. 尿路有梗阻
   E. 腰痛低热

【A_2 型题】

11. 患者，女，25岁。出现尿频、尿急、尿痛。化验检查尿中有白细胞管型（2~3）个/HP，红细胞（3~5）个/HP，白细胞（10~15）个/HP。常见于
   A. 膀胱炎
   B. 急性肾小球肾炎
   C. 慢性肾炎急性发作
   D. 尿道炎
   E. 肾盂肾炎

12. 患者，女，24岁。突然出现尿频、尿痛，进而发热。尿检查：尿蛋白（+），红细胞（5~7）个/HP，白细胞（20~30）个/HP，诊断为急性肾盂肾炎，感染途径考虑
   A. 血行感染
   B. 上行感染
   C. 淋巴道感染
   D. 直接感染
   E. 以上都不是

13. 某女性突然出现尿频、尿急、尿痛，尿常规示白细胞满视野，口服呋喃妥因后症状好转。最可能的诊断是
   A. 肾盂肾炎
   B. 尿道感染
   C. 膀胱炎
   D. 肾结石
   E. 肾结核

【A_3/A_4 型题】

（14~16题共用题干）

患者，女，36岁。突然寒战、高热、腰痛并尿频、尿痛1周，既往无类似发作史。检查：体温39.4℃，右侧肾区叩痛阳性。尿蛋白（+），白细胞（20~30）个/HP，白细胞管型（0~2）个/HP，比重1.022。

14. 此患者最可能是
   A. 感染
   B. 肾结石合并泌尿系感染
   C. 膀胱炎
   D. 急性肾盂肾炎
   E. 肾炎合并泌尿系感染

15. 诊断的主要依据是
   A. 突然寒战、高热
   B. 腰痛
   C. 尿频、尿痛
   D. 右侧肾区叩击痛（+）
   E. 尿蛋白（+）白细胞（20~30）个/HP，白细胞管型（0~2）个/HP

16. 为了确定诊断还需要做的最主要的检查是
   A. 血 β_2 微球蛋白
   B. 尿 β_2 微球蛋白
   C. 血尿素氮
   D. 尿细菌培养
   E. 血肌酐

（17~19题共用题干）

患者，女，27岁。产后第4天，出现寒战、高热、腰痛，并尿痛、下腹痛、肾区叩击痛、耻骨上压痛（+）。尿常规示：白细胞30个/HP，尿蛋白（+）。血常规示 WBC 18×10^9/L。

17. 首先应考虑产后并发何种疾病
   A. 产褥感染
   B. 败血症
   C. 上呼吸道感染
   D. 急性肾盂肾炎
   E. 急性膀胱炎

18. 应该如何选择用药
   A. 先观察体温热型，查出病因后再作处理
   B. 暂不用抗生素，待细菌培养结果、药敏结果出来后再用抗生素
   C. 治疗应在取尿标本送检后立即进行
   D. 首先运用广谱抗生素
   E. 抗生素治疗时少饮水

19. 治疗症状不缓解多长时间考虑更换抗生素
   A. 72小时内无效可换药
   B. 48小时内无效可换药
   C. 36小时内无效可换药
   D. 24小时内无效可换药
   E. 8小时内无效可换药

（三）慢性肾脏病（慢性肾衰竭）

【A_1型题】

1. 慢性肾衰竭患者贫血的主要原因是
   A. 失血
   B. 促红细胞生成素减少
   C. 缺铁
   D. 低蛋白血症
   E. 恶心、呕吐
2. 慢性肾衰竭恶化的常见诱因，应除外的是
   A. 感染、发热
   B. 外伤、失血
   C. 呕吐伴腹泻
   D. 血尿酸或血钙过低
   E. 心力衰竭
3. 慢性肾衰竭患者发生纤维性骨炎的主要原因是
   A. 尿钙排泄增多
   B. 继发性甲状旁腺功能亢进症
   C. 尿磷排泄减少
   D. 营养不良和低蛋白血症
   E. 活性维生素
4. 慢性肾衰竭周围神经病变中较明显的症状是
   A. 弛缓性瘫痪
   B. 震颤
   C. 不宁腿综合征
   D. 肌无力
   E. 偏身瘫痪
5. 典型慢性肾衰竭时的水电解质紊乱是
   A. 代谢性酸中毒、低血钙、高血磷、高血钾
   B. 代谢性酸中毒、低血钙、低血磷、高血钾
   C. 代谢性酸中毒、低血钙、低血磷、高血钠
   D. 代谢性酸中毒、低血钙、低血磷、低血钠
   E. 代谢性碱中毒、低血钙、高血磷、高血钾
6. 慢性肾衰竭患者血液系统的临床表现为
   A. 小细胞低色素性贫血
   B. 白细胞出现中毒颗粒、核左移
   C. 血小板异常增多
   D. 贫血可为中、重度
   E. 促红细胞生成素增加
7. 有关慢性肾衰竭的治疗错误的是
   A. 高磷血症——氢氧化铝凝胶
   B. 末梢神经炎——肾上腺皮质激素
   C. 高钾血症——钠交换树脂
   D. 贫血——输浓缩红细胞
   E. 充血性心衰——减量应用地高辛
8. 对控制慢性肾脏病变肾功能进行性减退无明确作用的措施是
   A. 限制蛋白质的摄入
   B. 减少蛋白尿
   C. 控制血压
   D. 消除水肿
   E. 纠正血脂异常
9. 引起慢性肾衰竭的最常见继发性肾脏病是
   A. 乙肝相关性肾炎
   B. 淀粉样变肾病
   C. 糖尿病肾病
   D. 良性肾小动脉硬化
   E. 系统性红斑狼疮

【A_2型题】

10. 慢性肾衰竭患者，血压180/120 mmHg，贫血外观，全身中度水肿，鼻出血，血尿素氮50mmol/L，血钾6.17mmol/L，钙2.0mmol/L，CO_2结合力13mmol/L，在纠酸过程中突然手足搐搦，意识清楚。其原因可能是
    A. 脑出血
    B. 酸中毒引起
    C. 高血压引起
    D. 尿毒症性脑病
    E. 补碱引起
11. 慢性肾炎，肾衰竭病史已数年，因再次出现尿毒症中毒入院。尿量少，利尿效果不好，出现呼吸困难，肺底少许水泡音，心率120次/分。此时进一步处置是
    A. 5%碳酸氢钠
    B. 改用利尿合剂
    C. 给强心、扩血管药物治疗
    D. 吸氧
    E. 应用乳酸钠
12. 慢性肾炎，肾衰竭的患者，有高度水肿及轻度左心衰竭，同时又有严重的代谢性酸中毒，应给药物纠正酸中毒最好用
    A. 11.2%乳酸钠
    B. 10%葡萄糖
    C. 10%葡萄糖酸钙
    D. 7.28%三羟甲在氨基甲烷
    E. 5%碳酸氢钠

参考答案

（一）

【A_1型题】

1. C　2. E　3. C　4. E　5. E　6. C　7. D　8. E

【A_2 型题】

9. D 10. D 11. C 12. A 13. E

【A_3/A_4 型题】

14. B 15. D 16. E

【B_1 型题】

1. B 2. C

（二）

【A_1 型题】

1. D 2. D 3. E 4. E 5. B 6. E 7. D 8. B 9. E 10. A

【A_2 型题】

11. E 12. B 13. C

【A_3/A_4 型题】

14. D 15. E 16. D 17. D 18. C 19. A

（三）

【A_1 型题】

1. B 2. D 3. B 4. C 5. A 6. D 7. B 8. D 9. C

【A_2 型题】

10. E 11. C 12. E

第五单元 血液系统疾病

（一）缺铁性贫血

【A_1 型题】

1. 在下列缺铁性贫血的临床表现中，属于组织缺铁表现的是
   A. 头晕
   B. 视物模糊
   C. 心悸
   D. 异食癖
   E. 气短
2. 缺铁性贫血的血象特点是
   A. RBC 减少比 Hb 减少明显
   B. 粒细胞分叶多
   C. MCH<32pg
   D. 红细胞中央淡染区大
   E. 粒细胞左移
3. 关于贮存铁，下列哪项是错误的
   A. 以铁蛋白和含铁血黄素形式存在
   B. 铁蛋白主要在细胞质中
   C. 含铁血黄素可能是变性的铁蛋白
   D. 体内铁主要贮存在肝、脾、骨髓
   E. 铁蛋白不溶于水，由皮肤细胞代谢
4. 体内缺铁初期的最早、最可靠的诊断依据是
   A. 典型的小细胞低色素性贫血血象
   B. 血清总铁结合力增高
   C. 血清铁减低
   D. 骨髓贮存铁减少或缺乏
   E. 血清转运铁蛋白饱和度下降
5. 早期缺铁性贫血形态学改变为
   A. 小细胞正色素性贫血
   B. 小细胞低色素性贫血
   C. 正细胞正色素性贫血
   D. 大细胞性贫血
   E. 以上全不是
6. 缺铁性贫血的改变顺序是
   A. 低血清铁-骨髓贮存铁减少-贫血
   B. 低血清铁-贫血-骨髓贮存铁减少
   C. 骨髓贮存铁减少-贫血-低血清铁
   D. 贫血-骨髓贮存铁减少-低血清铁
   E. 骨髓贮存铁减少-低血清铁-贫血
7. 下列哪项结果诊断缺铁性贫血

最有意义
A. 平均红细胞容积降低
B. 红细胞平均血红蛋白浓度降低
C. 红细胞平均直径变小
D. 血清铁降低
E. 骨髓象幼红细胞增生活跃

8. 血清铁减低，总铁结合力增高及转运铁蛋白饱和度减低见于
A. 地中海贫血
B. 感染性贫血
C. 缺铁性贫血
D. 再生障碍性贫血
E. 铁粒幼细胞贫血

9. 治疗缺铁性贫血的主要目的是
A. 血红蛋白恢复正常
B. 血清铁水平恢复正常
C. 补足贮存铁
D. 红细胞水平恢复正常
E. 血清铁和总铁结合力均恢复正常

10. 口服铁剂治疗有效的缺铁性贫血患者，下列化验最先上升的是
A. 网织红细胞
B. 血红蛋白
C. MCV
D. MCH
E. MCHC

11. 缺铁性贫血，铁剂治疗5～10天首先出现的治疗反应是
A. 红细胞总数增多
B. 血清铁增加
C. 骨髓外铁增加
D. 网织红细胞数增多
E. 红细胞平均直径恢复正常

12. 口服铁剂治疗缺铁性贫血的正规治疗应该是
A. 不间断地服用6～8周
B. 一直服用到血红蛋白达到正常水平
C. 到略低于正常血红蛋白值然后待其自然增长到正常水平
D. 服至血红蛋白高于正常水平，以免复发
E. 血红蛋白达正常后至少持续4～6个月

【A_2型题】

13. 贫血患者血红蛋白50g/L，血细胞比容0.20，白细胞4.8×10^9/L，网织红细胞0.02，平均红细胞容积76fl，红细胞平均血红蛋白浓度（MCHC）0.24，血小板120×10^9/L。最可能的诊断是
A. 甲状腺功能减退所致贫血
B. 再生障碍性贫血
C. 溶血性贫血
D. 缺铁性贫血
E. 巨幼细胞贫血

14. 患者，女，24岁。贫血1年，血红蛋白80g/L，红细胞3.0×10^{12}/L，网织红细胞0.027，白细胞、血小板正常，经用铁剂治疗7天后，血红蛋白不升，网织红细胞0.043。最可靠的诊断是
A. 巨幼细胞贫血
B. 缺铁性贫血
C. 铁粒幼细胞贫血
D. 溶血性贫血
E. 以上都不是

15. 一贫血女性，34岁，妊娠6个月。既往月经过多。检查：血红蛋白75g/L，红细胞3.3×10^{12}/L，网织红细胞0.002，血清铁460μg/L，总铁结合力4600μg/L，血清总胆红素2.0μmol/L。最大可能诊断是
A. 失血性贫血
B. 妊娠期巨幼细胞贫血
C. 缺铁性贫血
D. 溶血性贫血
E. 铁粒幼细胞贫血

16. 患者，女，18岁。1年来逐渐面色苍白，无力。检查：血红蛋白50g/L，白细胞5.0×10^9/L，血清铁400μg/L。最可能的诊断是
A. 感染性贫血
B. 巨幼细胞贫血
C. 缺铁性贫血
D. 再生障碍性贫血
E. 溶血性贫血

17. 患者，男，35岁。胃区常隐痛3年，与饮食有关，间有黑粪。检查：血红蛋白75g/L，红细胞3.1×10^{12}/L，白细胞5.9×10^9/L，血小板130×10^9/L。患者贫血最大可能是以下哪种
A. 营养不良性贫血
B. 缺铁性贫血
C. 慢性肝病贫血
D. 巨幼细胞贫血
E. 溶血性贫血

（二）再生障碍性贫血

【A_1型题】

1. 不属于小细胞性贫血的是
A. 缺铁性贫血
B. 地中海贫血
C. 慢性感染性贫血
D. 铁粒幼细胞贫血
E. 再生障碍性贫血

2. 再生障碍性贫血最主要的诊断依据是
A. 全血细胞减少，有出血或感染表现
B. 网织红细胞减少
C. 骨髓增生不良
D. 无肝脾大、淋巴结肿大
E. 铁剂叶酸治疗无效

3. 再生障碍性贫血的病理改变哪项是正确的
A. 全身红髓容量增多
B. 呈离心性损害
C. 组织切片可见造血细胞每

平方毫米的数目减少
D. 全身淋巴组织轻度增生
E. 超微结构无明显的异常
4. 下列哪项不符合再生障碍性贫血
A. 发热、贫血、出血倾向
B. 骨髓增生低下
C. 红系、白系及血小板有两系以上减少
D. 无淋巴结肿大
E. 偶见局灶巨核细胞增多
5. 下列实验室检查结果中，支持再生障碍性贫血的是
A. 外周血出现有核红细胞
B. 外周血淋巴细胞比例下降
C. 中性粒细胞碱性磷酸酶积分减少
D. 骨髓中巨核细胞减少
E. 骨髓中非造血细胞减少
6. 关于再生障碍性贫血下列哪项不正确
A. 骨髓增生低下
B. 铁剂、叶酸治疗无效
C. 浆细胞、单核淋巴细胞等非造血细胞增多
D. 巨核细胞数量减少
E. 慢性病例，贫血、感染、出血较轻
7. 雄激素治疗再生障碍性贫血的机制是
A. 改变骨髓微环境
B. 提高机体抵抗力，减少非造血细胞的数量
C. 直接刺激骨髓干细胞增加，提高内源性 EPO 生成
D. 稳定内皮细胞，减少出血
E. 兴奋中枢神经改善微环境
8. 再生障碍性贫血与下列哪种疾病难鉴别
A. 低增生性白血病
B. 缺铁性贫血
C. 脾功能亢进
D. PNH 不发作型
E. 巨幼细胞贫血
9. 再生障碍性贫血血象及骨髓象特点是
A. 呈全血细胞减少，少数呈两系细胞或血小板减少
B. 细胞大小不等，中心淡染区扩大
C. 可见巨核细胞增多，血片中血小板计数减少，可见畸形血小板
D. 粒细胞停滞于早幼粒阶段，胞质中颗粒粗大
E. 骨髓增生活跃，但巨核细胞减少
10. 慢性再生障碍性贫血患者出现酱油色尿，为与 PNH 鉴别，最特异的诊断性检查是
A. 热溶血试验
B. 蔗糖溶血试验
C. 酸溶血试验
D. 荧光斑点试验
E. Coomb's 试验
11. 慢性再生障碍性贫血的治疗首选
A. 丙酸睾酮肌内注射
B. 造血干细胞移植
C. 维生素 B_{12} 肌内注射
D. 抗胸腺球蛋白
E. 肾上腺糖皮质激素口服

【A_3/A_4 型题】

（12~15 题共用题干）

患者，女，18 岁。发热、鼻出血、皮肤紫癜 2 周，舌尖可见血疱，双下肢可见瘀斑，浅表淋巴结及肝、脾未及，胸骨压痛阴性，血红蛋白 52g/L，白细胞 $2.0\times10^9/L$，分类中性 0.24，淋巴 0.75，嗜碱粒 0.01，血小板 $22\times10^9/L$，网织红细胞 0.001，胸部 X 线片示右下肺炎。
12. 本例最可能的诊断是
A. 脾功能亢进
B. 再生障碍性贫血
C. 淋巴瘤
D. 慢性髓细胞性白血病
E. 多发性骨髓瘤
13. 明确诊断应先做哪一项检查
A. B 超
B. 硫酸亚铁或右旋糖酐铁
C. 骨髓检查
D. MRI
E. 放射性核素骨扫描
14. 治疗应积极考虑使用
A. 叶酸，维生素 B_{12}
B. 硫酸亚铁或右旋糖酐铁
C. 维生素 C，雄激素
D. 同种异基因造血干细胞移植
E. 促红细胞生成素
15. 关于该患者的预后，哪项描述是正确的
A. 不积极治疗多于 6~12 个月内死亡
B. 较好，生存期长
C. 一般治疗即可缓解症状
D. 骨髓有病态造血者部分可转变为白血病
E. 有染色体异常者预后不良

（三）白　血　病

【A_1 型题】

1. 有关白血病的叙述，错误的是
A. Ph 染色体仅见于慢性髓细胞性白血病
B. 急性淋巴细胞白血病无 Auer 小体
C. 慢性髓细胞性白血病中性粒细胞碱性磷酸酶活性减低
D. 急性粒细胞白血病过氧化物酶染色阳性
E. 红白血病幼红细胞糖原染色呈强阳性
2. 中性粒细胞碱性磷酸酶积分减

少多见于

A. 类白血病反应

B. 再生障碍性贫血

C. 慢性髓细胞性白血病

D. 脾功能亢进

E. 骨髓纤维化

3. 中枢神经系统白血病发病机制是

A. 进入脑组织的白血病细胞对化疗药耐受

B. 化疗方案不彻底，不能杀死白血病细胞

C. 多数化疗药物不能透过血脑屏障

D. 化疗不够早，白血病细胞大量繁殖

E. 患者个体差异

（四）急性白血病

【A_1 型题】

1. 急性白血病发生贫血的最主要因素是

A. 骨髓造血受白血病细胞干扰

B. 脾大，破坏红细胞过多

C. 化疗后胃肠功能紊乱，营养缺乏

D. 严重皮肤黏膜及内脏出血

E. 产生抗红细胞抗体

2. 急性白血病出血的主要原因是

A. DIC

B. 血小板减少

C. 纤维蛋白溶解

D. AT-Ⅲ减少

E. 小血管被白血病细胞浸润破坏

3. 易发生 DIC 的白血病是

A. $AML\text{-}M_1$

B. $ALL\text{-}L_2$

C. $AML\text{-}M_5$

D. $AML\text{-}M_3$

E. CML-BC

4. 对于 $AML\text{-}M_1$ 的描述正确的是

A. 骨髓增生活跃，原粒细胞占未分化细胞>90%

B. 最易发生 DIC 及中枢神经系统白血病

C. Ph 染色体多阳性

D. NAP 升高

E. CD19（+），CD33（-），HLA-DR（+）

5. 急性白血病骨髓移植治疗错误的是

A. 应采用 HLA 匹配的同胞异基因骨髓

B. 应在第一次化疗缓解后进行

C. 应及早进行，与年龄性别无关

D. 可选择自体干细胞移植

E. 异基因骨髓移植可能治愈急性白血病

6. 易侵犯中枢神经系统的白血病是

A. 急性髓细胞性白血病

B. 急性单核细胞性白血病

C. 急性早幼粒细胞性白血病

D. 急性淋巴细胞性白血病

E. 慢性粒细胞性白血病

7. 下列哪项符合急性淋巴细胞性白血病

A. 为儿童最多见的急性白血病

B. 中枢神经系统白血病少见

C. 化疗效果差

D. 易发生 DIC 出血严重

E. 与 EB 病毒感染有关

8. 下列哪项符合 $AML\text{-}M_3$ 的特点

A. 过氧化物酶阴性

B. 无 Auer 小体

C. 非特异酯酶阴性

D. 苏丹黑染色阴性

E. 糖原 PAS 反应（+）或成块或颗粒状

9. 急、慢性白血病鉴别主要依靠

A. 肝脾大、淋巴结肿大

B. 发病急缓，病程长短

C. 骨髓增生程度，粒、红比值

D. 外周血原始细胞的多少

E. 骨髓原始细胞的多少

10. 急性白血病诊断的主要依据是

A. 发热、贫血、出血

B. 白细胞计数 $>50\times10^9/L$

C. 骨髓增生极度活跃

D. 胸骨压痛（+）

E. 骨髓中原始细胞明显增多

11. 治疗中枢神经系统白血病首选药物是

A. 长春新碱

B. 环磷酰胺

C. 三尖杉酯碱

D. 6-巯基嘌呤

E. 甲氨蝶呤

【A_2 型题】

12. 患者，男，29 岁。高热、咳嗽、咳黄痰 1 周。血白细胞 $40\times10^9/L$。哪项与慢性髓细胞性白血病不符

A. 外周血有幼稚细胞出现

B. 血小板计数正常或略增多

C. 骨髓中可见大量幼稚细胞及嗜酸、嗜碱性粒细胞

D. NAP 活性增高

E. 骨髓增生极度活跃

13. 患者，男，26 岁。病史 2 周，贫血伴周身出血点，浅表淋巴结不肿大，胸骨压痛（+），肝脏轻度大，外周血白细胞 $25\times10^9/L$，可见幼稚细胞，血小板 $50\times10^9/L$，血红蛋白 40g/L。该患者最可能的诊断是

A. 败血症

B. 再生障碍性贫血

C. 过敏性紫癜

D. 急性白血病

E. 恶性淋巴瘤

14. 患者，女，27 岁。发热、鼻出血 7 天，牙龈增生似海绵状，胸骨压痛明显。血红蛋白 60g/L，白细胞 $42\times10^9/L$，血小板 $20\times10^9/L$。骨髓：原始细胞 90%，POX（-），PAS 阳性呈粗颗粒状，非特异性酯酶阴性，血清溶菌酶正常。诊断为
A. 急性粒细胞白血病
B. 急性早幼粒细胞白血病
C. 急性单核细胞白血病
D. 急性淋巴细胞白血病
E. 急性红白血病

15. 患者，男，25 岁。发热、牙龈出血、皮肤瘀斑 5 天，胸骨压痛明显，肝、脾肋下可触及。血红蛋白 70g/L，白细胞 $50\times10^9/L$，血小板 $20\times10^9/L$。骨髓：原始细胞占 0.9，POX（-），PAS 阳性呈粗颗粒状，非特异性酯酶阴性，血清溶菌酶正常。诊断为
A. 急性髓细胞性白细胞
B. 急性早幼粒细胞白血病
C. 急性单核细胞白血病
D. 急性淋巴细胞白血病
E. 急性红白血病

16. 患者，女，29 岁。贫血、出血、感染，全血细胞减少，外周血未见幼稚细胞，为鉴别低增生性白血病与再生障碍性贫血。应检查
A. 有无肝脾大、淋巴结肿大
B. 网织红细胞多少
C. 骨髓增生程度及原始细胞多少
D. 皮肤黏膜有无浸润
E. 巨核细胞多少

17. 患者，男，40 岁。发热、皮肤出血点 2 周。骨髓原始细胞>80%，过氧化物酶（++），Auer 小体（+）。最可能的诊断是
A. 急性淋巴细胞白血病
B. 急性髓细胞性白血病
C. 急性单核细胞白血病
D. 急性红白血病急变
E. 慢性髓细胞性白血病急变

18. 患者，男，25 岁。急非淋 M_2 型经 DA 方案治疗后部分缓解，近日自觉左下肢疼痛，腰椎$_{4\sim5}$椎旁压痛（+），直腿抬高试验（+）。应如何治疗
A. 腰穿脑脊液检查，鞘内注射 MTX
B. 骨科治疗
C. 大剂量化疗
D. 放疗
E. 细胞因子，如 IL-2 或 IFN-α

【B_1 型题】

（1~3 题共用备选答案）
A. NAP 强阳性
B. t（9；22）（q34；q11）
C. PAS 阳性
D. 过氧化物酶阳性
E. 非特异性酯酶阳性，能被 NaF 抑制

1. 类白血病反应
2. 急淋白血病
3. 急性单核细胞白血病

（4~7 题共用备选答案）
A. 可见 Auer 小体
B. 红细胞大小不等，中心淡染区扩大
C. 细胞中含粗大嗜天青颗粒比例≥30%
D. 骨髓增生低下，造血细胞减少
E. 红细胞中有染色质小体

4. 再生障碍性贫血
5. 缺铁性贫血
6. 急性髓细胞性白血病
7. 急性早幼粒细胞白血病

（五）慢性髓细胞性白血病

【A_1 型题】

1. 慢性髓细胞性白血病（CML）患者有哪条染色体改变
A. t（15；1）
B. t（9；22）（q34；q11）
C. t（8；14）
D. t（11；8）（q34；q11）
E. 16 号染色体结构异常

2. 慢性髓细胞性白血病下列哪项错误
A. 晚期骨髓内纤维组织增多
B. 中性粒细胞碱性磷酸酶慢性期增多、急性期减少
C. 骨髓中原始细胞<10%，而以中晚幼粒细胞为主
D. 血清维生素 B_{12}浓度增高
E. 周围血中中性粒细胞百分数增大

3. 中性粒细胞碱性磷酸酶积分减少多见于
A. 类白血病反应
B. 再生障碍性贫血
C. 慢性髓细胞性白血病
D. 脾功能亢进
E. 骨髓纤维化

4. 不支持 CML 加速期的是
A. 外周血中原始粒细胞≥5%
B. 骨髓中原始粒细胞≥10%
C. 外周血嗜碱性粒细胞>20%
D. 不明原因的血小板进行性减少
E. 不明原因的血小板进行性增加

5. 支持 CML 急变期的检查结果是
A. 血中原粒细胞>5%
B. 血中原粒+早幼粒细胞>20%
C. 骨髓中原粒+早幼粒细胞>40%

D. 骨髓中原粒+早幼粒细胞≥50%
E. 骨髓活检显示胶原纤维显著增生

6. 类白血病反应的特点是
A. 外周血白细胞>50×10^9/L
B. 外周血出现幼稚细胞，NAP活性增高
C. 骨髓中幼稚粒细胞增多
D. 脾脏显著大
E. 外周血嗜碱、嗜酸性粒细胞增多

7. 类白血病反应不同于CML的主要化验是
A. 外周血出现幼稚细胞
B. 白细胞数目增多
C. NAP活性增高
D. 血小板和血红蛋白量大多正常
E. 白细胞胞质中有中毒颗粒和空泡

8. 治疗慢性髓细胞性白血病慢性期首选的化疗药物是
A. 白消安
B. 羟基脲
C. 靛玉红
D. 美法仑
E. 高三尖杉酯碱

(六) 白细胞减少症

【A_1 型题】

1. 白细胞减少是指外周血白细胞绝对计数持续低于
A. 4.5×10^9/L
B. 4.0×10^9/L
C. 3.5×10^9/L
D. 3.0×10^9/L
E. 2.5×10^9/L

2. 粒细胞减少症可出现的临床表现是
A. 进行性贫血
B. 皮肤、黏膜出血
C. 皮肤、鼻腔等处发生坏死性溃疡
D. 胸骨压痛
E. 频繁呕吐

3. 以下哪项不是白细胞减少症的治疗措施
A. 对可疑的药物或其他致敏因素，应立即停止接触
B. 轻度减少者一般不需要特殊的预防措施
C. 应用雄激素
D. 合并病毒感染可加用抗病毒药物
E. 应用重组人粒细胞集落刺激因子

(七) 原发免疫性血小板减少症

【A_1 型题】

1. 原发免疫性血小板减少症(ITP)主要发病机制是
A. 脾脏吞噬血小板增多
B. 骨髓巨核细胞生成减少
C. 骨髓巨核细胞成熟障碍
D. 雌激素抑制血小板生成
E. 有抗血小板抗体

2. ITP做骨髓检查的主要目的是
A. 证明有无巨核细胞增生
B. 证明有无幼稚巨核细胞
C. 证明有无血小板减少
D. 排除引起血小板减少的其他疾病
E. 上述均不是

3. 原发免疫性血小板减少症较少出现
A. 肌肉血肿
B. 鼻出血
C. 月经过多
D. 口腔黏膜出血
E. 皮肤瘀点

4. 关于ITP的概念，描述错误的是
A. 急性型ITP与感染因素有关
B. 血小板寿命缩短
C. 骨髓巨核细胞总数减少
D. 临床上是较常见的一种出血性疾病
E. 急性型ITP多见于儿童

【A_3/A_4 型题】

(5~7题共用题干)

患者，女，26岁。10天来全身皮肤出血点伴牙龈出血来诊。化验：PLT 35×10^9/L，临床诊断为慢性原发免疫性血小板减少症(ITP)。

5. 支持ITP诊断的是
A. 皮肤有略高出皮面的紫癜
B. 面部蝶形红斑
C. 口腔溃疡
D. 下肢肌肉血肿
E. 脾不大

6. 支持ITP诊断的实验室检查是
A. 凝血时间延长
B. 血块收缩良好
C. 抗核抗体阳性
D. 骨髓巨核细胞增多，产板型增多
E. 骨髓巨核细胞增多，幼稚型增多

7. 该患者的首选治疗是
A. 糖皮质激素
B. 脾切除
C. 血小板输注
D. 长春新碱
E. 达那唑

（8~11 题共用题干）

患者，男，26 岁。牙龈出血伴月经过多 1 年。查体：双下肢可见散在出血点及紫癜，肝、脾不大。血红蛋白 90g/L，白细胞 5.5×10^9/L，分类正常，血小板 25×10^9/L，尿常规正常。

8. 最可能的诊断为
   A. 急性白血病
   B. 过敏性紫癜
   C. 原发免疫性血小板减少症
   D. 再生障碍性贫血
   E. 缺铁性贫血
9. 明确诊断需做
   A. 骨髓检查
   B. 铁蛋白测定
   C. 出血时间
   D. Coomb's 试验
   E. 网织红细胞
10. 首选治疗为
   A. 输血小板浓缩液
   B. 抗纤溶药物
   C. 免疫抑制剂
   D. 肾上腺皮质激素
   E. 脾切除
11. 如治疗半年无效，可选用下列治疗，除了
   A. 脾切除
   B. 长春新碱 1~2 毫克/次，每周 1 次连用 4~6 周
   C. 大剂量丙种球蛋白 0.4g/kg，连用 5 天
   D. 血浆置换
   E. 骨髓移植

（八）骨髓增生异常综合征

【A_1 型题】

1. 骨髓增生异常综合征属于
   A. 红细胞系疾病
   B. 巨核细胞系疾病
   C. 造血干细胞克隆性疾病
   D. 粒细胞系疾病
   E. 浆细胞系疾病
2. 骨髓增生异常综合征的 FAB 分型中不包括
   A. 难治性贫血
   B. 伴环形铁粒幼细胞的难治性贫血
   C. 难治性贫血伴原始细胞增多转变型
   D. 急性单核细胞白血病
   E. 难治性贫血伴原始细胞增多
3. 关于骨髓增生异常综合征的治疗，正确的是
   A. 口服维生素 B_{12} 及叶酸后血象很快恢复
   B. 糖皮质激素治疗 1 个月后血象正常
   C. 化疗疗效好，可根治本病
   D. 可使用全反式维 A 酸和 $1,25(OH_2)D_3$ 诱导分化治疗
   E. 多数患者不需输血支持

【A_2 型题】

4. 患者，男，25 岁。发热、牙龈出血，皮肤瘀斑 1 个月余，肝、脾肋下未触及。血红蛋白 70g/L，白细胞 2.6×10^9/L，血小板 20×10^9/L。诊断需与下列疾病鉴别，除了
   A. 再生障碍性贫血
   B. 阵发性睡眠性血红蛋白尿
   C. 巨幼细胞贫血
   D. 缺铁性贫血
   E. 骨髓增生异常综合征
5. 患者，女，18 岁。因全血细胞减少，确诊为骨髓增生异常综合征 2 年。可选择的治疗应除外
   A. 支持治疗
   B. 雄激素
   C. 去甲基化药物
   D. 异基因造血干细胞移植
   E. 放疗

【A_3/A_4 型题】

（6~8 题共用题干）

患者，女，40 岁。贫血病史半年，需间断输血治疗，血清铁蛋白高，外周血中性粒细胞 0.85，血红蛋白 75g/L，MCV 增大，MCH 增高，血小板 95×10^9/L。骨髓：增生低下，红系可见大红细胞，畸形红细胞，粒系可见类巨幼变，原始细胞 12%。染色体：46，XX。维生素 B_{12}、叶酸水平正常。

6. 该患者最可能的诊断是
   A. 骨髓纤维化
   B. 低增生急性白血病
   C. MDS-RAEB
   D. 溶血性贫血
   E. 阵发性睡眠性血红蛋白尿
7. 该患者 IPSS 积分为
   A. 0.5 分
   B. 1.0 分
   C. 1.5 分
   D. 4.0 分
   E. 5.5 分
8. 该患者危险度分层为
   A. 非常良好组
   B. 良好组
   C. 中危组
   D. 不良组
   E. 极高不良组

参考答案

(一)

【A_1型题】

1. D 2. D 3. E 4. D 5. C 6. E 7. D 8. C 9. C 10. A 11. D 12. E

【A_2型题】

13. D 14. B 15. C 16. C 17. B

(二)

【A_1型题】

1. E 2. C 3. C 4. E 5. D 6. E 7. C 8. D 9. A 10. C 11. A

【A_3/A_4型题】

12. B 13. C 14. D 15. A

(三)

【A_1型题】

1. A 2. C 3. C

(四)

【A_1型题】

1. A 2. B 3. D 4. A 5. C 6. D 7. A 8. C 9. E 10. E 11. E

【A_2型题】

12. D 13. D 14. D 15. D 16. C 17. B 18. A

【B_1型题】

1. A 2. C 3. E 4. D 5. B 6. A 7. C

(五)

【A_1型题】

1. B 2. B 3. C 4. A 5. D 6. B 7. C 8. B

(六)

【A_1型题】

1. B 2. C 3. C

(七)

【A_1型题】

1. E 2. D 3. A 4. C

【A_3/A_4型题】

5. E 6. E 7. A 8. C 9. A 10. D 11. E

（八）

【A_1 型题】

1. C　2. D　3. D

【A_2 型题】

4. D　5. E

【A_3/A_4 型题】

6. C　7. E　8. D

第六单元　内分泌与代谢疾病

（一）甲状腺功能亢进症

【A_1 型题】

1. 在致甲亢的各种病因中，哪种为最多见
   A. 甲状腺自主高功能腺瘤
   B. Graves 病
   C. 甲状腺癌
   D. 多结节性甲状腺肿伴甲亢
   E. 亚急性甲状腺炎伴甲亢
2. 下述哪项表现是由 T_3，T_4分泌增多直接所致
   A. 甲状腺肿大
   B. 浸润性突眼
   C. 心率增快
   D. 胫前黏液性水肿
   E. 甲状腺血管杂音
3. 妊娠早期合并甲亢最有意义的指标是
   A. 甲状腺肿大
   B. 多食，心率快
   C. TT_3，TT_4升高
   D. 消瘦
   E. FT_3，FT_4升高
4. 甲亢患者突然出现下肢不能动，最可能的是下列哪种疾病
   A. 重症肌无力
   B. 周期性瘫痪
   C. 周围神经炎
   D. 甲亢性肌病
   E. 肌营养不良症
5. 甲亢时最具有诊断意义的体征是
   A. 心率加快，第一心音亢进
   B. 弥漫性甲状腺肿伴血管杂音
   C. 突眼
   D. 脉压增大
   E. 心脏增大
6. 下列哪项不是浸润性突眼的特征
   A. 突眼度超过正常上限 4mm
   B. 伴眼部异物感、胀痛、复视等症状
   C. 病因与交感神经兴奋性增高有关
   D. 可以发生在没有甲亢的患者
   E. 治疗可以使用糖皮质激素
7. 对于妊娠女性，可疑甲亢时，下述哪项检查不应该做
   A. 甲状腺摄^{131}I 率测定
   B. FT_3，FT_4
   C. TRAb
   D. TT_3
   E. TSH
8. 下述哪项检查结果不符合 Graves 病的诊断
   A. ^{131}I 摄取率 3 小时 4%，24 小时 15%
   B. TSAb 阳性
   C. TGAb 和 TPOAb 阳性
   D. TSH 降低
   E. rT_3升高
9. 预测 Graves 病停用抗甲状腺药物是否易复发的指标是
   A. 甲状腺摄^{131}I 率
   B. 抗甲状腺抗体
   C. TSH，T_3，T_4及 FT_3
   D. T_4
   E. TSAb
10. 甲亢治疗方法中，最易引起甲状腺功能减退症的是
    A. 丙硫氧嘧啶
    B. 甲巯咪唑（他巴唑）
    C. 放射性^{131}I 治疗
    D. 手术次全切除甲状腺
    E. 复方碘溶液
11. 对严重浸润性突眼的甲亢患者治疗可用
    A. ^{131}I 治疗
    B. 甲状腺次全切
    C. 复方碘溶液
    D. 抗甲状腺药物+糖皮质激素+甲状腺片
    E. 抗甲状腺药物治疗
12. 确诊甲状腺自主高功能腺瘤，最有意义的检查是
    A. TRH 兴奋试验
    B. T_3抑制试验
    C. ^{131}I 摄取率

D. 放射性核素扫描
E. 甲状腺MRI

13. 丙硫氧嘧啶治疗甲亢过程中，需停药处理的为
A. 规则用药已6个月，甲亢仍未控制
B. T_3，T_4恢复正常
C. 甲状腺较治疗前明显增大
D. 突眼情况加重
E. 血中性粒细胞<1.5×10^9/L

14. 抗甲状腺药停药的关键指征是
A. T_3，T_4正常
B. 甲状腺明显缩小，TRAb转阴
C. TSH正常
D. rT_3正常
E. 临床甲亢表现消失

15. 原发性甲亢是指
A. 甲状腺肿大的同时，出现功能亢进症状
B. 在甲状腺肿的基础上并发功能亢进症状
C. 在结节性甲状腺肿的基础上并发功能亢进症状
D. 自主性甲状腺肿（高功能腺瘤）
E. 先出现甲状腺肿大，后出现甲亢症状

16. 甲状腺功能亢进症诊断主要依靠
A. 临床表现
B. 基础代谢率测定
C. 放射性碘摄取试验
D. 甲状腺扫描
E. PBI测定（血清蛋白结合碘）

17. 甲状腺功能亢进症术前准备通常不包括
A. T_3，T_4测定
B. 喉镜检查
C. 控制心率
D. 给予氢化可的松
E. 测基础代谢率

18. 关于甲亢患者术前碘准备，下列哪项是错误的
A. 抑制蛋白水解酶，减少甲状腺球蛋白分解
B. 抑制甲状腺素的合成
C. 停服碘剂后，甲状腺素大量释放
D. 不准备手术者，不宜服碘
E. 碘剂能减少甲状腺的血流量

19. 甲状腺大部切除术，主要并发症中最危急的是
A. 术后呼吸困难和窒息
B. 喉返神经损伤
C. 手足抽搐
D. 喉上神经损伤
E. 甲状腺危象

20. 预防甲亢术后甲状腺危象的关键是
A. 防止术中副损伤，操作粗暴
B. 术后加强护理
C. 术时尽量选用全身麻醉
D. 术后应用镇静剂
E. 术前使基础代谢率降至正常

【A_2型题】

21. 患者，女，45岁。间断性发作心悸、大汗、手抖6个月余。发作时伴饥饿感，无黑蒙、眩晕等。查体：BP 140/90mmHg，睑结膜无苍白。心率68次/分，律齐。发作时测血压与平素无明显变化，心悸反复发作最可能的病因为
A. 急性心肌炎
B. 甲状腺功能亢进症
C. 贫血
D. 心律失常
E. 低血糖症

22. 患者，女，32岁，农村女性。甲亢6年，疏于治疗，长期不愈，临床疑诊甲亢心脏病，心功能Ⅱ级，甲状腺Ⅰ度肿大，甲状腺吸碘率3小时68%，24小时91%。下列哪项治疗应首先考虑
A. 甲巯咪唑治疗
B. 丙硫氧嘧啶治疗
C. 手术治疗
D. 甲巯咪唑+普萘洛尔治疗
E. ^{131}I治疗

23. 患者，女，60岁。甲亢患者，甲状腺Ⅲ度肿大，高代谢症状严重，肝、肾功能正常。首选的治疗措施为
A. 立即手术
B. 立即^{131}I治疗
C. 复方碘溶液治疗2周后手术
D. 抗甲状腺药物控制症状后手术
E. 抗甲状腺药物长期治疗

24. 患者，男，50岁。甲亢患者，甲状腺Ⅱ度肿大，有房颤。经丙硫氧嘧啶治疗3个月后，甲状腺未缩小，房颤未消失。此病治疗应
A. 继续原有治疗
B. 继续原治疗+普萘洛尔
C. 继续原治疗+地高辛
D. 改用放射性^{131}I治疗
E. 改用手术治疗

25. 一女性甲亢患者，丙硫氧嘧啶+普萘洛尔治疗2个月，T_3，T_4恢复正常，但甲状腺肿及突眼加重，应加用
A. 普萘洛尔
B. 甲状腺片
C. 复方碘液
D. 再加1种抗甲状腺药
E. 皮质醇

（二）甲状腺功能减退症

【A_1 型题】

1. 预防甲状腺功能减退症黏液性水肿昏迷的关键是
   A. 坚持甲状腺素替代治疗
   B. 水摄入量不宜过多
   C. 禁用镇静、安眠药
   D. 增强免疫力
   E. 避免过度劳累
2. 用于鉴别原发性与继发性甲状腺功能减退症的指标是
   A. TSH
   B. TT_3
   C. TT_4
   D. FT_3
   E. FT_4

（三）糖 尿 病

【A_1 型题】

1. 1型糖尿病与2型糖尿病，最主要的区别在于
   A. 症状轻重不同
   B. 发生酮症酸中毒的倾向不同
   C. 对胰岛素的敏感性不同
   D. 病因不同
   E. 血糖稳定性不同
2. 糖尿病眼底病变中，出现哪一种情况最易引起失明
   A. 微血管瘤
   B. 新生血管破裂
   C. 硬性渗出物
   D. 软性渗出物
   E. 新生血管出血
3. 2型糖尿病最常见的死亡原因是
   A. 糖尿病高渗状态
   B. 糖尿病神经病变
   C. 糖尿病酮症酸中毒
   D. 心、脑血管并发症
   E. 糖尿病肾病
4. 糖尿病酮症酸中毒的主要治疗是
   A. 中枢兴奋剂，纠正酸中毒
   B. 纠正酸中毒，补充体液和电解质
   C. 纠正酸中毒，应用胰岛素
   D. 补充体液和电解质，应用胰岛素
   E. 应用中枢兴奋剂及胰岛素
5. 若诊断临床糖尿病，应首先选择下述哪项检查
   A. 尿糖
   B. 空腹血糖
   C. 糖化血红蛋白
   D. 口服糖耐量试验
   E. 空腹胰岛素测定
6. 糖尿病合并妊娠的治疗正确的是
   A. 肥胖患者可使用二甲双胍
   B. 为保证胎儿发育完善，需保胎到40周分娩
   C. 使用胰岛素控制血糖
   D. 血糖控制不宜过严以防止低血糖
   E. 以上都对
7. 关于糖化血红蛋白正确的是
   A. 可以反映12~16周的血糖水平
   B. 是葡萄糖与血红蛋白发生的可逆的蛋白糖化反应产物
   C. 浓度与血糖升高程度成负相关
   D. 可以作为血糖控制程度的指标
   E. 控制的目标值是≤7.5%
8. 2型糖尿病最基本的病理生理改变是
   A. 极度肥胖
   B. 长期大量摄糖
   C. 长期使用糖皮质激素
   D. 胰岛素分泌绝对或相对不足及靶组织对胰岛素敏感性降低
   E. 老年
9. 判断糖尿病血糖控制程度的指标是
   A. 空腹血糖
   B. 饭后血糖
   C. 糖化血红蛋白
   D. 空腹血浆胰岛素含量
   E. OGTT
10. 关于糖尿病的胰岛素治疗，正确的是
    A. 肥胖的糖尿病患者较适宜用胰岛素治疗
    B. 1型糖尿病患者可不用胰岛素治疗
    C. 清晨高血糖而半夜有饥饿感、出冷汗的糖尿病患者应增加胰岛素剂量
    D. 因感染发热而厌食的糖尿病患者应将胰岛素剂量加倍
    E. 经一段时间的胰岛素治疗后，可能产生胰岛素抗体
11. 1型糖尿病的主要特点是
    A. 多见于40岁以上的成年人
    B. 易发生高渗性非酮症性糖尿病昏迷
    C. 自身免疫介导的胰岛β细胞破坏
    D. 早期常不需要胰岛素治疗
    E. 大部分有体重超重或肥胖
12. 不宜使用胰岛素的患者为
    A. 糖尿病合并肺结核
    B. 糖尿病合并急性心肌梗死

C. 糖尿病患者妊娠或分娩
D. 糖尿病患者过度肥胖
E. 糖尿病患者手术前后

13. 糖尿病酮症酸中毒的临床表现是
A. 原有症状加重或首次出现“三多”伴乏力
B. 食欲减退、恶心、呕吐、极度口渴、尿量增多
C. 有代谢性酸中毒症状
D. 严重脱水伴循环衰竭体征
E. 以上都是

14. 应用胰岛素治疗糖尿病不恰当的方法是
A. 从小量开始以避免Somogyi效应
B. 以饮食疗法为基本治疗
C. 1型糖尿病患者血糖波动大可加用双胍类药物
D. 酮症酸中毒时首选普通胰岛素（RI）
E. 高渗昏迷宜选用鱼精蛋白锌胰岛素（PZI）

15. 妊娠糖尿病是指
A. 既往有糖尿病的妇女出现妊娠
B. 妊娠过程中初次发生的任何程度的糖耐量异常
C. 妊娠中发现糖尿病，产后复查仍为糖尿病
D. 妊娠中发现糖尿病，产后复查转为正常
E. 以上都是

16. 1型糖尿病死亡的主要原因是
A. 冠心病
B. 脑血管病
C. 糖尿病肾病
D. 酮症酸中毒
E. 感染性休克

17. 糖尿病饮食治疗下列哪种是正确的
A. 病情轻可以不用饮食治疗
B. 有并发症者不用饮食治疗
C. 用药治疗时，可不用饮食治疗
D. 肥胖者宜给高热量饮食治疗
E. 不论病情轻重都需饮食治疗

18. 糖尿病的诊断是糖尿病症状加上随机血糖
A. ≥7.1mmol/L
B. ≥9.1mmol/L
C. ≥10.1mmol/L
D. ≥11.1mmol/L
E. ≥12.1mmol/L

19. 依据糖尿病诊断标准，确诊糖尿病选用
A. 全血血糖
B. 血浆血糖
C. 糖化血红蛋白
D. 尿糖定性
E. 24小时尿糖定量

20. 磺脲类药物的主要不良反应是
A. 恶心、呕吐
B. 低血糖反应
C. 肝功能损害
D. 白细胞减少
E. 皮肤瘙痒

21. 糖尿病性血管病变，最具有特征性的是
A. 合并高血压
B. 常伴冠状动脉粥样硬化
C. 微血管病变
D. 周围动脉硬化——下肢坏疽
E. 脑血管病变

【A_2型题】

22. 患者，男，40岁。患糖尿病10余年，尿蛋白阴性，近1个月感下腹部胀，排尿不畅伴尿失禁。B超显示“膀胱扩大，尿潴留”。其原因应考虑
A. 糖尿病自主神经病变
B. 糖尿病合并泌尿系感染
C. 糖尿病合并慢性前列腺炎
D. 糖尿病肾病
E. 糖尿病合并泌尿系结石

23. 患者，男，26岁。明显的“三多一少”症状10年，经胰岛素治疗，症状时轻时重，有明显的低血糖症状，近2个月眼睑及下肢水肿，乏力，腰痛，BP 160/100mmHg，尿蛋白（++），颗粒管型少许，尿糖（++）。应诊断为
A. 糖尿病肾病
B. 肾动脉硬化
C. 肾盂肾炎
D. 肾炎
E. 胰岛素副作用

24. 患者，男，45岁。体胖，平素食欲佳。近1个月饮水量逐渐增多，每日1500ml左右，尿量多，空腹血糖6.7mmol/L（120mg/dl），尿糖（+）。应做哪些检查来确诊糖尿病
A. 24小时尿糖定量
B. 24小时尿C肽测定
C. 可的松葡萄糖耐量试验
D. 葡萄糖耐量试验
E. 24小时尿糖定量

25. 患者，男，45岁。身高171cm，体重85kg。口服葡萄糖耐量试验血糖结果：空腹6.7mmoL/L，1小时9.8mmol/L，2小时7.0mmol/L。结果符合
A. 正常曲线
B. 空腹血糖受损
C. 糖耐量减低
D. 1型糖尿病
E. 2型糖尿病

26. 患者，女，28岁。既往无糖尿病病史。妊娠8个月，“三多”症状2个月。查体：血压120/80mmHg，甲状腺Ⅰ度肿大，HR 82次/分，下肢无水肿。化验：空腹血糖11.7mmol/L，2小时血糖16.3mmol/L，尿糖（+++），尿蛋白（+++）。其诊断应该是
A. 1型糖尿病合并妊娠
B. 2型糖尿病合并妊娠
C. 妊娠糖尿病
D. 糖尿病肾病
E. 继发性糖尿病

（四）糖尿病酮症酸中毒

【A1型题】

1. 糖尿病酮症酸中毒的临床表现是
   A. 原有症状加重或首次出现“三多”伴乏力
   B. 食欲减退、恶心、呕吐、极度口渴、尿量增多
   C. 有代谢性酸中毒症状
   D. 严重脱水伴循环衰竭体征
   E. 以上都是
2. 糖尿病酮症酸中毒的主要治疗是
   A. 中枢兴奋剂，纠正酸中毒
   B. 纠正酸中毒，补充体液和电解质
   C. 纠正酸中毒，应用胰岛素
   D. 补充体液和电解质，应用胰岛素
   E. 应用中枢兴奋剂及胰岛素
3. 碳酸氢钠处理糖尿病酮症酸中毒的指征为
   A. 治疗酸中毒的起初2小时
   B. 出现血钾过高
   C. 出现心律失常
   D. 血 pH<7.1
   E. 血 pH<7.3
4. 成人糖尿病酮症酸中毒胰岛素治疗采用
   A. 每4小时静脉注射50U胰岛素
   B. 每4小时静脉滴注5~10U RI
   C. 每2小时静脉滴注5~10U PZI
   D. 每小时静脉滴注4~6U RI
   E. 每小时静脉滴注5~10U PZI

【A2型题】

5. 患者，男，20岁。1型糖尿病，2天来出现恶心、面潮红、呼吸深快，渐发生神志模糊以至昏迷。最可能的诊断是
   A. 乳酸性酸中毒
   B. 尿毒症酸中毒
   C. 呼吸性酸中毒
   D. 糖尿病酮症酸中毒
   E. 糖尿病高渗昏迷

（五）血脂异常

【A1型题】

1. 关于血脂异常的临床表现，下列错误的是
   A. 患病率随年龄增长而增高
   B. 婴幼儿期不会发病
   C. 主要表现以黄色瘤较为常见
   D. 可出现游走性多关节炎
   E. 常导致各种ASCVD的临床表现
2. 血脂异常的诊断标准为
   A. 总胆固醇≥6.2mmol/L、LDL-C≥4.1mmol/L和/或TG≥2.3mmol/L
   B. 总胆固醇>6.2mmol/L、LDL-C>4.1mmol/L和/或TG>2.3mmol/L
   C. 总胆固醇≥6.0mmol/L、LDL-C>4.0mmol/L和/或TG≥2.5mmol/L
   D. 总胆固醇>6.2mmol/L、LDL-C≥4.0mmol/L和/或TG≥2.3mmol/L
   E. 总胆固醇>6.0mmol/L、LDL-C≥4.1mmol/L和/或TG≥2.5mmol/L
3. 主要降低胆固醇的药物有
   A. 他汀类
   B. 肠道胆固醇吸收抑制剂
   C. 胆酸螯合剂
   D. 普罗布考
   E. 烟酸类

（六）高尿酸血症与痛风

【A1型题】

1. 下列不属于由高尿酸血症发展为痛风的临床过程的是
   A. 无症状期
   B. 急性发作期
   C. 痛风石
   D. 肝脏病变
   E. 眼部病变
2. 高尿酸血症的诊断标准为
   A. 非同日2次空腹血尿酸水平超过420μmol/L
   B. 非同日2次空腹血尿酸水平超过430μmol/L
   C. 非同日2次空腹血尿酸水平超过410μmol/L
   D. 同日2次空腹血尿酸水平超过420μmol/L
   E. 同日2次空腹血尿酸水平超过410μmol/L
3. 可以治疗高尿酸血症的药物有
   A. 苯溴马隆
   B. 别嘌醇
   C. 非布司他

D. 碳酸氢钠片
E. 以上均是

参考答案

(一)

【A_1 型题】

1. B　2. C　3. E　4. B　5. B　6. C　7. A　8. A　9. E　10. C
11. D　12. D　13. E　14. B　15. A　16. A　17. D　18. B　19. A　20. E

【A_2 型题】

21. B　22. E　23. D　24. D　25. B

(二)

【A_1 型题】

1. A　2. A

(三)

【A_1 型题】

1. D　2. B　3. D　4. D　5. B　6. C　7. D　8. D　9. C　10. E
11. C　12. D　13. E　14. E　15. B　16. C　17. E　18. D　19. B　20. B
21. C

【A_2 型题】

22. A　23. A　24. D　25. B　26. C

(四)

【A_1 型题】

1. E　2. D　3. D　4. D

【A_2 型题】

5. D

(五)

【A_1 型题】

1. B　2. A　3. E

(六)

【A_1 型题】

1. D　2. A　3. E

第七单元　结缔组织病

(一) 类风湿关节炎

【A_1 型题】

1. 类风湿关节炎治疗首选的缓解病情的抗风湿药是
A. 生物制剂
B. 甲氨蝶呤
C. 来氟米特
D. 抗疟药
E. 金制剂

2. 下列哪项不属于类风湿关节炎的关节外表现
A. 腘窝囊肿

B. 发热
C. 皮下结节
D. 贫血
E. 心包炎
3. 下列哪项不属于 Felty 综合征的特点
A. 白细胞减少
B. HLA-B7 阳性
C. 脾大
D. 贫血
E. 高滴度类风湿因子

【A_2 型题】

4. 患者，女，42 岁。因双手近端指间关节、掌指关节、腕关节肿痛伴晨僵半年，查血尿酸 430mmol/L，抗 CCP 抗体（+），X 线片示腕关节骨质疏松，可见个别关节间隙狭窄。最可能的诊断是
A. 强直性脊柱炎
B. 骨关节炎
C. 系统性红斑狼疮
D. 类风湿关节炎
E. 干燥综合征
5. 患者，女，47 岁。腕关节肿痛 3 个月，掌指关节肿痛 6 周，伴晨僵。下列哪项检查对确定诊断意义最大
A. 抗 CCP 抗体检查
B. 红细胞沉降率检查
C. C 反应蛋白检查
D. 双手 X 线片
E. 类风湿因子检查

【B_1 型题】

（1~3 题共用备选答案）
A. 布洛芬
B. 双氯芬酸
C. 萘丁美酮
D. 美洛昔康
E. 塞来昔布
1. 属选择性 COX-2 抑制剂，胃肠道不良反应少
2. 属非选择性 COX 抑制剂，镇痛作用强
3. 属非选择性 COX 抑制剂，半衰期长

（二）系统性红斑狼疮

【A_1 型题】

1. 系统性红斑狼疮（SLE）患者最典型的面部表现
A. 痤疮
B. 湿疹
C. 蝶形红斑
D. 色素沉着
E. 紫癜
2. SLE 的疾病活动性有关的免疫学检测指标是
A. 抗着丝点抗体
B. 抗双链 DNA 抗体
C. 抗 Sm 抗体
D. 抗 SSA 抗体
E. 抗中性粒细胞胞质抗体
3. 美国风湿病学会 1997 年推荐的 SLE 分类标准中不包括
A. 盘状红斑
B. 口腔溃疡
C. 浆膜炎
D. 溶血性贫血
E. 抗 Scl-70 阳性
4. 几乎所有 SLE 患者免疫病理检查均可出现病变的脏器是
A. 心脏
B. 肾
C. 肺
D. 肝
E. 胰腺
5. 对 SLE 的诊断最有价值的病理检查是
A. 肾活检
B. 骨髓穿刺检查
C. 肺活检
D. 淋巴结活检
E. 皮肤狼疮带试验
6. 下列哪项不符合 SLE 的血液系统改变
A. 白细胞减少
B. 血小板减少
C. 自身免疫性溶血性贫血
D. 正常细胞性贫血
E. 类白血病样改变
7. 目前治疗 SLE 的最常用的基础药物为
A. 非甾体抗炎药
B. 氯喹或羟氯喹
C. 雷公藤多甙
D. 环磷酰胺
E. 泼尼松
8. 关于 SLE 患者妊娠问题，哪项不正确
A. 易发生流产、早产
B. 应病情稳定，心肾功能正常，方可妊娠
C. 可出现新生儿狼疮
D. 妊娠时可使 SLE 病情恶化
E. 妊娠头 3 个月内可应用免疫抑制剂
9. 治疗Ⅳ型狼疮肾炎常选的免疫抑制剂为
A. 环磷酰胺
B. 甲氨蝶呤
C. 长春新碱
D. 硫唑嘌呤
E. 雷公藤

【A_2 型题】

10. 患者，女，18 岁。发热 1 个月，近 1 周出现面颊对称性红斑、手指关节肿痛。实验室检查：血红蛋白 90g/L，白细胞 3.0×10^9/L，尿蛋白（+++），抗 dsDNA 抗体阳性。应首先考虑诊断
A. 缺铁性贫血
B. 慢性肾炎
C. 类风湿关节炎
D. 系统性红斑狼疮
E. 风湿热

【B_1 型题】

（1~3 题共用备选答案）

A. 面部皮肤对称性红斑
B. 手关节天鹅颈样畸形
C. 口腔、外阴溃疡
D. 眼睑向阳性皮疹
E. 面容刻板、张口困难

1. SLE 可出现
2. 类风湿关节炎可出现
3. 系统性硬化症可出现

（4~7 题共用备选答案）

A. 抗核抗体
B. 抗 Sm 抗体
C. 抗双链 DNA 抗体
D. 抗磷脂抗体
E. 类风湿因子

4. 特异性高，但与 SLE 活动性无关
5. 特异性高，效价随 SLE 病情缓解而下降
6. 哪种抗体阳性的 SLE 患者易形成动、静脉血栓
7. 是 SLE 的标准筛选试验，但特异性低

参考答案

（一）

【A_1 型题】

1. B　2. A　3. B

【A_2 型题】

4. D　5. A

【B_1 型题】

1. E　2. B　3. C

（二）

【A_1 型题】

1. C　2. B　3. E　4. B　5. A　6. E　7. E　8. E　9. A

【A_2 型题】

10. D

【B_1 型题】

1. A　2. B　3. E　4. B　5. C　6. D　7. A

第八单元　神经系统疾病

（一）癫　痫

【A_1 型题】

1. 癫痫的表述下列哪项是不正确的
   A. 按病因可分为特发性癫痫、症状性癫痫和隐源性癫痫
   B. 遗传因素和环境因素均可影响痫性发作
   C. 每一癫痫患者只有一种发作类型
   D. 女性患者常在月经期和排卵期发作频繁
   E. 癫痫的临床表现可分痫性发作和癫痫综合征两方面
2. 下列哪项痫性发作的表述是不正确的
   A. 痫性发作可分为部分性发作和全面性发作 2 个主要类型
   B. 单纯部分性发作的痫性放电起始于脑局部，不伴意识障碍
   C. 全面性发作起始于脑局部，伴意识障碍
   D. 部分性发作的痫性放电起源于一侧脑部
   E. 全面性发作的痫性放电起源于两侧脑部
3. 最需注意与癫痫全面强直-阵挛发作鉴别的疾病是
   A. 破伤风
   B. 舞蹈病

C. 去大脑强直
D. 去皮质强直
E. 癔症

4. 癫痫诊断的有效检查项目是
A. 头部 CT
B. 腰椎穿刺
C. 头部 MRI
D. 脑电图
E. 脑血管造影

5. 成人部分性发作的首选治疗药物是
A. 卡马西平
B. 丙戊酸钠
C. 托吡酯
D. 乙琥胺
E. 苯巴比妥

6. 癫痫患者服用抗癫痫药切忌
A. 用药剂量太小
B. 同时合用 2 种药
C. 只在夜间服
D. 药物价格太高
E. 突然停药

7. 全面强直-阵挛性发作治疗间突然停药，可引起
A. 失眠
B. 精神萎靡
C. 失神发作
D. 抗癫痫用药量增加
E. 癫痫持续状态

8. 治疗癫痫持续状态的首选用药是
A. 地西泮注射液静脉注射
B. 10%水合氯醛灌肠
C. 氯硝西泮静脉注射
D. 利多卡因静脉滴注
E. 丙戊酸静脉滴注

9. 阵挛性发作见于
A. 老年人
B. 中青年
C. 学龄儿童
D. 婴幼儿
E. 任何年龄

10. 癫痫中应用 PET（正电子发射计算机体层显像）检查的重要目的是
A. 鉴别癫痫发作与假性癫痫
B. 癫痫发作形式分类
C. 鉴别原发和继发性癫痫
D. 指导药物的选择应用
E. 癫痫病灶定位

11. 症状性癫痫的定义是指
A. 临床上不能分类的癫痫
B. 从婴儿起始的癫痫
C. 抗癫痫药物无法控制的癫痫
D. 脑部无病损或代谢异常的癫痫
E. 脑部有病损或代谢异常的癫痫

12. 临床上癫痫发作与假性癫痫发作的主要鉴别为发作时有
A. 全身抽搐
B. 突然跌倒
C. 呼吸急促，喉中发出叫声
D. 双手紧握，下肢僵直
E. 伴瞳孔散大，对光反应消失

【A_2 型题】

13. 患者，男，39 岁。发作时先觉胃部一股气体上升，并有咀嚼、吞咽动作，喃喃自语，走动，似在找东西，呼唤无反应，持续约 4 分钟。发作类型是
A. 强直-阵挛性发作
B. 失神发作
C. 复杂部分性发作
D. 脑缺血发作
E. 假性发作

14. 患儿，男，8 岁。智力低下，发作时出现强烈的点头、屈体样动作，持续此姿势 5 ~ 8 秒，常摔伤头部，伴颜面青紫、瞳孔散大。该患儿的发作类型是
A. 肌阵挛发作
B. 强直性发作
C. 复杂部分性发作
D. 全面强直-阵挛发作
E. 发作性睡病

15. 患者，男，41 岁。近半年来反复发生左上肢抽动，每次约半分钟自行缓解。最可能的诊断是
A. 单纯部分性发作
B. 肌阵挛发作
C. 自动症
D. 小舞蹈病
E. 低钙性手足搐搦

16. 患儿，男，11 岁。在一次考试中突然将手中钢笔掉在地上，两眼向前瞪视，呼之不应，持续数秒钟。事后对上述情况全无记忆，以后反复有类似发作，有时一日发作几次。本患者可诊断为
A. 癔症
B. 失神发作
C. 局限性癫痫
D. 精神运动性发作
E. 肌阵挛发作

17. 患者，男，30 岁。1 年来反复出现瞪视不动，意识模糊，奔跑、游走等情况，持续约 3 分钟后逐渐清醒，事后对行为毫无记忆。最可能的诊断是
A. 精神分裂症
B. Jackson 癫痫
C. 癔症
D. 感染性精神病
E. 复杂部分性发作

18. 患者，男，26 岁。突然出现从一侧手指开始的抽动，向腕部、臂部、肩部及半身扩展。最可能的诊断是
A. 全面强直-阵挛发作
B. 精神运动性发作
C. 失神发作
D. Jackosn 发作
E. 部分性感觉性发作

19. 患者，男，16 岁。3 年前开始出现发作性意识丧失，全身抽动，持续 4 ~ 5 分钟后恢复，发作时面色青紫，有时伴尿失禁、舌咬伤，常在夜间睡眠中发作；体格检查及其他各项检

查均正常。患者叔父有相同病史，最可能的诊断是
A. 癔症
B. 特发性失神发作
C. 症状性失神发作
D. 特发性全面强直-阵挛发作
E. 症状性全面强直-阵挛发作

（二）短暂性脑缺血发作

【A_1 型题】

1. 短暂性脑缺血发作（TIA）应用阿司匹林治疗的目的是
A. 改善神经功能的缺失
B. 保护脑细胞
C. 增加再灌注
D. 预防复发
E. 扩张血管
2. 颈内动脉系统短暂性脑缺血发作的症状可有
A. 阵发性眩晕
B. 复视
C. 交叉性瘫痪
D. 吞咽困难
E. 运动性失语
3. 短暂性脑缺血发作的特点是
A. 有后遗症
B. 神经系统局灶体征多在1小时内恢复
C. 神经系统局灶体征数日至3周内恢复
D. 神经系统局灶体征至3天内恢复
E. CT可见陈旧腔隙梗死
4. 短暂性脑缺血发作，下列哪项是不符合的
A. 发作突然
B. 症状体征持续超过24小时，但在2~3周内完全恢复，不留后遗症
C. 常反复发作
D. 每次发作常涉及相同的某动脉供应的脑功能区
E. 持续时间通常在数分钟或10余分钟
5. 短暂性脑缺血发作每次出现神经系统症状的持续时间不应超过
A. 60秒
B. 60分钟
C. 6小时
D. 12小时
E. 24小时
6. 椎基底动脉系统短暂性脑缺血发作，不出现的症状是
A. 失写
B. 眩晕
C. 构音障碍
D. 复视
E. 交叉瘫
7. 短暂性脑缺血发作的临床表现是
A. 血压突然升高，短暂意识不清，抽搐
B. 眩晕、呕吐、耳鸣持续一至数日
C. 发作性神经系统功能障碍，24小时内完全恢复
D. 昏迷、清醒、再昏迷
E. 一侧轻偏瘫，历时数日渐恢复
8. 短暂性脑缺血发作最适宜的预防治疗是
A. 阿司匹林
B. 低分子右旋糖酐
C. 丙戊酸钠
D. 胞磷胆碱
E. 降纤酶
9. 短暂性脑缺血发作的常见病因为
A. 脑血管炎
B. 脑血管畸形
C. 脑动脉粥样硬化
D. 脑动脉瘤
E. 脑外伤
10. 颈内动脉系统短暂性脑缺血发作最常见的症状是
A. 对侧上肢或下肢的发作性瘫痪
B. 对侧偏身感觉障碍
C. 失语
D. 同侧单眼失明
E. 同侧上肢或下肢共济失调

（三）脑梗死

【A_1 型题】

1. 闭锁综合征见于
A. 大脑前动脉闭塞
B. 大脑中动脉闭塞
C. 小脑梗死
D. 双侧脑桥基底部梗死
E. 脊髓前动脉闭塞
2. 脑血栓形成的最常见病因是
A. 高血压
B. 脑动脉粥样硬化
C. 各种脑动脉炎
D. 血压偏低
E. 红细胞增多症
3. 脑栓塞的临床表现中，下述哪项是不正确的
A. 起病多急骤
B. 年龄多较轻
C. 多有脑膜刺激征
D. 常见局限性抽搐、偏瘫、失语
E. 多有风湿性心脏病
4. 对急性脑梗死患者，下列哪种情况不适于溶栓治疗

A. 发病 4~5 小时
B. CT 证实无出血灶
C. 患者无出血素质
D. 出凝血时间正常
E. 头部 CT 出现低密度灶

5. 脑血栓形成最常发生于下列哪条动脉
A. 大脑前动脉
B. 颈内动脉
C. 大脑中动脉
D. 大脑后动脉
E. 椎基底动脉

6. 大脑中动脉皮层支闭塞后引起的对侧偏瘫有什么特点
A. 不伴有脑神经瘫痪
B. 偏瘫以下肢为重
C. 为均等性轻偏瘫
D. 偏瘫以下肢较轻
E. 上下肢均为 0 级瘫

7. 心源性脑栓塞时，栓塞多发生在
A. 大脑前动脉
B. 大脑中动脉
C. 大脑后动脉
D. 椎动脉
E. 基底动脉

8. 脑栓塞的栓子来源最常见于
A. 心源性
B. 动脉粥样硬化性斑块
C. 脂肪栓子
D. 空气栓子
E. 癌细胞栓子

9. 患者有偏瘫、偏身感觉障碍和偏盲，最可能有下述哪条血管闭塞
A. 大脑前动脉
B. 大脑中动脉
C. 大脑后动脉
D. 内听动脉
E. 脊髓前动脉

10. 心源性脑栓塞 3 小时内最宜选用的药物治疗是
A. 罂粟碱
B. 低分子量肝素
C. 尿激酶
D. 降纤酶
E. 阿司匹林

11. 一侧颈内动脉闭塞，可无临床症状，是因为
A. 同侧颈外动脉未闭塞
B. 对侧颈内动脉未闭塞
C. 正常脑底动脉环可迅速建立侧支循环
D. 双侧椎动脉未闭塞
E. 颅内血管变异

12. 脑梗死病灶在 CT 上可出现低密度改变一般多在发病后
A. 3~6 小时
B. 6~8 小时
C. 8~12 小时
D. 12~24 小时
E. 24~48 小时

13. 中枢性瘫痪与周围性瘫痪最有肯定意义的鉴别点为
A. 肌肉瘫痪范围的大小与程度
B. 有无肌肉萎缩
C. 肌张力增高或减低
D. 腱反射亢进或减低
E. 有无病理反射

14. 椎-基底动脉血栓形成不出现以下哪个症状
A. 眩晕
B. 眼球运动障碍
C. 吞咽困难
D. 失语
E. 交叉性瘫痪

15. 脑梗死临床表现中，不应有的症状或体征是
A. 意识不清
B. 肢体瘫痪
C. 头痛
D. 抽搐
E. 脑膜刺激征

16. 哪条血管闭塞可引起延髓背外侧综合征
A. 大脑前动脉
B. 大脑中动脉
C. 大脑后动脉
D. 椎动脉或小脑后下动脉
E. 后交通动脉

17. 脑栓塞的常见病因为
A. 高血压
B. 脑动脉硬化
C. 脑动脉炎
D. 心脏病
E. 长骨骨折

【A_2 型题】

18. 患者，女，54 岁。脑动脉硬化症病史 3 年，突感眩晕、呕吐、言语不清。查体：声音嘶哑、吞咽困难、言语含混，左眼裂小、瞳孔小、水平眼震、左面部、右半身痛觉减退，左侧指鼻试验不准。诊断
A. 左侧大脑前动脉血栓形成
B. 右侧颈内动脉血栓形成
C. 左侧颈内动脉血栓形成
D. 右侧小脑后下动脉血栓形成
E. 左侧小脑后下动脉血栓形成

19. 患者，女，39 岁。既往有风湿性心脏病病史 10 余年。突起口角歪斜，口齿不清，左上肢无力 2 天。最可能的诊断是
A. 脑出血
B. 脑血栓形成
C. 蛛网膜下腔出血
D. 脑栓塞
E. TIA

20. 患者，女，38 岁。洗衣时突发右侧肢体活动不灵。查体：意识清，失语，二尖瓣区可闻双期杂音，心律不齐，右侧偏瘫，上肢重于下肢，偏身痛觉减退。首先考虑的诊断是
A. 脑血栓形成
B. 脑栓塞
C. 脑出血
D. 蛛网膜下腔出血
E. 短暂性脑缺血发作

21. 患者，男，43 岁。心脏病 20 年，房颤 2 年。1 天前突发

意识丧失，四肢抽搐3分钟左右，10分钟后清醒，左侧上下肢不能活动。神清，血压正常，心房颤动。右眼无光感，左上、下肢肌力0级，左侧半身感觉丧失，左侧病理征阳性。考虑诊断是

A. 脑血栓形成
B. 脑出血
C. 短暂性脑缺血发作
D. 脑栓塞
E. 脑膜炎

（四）脑出血

【A_1型题】

1. 脑出血最常见的部位是
   A. 脑室
   B. 内囊外侧部
   C. 脑叶
   D. 脑桥
   E. 小脑
2. 高血压脑出血最常出血的动脉是
   A. 大脑中动脉
   B. 豆纹动脉
   C. 大脑前动脉
   D. 后交通动脉
   E. 大脑后动脉
3. 左侧丘脑出血，直径约3cm，可出现
   A. 双侧中枢性面瘫，右侧中枢性肢体偏瘫
   B. 右侧中枢性面瘫，左侧中枢性肢体偏瘫
   C. 左侧中枢性面瘫，左侧中枢性肢体偏瘫
   D. 左侧中枢性面瘫，右侧中枢性肢体偏瘫
   E. 右侧中枢性面瘫，右侧中枢性肢体偏瘫
4. 脑出血最常见的病因为
   A. 动静脉畸形
   B. 先天性脑动脉瘤
   C. 脑淀粉样血管病
   D. 高血压
   E. 脑动脉粥样硬化
5. 高血压脑出血最常见的诱因是
   A. 劳累
   B. 外伤
   C. 情绪激动或活动过度
   D. 感染
   E. 寒冷
6. 脑出血患者出现一侧瞳孔大，对光反射消失，考虑为
   A. 颞叶钩回疝
   B. 丘脑受累
   C. 动眼神经麻痹
   D. 枕骨大孔疝
   E. 出血破入脑室
7. 高血压脑出血最好发的部位是
   A. 小脑
   B. 内囊及基底神经节附近
   C. 脑室
   D. 脑桥
   E. 丘脑
8. 脑出血的预后与
   A. 部位有关
   B. 出血量有关
   C. 并发症严重程度有关
   D. 出血量、部位有关
   E. 以上都是
9. 脑桥出血可出现
   A. 中枢性高热
   B. 双侧针尖样瞳孔
   C. 昏迷
   D. 眼球浮动
   E. 以上全部体征
10. 脑出血的内科疗法中，最重要的是
    A. 降低血压
    B. 控制出血
    C. 控制脑水肿，预防脑疝
    D. 加强护理，注意水与电解质平衡
    E. 气管切开，吸氧
11. 脑出血患者CT图像为
    A. 起病后即可见低密度异常影
    B. 起病24~48小时后可见异常高密度影
    C. 起病后即可见高密度异常影
    D. 可见脑室扩大
    E. 起病后24小时内无改变
12. 脑出血患者死亡的最主要原因是
    A. 心律失常
    B. 呼吸道感染
    C. 休克
    D. 心力衰竭
    E. 脑疝

【A_2型题】

13. 患者，女，70岁。家人早晨6时许发现其倒在卫生间外，呼之不应，身旁有呕吐物，急送医院急诊科。查体：深昏迷，左侧瞳孔大于右侧，腱反射消失，病理反射未引出。目前最首要的处理为
    A. 给氧
    B. 头颅CT检查
    C. 腰椎穿刺脑脊液检查
    D. 降颅压
    E. 收住病房
14. 患者，男，56岁。有高血压病史10年，急起言语不清，口角歪斜，左侧肢体活动障碍3小时。为明确诊断，首选哪项辅助检查
    A. 头部CT扫描
    B. 腰椎穿刺脑脊液检查
    C. 脑电图检查
    D. TCD检查
    E. 脑干诱发电位
15. 患者，女，28岁。跳舞时突感剧烈头痛、呕吐，检查脑膜刺激征阳性，无肢体瘫痪。应首先做何种辅助检查来确定诊断

A. 脑电图
B. 经颅多普勒超声
C. 数字减影血管造影
D. 腰椎穿刺
E. 头颅 CT

（五）蛛网膜下腔出血

【A_1 型题】

1. 蛛网膜下腔出血最可靠的诊断依据是
   A. 痫性发作
   B. 头痛和呕吐
   C. 一侧动眼神经麻痹
   D. 脑膜刺激征
   E. 均匀一致血性脑脊液
2. 蛛网膜下腔出血的最常见病因是
   A. Moyamoya 病
   B. 脑动脉炎
   C. 先天性颅内动脉瘤
   D. 颅脑外伤
   E. 颅内肿瘤
3. 蛛网膜下腔出血不出现
   A. 急骤起病
   B. 剧烈头痛、呕吐
   C. 脑膜刺激征
   D. 血性脑脊液
   E. 侧视麻痹
4. 蛛网膜下腔出血最常见的脑神经损害是
   A. 动眼神经麻痹
   B. 滑车神经麻痹
   C. 外展神经麻痹
   D. 舌咽神经和迷走神经损害
   E. 面神经麻痹
5. 蛛网膜下腔出血不常见的症状是
   A. 玻璃体下片块状出血
   B. 脑膜刺激征
   C. 脑脊液压力增高
   D. 偏瘫
   E. 剧烈头痛、呕吐
6. 患者的脑脊液呈血性，区分穿刺损伤和蛛网膜下腔出血的根据是
   A. 离心后脑脊液上清液的颜色
   B. 脑脊液的蛋白定量
   C. 脑脊液中的白细胞数
   D. 脑脊液中的红细胞数
   E. 脑脊液中的糖、氯化物含量
7. 由脑内动脉瘤引起蛛网膜下腔出血伴一侧上睑下垂。该动脉瘤的部位在
   A. 基底动脉
   B. 前交通动脉
   C. 椎动脉
   D. 后交通动脉
   E. 大脑中动脉

【A_2 型题】

8. 患者，男，22 岁。3 小时前活动时突然感剧烈头痛和呕吐，出现全面性强直-阵挛性癫痫发作 1 次，脑膜刺激征（+）。最可能的诊断是
   A. 蛛网膜下腔出血
   B. 脑干出血
   C. 小脑出血
   D. 癫痫发作
   E. 脑膜脑炎
9. 患者，女，73 岁。先天性颅内动脉瘤破裂，造成蛛网膜下腔出血。下列治疗不正确的是
   A. 绝对卧床休息 4~6 周
   B. 预防血管痉挛
   C. 静脉滴注甘露醇
   D. 静脉滴注罂粟碱
   E. 预防再出血

参考答案

（一）

【A_1 型题】

1. C　2. C　3. E　4. D　5. A　6. E　7. E　8. A　9. D　10. E
11. E　12. E

【A_2 型题】

13. C　14. A　15. A　16. B　17. E　18. D　19. D

（二）

【A_1 型题】

1. D　2. E　3. B　4. B　5. E　6. A　7. C　8. A　9. C　10. A

（三）

【A_1型题】

1. D 2. B 3. C 4. E 5. C 6. D 7. B 8. A 9. B 10. B
11. C 12. E 13. E 14. D 15. E 16. D 17. D

【A_2型题】

18. E 19. D 20. B 21. D

（四）

【A_1型题】

1. B 2. B 3. E 4. D 5. C 6. A 7. B 8. E 9. E 10. C
11. C 12. E

【A_2型题】

13. D 14. A 15. E

（五）

【A_1型题】

1. E 2. C 3. E 4. A 5. D 6. A 7. D

【A_2型题】

8. A 9. D

第九单元 常见急危重症

（一）休 克

【A_1型题】

1. 休克患者经补液后，血压仍低，中心静脉压不高，5～10分钟内经静脉注入等渗盐水250ml，如血压升高，而中心静脉压不变，提示
   A. 心功能不全
   B. 血容量过多
   C. 血容量不足
   D. 血管张力过高
   E. 以上均不是
2. 诊断休克的主要依据是
   A. 临床表现
   B. 脉率变快
   C. 血压下降
   D. 动脉氧分压<60mmHg
   E. 尿少
3. 循环骤停的临界时间是
   A. 1分钟
   B. 2分钟
   C. 4分钟
   D. 8分钟
   E. 10分钟
4. 成人每24小时排尿量不足多少为无尿
   A. 50ml
   B. 100ml
   C. 110ml
   D. 120ml
   E. 10ml
5. 休克患者动态监测中心静脉压值为25cmH_2O，表示
   A. 肺梗死
   B. 静脉血管床过度收缩
   C. 肺循环阻力增加
   D. 血容量不足
   E. 充血性心力衰竭
6. 从病理生理角度看，休克的本质是
   A. 低血压
   B. 交感-肾上腺系统兴奋
   C. 氧供给不足和需求增加
   D. 酸中毒
   E. 心血管功能紊乱
7. 血容量不足时中心静脉压往往低于多少
   A. 14cmH_2O
   B. 12cmH_2O
   C. 10cmH_2O
   D. 8cmH_2O
   E. 5cmH_2O
8. 关于休克患者预防急性肾衰的措施，不正确的是
   A. 及时纠正低血容量性休克，避免肾缺血
   B. 矫治休克时不宜使用易引

起肾血管收缩的药物

C. 对有溶血倾向的患者应保持肾小管通畅、碱化尿液，避免肾小管损害

D. 休克合并 DIC 时，要及时应用肝素治疗

E. 患者只要出现尿量减少时，要及时使用利尿药

9. 决定心肌微循环灌注量的主要因素是

A. 动脉收缩压

B. 动脉舒张压

C. 外周血管阻力

D. 心脏每搏量

E. 心肌收缩力

10. 决定休克患者补液量最可靠的依据是

A. 血压

B. 尿量

C. 中心静脉压

D. 脉搏

E. 精神状态

11. 关于休克代偿期微循环的变化，下列哪项是错误的

A. 动静脉短路开放

B. 直捷通路开放

C. 微动脉收缩

D. 微静脉收缩

E. 毛细血管内血液淤积

12. 判断休克已纠正，除血压正常外，尿量每小时至少应稳定在

A. 25ml 以上

B. 30ml 以上

C. 40ml 以上

D. 50ml 以上

E. 60ml 以上

13. 对于休克治疗近年强调氧供应和氧消耗超常值的复苏概念，以下哪项标准是正确的

A. DO_2>400ml/（min·m^2）

B. DO_2>500ml/（min·m^2）

C. DO_2>600ml/（min·m^2）

D. VO_2>160ml/（min·m^2）

E. 心脏指数 CI>3.5L/（min·m^2）

14. 休克患者早期尿的变化哪项是错的

A. 尿量少

B. 尿比重高

C. 尿钠高

D. 尿 pH 下降

E. 尿钾改变不明显

15. 休克患者治疗过程中中心静脉压为 20cmH_2O，血压 120/80mmHg，处理原则为

A. 适当补液

B. 收缩血管

C. 舒张血管

D. 补液试验

E. 充分补液

16. 休克的根本问题是

A. 组织细胞受累

B. 低血压

C. 酸中毒

D. 心功能不全

E. 尿少

【B_1 型题】

（1~3 题共用备选答案）

A. 中心静脉压很低，尿量多

B. 中心静脉压偏低，尿量少

C. 中心静脉压偏低，尿量多

D. 中心静脉压偏高，尿量多

E. 中心静脉压很高，尿量少

1. 提示血容量不足

2. 说明液体量已补充足

3. 可能有心功能不全存在

（二）急性上消化道出血

【A_1 型题】

1. 消化道大出血是指几小时内出血量多于

A. 500ml

B. 750ml

C. 1000ml

D. 1250ml

E. 1500ml

2. 成人出现便隐血阳性时，消化道出血量至少大于

A. 10ml

B. 9ml

C. 8ml

D. 6ml

E. 5ml

3. 上消化道出血最常见的病因是

A. 消化性溃疡

B. 胆道疾病

C. 急性糜烂性胃炎

D. 贲门黏膜撕裂症

E. 肝硬化食管静脉曲张破裂

4. 上消化道出血的临床表现为

A. 呕血

B. 呕血与黑粪

C. 呕血、便血、休克

D. 呕血、便血、休克、全身皮肤出血

E. 失血性休克

5. 上消化道出血，可表现为呕血及黑粪，主要取决于

A. 出血的速度和量

B. 出血部位和高低

C. 病变的性质

D. 凝血机制

E. 胃肠蠕动情况

6. 突然呕血 1500ml 出现休克的患者，在了解一般情况后，首先应

A. 止血药物的应用

B. 静脉补液并做中心静脉压测定

C. 检查出血原因

D. 静脉切开输血

E. 剖腹检查手术

7. 上消化道出血的患者，伴有发热及右上腹痛，应考虑

A. 胃十二指肠溃疡病

B. 门静脉高压症
C. 出血性胃炎
D. 胃癌
E. 胆道出血

8. 患者有上腹痛史，经常黑粪及呕血、反酸，应考虑
A. 胃十二指肠溃疡出血
B. 胃癌出血
C. 食管静脉破裂出血
D. 应激性溃疡出血
E. 胆道出血

9. 对上消化道大出血最有价值的诊断方法是哪项
A. 临床观察判定
B. 吞少量稀钡检查
C. 血细胞比容测定
D. 凝血因子的检查
E. 急诊胃镜检查

【A_2 型题】

10. 患者，男，41 岁。1 周来反复呕血 3 次，每日黑粪 3~5 次。下列哪项能判断上消化道出血已基本停止
A. 血压、脉搏输血后恢复正常又恶化
B. 红细胞计数、血红蛋白继续下降
C. 由鲜红色血便变成黑粪
D. 血尿素氮持续升高
E. 中心静脉压不稳定

11. 患者，男，45 岁。呕血不止，烦躁，面色苍白，出冷汗。此时应首先做哪项处理
A. 快速输血
B. 快速补液
C. 口服去甲肾上腺素
D. 肌内注射巴曲酶
E. 手术止血

12. 患者，男，25 岁。晚睡前突然头昏、出冷汗，继呕血约 100ml，2 小时后排黑粪 1 次，约 300ml，立即去医院就诊。此上消化道出血最可能的疾病是
A. 急性胃炎
B. 慢性胃炎
C. 消化性溃疡
D. 胃癌
E. 应激性溃疡

13. 患者，男，30 岁。3 年来间断性上腹痛，多在春秋发作。近 10 天又有上腹痛，晨呕血 400ml，排柏油便 4 次，自觉头晕、心悸。BP 98/68mmHg，心率 108 次/分，肝脾未触及。HBsAg（+）。可能的诊断为
A. 肝硬化食管静脉曲张破裂出血
B. 消化性溃疡出血
C. 急性胃黏膜损伤
D. 食管贲门黏膜撕裂症
E. 胃癌出血

14. 患者，男，38 岁。半个月来上腹不适疼痛，反酸。2 小时前上腹疼痛加重，继而呕血约 150ml，呕血后疼痛稍缓解。最可能的疾病是
A. 胰腺炎并出血
B. 慢性胃炎
C. 胆囊炎
D. 消化性溃疡
E. 胃癌

15. 患者，男，40 岁。胃溃疡史 6 年，半年来加重，尤以进食后明显，近 2 天来呕血 2 次，排黑粪 4 次。不宜选择的治疗是
A. 口服去甲肾上腺素止血
B. 三腔二囊管压迫止血
C. 输血补液
D. 禁食
E. 肌内注射巴曲酶

16. 患者，男，32 岁。今日中午突然呕血 150ml，继而排黑粪 2 次，共约 400ml。查体：剑突下轻压痛，肝脾未触及。上消化道出血的原因可能为
A. 应激性溃疡
B. 消化性溃疡
C. 胃癌
D. 慢性胃炎
E. 食管静脉曲张破裂

17. 患者，男，28 岁。2 天来排柏油样便 8 次，今晨昏倒送医院。以往无上腹痛及肝病史，近期无服药史。查体：BP 80/50mmHg，脉搏 130 次/分。首选的措施是
A. 口服抑酸药
B. 补充血容量
C. 冰盐水洗胃
D. 口服去甲肾上腺素
E. 内镜下出血

18. 患者，男，30 岁。长期饮酒，突然呕大量咖啡色胃内容物。查体：脉细速，收缩压 80mmHg，面色苍白，四肢湿冷。急救中应首先
A. 插入三腔二囊管
B. 补充血容量
C. 输血
D. 内镜止血
E. 胃肠减压

19. 患者，女，36 岁。突然发生右上腹阵发性绞痛，伴发热、寒战，排柏油样便少量。查体：急性病容，巩膜黄染。应考虑是
A. 门静脉高压症
B. 胃十二指肠溃疡
C. 出血性胃炎
D. 胆道出血
E. 应激性溃疡出血

20. 患者，男，45 岁。有慢性肝炎病史。近日呕血 3 次，约在 1500ml 以上。查体：脉率快，巩膜黄染，腹水征（+）。下列哪项治疗是不正确的
A. 输血
B. 贲门周围血管离断术
C. 补液
D. 止血药物
E. 护肝药物

（三）急性中毒

【A_1 型题】

1. 中暑降温处理不正确的是
   A. 冷水擦浴
   B. 冰盐水直肠灌洗
   C. 肌内注射复方氨基比林
   D. 生理盐水腹腔灌洗
   E. 把患者转移到通风阴凉处
2. 哪种中毒不会引起中毒性溶血
   A. 硝基苯
   B. 砷化氢
   C. 毒蕈
   D. 苯胺
   E. 亚硝酸盐
3. 阿托品的禁忌证是
   A. 青光眼
   B. 虹膜睫状体炎
   C. 胆绞痛
   D. 窦性心动过缓
   E. 支气管哮喘
4. 哪项是有机磷中毒的机制
   A. 乙酰胆碱活性降低，胆碱酯酶积聚
   B. 胆碱酯酶活性降低，乙酰胆碱积聚
   C. 胆碱酯酶活性增高，乙酰胆碱减少
   D. 乙酰胆碱被水解为胆碱及乙酸
   E. 胆碱酯酶不被磷酰化
5. 治疗急性中毒的主要依据是哪项
   A. 毒物接触史
   B. 临床表现
   C. 毒物分析
   D. 毒物接触史+毒物分析
   E. 毒物接触史+临床表现
6. 有机磷农药通过哪种途径代谢和排泄
   A. 经皮肤、呼吸道吸收者，不经胃肠道排泄
   B. 肝内降解产物比原来毒性增强
   C. 肝内氧化产物不如原来毒性强
   D. 经肾脏排泄
   E. 在体内蓄积，毒性持久
7. 中毒的治疗原则是哪项
   A. 立即终止接触毒物
   B. 使用特效解毒药
   C. 清除进入人体内的毒物
   D. 对症治疗
   E. 以上各项都对
8. 急性有机磷农药中毒最主要的死因是
   A. 呼吸衰竭
   B. 中毒性心肌炎
   C. 中毒性休克
   D. 急性肾功能衰竭
   E. 电解质、酸碱平衡紊乱
9. 急性一氧化碳中毒死亡者，血液颜色为
   A. 樱桃红
   B. 暗红色
   C. 紫色
   D. 黑褐色
   E. 玫瑰红
10. 哪种中毒不会引起呼吸肌麻痹
    A. 河豚中毒
    B. 安眠药中毒
    C. 毒蛇咬伤中毒
    D. 有机磷农药中毒
    E. 氯化钡中毒
11. 重度有机磷中毒的主要症状是
    A. 瞳孔明显缩小，大汗，流涎，视物模糊
    B. 瞳孔明显缩小，大汗，流涎，步态蹒跚，腹泻
    C. 瞳孔缩小，大汗，流涎，神志模糊，血压上升
    D. 瞳孔明显缩小，肌肉颤动，大汗，流涎，昏迷，肺水肿，呼吸衰竭
    E. 瞳孔明显缩小，大汗，流涎，肌肉颤动，心率加快
12. 抢救有机磷农药中毒时，阿托品用量根据哪项而定
    A. 该农药毒性的高低
    B. 该农药中毒的途径
    C. 该农药中毒的剂量
    D. 全血胆碱酯酶活力降低程度
    E. 该农药中毒的程度和治疗反应
13. 有机磷中毒与哪项因素有关
    A. 毒物直接损害中枢神经系统
    B. 毒物与体内胆碱酯酶迅速结合为磷酰化胆碱酯酶
    C. 毒物损害运动神经终板
    D. 毒物损害副交感及交感神经的节后纤维
    E. 毒物直接损害交感与副交感神经的节前纤维
14. 上消化道出血范围是
    A. 贲门以上出血
    B. 幽门以上出血
    C. 回盲部以上出血
    D. Treitz 韧带以上出血
    E. 空回肠交界处以上出血
15. 上消化道出血最常见的病因是
    A. 胃癌
    B. 胆道出血
    C. 消化性溃疡
    D. 肝硬化导致食管静脉扩张破裂
    E. 食管贲门黏膜撕裂综合征
16. 有机磷农药中毒出现呼吸肌瘫痪时应用哪种药物
    A. 新斯的明
    B. 琥珀酰胆碱
    C. 阿托品
    D. 尼可刹米
    E. 解磷定
17. 双人进行心肺复苏时，按压和通气比例为
    A. 5：1
    B. 15：2
    C. 10：1
    D. 30：2

E. 20：2

18. 治疗急性一氧化碳中毒，先用哪种方法
A. 20%甘露醇 250ml 静脉快速滴注
B. ATP 注射
C. 冬眠疗法
D. 氧气疗法
E. 血液透析

19. 哪种化学物品中毒不会引起变性血红蛋白血症
A. 氰化物
B. 伯氨喹
C. 苯妥英钠
D. 一氧化碳
E. 亚硝酸盐

20. 中暑发病的主要原因是
A. 散热障碍
B. 体温调节中枢障碍
C. 不能充分适应高温环境
D. 体内产热过多
E. 环境高温、高湿度且通风不良

21. 中毒严重，虽经积极支持治疗但情况仍日趋恶化时，应采取哪项措施
A. 利尿
B. 催吐
C. 吸氧
D. 导泻
E. 血液透析

22. 服毒后最长几小时内洗胃有效
A. 1
B. 3
C. 6
D. 12
E. 24

23. 哪种药物属于中枢神经抑制剂解毒药
A. 二巯丙醇
B. 亚甲蓝
C. 阿托品
D. 解磷定
E. 纳洛酮

24. 交感神经节后纤维兴奋的表现是
A. 肌肉颤动
B. 多汗
C. 流涎
D. 呼吸肌麻痹
E. 肺水肿

25. 确诊急性一氧化碳中毒的最主要依据是
A. 空气中一氧化碳浓度
B. 患者血液中二氧化碳分压
C. 患者血液中一氧化碳血红蛋白浓度
D. 昏迷程度
E. 缺氧程度

26. 有机磷中毒毒蕈碱样症状的主要表现是
A. 腺体分泌减退，平滑肌松弛
B. 腺体分泌亢进，平滑肌痉挛
C. 腺体分泌减退，平滑肌痉挛
D. 腺体分泌亢进，运动神经兴奋
E. 运动神经兴奋，平滑肌痉挛

27. 尽早判断心搏骤停的最佳指标是
A. 瞳孔突然扩大
B. 颈动脉和股动脉搏动消失
C. 呼吸停止
D. 意识丧失
E. 血压测不到

28. 进行心肺复苏时，实施心脏按压的速率为
A. 每分钟 50~60 次
B. 每分钟 60 次
C. 每分钟 80~100 次
D. 每分钟小于 60 次
E. 每分钟 100~120 次

29. 有机磷中毒时产生毒蕈碱样症状的原因是
A. M 型受体的敏感性降低
B. 胆碱能神经传导递质老化
C. 排泄缓慢致蓄积中毒
D. 乙酰胆碱过度兴奋副交感和部分交感神经的节后纤维
E. 乙酰胆碱过度兴奋交感和副交感神经节前纤维

【A_2 型题】

30. 患者，男，39 岁。被毒蛇咬伤后 10 分钟内送到卫生院，应立即采取哪项措施
A. 应用肾上腺皮质激素
B. 注射破伤风抗毒素
C. 伤口上方结扎、清创伤口、负压吸出毒液
D. 给予呼吸兴奋剂，防止呼吸麻痹
E. 抗凝治疗，防止弥散性血管内凝血

31. 患者，男，43 岁。某印刷厂排字工人，近半年来常感头痛、头晕、失眠、记忆力减退。化验：RBC 2.8×10^{12}/L，Hb 70g/L，成熟红细胞中央苍白区扩大，骨髓涂片见红系增生活跃，占 0.40，亚铁氰化钾染色骨髓小粒含铁血黄素（+++），幼红细胞内铁阳性率 0.80，点彩红细胞多见。患者最可能患哪种疾病
A. 缺铁性贫血
B. 铅中毒引起的贫血
C. 铁粒幼细胞贫血
D. 神经症、慢性炎症性贫血
E. 珠蛋白生成障碍性贫血（地中海贫血）

32. 患者，女，75 岁。昏睡。查体：深昏迷状态，呼吸有轻度大蒜味，疑为有机磷中毒。哪项指标对诊断最有帮助
A. 全血胆碱酯酶活力降低
B. 大小便失禁
C. 肌肉抽动
D. 呕吐物有大蒜味
E. 瞳孔缩小

33. 某地因煤气外溢使多人中毒，其中昏迷者被送到医院。此时最有效的抢救措施是
A. 鼻导管吸氧

B. 高压氧治疗
C. 亚冬眠治疗
D. 血液透析
E. 20%甘露醇快速静脉滴入

34. 患者，男，26岁。自服苯巴比妥钠100片，神志障碍20小时。查体：深昏迷，呼吸不规则，血压90/60mmHg，双肺清晰，心率118次/分，律齐，无杂音。最重要的抢救措施是
A. 利尿
B. 导泻
C. 洗胃
D. 血液透析
E. 大量输液

35. 患者，女，29岁。因家庭矛盾自服敌敌畏40ml，经当地医院用阿托品、解磷定抢救后，送来急诊。体温38.6℃，神志模糊，瞳孔散大，皮肤绯红、干燥，抽搐，呼吸不规则、浅表双吸气及骤停，双肺有散在湿啰音；心率150次/分，律齐；下腹膨隆，叩诊呈固定浊音；全血胆碱酶活力为6单位。此例除有机磷中毒外尚合并有
A. 脑水肿
B. 中毒性心肌炎
C. 阿托品中毒
D. 急性肾衰
E. 肺部感染

36. 患者，女，26岁。因服用某种物质而昏迷不醒。血压110/80mmHg，心率90次/分，肌肉震颤，皮肤湿冷，瞳孔针尖大小，口唇发绀，双肺可闻湿啰音。应考虑哪种物质中毒
A. 巴比妥类
B. 砷
C. 氰化物
D. 硝酸盐
E. 有机磷农药

37. 患者，男，25岁。有机磷中毒经治疗10小时后出现躁动，尿少。双瞳孔散大，面色潮红，皮肤干燥，心率140次/分，双肺无湿啰音。此时患者并发有
A. 肺水肿
B. 阿托品中毒
C. 急性呼吸衰竭
D. 脑水肿
E. 急性肾功能不全

【B_1型题】

（1~2题共用备选答案）
A. 深昏迷，口唇呈樱桃红色
B. 瞳孔缩小，出汗流涎
C. 瞳孔扩大，谵妄幻觉
D. 深昏迷，瞳孔时大时小
E. 昏迷伴肌纤维颤动

1. 阿托品中毒
2. 一氧化碳中毒

（3~4题共用备选答案）
A. 尿中粪卟啉增加
B. 细胞色素氧化酶活性降低
C. 血中含氧血红蛋白增加
D. 血中高铁血红蛋白量增加
E. 骨髓涂片环状铁粒幼细胞增多

3. 亚硝酸盐中毒
4. 氰化物中毒

（5~7题共用备选答案）
A. 与血红蛋白结合形成碳氧血红蛋白，引起组织缺氧
B. 横纹肌神经-肌肉接头处乙酰胆碱过度积蓄，使横纹肌过度兴奋
C. 抑制血红素合成酶影响血红蛋白合成，产生低色素性贫血
D. 与运动终板的乙酰胆碱受体结合，使横纹肌麻痹
E. 阻断神经-肌肉接头处乙酰胆碱的释放，使横纹肌麻痹

5. 有机磷农药中毒
6. 眼镜蛇咬伤中毒
7. 响尾蛇咬伤中毒

（8~11题共用备选答案）
A. 静脉注射甘露醇、葡萄糖、呋塞米、肾上腺皮质激素等
B. 吸氧、高压氧舱疗法
C. 保持呼吸道通畅，注意口腔卫生，勤翻身及用抗生素等
D. 药物冬眠，冰帽降温，给予ATP及细胞色素C
E. 立即将患者转移到空气新鲜的地方

8. 抢救急性CO中毒时保护脑细胞的措施是
9. 抢救急性CO中毒时防治脑水肿
10. 抢救急性CO中毒时纠正缺氧的方法
11. 抢救急性CO中毒时防治感染并发症

（四）中　暑

【A_1型题】

1. 以下哪项不是中暑的病因
A. 环境温度过高
B. 产热增加
C. 散热障碍
D. 空气湿度低
E. 汗腺功能障碍

2. 中暑的典型表现是
A. 热射病
B. 肌肉震颤
C. 运动失调
D. 呼吸减慢
E. 肠梗阻

【A_2型题】

3. 患者，男，19岁。在烈日下打篮球1小时，大汗后出现头痛、头晕、胸闷、心悸、恶心，并有腹肌疼痛。查体：T 38.3℃，P 108次/分，BP 90/60mmHg。神志清楚，面色潮红。双肺未闻及干、湿啰音，心律齐。最可能的诊断是
   A. 热痉挛
   B. 热衰竭
   C. 低血糖
   D. 热射病
   E. 脱水

4. 患者，女，70岁。在室外烈日下行走1小时，出现大汗、心悸、疲乏、头晕、头痛、恶心、呕吐，肌肉痉挛。查体：T 39.3℃，P 108次/分，BP 80/50mmHg。神志清楚，双肺未闻及干、湿啰音，心律齐。化验示高钠血症，转氨酶升高。诊断考虑
   A. 热痉挛
   B. 热衰竭
   C. 急性脑血管病
   D. 急性心肌梗死
   E. 热射病

参考答案

（一）

【A_1型题】

1. C　2. A　3. C　4. B　5. E　6. C　7. E　8. E　9. B　10. C
11. D　12. B　13. C　14. C　15. C　16. A

【B_1型题】

1. B　2. D　3. E

（二）

【A_1型题】

1. C　2. E　3. A　4. B　5. A　6. B　7. E　8. A　9. E

【A_2型题】

10. C　11. A　12. C　13. B　14. D　15. B　16. B　17. B　18. B　19. D
20. B

（三）

【A_1型题】

1. C　2. C　3. A　4. B　5. E　6. D　7. E　8. A　9. A　10. B
11. D　12. D　13. B　14. D　15. C　16. E　17. D　18. D　19. C　20. C
21. E　22. C　23. E　24. B　25. E　26. B　27. B　28. E　29. D

【A_2型题】

30. C　31. B　32. A　33. B　34. D　35. C　36. E　37. B

【B_1型题】

1. C　2. A　3. D　4. B　5. B　6. D　7. E　8. D　9. A　10. B
11. C

（四）

【A_1型题】

1. D　2. A

【A_2型题】

3. A　4. B

第十三章　传染病学

第一单元　传染病学总论

【A_1 型题】

1. 关于感染性疾病的概念，正确的是
   A. 感染性疾病不是传染性疾病
   B. 感染性疾病就是传染性疾病
   C. 感染性疾病包括传染病和非传染性感染性疾病
   D. 感染性疾病既不是传染病又不是非传染性感染性疾病
   E. 感染性疾病是指传染病以外的感染性疾病
2. 感染的含义是
   A. 病原体侵入人体的过程
   B. 又称传染，是病原体对人体的一种寄生过程
   C. 病原体侵入人体的一种方式
   D. 人对病原体缺乏抵抗力而发病
   E. 病原体与人体相互作用的过程
3. 下列哪项和病原体的致病能力无关
   A. 病原体的数量
   B. 病原体的侵袭力
   C. 病原体的毒力
   D. 病原体的大小
   E. 病原体的变异性
4. 下列哪项不属于传染源
   A. 传染病患者
   B. 隐性感染者
   C. 蚊子
   D. 病原携带者
   E. 受感染的动物
5. 传染病潜伏期的最重要意义在于
   A. 有利于传染病的诊断
   B. 估计病情的预后
   C. 是检疫工作观察、留验接触者的重要依据
   D. 预测疫情
   E. 指导治疗
6. 下列不属于传染病基本特征的是
   A. 有流行病学特征
   B. 有传染性
   C. 病情发展有阶段性
   D. 有病原体
   E. 有感染后免疫
7. 确定一种传染病的检疫期限是根据该病的
   A. 最长潜伏期
   B. 平均潜伏期
   C. 最短潜伏期
   D. 恢复期
   E. 前驱期
8. 传染病的治疗措施中，下列哪一项最关键
   A. 一般治疗
   B. 病原学治疗
   C. 对症治疗
   D. 康复治疗
   E. 中医中药治疗
9. 保护易感人群采用的最重要措施是
   A. 使用转移因子等免疫激活剂
   B. 预防性使用抗生素
   C. 使用高价免疫球蛋白
   D. 接种疫苗、菌苗或类毒素等
   E. 增加营养
10. 乙类传染病属于严格管理的传染病，要求
   A. 在城镇发现后 6 小时内上报，农村不超过 12 小时
   B. 发现后 12 小时内上报
   C. 在城镇发现后 12 小时内上报，农村不超过 24 小时
   D. 在城镇发现后 3 小时内上报，农村不超过 6 小时
   E. 无论城镇或农村，均于发现后 24 小时内上报

【B_1 型题】

（1～2 题共用备选答案）
   A. 潜伏期
   B. 前驱期
   C. 症状明显期
   D. 恢复期
   E. 后遗症
1. 检疫工作中观察、留验接触者的重要依据
2. 充分表现出该病特有的症状和体征

（3～5 题共用备选答案）
   A. 稽留热
   B. 弛张热
   C. 间歇热
   D. 回归热
   E. 马鞍热
3. 疟疾的热型
4. 典型登革热可见
5. 典型伤寒可见

（6～8 题共用备选答案）
   A. 病原体侵入机体后发生了免疫反应但未引起明显的组织损伤
   B. 病原体引起了明显的免疫反应和组织损伤
   C. 病原体寄生在机体组织内，不引起组织损伤，但在机体免疫功能下降时可引起损伤，出现症状和体征
   D. 机体无明显症状但病原体

可长期存在并可排出体外

E. 病原体被特异性免疫反应清除

6. 病原携带者的特点

7. 潜伏性感染的特点

8. 隐性感染的特点

参考答案

【A_1 型题】

1. C 2. B 3. D 4. C 5. C 6. C 7. A 8. B 9. D 10. B

【B_1 型题】

1. A 2. C 3. C 4. E 5. A 6. D 7. C 8. A

第二单元 病毒感染

【A_1 型题】

1. 流行性乙型脑炎病变最严重的部位是
   A. 丘脑
   B. 脊髓
   C. 间脑
   D. 脑膜
   E. 大脑皮质、间脑和中脑
2. HAV 的主要传播途径是
   A. 血液及血制品
   B. 垂直传播
   C. 媒介生物
   D. 粪-口途径
   E. 呼吸道
3. 有关 SARS 相关冠状病毒病原学特点正确的是
   A. 双股正链 DNA 病毒
   B. SARS 相关冠状病毒基因和已知的人类冠状病毒基因基本一致
   C. SARS 相关冠状病毒属于新一类冠状病毒
   D. SARS 相关冠状病毒对外界的抵抗力和稳定性比人类冠状病毒弱
   E. 常用消毒剂和固定剂对其无效
4. 反映 HBV 感染最直接、特异的指标是
   A. HBsAg
   B. HBeAg
   C. HBcAg
   D. DNA 多聚酶
   E. HBV DNA
5. 肾综合征出血热的传染源是
   A. 野生鼠类
   B. 猪
   C. 病毒携带者
   D. 犬
   E. 急性期患者
6. 流行性感冒主要治疗措施不包括
   A. 休息
   B. 抗菌治疗
   C. 解热镇痛及支持治疗
   D. 呼吸道隔离
   E. 金刚烷胺抗病毒治疗
7. 有关 SARS 实验室检查正确的是
   A. 初期到中期白细胞计数增多，淋巴细胞增多
   B. 早期肺部体征不明显，X线检查多无异常
   C. IgG 抗体起病第一周即有明显升高
   D. IgG 抗体阴性即可排除本病
   E. GPT、LDH 可有不同程度升高
8. 关于艾滋病的诊断要素中，最有意义的是
   A. 高危人群
   B. 临床表现
   C. 抗 HIV 抗体
   D. $CD4^+/CD8^+$ T 淋巴细胞比值
   E. 机会性感染
9. 目前艾滋病治疗最有效的方法是
   A. 对症支持治疗
   B. 免疫增强治疗
   C. 联合抗病毒治疗
   D. 抗生素治疗
   E. 中医中药治疗
10. SARS 最主要的传播途径是
   A. 飞沫传播
   B. 接触传播
   C. 果子狸等野生动物传播
   D. 消化道排泄物传播
   E. 损伤皮肤受染
11. 关于艾滋病发病机制，正确的是
   A. 所有表达 CD4 分子的细胞均可被 HIV 感染
   B. B 淋巴细胞功能正常
   C. 体内不能产生抗 HIV 的中和抗体
   D. 单核-巨噬细胞是病毒传播的重要载体
   E. 感染早期机体的免疫应答不能抑制 HIV 复制
12. 艾滋病病毒感染的窗口期是指
   A. 从艾滋病病毒感染后到血清中检出 HIV RNA
   B. 从艾滋病病毒感染后到血清中检出 p24 抗原
   C. 从艾滋病病毒感染后到血中检出 $CD4^+$细胞数下降

D. 从艾滋病病毒感染后到血清中检出 HIV 抗体
E. 从艾滋病病毒感染后到典型临床症状出现

13. SARS 患者临床主要表现是
A. 起病急，常以发热为首发症状
B. 腹痛、腹泻
C. 常有鼻塞、流涕等卡他症状
D. 容易发生呼吸道继发感染
E. 多见儿童患者且病情较成人重

14. HCV 感染的主要传播途径是
A. 粪-口途径传播
B. 输血
C. 集体预防接种
D. 母婴垂直传播
E. 生活密切接触

15. 肾综合征出血热的基本病理改变是
A. 广泛性小血管内皮细胞变性坏死
B. 肾髓质充血水肿
C. 实质脏器的凝固性坏死
D. 心肌细胞变性坏死
E. DIC

16. 各种肝炎病毒的共性是
A. 传播途径
B. 复制机制
C. 嗜肝性
D. 临床预后
E. 治疗措施

17. 目前预防艾滋病最重要的措施是
A. 及时隔离 HIV 感染者
B. 充分理解和关心艾滋病患者，以免其隐瞒病情
C. 提高公众意识，切断传播途径
D. 易感者接种 HIV 疫苗
E. 应用高效价免疫球蛋白保护易感者

18. 狂犬病毒亲和力最大的是
A. 神经组织
B. 结缔组织
C. 平滑肌
D. 皮肤和黏膜
E. 骨骼肌

19. 肾综合征出血热发热期出现的“三痛”是指
A. 头痛、胸痛、腹痛
B. 头痛、腹痛、关节痛
C. 头痛、胸痛、腰痛
D. 头痛、腰痛、眼眶痛
E. 头痛、腰痛、背痛

20. 下列有关 SARS 相关冠状病毒特异性抗体正确的是
A. 此病毒特异性 IgM 和 IgG 抗体起病后 3 周出现
B. IgG 抗体在急性期或恢复早期达到高峰，3 个月后消失
C. IgG 抗体可能是保护性抗体
D. IgM 抗体持续升高 3 年以上
E. IgM 抗体可能是保护性抗体，可中和病毒

21. 肾综合征出血热常见的休克是
A. 原发性休克
B. 继发性休克
C. 出血性休克
D. 感染性休克
E. 过敏性休克

22. 下列哪一项最符合重症 SARS 的诊断
A. 体温>39℃
D. 呼吸困难，呼吸频率>25 次/分
C. X 线示 1 周内病灶进展>50%
D. 氧合指数>300mmHg
E. 已诊断 ALI（急性肺损失）

23. 乙肝疫苗主要成分是哪种
A. HBsAg
B. HBcAg
C. HBeAg
D. HBV-DNA 聚合酶
E. Dane 颗粒

24. HBV 感染的窗口期是指
A. 血液中仅检出 HBsAg、抗-HBe
B. 血液中仅检出抗-HBs、抗-HBc
C. 血液中仅检出 HBsAg、HBeAg
D. 血液中仅检出抗-HBe、抗-HBc
E. 血液中仅检出 HBsAg、抗-HBC

25. 减少肾综合征出血热病死率关键在于
A. “三早一就”原则的落实
B. 防治休克和出血
C. 人工肾透析
D. 防治 DIC
E. 防治并发症

26. 甲型肝炎病毒具有哪项特点
A. 是脱氧核糖核酸（DNA）病毒
B. 黑猩猩和绒猴易感，但不能传代
C. 甲型肝炎病毒感染后易成慢性携带者
D. 在细胞培养中 HAV 引起细胞病变
E. 只有一个血清型和一个抗原抗体系统

27. 肾综合征出血热属于
A. 反转录病毒
B. 副黏病毒
C. 正黏病毒
D. 布尼亚病毒
E. 小核糖核酸病毒

28. 有关乙型脑炎病毒叙述不正确的是
A. 属于黄病毒属
B. 是双股正链 DNA 病毒
C. 抵抗力不强，对温度、乙醚和酸均敏感
D. 抗原性较稳定
E. 为嗜神经病毒

29. 以下选项均为艾滋病的传播途径，而我国目前最主要的传播途径是
A. 注射途径

B. 性接触途径
C. 母婴垂直传播途径
D. 人工授精
E. 器官移植

30. 艾滋病最重要的传染源是
A. 艾滋病患者
B. 隐性感染者
C. 潜伏期感染者
D. 无症状病毒携带者
E. 发病期患者

31. 肾综合征出血热常规检查，下列最具有诊断意义的是
A. 白细胞计数增多
B. 中性粒细胞增多
C. 病程的第4~5天后淋巴细胞增多
D. 血小板减少
E. 幼稚细胞

32. 艾滋病的英文缩写是
A. ARDS
B. AIDS
C. HIV
D. HBV
E. HAV

33. 肾综合征出血热属于
A. 出血热肺综合征
B. 肾综合征出血热
C. 克里米亚-刚果出血热
D. 阿根廷出血热
E. 登革热出血热

34. 病毒性肝炎肝性脑病的主要原因是
A. 支链氨基酸增多
B. 血中NH_3增多
C. 血中NH_4增多
D. 高蛋白饮食
E. 感染

35. 关于SARS发病机制主要原因是
A. 特异过敏体质
B. 起病早期病毒血症
C. SARS相关冠状病毒对肺组织细胞直接的损害作用
D. 体液免疫受损
E. SARS相关冠状病毒感染诱导的免疫损伤

【A_2型题】

36. 患者，男，40岁。发热3天，伴腹痛、腹泻，排便4次/日，1天来头晕、乏力就诊。查体：T 36℃，BP 50/30mmHg，神清，眼睑水肿，面部潮红，腋下有出血点。化验：血WBC 3.8×10^9/L，尿蛋白(+++)，WBC（1~4）个/HP，管型（2~3）个/HP。为明确诊断最重要的检测是
A. 血培养
B. 肥达反应
C. 肾综合征特异性抗体
D. 肾综合征特异性抗原
E. 外斐反应

37. 患者，男，35岁。发热、头痛、腰痛4天。体温38~39℃。村卫生所给予复方APC退热。近2天体温正常，但症状却加重。尿量减少。体检发现：眼睑水肿，球结膜水肿伴充血和出血，软腭见针尖样出血点。腋下皮肤见针头帽大小瘀点。肾区叩痛阳性，可能的临床诊断是
A. 急性肾小球肾炎
B. 急性肾盂肾炎
C. 血小板减少性紫癜
D. 普通感冒
E. 肾综合征出血热

38. 患者，女，33岁。发热2天，伴有头痛、肌肉酸痛、乏力。发热前1周从SARS疫区返回。T 38.2℃，实验室检查血白细胞计数略有减少，淋巴细胞计数减少。胸部X线检查无异常。此患者应诊断为
A. SARS医学观察病例
B. SARS疑似病例
C. SARS临床诊断病例
D. 重症SARS
E. 排除SARS

39. 患者，男，38岁。3天来发热，伴畏寒、头痛、眼痛、腰痛，于2月初入院。T 38.6℃，眼结膜充血水肿，面部潮红，两肋部有小出血点。血白细胞16×10^9/L，尿蛋白(+++)。对此患者的处理哪项不正确
A. 应行“三早一就”治疗
B. 应综合治疗
C. 用利巴韦林抗病毒
D. 大量输入新鲜血
E. 液体疗法

40. 患者，男，55岁。HBsAg(+) 15年，近1个月乏力、食欲减退、恶心。既往肝功能正常，从未出现腹水和消化道出血。查体：肝掌(+)，慢性肝病面容，巩膜无明显黄染，肝肋下未及，脾肋下3.0cm，质韧，移动性浊音(−)。化验：GPT 185U/L，TBil 18μmol/L，PTA 78%，HBV-DNA 7.6×10^7 copies/ml，HBeAg(+)，HBeAb(−)，血细胞总数3.0×10^9/L，中性粒细胞1.7×10^9/L。最主要的治疗是
A. 应用胸腺肽
B. 休息，补充维生素
C. 抗纤维化治疗
D. 拉夫米定0.1g，1天1次
E. α-干扰素隔天1次

41. 患者，男，33岁，某医院呼吸科进修医师。曾接触过SARS患者。发热1周，持续高热，T 39℃左右，咳嗽剧烈，出现明显呼吸困难，呼吸频率为32次/分，X线示双肺多叶病变，有大片阴影且病变范围超过1/3。其家属已有2人出现发热等症状。对于该患者正确的诊治是
A. 该患者为SARS普通型
B. 必须用大量抗生素治疗
C. 用呼吸机给氧等综合治疗
D. 糖皮质激素治疗宜大剂量长时间使用

E. 目前不用抗病毒治疗

42. 某肾综合征出血热患者，病程第8天，尿量由350ml/24h增至1500ml/24h。下列治疗措施中较好的是
A. 停止利尿，补充液体2000ml/24h
B. 停止利尿，补充液体，补液量为尿量的2/3
C. 继续利尿，稳定内环境，可以暂停导泻
D. 坚持血液透析
E. 以上都不对

43. 患者既往健康，无肝炎病史，突然出现畏食、乏力等症状，并于3天内黄疸迅速加深，肝脏迅速缩小，有黑便，嗜睡。应重点考虑
A. 急性黄疸型肝炎
B. 急性重型肝炎
C. 亚急性重型肝炎
D. 慢性重型肝炎
E. 淤胆型肝炎

44. 某患者入院后确诊为重症SARS，和此患者密切接触的家庭成员目前体温正常，对家庭成员不正确的处理是
A. 在指定地点接受隔离观察，为期2周
B. 隔离期间每天量体温
C. 避免与他人密切接触
D. 如发现符合疑似或临床诊断时，立即以专门的交通工具转往指定医院
E. SARS相关冠状病毒特异性抗体阴性，可排除此病

45. 患者，男，41岁。发热、头痛、腰痛、眼眶胀痛3天。体温曾40℃。尿量100ml/24h，尿蛋白（+++）。拟诊断“肾综合征出血热”。入院后曾经用利尿、纠酸等措施，尿量50ml/24h。目前患者烦躁不安。查体：眼睑水肿、球结膜高度水肿，体表静脉，脸部胀满，脉搏洪大，血压150/90mmHg，心率120次/分，律齐。下列措施中错误的是
A. 呋塞米40～80mg静脉滴注
B. 酚妥拉明10mg静脉滴注
C. 血液透析
D. 利尿用20%甘露醇静脉滴注
E. 导泻

46. 患者，女，20岁，某医院护士。发热1天，伴有畏寒、头痛、肌肉酸痛、乏力。曾接触SARS患者，且同宿舍已有2人有发热症状。T 39.2℃，实验室检查血白细胞计数3×10^9/L，淋巴细胞计数减少。胸部X线检查无异常。此患者应诊断为
A. SARS医学观察病例
B. SARS疑似病例
C. SARS临床诊断病例
D. 重症SARS
E. 排除SARS

47. 患者，男，42岁。感乏力、低热约3个月，咳嗽，有痰，体重下降。抗HIV阳性，查体发现颌下及腋下淋巴结肿大。青霉素、环丙沙星等治疗3周，症状无缓解。X线胸片显示间质性肺炎，进一步检查最需要做的是
A. 查血清抗HIV
B. 查找痰肺孢子菌
C. 结核菌素试验
D. 血清衣原体抗体
E. 插管吸痰做细菌培养并做药敏试验

48. 患者，女，25岁。近2周来乏力、低热、咳嗽、全身不适，食欲缺乏且体重下降。有不洁性生活史。查体：T 37.3℃，颈部、腋下淋巴结肿大，质软无压痛。首先应做什么检查
A. $CD4^+$T淋巴细胞和总淋巴细胞计数
B. 外斐反应
C. CT检查
D. 结核菌素试验
E. 抗HIV检测

49. 患者，男，40岁。发热4天，T 38.5℃，伴头痛、畏寒，肌肉酸痛，乏力，轻微干咳，胸痛。2天前高热（T 39.6℃），伴咳嗽明显，胸闷，呼吸困难。胸部X线片显示炎症阴影迅速扩大，其居住地报告有SARS流行。此患者最可能的诊断是
A. 支原体肺炎
B. 肺炎链球菌肺炎
C. SARS
D. 流感
E. 真菌性肺炎

50. 患者，男，30岁。半年来反复出现口腔及舌部白斑，涂片及培养均发现白念珠菌。既往体健，有吸毒史。查体：体温不高，血WBC 3.8×10^9/L。为了查找反复真菌感染的原因，下列各项检查中最有帮助的是
A. 检查血清免疫球蛋白水平
B. 骨髓穿刺检查造血情况
C. 查血糖
D. 抗HIV
E. 检查血清补体C3水平

51. 患者，男，39岁。畏寒、发热、全身乏力、厌油腻、恶心、尿色逐渐加深10天后于门诊就诊。检验报告：GPT 170U/L，GOT 90U/L，TBil 67μmol/L，抗-HAV阴性。15天前曾到海滨城市旅游吃海鲜等。根据病史应首先考虑
A. HAV感染
B. HBV感染
C. HCV感染
D. HDV感染
E. HEV感染

52. 患者，女，25岁。近2周来乏力、低热、咳嗽、全身不

适，食欲缺乏且体重下降。有不洁性生活史。查体：T 37.3℃，颈部、腋下淋巴结肿大，质软无压痛。诊断哪种疾病的可能性大

A. AIDS
B. 肺结核
C. 淋巴结核
D. 结节病
E. 流行性斑疹伤寒

53. 患者，女，28岁。既往体健。5天前淋雨，2天前突然高热，T 39.6℃，寒战，咳铁锈色痰伴呼吸困难，X线胸片示右下肺大片密度均匀的实变影。血WBC 13×10^9/L，中性粒细胞0.86。其居住地报告有SARS患者出现，本患者最可能的诊断是

A. 肺炎链球菌肺炎
B. 支原体肺炎
C. 流感病毒肺炎
D. SARS
E. 衣原体肺炎

54. 某患者被诊断为SARS疑似病例，正确的处理方法是

A. 每日门诊随诊观察
B. 安排医学隔离观察，可采用居家隔离，观察并随诊
C. 留院观察，收入单人观察室，需家属陪伴
D. 留院观察，收入单人观察室，不允许家属陪伴
E. 收入定点医院，置多人病房观察

55. 患者，女，26岁。因反复乏力、厌油腻6个多月，服用保肝药后肝功能检查GPT偶见正常，停药后又复发，近来尿色逐渐加深2周入院。既往无病毒性肝炎病史，无家族史。生化报告：GPT 180U/L，GOT 69U/L，TBil 39μmol/L，HBsAg（+），HBeAg（+），抗-HBc（+）。根据病史及生化报告应首先考虑

A. 急性肝炎
B. 急性黄疸型肝炎
C. 慢性肝炎
D. 药物性肝炎
E. 急性轻型肝炎

56. 一孕妇，妊娠32周，近5天来食欲减退，全身乏力，小便黄染。检查发现GPT 260U/L，GOT 160U/L，TBil 98μmol/L，A 38g/L，G 23g/L，抗-HEV（+）。下列临床处理方案中比较恰当的是

A. 按戊型肝炎治疗
B. 按重型肝炎治疗
C. 保胎为主
D. 抗病毒治疗
E. 按淤胆型肝炎治疗

57. 患者，男，58岁。因患结肠癌于1996年住院手术治疗，术中曾输血800ml，术前肝功能正常，HBsAg（-），术后1个月患者略感消化不良，检查GPT 380IU/L，GOT 290IU/L，TBil 56μmol/L。肝功能不正常的原因下列哪种最可能

A. 急性甲型病毒性肝炎
B. 急性乙型病毒性肝炎
C. 急性丙型病毒性肝炎
D. 急性丁型病毒性肝炎
E. 急性戊型病毒性肝炎

58. 患者，男，40岁。3天来发热、头痛、腹痛、腹泻，2~3次/日，稀便，1日来头晕乏力，于3月20日入院。查体：T 36.8℃，BP 50/30mmHg，面部潮红、球结膜充血，水肿，两腋下大片较密集的细小出血点，肝脾未及。血WBC 28×10^9/L，Hb 165g/L，尿蛋白（+++），粪便镜检WBC（5~8）个/HP。对此患者最迫切的处理是

A. 注射间羟胺和多巴胺以升高血压
B. 青霉素注射
C. 输血
D. 补充血容量，纠正酸中毒及电解质紊乱
E. 积极利尿消肿

59. 患者，男，38岁。3天来发热，伴畏寒、头痛、眼痛、腰痛入院。T 38.6℃，眼结膜充血水肿，面部潮红，两肋部有小出血点。血WBC 16×10^9/L，尿蛋白（+++）。为确诊应检测

A. 脑脊液检查
B. 血培养
C. 钩端螺旋体病凝溶试验
D. 尿培养
E. 肾综合征出血热特异性抗体

60. 某患者具备急、慢性肝炎临床表现，当下列哪一项血清学标志物单独阳性时即可确诊为乙型肝炎

A. 抗-HBs
B. 抗-HBe
C. 抗-HBc IgM
D. 抗-HBc IgG
E. 以上任何一项单独阳性时均不能确诊

61. 患者，男，40岁。2周来感乏力、全身不适及下肢皮肤病入院。有6年吸毒史。查体：T 36.7℃，颌下及腋下淋巴结多个肿大，质软，无压痛，无粘连。下肢皮肤深蓝色浸润斑或结节，融合成大片，表面溃疡。HIV抗体阳性。必要的治疗为

A. 长春新碱加阿霉素
B. AZT与喷他脒联合治疗
C. 膦甲酸钠
D. 螺旋霉素
E. 氟康唑

62. 患者，男，41岁。因全身乏力、厌油腻、恶心、尿色逐渐加深2周入院。既往无病毒性肝炎病史，无家族史。生化报告：GPT 180U/L，GOT 90U/L，TBil 89μmol/L，

抗-HAV 阴性，抗-HEV 阴性，抗-HBe（+），抗-HBc（+）。根据病史及生化报告应首先考虑
A. HAV 感染
B. HBV 感染
C. HCV 感染
D. HDV 感染
E. HEV 感染

63. 患者，女，30 岁。体检中发现抗 HIV 阳性，$CD4^+$ T 淋巴细胞 $0.7×10^9$/L，总淋巴细胞 $2.0×10^9$/L，外周血 HIV 载量 500copies/ml，患者无任何症状。目前治疗正确处理方法是
A. 尚不需抗病毒治疗
B. 目前应进行抗病毒治疗
C. 目前应使用免疫调节剂
D. 尚不需抗病毒治疗，应定期随访
E. 使用长春新碱预防卡波西肉瘤

64. 患者，女，28 岁。因头痛、发热、腰痛、腹痛、腹泻 4 天入院。查体：T 37.8℃，BP 90/60mmHg，面部潮红，腋下散在条索状出血点。血 WBC $20×10^9$/L，尿蛋白（+++），粪便镜检 WBC（5～10）个/HP，RBC（15～20）个/HP。最可能的诊断是
A. 败血症
B. 肾综合征出血热
C. 急性细菌性痢疾
D. 钩端螺旋体病
E. 急性肾盂肾炎

65. 患者，男，40 岁。发热 1 周，伴乏力、食欲减退、恶心。尿黄，黄疸迅速加重，3 天来神志恍惚。化验：GPT 180IU/L，TBil 200μmol/L，胆固醇 3.5mmol/L。为确诊最重要的检查是
A. 肝炎病毒标志物
B. AFP
C. 人血清白蛋白
D. PTA
E. ALP

66. 某医务人员被 HIV 污染针头刺伤皮肤，正确的处理方法是
A. 2 小时内进行 AZT 治疗，疗程 4～6 周
B. 4 小时内进行拉夫米定治疗，疗程 4～6 个月
C. 12 小时内进行拉夫米定治疗，疗程 4～6 周
D. 12 小时内进行 AZT 治疗，疗程 4～6 个月
E. 2 小时内进行 HAART 治疗，疗程 4～6 个月

67. 患者，男，52 岁。发热 4 天，伴头痛、畏寒、肌肉酸痛、乏力、干咳、胸痛。入院前曾用青霉素治疗 3 天，体温未降低。1 周前其妻子被诊断为 SARS。查体：T 38.6℃，血白细胞略少，淋巴细胞计数减少。X 线检查双肺少许片状影。入院后体温一直在 39℃左右，咳嗽加剧，出现明显呼吸困难，呼吸频率 30 次/分，X 线示双肺多叶病变且病变范围超过 1/3，血气分析血氧饱和度 90%。目前此患者应诊断为
A. SARS 医学观察病例
B. SARS 疑似病例
C. SARS 临床诊断病例
D. 重症 SARS
E. ARDS

68. 患者，男，33 岁。发热 4 天，伴有头痛、畏寒、乏力、肌肉酸痛，有轻微咳嗽、胸痛。1 周前从 SARS 疫区返回。入院前在个体诊所接受青霉素治疗 3 天，体温未降低。查体：T 38.9℃，肺部听诊可闻及少许湿啰音。血白细胞略减少。胸部 X 线检查双侧肺少许片状阴影。此患者应诊断为
A. SARS 医学观察病例
B. SARS 疑似病例
C. SARS 临床诊断病例
D. 重症 SARS
E. 排除 SARS

69. 患者，男，38 岁。1 个月来发热、咳嗽入院。已用青霉素、环丙沙星等治疗 3 周，症状无缓解并出现发绀。5 年前曾在非洲工作 3 年。查体：T 38.9℃，颈部、腋下淋巴结肿大，光滑无压痛，肺部可闻及湿啰音。胸片显示间质性肺炎，血 WBC $4.0×10^9$/L，多次血、痰培养无细菌生长。治疗用药选择
A. 亚胺培南
B. 复方磺胺异唑
C. 链霉素
D. 头孢曲松钠
E. 万古霉素

70. 患者，男，54 岁。因 1 周来发热 2 天，伴乏力、食欲减退、眼黄、尿黄入院。查体：巩膜中度黄染，肝肋下 2cm，质软。化验：GPT 860IU/L，GOT 620 IU/L，TBil 260μmol/L，DBil 260μmol/L，PTA 85%。最可能的诊断是
A. 甲型肝炎
B. 乙型肝炎
C. 丙型肝炎
D. 丁型肝炎
E. 戊型肝炎

71. 患者，男，20 岁。因 3 天来高热、腹痛、腹泻，1 天来头晕入院。查体：T 39.4℃，面部潮红、球结膜充血，有出血斑且水肿，皮肤有细小出血点，BP 60/40mmHg，血 WBC $16×10^9$/L，Hb 165g/L，尿蛋白（+++），粪便水样，镜检 WBC（0～2）个/HP。本患者抗病毒药物治疗多选用
A. 干扰素
B. 利巴韦林
C. 阿糖腺苷

D. 拉夫米定
E. 硫唑嘌呤

72. 患者，女，40岁。慢性肝炎病史8年。近25天乏力、食欲减退、黄疸进行性加深，腹胀显著，尿量减少。神志清，精神差，巩膜深度黄染，腹部移动性浊音（+），肝、脾肋下未触及。GPT 100U/L，TBil 340μmol/L，A 28g/L，G 35g/L。最可能的诊断是
A. 慢性活动性肝炎
B. 慢性迁延性肝炎
C. 慢性重型肝炎
D. 肝硬化
E. 低蛋白血症

73. 患者，女，26岁，发热2天入院。发热伴头痛、乏力，无咳嗽、咳痰。体温38.5℃，实验室检查血象无异常。其家庭成员1周前有SARS疑似病例。目前诊断应首先考虑为
A. 普通感冒
B. 流感
C. SARS疑似病例
D. SARS确诊病例
E. 肺结核

【B_1型题】

（1~3题共用备选答案）
A. 30天
B. 40天
C. 50天
D. 60天
E. 90天

1. 甲肝的平均潜伏期
2. 乙肝的平均潜伏期
3. 丙肝的平均潜伏期

（4~6题共用备选答案）
A. α-干扰素
B. 拉夫米定
C. 阿地福韦
D. α-干扰素联合利巴韦林
E. 单磷酸阿糖腺苷

4. 慢性乙型肝炎患者中性粒细胞计数少于 1.5×10^9/L时，首选抗病毒药物为
5. 慢性丙型肝炎患者首选抗病毒药物为
6. 慢性乙型肝炎患者合并丙型肝炎首选抗病毒药物为

（7~9题共用备选答案）
A. 24小时尿量<1000ml
B. 24小时尿量<500ml
C. 24小时尿量<50ml
D. 24小时尿量>3000ml
E. 24小时尿量>5000ml

7. 肾综合征出血热少尿期
8. 肾综合征出血热多尿期
9. 无尿

（10~12题共用备选答案）
A. T 39~40℃，有低血压、出血、少尿、蛋白尿
B. T<39℃，有出血点、无休克、少尿
C. T>40℃，有明显出血、休克、少尿、无尿
D. 有难治性休克、重要脏器出血、少尿、无尿及严重并发症
E. T<38℃，皮肤散在出血点，尿蛋白（±）

10. 中型肾综合征出血热
11. 重型肾综合征出血热
12. 危重型肾综合征出血热

（13~15题共用备选答案）
A. 抗-HIV（ELISA法）
B. 抗-HIV（WB法）
C. p24抗原
D. p17抗体
E. HIV-RNA定量

13. 疑有HIV感染初筛检查应查
14. 确诊HIV感染应查
15. 可作为HIV抗病毒治疗的疗效考核应查

（16~18题共用备选答案）
A. 喷他脒
B. 螺旋霉素
C. 更昔洛韦
D. 氟康唑
E. 拉夫米定

16. 治疗AIDS并发的卡氏肺孢子菌肺炎
17. 治疗AIDS并发的弓形虫病
18. 治疗AIDS并发的巨细胞病毒感染

（19~22题共用题干）
A. 单股正链RNA病毒
B. 单股负链RNA病毒
C. 双链DNA病毒
D. 双链RNA
E. 无核酸的蛋白质颗粒

19. 甲型H1N1病毒是
20. 狂犬病毒是
21. 流行性乙脑病毒是
22. 乙型肝炎病毒是

参考答案

【A_1型题】

1. E	2. D	3. C	4. E	5. A	6. B	7. E	8. C	9. C	10. A
11. D	12. D	13. A	14. B	15. A	16. C	17. C	18. A	19. D	20. C
21. A	22. E	23. A	24. D	25. A	26. E	27. D	28. B	29. A	30. D
31. D	32. B	33. B	34. B	35. E					

【A_2 型题】

36. C　37. E　38. A　39. D　40. D　41. C　42. C　43. B　44. E　45. D
46. B　47. B　48. E　49. C　50. D　51. A　52. A　53. A　54. D　55. C
56. B　57. C　58. D　59. E　60. C　61. A　62. B　63. D　64. B　65. D
66. A　67. D　68. C　69. B　70. E　71. B　72. C　73. C

【B_1 型题】

1. A　2. E　3. B　4. B　5. D　6. D　7. B　8. D　9. C　10. A
11. C　12. D　13. A　14. B　15. E　16. A　17. B　18. C　19. B　20. B
21. A　22. C

第三单元　细菌感染

【A_1 型题】

1. 伤寒的基本病变是
   A. 大单核细胞增多
   B. 库普弗细胞增多
   C. 嗜酸性粒细胞增多
   D. 胶质细胞增多
   E. 网状细胞增多
2. 细菌性痢疾的预防应采取以何为主的综合措施
   A. 隔离，及时治疗现症患者
   B. 及时发现治疗带菌者
   C. 切断传播途径
   D. 服用减毒活疫苗
   E. 流行季节预防服药
3. 霍乱的治疗过程中，首选的抗生素为
   A. 氯霉素
   B. 多西环素
   C. 四环素
   D. 氨苄西林
   E. 卡那霉素
4. 典型霍乱发病最先出现的症状是
   A. 腹泻
   B. 腹痛
   C. 呕吐
   D. 畏寒、发热
   E. 肌肉痉挛
5. 目前我国流行性脑脊髓膜炎流行的主要菌群是
   A. A 群
   B. B 群
   C. C 群
   D. D 群
   E. W135 群
6. 伤寒的主要传染源为
   A. 伤寒患者
   B. 潜伏期的伤寒患者
   C. 恢复期的伤寒患者
   D. 伤寒暂时带菌者
   E. 伤寒慢性带菌者
7. 霍乱腹泻的原因是
   A. 细菌内毒素引起的肠细胞分泌功能增加
   B. 细菌产生的毒素引起的肠蠕动增加
   C. 肠毒素激活小肠细胞环磷腺苷介质系统，引起小肠过度分泌
   D. 霍乱弧菌引起小肠黏膜广泛损伤、炎症，肠液分泌、渗出增加
   E. 弧菌引起肠道自主神经系统失调
8. 中毒性细菌性痢疾常见的主要临床表现是
   A. 高热
   B. 严重脓血便
   C. 感染性休克
   D. 吐泻不止
   E. 惊厥
9. 对伤寒的诊断和预后判断有参考意义的是
   A. 白细胞总数减少
   B. 肥达反应是否出现阳性
   C. 动态观察嗜酸性粒细胞
   D. 肝脾大的程度
   E. 体温的高低
10. 细菌性痢疾急性期的基本病变是
    A. 全身小血管内皮细胞肿胀，血浆渗出
    B. 肠黏膜水肿增厚、溃疡形成
    C. 肠黏膜弥漫性纤维蛋白渗出性炎症
    D. 肠壁形成口小底大的烧瓶样溃疡
    E. 嗜酸性肉芽肿的形成
11. 流脑常见的皮疹是
    A. 玫瑰色斑丘疹
    B. 单纯疱疹
    C. 瘀点、瘀斑
    D. 脓疱疹
    E. 坏疽
12. 典型霍乱的临床表现是
    A. 发热、腹泻、呕吐
    B. 剧烈无痛性腹泻，继之呕吐、吐泻物呈水状
    C. 腹痛、腹泻、剧烈呕吐，吐泻物呈水状
    D. 发热，周围循环衰竭

E. 发热，无痛性腹泻，粪便水样

13. 霍乱的临床表现特点是
A. 发热、腹痛、水样便臭而量多
B. 发热、剧烈腹痛
C. 水样便或血样便
D. 不发热、无腹痛、大量水样便
E. 不发热、无腹痛、剧烈呕吐，少量黄水样便

14. 伤寒的典型临床症状为
A. 持续发热，相对缓脉，消化道症状，玫瑰疹，肝脾大及白细胞减少
B. 持续发热，肝大，血疹，脉速，白细胞减少
C. 弛张热，脾大，水晶汗疹，相对缓脉，白细胞增多
D. 不规则发热，脾大，玫瑰疹，重脉，白细胞减少
E. 不规则发热，脾大，玫瑰疹，重脉，白细胞增多

15. 流脑发病季节高峰是
A. 11~12月
B. 1~2月
C. 3~4月
D. 5~6月
E. 7~9月

16. 伤寒患者传染性最强的时期为
A. 潜伏期
B. 起病1周内
C. 起病2~4周后
D. 恢复期
E. 起病后1~2周内

17. 流脑的主要传染源是
A. 患者
B. 带菌者
C. 受感染的动物
D. 隐性感染者
E. 潜在性感染者

18. 目前我国治疗普通型流脑首选的药物是
A. 青霉素
B. 氯霉素
C. 头孢类抗生素
D. 磺胺类
E. 环丙沙星

19. 目前治疗伤寒的首选药物是
A. 头孢菌素
B. 氯霉素
C. 喹诺酮类
D. 庆大霉素
E. 氨苄西林

20. 对细菌性痢疾来说哪项是对的
A. 潜伏期1~2天
B. 近年来在临床上很少见
C. 粪便中有大量单核细胞
D. 通常结肠与小肠均有炎症
E. 治疗菌痢，首选氯霉素

21. 根据《中华人民共和国传染病防治法》，霍乱属于何种传染病
A. 严格管理的传染病
B. 强制管理的传染病
C. 检测管理的传染病
D. 限制管理的传染病
E. 无须管理的传染病

22. 霍乱的确诊条件必须依据
A. 不发热、无痛性腹泻
B. 有典型的“米泔水”样粪便
C. 粪便、呕吐物悬滴检查能发现运动力极强的呈穿梭样运动的细菌
D. 粪便涂片可见革兰阴性弧菌
E. 粪便培养阳性及血清凝集效价达1∶100以上

23. 确诊细菌性痢疾最可靠的依据是
A. 典型脓血便
B. 明显里急后重
C. 便培养阳性
D. 免疫检查阳性
E. 粪便镜检发现大量脓细胞、吞噬细胞

24. 脑膜炎球菌是
A. 严格需氧的革兰阳性双球菌
B. 严格需氧的革兰阴性双球菌
C. 厌氧的革兰阴性双球菌
D. 厌氧的革兰阳性双球菌
E. 革兰阴性双球菌，兼性厌氧菌

25. 细菌性痢疾的传播途径是
A. 呼吸道
B. 消化道
C. 虫媒传播
D. 血液
E. 接触传播

26. 中毒性细菌性痢疾的发病因素中最重要的是
A. 痢疾杆菌大量繁殖引起的病情加重
B. 特异性体质对细菌毒素产生强烈变态反应
C. 机体免疫力低下
D. 局部IgA分泌不足
E. 痢疾杆菌毒力过强

27. 流脑的主要传播途径
A. 空气、飞沫
B. 玩具及用品
C. 动物传播
D. 通过饮用水传播
E. 通过食物传播

28. 霍乱的主要传播途径是
A. 食物
B. 直接接触
C. 间接接触
D. 苍蝇媒介
E. 饮水

29. 伤寒杆菌的主要致病因素是
A. 外毒素
B. 肠毒素
C. 内毒素
D. H抗原
E. O抗原

【A_2型题】

30. 患者，男，36岁。发热20余天，T 39℃左右，伴腹胀、乏力，于8月15日就诊。查体：肝不大，脾肋下可及。血白细胞3.6×10^9/L，中性粒细胞0.60，杆状细胞0.01，淋巴

细胞 0.39。为确诊应做的检查为

A. 血培养

B. PPD 试验

C. 便培养

D. X 线胸片

E. 肥达反应

31. 患儿，女，6 个月。发热 3 天，体温 39~41℃，烦躁、拒食、吐奶伴腹泻，于 12 月 20 日入院。查体：T 40℃，神清，烦躁不安，皮肤散在出血点，颈抵抗（-），布鲁津斯基征（-），前囟突出。血白细胞 17.6×10^9/L，中性粒细胞 0.87，淋巴细胞 0.13。腰穿脑脊液检查：压力 310mmH_2O，白细胞 1360×10^6/L，多核细胞 0.85，单核细胞 0.15，蛋白 3.5g/L，糖 1.6mmol/L，氯化物 89mmol/L。便常规检查未见异常。最可能的诊断是

A. 中毒性痢疾

B. 结核性脑膜炎

C. 败血症休克

D. 流行性脑脊髓膜炎

E. 流行性乙型脑炎

32. 患者，男，50 岁，因反复腹痛、腹泻 9 个月，加重 3 天入院。每日排黏液便 9 次。查体：T 37.8℃，BP 135/70mmHg，无明显脱水貌。心肺（-），腹软，肝脾未及。左下腹压痛（+），反跳痛（-），化验：血白细胞 11.9×10^9/L，淋巴细胞 0.21，中性粒细胞 0.79。粪便镜检：WBC 25 个/HP，RBC 10 个/HP。最可能的诊断是

A. 慢性细菌性痢疾迁延型

B. 肠炎

C. 伤寒

D. 阿米巴痢疾

E. 直肠癌

33. 患者，女，16 岁。持续发热 17 天，体温 38.5~39.6℃，食欲减退、腹胀、腹泻，排便每天 2~4 次，为稀便。查体：胸前可见数个 2mm×3mm 大小充血性皮疹，肝肋下 2cm，脾肋下 1cm。血白细胞 3.0×10^9/L，中性粒细胞 0.45。血清肥达反应："O" 1∶160，"H" 1∶320。副伤寒 A 阴性，副伤寒 B 阴性。血 GPT 48U/L，TBil 24μmol/L，尿蛋白（+）。病因治疗应首选

A. 氯霉素

B. 氨苄西林

C. 复方新诺明

D. 青霉素

E. 喹诺酮类

34. 患儿，男，10 岁。因发热伴惊厥 1 天，于 8 月 1 日入院。发病当天曾到小摊买饮料。既往体健。查体：T 35℃，BP 110/75mmHg，神志不清，球结膜水肿，四肢抽搐，心肺（-），腹软，脐周压痛（+），反跳痛（-），颈无抵抗。布鲁津斯基征（-）。化验：血白细胞 27×10^9/L，淋巴细胞 0.10，中性粒细胞 0.90。有助于确诊的检查是

A. 血培养

B. 痰培养

C. 脊髓穿刺检查

D. 灌肠便培养

E. 血清学检查

35. 患者，男，40 岁。腹泻 1 天，排水样便 5 次，不发热，无腹痛及里急后重。粪便高倍镜视野镜检，脓细胞 0~2 个，红细胞 1~3 个，结肠阿米巴滋养体 0~1 个。涂片染色见革兰阴性弯曲且排列成鱼群样细菌，悬滴法动力（+）。最可能的诊断是

A. 细菌性痢疾

B. 阿米巴痢疾

C. 霍乱

D. 血吸虫病

E. 急性肠炎

36. 患者，男，23 岁，农民。1 天来腹泻，大量水样便，每天排便近 20 次，无明显发热及腹痛，于 7 月 16 日来诊。既往体健，无慢性病及心、肺疾病。查体：BP 75/50mmHg，脉细数，神志清晰，有明显脱水征。血浆比重 1.036。经粪便悬滴及涂片检查，初步诊断为霍乱。本例应属于临床哪一类型

A. 不典型

B. 轻型

C. 中型（典型）

D. 重型

E. 暴发型

37. 患儿，男，12 岁。因发热，伴恶心、呕吐、腹痛、腹泻 2 天，于 8 月 2 日入院，每日排脓血便 10 余次。3 天前患者从外地到京旅游。查体：T 40℃，BP 125/68mmHg，中度脱水貌。心肺（-），腹软，肝脾未及。左下腹压痛（+），反跳痛（-）。化验：血白细胞 12.9×10^9/L，淋巴细胞 0.10，中性粒细胞 0.90。粪便镜检 WBC 100 个/HP，RBC 7 个/HP。最可能的诊断是

A. 霍乱

B. 慢性细菌性痢疾

C. 急性细菌性痢疾普通型

D. 中毒性痢疾

E. 急性肠炎

38. 患者，女，56 岁，农民。于 2005 年 7 月 10 日入院，持续发热 10 天，体温 39.8℃，头痛、畏寒、食欲减退、腹泻。查体：巩膜轻度黄染，右下腹轻度压痛。肝肋下 2cm，质软，无压痛。脾肋下 1cm。血白细胞 4.0×10^9/L，血 TBil 20.5μmol/L。GPT 90U/L，HBsAg（-）。肥达反应：

"O" 1∶80，"H" 1∶160。诊断为

A. 急性黄疸型肝炎
B. 疟疾
C. 伤寒
D. 钩端螺旋体病
E. 阿米巴肝脓肿

39. 患者，男，42岁。因持续发热半个月于9月入院，患者半个月前开始发热，最初几日体温38℃左右，后逐渐上升到39℃多，食欲明显减退，腹胀、腹泻，2~4次/日，便稀，无脓血。入院后给予治疗，体温逐渐下降，症状随之好转。1周后突感腹痛，体温又上升，查体：T 39.9℃，P 124次/分，神清，心肺(-)，腹胀有压痛，右下腹压痛最明显，肝脾未及，肝浊音界消失。血WBC 18×10^9/L，N 0.85，L 0.15，GPT 120U/L，HBsAg (+)。

A. 抗感染保守治疗，必要时手术
B. 足量有效抗生素感染，不必要手术
C. 立即手术治疗
D. 手术治疗同时加用足量有效抗生素
E. 保肝降酶，抗感染治疗

40. 患者，男，40岁。因低热、腹泻1个月入院，每日排果酱样便2~3次。查体：T 37.8℃，BP 125/75mmHg，消瘦。心肺(-)，腹软，肝脾未及。右下腹压痛(+)，反跳痛(-)。化验：血白细胞75×10^9/L，淋巴细胞0.25，中性粒细胞0.75。粪便镜检WBC 10个/HP，RBC满视野。最可能的诊断是

A. 急性肠炎
B. 阿米巴痢疾
C. 霍乱
D. 急性细菌性痢疾普通型
E. 慢性细菌性痢疾

41. 患者，男，36岁。发热半个月，热型不规则，伴有轻度腹泻。血白细胞正常，肥达反应："O" 1∶320，"H" 1∶80。副伤寒A 1∶80，副伤寒B 1∶640。外斐反应OX_{19} 1∶40。临床诊断首先考虑

A. 伤寒
B. 副伤寒甲
C. 副伤寒乙
D. 副伤寒丙
E. 斑疹伤寒

42. 患者，男，22岁。于8月来诊，病前曾至沿海某地旅游，3小时前骤起腹泻，呈稀便继转水样便10次。查体：精神不振，眼窝下陷，T 36.8℃，P 98次/分，BP 80/50mmHg，余检查正常。粪便检查为水样，镜检白细胞(0~2)个/HP。诊断应首先考虑

A. 急性细菌性痢疾
B. 急性阿米巴痢疾
C. 沙门菌食物中毒
D. 霍乱
E. 病毒性肠炎

43. 患者，女，66岁。发热1个半月，体温38~39.8℃，伴头痛、呕吐6天入院。既往肺结核病史。查体：T 38℃，神清，消瘦，皮肤未见出血点。双肺未闻及啰音。颈抵抗(+)，布鲁津斯基征(+)，前囟突出。血白细胞8.6×10^9/L，中性粒细胞0.73，淋巴细胞0.27。腰穿脑脊液检查：压力330mmH_2O，白细胞860×10^6/L，多核细胞0.23，单核细胞0.77，蛋白3.9g/L，糖1.2mmol/L，氯化物88mmol/L。有助于确诊的检查是

A. 脑脊液涂片抗酸染色找结核菌+培养
B. 痰培养
C. 脑脊液涂片革兰染色+培养
D. 头颅CT
E. 血培养

44. 患者，男，26岁。1天来频繁腹泻，稀水样便，继之呕吐，无腹痛，不发热，迅速出现脱水，尿少，并出现腓肠肌痉挛。病前1天曾进食海鲜。查体：T 36.8℃，精神不振，四肢微凉，血白细胞26×10^9/L，粪便检查白细胞(0~3)个/HP，便涂片检查结肠阿米巴滋养体0~1个。最合理的治疗是

A. 大量抗生素
B. 肾上腺皮质激素
C. 积极补充液体和电解质
D. 用升压药
E. 转院治疗

45. 患者，男，15岁。因发热、恶心、呕吐(10次/天)、腹痛、腹泻1天，于8月19日入院。每日排脓血便10~15次。查体：T 39.2℃，BP 85/60mmHg，神清，重度脱水貌，心肺(-)，腹软，肝脾未及，左下腹压痛(+)。布鲁津斯基征(-)。化验：血白细胞18.9×10^9/L，淋巴细胞0.12，中性粒细胞0.88。粪便镜检WBC 50个/HP，RBC 8个/HP。下列哪些处理不正确

A. 禁食不易消化吸收的食物
B. 便培养及药敏试验
C. 给予口服补盐液处理
D. 快速补液纠正低血压休克
E. 可用血管活性药

46. 患者，男，34岁。于8月来诊，1天来腹泻，呕吐，水样便多次，不伴腹痛、发热，尿量明显减少。病前曾食海鲜。查体：T 36.8℃，BP 40/0mmHg，脉细速，神志淡漠，眼眶内陷，声音嘶哑。诊断应首先考虑

A. 中毒性痢疾
B. 沙门菌食物中毒
C. 霍乱
D. 嗜盐菌食物中毒
E. 病毒性肠炎

47. 患者，男，30岁。因半日来腹泻，2小时前出现烦躁不安，于8月5日入院。腹泻次数频繁，约20余次，量较多，呈水样，伴呕吐。2天前从有腹泻患者的农村回来，在农村常喝生水。进城后曾与同伴6人共同进餐，吃过变质蛋白类食品，同食者未发病。查体：BP 50/0mmHg，脉弱，重度脱水貌。外周血白细胞 $16.0\times10^9/L$，中性粒细胞0.76，粪便白细胞0～1个/HP。诊断应首先考虑
A. 中毒性痢疾
B. 病毒性肠炎
C. 沙门菌感染
D. 嗜盐菌感染
E. 霍乱

48. 患儿，男，6岁。发热、头痛伴呕吐2天入院。查体：T 38.9℃，神清，四肢可见散在的出血点，颈抵抗（+），凯尔尼格征（+），血白细胞 $16\times10^9/L$，中性粒细胞0.90，淋巴细胞0.10。腰穿脑脊液检查：压力 $270mmH_2O$，白细胞 $1600\times10^6/L$，多核细胞0.87，单核细胞0.13，蛋白2.3g/L，糖1.1mmol/L，氯化物90mmol/L。最可能的诊断是
A. 流行性乙型脑炎
B. 流行性脑脊髓膜炎
C. 肾综合征出血热
D. 急性胃肠炎
E. 流感

49. 患者，男，30岁。发热7天，伴食欲减退、腹胀，患病前有涉水史。查体：T 39.8℃，P 84次/分，脾肋下2cm。血白细胞 $3.6\times10^9/L$，中性粒细胞0.55，淋巴细胞0.45。哪种诊断可能性大
A. 流行性感冒
B. 斑疹伤寒
C. 粟粒性肺结核
D. 伤寒
E. 钩端螺旋体病

50. 患儿，男，6岁。发热10小时，神志不清1小时入院。发病前有不洁饮食史。查体：T 39.5℃，BP 50/40mmHg，浅昏迷，皮肤黏膜未见出血点及黄染，四肢发凉，心肺（-），腹软，无明显压痛及反跳痛，颈无抵抗，病理征（-）。血白细胞 $10.2\times10^9/L$，淋巴细胞0.10，中性粒细胞0.90。最可能的诊断是
A. 病毒性脑炎
B. 流行性脑脊髓膜炎
C. 肾综合征出血热
D. 中毒性细菌性痢疾
E. 流感

51. 患者，女，20岁。腹泻、腹痛、呕吐1天，于8月来诊。无发热，不伴里急后重，腹泻6次，开始黄稀便，继之水样便。呕吐1次，为胃内容物。粪便检查动力试验（-），细菌培养有菌落生长，O_{139} 特异性抗血清凝集试验（+）。该病例诊断为
A. 空肠弯曲菌肠炎
B. 变形杆菌食物中毒
C. 霍乱
D. 急性肠炎
E. 沙门菌食物中毒

52. 患儿，男，10岁。发热，头痛、呕吐3天。嗜睡半天，于7月18日入院。查体：T 40℃，神志不清，皮肤未见出血点，颈抵抗（+），双侧Babinski征（+）。血白细胞 $12.4\times10^9/L$，中性粒细胞0.70，淋巴细胞0.30。腰穿脑脊液检查：压力 $220mmH_2O$，白细胞 $570\times10^6/L$，多核细胞0.35，单核细胞0.66，蛋白1.1g/L，糖4.2mmol/L，氯化物115mmol/L。有助于确诊的检查是
A. 脑脊液涂片找细菌+培养
B. 脑脊液培养
C. 骨髓检查
D. 头颅CT
E. 检测血清乙脑病毒特异性IgM抗体

53. 患儿，男，8岁。发热、头痛3天，伴神志不清6小时，于12月8日入院。既往体健。查体：T 39.9℃，BP 110/70mmHg，浅昏迷，双侧瞳孔等大正圆，球结膜水肿。四肢可见散在的瘀点，颈抵抗（+），凯尔尼格征（+），前囟突出。血白细胞 $20\times10^9/L$，中性粒细胞0.92，淋巴细胞0.80，血红蛋白157g/L。腰穿脑脊液检查：压力 $250mmH_2O$，白细胞 $2600\times10^6/L$，多核细胞0.88，单核细胞0.12，蛋白3.3g/L，糖0.8mmol/L，氯化物91mmol/L。有助于确诊的检查是
A. 粪便培养
B. 血和脑脊液培养
C. 痰培养
D. 骨髓检查
E. 头颅CT

54. 患儿，男，7岁。发热、头痛伴呕吐1天，于11月10日入院。查体：T 40℃，BP 50/30 mmHg，浅昏迷，皮肤广泛瘀点、瘀斑，融合成大片，面色苍白，四肢发冷。颈抵抗可疑，布鲁津斯基征（-）。血白细胞 $22\times10^9/L$，中性粒细胞0.90，淋巴细胞0.10，腰穿脑脊液检查：压力 $290mmH_2O$，白细胞 $1080\times10^6/L$，多核细胞

0.80，单核细胞0.20，蛋白3.0g/L，糖1.3mmol/L，氯化物89mmol/L。最可能的诊断是

A. 隐球菌性脑膜炎
B. 肾综合征出血热
C. 流行性脑脊髓膜炎普通型
D. 流行性脑脊髓膜炎暴发型
E. 流行性乙型脑炎

55. 患者，女，56岁。发热、头痛40天入院。查体：T 38.2℃，神清，皮肤未见出血点，颈抵抗（+），双侧Babinski征（+）。患者因患"原发性血小板减少性紫癜"服用肾上腺皮质激素半年，家里养有鸽子，血白细胞 7.4×10^9/L，中性粒细胞0.70，淋巴细胞0.30。腰穿脑脊液检查：压力220mmH_2O，白细胞 270×10^6/L，多核细胞0.29，单核细胞0.71，蛋白2.9g/L，糖1.2mmol/L，氯化物99mmol/L。脑脊液涂片墨汁染色阳性。最可能的诊断是

A. 颅内占位性病变
B. 结核性脑膜炎
C. 流行性乙型脑炎
D. 流行性脑脊髓膜炎
E. 隐球菌脑膜炎

56. 患者，男，29岁。发热7天，食欲缺乏、乏力、腹泻腹胀。起病后曾先后自服退热药、氨苄西林及喹诺酮类药物，发热仍不退。查体：腹部胀气，肝肋下未及，脾肋下1cm。血白细胞 26×10^9/L，临床上高度怀疑伤寒。为进一步确诊，应检查

A. 血培养
B. 骨髓培养
C. 粪便培养
D. 尿培养
E. 肥达反应

57. 患者，男，18岁。因恶心、呕吐（8次/天）、腹痛、腹泻1天，于7月29日入院。每日排稀水便8~10次。1天前曾与同学到外就餐。同学有多人出现此症状。查体：T 37℃，BP 75/55mmHg，中度脱水貌，心肺（-），腹软，肝脾未及，脐周压痛（+），反跳痛（-）。化验：血白细胞 89×10^9/L，淋巴细胞0.22，中性粒细胞0.78。粪便镜检WBC 8个/HP，RBC（0~3）个/HP。最可能的诊断是

A. 阿米巴痢疾
B. 细菌性食物中毒
C. 霍乱
D. 急性细菌性痢疾普通型
E. 急性肠炎

58. 患者，女，56岁。发热2个月，体温37.9~38.8℃，伴头痛、呕吐1周入院。查体：T 38℃，神清，消瘦，皮肤未见出血点，颈抵抗（+），布鲁津斯基征、凯尔尼格征（+）。血中性粒细胞0.70，淋巴细胞0.30。腰穿脑脊液检查：压力300mmH_2O，白细胞 360×10^6/L，多核细胞0.23，单核细胞0.77，蛋白2.9g/L，糖1.4mmol/L，氯化物93mmol/L。最可能的诊断是

A. 中毒性痢疾
B. 流行性脑脊髓膜炎
C. 败血症休克
D. 结核性脑膜炎
E. 流行性乙型脑炎

59. 患者，男，38岁。稽留热3周。伴腹胀、腹泻。前一晚进食较硬食物，约9时许突然右下腹痛。查体：脉搏速细，肝浊音界消失。X线检查膈下有游离气体。血白细胞 12.5×10^9/L，中性粒细胞0.85，嗜酸性粒细胞为0，淋巴细胞0.15。肥达反应："O"1∶640，"H"1∶640。外斐反应1∶80。以下哪种疾病最为可能

A. 斑疹伤寒
B. 伤寒并发肠穿孔
C. 胃穿孔
D. 重型肝炎
E. 败血症

【B_1型题】

（1~3题共用备选答案）

A. 再燃
B. 复发
C. 混合感染
D. 再感染
E. 重复感染

1. 血培养为伤寒杆菌和副伤寒杆菌，应为
2. 伤寒患者经治疗后体温由40℃降为37.9℃，后又升至40℃，血培养阳性，可认为
3. 伤寒患者经正规治疗，体温正常，2周后又发热，血培养阳性可能为

（4~6题共用备选答案）

A. 确诊伤寒患者
B. 伤寒带菌者
C. 支持临床诊断伤寒
D. 骨髓炎
E. 斑疹伤寒

4. 发热10天，脾大，白细胞减少，骨髓培养有伤寒杆菌
5. 慢性腹泻患者粪便培养有伤寒杆菌
6. 持续发热2周伴食欲差，脾大，肥达反应为"H"1∶320，"O"1∶320，OX_{19} 1∶80。

（7~8题共用备选答案）

A. 血管内皮损害、炎症、坏死、血栓形成
B. 软脑膜充血，浆液性、纤维蛋白性渗出
C. 颅底脑膜的化脓性炎症和粘连
D. 大脑皮质神经细胞变性和坏死
E. 脊髓前角运动细胞变性坏死

7. 流脑并发脑神经损伤的原因
8. 流脑败血症期的主要病变

（9~11 题共用备选答案）

A. 轻型
B. 普通型
C. 暴发型休克型
D. 暴发型脑膜脑炎型
E. 暴发型混合型

下列病例属于流脑的哪一型

9. 患者低热、轻微头痛及咽痛，咽部培养有病原菌
10. 患者发热、头痛、呕吐、皮肤瘀点、瘀斑、颈项强直，治疗不当，第 3 天昏迷抽搐、脱水治疗后好转，2 周出院
11. 患者突起高热，神志不清 5 小时，面色灰，口唇发绀，皮肤大片出血斑，血压测不到，瞳孔忽大忽小，呼吸节律不齐，病理反射（+）

（12~13 题共用备选答案）

A. 症状轻，非典型病例多
B. 排菌时间较长，易呈慢性
C. 果酱样便
D. 便秘与腹泻交替
E. 可有皮疹、便秘或腹泻

12. 福氏细菌性痢疾
13. 宋氏细菌性痢疾

（14~16 题共用备选答案）

A. 迁延型、急性发作型、隐匿型
B. 普通型、轻型和中毒型
C. 休克型、脑型和混合型
D. 普通型、逍遥型和暴发型
E. 休克型、脑膜脑炎型、混合型

14. 慢性细菌性痢疾的临床分型
15. 中毒性痢疾的临床分型
16. 细菌性痢疾的临床分型

（17~19 题共用备选答案）

A. 100~150ml/kg
B. 150~200ml/kg
C. 50~120ml/kg
D. 60~80ml/kg
E. 200~250ml/kg

17. 儿童轻型霍乱患者 24 小时补液量为
18. 儿童中型霍乱患者 24 小时补液量为
19. 儿童重型霍乱患者 24 小时补液量为

（20~22 题共用备选答案）

A. 黄水样便、清水样便
B. “米泔水”样便
C. 洗肉水样便
D. 黏液样便
E. 柏油样便

20. 霍乱常见的粪便性状
21. 霍乱具有特征性的粪便性状
22. 霍乱患者肠道有出血者粪便性状

参考答案

【A_1 型题】

1. A	2. C	3. B	4. A	5. A	6. E	7. C	8. C	9. C	10. C
11. C	12. B	13. D	14. A	15. C	16. C	17. B	18. A	19. C	20. A
21. B	22. E	23. C	24. B	25. B	26. B	27. A	28. E	29. C	

【A_2 型题】

30. C	31. D	32. A	33. E	34. D	35. C	36. D	37. C	38. C	39. D
40. B	41. C	42. D	43. A	44. C	45. C	46. C	47. E	48. B	49. D
50. D	51. C	52. E	53. B	54. D	55. E	56. B	57. B	58. D	59. B

【B_1 型题】

1. C	2. A	3. B	4. A	5. B	6. C	7. C	8. A	9. A	10. B
11. E	12. B	13. A	14. A	15. C	16. B	17. A	18. B	19. E	20. A
21. B	22. C								

第四单元　消毒与隔离

【A_1 型题】

1. 不可以杀灭芽孢的消毒法是
   A. 高压蒸汽法
   B. 巴氏消毒法
   C. 预真空型压力蒸汽灭菌
   D. 火烧消毒
   E. 高效消毒剂
2. 非电离辐射无效的是
   A. 细菌繁殖体
   B. 真菌
   C. 立克次体
   D. 支原体
   E. HBV
3. 严密隔离适用于

A. 霍乱
B. 流感
C. 乙型肝炎
D. 细菌性痢疾
E. 伤寒

【B_1 型题】

（1~3题共用备选答案）

A. 发病日起21天
B. 至症状消失后3天，但不少于发病后7天
C. 隔离至退热
D. 症状消失后5天起便培养2次阴性或症状消失后15天
E. 3~4周

1. 甲型肝炎隔离时间
2. 流行性脑脊髓膜炎隔离时间
3. 细菌性痢疾隔离时间

参考答案

【A_1 型题】

1. B　2. E　3. A

【B_1 型题】

1. A　2. B　3. D

第五部分

医学人文

第十四章　医学伦理学

第一单元　医学伦理学与医学目的、医学模式

【A_1型题】

1. 医学伦理学的特征之一是
   A. 灵活性
   B. 实践性
   C. 集体性
   D. 组织性
   E. 随机性
2. 医学伦理学的学科性质是指它属于
   A. 医德学
   B. 元伦理学
   C. 应用伦理学
   D. 道德哲学
   E. 生命伦理学
3. 现代医学模式是指
   A. 生物-心理-社会医学模式
   B. 生物医学模式
   C. 高新技术医学模式
   D. 整体医学模式
   E. 分子医学模式
4. 生物医学模式向生物-心理-社会医学模式的转变，引起了医德的一系列变化，但应除外
   A. 医德根本宗旨的变化
   B. 医德意识的变化
   C. 医德理论的变化
   D. 促进了生命伦理学的诞生
   E. 医德规范的变化
5. 下列不属于医学伦理学研究对象的是
   A. 医务人员与患者的关系
   B. 医务人员与社会的关系
   C. 医务人员之间的关系
   D. 医务人员与医学发展的关系
   E. 医学人员与其家庭成员间的关系
6. 下列属于医学目的的是
   A. 救死扶伤
   B. 克服疾病
   C. 延长生命
   D. 避免死亡
   E. 以上均是

参考答案

【A_1型题】

1. B　2. C　3. A　4. A　5. E　6. E

第二单元　中国医学的道德传统

【A_1型题】

1. “上以疗君亲之疾，下以救贫贱之厄”的医家是
   A. 李东垣
   B. 张仲景
   C. 王清任
   D. 孙思邈
   E. 傅青主
2. 下列哪位医家提出的医德原则和医德规范成为中国传统医德的重要内容
   A. 华佗
   B. 扁鹊
   C. 薛雪
   D. 孙思邈
   E. 李时珍
3. 我国“公共卫生事件应急体系建设的重要推动者”为
   A. 钟南山
   B. 张孝骞
   C. 林巧稚
   D. 屠呦呦
   E. 以上均不是

参考答案

【A_1型题】

1. B　2. D　3. A

第三单元　医学伦理学的理论基础

【A_1型题】

1. 生命价值论是下列哪项统一的理论
   A. 生命神圣与人道论
   B. 生命神圣与生命质量
   C. 美德论与义务论
   D. 生命质量与生命价值论
   E. 义务论与公益论
2. 医德品质的内容中哪项是不正确的
   A. 仁慈
   B. 严谨
   C. 诚挚
   D. 公正
   E. 幸福
3. 医学人道主义经历的3个时期不包括
   A. 古代朴素的医学人道主义
   B. 现代革命人道主义
   C. 近代医学人道主义
   D. 现代医学人道主义
4. 美德是以下几方面的和谐统一，其中不包括
   A. 高尚的思想
   B. 品德
   C. 情操与语言
   D. 良心
   E. 行为
5. 下列不属于公益论原则的是
   A. 人人享有最基本的医疗权利
   B. 当发生个体利益与群体利益矛盾时，以群体利益为重
   C. 当发生局部利益与整体利益矛盾时，以整体利益为重
   D. 当发生眼前利益与长远利益矛盾时，以长远利益为重
   E. 当发生个人与社会之间的矛盾时，以社会利益为重
6. 医院以医学人道主义精神服务于人类社会，其效益主要表现在
   A. 经济效益
   B. 社会效益
   C. 功利并重
   D. 以上都是
   E. 以上都不是
7. 生命质量的衡量标准不包括
   A. 个体生命健康程度
   B. 个体生命德才素质
   C. 个体生命优化条件
   D. 个体生命治愈希望
   E. 个体生命预期寿命
8. 生命神圣论的积极意义不包括
   A. 对人的生命的尊重
   B. 推行医学人道主义反对非人道的医疗行为
   C. 反对不平等的医疗制度
   D. 合理公正地分配卫生资源
   E. 实行一视同仁的医德规范
9. 医学伦理学发展到生命伦理学阶段，其理论基础的核心是
   A. 生命神圣论
   B. 美德论
   C. 义务论
   D. 生命质量与生命价值论
   E. 人道论

【B_1型题】

（1~2题共用备选答案）

A. 尊重病人的生命
B. 尊重病人的人格与尊严
C. 尊重病人平等的医疗与健康权利
D. 注重对社会利益及人类健康利益的维护
E. 病人的法律地位

1. 医学人道主义的核心内容中不包括哪一点
2. 医学人道主义的根本思想是

参考答案

【A_1型题】

1. B　2. E　3. B　4. D　5. A　6. B　7. C　8. D　9. D

【B_1型题】

1. E　2. A

第四单元　医学道德规范体系

【A_1 型题】

1. 现代的医师义务强调的是
   A. 对患者负责任
   B. 对集体负责任
   C. 对集体和社会负责任
   D. 对患者和社会负责任
   E. 对社会负责任
2. 当某种诊治决策对患者利害共存时，要求临床医师保证最大善果和最小恶果的医学伦理学原则是
   A. 患者自主
   B. 有利患者
   C. 为社会主义现代化建设服务
   D. 严谨审慎
   E. 双方协商解决
3. 对患者自主与医师做主之间关系的正确理解是
   A. 患者自主与医师做主是对立的
   B. 患者自主与医师做主不是对立的
   C. 强调患者自主，也充分看到医师做主的存在价值
   D. 强调医师决定，兼顾患者自主
   E. 强调患者自主，目的在于减轻医师的责任
4. 医学伦理学尊重原则应除外的内容是
   A. 公平分配卫生资源
   B. 尊重患者及家属的自主性或决定
   C. 尊重患者的知情同意权
   D. 保守患者的秘密
   E. 保护患者的隐私
5. 医师义务和权利不包括
   A. 承诺治疗效果
   B. 保证患者平等医疗权
   C. 保障患者医疗权利的实现
   D. 促进患者身心健康
   E. 履行自己的职责
6. 中华人民共和国原卫生部颁布《医务人员医德规范及实施办法》的时间是
   A. 1988 年 10 月 15 日
   B. 1988 年 12 月 15 日
   C. 1949 年 10 月 15 日
   D. 1949 年 12 月 15 日
   E. 1978 年 12 月 15 日
7. 医德规范的具体表现形式应除外的是
   A. 宣言
   B. 誓词
   C. 法典
   D. 守则
   E. 法规
8. 医疗审慎的内容应除外
   A. 医师在医疗各个环节始终做到慎言
   B. 医师在医疗各个环节始终做到慎行
   C. 医师在医疗各个环节始终做到自我保护
   D. 医师在医疗各个环节始终做到精益求精
   E. 医师在医疗各个环节始终做到认真负责
9. 尊重患者自主性或决定，在患者坚持己见时，可能要求医师
   A. 放弃自己的责任
   B. 听命于患者
   C. 无须具体分析
   D. 必要时限制患者自主性
   E. 不伤害患者
10. 对医德情感的正确理解是
   A. 医德情感纯粹是医务人员内心自生的主观感受
   B. 医德情感纯粹是医务人员个人喜好的产物
   C. 医德情感纯粹是医务人员个人利益的产物
   D. 医德情感是医务人员在医疗活动中对自己和他人行为之间关系的内心体验
   E. 医德情感是与医德义务没有任何关系的
11. 治疗要获得患者的知情同意，其实质是
   A. 尊重患者自主性
   B. 尊重患者社会地位
   C. 尊重患者人格尊严
   D. 患者不会做出错误决定
   E. 患者提出的要求总是合理的
12. 患者权利应除外
   A. 基本医疗权
   B. 自我决定权
   C. 知情同意权
   D. 要求保密权
   E. 保管病志权
13. 对医德良心的作用的错误提法是
   A. 医德良心对医务人员的行为具有能动作用
   B. 医德良心在行为前选择行为动机
   C. 医德良心在行为中监控行为过程
   D. 医德良心在行为后评估行为后果
   E. 医德良心可以完全决定医务人员行为善恶
14. 某患者，因医师开药少而且便宜，所以对医师有意见，诊治医师在对患者作解释时，以下哪一点是不当的
   A. 对症下药
   B. 合理配伍
   C. 节约费用
   D. 医师权力有限
   E. 遵守医疗报销制度
15. 保密的重要性可除外哪一项
   A. 不引起医患矛盾
   B. 不危害他人及社会
   C. 不引起患者家庭纠纷

D. 不导致患者自残等后果
E. 不引起对患者的歧视

16. 某患者要做腰穿检查，有恐惧感。从医德要求考虑，临床医师应向患者做的主要工作是
A. 要得到患者知情同意
B. 告知做腰穿的必要性，嘱患者配合
C. 告知做腰穿时应注意的事项
D. 因诊断需要，先动员，后检查
E. 动员家属做患者思想工作

17. 患者不能拒绝
A. 治疗
B. 公开病情
C. 手术
D. 实验
E. 遵守医院制度

18. 医疗审慎的积极作用的突出表现应该是
A. 有利于保护医生的利益
B. 有利于保护医院的利益
C. 有利于医疗质量的提高
D. 有利于促进医学的发展
E. 有利于保护医际的和谐

19. 对医德良心的不正确理解是
A. 医德良心是医务人员对患者履行义务的道德责任感
B. 医德良心是医务人员对患者履行义务的自我评估能力
C. 医德良心是医务人员医德情感的深化
D. 医德良心是医务人员天生的对患者的行善之心
E. 医德良心是医务人员在医疗活动中养成的自律机制

20. 患者义务应除外
A. 完全听从医师安排
B. 如实提供病情信息
C. 认真执行医嘱
D. 不将疾病传播他人
E. 尊重医师及其劳动

21. 在保护患者隐私时应考虑除外
A. 患者不愿让他人知道的变态心理，要求绝对保密
B. 患者不愿让他人知道的个人行为，要求绝对保密
C. 患者不愿让他人知道的家庭生活，要求绝对保密
D. 患者不愿让他人知道的不良诊断，要求绝对保密
E. 患者不愿让他人知道的艾滋病病情，要求绝对保密

22. 下列有关医疗保密的描述明显有误的是
A. 医疗保密在医疗实践中具有特殊重要的作用
B. 孙思邈《大医精诚》中曾明确提及
C. 医学伦理中最古老的医德范畴
D.《希波克拉底誓言》中曾明确提及
E. 若不保密可能造成对患者的歧视

23. 反映医患之间权利关系的正确观点是：强调维护
A. 医师的权利
B. 医院院长的权利
C. 护士的权利
D. 患者的权利
E. 家属的权利

24. 对患者不一定有助益，可能违背医学伦理学有利原则的做法是
A. 根据病情做相应检查
B. 根据病情做相应治疗
C. 根据病情给予止痛手段
D. 患者受益而不给他人太大伤害
E. 患者患癌症而到了晚期时告知他本人

25. 保密原则的具体要求在必要时可以除外
A. 保护患者隐私
B. 保护家庭隐私
C. 告知家属必要信息
D. 不公开患者提出保密的不良诊断
E. 不公开患者提出保密的预后判断

26. 我国社会主义医德基本原则提出的时间是
A. 1949 年
B. 1954 年
C. 1965 年
D. 1981 年
E. 1996 年

27. 一因车祸受重伤的男子被送去医院急救，因没带押金，医师拒绝为患者办理住院手续，当患者家属拿来钱时，已错过了抢救最佳时机，患者死亡。本案例违背了患者权利的哪一点
A. 享有自主权
B. 享有知情同意权
C. 享有保密和隐私权
D. 享有基本的医疗权
E. 享有参与治疗权

28. 按情感内容从低层次到高层次、理性成分从小到大排列的医德情感序列是
A. 责任感-同情感-事业感
B. 责任感-事业感-同情感
C. 同情感-责任感-事业感
D. 同情感-事业感-责任感
E. 事业感-同情感-责任感

29. 关于医务人员决策权的下述认识和做法中，正确的是
A. 需要根据患者的意见，开具诊断书
B. 需要用强制的方法干涉某些患者嗜酒的不良行为
C. 如何运用药物治疗可以不必考虑患者的意见
D. 是住院治疗还是门诊治疗，由医者最后决策
E. 拒绝为因酒精中毒而不听劝告者就医

30. 医德规范的本质是指
A. 医疗卫生行政官员对医务人员提出的基本道德要求
B. 医务人员对自己提出的基本道德要求

C. 患者对医务人员提出的基本道德要求
D. 医务人员在医学活动中的道德行为和道德关系普遍规律的反映
E. 患者在医学活动中的道德行为和道德关系普遍规律的反映

31. 医务人员在确定辅助检查项目后，必须做到
A. 只要检查目的明确，无须说服解释
B. 使患者知情同意，要告知患者（或家属），尊重被检者
C. 只要有益于治疗，医师可以作出决定
D. 向患者解释清楚检查的危险性
E. 因治病需要，无须向患者说明检查项目的经济负担

32. 以下哪点不是患者的义务
A. 如实提供病情和有关信息
B. 避免将疾病传播他人
C. 尊重医师和他们的劳动
D. 不可以拒绝医学科研试验
E. 在医师指导下对治疗做出负责的决定并与医师合作执行

33. 下列做法中不违背医学伦理学无伤害（不伤害）原则的是
A. 因急于手术抢救患者，未由家属或患者签手术同意书
B. 发生故意伤害
C. 造成本可避免的残疾
D. 造成本可避免的患者自杀
E. 造成本可避免的人格伤害

34. 不属于我国社会主义医德基本原则内容的一项是
A. 中西医并重
B. 防病治病
C. 救死扶伤
D. 实行社会主义人道主义
E. 全心全意为人民身心健康服务

35. 对待患者知情同意权的做法中，错误的是
A. 婴幼儿可以由监护人决定
B. 对某些特殊急诊抢救视为例外
C. 无家属承诺，即使患者本人知情同意也不能给予手术治疗
D. 做到充分知情
E. 做到有效同意

36. 关于医患双方权利与义务的下述口号和做法中，不可取的是
A. 医者不是上帝
B. 患者是上帝
C. 把维护患者正当权利放在第一位
D. 医者的正当权益也必须得到保证
E. 患者的权利往往意味着医者的义务

37. 欧美医学伦理学（生命伦理学）四原则不含
A. 不伤害
B. 有利
C. 尊重
D. 胆识
E. 公正

38. 患者的权利受到关注的社会背景是
A. 人的权利意识、参与意识增强和对人的本质的进一步认识
B. 医患间医学知识的差距逐渐缩小
C. 对人的本质有了进一步认识
D. 意识到医源性疾病的危害
E. 世界性的医患关系冷漠化

39. 保守医疗秘密之两方面的内容是指
A. 为患者保密与对患者保密
B. 为患者保密与对患者家属保密
C. 为患者家属保密与对患者保密
D. 为患者家属保密与对患者家属保密
E. 为医院保密与对同事保密

40. 对医学伦理学不伤害原则的准确理解是对患者
A. 避免责任伤害
B. 避免技术伤害
C. 避免躯体伤害
D. 避免心理伤害
E. 以上都是

41. 一足部患有严重溃疡的糖尿病患者，经治疗病情未减轻，且有发生败血症的危险，此时为保证患者的生命而需要对患者截肢。这里包含的冲突是
A. 有利原则与公正原则的冲突
B. 有利原则与尊重原则的冲突
C. 不伤害原则与有利原则的冲突
D. 不伤害原则与公正原则的冲突
E. 不伤害原则与尊重原则的冲突

42. 关于医师行使权利的错误提法是
A. 行使权利的自主性
B. 行使权利的权威性
C. 行使权利的特殊性
D. 可以行使特殊干涉权
E. 可以不经患者知情同意行使所有正当权利

43. 手术治疗中一般患者知情权不包括
A. 有权自主选择
B. 有同意的合法权利
C. 有明确决定的理解力
D. 有家属代为决定的权利
E. 有作出决定的认知力

44. 医学伦理学原则中的最高层次是
A. 不伤害患者
B. 有利于患者
C. 全心全意为人民身心健康

服务
D. 尊重病人的自主性
E. 公正地对待患者

45. 不包含在医学伦理学有利原则之内的是
A. 努力使患者受益
B. 努力预防和减少难以避免的伤害
C. 对利害得失全面权衡
D. 造成有意伤害时主动积极赔偿
E. 关心患者的客观利益和主观利益

46. 治疗要获得患者的知情同意，其道德价值应除外
A. 维持社会公正
B. 保护患者自主权
C. 解脱医师责任
D. 协调医患关系
E. 保证医疗质量

47. 医师必须保守患者的秘密，但应考虑除外
A. 患者的生理缺陷
B. 患者的过失行为
C. 患者的某些心理
D. 患者的某些怪癖
E. 患者的不良预后

48.《中华人民共和国医师法》规定的医师的法律义务同时也是其基本的道德义务，这些义务应除外的是
A. 遵守法律、法规、技术操作规范
B. 树立敬业精神，遵守职业道德，履行医师职责，尽职尽责为患者服务
C. 维护医院形象，关心医院创收，积极推进公立医院营利性、市场化改革
D. 关心、爱护、尊重患者，保护患者的隐私
E. 努力钻研业务，更新知识，提高专业技术水平

49. 对尊重患者自主权的正确理解是
A. 必须听从有地位的患者的决定
B. 此准则适用于所有患者
C. 此准则适用于患者的所有自我决定
D. 医师的任何干预都是不道德的
E. 承认患者有权根据自身状况做出理性决定

50. 中华人民共和国原卫生部颁布的《医务人员医德规范及实施办法》这一文献的基本精神是
A. 对患者一视同仁
B. 文明礼貌服务
C. 廉洁行医
D. 为患者保守医密
E. 实行社会主义人道主义

51. 公平合理分配卫生资源在微观方面的根据应除外
A. 预防与治疗的合理关系
B. 患者的年龄
C. 治疗成功的可能
D. 患者的潜在贡献
E. 科研价值

52. 医师的特殊干涉权应除外
A. 控制想要自杀的患者的行为
B. 依法隔离 SARS 患者
C. 中止出现高度危险的治疗性人体试验
D. 拒绝患者放弃治疗的要求
E. 隐瞒真相，不对患者诉说不良诊断和预后

53. 在处理保守医密与讲真话二者关系时应该对
A. 慢性患者保密，不讲疾病实情
B. 传染病患者保密，不讲疾病实情
C. 妇科患者保密，不讲疾病实情
D. 晚期癌症患者保密，不讲疾病实情
E. 早期癌症患者保密，不讲疾病实情

54. 保守患者的秘密，其实质是（或体现了什么原则）
A. 尊重患者自主
B. 不伤害患者自尊
C. 保护患者隐私
D. 医患双方平等
E. 人权高于一切

55. 关于患者享有平等医疗权利的表述中，错误的是
A. 公民享有生命健康权
B. 对所有患者都应一视同仁
C. 患者的需求应得到完全满足
D. 患者享有的医疗保健权在实现时是受条件限制的
E. 应满足患者的合理需求

56. “健康所系，性命相托”这一提法出自
A. 1991 年《中国医学生誓词》
B. 2000 年《中国医学生誓词》
C. 1996 年《临床医师公约》
D. 2002 年《临床医师公约》
E. 1999 年《中华人民共和国执业医师法》

57. 为了切实做到尊重患者自主性或决定，医师向患者提供信息时要避免
A. 理解
B. 诱导
C. 适量
D. 适度
E. 开导

58. 医学伦理学公正原则要求对患者
A. 充满耐心
B. 细致周到
C. 一视同仁
D. 充满爱心
E. 充满责任心

【A_2 型题】

59. 一位 50 多岁男患者，患慢支、肺气肿多年，某日上午因用力咳嗽，突感胸痛气促，立即被送到医院急诊科。体检发现：

血压 100/70mmHg，呼吸120次/分，烦躁，唇、指发绀，气管明显偏左，右侧胸廓饱满，叩诊鼓音，呼吸音明显减弱。拟诊右侧气胸，未作相应处理，即送放射科作胸透。透视完后患者出现潮式呼吸，未及抢救就死亡了。为防止类似现象，应该

A. 充分检查，明确诊断，不伤害患者
B. 依据症状，请相关医师会诊作决策，不伤害患者
C. 当机立断，审慎地做出诊断并给以处置性穿刺，有利患者
D. 迅速判断并确定恰当目标，做出恰当的医疗决策，有利患者
E. 先行观察，再作处理，有利患者

60. 一位3岁病儿患急性菌痢住进医院，经治疗本已好转，行将出院。其父母觉得小儿虚弱，要求输血。碍于情面，医师同意了。可护士为了快点交班，提议给予静脉推注输血。当时病儿哭闹，医护齐动手给他输血过程中，病儿突发心搏骤停死亡。此案例中医护人员的伦理过错是

A. 无知，无原则，违背了有利患者的原则
B. 无知，无原则，违背了人道主义原则
C. 曲解家属自主权，违反操作规程，违背了有利患者的原则
D. 曲解家属自主权，违反操作规程，违背了不伤害患者的原则
E. 曲解家属自主权，违反操作规程，违背了人道主义原则

61. 某中年男患者因心脏病发作被送到急诊室，症状及检查结果均明确提示心肌梗死。患者很清醒，但拒绝住院，坚持要回家。此时医师应该

A. 尊重患者自主权，自己无任何责任，同意他回家
B. 尊重患者自主权，但应尽力劝导患者住院，无效时办好相关手续
C. 尊重患者自主权，但应尽力劝导患者住院，无效时行使干涉权
D. 行使医师自主权，为治救患者，强行把患者留在医院
E. 行使家长权，为治病救人，强行把患者留在医院

62. 某年轻女患者因患左侧乳腺癌住院行根治术。术中同时为右侧乳房一个不明显硬结也做了常规的冰冻病理切片。结果提示：右侧乳房小肿块部分癌变。此时，医师的最佳伦理选择是

A. 依人道原则，立即行右乳大部分切除术
B. 依救死扶伤原则，立即行右乳大部分切除术
C. 依有利原则，立即行右乳根治术
D. 依知情同意原则，立即行右乳根治术
E. 依知情同意原则，立即行右乳大部分切除术

63. 某肝癌患者病情已到晚期，处于极度痛苦之中，自认为是肝硬化，寄希望于治疗，病情进展和疼痛发作时，多次要求医师给以明确说法和治疗措施。此时，医师最佳的伦理选择应该是

A. 正确对待保密与讲真话的关系，经家属同意后告知实情，重点减轻病痛
B. 恪守保密原则，继续隐瞒病情，直至患者病死
C. 遵循患者自主原则，全面满足患者要求
D. 依据知情同意原则，应该告知患者所有信息
E. 依据有利原则，劝导患者试用一些民间土方

64. 据报道，现在有些医院已采取了一些隔离措施，使体格检查置于一个相对封闭的环境中，以免受检患者曝光于众人面前。更确切地说这些措施反映了医院和医师哪一种医德意识

A. 服务意识
B. 管理意识
C. 保护患者隐私意识
D. 有利于患者的意识
E. 热爱医学事业的意识

65. 在高干病房，一些医护人员称呼患者总是用“赵书记”“钱局长”等，语调适中，而到了一般病房，称呼就换成了“3床”“做肠透视的”等，话语十分生硬。从深层次上说，此类现象的本质和解决措施是

A. 敬业精神差，应加强管理
B. 语言不文明，应加强培训
C. 尊重意识差，应加强教育
D. 公正意识差，应加强教育
E. 服务意识差，应加强教育

66. 一位住在妇产科病房的患者，手术后腹胀，哭闹着要找科主任来给她看一看。该主任来后，经仔细查看，发现患者只是心理上有些问题，于是说了一些安慰她的话，患者便安静下来了，还有说有笑。有同事见了不以为然地说：“这也值得主任来管?”主任莞尔一笑，说：“难道当主任的就非得看什么大病吗?”“有些劳动是平凡的，好像无须一顾，但是，它的精神是神圣的，一个人没有这种神圣的感觉，他就不会每件事都那么仔细、耐心地去做。”这充分体现了

A. 传统医学观、不伤害原

则、同情美德
B. 现代医学观、不伤害原则、同情美德
C. 现代医学观、公正原则、正直美德
D. 传统医学观、公正原则、正直美德
E. 以上都不是

67. 某女患者，未婚，发现左侧乳房有肿块。经医师检查判断后拟进行手术治疗，但患者十分担心手术会影响以后生活质量。经过医师积极解释，患者消除了心理负担并要求保密。在征得患者的家属同意的情况下进行了手术，手术顺利完成，患者满意。这体现了患者的
A. 基本医疗权
B. 知情同意权
C. 疾病认知权
D. 保护隐私权
E. 以上均是

68. 某医师在为患者施行右侧乳房肿瘤摘除术时，发现左侧乳房也有肿瘤，当即进行活检，确诊为乳腺病。医师判断将来可能癌变，未征求患者意见，同时切除了左侧乳房。医师的这种做法，违背了患者权利的哪一点
A. 平等的医疗权
B. 保密权
C. 隐私权
D. 知情同意权
E. 获得信息权

69. 患者，女，40岁。企图自杀，服用大量巴比妥严重中毒，送来医院时，呼吸已经停止。马上对患者进行洗胃，无效。在没有其他对抗措施的条件下，采用了在当时还没有推广的人工肾透析治疗法进行抢救，收到了很好的疗效。为了抢救患者，采用了治疗性试验。对此做法，下面说法错误的是
A. 动机是好的，但得失结果一时难以下结论
B. 是符合医学道德的医学行为
C. 即使是抢救成功，也不合乎道德规范
D. 即使不幸造成死亡或伤残，也不能逆推动机不好
E. 本案例医师的选择是正确的

70. 某患者因车祸造成多发性骨折，多脏器破裂，如果不及时手术，就会危及患者生命。然而，同行的伙伴谁也不敢代替家属签字。这时，主刀医师站出来，说："我签，有责任我负！"经过医务人员的全力抢救，患者终于脱离危险。医师最符合医学道德的做法是
A. 医师不应施手术，因为没有人在手术同意书上签字
B. 主刀医师已把不施行手术抢救可能发生的后果告知他的伙伴，如抢救不成功，医师不应该承担法律责任
C. 主刀医师代表患者亲人签字，表现了医师以患者利益为重、无私无畏的高尚医德精神
D. 以上3点都符合抢救重危患者的道德
E. 以上除B点，其他几点都是符合医学道德的

【B_1 型题】

（1~3题共用备选答案）
A. 杜绝对患者的有意伤害
B. 选择受益最大、损伤最小的治疗方案
C. 患者及家属无法实行知情同意时，医师可以行使家长权
D. 对患者一视同仁
E. 合理筛选肾脏移植手术者
1. 体现有利原则的是
2. 体现尊重原则的是
3. 体现不伤害原则的是

（4~6题共用备选答案）
A. 医师为患者选用疗效相当但价格低廉的药物
B. 医师为患者提供完全、真实的信息，供其选择表态
C. 医师使用艾滋病患者病情资料时，应作隐去姓名等处理
D. 医师诊断时应考虑患者的各方面因素
E. 医师治疗时应努力使患者受益
4. 最能体现不伤害原则的是
5. 最能体现保护患者隐私准则的是
6. 最能体现知情同意准则的是

（7~8题共用备选答案）
A. 患者的权利
B. 患者的义务
C. 医师的权利
D. 医师的义务
E. 患者和医师共同的义务
7. 详细向患者讲清配合治疗的必要性，以获得患者与医师的合作是
8. 患者对经治医师不满意时，可以重新选择医生属于

（9~11题共用备选答案）
A. 具有独立作出诊断和治疗的权利以及特殊干涉权
B. 对患者义务和对社会义务的统一
C. 绝对干涉权
D. 保持和恢复健康，积极配合医疗，支持医学科学研究
E. 支持医学科学研究
9. 医师的权利是
10. 医务人员的道德义务是
11. 患者道德义务是

参考答案

【A_1 型题】

1. D	2. B	3. C	4. A	5. A	6. B	7. E	8. C	9. D	10. D
11. A	12. E	13. E	14. D	15. B	16. A	17. E	18. C	19. D	20. A
21. E	22. B	23. D	24. E	25. C	26. D	27. D	28. C	29. D	30. D
31. B	32. D	33. A	34. A	35. C	36. B	37. D	38. A	39. A	40. E
41. C	42. E	43. D	44. C	45. D	46. C	47. E	48. C	49. E	50. E
51. A	52. D	53. D	54. A	55. C	56. A	57. B	58. C		

【A_2 型题】

59. C	60. D	61. C	62. E	63. A	64. C	65. D	66. C	67. E	68. D
69. C	70. C								

【B_1 型题】

1. B	2. C	3. A	4. A	5. C	6. B	7. D	8. A	9. A	10. B
11. D									

第五单元　处理与患者关系的道德要求

【A_1 型题】

1. 医患之间正常的信托关系应该建立于哪一种关系之上
   A. 上下级关系
   B. 契约关系
   C. 社会主义医德关系和法制关系
   D. 亲属关系
   E. 货币交易关系
2. 为维护医患之间相互信任的关系，医师必须做到，但应除外
   A. 主动赢得患者信任
   B. 珍惜患者的信任
   C. 对患者所提要求言听计从
   D. 努力消除误解
   E. 对患者出现的疑虑尽量澄清

【A_2 型题】

3. 某女患头痛数月，遇上感和月经来潮时疼痛加重，于是出于彻底检查的目的来院坚决要求做 CT 检查，被医师拒绝。医师开出脑电图检查单和请耳鼻喉科会诊单。患者大为不满。为形成正常医患关系，该医师应该
   A. 维持契约关系，完全按患者要求办，开单做 CT 检查
   B. 维持契约关系，坚决按医师意见办，脑电图检查后再定
   C. 维持契约信托关系，说服患者先行体格检查再定
   D. 维持信托关系，对不信赖者拒绝接诊
   E. 维持信托关系，先查 CT 和脑电图、进行会诊，然后体检

【B_1 型题】

（1~3 题共用备选答案）
   A. 双方冲突型
   B. 患者主导型
   C. 主动-被动型
   D. 指导-合作型
   E. 共同参与型
1. 一般来说，医患之间信托-契约关系所倡导的医患交往模式是
2. 一般来说，使医患之间信托-契约关系能够得到理想体现的是
3. 对婴幼儿、处于休克状态需要急救等患者适用的模式是

参考答案

【A_1 型题】

1. C　2. C

【A_2型题】

3. C

【B_1型题】

1. D　2. E　3. C

第六单元　处理医务人员之间关系的道德要求

【A_1型题】

下列哪项是正确处理医务人员之间关系的道德原则
A. 互相尊重
B. 互相支持
C. 互相监督
D. 互相学习
E. 以上都是

参考答案

【A_1型题】

E

第七单元　临床诊疗的道德要求

【A_1型题】

1. 中医临床诊断的道德要求中四诊的道德要求首先是
A. 安神定志
B. 知情同意
C. 认真负责
D. 审慎保密
E. 实事求是

2. 身心统一原则是指医务人员在诊疗过程中把患者作为一个整体，以下条件中哪项不属于
A. 生理
B. 病理
C. 心理
D. 社会
E. 道德

3. 在传染科工作的道德要求中哪条是正确的
A. 热爱本职工作具有无私奉献精神
B. 争分夺秒竭尽全力抢救患者
C. 严格执行消毒隔离制度
D. 防止交叉感染
E. 以上都是

4. 体格检查时医师首先应做到的是
A. 尊重患者的人格
B. 态度热情
C. 客观求实
D. 安全保密
E. 认真负责

5. 下列哪项不属于基因诊断和基因治疗的伦理原则
A. 尊重与平等原则
B. 知情同意原则
C. 安全和有效原则
D. 保护隐私原则
E. 以治疗为目的的原则

6. 在使用辅助检查时，哪一项是不适宜的
A. 严格地掌握适应证
B. 应该广泛地依赖辅助检查
C. 有利于提高医生认识疾病的能力
D. 应从患者的利益出发决定做什么项目
E. 结合临床应用辅助检查手段

7. 下列属于人体器官移植的伦理原则
A. 知情同意原则
B. 尊重原则
C. 禁止商业化原则
D. 保密原则
E. 以上都是

8. 以下哪项是中医临床的基本诊察手段
A. 叩
B. 触
C. 望
D. 听
E. 视

9. 以下哪条是中医的辨证论治基础
A. 望
B. 闻
C. 问
D. 切
E. 以上都是

10. 人类胚胎干细胞研究和应用的伦理准则应除外
A. 尊重的准则
B. 知情同意的准则
C. 研究无禁区的准则
D. 安全有效的准则
E. 防止商品化的准则

11. 临床诊疗道德的原则是
   A. 患者健康利益第一的原则
   B. 最优化原则
   C. 身心统一原则
   D. 以上都是
   E. 以上都不是
12. 最优化原则是指在选择过程中诊疗方案以最小的代价、获取最大效果，具体要求是
   A. 痛苦最小
   B. 耗费最少
   C. 疗效最佳
   D. 安全无害
   E. 以上都是

【B_1 型题】

（1~2 题共用备选答案）
   A. 要有急患者所急的紧迫感
   B. 要有敢担风险团结协作的使命感
   C. 要有深厚的同情感
   D. 抢救前先让患者知情同意
   E. 要有经济头脑，保证少花钱多办事
1. 在抢救危重患者时，哪一条是保证抢救成功的前提是
2. 哪一条可以先不考虑

（3~4 题共用备选答案）
   A. 态度严肃，作风严谨
   B. 成本核算，经济实惠
   C. 精诚团结，密切协作
   D. 安全无害，效果最好
   E. 耗费最小，痛苦最少
3. 在为患者手术中的道德要求中，哪一条不正确
4. 在为患者手术中的道德要求中，哪条最重要

（5~6 题共用备选答案）
   A. 对症下药，剂量安全
   B. 合理配伍，细致观察
   C. 节约费用，公正分配
   D. 以上都是
   E. 以上都不是
5. 中医药物治疗中的道德原则哪点是正确的
6. 中医药物治疗中的道德原则哪点是不正确的

参考答案

【A_1 型题】

1. A　2. E　3. E　4. A　5. C　6. B　7. E　8. C　9. E　10. C
11. D　12. E

【B_1 型题】

1. A　2. E　3. B　4. A　5. D　6. E

第八单元　医学研究的道德要求

【A_1 型题】

1. 人体试验的道德原则，下列除外哪一项均正确
   A. 严谨的医学态度
   B. 符合医学目的
   C. 受试者知情同意
   D. 医学发展至上
   E. 维护受试者利益
2. 医学科学研究的作用也有双向性，表现在
   A. 防病与治病
   B. 基础医学与临床医学
   C. 造福人类与危害人类
   D. 社会医学与医学社会学
   E. 医学科学与医学道德
3. 在临床医学研究开始之前，必须要把研究方案提交到哪个部门进行审查
   A. 医院党委
   B. 科研处
   C. 科研评定委员会
   D. 伦理委员会
   E. 患者所在病房的领导
4. 在临床医学研究中要求对资料保密，以下哪一点是不属于该范畴的
   A. 对研究资料严加保密
   B. 对研究成果严加保密
   C. 医师与患者之间的保密
   D. 研究者与受试者之间的保密
   E. 对患者姓名做保密处理
5. 在临床医学研究中，对待受试者的正确做法是
   A. 对受试者的负担不可以过分强调
   B. 对受试者的受益要放在首要位置考虑
   C. 对受试者的负担和受益要公平分配
   D. 需要特别关照参加试验的重点人群的利益
   E. 对参加试验的弱势人群的权益可以不必太考虑
6. 在临床医学研究中必须尊重受试者的知情同意权，下面做法中错误的是
   A. 必须获得受试者的知情同意
   B. 无行为能力者需获得代理

同意
C. 获得同意前需要用受试者能够理解的语言向受试者提供基本的信息
D. 禁止用欺骗的手法获得受试者同意
E. 可以利诱受试者，让他同意

7. 在临床医学研究中应切实保护受试者的利益，下列除外哪一项均对
A. 实验研究前必须经过动物实验
B. 实验研究前必须制订严密科学的计划
C. 实验研究前必须有严格的审批监督程序
D. 实验研究前必须详细了解患者身心情况
E. 实验研究结束后必须作出科学报告

【B_1型题】

（1~2题共用备选答案）
A. 代理同意
B. 知情同意
C. 不同意
D. 诱导同意
E. 有效同意

1. 在临床医学研究前，对有行为能力的患者要获得他的同意，这属于
2. 在临床医学研究前，对无行为能力的患者要获得他家属的同意，这属于

参考答案

【A_1型题】

1. D　2. C　3. D　4. B　5. C　6. E　7. E

【B_1型题】

1. B　2. A

第九单元　医学道德评价与良好医德的养成

【A_1型题】

1. 医德评价应坚持依据的辩证统一是指
A. 动机与目的、效果与手段的统一
B. 动机与效果、目的与手段的统一
C. 动机与手段、目的与效果的统一
D. 目的与效果、目的与手段的统一
E. 目的与动机、动机与效果的统一

2. 在进行医德评价时，应防止的“四种片面依据论”不是指
A. 唯意志论
B. 唯动机论
C. 唯效果论
D. 唯目的论
E. 唯手段轮

3. 对三种医德评价方式相互关系的正确理解是
A. 相辅相成、互相补充
B. 完全一致、可以替代
C. 互相冲突、都不可信
D. 比较混乱、说不清楚
E. 前后矛盾、比较混乱

4. 医务人员在医德品质、情感、意志、习惯等方面所进行的自我学习、自我锻炼和自我培养过程，以及在此基础上达到的医德境界，这就叫作
A. 医德修养
B. 自我修养
C. 个人修养
D. 医德实践
E. 医德活动

5. 对医德修养的意义的正确表述是
A. 使医务人员养成良好的医德品质和人格，使医疗卫生单位形成良好形象，在医疗竞争中立于不败之地
B. 使医务人员养成良好的医德品质和人格，使医疗卫生单位形成良好的医德医风，从而促进社会精神文明
C. 使医务人员和医疗卫生单位树立良好的形象，从而促进社会精神文明
D. 使医务人员和医疗卫生单位树立良好的形象，在医疗竞争中立于不败之地
E. 使医务人员养成良好的医德品质和人格，使医疗卫生单位形成良好的医德医风，在医疗竞争中立于不败之地

6. 医德修养的根本途径和方法是
A. 学习医德理论知识
B. 在医疗卫生保健实践中修养
C. 有的放矢
D. 持之以恒
E. 追求慎独

参考答案

【A_1 型题】

1. B 2. A 3. A 4. A 5. B 6. B

第十单元 医学伦理学文献

【A_1 型题】

1. 主张科技必须考虑公共利益的是
   A.《赫尔辛基宣言》
   B.《吉汉宣言》
   C.《国际性研究中的伦理与政策问题：发展中国家的临床试验》
   D.《人体生物医学研究国际道德指南》
   E. 以上均不是
2. 下列属于《人类辅助生殖技术和人类精子库伦理原则》的内容的是
   A. 有利于患者的原则
   B. 知情同意的原则
   C. 保护后代的原则
   D. 社会公益原则
   E. 以上均是

参考答案

【A_1 型题】

1. B 2. E

第十五章 卫生法规

第一单元 卫生法概述

【A_1 型题】

1. 卫生法的概念是指
   A. 国家立法机关颁布的卫生法律
   B. 国家行政机关颁布的卫生法规
   C. 国务院卫生行政部门颁布的规章
   D. 卫生行政部门颁布的技术规范
   E. 全部上述保障人体健康的法律规范的总和
2. 下列卫生法规范性文件中属于卫生法律的是
   A.《中华人民共和国医师法》
   B.《中华人民共和国药品管理法实施办法》
   C.《医疗机构管理条例》
   D.《医疗事故处理条例》
   E.《麻醉药品管理办法》
3. 我国卫生法律体系的内容是指
   A. 地方卫生法规、规章
   B. 卫生行政法规
   C. 卫生法律
   D. 宪法和基本法律
   E. 上述全部法律部门有机组成
4. 卫生行政法规是指
   A. 国务院卫生行政部门依法制定的行政法规文件
   B. 国务院依据法律制定颁布卫生工作规范性文件
   C. 国务院各部委制定的解决卫生问题的行政法规文件
   D. 国家中医药管理局依法制定的行政法规文件
   E. 省级卫生部门颁布的卫生行政规范性文件
5. 下列规范性文件中由国务院颁布的是
   A.《药品管理法》
   B.《医疗机构管理条例实施办法》
   C.《医疗事故处理条例》
   D.《中华人民共和国医师法》
   E.《传染病防治法》
6. 卫生法所调整的法律关系是
   A. 卫生技术人员在医疗中发生的关系
   B. 所有医药卫生人员在技术服务中的关系
   C. 医疗机构的服务关系
   D. 人们在生活卫生和生产活动中所发生的关系
   E. 国家行政机关管理活动中的关系
7. 卫生法中基本特征显示，随着社会的发展，在世界各国卫生立法中的共识是关注
   A. 卫生标准

B. 技术规范
C. 社会公众利益
D. 卫生人员行为
E. 加强卫生管理

8. 人们在从事卫生活动过程中必须遵守的各种准则是
A. 卫生行政文件
B. 卫生法的基本原则
C. 卫生行政规章
D. 卫生技术操作规范
E. 卫生监督标准

9. 卫生法基本原则中的国家监督是依据法律法规进行监督管理，通过监督管理
A. 维护社会公共卫生秩序
B. 维护医务人员的合法权益
C. 维护患者的合法权益
D. 提高医疗科技水平
E. 提高群众自我保健意识

10. 医学对人类发展延续和进步发挥着重大作用，卫生法的作用之一在于通过卫生法的制定和实施，能够
A. 保证卫生法的贯彻落实
B. 使广大人民群众提高健康意识
C. 保障和促进医学科学的发展
D. 保证卫生监督工作进行
E. 实现经济的发展

11. 卫生法中民事责任的主要特征是
A. 警告
B. 罚款
C. 记过
D. 降级
E. 赔偿

12. 卫生法中的行政责任主要是指
A. 单位和个人在国家行政管理工作中应尽的义务
B. 单位和个人违反民法规定应承担的责任
C. 单位和个人违反刑法规定应承担的责任
D. 单位和个人违反行政管理法规规定义务应承担的责任
E. 单位和个人违反行政诉讼法应承担的法律责任

13. “危害公共卫生罪”是依据哪部法律定罪
A.《中华人民共和国宪法》
B.《中华人民共和国刑法》
D.《中华人民共和国传染病防治法》
C.《中华人民共和国食品卫生法》
E.《中华人民共和国医师法》

14. 行为人实施违反刑事法律的行为必须承担的法律责任称为
A. 危害行为
B. 行政行为
D. 民事责任
C. 行政责任
E. 刑事责任

【B_1 型题】

（1~3 题共用备选答案）
A. 卫生法律
B. 卫生行政法律
D. 地方卫生法规
C. 基本法律
E. 卫生规章

1. 全国人民代表大会制定颁布的是
2. 全国人民代表大会常委会制定颁布的是
3. 国务院卫生行政部门颁布的是

（4~5 题共用备选答案）
A. 国家卫生监督
B. 卫生法规文件
C. 卫生法律体系
D. 卫生法的作用
E. 卫生法基本原则

4. 推动医学科学进步属于
5. 卫生工作社会化是

（6~7 题共用备选答案）
A. 保护人民身体健康
B. 维护医务人员合法权益
C. 维护医疗机构权益
D. 维护医患双方权益
E. 维护社会卫生公共秩序

6. 卫生法立法目的在于
7. 国家卫生监督作为卫生立法基本原则之一。通过监督以

（8~9 题共用备选答案）
A. 危害社会行为
B. 危害结果
C. 行为的时间、地点、方法
D. 犯罪的目的
E. 犯罪故意和过失

8. 行为人给刑法所保护的客体造成的危害是指
9. 构成犯罪主观方面的表现形式是指

（10~11 题共用备选答案）
A. 法的社会作用
B. 法的规范作用
C. 卫生法的立法目的
D. 卫生法基本原则
E. 卫生工作社会化

10. 人们在从事卫生活动过程中必须遵守的各种准则称为
11. 保护人民身体健康，维护社会公共卫生秩序是

（12~15 题共用备选答案）
A. 行政处分
B. 行政处罚
C. 行政责任
D. 行政行为
E. 行政复议

12. 公民、法人对处理不服，可以向上一级行政机关提出的是
13. 国家机关企事业单位对内部人员的制裁性处理是
14. 依据行政管理法规而产生的是
15. 国家主管机关对违反行政管理法规的公民或法人采取强制性措施是

参考答案

【A_1 型题】

1. E　2. A　3. E　4. B　5. C　6. D　7. C　8. B　9. A　10. C
11. E　12. D　13. B　14. E

【B_1 型题】

1. D　2. A　3. E　4. D　5. E　6. A　7. E　8. B　9. E　10. D
11. C　12. E　13. A　14. C　15. D

第二单元　卫生法律责任

【A_1 型题】

1. 卫生法中规定下列哪个部门违反法律规定侵害公民的健康权利时，对受害人承担损害赔偿责任
   A. 卫健委
   B. 省级以上卫生厅
   C. 医疗机构、医药卫生工作人员或从事与医药卫生事业有关的机构
   D. 药品监督管理局
   E. 以上均不对
2. 民事责任以财产责任为主，而财产责任以什么为主要形式
   A. 赔偿责任
   B. 行政责任
   C. 刑事责任
   D. 道德责任
   E. 民事责任
3. 构成损害赔偿的民事责任不需要同时具备的条件
   A. 行为的违法性
   B. 行为所引起的危害社会的结果
   C. 要有损害事实
   D. 违法行为和损害事实之间要有因果关系
   E. 行为人有过错
4. 属于《中华人民共和国民法通则》规定的承担民事责任的方式是
   A. 警告
   B. 记过
   C. 降级
   D. 赔礼道歉
   E. 留用察看
5. 当事人对所追究的行政责任不服，可以向追究行政责任的行政机关的上一级行政机关提出
   A. 行政复议
   B. 行政处分
   C. 行政处罚
   D. 行政制裁
   E. 行政责任
6. 承担行政责任的前提是
   A. 行为人主观上的故意或过失
   B. 违反卫生法中行政管理方面法律规定的义务
   C. 违法失职行为已经超过了批评教育的限度
   D. 违反社会公共利益、社会公德
   E. 破坏社会秩序和经济秩序
7. 属于行政处分的是
   A. 降职
   B. 罚款
   C. 责令停产
   D. 没收违法所得
   E. 吊销卫生许可证
8. 下列哪个是国家特定行政主管机关依法惩戒违法失职的个人或组织的行政行为
   A. 行政处罚
   B. 行政处分
   C. 民事责任
   D. 刑事责任
   E. 道德谴责
9. 刑事责任只能由犯罪行为人承担，具有
   A. 强制性
   B. 不可转移性
   C. 义务性
   D. 讨论性
   E. 假设性
10. 如果仅是思想活动而没有行为是
   A. 构成犯罪
   B. 不构成犯罪
   C. 应当依据刑法受到惩罚
   D. 承担民事责任
   E. 应当受到行政处分
11. 下列刑罚中哪项属于附加刑
   A. 拘役
   B. 有期徒刑
   C. 管制
   D. 罚金
   E. 死刑

【A_2 型题】

12. 某市级医院在接诊患有非典型肺炎患者时，违反传染病防治法的规定，未采取任何隔离措施，造成医院感染，应当追究其
   A. 民事责任
   B. 行政责任
   C. 刑事责任

D. 社会责任
E. 以上均不对

13. 某美容整形医院在为患者李某实施隆胸手术后造成患者双侧乳房大小不等，医院除应赔偿患者直接经济损失外，还应
A. 帮李某施行修复手术
B. 赔礼道歉
C. 支付违约金
D. 支付李某精神损害赔偿
E. 恢复李某名誉

14. 某省级医院在接诊胃出血患者张某时，因其值班医师赵某脱岗造成张某大出血抢救不及时死亡，其丧葬费应当由谁承担
A. 张某所属单位
B. 接诊的省级医院
C. 张某直系家属
D. 值班医师赵某
E. 以上都不是

15. 某制盐企业为减少其生产成本采用工业用盐作原料，造成集体中毒事故，卫生行政部门应当对其做出何种处理
A. 追究其民事责任
B. 追究其刑事责任
C. 予以行政处分
D. 予以行政处罚
E. 要求其赔偿当事人损失

16. 某边境卫生检疫站因其工作人员玩忽职守造成部分地区禽流感流行，卫生行政部门应当追究卫生检疫站主要负责人的
A. 民事责任
B. 行政责任
C. 刑事责任
D. 社会责任
E. 以上均不对

17. 某医药公司销售假药造成部分患者病情延误，医药公司应当承担相应的
A. 刑事责任
B. 行政责任
C. 民事责任
D. 社会责任
E. 以上均不对

18. 某个体诊所负责人张某在无执业医师证书的情况下为孕妇徐某行剖宫产，造成患者大出血死亡，对于张某的处理是
A. 追究其民事责任
B. 追究其刑事责任，并处罚金
C. 予以行政处分
D. 予以行政处罚
E. 进行思想教育

【B_1 型题】

（1~2 题共用备选答案）
A. 刑事责任
B. 犯罪行为
C. 行政责任
D. 刑罚方法
E. 犯罪主体

1. 行为人实施违反刑事法律的行为必须承担的法律责任指
2. 实现刑事责任的方法是

参考答案

【A_1 型题】

1. C　2. A　3. B　4. D　5. A　6. B　7. A　8. A　9. B　10. B
11. D

【A_2 型题】

12. C　13. D　14. B　15. B　16. C　17. A　18. B

【B_1 型题】

1. A　2. D

第三单元　《中华人民共和国医师法》

【A_1 型题】

1. 根据《中华人民共和国医师法》，医师在执业活动中违反法律、法规、规章，造成医疗事故或者其他严重后果的，可给予以下处罚，除外
A. 责令改正
B. 警告
C. 降职
D. 吊销医师执业证书
E. 暂停六个月以上一年以下执业活动

2. 下述机构中的医师不适用医师法的是
A. 计划生育技术服务机构
B. 药品生产经营机构
C. 医疗机构
D. 预防机构
E. 保健机构

3. 管理本行政区域内医师工作的

机构是
A. 县级以上人民政府劳动人事部门
B. 县级以上人民政府工商行政部门
C. 县级以上地方人民政府卫生行政部门
D. 各级医师协会
E. 各级政府

4. 具备下列条件的可以参加执业助理医师资格考试：具有高等学校医学专科学历，在医疗、预防、保健机构中试用期满
A. 六个月
B. 十八个月
C. 一年
D. 二年
E. 三年

5. 以师承方式学习中医满几年，经县级以上人民政府卫生健康主管部门委托的中医药专业组织或医疗卫生机构考核合格并推荐，可以参加中医医师资格考试
A. 5
B. 4
C. 3
D. 2
E. 1

6. 以下情形中，可以参加执业医师资格考试的是
A. 有医学专科学历，在医疗机构中工作满一年
B. 有医学专科学历，在医疗机构中试用期满二年
C. 有医学专科学历，在医疗机构中工作满二年
D. 取得执业助理医师执业证书后，具有医学专科学历，在医疗机构中工作满二年
E. 取得执业助理医师执业证书后，具有医学专科学历，在医疗机构中试用期满二年

7. 以下情形中，可以参加执业助理医师资格考试的是
A. 有中等专业学校医学专业学历的
B. 有中等专业学校医学专业学历，在保健机构中工作满六个月的
C. 有高等学校医学专科学历的
D. 有高等学校医学专科学历，在医疗机构试用期满一年的
E. 有高等学校医学专科学历，在医疗机构试用期满六个月的

8. 医师隐匿、伪造、篡改或者擅自销毁病历等医学文书，应给予的处罚不包括
A. 罚款
B. 暂停六个月以上一年以下执业活动直至吊销医师执业证书
C. 给予警告
D. 责令改正
E. 没收违法所得

9. 受理执业医师注册申请的卫生行政部门，对应当准予注册的，准予注册期限是自收到申请之日起
A. 七日内
B. 十日内
C. 十五日内
D. 三十日内
E. 六十日内

10. 医师经注册后，应当按照以下注册的内容执业
A. 执业范围
B. 执业地点
C. 执业范围，执业类别
D. 执业范围，执业类别，医疗机构
E. 执业范围，执业类别，执业地点

11. 未经医师注册取得执业证书的
A. 不得从事医师执业活动
B. 可在预防机构从事医师执业活动
C. 可在保健机构从事医师执业活动
D. 可在执业医师指导下，在预防、保健机构，从事医师执业活动
E. 可在执业医师指导下从事医师执业活动

12. 以下情形中不予医师执业注册的是
A. 受过刑事处罚的
B. 受刑事处罚，自刑罚执行完毕之日起至申请注册之日止不满三年的
C. 不具有完全民事行为能力的
D. 受过吊销医师执业证书行政处罚的
E. 受吊销医师执业证书行政处罚，自处罚之日起至申请注册之日止不满三年的

13. 有下列情形之一的，不予医师执业注册，除了
A. 受吊销医师执业证书行政处罚，自处罚决定之日起至申请注册之日止不满一年的
B. 受吊销医师执业证书行政处罚，自处罚决定之日起不满二年的
C. 受吊销医师执业证书行政处罚，自处罚决定之日起满二年不满三年
D. 受刑事处罚，自刑罚执行完毕之日起至申请注册之日止不满一年的
E. 受刑事处罚，自刑罚执行完毕之日起至申请注册之日止不满二年的

14. 卫生行政部门决定不予医师执业注册的，申请人有异议时
A. 只能申请复议
B. 只能向人民法院起诉
C. 可随时申请复议或向人民法院起诉
D. 可自收到通知之日起十日内申请复议或向人民法院

起诉
E. 可自收到不予注册通知之日起十五日内，申请复议或向人民法院起诉

15. 受理医师执业注册申请的卫生行政部门对不符合条件不予注册的，书面通知申请人并说明理由的期限是应当自收到申请之日起
A. 十日内
B. 十五日内
C. 三十日内
D. 六十日内
E. 九十日内

16. 医师注册后应当由卫生行政部门注销注册的情形之一是
A. 受罚款行政处罚
B. 受警告行政处罚
C. 受责令暂停六个月执业活动的行政处罚
D. 中止医师执业活动满一年的
E. 受吊销执业证书行政处罚的

17. 医师注册后有下列情形之一的应当注销注册，除了
A. 死亡的
B. 被宣告失踪的
C. 承担民事责任的
D. 受吊销医师执业证书行政处罚的
E. 中止医师执业活动满二年的

18. 被注销注册、收回医师执业证书的当事人有异议的，依法申请复议或者起诉的期限是自收到注销注册通知之日起
A. 七日内
B. 十日内
C. 十五日内
D. 二十日内
E. 三十日内

19. 申请个体行医的，须经执业医师注册后在医疗、预防、保健机构中执业满
A. 一年
B. 二年
C. 三年
D. 四年
E. 五年

20. 医师执业变更以下注册事项的，应当到准予注册的卫生行政部门依法办理变更注册手续
A. 执业地点、执业类别、执业范围等
B. 执业地点、执业类别
C. 执业地点、执业类别、执业范围、医疗机构
D. 执业地点、执业类别、执业范围、服务单位
E. 执业地点、执业类别、执业范围、服务单位、专业类别

21. 按照执业医师法规定，应当进行重新注册的是中止医师执业活动一定期限以及本法第十五条规定的情形消失，申请重新执业的。“一定期限”是指
A. 一年以上
B. 二年以上
C. 三年以上
D. 四年以上
E. 五年以上

22. 下述情形中，不属于国家、集体医疗机构中的医师在执业活动中享有的权利的是
A. 出具相应的医学证明文件
B. 人格尊严、人身安全不受侵犯
C. 获取工资报酬和津贴
D. 私人营利性医疗服务
E. 享受国家规定的福利待遇

23. 医师在执业活动中应当履行法定义务。不属于法定义务的是
A. 遵守技术操作规范
B. 参与所在机构的民主管理
C. 遵守职业道德
D. 尊重患者，保护患者的隐私
E. 宣传卫生保健知识

24. 医师在执业活动中有权出具的医学证明文件应当是
A. 在注册的执业范围内
B. 在所在医疗机构的服务范围内
C. 在医疗范围内
D. 患者实事求是地提出要求的范围内
E. 以上都不是

25. 医师使用的药品、消毒药剂和医疗器械应当是
A. 所在医疗单位允许使用的
B. 正式生产的
C. 有经营权的单位销售的
D. 经临床证明可以使用的
E. 经国家有关部门批准使用

26. 医师在执业活动中发生医疗事故不按规定报告的，应承担的法律责任是
A. 行政罚款处罚
B. 暂停一至六个月的执业活动
C. 暂停六至十二个月的执业活动
D. 注销执业证书
E. 以上都不是

27. 医师法规定医师除正当治疗外，不得使用以下药品，除了
A. 麻醉药品
B. 医疗用毒性药品
C. 副作用大的药品
D. 精神药品
E. 放射性药品

28. 医师进行实验性临床医疗，应当
A. 经医院批准
B. 征得本人同意
C. 征得患者本人或者其家属同意
D. 经医院批准并征得患者本人或者其家属同意
E. 经医院批准或者征得患者本人及家属同意

29. 医师考核不合格者，县级以上

人民政府卫生行政部门可以责令其暂停执业活动
A. 一至两个月
B. 一至三个月
C. 三至六个月
D. 六至十二个月
E. 十二个月以上

30. 定期考核不合格的医师暂停执业活动期满，再次考核仍不合格的
A. 试用三年
B. 再次接受培训
C. 在执业医师指导下从事执业活动
D. 暂停执业活动三年
E. 注销注册，收回医师执业证书

31. 对定期考核不合格的医师，暂停执业活动期满，再次进行考核，对考核合格的
A. 允许申请注册
B. 重新注册登记
C. 试用半年
D. 允许继续执业
E. 试用一年

32. 医师法规定，医师有下列情形之一的，县级以上人民政府卫生行政部门应当依法给予表彰或奖励。其中不属于法定表彰或奖励的情形是
A. 医术高尚，事迹突出的
B. 医学专业技术有重大突破，作出显著贡献的
C. 遇有自然灾害等情况时，救死扶伤，抢救诊疗表现突出的
D. 从未出现医疗事故差错的
E. 长期在少数民族地区条件艰苦的基层单位努力工作的

33. 医师在执业活动中违反技术操作规范，造成严重后果的，给予警告或者责令暂停执业活动
A. 三个月至六个月
B. 六个月至一年
C. 六个月至一年半
D. 一年至一年半
E. 一年至二年

34. 医师在执业活动中，有下列行为之一的，由县级以上人民政府卫生行政部门给予警告或者责令暂停六个月以上一年以下执业活动，情节严重的，吊销其执业证书，除了
A. 由于不负责任延误急危病重患者的抢救和诊治，造成严重后果的
B. 未经亲自诊查、调查，签署诊断、治疗或者出生、死亡等证明文件的
C. 使用未经批准使用的药品、消毒药剂和医疗器械的
D. 使用麻醉药品、医疗用毒性药品、精神药品和放射性药品的
E. 隐匿、伪造或者擅自销毁医学文书及有关资料的

35. 医师在执业活动中发生医疗事故不按规定报告的，应承担的法律责任是
A. 行政罚款处罚
B. 暂停一至六个月的执业活动
C. 暂停六至十二个月的执业活动
D. 注销执业证书
E. 以上都不是

36. 医师在执业活动中，有下列行为之一的，予以警告或责令暂停六个月以上一年以下执业活动，情节严重的，吊销其执业证书，构成犯罪的，追究其刑事责任，除了
A. 发生医疗纠纷的
B. 未经患者或者其家属同意，对患者进行实验性临床医疗的
C. 泄露患者隐私，造成严重后果的
D. 利用职务之便，索取、非法收受患者财物或者牟取其他不正当利益的
E. 发生自然灾害、突发重大伤亡事故等紧急情况时，不服从卫生行政部门调遣的

37. 未经批准擅自开办医疗机构行医的，承担以下法律责任，除了
A. 警告
B. 没收其违法所得及其药品器械，并处十万元以下罚款
C. 对医师吊销执业证书
D. 给患者造成损害的，承担赔偿责任
E. 构成犯罪的，追究刑事责任

38. 医疗机构执业医师违反卫生行政管理的法律、法规应承担的行政责任中不属于“行政处分”的是
A. 警告
B. 罚款
C. 降职
D. 吊销执业医师证书
E. 没收违法所得

39.《中华人民共和国医师法》所称医师包括
A. 主治医师和主任医师
B. 主治医师和住院医师
C. 医师和助理医师
D. 副主任医师和主任医师
E. 执业医师和执业助理医师

40. 依法取得医师资格，但不从事医师执业而从事教学、科研的人员
A. 可以行医
B. 可以开业
C. 不必进行注册
D. 可在预防机构中执业
E. 可在保健、预防机构中执业

【A_2 型题】

41. 除了哪一项，其他均可参加执业医师资格考试

A. 具有高等医学院校医学专业本科学历，在医疗机构中试用期满一年的
B. 获得高等医学院校医学专业硕士学位，在医疗机构中试用期满一年的
C. 获得高等医学院校医学专业博士学位，在医疗机构中试用期满一年的
D. 具有高等学校医学专科学历，在医疗机构中工作满二年的
E. 取得执业助理医师执业证书后，具有中等专业学校医学专业学历，在医疗机构中工作满五年的

42. 经国家执业医师资格考试，取得医师资格的，可以申请注册，受理机构是
A. 县级以上地方人民政府
B. 县级以上地方人民政府卫生健康主管部门
C. 省（自治区）级以上人民政府卫生健康主管部门
D. 省（自治区）级以上人民政府
E. 医师协会

43. 医师资格考试的类别和具体办法，制定的部门是
A. 省级卫生健康主管部门
B. 县级卫生健康主管部门
C. 市级卫生健康主管部门
D. 乡、镇卫生健康主管部门
E. 国务院卫生健康主管部门

44. 除了以下哪项，执业医师法规定具有下列情形之一的申请者不予注册
A. 不具有完全民事行为能力的
B. 因受到刑事处罚，自刑罚执行完毕之日起至申请注册之日止不满二年的
C. 受吊销医师执业证书行政处罚，自处罚之日起至申请注册之日止不满二年的
D. 中止医师执业活动满二年的
E. 有国务院、卫生行政部门规定，不宜从事医疗、预防、保健业务的其他情形的

45. 未经批准擅自开办医疗机构行医的承担的法律责任中不包括
A. 暂停一个月以上、六个月以下的执业活动
B. 吊销执业证书
C. 对个体行医者予以取缔
D. 行政罚款处罚
E. 暂停半年以上一年以下执业活动

46. 医师在执业活动中不享有的权利是
A. 获得与本人执业活动相当的医疗设备、基本条件
B. 参加专业学术团体
C. 对患者实行无条件临床试验治疗
D. 在执业范围内进行疾病诊查和治疗
E. 接受继续教育和技能培训

47. 医师在执业活动中违反卫生行政规章制度或技术操作规范，造成严重后果的责令停止执业活动，暂停期限为
A. 三个月以上，六个月以下
B. 半年至一年
C. 一年以上，一年半以下
D. 半年以上，三年以下
E. 六个月以上，二年以下

48. 医师在执业活动中必须履行下列义务，但不包括
A. 尊重患者，保护患者隐私
B. 遵守技术操作规范
C. 宣传卫生保健知识，对患者进行健康教育
D. 努力钻研业务，更新知识，提高专业技术水平
E. 参加所在单位的民主管理

49. 下列哪种行为应受到注销注册、收回医师执业证书的处罚
A. 造成医疗技术事故，情节严重的
B. 隐匿、伪造或擅自销毁医学文书，构成犯罪的
C. 考核不合格的医师
D. 受刑事处罚的
E. 造成医疗责任事故，情节严重的

50. 某医师经执业医师注册，在某医疗机构执业。一年后，该医师受聘到另一预防机构执业，其改变执业地点和类别的行为
A. 预防机构允许即可
B. 应到准予注册的卫生行政部门办理变更注册手续
C. 无须经过准予注册的卫生行政部门办理变更注册手续
D. 任何组织和个人无权干涉
E. 需重新参加执业资格考试

51. 关于医师执业规则说法错误的是
A. 医师实施医疗、预防、保健措施，签署有关医学证明文件，必须亲自诊查、调查，并按照规定及时填写医学文书，不得隐匿、伪造或者销毁医学文书及有关资料
B. 医师应当如实向患者或者其家属介绍病情，但应注意避免对患者产生不利后果
C. 对急危患者，医师在诊疗条件允许的情况下必须接诊
D. 医师不得利用职务之便，索取、非法收受患者财物或者牟取其他不正当利益
E. 遇有自然灾害、传染病流行、突发重大伤亡事故及其他严重威胁人民生命健康的紧急情况时，医师应当服从县级以上人民政府卫生行政部门的调遣

参考答案

【A_1 型题】

1. C	2. B	3. C	4. C	5. C	6. D	7. D	8. B	9. D	10. E
11. A	12. C	13. C	14. E	15. C	16. E	17. C	18. C	19. E	20. A
21. B	22. D	23. B	24. A	25. E	26. C	27. C	28. D	29. C	30. E
31. D	32. D	33. B	34. D	35. C	36. A	37. A	38. C	39. E	40. C

【A_2 型题】

41. D	42. B	43. E	44. E	45. B	46. C	47. A	48. E	49. D	50. B
51. C									

第四单元　《中华人民共和国药品管理法》

【A_1 型题】

1. 医疗机构配制药剂必须具有下列条件，但不包括
   A. 必须有《医疗机构制剂许可证》
   B. 必须配备依法经过资格认定的药学技术人员
   C. 必须具有能够保证制剂质量的设施、管理制度、仪器和卫生条件
   D. 必须是本单位临床需要并且在市场中出售能获得利润的
   E. 必须经所在地省、自治区、直辖市人民政府药品监督管理部门批准
2. 除了哪类药，均为假药
   A. 变质不能药用的
   B. 药品成分的含量与国家药品标准或者省、自治区、直辖市药品标准不符合的
   C. 被污染不能药用的
   D. 国务院卫生行政部门规定禁止使用的
   E. 未取得批准文号生产的
3. 药品作为特殊商品，具有的特殊性中不包括
   A. 药品作用结果的两重性
   B. 药品应用范围的专属性
   C. 药品质量控制的严格性
   D. 药品应用时的有效性
   E. 药品使用时间的限制性
4. 根据《中华人民共和国药品管理法》的规定，特殊管理的药品中不包括
   A. 麻醉药品
   B. 精神药品
   C. 镇痛药品
   D. 医疗用毒性药品
   E. 放射性药品
5. 在特殊管理的药品中，定义为："连续使用后易产生生理依赖性、能成瘾的药品"是
   A. 放射性药品
   B. 毒性药品
   C. 精神药品
   D. 麻醉药品
   E. 直接作用于中枢神经系统的药品
6. 关于麻醉药品的使用规定，错误的是
   A. 麻醉药只限于医疗、教学和科研用
   B. 使用麻醉药品的医务人员必须具有医师以上专业技术职称，并经考核能正确使用麻醉药品
   C. 麻醉药品每张处方注射剂不得超过二日常用量
   D. 应建立麻醉药品处方登记册
   E. 医务人员可以为自己开处方使用麻醉药品
7. 下列药品除了哪项，均是特殊管理的药品
   A. 麻醉药品
   B. 营养药品
   C. 精神药品
   D. 医疗用毒性药品
   E. 放射药品
8. 实行特殊管理的药品不包括
   A. 麻醉药品
   B. 精神药品
   C. 进口药品
   D. 医疗用毒性药
   E. 放射性药品
9. 根据《中华人民共和国药品管理法》规定，下列不能按劣药论处的药品是
   A. 超过有效期的
   B. 被污染的
   C. 直接接触药品的包装材料和容器未经批准的
   D. 不注明或者更改生产批号的
   E. 未标明有效期或者更改有效期的
10. 医师在执业活动中除正当治疗外，不得使用
   A. 保健药品
   B. 消毒药剂
   C. 有禁忌证的药品

D. 副作用大的药品
E. 麻醉药品

11. 下面关于特殊管理药品的正确描述不包括
A. 麻醉药品只限于医疗、教学和科研使用
B. 精神药品分为第一类和第二类
C. 特殊管理的药品有麻醉药品、精神药品、医疗用毒性药品及放射性药品
D. 特殊管理的药品处方量每次不得超过三天常用量
E. 使用放射性药品的人员必须经过核医学技术培训

12. 医疗机构的负责人、药品采购人员、医师等有关人员收受药品生产企业、药品经营企业或者其代理人给予的财物或者其他利益，应承担的法律责任中不包括
A. 处分
B. 没收违法所得
C. 吊销医师执业证书
D. 民事损害赔偿责任
E. 构成犯罪的，依法追究刑事责任

13.《中华人民共和国药品管理法》的立法宗旨不包括
A. 为加强药品监督管理
B. 保证药品质量
C. 促进药品生产和经营企业的发展
D. 保障人体用药安全
E. 维护人民身体健康和用药的合法权益

14. 下列除了哪种情况，凡违反麻醉药品法规定，有下列行为之一者，可由当地卫生行政部门没收全部麻醉药品和非法收入，并视情节轻重给予非法所得金额5~10倍的罚款，停业整顿，吊销许可证处罚
A. 片剂连续使用达6天
B. 擅自生产麻醉药品或改变生产计划，增加麻醉药品种的
C. 擅自经营麻醉药品的
D. 擅自配制和出售麻醉药品制剂的
E. 未经批准擅自进出口麻醉药品的

参考答案

【A_1 型题】

1. A 2. C 3. D 4. D 5. D 6. C 7. B 8. B 9. C 10. D
11. E 12. E 13. D 14. B

第五单元 《中华人民共和国传染病防治法》

【A_1 型题】

1. 2003年非典疫情暴发，北京、广州被宣布为疫区，除了哪项之外，当地政府报经上一级政府批准后可以采取下列紧急措施
A. 限制或者停止集市、影剧院演出或者其他人群聚集的活动
B. 停工、停业、停课
C. 封闭或封存被传染病病原体污染的公共饮用水源、食品及相关物品
D. 把患者带离出境
E. 封闭可能造成传染病扩散的场所

2. 下列的乙类传染病中依法采取甲类传染病的预防控制措施的是
A. 病毒性肝炎
B. 伤寒和副伤寒
C. 淋病、梅毒
D. 淋病、艾滋病
E. 肺炭疽、传染性非典型性肺炎

3. 传染病防治法规定，有关人员不得隐瞒、谎报或者授意他人隐瞒、谎报疫情。没有这项法定义务的是
A. 从事传染病医疗保健的
B. 从事传染病科研的
C. 从事传染病监督管理的
D. 从事卫生防疫的
E. 各级政府有关主管人员

4. 我国对传染病防治实行方针说法正确的是
A. 国家对传染病防治实行预防为主的方针
B. 防治结合
C. 分类管理
D. 依靠科学、依靠群众
E. 以上皆对

5. 医生王某在门诊值班时发现一霍乱患者，但未予隔离，使该患者家人都患上该病，有关卫生行政部门对其进行行政处分，医师对处分不满，他应在多长时间内申请复议
A. 1个月内
B. 15日内
C. 10日内
D. 60日内
E. 随时都可以

6. 修改后的《中华人民共和国传染病防治法》的最新修订日期是

A. 1989年2月21日
B. 1989年12月21日
C. 1998年12月29日
D. 2004年8月28日
E. 2013年6月29日

7. 在传染病的预防工作中，国家实行的制度是
A. 有计划的卫生防疫
B. 爱国卫生运动
C. 预防保健
D. 有计划的预防接种
E. 以上都不是

8. 医疗保健机构、卫生防疫机构发现传染病时，应当及时采取的控制措施中不包括
A. 对甲类传染病病人和病原携带者，乙类传染病中的严重急性呼吸综合征、炭疽中的肺炭疽病人，予以单独隔离治疗
B. 对除严重急性呼吸综合征、炭疽中的肺炭疽病人以外的乙类、丙类传染病病人，根据病情，采取必要的治疗和控制传播措施
C. 对疑似甲类传染病病人，在明确诊断前，在指定场所单独进行医学观察
D. 对疑似乙类传染病中的艾滋病病人，在明确诊断前，在指定场所进行医学观察
E. 对传染病病人、病原携带者、疑似传染病病人污染的场所、物品和密切接触的人员，实施必要的卫生处理和预防措施

9. 执行职务的保健人员、卫生防疫人员发现下列哪类疾病时，必须按国务院卫生行政部门规定的时限向当地卫生防疫机构报告疫情
A. 甲类传染病病人和病毒携带者
B. 乙类传染病病人和病毒携带者
C. 丙类传染病病人
D. 甲类、乙类和监测区域内的丙类传染病病人、病原携带者、疑似传染病的病人
E. 疑似甲类、乙类、丙类传染病病人

10. 下列不用隔离治疗的患者是
A. 鼠疫、霍乱和炭疽
B. 甲类传染病患者和病原携带者、乙类传染病中的艾滋病患者、炭疽中的肺炭疽患者
C. 疑似甲类传染病患者
D. 除了艾滋病患者、肺炭疽患者以外的乙类
E. 痢疾病人

11. 执行职务的医疗保健人员发现以下情况，必须按照国务院卫生行政部门规定的时限向当地卫生防疫机构报告疫情
A. 甲类、乙类和丙类传染病病人
B. 甲类、乙类和丙类传染病病原携带者
C. 甲类、乙类和丙类传染病疑似传染病病人
D. 甲类、乙类和监测区域内的丙类传染病病人、病原携带者、疑似传染病病人
E. 甲类、乙类和监测区域内的丙类传染病病人、病原携带者

12. 传染病医疗救治的说法错误的是
A. 省级以上人民政府应当加强和完善传染病医疗救治服务网络的建设，指定具备传染病救治条件和能力的医疗机构承担传染病救治任务，或者根据传染病救治需要设置传染病医院
B. 医疗机构的基本标准、建筑设计和服务流程，应当符合预防传染病医院感染的要求
C. 医疗机构应当按照规定对使用的医疗器械进行消毒，对按照规定一次使用的医疗器具，应当在使用后予以销毁
D. 医疗机构应当按照国务院卫生行政部门规定的传染病诊断标准和治疗要求，采取相应措施，提高传染病医疗救治能力
E. 医疗机构应当实行传染病预检、分诊制度；对传染病病人、疑似传染病病人，应当引导至相对隔离的分诊点进行初诊

13. 我国传染病防治法规定管理的甲类传染病是指
A. 鼠疫、艾滋病
B. 鼠疫、霍乱
C. 鼠疫、霍乱、艾滋病
D. 鼠疫、霍乱、伤寒、副伤寒
E. 鼠疫、霍乱、艾滋病、伤寒或副伤寒

14. 下列传染病中，属于法定甲类传染病的是
A. 流行性腮腺炎
B. 风疹
C. 黑热病
D. 霍乱
E. 流行性感冒

15. 医疗机构发现甲类传染病应当采取措施错误的是
A. 对病人、病原携带者，予以隔离治疗，隔离期限根据医学检查结果确定
B. 对疑似病人，确诊前在指定医院单独隔离治疗
C. 对医疗机构内的病人、病原携带者、疑似病人的密切接触者，在指定场所进行医学观察和采取其他必要的预防措施
D. 医疗机构发现乙类或者丙类传染病病人，应当根据病情采取必要的治疗和控

制传播措施

E. 医疗机构对本单位内被传染病病原体污染的场所、物品以及医疗废物，必须依照法律、法规的规定实施消毒和无害化处置

16. 下列不属于法定丙类传染病的是

A. 流行性腮腺炎

B. 流行性感冒

C. 急性出血性结膜炎

D. 病毒性肝炎

E. 新生儿破伤风

17. 下列人员中除了哪项，均是传染病的法定报告人

A. 国家公民

B. 医疗机构的医师

C. 个体行医人员

D. 医疗机构的护士

E. 卫生防疫人员

18. 有关单位必须严格执行国务院卫生行政部门规定的管理制度、操作规程，防止传染病的医源性感染和致病性微生物的扩散等。这些单位是

A. 医疗机构、卫生防疫机构

B. 医疗机构、保健机构

C. 保健机构、卫生防疫机构

D. 卫生防疫机构，从事致病性微生物实验的单位

E. 医疗机构、保健机构、卫生防疫机构，从事致病性微生物实验的单位

19. 以下不同于卫生监督职责的是

A. 进行卫生监测、检验和技术指导

B. 对食物中毒和食品污染事故进行调查，并采取控制措施

C. 对食品生产经营人员进行健康检查

D. 对食品生产经营企业的新建、扩建、改建工程的选址、设计进行卫生审查

E. 对食品生产经营企业的新建、扩建、改建工程参加工程验收

20. 卫生法基本原则中不包括

A. 保护公民身体健康

B. 预防为主

C. 祖国传统医学与现代医学相结合，协调发展

D. 动员全社会参与卫生工作

E. 促进卫生事业的国际交流和合作

21. 传染病暴发、流行时，当地政府不可以采取的紧急措施是

A. 限制或者停止集市、集会、影剧院演出或者其他人群聚集的活动

B. 停工、停业、停课

C. 临时征用房屋、交通工具

D. 封闭被传染病病原体污染的公共饮用水源

E. 对所有传染病病人实行强制隔离治疗

22. 在传染病的预防工作中，有关单位应当按照国家规定，对以下人员采取有效的防护措施和医疗保健措施，除了

A. 在工作中接触传染病病原体的

B. 在工作中可能接触传染病病原体的

C. 从事传染病医疗的

D. 从事传染病教学的

E. 现场处理疫情的

23. 疾病预防控制机构发现传染病疫情或者接到传染病疫情时应采取的措施说法正确的是

A. 对传染病疫情进行流行病学调查，根据调查情况提出划定疫点、疫区的建议

B. 传染病暴发、流行时，对疫点、疫区进行卫生处理，向卫生行政部门提出疫情控制方案，并按照卫生行政部门的要求采取措施

C. 指导下级疾病预防控制机构实施传染病预防、控制措施，组织、指导有关单位对传染病疫情的处理

D. 对被污染的场所进行卫生处理，对密切接触者，在指定场所进行医学观察和采取其他必要的预防措施，并向卫生行政部门提出疫情控制方案

E. 以上皆对

24. 被甲类传染病病原体污染的污水、污物、粪便，有关单位必须按照以下规定，进行处理

A. 在卫生防疫机构的指导监督下进行严密消毒后处理

B. 在卫生防疫机构的指导监督下进行消毒后处理

C. 在卫生防疫机构的指导下进行消毒后处理

D. 由卫生防疫机构进行消毒后处理

E. 由卫生防疫机构进行严密消毒后处理

25. 传染病疫情的通报和公布说法错误的是

A. 国家建立传染病疫情信息公布制度

B. 国务院卫生行政部门定期公布全国传染病疫情信息。省、自治区、直辖市人民政府卫生行政部门定期公布本行政区域的传染病疫情信息

C. 传染病暴发、流行时，国务院卫生行政部门负责向社会公布传染病疫情信息

D. 省、自治区、直辖市人民政府卫生行政部门可以授权县级以上人民政府卫生行政部门向社会公布本行政区域的传染病疫情信息

E. 公布传染病疫情信息应当及时、准确

26.《中华人民共和国传染病防治法》列入管理的传染病分甲乙丙三类共计

A. 41 种

B. 33 种

C. 34种
D. 35种
E. 36种

27. 某医生在门诊值班时发现一霍乱患者，必须在哪一个规定时限内报告
A. 2小时内
B. 6小时内
C. 城镇于6小时内，农村于24小时内
D. 城镇于12小时内，农村于12小时内
E. 城镇于12小时内，农村于36小时内

28. 非典暴发、流行时，哪个机关有权宣布跨省、自治区、直辖市的疫区
A. 北京市政府
B. 国务院
C. 卫健委
D. 全国人民代表大会
E. 北京疾病控制中心

29. 传染病暴发、流行时，县级以上地方人民政府应当立即组织力量，按照预防、控制预案进行防治，切断传染病的传播途径，必要时，报经上一级人民政府决定，可以采取下列紧急措施并予以公告
A. 限制或者停止集市、影剧院演出或者其他人群聚集的活动，封闭可能造成传染病扩散的场所
B. 停工、停业、停课
C. 封闭或者封存被传染病病原体污染的公共饮用水源、食品以及相关物品
D. 控制或者扑杀染疫野生动物、家畜家禽
E. 以上皆对

30. 传染病防治法立法目的说法正确的是
A. 为了预防传染病的发生与流行
B. 为了控制传染病的发生与流行
C. 为了消除传染病的发生与流行
D. 为了保障人体健康和公共卫生
E. 以上皆对

31. 公共场所卫生监督员的证书由哪一部门颁发
A. 同级人民政府
B. 同级卫生行政部门
C. 上一级人民政府
D. 上一级卫生行政部门
E. 卫健委

32. 当传染病暴发、流行时，经省、自治区、直辖市政府决定，可以对其实行封锁的地区是
A. 甲类传染病疫区
B. 乙类传染病疫区
C. 甲类和乙类传染病疫区
D. 甲、乙、丙三类传染病疫区
E. 甲、乙、丙三类传染病疫区都不可以实行封锁

33. 乙类传染病中不包括以下哪类
A. 病毒性肝炎
B. 霍乱
C. 百日咳
D. 流行性乙型脑炎
E. 梅毒

参考答案

【A_1型题】

1. D	2. E	3. B	4. E	5. B	6. E	7. D	8. D	9. D	10. E
11. D	12. A	13. B	14. D	15. B	16. D	17. A	18. E	19. C	20. E
21. E	22. B	23. E	24. A	25. D	26. A	27. A	28. B	29. E	30. E
31. A	32. A	33. B							

第六单元 《突发公共卫生事件应急条例》

【A_1型题】

1. 突发公共卫生事件是指突然发生，造成或者可能造成社会公众健康严重损害的重大
A. 传染病疫情事件
B. 食物中毒事件
C. 职业中毒事件
D. 群体不明原因疾病的事件
E. 以上都是

2. 突发公共卫生事件应急工作的方针和原则说法错误的是
A. 预防为主、常备不懈的方针
B. 统一领导、分级负责
C. 反应及时、措施果断
D. 监测预警、保障供给
E. 依靠科学、加强合作

3. 不是突发事件应急预案包括内容的是
A. 突发事件应急处理指挥部的组成和相关部门的职责
B. 突发事件的监测与预警
C. 突发事件信息的收集、分析、报告、通报制度
D. 突发事件应急处理技术和监测机构及其任务

E. 突发事件应急演练和防保调查

4. 发生或者可能发生传染病暴发、流行；发现不明原因的群体性疾病；发生传染病菌种、毒种丢失；发生或者可能发生重大食物和职业中毒事件等情形，省、自治区、直辖市人民政府向国务院卫生行政主管部门报告的时限是
A. 发现1小时内
B. 接到报告1小时内
C. 发现2小时内
D. 接到报告2小时内
E. 发现24小时内

5. 突发公共卫生事件的信息发布中说法错误的是
A. 国务院卫生行政主管部门负责向社会发布突发事件的信息
B. 必要时，可以授权省、自治区、直辖市人民政府卫生行政主管部门向社会发布本行政区域内突发事件的信息
C. 信息发布应当及时、准确、全面
D. 国务院卫生行政主管部门必要时可以授权县级卫生行政主管部门向社会发布本行政区域内突发事件的信息
E. 国家建立突发事件的信息发布制度

6. 在突发公共卫生事件方面，卫生行政主管部门对医疗卫生机构的一些行为进行责令改正、通报批评、给予警告；情节严重的，吊销《医疗机构执业许可证》，不属于规定行为的是
A. 未依照规定履行报告职责，隐瞒、缓报或者谎报的
B. 未依照规定及时采取控制措施的
C. 未依照规定履行突发事件监测职责的
D. 拒不服从突发事件应急处理指挥部调度的
E. 未依照规定向上级人民政府报告并及时调查的

7. 在突发事件应急处理工作中，规定了有关单位和个人承担法律责任，其中不是规定行为
A. 未依照条例的规定履行报告职责
B. 隐瞒、缓报或者谎报
C. 阻碍突发事件应急处理工作人员执行职务
D. 拒绝各级卫生行政主管部门或者其他有关部门指定的专业技术机构进入突发事件现场
E. 不配合调查、采样、技术分析和检验的

8. 县级以上人民政府卫生行政部门，具体负责组织突发公共卫生事件的
A. 统一领导工作
B. 正常的社会经济运行
C. 调查、控制和医疗救治工作
D. 应急处理指挥部
E. 社会治安维护工作

9. 各级人民政府及其有关部门应当建立严格的突发事件
A. 应急处理指挥部
B. 医疗救治指挥部
C. 调查控制领导小组
D. 防范和应急处理责任制
E. 信息通报制度

10. 国家建立统一的突发事件
A. 预防控制体系
B. 医疗救助方案
C. 日常监测
D. 应急演练
E. 技能培训

11. 县级以上人民政府卫生行政主管部门应当指定机构负责开展突发事件的
A. 医疗救助方案
B. 预防控制体系
C. 应急演练
D. 技能培训
E. 日常监测

12. 卫生行政部门应当定期组织医疗卫生机构进行突发事件的
A. 日常监测
B. 应急演练
C. 技能培训
D. 预防控制体系
E. 医疗救助方案

13. 医疗卫生机构和有关单位发现有突发公共卫生事件情形的，向所在地卫生行政主管部门报告的时限要求是在发现
A. 6小时后
B. 4小时后
C. 3小时后
D. 2小时后
E. 2小时内

14. 突发事件发生后，医疗机构在医疗救治中为防止交叉感染和污染应当
A. 采取应急技术指导
B. 采取卫生预防措施
C. 保证医疗器械供应
D. 及时供应药品
E. 及时治疗病患者

【B_1型题】

（1~2题共用备选答案）
A. 调查、控制和医疗救治
B. 预防为主
C. 预防为主、常备不懈
D. 统一领导、统一指挥
E. 统一领导、分级负责

1. 传染病防治的方针是
2. 突发事件应急工作应当遵循的方针是

（3~4题共用备选答案）
A. 信息报告系统
B. 监测与预警系统
C. 预防控制体系
D. 制定全国突发事件应急预案
E. 制定行政区域应急预案

3. 省级人民政府根据全国应急预

案，结合本地实际情况，应 | 4. 国务院卫生行政部门建立重 | 大、紧急疫情的

参考答案

【A_1 型题】

1. E 2. D 3. E 4. B 5. D 6. E 7. D 8. C 9. D 10. A
11. E 12. B 13. E 14. B

【B_1 型题】

1. B 2. C 3. E 4. A

第七单元 《医疗纠纷预防和处理条例》

【A_1 型题】

1. 因紧急抢救未能及时填写病历的，医务人员应当在抢救结束后几小时内据实补记，并加以注明
   A. 2 小时
   B. 4 小时
   C. 6 小时
   D. 8 小时
   E. 12 小时
2. 发生医疗纠纷，医患双方可以通过下列哪项途径解决
   A. 双方自愿协商
   B. 申请人民调解
   C. 申请行政调解
   D. 向人民法院提起诉讼
   E. 以上均可
3. 病历资料封存后医疗纠纷已经解决，或者患者在病历资料封存满几年未再提出解决医疗纠纷要求的，医疗机构可以自行启封
   A. 1 年
   B. 2 年
   C. 3 年
   D. 5 年
   E. 10 年
4. 患者死亡，医患双方对死因有异议的，应当在患者死亡后多少小时内进行尸检
   A. 6 小时
   B. 12 小时
   C. 24 小时
   D. 48 小时
   E. 72 小时
5. 医疗纠纷人民调解委员会应当自受理之日起多长时间内完成调解
   A. 15 个工作日
   B. 30 个工作日
   C. 45 个工作日
   D. 60 个工作日
   E. 90 个工作日
6. 医疗机构篡改、伪造、隐匿、毁灭病例资料的，对直接负责的主管人员和其他直接责任人员，由县级以上人民政府卫生主管部门给予或者责令给予的处分是
   A. 记过
   B. 警告
   C. 降级
   D. 撤职
   E. 降级或撤职
7. 医疗机构及其医务人员有下列情形之一的，由县级以上人民政府卫生主管部门责令改正，给予警告，并处 1 万元以上 5 万元以下罚款
   A. 未按规定告知患者病情、医疗措施、医疗风险、替代医疗方案等
   B. 开展具有较高医疗风险的诊疗活动，未提前预备应对方案防范突发风险
   C. 未建立投诉接待制度、设置统一投诉管理部门或者配备专（兼）职人员
   D. 未按规定封存、保管、启封病历资料和现场实物
   E. 以上均是
8. 医学会、司法鉴定机构出具虚假医疗损害鉴定意见的，由县级以上人民政府卫生、司法行政部门依据职责没收违法所得，对该医学会、司法鉴定机构和有关鉴定人员责令暂停一定期限的医疗损害鉴定业务。该期限是
   A. 3 个月以上 1 年以下
   B. 6 个月以上 1 年以下
   C. 1 年以上 1 年半以下
   D. 1 年以上 2 年以下
   E. 1 年以上 3 年以下

参考答案

【A_1 型题】

1. C 2. E 3. C 4. D 5. B 6. E 7. E 8. A

第八单元　《中华人民共和国中医药法》

【A_1型题】

1.《中华人民共和国中医药法》适用的时间范围是
A. 2015年7月1日起施行
B. 2016年7月1日起施行
C. 2017年7月1日起施行
D. 2018年6月1日起施行
E. 2018年9月1日起施行

2.《中华人民共和国中医药法》的核心目的是
A. 保护人民健康
B. 保护传统医药学
C. 发展传统医药学
D. 继承、创新中医药
E. 保持中医药特色

3. 为全面发展中医药事业，国家鼓励中西医
A. 相互支持、相互帮助、共同提高
B. 相互学习、相互补充、协调发展
C. 相互交流、相互学习、共同提高
D. 同步发展、相互交流
E. 相互学习、保持中医优势

4. 以师承方式学习中医或者经多年实践，医术确有专长的人员，由至少几名中医医师推荐，经省、自治区、直辖市人民政府中医药主管部门组织实践技能和效果考核合格后，即可取得中医医师资格
A. 2名
B. 3名
C. 4名
D. 5名
E. 6名

5. 医疗机构炮制中药饮片，应当向其备案的药品监督管理部门是
A. 国务院中医药主管部门
B. 国务院卫生行政部门
C. 省、自治区、直辖市人民政府
D. 县级以上人民政府
E. 所在地设区的市级人民政府

6. 国家发展中医药师承教育，支持有丰富临床经验和技术专长的中医医师、中药专业技术人员在执业、业务活动中带徒授业，传授中医药理论和技术方法，培养
A. 中医药专业技术人才
B. 中医药学科发展带头人
C. 高级专业技术职务人才
D. 中医药科研人才
E. 中医药理论人才

7. 县级以上人民政府应当加强中医药文化宣传，普及中医药知识，鼓励组织和个人
A. 宣传医学保健知识
B. 开展各项中医药业务活动
C. 开展各种中医药办学活动
D. 创作中医药文化和科普作品
E. 进行现代设备诊断服务

8. 中医诊所被责令停止执业活动的，其直接负责的主管人员自处罚决定做出之日起几年内不得在医疗机构内从事管理工作
A. 2年
B. 3年
C. 5年
D. 8年
E. 10年

参考答案

【A_1型题】

1. C　2. A　3. B　4. A　5. E　6. A　7. D　8. C

第九单元　《医疗机构从业人员行为规范》

【A_1型题】

1. 医疗机构服务宗旨是
A. 救死扶伤，积极完成基本公共卫生服务工作
B. 促进医疗卫生事业的发展，保障公民健康
C. 以人为本，尽职敬业
D. 救死扶伤，防病治病
E. 提供公共卫生、基本医疗服务、基本医疗保障

2. 下列属于医疗机构从业人员基本行为规范的是
A. 以人为本，践行宗旨
B. 尊重患者，关爱生命
C. 廉洁自律，恪守医德
D. 乐于奉献，热心公益
E. 以上均是

3. 下列医师行为规范错误的是
A. 不断更新医学理念和知识，保证医疗技术应用的科学性、合理性
B. 严格遵循临床诊疗规范和技术操作规范，使用适宜

诊疗技术和药物
C. 规范书写、妥善保存病历材料，不隐匿、伪造或违规涂改、销毁医学文书及有关资料
D. 强化责任安全意识，积极防范和控制医疗责任差错事件
E. 开展新医疗技术时，可以在患者不知情的情况下进行试验性医疗

4. 下列护士行为规范错误的是
A. 尊重关心爱护患者，为患者提供专业医学照顾
B. 正确执行疾病护理常规和临床护理技术规范，为患者提供优质的护理服务
C. 发现患者病情危急，应立即通知医师
D. 发现医嘱违反法律、法规、规章或者诊疗技术规范时，可直接修改过来
E. 及时准确、完整规范书写护理病历，不伪造、隐匿或违规涂改、销毁护理病历

5. 医疗机构从业人员违反《医疗机构从业人员行为规范》的，由所在单位视情节轻重，给予的处罚有，除外
A. 记过
B. 通报批评
C. 取消当年评优资格
D. 解职待聘
E. 解聘

参考答案

【A_1 型题】

1. D　2. E　3. E　4. D　5. A

第十单元　《中华人民共和国基本医疗卫生与健康促进法》

【A_1 型题】

1. 国家对医疗卫生机构实行的管理是
A. 分级
B. 分类
C. 严格
D. 分级分类
E. 监督

2. 国家推进基本医疗服务实行分级诊疗制度，引导非急诊患者首先到基层医疗卫生机构就诊，实行首诊负责制和转诊审核责任制，下列哪项不是其逐步建立的机制
A. 基层首诊
B. 双向转诊
C. 专科首诊
D. 上下联动
E. 急慢分治

3. 医疗卫生服务体系坚持
A. 以非营利性医疗卫生机构为主体、营利性医疗卫生机构为补充
B. 以营利性医疗卫生机构为主体、非营利性医疗卫生机构为补充
C. 全部为非营利性医疗卫生机构
D. 全部为营利性医疗卫生机构
E. 非营利性医疗卫生机构与营利性医疗卫生机构并存

参考答案

【A_1 型题】

1. B　2. C　3. A